军事医学系列教材

# 军事预防医学

JUNSHI YUFANG YIXUE

(第3版)

主 编 曹 佳

军事科学出版社

图书在版编目（CIP）数据

军事预防医学/曹佳主编. —3版. —北京：军事科学出版社，2021.8（2024.6重印）
ISBN 978-7-80237-881-0

Ⅰ.①军… Ⅱ.①曹… Ⅲ.①军事医学—预防医学 Ⅳ.①R821

中国版本图书馆CIP数据核字（2020）第169930号

| 书　　　名：军事预防医学（第3版） |
| --- |
| 主　　　编：曹　佳 |
| 责 任 编 辑：赵晶辉 |
| 封 面 设 计：龙　岩 |
| 出 版 发 行：军事科学出版社（北京市100036信箱188分箱　100036） |
| 标 准 书 号：ISBN 978-7-80237-881-0 |
| 经 　销 　者：全国新华书店 |
| 印 　刷 　者：中煤（北京）印务有限公司 |
| 开　　　本：787毫米×1092毫米　　1/16 |
| 印　　　张：54.25 |
| 字　　　数：1331千字 |
| 版　　　次：2021年8月北京第1版 |
| 印　　　次：2024年6月第3次印刷 |
| 定　　　价：190.00元 |

销售热线：010—51927252

网　　址：http://www.jskxcbs.top

电子邮箱：jskxcbs@163.com

版权所有・侵权必究　　本社图书如有质量问题，请与储运部联系。服务电话：010—51927252

# 内容提要

本书共分7篇,包括军队环境卫生学、军队营养与食品卫生、军事劳动与军事作业卫生学、军队流行病学、核武器损伤与防护学、化学武器医学防护学、生物武器损伤防治学,主要研究疾病发生与分布规律,以及影响健康的各种因素,制定预防对策和措施,达到预防疾病、促进军队健康和提高生命质量的目的。本书内容贴近部队,突出理论,紧跟前沿,可供军队院校临床医学、基础医学、航空医学、航海医学、医学检验、护理学、药学、生物技术、实验技术等本科、专科专业教学使用,也可作为我军各级医疗卫生干部的参考用书。

# 编著者名单

**主　编**　曹　佳

**编　者**（以姓氏笔画为序）

| | | | |
|---|---|---|---|
| 马翔宇 | 王太武 | 王军平 | 叶　枫 |
| 史春梦 | 任　洞 | 向　颖 | 向梦龙 |
| 邬　娜 | 刘庆云 | 许　斌 | 许汝福 |
| 李　蓉 | 李亚斐 | 吴　龙 | 邱志群 |
| 但国蓉 | 余争平 | 邹仲敏 | 张　婷 |
| 张　蕾 | 张　耀 | 陈　卡 | 陈明亮 |
| 林　辉 | 易　龙 | 罗教华 | 周　永 |
| 周　曦 | 周紫垣 | 赵吉清 | 赵远鹏 |
| 袁　帅 | 唐　禾 | 黄玉晶 | 曹　佳 |
| 程　晋 | 蔡同建 | 赛　燕 | 谭　瑶 |
| 熊鸿燕 | 潘珂利 | | |

# 前言

为适应我军新时期新军事变革的需求，突出新的任务和使命，陆军军医大学着眼培养合格的高素质新型军事医学人才，组织专家教授编著出版了《军事预防医学》。本教材是陆军军医大学军事医学系列教材之一，按照军事斗争后勤准备的要求，突出了新军事变革对军事医学的影响，突发公共卫生事件和反恐怖防护医学，以及特殊环境、特殊军事作业、高新技术武器伤害及其医学防护和救治，平战时疾病防控和重要军事活动的卫生和医疗保障等内容。本教材主要供军队院校临床医学、基础医学、航空医学、航海医学、医学检验、护理学、药学、生物技术、实验技术等本科、专科专业教学用，同时也可以作为我军各级医疗卫生干部的参考用书。

希望该教材能在教学工作实践中不断探索，不断创新，不断发展，为推进我军军事医学教育事业、促进培养合格的军事医学人才，为强军兴军作出新的更大的贡献！

主编　曹佳

2021 年 6 月 12 日

# 目 录

## 第一篇 军队环境卫生学

### 第1章 环境与健康 (3)
第一节 环境及其相关概念 (3)
第二节 环境污染的来源与转归 (5)

### 第2章 重要环境污染物对健康的危害 (8)
第一节 环境污染健康危害概述 (8)
第二节 有毒重金属对健康的危害 (10)
第三节 环境有机污染物对健康的危害 (16)
第四节 生物地球化学性疾病 (19)

### 第3章 大气与气象卫生 (29)
第一节 气象因素及其卫生学意义 (29)
第二节 大气污染与健康 (32)
第三节 气候变化及其对健康的影响和对策 (38)

### 第4章 给水卫生基础 (41)
第一节 水污染对健康的危害 (41)
第二节 水源和饮用水卫生学 (47)
第三节 饮用水处理技术 (58)

### 第5章 军队给水卫生 (69)
第一节 军队给水方式及用水量规定 (69)
第二节 军队平战时饮用水卫生标准 (82)
第三节 水源卫生侦察、水源选择与防护 (84)
第四节 水质检验及应急水处理 (87)

### 第6章 营区与营舍卫生 (92)
第一节 营区建筑与规划卫生 (92)

第二节　营舍卫生 ································································· (95)

## 第 7 章　阵地与野营卫生 ·························································· (101)
　　第一节　阵地卫生 ································································· (101)
　　第二节　战场尸体处理 ·························································· (114)
　　第三节　野营卫生 ································································· (116)

# 第二篇　军队营养与食品卫生

## 第 8 章　营养学基础 ································································· (129)
　　第一节　蛋白质 ···································································· (129)
　　第二节　脂类 ······································································· (137)
　　第三节　糖类 ······································································· (146)
　　第四节　能量 ······································································· (149)
　　第五节　维生素 ···································································· (153)
　　第六节　矿物质 ···································································· (166)
　　第七节　膳食纤维 ································································· (174)
　　第八节　植物化学物 ······························································ (178)

## 第 9 章　食物的营养价值 ·························································· (184)
　　第一节　食物营养价值的评价和意义 ········································· (184)
　　第二节　谷类 ······································································· (188)
　　第三节　蔬菜和水果 ······························································ (190)
　　第四节　豆类及其制品 ·························································· (194)
　　第五节　畜禽肉和鱼类 ·························································· (197)
　　第六节　蛋类 ······································································· (200)
　　第七节　奶类及其制品 ·························································· (201)

## 第 10 章　军人合理营养 ··························································· (207)
　　第一节　中国居民膳食营养素参考摄入量 ··································· (207)
　　第二节　军人膳食营养素供给量标准和食物定量标准 ···················· (219)
　　第三节　膳食结构与膳食指南 ·················································· (224)
　　第四节　军人合理膳食 ·························································· (228)

## 第 11 章　食品污染与食物中毒 ··················································· (236)
　　第一节　军队食品污染及其预防 ················································ (236)
　　第二节　军队食源性疾病及其预防 ············································· (251)

# 第三篇　军事劳动与军事作业卫生学

## 第12章　军事劳动生理学基础 (263)
### 第一节　军事体力作业的生理调节与适应 (263)
### 第二节　军事脑力作业的调节与适应 (274)

## 第13章　军事训练卫生 (280)
### 第一节　军事训练伤 (280)
### 第二节　常见军事训练伤的防治 (285)

## 第14章　军事作业环境有害因素对健康的影响与卫生防护 (292)
### 第一节　军事作业中的噪声 (292)
### 第二节　军事作业中的振动 (302)
### 第三节　军事作业中的微波辐射 (310)
### 第四节　军事作业中的激光 (325)

## 第15章　特殊环境军事作业卫生 (340)
### 第一节　热环境军事作业卫生 (340)
### 第二节　寒冷环境军事作业卫生 (356)
### 第三节　高原环境军事作业卫生 (368)
### 第四节　军事地下空间作业卫生 (381)

# 第四篇　军队流行病学

## 第16章　绪论 (393)
### 第一节　流行病学简史 (393)
### 第二节　流行病学和军队流行病学定义 (395)
### 第三节　流行病学研究方法 (397)
### 第四节　流行病学的应用 (398)

## 第17章　疾病的分布 (401)
### 第一节　疾病频率测量指标 (401)
### 第二节　疾病流行的强度 (406)
### 第三节　疾病分布的形式 (407)

## 第18章 病因及病因推断 (415)

第一节 关于病因的学说 (415)
第二节 病因的定义和疾病的多因性 (418)
第三节 病因研究与因果推论 (420)

## 第19章 描述性流行病学研究方法 (426)

第一节 个案调查 (426)
第二节 现况研究 (428)
第三节 生态学研究 (433)

## 第20章 筛检 (436)

第一节 概述 (436)
第二节 筛检试验的评价 (437)
第三节 筛检试验的评价指标 (439)
第四节 筛检效果的评价 (442)
第五节 筛检评价中常见偏倚 (444)

## 第21章 病例对照研究 (445)

第一节 概述 (445)
第二节 病例对照研究的设计和实施 (448)
第三节 病例对照研究常见偏倚及其控制 (459)
第四节 病例对照研究的优点和局限性 (461)

## 第22章 队列研究 (462)

第一节 概述 (462)
第二节 队列研究的设计和实施 (464)
第三节 队列研究常见偏倚及其控制 (470)
第四节 队列研究的优点和局限性 (470)

## 第23章 实验流行病学 (472)

第一节 概述 (472)
第二节 临床试验 (473)
第三节 现场试验和社区试验 (480)
第四节 实验流行病学研究的优点和局限性 (482)

## 第24章 传染病流行病学 (484)

第一节 21世纪传染病的流行特征 (485)
第二节 传染病的感染过程及感染谱 (488)

第三节　传染病的流行过程 ……………………………………………………………… (489)
　　第四节　疫源地与流行过程 ……………………………………………………………… (501)
　　第五节　传染病的预防和控制 …………………………………………………………… (503)

## 第25章　现场流行病学 ………………………………………………………………… (525)
　　第一节　现场流行病学的基本概念 ……………………………………………………… (525)
　　第二节　现场调查的准备工作 …………………………………………………………… (529)
　　第三节　现场调查关键技术 ……………………………………………………………… (536)
　　第四节　暴发调查 ………………………………………………………………………… (542)

## 第26章　慢性非传染性疾病流行病学 ………………………………………………… (551)
　　第一节　概述 ……………………………………………………………………………… (551)
　　第二节　慢性非传染性疾病的分类及流行模式 ………………………………………… (552)
　　第三节　慢性非传染性疾病的流行特征 ………………………………………………… (555)
　　第四节　慢性非传染性疾病的危险因素及预防控制措施 ……………………………… (559)

# 第五篇　核武器损伤与防护学

## 第27章　核武器的杀伤作用及其防护 ………………………………………………… (569)
　　第一节　核武器概述 ……………………………………………………………………… (569)
　　第二节　核武器的四种杀伤因素 ………………………………………………………… (574)
　　第三节　核武器的杀伤作用 ……………………………………………………………… (578)
　　第四节　对核武器损伤的防护 …………………………………………………………… (581)

## 第28章　急性放射病 ……………………………………………………………………… (587)
　　第一节　急性放射病概述 ………………………………………………………………… (587)
　　第二节　急性放射病病理分型及临床表现 ……………………………………………… (590)
　　第三节　急性放射病的诊断 ……………………………………………………………… (596)
　　第四节　急性放射病的治疗 ……………………………………………………………… (602)
　　第五节　辐射防护药及急性放射病的药物防治 ………………………………………… (609)

## 第29章　内照射放射损伤 ………………………………………………………………… (614)
　　第一节　放射性核素在体内的代谢 ……………………………………………………… (615)
　　第二节　内照射损伤的临床特点 ………………………………………………………… (617)
　　第三节　内照射放射病的诊断 …………………………………………………………… (618)
　　第四节　内照射损伤的治疗 ……………………………………………………………… (620)

## 第30章　皮肤放射损伤 (624)

第一节　皮肤放射损伤概述 (624)
第二节　皮肤放射损伤的临床表现 (625)
第三节　皮肤放射损伤的诊断 (628)
第四节　皮肤放射损伤的治疗 (629)

## 第31章　放射卫生防护基础 (631)

第一节　放射卫生防护概述 (631)
第二节　放射防护标准 (634)
第三节　放射卫生防护 (638)

# 第六篇　化学武器医学防护学

## 第32章　化学武器医学防护概述 (647)

第一节　化学武器 (648)
第二节　化学武器损伤的医学防护 (653)

## 第33章　神经性毒剂中毒 (660)

第一节　中毒机制及临床表现 (660)
第二节　诊断和救治 (665)

## 第34章　全身中毒性毒剂中毒 (671)

第一节　中毒机制及临床表现 (671)
第二节　诊断和救治 (673)

## 第35章　糜烂性毒剂中毒 (677)

第一节　芥子气中毒机制及临床表现 (677)
第二节　芥子气中毒的防治 (681)
第三节　路易剂中毒 (682)

## 第36章　窒息性毒剂中毒 (686)

第一节　中毒机制及临床表现 (686)
第二节　诊断和救治 (689)

## 第37章　失能性毒剂中毒 (692)

第一节　中毒机制及临床表现 (692)
第二节　诊断和救治 (693)

## 第38章　刺激性毒剂中毒 ……………………………………………………………………（696）

第一节　经典刺激性毒剂中毒 …………………………………………………………（696）
第二节　辣椒素代表的新型刺激性毒剂中毒 …………………………………………（700）

## 第39章　中间谱系战剂及其候选物 ……………………………………………………（703）

第一节　中间谱系战剂的分类 …………………………………………………………（703）
第二节　蓖麻毒素 ………………………………………………………………………（710）
第三节　肉毒毒素 ………………………………………………………………………（713）
第四节　芋螺毒素 ………………………………………………………………………（718）
第五节　石房蛤毒素 ……………………………………………………………………（721）
第六节　神经激肽 ………………………………………………………………………（723）

## 第40章　军事职业接触的化学毒物 ……………………………………………………（727）

第一节　植物杀伤剂中毒 ………………………………………………………………（727）
第二节　火箭等推进剂中毒 ……………………………………………………………（734）

## 第41章　化学武器损伤的医学防护 ……………………………………………………（746）

第一节　化学战剂的侦检 ………………………………………………………………（746）
第二节　化学武器损伤的防护器材 ……………………………………………………（748）
第三节　化学战剂的消除 ………………………………………………………………（751）

## 第42章　化学武器袭击条件下的卫生勤务 ……………………………………………（755）

第一节　化学战卫生勤务概述 …………………………………………………………（755）
第二节　化学战卫生勤务的组织实施 …………………………………………………（759）

## 第43章　化学灾害的医学应急处置 ……………………………………………………（766）

第一节　概述 ……………………………………………………………………………（766）
第二节　化学灾害的原因和形式 ………………………………………………………（767）
第三节　化学灾害的应急处置预案 ……………………………………………………（769）
第四节　化学灾害应急处置的卫勤保障 ………………………………………………（771）

# 第七篇　生物武器损伤防治学

## 第44章　生物武器概述 …………………………………………………………………（777）

第一节　生物武器的概念 ………………………………………………………………（777）
第二节　生物战剂施放方式和技术要求 ………………………………………………（782）
第三节　生物武器伤害的特点及其影响因素 …………………………………………（783）

## 第45章 常规生物战剂 ……………………………………………………………… (789)

- 第一节 鼠疫杆菌 …………………………………………………………………… (789)
- 第二节 霍乱弧菌 …………………………………………………………………… (794)
- 第三节 炭疽杆菌 …………………………………………………………………… (800)

## 第46章 生物袭击的侦察与预警 ……………………………………………………… (805)

- 第一节 生物袭击流行病学侦察的组织和实施 …………………………………… (805)
- 第二节 现场生物袭击的仪器监测和预警 ………………………………………… (807)
- 第三节 生物袭击时的现场流行病学侦察 ………………………………………… (808)

## 第47章 疫源地划定及控制技术 …………………………………………………… (811)

- 第一节 生物战剂污染区和疫区的划定 …………………………………………… (811)
- 第二节 生物战剂污染区和疫区的处理 …………………………………………… (815)

## 第48章 现场洗消技术 ……………………………………………………………… (820)

- 第一节 现场洗消的目的、原则与特点 …………………………………………… (820)
- 第二节 常用现场洗消方法及注意事项 …………………………………………… (823)
- 第三节 单兵洗消技术 ……………………………………………………………… (826)
- 第四节 集体洗消技术 ……………………………………………………………… (828)
- 第五节 军事装备洗消技术 ………………………………………………………… (830)
- 第六节 环境净化技术 ……………………………………………………………… (832)

## 第49章 生物武器防护技术与装备 ………………………………………………… (837)

- 第一节 概述 ………………………………………………………………………… (837)
- 第二节 个人防护技术与装备 ……………………………………………………… (838)
- 第三节 集体防护技术与装备 ……………………………………………………… (840)
- 第四节 生物战剂损伤人员的一般处置方法 ……………………………………… (845)

# 第一篇

# 军队环境卫生学

# 第1章
# 环境与健康

【学习目的与要求】
本章是环境与健康关系的基础理论阐述。通过本章学习,了解环境的特性及分类,环境污染的来源,为后续章节的学习打下基础。掌握环境污染物与环境污染的概念,环境污染物的种类及其在环境中的变化与转归。

## 第一节 环境及其相关概念

### 一、环境的概念及其基本特性

环境(environment)指人类和其他所有生命物质和非生命物质等自然要素及人类社会要素构成的统一体,是一切生命生存和发展的物质基础。不同环境要素之间时刻都在进行物质、能量和信息的交换,共同维持环境的动态平衡,因此环境与人类健康密切相关。作为以人类为主体的客观物质体系,环境具有整体性、区域性、变动性等最基本的特性。

### 二、环境的分类

环境具有多种层次、多种结构,可以按照环境的主体、环境要素属性及特征、环境空间范围和环境的功能等进行分类。按照环境要素属性,环境可分为自然环境、社会环境和生活环境。

1. 自然环境(natural environment) 是指自然界中各种天然形成的物质的总体,由阳光、大气、陆地、海洋、河流、湖泊、高山、沙漠、各种生物等共同构成,是人类赖以生存发展的物质基础。地球上所有生物都生活在地球表层,组成生物群落,不断与周围环境进行物质、能量交换,共同构成环境生态系统(ecosystem)。

自然环境可按照物质构成要素分为大气环境、水环境、土壤岩石环境、生物环境等,而根据是否受人类活动影响又可分为原生环境与次生环境。

原生环境(primary environment):是指未受人为活动影响的自然环境,包括清洁的、具有正常化学组成的空气、水、土壤、食物、森林、太阳辐射等。这些因素一般对人类健康是有益的，但某些条件下也会不利于人类的健康及生存。其主要表现在生物地球化学性疾病、自然疫源性疾病、天然有毒有害物质、气象灾害和极端天气及地质灾害（地震、火山爆发、泥石流等）。

次生环境（secondary environment）：是指由于人类各种活动（集居、工农业生产、战争等）而改变了的自然环境。人类活动既可促进环境良性发展，使之有利于人类生存与健康，也可导致环境恶化，产生大量环境问题。多数情况下影响人类健康的环境危害因素主要源于次生环境。

2. 社会环境（social environment）  是人类在长期有意识的社会分工和劳动中逐渐积累并形成的所有物质和非物质条件的总和，通常由政治、经济、文化、科技、教育、人口、法律、风俗、宗教等因素构成。社会环境和自然环境通过人类活动为中介相互影响，决定了人类生存发展的状态。

3. 生活环境（living environment）  是指与人类生活密切相关的各种自然条件和社会条件的总和，它由自然环境和社会环境中的物质要素组成。生活环境按从小到大分为居室环境、院落环境、村落环境、城市环境等；按用途分为居住环境、休息环境、劳动环境、学习环境、工作环境和旅游环境等。

自然环境和生活环境与人类健康的关系是环境卫生学科主要关注的内容。

## 三、环境介质与环境因素

地球自然环境是一个非常复杂的庞大系统，由多种环境介质和环境因素组成。

### （一）环境介质

环境介质（environmental media）是指人类赖以生存的物质环境条件，通常以气、液、固三种形态存在，能容纳和运载各种环境因素，并通过环境介质的载体作用或参与环境介质的组成而直接或间接对人体起作用。具体来说，环境介质是指大气、水、土壤（岩石）及包括人体在内的所有生物体。

### （二）环境因素

环境因素（environmental factor）是指被介质容纳和转运的成分或介质中各种无机和有机的组成成分。人类赖以生存的自然环境和生活环境中的各种因素，按其属性可分为物理因素、化学因素和生物因素三类。

1. 物理因素（physical factor）  主要包括小气候（microclimate）、噪声、振动、非电离辐射、电离辐射等。超过一定强度和（或）接触时间过长时，这些物理因素会对机体产生危害。随着科技进步和工业发展，人们从生活环境和生产环境中接触有害物理因素的机会愈来愈多。在军队环境中，由于各种常规武器、高新技术武器的发展与应用，军人接触高强度的物理性有害因素（如高功率微波、激光、高强度噪声、核辐射等）的概率较普通人群大大增加，应高度重视其对军人健康和军事作业能力的危害。

2. 化学因素（chemical factor）  异常复杂，多数情况下天然存在的各种无机及有机化学物质是人类生存和健康所必需的；但某些情况下也不利于人类健康，如地质结构中过量存在的砷、氟等元素及其化合物。人类生产生活中产生并排入环境的化学物，才是威胁人类健康的主要环境化学物，不仅数量多，而且很多在环境中难以降解。有上千种有机物属于环境持久性有毒污染物(persistent organic pollutant，POP)，典型代表如20世纪曾在世界广泛使用的有机氯农药DDT、毒杀芬等。目前登记的化学物已超过1亿种，常用的有6.5万~8.5万种，每年全球排放到环境中的有机化学物约3亿吨、10余万种。目前约有7000种化学物质经过动物致癌实验，其中1700多种为阳性反应。

3. 生物因素(biological factor)　主要是指环境中的动物、植物、微生物及它们产生的各种生物活性物质。与人类健康关系较密切的有细菌、真菌、病毒、寄生虫和一些变应原(如花粉、真菌孢子、尘螨、动物皮屑、某些动植物蛋白)等。正常情况下，大气、水、土壤中均存在大量微生物，对生态系统平衡具有重要作用。当环境中生物种群发生异常变化或环境中存在病原性生物污染时，可对人体健康产生直接、间接或潜在的危害，甚至导致严重的公共卫生事件的发生。据世界卫生组织(World Health Organization，WHO)调查，发展中国家有10亿多人受到介水传染病的威胁，每年有500多万人死于介水传播的疾病。特别是随着环境污染的加剧、全球气候的变迁，一些新的生物病原体不断涌现，如SARS冠状病毒感染引起的严重急性呼吸综合征、中东呼吸综合征、人感染高致病性禽流感等都对人群健康构成严重威胁。

## 第二节　环境污染的来源与转归

### 一、环境污染的概念

由于自然或人为原因，使污染物进入人类环境，对居民的身体和精神状态产生直接或间接，甚至是潜在的有害影响，或在很大范围内妨害各种生物的生活，使环境条件恶化，破坏生态平衡，称为环境污染(environmental pollution)。

### 二、环境污染的来源及种类

环境污染的来源可分为自然污染(火山爆发、风暴、火灾等)和人为污染(工业"三废"、生活废弃物、农药、放射性核素、战争毒剂及核武器的爆炸等)。在当前起重要作用的是人为污染。常见的污染物可根据其物质属性分为三类。

1. 化学性污染物　目前人类使用的化学物质多达数十万种，并不断有新的合成化学物质出现。这类污染物是环境的主要污染来源，对人体健康的威胁最大，影响面最广。常见的有各种有害气体($SO_2$、CO、$NO_x$和光化学烟雾等)、重金属(汞、镉、铅、铬、砷等)、各种农药、石油化工等污染物。

2. 物理性污染物　包括噪声、电磁辐射(紫外线、微波)、电离辐射(各种放射性物质)等。在部队平时及战时环境中物理性污染因素相当常见。

3. 生物性污染物　如各种病原微生物、寄生虫卵、生物性毒素、DNA片段等。

## 三、污染物在环境中的变化及转归

污染物被排入环境以后,在环境中自然及人为因素作用下,数量、理化性质等均会发生变化,并直接或间接地影响人类健康。污染物在环境中的变化及转归主要有以下几种方式。

### (一)自净作用

自然环境本身具有一定的自净作用(self-purification)。自然界能够依靠自身的能力,将一些有害因子消除到无害程度,这种作用称为自净作用。自净作用的途径有很多,主要有以下几种。

1. 物理作用　通过扩散、稀释、沉降、挥发、逸散、紫外线照射等方式,污染物浓度可以降低甚至消失。
2. 化学作用　在自然环境中污染物之间可通过中和作用和氧化还原作用逐渐降低浓度。
3. 生物作用　自然界的植物及微生物可对污染物进行吸附和降解,微生物之间可能发生生物拮抗作用,使病原体减少,通过光合作用减少二氧化碳也是一种自净方式。

环境的自净作用对人类环境具有重要意义。正是由于自净作用,才使人类生活环境中的许多有害因子得以降解或消除。这种能力是相当大的,但也不是无限的,一旦污染程度超过了自净能力,生态系统的平衡就会遭到破坏,从而发生环境污染。

### (二)转移

由于扩散和沉降不够充分,污染物可被风力或水流转移到下风向或下游地区,或沉降造成地面或河底污染。污染物也可在土壤、水体、空气、植物之间发生直接或者间接的转移,造成其他环境介质的污染。总之,转移可使污染物转入另一介质,也可进入同一介质中的另一场所。

### (三)二次污染

由于某些原因,已经转移的污染物再次进入原环境,这种现象称为二次污染(secondary pollution)。例如无机汞被排入江河中,因沉降等作用使其沉降到水底中,由于洪水冲刷、水利工程等,水体底泥中的无机汞重新进入水体中,形成无机汞对江河的二次污染。

### (四)形成二次污染物

排放到环境中的污染物受某些作用的影响,转变成另一种有害的物质,称为二次污染物(secondary pollutant)。通常情况下,二次污染物的危害性要比一次污染物更强。例如江河中的无机汞受某些细菌的作用,转化为甲基汞,甲基汞的毒性大于无机汞。又如 $SO_2$ 转变成硫酸雾,NOx 经太阳紫外线的照射发生光化学反应,形成毒性更大的光化学烟雾等,都是形成的二次污染物。

### (五)进入生物体内造成各种危害

污染物进入机体有直接和间接两种途径。

1. 直接暴露　机体可以通过呼吸、饮水、摄食、皮肤接触等方式直接暴露于污染源释放的污染物质。当暴露时间较长、暴露频率较高、污染物浓度较大、污染物急性毒性较大时,此种方式就可导致健康受损。

2. 间接暴露　污染物进入环境后,某些性质稳定的污染物通过在生物体内蓄积,使生物体内的浓度高于环境中污染物的浓度,而且具有明显的随营养级升高而增加的现象。人体则因为食物链(food chain)的逐级富集,最终接触污染物的浓度可能远高于自然界的浓度,导致严重的健康危害。

生态系统中,生物间通过摄食-被摄食关系形成食物链。生物体从周围环境中吸收某种元素或难分解的化合物,使生物体内该物质的平衡浓度超过环境中浓度的现象,称为生物富集,又称为生物浓缩(bioconcentration)。生物富集常用富集系数或浓缩系数(在生物体内污染物平衡浓度∶生存环境中污染物浓度)来表示。

海水中 DDT 在水生生物链中的转移和积累,是污染物食物链积累的典型事件。海水 DDT 浓度为 $0.000\,003\times10^{-6}$,海中浮游生物体内浓度可达 $0.04\times10^{-6}$(富集约 1000 倍),鱼因吞食浮游生物使体内浓度达 $2\times10^{-6}$(富集约 50 000 倍),水鸟吞食鱼类后体内浓度高达 $25\times10^{-6}$(富集约 100 万倍),此浓度足以导致水鸟大批中毒或死亡。人类若摄入被污染的水鸟蛋或肉,对健康将产生极大危害。

此外,水生生物对铅、锰、镍、汞等重金属的生物富集能力也较大(表 1-1)。

表 1-1　水生生物对某些重金属的生物富集系数

| | 汞 | 镍 | 铅 | 钴 | 锰 | 铯 | 铜 |
|---|---|---|---|---|---|---|---|
| 海藻 | 100~200 | 500 | — | — | — | 23 | — |
| 浮游生物 | 200~500 | 8000 以下 | 30~12 000 | 16 000 | — | — | 400~90 000 |
| 海洋动物 | — | 3000~70 000 | — | — | 2000~10 000 | — | — |
| 黄色金枪鱼 | 10 000~20 000 | — | 10 000 | — | — | — | 200 |
| 金枪鱼 | — | 50 | — | — | 40 | 5 | 100 |

注:— 表示尚无文献报道

（周紫垣　曹　佳）

## 思考题

1. 请思考环境的基本特性是如何体现的。
2. 怎样从正反两个方面理解原生环境和次生环境与人类健康的关系?
3. 你觉得从社会及个人的角度应该怎样做到"人与自然的和谐共处"?

## 参 考 文 献

[1] 杨克敌.环境卫生学.7 版.北京:人民卫生出版社,2012.
[2] Curtis D. Klaassen.卡萨瑞特·道尔毒理学:毒物的基础科学.黄吉武,周宗灿,译.6 版.北京:人民卫生出版社,2005.
[3] 舒为群.军队环境卫生学.2 版.北京:军事医学科学出版社,2009.
[4] Ming-Ho Yu, Humio Tsunoda, Masashi Tsunoda. Environmental Toxicology. New York:CRC Press,2011.

# 第 2 章
# 重要环境污染物对健康的危害

【学习目的与要求】
　　本章阐述了常见环境有害物质(因素)的健康危害相关知识。通过学习,应了解环境污染对人群健康危害的特点及危害形式,各种环境辐射卫生防护方法,环境辐射的相应卫生学标准。熟悉环境卫生标准和防治措施,各种环境辐射对健康的危害,生物地球化学性疾病的流行特征、病因、临床表现及防治措施。掌握汞、多环芳烃的健康危害特点。

## 第一节　环境污染健康危害概述

### 一、环境污染对人群健康影响的特点

　　1. **广泛性**　包括三个方面:一是受害地域的广泛性,如海洋污染往往涉及周边国家;二是受害对象的广泛性,尤其是老、弱、病、残、幼,甚至胎儿,是抵抗力最弱、最易受到有害因子伤害的人群;三是受害利益的广泛性,环境污染除危害健康,同时也会造成财产损失。

　　2. **复杂性**　进入环境中的污染物十分复杂,生物学效应各异,对机体危害的表现多种多样,既有局部作用(局部刺激),又有全身效应(全身性中毒);既有特异作用,又有非特异作用,甚至远期危害(遗传性影响)。同时,环境中的多种污染物还可呈现相加、协同或拮抗等复杂反应。因此,寻找环境污染健康损害的特异性指标仍较为困难。

　　3. **潜伏性**　环境损害一般具有较长的潜伏期。一是因为环境对污染物有一定的自净能力,当污染物被排放入环境的速度和数量超过环境自净能力时,污染物在环境中逐渐积聚,最终导致损害的发生。二是由于大气、水体等的稀释作用,单次进入机体的污染物浓度往往很低,需要经长期暴露才显现健康损害效应。如日本"痛痛病"的潜伏期就达十几年,而因石棉污染引起的石棉性肺癌的潜伏期可达 30 年之久。

　　4. **持续性**　被污染的环境要想恢复原状,代价高、耗时长且往往效率不高,甚至还有重新被污染的可能。污染物进入机体,如重金属和难降解的有机氯农药,能在体内长期蓄积。

## 二、环境污染对健康危害的一般类型

1. **急性中毒危害** 急性中毒是环境有毒污染物于短时间内大量进入机体所致。在现代工业发展的早期，由于环境污染严重，急性中毒甚至死亡事件屡见不鲜。意外事故或一次性大量排放有毒污染物，亦可造成急性中毒事件。近一个世纪以来，曾发生多起重大环境污染事件，造成生态破坏、大批人员伤亡及长久的健康损害（表2-1）。

表 2-1 中外著名的环境污染中毒事件

| 事件 | 时间 | 概况 |
| --- | --- | --- |
| 比利时马斯河谷烟雾事件 | 1930 年 | 工业废气和粉尘1周内引起近60人死亡，市民中心脏病、肺病患者的病死率增高，家畜死亡率也大大增高 |
| 英国伦敦烟雾事件 | 1930—1952 年 | 冬季燃煤引起的煤烟性烟雾，最严重时于4天时间超额死亡4000多人 |
| 美国洛杉矶烟雾事件 | 1940 年 | 大量汽车废气在紫外线照射下产生光化学烟雾，数十万人有眼睛红肿、咽炎、呼吸道疾病恶化等不同症状 |
| 日本水俣病事件 | 1953—1968 年 | 食用富集了甲基汞的鱼虾、贝类及其他水生物，造成近万人中枢神经受损，影响延续至今 |
| 日本富山痛痛病事件 | 1955—1977 年 | 饮用含镉的河水和食用含镉的大米引起骨骼受损，就诊患者258人，死亡207人 |
| 日本四日市废气事件 | 1961 年 | 石油冶炼和工业燃油产生的废气引起居民呼吸道疾病剧增，尤其是哮喘病发病率大大增高 |
| 日本米糠油事件 | 1963 年 | 多氯联苯污染物混入食用米糠油，13 000多人中毒，数十万只鸡死亡 |
| 美国多诺拉烟雾事件 | 1984 年 | 工厂排放大量二氧化硫及其氧化物与大气粉尘结合，造成5911人患病 |
| 印度博帕尔公害事件 | 1984 年 | 市郊一座存贮45吨异氰酸甲酯的贮槽保安阀泄漏，2500人死亡，15万人就诊，20多万人失明 |
| 苏联切尔诺贝利事件 | 1986 年 | 核电站核漏使带有放射性物质的云团随风飘到北欧地区，瑞典东部沿海地区的辐射剂量超过正常的100倍 |
| 海湾战争原油污染事件 | 1990—1991 年 | 油田燃烧及原油泄漏导致海湾地区气候急剧变化，空气、土壤、水体及海洋严重污染，人群健康状况急剧下降 |

2. **慢性中毒危害** 环境有毒污染物以较低浓度进入机体并蓄积，所产生的机体危害称为慢性中毒危害。毒物在体内的蓄积（物质蓄积，material accumulation）或毒物对机体微小损害的逐次累积（功能蓄积，functional accumulation）是慢性毒性产生的原因。特别是有机污染物及有毒重金属，性质稳定、难以降解，易通过食物链富集以较高浓度进入人体，并进一步蓄积在脂肪、骨骼等组织中，持续发挥毒性作用。

3. **亚临床变化** 环境污染通常具有浓度低、时间长的特点。绝大多数环境污染对人群健康的影响,常是污染物及其代谢产物在人体内过量负荷而出现的亚临床变化。所谓亚临床变化,是未出现症状、用一般的临床检查方法难以发现阳性体征,随着污染浓度(剂量)的增加和接触时间的延长,才逐渐显露出人体健康损害或引起疾病。近年来,人们为预防疾病,已把注意力从发病期扩展到发病前期(或亚临床期),把发病前期机体的变化作为评价环境质量的依据。

4. **公害病**(public nuisance disease)  是特征污染物长期作用于人体的一种地域性疾病。其特点为:①环境污染区域内的人群有与污染相关的共同性症状和体征;②病区内人群不分年龄、性别都可能发病,甚至胎儿也受累;③除急性中毒外,大多具有低剂量长期危害下陆续发病的特点;④有污染物对健康损害的生物学和医学证据。

公害病与环境污染健康损害的最大区别在于公害病具有严格的法律意义,必须经过科学的鉴定和国家法律认可。1974 年,日本施行的《公害健康被害补偿法》中仅确认了水俣病(甲基汞中毒)、痛痛病(镉中毒)、米糠油事件(多氯联苯中毒)、森永奶粉事件(砷中毒)和四日市哮喘事件(大气污染的二氧化硫刺激)为公害病并规定了有关的诊断标准及赔偿法。目前,我国环境污染健康损害因果关系认定的理论研究尚须加强,有必要研究可行的程序和方法,以满足司法实践的需要。

## 第二节　有毒重金属对健康的危害

一般把密度在 $5g/cm^3$ 以上的金属统称为重金属,包括金、银、铜、铅、锌、镍、钴、镉、铬和汞等 45 种。从环境污染的角度,有毒重金属(toxic heavy metal)是指汞、镉、铅、铬及类金属砷等生物毒性显著的重金属,也是指具有一定毒性的一般重金属如锌、铜、钴、镍、锡等,此外轻金属中的锂和铍也是有毒的。目前污染较广泛的是汞、镉、铬、砷、铅等。

### 一、汞

#### (一)汞的理化性质

汞(mercury)俗称水银,呈银白色,不溶于水,比重 13.6,熔点 -38.7℃,沸点 356.6℃。汞在常温下即能蒸发污染空气,且蒸发量随温度升高而增加;能与大多数金属形成汞齐合金。地壳中的汞多结合硫以硫化汞形式存在。自然界中的汞有金属汞、无机汞和有机汞。有机汞的毒性大于金属汞和无机汞。无机汞可通过生物代谢转化或非生物甲基化反应形成甲基汞。

#### (二)环境汞污染

汞和汞化合物的应用十分广泛,全世界每年散失在环境中的汞估计达 $5×10^3$ t,汞污染已遍及全球。工业含汞废水的排放和汞农药的应用是环境中汞污染的主要来源。

排入大气、土壤中的汞最终都可能转移到水体中。汞及其化合物可被水中胶体颗粒、悬浮物、浮游生物等吸附而沉积,水体底部沉积物是重要的汞贮存库。无机汞在微生物作用下可转化为有机汞,主要有甲基汞、二甲基汞、苯基汞、甲氧基乙基汞等,它们可通过食物链生物富集作用进入人体。

### (三)汞在机体的代谢

汞与甲基汞均可通过呼吸道、消化道和皮肤侵入人体。无机汞进入血液后主要分布器官为血浆,无机汞主要分布器官为肾,其次是肝和脾。甲基汞则绝大部分分布于红细胞内。除肾、肝蓄积外,甲基汞还可透过血脑屏障、胎盘屏障而在脑组织内蓄积或使胎儿中毒。

无机汞主要从肾排出。甲基汞大部分经胆汁以甲基汞半胱氨酸形态从肠道排出。甲基汞排出时,50%已转变为无机汞,另50%可在肠道内重吸收。故甲基汞的排出远比无机汞缓慢,易在人体内蓄积。

### (四)汞对健康的危害——慢性甲基汞中毒(水俣病)

水俣病(Minamata disease)是世界上第一个被发现由环境污染所致的公害病。1953年前后,日本南部沿海的水俣湾有多人患了以神经系统症状为主的一种"奇病",同时当地还出现许多症状与人类似的生病动物(如疯猫)。其原因是附近一家氮肥厂在生产乙醛和氯乙烯的过程中,作为催化剂的无机汞转化成甲基汞,废水被排放到海湾后甲基汞经食物链富集到鱼贝类体内,人和动物因食鱼贝类而引起甲基汞中毒。

根据发病时间不同,水俣病可分为以下几种类型。

1. 急性、亚急性水俣病　大部分人最初症状是四肢末端或口周围麻木感,随后手部精细动作障碍,如解纽扣动作不灵活、拿筷子不牢等,同时还可出现协调运动障碍、感觉障碍、软弱无力感、震颤、小脑性语言障碍、步态失调,以及听觉和视觉障碍,逐渐恶化引起全身瘫痪、吞咽困难、痉挛以致死亡。

水俣病常见的特异性体征是末梢感觉减退,视野向心性缩小,听力障碍及共济运动失调,这些症状总称为亨特-拉塞尔(Hunter-Russell)症候群。

2. 慢性水俣病　许多患者平时从鱼贝类摄入的甲基汞量较小,但经长期摄食使脑内甲基汞逐渐蓄积,随着蓄积量的增加,症状和体征逐渐显现、增多,最终发展为水俣病症候群,称为慢性水俣病。

慢性水俣病的自觉症状一般都是通过详细询问病史时患者才回忆起来的。症状典型的患者可有感觉障碍,共济失调,视野缩小,重听,语言障碍,眼球运动异常,智力障碍及震颤、无力等。

3. 先天性水俣病(congenital minamata disease)　在水俣病病区人群中,同时还可出现许多伴有各种神经症状的先天性痴呆患儿。先天性水俣病是由于母亲在妊娠期摄入甲基汞,通过胎盘侵入胎儿脑组织所致的中枢神经系统障碍性疾病,大多在婴儿出生3个月后开始出现各种症状,且症状重于成年人。

患儿临床特点包括重症精神迟钝,小脑受损症状如共济运动失调、辨距不良、震颤、语言障碍、眼球震荡等,此外还有发育不良、运动过少或过强、流涎、性格失常(不友好、冷淡、怕羞、神经质或无休止动作、兴奋)、精神运动性发作、失神、肌阵挛发作、大发作性癫痫及肢体变形、斜视和病理反射等。对死亡患儿尸检结果发现典型的甲基汞中毒病变,如小脑颗粒细胞萎缩,还发现有小头症(畸形)、弥漫性髓质发育不良、胼胝体发育不良等,说明损伤在胎生初期就已发生。

### (五)汞的环境卫生标准及防治措施

WHO 提出每人每周总汞摄入量不得超过 0.3mg，其中甲基汞不得超过 0.2mg。

减少或杜绝向环境中排放汞及其化合物是防治汞污染的最根本措施。对已知甲基汞污染地区加强环境监测，应根据污染程度限制捕捞或禁止食用鱼贝类，控制甲基汞摄入；积极治理环境汞污染。

## 二、镉

### (一)镉的理化性质

镉(cadmium)是银白色有色金属，略带淡蓝色光泽；原子量 112.41，比重 8.64，质软，富有延展性；熔点 320.9℃，沸点 767℃。镉主要以正二价形式存在，镉及其化合物在酸性的胃液中比在碱性的肠液中溶解度大。

### (二)环境镉污染

镉在自然界中多以硫镉矿存在，常与锌、铅、铜、锰等矿共存，这些金属在精炼过程中可排出大量镉。镉在塑料、颜料、试剂等生产中多用为原料或催化剂，也是不锈钢和金属表面处理（电镀）及镉光电管、雷达、镉电池、电视机荧光屏等的重要原料，镉还广泛应用于航空、航海。

环境镉污染最主要的来源是有色金属工业"三废"。煤和石油燃烧的烟气也是镉污染源之一。

### (三)镉在机体的代谢

镉不是人体必需的元素。其主要经消化道和呼吸道进入人体，由肺和肠道吸收入血后，部分与血红蛋白结合，部分与低分子硫蛋白结合，形成镉硫蛋白，通过血液到达全身。

肾、肝是镉的两大主要贮存器官。镉吸收后 30%～50% 蓄积于肾，主要在肾皮质内，肾是镉的重要靶器官。脾、胰腺、甲状腺、睾丸和毛发也有蓄积。镉体内存留时间长、排出慢；人肾皮质镉的生物半衰期为 10～30 年，肝镉生物半衰期为 7 年。镉主要由肾排出，排出量与肾镉蓄积量及血镉浓度成正比。

### (四)慢性镉中毒

慢性镉中毒(chronic cadmium poisoning)是由于镉污染水体与土壤等后，水稻与鱼贝类等中镉含量增高，如长期摄入受污染食物，人体内镉蓄积并超过阈值引起的以肾和骨骼损伤为主要中毒表现的环境污染性疾病。

最具代表性的慢性镉中毒是首发于日本的痛痛病(itai-itai disease)。痛痛病发生在日本富山县神通川流域，患者患病后全身剧痛，终日喊痛不止，故名"痛痛病"。其原因是神通川上游某铅锌矿含镉选矿废水和尾矿渣污染了河水，下游用河水灌溉的稻田土壤受到污染，产生了"镉米"，人们长期食用"镉米"和饮用含镉的水而发病。镉进入人体后首先使肾受损，继而引起骨软化症，在妊娠、哺乳、内分泌失调、老年化和钙不足等诱因作用下而发病。

1. *病因和流行病学研究*　痛痛病患者自 1946 年 3 月至 1968 年 5 月共发现 258 例，死亡

128例。其发病有明显的地区性。该病病区分布与其上游有铅锌矿的神通川流域关系一致,用未受污染的水系在同一块地上灌溉无病例发生;病区的地理分布与水面土壤中的重金属分布一致;病区生产的米、大豆、河鱼、稻根、灌溉水和水田土壤中的含镉量均比非病区高,且水田土壤中镉含量进水口＞中央＞出水口,说明污染来源于灌溉水。

痛痛病死者骨中的镉、铅、锌含量比对照组分别高159倍、11倍和43倍,脏器中重金属含量也均高于正常人。痛痛病患者的尿镉含量也远较正常人高。小鼠的钙代谢实验表明,镉能使骨脱钙、软化,并证明饲料中缺钙可使病变加重。用家兔实验,长期口服镉可使肾小管发生病理改变。以上证据表明长期摄入过量的镉是造成痛痛病的主要原因。

2. 临床表现

(1)自觉症状及一般临床表现:痛痛病患者的主诉多以疼痛为主,初期从腰背痛开始,随后肩、膝、髋关节痛,逐渐扩至全身。由于髋关节活动受限,患者步态呈鸭步状,行走困难。疼痛的性质为刺痛,特点是安静时不痛,活动时加剧,咳嗽或轻微的外伤即可引起病理性骨折,四肢可屈曲变形,重者身长可比健康时缩短10～30cm,最终可因长期卧床、营养不良、消瘦、并发其他合并症而死亡。

(2)实验室检查:轻度贫血,血清钙正常,无机磷降低,碱性磷酸酯酶活性增高。多数患者有多尿症状,尿蛋白阳性(100%),大部分(80%)病例有尿糖,但血糖正常。尿钙正常,尿磷减少,尿氨基酸排泄量稍有增加。尿镉排泄量明显增加。

(3)骨的X线检查:骨高度萎缩,多发性病理骨折,骨骼弯曲变形。骨软化层的形成是日本痛痛病X线检查中的特征性表现,呈特有的骨透明层,多发生于肋骨、大腿骨、骨盆、肩胛骨、前腕骨和指骨等。

(4)病理改变:表现为骨软化症和骨质疏松症。骨质软且薄,病理组织学的特点是在中央管周围有类骨组织形成。肾的病理改变主要表现为近曲小管变性、萎缩,但肾小球一般不受影响。肾上皮扁平化,内腔扩大,间质弥漫性纤维化。

3. 中毒机制　镉与含羟基、氨基、巯基的蛋白质分子结合能使许多酶受到抑制,从而影响肝、肾器官中酶系统的正常功能。镉一方面能干扰铁的代谢,使肠道对铁的吸收减低,破坏红细胞;另一方面由于镉的大量摄入致使尿铁明显增加,从而引起贫血症。镉可能还抑制骨髓内血红蛋白的合成。

镉引起骨软化的机制可能如下。

(1)镉损伤肾小管使尿钙和尿酸排出增加,血清钙、磷下降,骨脱钙。同时肾小管的损伤抑制了维生素D活化,降低钙吸收;不能刺激成骨细胞促进骨盐沉着;不能促进近端小管对钙、磷的重吸收。

(2)镉对某些氨基酸氧化酶的抑制,使骨胶原蛋白肽链上的羟脯氨酸不能氧化产生醛基,妨碍骨胶原的正常固化成熟。另外,慢性镉中毒患者常伴有肠道吸收障碍,也会妨碍脂溶性维生素和钙的吸收。

**(五)镉的环境卫生标准和防治措施**

我国饮用水中镉的限量为0.005mg/L。WHO/联合国粮食及农业组织(Food and Agriculture Oragization of the United Nations, FAO)建议,可以每周400～500μg镉作为限值(相当于每人每日摄入57～71μg镉)。最重要的预防措施是加强对含镉废水的处理,从源头上消除污染源；不用含镉废水灌溉农田；加强监测，控制人体镉的摄入量；加强对污染区土壤的治理。大量的维生素 D 对慢性镉中毒有显著疗效，剂量为 2 万～10 万 U/d，并应补充钙、磷和改善营养，目前尚无安全的排镉方法和特效的排镉药物。

## 三、铅

### (一)铅的理化性质

铅（lead）为银白色略带浅蓝的金属，质软，富延展性，比重 11.34，熔点 327.5℃，沸点 1740℃；加热至 400～500℃有大量铅蒸气逸出。除 PbO 外，所有铅的氧化物在高温下都不稳定，可分解为 PbO 和 $O_2$。除乙酸铅、氯酸铅、亚硝酸铅和氯化铅外，一般铅盐都难溶或不溶于水。硫化铅难溶于水，毒性小。三氧化二铅、氧化铅等较易溶于水，毒性较大。铅蒸气形成的烟由于颗粒较小、化学性质活泼，且易经呼吸道吸入，其毒性大于铅尘。

### (二)环境铅污染

铅及其化合物在自然界分布广，工业用途多。铅白（碱式碳酸铅）可用作颜料和塑料的稳定剂。铅丹、高铅酸钙和铬酸铅等也在涂料中广泛应用。四乙基铅被用作动力汽油抗爆剂。目前世界上每年消耗铅量为 400 万～500 万吨，其中约 1/4 可被重新回收利用，但相当大一部分以各种形式被排放到环境中造成环境污染。

有色金属冶炼和燃煤燃烧产生的工业废气是大气铅污染的主要来源，此外，油漆涂料和汽油燃烧也是重要来源。饮水中铅来源于岩石、土壤、大气降尘和含铅污水的排放。土壤铅污染主要来自工业和交通污染。如铅熔炼和蓄电池工厂附近的土壤中，含铅量高达 1000μg/kg。高速公路附近土壤中平均含铅量也很高。

### (三)铅的代谢

环境中的铅主要从消化道，其次从呼吸道和皮肤进入人体。铅进入呼吸道后，由于肺泡腔内 $CO_2$ 的存在而呈弱酸性，故易于溶解，并经肺泡弥散进入血液循环，或由吞噬细胞进入淋巴系统，也可咳出再咽入消化道。吸入的铅 25%～30% 被吸收进入人体，70%～75% 仍随呼吸道排出。进入消化道的铅，仅 5%～10% 被吸收后经门静脉到达肝。血液中的铅约占体内总铅量的 2%。铅主要分布于肝、肾、脾、肺、脑中，经数周后铅可转移到骨骼、毛发、牙齿等，以磷酸铅的形式沉积下来。骨骼中的铅比较稳定，可长期贮存而不产生临床症状。

肾是铅重要的排泄器官，汗液、毛发、乳汁、唾液等也是人体排铅的途径。血液循环中的铅可进入毛发。测定毛发中的铅量，可以估计体内铅的负荷水平。铅在人体内生物半衰期约为 1460d。

### (四)铅对人体健康的影响

铅可对中枢和周围神经系统、血液系统、泌尿系统、心血管系统和生殖系统造成损伤。

铅中毒的主要症状是食欲缺乏，口有金属味，失眠，头痛、头晕，肌肉关节酸痛，腹痛，便秘，嗳气等。

卟啉代谢紊乱是铅中毒者体内最早发生的重要变化之一。卟啉是血红蛋白合成过程的中间物,血红蛋白的合成是在体内一系列酶的参与下进行的。铅能抑制含疏基的酶,主要是抑制 δ-氨基酮戊酸脱水酶(δ-ALAD)和亚铁络合酶。ALA-D 受抑制后,δ-氨基酮戊酸(δ-ALA)形成卟胆原的过程受阻,使血中 δ-ALA 量增加。过多的 δ-ALA 由尿排出,故铅中毒后尿 δ-ALA 排出量增加。亚铁络合酶受抑制后,体内的锌离子被络合于原卟啉Ⅸ,形成锌原卟啉(zinc protoporphyrin, ZnPP),后者与珠蛋白结合,形成 ZnPP 珠蛋白,积存于骨髓中,随成熟的红细胞进入血液。另一部分原卟啉Ⅸ游离存在于红细胞内,成为游离的红细胞原卟啉(free erythrocyte protoporphyrin, FEP)Ⅸ。因此,测定红细胞 ZnPP 珠蛋白及 FEP,可以作为铅中毒的一项诊断指标。

铅中毒后由于血红蛋白合成减少和红细胞寿命缩短而导致贫血。

铅中毒可致血管痉挛。腹绞痛和高血压可能都是小动脉痉挛引起。铅中毒性脑病是一种高血压脑病,可能由于代谢障碍,疏基酶抑制,使自主神经兴奋,以及铅直接作用于平滑肌,而致血管痉挛。铅毒性瘫痪可能与肌肉内磷酸肌酸的再合成受阻有关。慢性铅中毒还可造成心肌损伤,临床上出现心力衰竭。

铅可使大脑皮质的兴奋和抑制过程发生紊乱,从而出现皮质内脏调节障碍。其主要表现为神经衰弱症候群、中毒性多发性神经炎和中毒性脑病。儿童发育期大脑对铅毒性尤其敏感,过量接触铅可导致脑功能不可逆损伤,引起儿童学习障碍和多动症,甚至可出现运动失调、头痛、惊厥和昏迷等明显的急性脑病症状。国际化学安全特别行动组的研究结果显示,血铅水平每增加 $100\mu g/L$,儿童智商(intelligence quotient, IQ)即下降 1~3 分。铅对婴幼儿脑功能的影响还具有远期效应。

铅对肾有一定损害。有学者报道,间质性肾炎或肾萎缩是慢性铅中毒最常见的病理改变。患者可出现蛋白尿,尿中有红细胞、管型。

铅在动物实验中有明确的致癌性,能引起大鼠及小鼠的肾脏肿瘤,尤其以肾皮质小管上皮癌为常见。铅和脑部肿瘤也存在密切关系。

### (五)判定铅污染对人体健康影响的指标

1. 环境中铅含量的测定  包括大气、水、土壤及食物中铅含量的测定。

2. 体液组织中铅含量的测定  测定尿铅、血铅、发铅可以早期发现铅对人体的影响,对铅吸收和铅中毒的诊断也有帮助。我国正常人尿铅、血铅和发铅的正常值上限分别为 $0.08mg/L$、$500\mu g/L$ 和 $30\mu g/g$。

尿 δ-ALA 可以反映组织中铅贮存情况,而且出现较早,增高程度与尿铅、血铅有明显相关性,可作为铅中毒的早期诊断指标,同时必须结合受检者的环境铅污染状况、职业史及健康情况作全面综合评价。我国规定尿 δ-ALA 正常值为 $4.0 \sim 10.0 mg/L$。

红细胞 δ-ALAD 在铅吸收早期即可受抑制,特异性较高,是反映铅接触的灵敏指标。δ-ALAD 的正常值为 $60 \sim 120 U$。

### (六)铅的环境卫生标准与预防措施

我国规定居民区大气中铅日平均为 $0.00\,07mg/m^3$,日平均最高允许值为 $1.5\mu g/m^3$;饮用水中铅限值为 $0.01mg/L$。

预防铅污染首先应控制含铅废气、废水的排放和进行净化处理;其次是使用无毒或低毒物代替铅;还应该加强饮水及食品中铅的监测。对铅吸收和中毒患者,用依地酸钙钠、二巯丁二钠、喷替酸钙钠(促排灵)等行驱铅治疗,同时对于儿童和职业暴露者在膳食中应注意摄入硒、锌、维生素C和维生素E等对铅有拮抗作用的物质。加强健康教育,保护儿童及孕妇等高危人群。

# 第三节 环境有机污染物对健康的危害

## 一、多环芳烃

### (一)多环芳烃的理化性质

多环芳烃(polycyclic aromatic hydrocarbon,PAH)是指两个以上苯环以稠环形式相连的化合物,是目前环境中普遍存在的污染物。多环芳烃按照芳环的连接方式可分为稠环芳烃和非稠环多环芳烃。五环以上的PAHs多为无色或淡黄色的结晶,个别具有深色,熔点及沸点较高。多数多环芳烃由于有大的共轭体系而有一定荧光。多环芳烃大多不溶于水,易溶于苯类芳香性溶剂中,脂溶性较强,易在生物体内蓄积,在环境中可被某些细菌分解。

### (二)环境多环芳烃污染

PAH是最早被发现及研究的环境致癌物质,同时也是数量最多的一类,其中以苯并[a]芘(benzo[a]pyrene,B[a]P)发现较早,研究也较深入。由于多环芳烃种类繁多,一般检出含有B[a]P的样品中多含有其他PAH,因此,常以测定环境中的B[a]P作为环境受PAHs污染的指标。

PAH产生于各种燃料的不完全燃烧过程中。大气中PAH的主要来源是工业、企业(炼焦、石油化工、合成橡胶及制造炭黑素等)排出的废气;热电站和工业锅炉、采暖用锅炉及生活炉灶的烟尘;飞机、汽车等机动车辆排放的废气中也含有相当数量的多环芳烃。多环芳烃以细微的结晶状态被吸附于烟尘颗粒上而存在于大气中。吸烟可引起居室环境的PAH污染。

地面水中多环芳烃的污染主要来自焦化、焦煤气、炼油、塑料及颜料等工业企业的废水。多环芳烃在水中以三种状态存在:被吸附在悬浮性固体上;溶于水或呈乳化状态;B[a]P可随悬浮物下沉而储存于底泥,如底泥再度浮起,可引起地面水的二次污染。

城市土壤的主要污染源是工业、企业排出的废气、废水和废渣。此外,汽车废气、道路尘土及炉灶烟尘也是土壤的污染源。

### (三)多环芳烃的代谢

多环芳烃代谢的主要途径是经羟基化而生成极性代谢产物。以BaP为例,BaP经大鼠或小鼠体内代谢,至少生成二十余种代谢物,其中包含酚类、二氢二醇、醌类、环氧化物及其结合物。

BaP进入人体后,大部分被肝、肺细胞微粒体中的混合功能氧化酶(mixed functional oxidase,MFO)氧化成环氧化合物,其中7,8环氧BaP在环氧化物环化酶的作用下,水解成7,8-二羟-BaP,后者再经MFO二次氧化成7,8-二羟-9,10-环氧BaP。反式右旋7,8-二羟-9,10-环氧 BaP 的活性最高,可与细胞大分子 DNA 的亲核基团发生不可逆的共价结合,启动致癌过程。另少部分 BaP 以原形从尿或经胆汁随粪便排出体外。

**(四)多环芳烃对人体健康的影响**

1. 致癌性　多环芳烃具有致癌性,与皮肤癌、肺癌、胃癌的发生关系比较密切。

目前,由动物实验证实的有较强致癌性的多环芳烃有:BaP、苯并[a]蒽、苯并[b]荧蒽、二苯并[a,h]芘、二苯并[a,h]蒽等,其中以 BaP 的致癌作用最强。多环芳烃本身是"前致癌物",即它本身不具有直接致癌性,需要经过代谢活化才具有致癌活性。

多环芳烃可致皮肤癌。1775 年,英国外科医师波特(P. Pott)首次报道了清扫烟囱的工人易患阴囊癌,提示煤焦油可能是致癌因素。1918 年,日本 Yamagiwa 等将煤焦油涂抹兔耳诱发皮肤癌,证实了煤焦油的致癌性。1933 年,英国库克(J. Cook)首次从环境中分离出化学致癌物(从煤焦油中分离出 BaP),并诱发小鼠皮肤癌。接触沥青、煤焦油、矿物油等富含多环芳烃物质的工人,易发生职业性皮肤癌。

肺癌死亡率与大气中 BaP 的浓度呈明显正相关。美国学者提出大气中 BaP 浓度每增加 $0.1\mu g/100m^3$,肺癌死亡率相应增加 5%。将 BaP 气管内滴注可诱发大鼠、猴子等实验动物肺癌,并呈明显的剂量-效应关系。动物实验证实多环芳烃可诱发胃癌,但流行病学的资料较少。冰岛居民胃癌标化死亡率高达 125.5/10 万,可能与喜欢吃烟熏食品有关。

2. 内分泌干扰活性　BaP 是外源性内分泌干扰物,影响人和动物内分泌系统,导致女性乳腺癌、卵巢癌和子宫癌等发病率增加,并影响男性的生殖能力和性欲。

3. 其他　BaP 具有强致突变性和致畸性。PAHs 可引起机体免疫抑制,表现为血清免疫学指标改变。此外,PAHs 还具有破坏造血和淋巴系统的作用。PAHs 能使脾、胸腺和膈膜淋巴结退化,抑制骨骼形成。

**(五)苯并[a]芘的环境卫生标准及预防措施**

我国规定大气中 BaP 的日平均浓度限值为 $0.01\mu g/100m^3$,地面水中的最高容许浓度为 $0.005\mu g/L$,生活饮用水中的含量应小于 $0.01\mu g/L$。由于多环芳烃污染的范围广、来源多,所以预防措施涉及面很广。首先,应制定排放标准,依法限制多环芳烃排入环境;其次,可采取具体措施减排;还可采用生物及化学的方法来处理已有污染。

# 二、邻苯二甲酸酯

**(一)邻苯二甲酸酯的理化性质**

化学结构上,邻苯二甲酸酯(phthalic acid ester,PAE)由一个刚性平面芳烃和两个可塑的非线性脂肪侧链组成,常温下呈无色油状黏稠液体。带微弱特殊气味,难溶于水,易溶于有机溶剂和类脂。常温下不易挥发。邻苯二甲酸酯类物质的差异主要是烷基链长度区别。烷基链碳链长度≤8 的多是单体化合物,>8 的多是异构体混合物。所带烃基的不同决定其性质、毒性和环境特性。常见的 PAE 有邻苯二甲酸二甲酯(dimethyl phthalate,DMP)、邻苯二甲酸二乙酯(diethyl phthalate,DEP)、邻苯二甲酸二丁酯(dinbutyl phthalate,DBP)、邻苯二甲酸二(2-乙基己基)酯(di-2-ethylhexyl phthalate,DEHP)等。

### (二)环境邻苯二甲酸酯污染

邻苯二甲酸酯的用途极广,主要用作塑料改性剂、增强剂、密封用品、粘合剂、墨水原料等。目前80％以上的邻苯二甲酸酯用作增塑剂,它们与塑料分子之间以氢键和范德华力连结,彼此保留各自相对独立的化学性质,随时间推移可由塑料中转移到外环境,造成空气、水和土壤污染。

大气中PAE主要来源于工业污染源、喷涂涂料、焚烧塑料垃圾和农用薄膜中增塑剂的挥发,以蒸汽和颗粒物形式存在。水体中PAE主要通过含有该类化合物工业废水的排放、固体废弃物的堆放和雨水淋洗,以及PVC塑料的缓慢释放进入。垃圾及其渗滤液也是地表水中邻苯二甲酸酯的一个重要来源。土壤中PAE通常来自农田塑料薄膜、塑料废品、垃圾和污水灌溉。塑料地膜的大量施用有效地提高了作物的产量,但也导致了PAE从塑料地膜中渗出而对土壤造成污染。

### (三)邻苯二甲酸酯的代谢

人类摄入PAE的途径包括食物、空气和饮用水,食物是主要摄入途径。接触PAE的另一途径是化妆品。目前研究较多的是DEHP和DBP。

PAE在小肠内被非特异性酯酶水解为初级产物;短链PAE经尿排出体外,而长链PAE则在二磷酸尿苷葡萄糖醛酸基转移酶作用下,通过羟基化和氧化与葡糖苷酸结合,经粪、尿排出体外。

### (四)邻苯二甲酸酯对人体健康的影响

1. **急性毒性**  PAE有一定的急性毒性,但动物经口半数致死量较高。DEHP对发育中及成年动物的肝、肾、生殖系统、肺及心等都有毒性。

2. **生殖及发育毒性**  邻苯二甲酸酯具有生殖毒性和发育毒性(包括胚胎毒性)。美国国家毒理规划署(NTP)的研究表明,DBP具有显著的雄性生殖毒性。DBP可致雄性啮齿类动物睾丸萎缩、重量减轻、睾丸标志酶活性下降、精母细胞和精子细胞丧失、曲细精管变性萎缩、生殖道畸形等。DBP大鼠生殖毒性的最低有害作用剂量水平(LOAEL)为100mg/(kg·d),无有害作用剂量水平(NOAEL)为50mg/(kg·d)。幼年动物较成年动物易受DBP影响,DBP在不引起母体毒性的剂量下即可引起胚胎毒性。DEHP可以干扰生物体的内分泌,使精液量和精子数量减少,精子运动能力低下、形态异常,严重的会导致睾丸癌。

3. **遗传毒性**  安德森(Anderson)等发现DEHP对沙门菌属TA100有直接微弱的致突变活性,同时通过彗星实验也发现DEHP、MEHP可造成人类血细胞DNA损伤。

4. **致癌性**  DEHP作为一种过氧化物酶体增殖剂(peroxisome proliferator,PP),产生的氧自由基能够影响敏感动物细胞的分化、增殖过程并损伤细胞内DNA,从而启动和促进肿瘤的形成。美国国家毒理规划署报道,大鼠和小鼠能通过食物长期吸收DEHP而引起肝癌,同时其代谢单体MEHP可引起睾丸间质细胞肿瘤。但是DEHP在不同种类动物中的作用并不一致,根据现有的资料还不能判断DEHP对人类具有致癌性。目前尚未有证据证实DBP具有致、促癌作用。

**(五)邻苯二甲酸酯的环境卫生标准及防治措施**

欧盟将 DBP、BBP、DEHP、DNOP、DINP、DIDP 6 种 PAE 认定为人体和环境有害物质,规定总检出量须低于 0.1%。我国《生活饮用水卫生标准》(GB 5749-2006)规定 DEHP 限值为 0.008mg/L。

首先应严格控制 PAE 在空气和废水中的排放。其次应限制使用,食品包装行业应尽量避免使用含大量 PAE 的包装材料。还应加强 PAE 降解菌研究,可以生物手段治理环境中的邻苯二甲酸酯。

# 第四节 生物地球化学性疾病

## 一、概述

生物圈的化学称为生物地球化学。由于地壳发展过程中各地形成土壤的母质(岩石)成分、气候、地形及地貌等因素不同,使地壳表面元素的分布不均,这种分布不均在一定程度上控制和影响着世界各地人类、动物和植物的发育。在地球上一定地区,自然界的水、土壤、空气、植物中某种元素过多或过少,造成当地动物和人群中发生特有的疾病,称为生物地球化学性疾病(biogeochemical disease)。生物地球化学性疾病是地方病(endemic disease)的一种。

已知能引起人及动物生物地球化学性疾病的元素有十多种,如氟、碘、砷、硒、钼、钴、铜、镍、铅、硼等。生物地球化学性疾病一般具有以下特点:有明显地区性,病情与当地土壤特点和地质、地貌等条件有一定关系,环境中土壤、水及动植物体内某些化学元素具有相同的变化趋势;脱离该环境后病情即可减轻或不再恶化。

## 二、碘缺乏病

碘缺乏病(iodine deficiency disorder,IDD)是指从胚胎发育至成年期由于碘摄入量不足而引起的一系列病症的总称,包括地方性甲状腺肿(endemic goiter)、克汀病(cretinism)、地方性亚临床克汀病、流产、死产等。该病是世界上分布最广,患病人数最多的一种地方病。除冰岛外,世界各国都有不同程度碘缺乏病流行。我国曾是碘缺乏病分布广泛、病情严重的国家之一。在大面积补碘后,我国总体上基本达到了消除碘缺乏病的目标。

**(一)流行病学特征**

1. 具有明显的地区性  我国除华北平原大部分,四川盆地中部,洞庭湖滨地区及部分平原外,几乎都有碘缺乏病流行。一般是山区重于高原,高原重于丘陵,丘陵重于平原,平原重于沿海。内陆高于沿海,内陆河的上游高于下游,农业地区高于牧区。

地方性克汀病多发生在古老、严重的地方性甲状腺肿流行区。一般认为,凡是人群中地方性甲状腺肿发病率达到 20% 以上的病区,就可见到典型的克汀病患者。地方性克汀病的一般流行规律是内陆山区病情严重,丘陵、平原地区相对较轻。

2. 人群分布　碘缺乏病可以发生在任何年龄的人群。发病年龄一般在青春期,女性早于男性。碘缺乏病流行越严重的地区发病年龄越早。成年人的患病率,女性高于男性,尤其是生育期妇女,这和妇女生理特点及生育期需碘多有关。但在严重流行地区,男女患病率差别不明显。

3. 分布广泛

(1)地方性甲状腺肿:全国除上海市外,其余各省、自治区、直辖市均有流行,病区主要分布在黑龙江、湖北、内蒙古、福建、河南、辽宁、新疆、广东、河北、湖南、广西、山东等省和自治区。

(2)地方性克汀病:全国除上海、江苏外,其余各省、自治区、直辖市均有流行,病区主要分布在辽宁、湖北、陕西、黑龙江、甘肃、河北、河南和贵州。

### (二)病因

1. 碘缺乏　绝大多数国家均有不同程度的碘缺乏病流行。地球化学研究发现,由于地质原因造成全世界广泛缺碘;另外由于碘元素化学性质活泼,分散度大,溶解度高,雨雪淋溶、冲刷而带走了土壤表面由大气补充的碘,使环境持续处于缺碘状态,尤其在一些山区、河谷地带及河流冲刷地区缺碘更为严重,从而造成碘缺乏病的流行。

碘是人体必需的微量元素之一,碘的生理需要量成年人为 $100\sim300\mu g/d$。我国推荐每日碘供给量 $150\mu g$。这些碘主要来自食物,其次来自饮水,更少部分来自空气。由于土壤和水碘含量低,必然导致该地区食物中碘含量低,致使该地区居民摄入碘减少,从而导致地方甲状腺肿病的发生。

2. 碘过多　摄入过多的碘也可以引起地方性甲状腺肿。有学者认为饮水中碘含量 $>200\mu g/L$,或过多食用含碘高的海产品也可发病。我国已在河北、新疆等 7 个省和自治区发现了水源性高碘地方性甲状腺肿。高碘性甲状腺肿的发病机制尚不太清楚,多数学者认为与碘阻断效应密切相关。

3. 致甲状腺肿物质(goitrogen)　包括除碘缺乏外,能干扰甲状腺激素正常合成而引起甲状腺肿大的所有物质。很多致甲状腺肿物质中都含硫元素。一些国家的主食如木薯、甘薯、小米、玉米和蔬菜如卷心菜、洋葱、大蒜等,含有的硫氰化物、硫葡萄糖苷、生物类黄酮、二硫化物等都有致甲状腺肿作用。钙也是一种致甲状腺肿物质。此外,一些环境污染物如酚类、有机氯化合物、多环芳烃及吡啶等亦可致甲状腺肿,营养因素也有关系。

### (三)病区划分标准

《碘缺乏病病区划分标准》(GB 16005-1995)包括:①尿碘中位数 $<100\mu g/L$;水碘 $<10\mu g/L$。②8~10 岁儿童甲状腺肿大率 $>5\%$;或者 7~14 岁儿童甲状腺肿大率 $>10\%$(触诊法或 B 超法)。碘缺乏病病区划分标准见表 2-2。

表 2-2　碘缺乏病病区划分标准

| 病区 | 8~10 岁儿童甲状腺肿大率(%) | 7~14 岁儿童甲状腺肿大率(%) | 地方性克汀病 | 尿碘($\mu g/L$) |
| --- | --- | --- | --- | --- |
| 轻病区 | 5.0~19.9 | 10.0~29.9 | 无 | 50.0~100.0 |
| 中等病区 | 20.0~29.9 | 30.0~49.9 | 无或有 | 25.0~50.0 |
| 重病区 | ≥30.0 | ≥50.0 | 有 | ≤25.0 |

**(四)发病机制**

1. 地方性甲状腺肿　当人体碘摄入不足时,血浆中碘化物浓度下降,甲状腺滤泡上皮不能汇集足够的碘合成甲状腺素,致血浆中甲状腺素浓度降低,而使垂体前叶促甲状腺激素反馈性增加,又刺激甲状腺滤泡上皮增生,甲状腺体积增大。这是一种代偿性反应。在长期严重缺碘的情况下,由于酪氨酸结合碘不足,产生的甲状腺原氨酸异常,不易水解分泌出去而堆积在滤泡中,致使滤胞内积贮大量胶质,形成胶质甲状腺肿,随后胶质增加变厚,压迫滤泡上皮细胞,出现退行性病变,局部出现纤维化结节或钙化,而成为结节性甲状腺肿。

2. 地方性克汀病　由于缺少 $3,5,3'$-三碘甲腺原氨酸($T_3$)调节,致使遗传基因得不到合理的选择与修饰,而使基因表达异常所致。①在胚胎期由于母体缺碘,胎儿甲状腺素供应不足,出现胎儿发育障碍,首先是中枢神经系统发育分化障碍,引起智力障碍、运动障碍、耳聋痴呆及瘫痪等。②出生后如碘缺乏仍存在或由于甲状腺萎缩,身体的多种蛋白合成异常,致体格矮小、骨龄与性器官发育落后,以及软骨、肌肉、毛发、指甲异常。还有甲状腺功能低下如无力、畏寒等表现。

**(五)临床表现**

1. 地方性甲状腺肿

(1)诊断标准:①居住在地方性甲状腺肿病区。②甲状腺肿大超过本人拇指末节,或小于拇指末节而有结节。③排除甲状腺功能亢进症、甲状腺炎、甲状腺癌等其他甲状腺疾病。④尿碘低于 $50\mu g/g$ 肌酐,$^{131}$I 的甲状腺吸收率呈"饥饿曲线",可作为参考指标。

(2)临床分型:根据甲状腺肿病理改变情况可分为 3 型。①弥漫型,甲状腺均匀增大,触诊摸不到结节。②结节型,在甲状腺上可摸到一个或数个结节。③混合型,在弥漫肿大的甲状腺上可摸到一个或数个结节。

(3)临床分度:①正常,甲状腺看不见、摸不着。②生理增大,特点是"摸得着",但不超过该人拇指末节。③Ⅰ度,头部处正常位置时可见甲状腺,特点是"看得见"。由本人拇指末节到约 1/3 拳头大小。若不到本人拇指末节大小,但可摸到结节也算Ⅰ度。④Ⅱ度,由于甲状腺肿大,颈根明显变粗,为本人 1/3～2/3 个拳头大小,特点是"脖根粗"。⑤Ⅲ度,颈部失去正常形状,甲状腺大于本人 2/3 个拳头,特点是"颈变形"。⑥Ⅳ度,甲状腺大于本人一个拳头,多带有结节。

甲状腺肿大到一定程度,颈部外形被破坏,可引起气管、食管、颈静脉、喉反射神经的压迫症状,如呼吸困难、吞咽困难、面颈部淤血、声音嘶哑等。

2. 地方性克汀病

(1)诊断标准(WS 104-1999)

必备条件:①出生、居住在碘缺乏地区;②有精神发育不全,主要为不同程度智力障碍。

辅助条件:①神经系统症状,有不同程度的听力障碍、语言障碍和运动障碍。②甲状腺功能低下症状,有不同程度的身体发育障碍;不同程度的克汀病形象;不同程度的甲状腺功能低下表现,黏液性水肿,皮肤、毛发干燥,X 线骨龄落后和骨骺愈合延迟,血浆蛋白结合碘(PBI)降低,血清四碘甲状腺原氨酸($T_4$)降低,垂体前叶促甲状腺激素(TSH)增高。

有上述必备条件,再具有辅助条件中任何一项或一项以上者,即可诊断为克汀病。若只有必备条件,又不能排除引起类似本病症状之其他疾病时,则可诊断为可疑患者。

(2)临床分型:分为神经型、黏液水肿型和混合型3种。①神经型:主要特点是智力低下和神经综合征,如听力、语言和运动神经障碍。②黏液水肿型:主要特点是甲状腺功能低下症状,包括不同程度的身体发育障碍、性发育障碍,以及克汀病形象,如面方、额短、睑肿、眼距宽、鼻梁塌、唇厚、张口结舌、耳大等。③混合型:兼有上述两类主要症状。

(3)临床分度:根据测定的智力商数(IQ)分为3度。①重度,IQ<25;②中度,IQ为25～39;③轻度,IQ为40～54。

### (六)预防措施

持续补碘是防治碘缺乏病的根本措施。经过长期努力,我国在碘缺乏病防治工作中取得了很大成绩,许多地区已基本上控制了碘缺乏病的发生。

1. **碘盐**　食盐加碘是预防碘缺乏病的首选方法。我国从1995年开始,在全国实行全民食盐加碘。碘盐即是在食盐内加入碘化钾或碘酸钾。通常,每人每天平均碘的生理需要量为150μg,成年人摄入量的安全范围为50～500μg/d。

2. **碘化油**　可作为辅助措施,用于交通不便、偏僻、碘盐供应不到的地区。碘化油是用植物油与碘化氢加成反应而制得的有机碘化物,主要成分为碘化甘油脂。常用碘化豆油或碘化核桃油。可采用口服或肌内注射。

3. **食物补碘**　多食用含有机碘较多的海产品如海带、海鱼,还有碘化面包、碘化饮水等。

在推行全民补碘时要注意高碘区的特殊性。用碘盐和碘油应适量,若用量过多可引发碘中毒或高碘性甲状腺肿。在高碘地区或病区应供应无碘盐。

## 三、地方性氟中毒

地方性氟中毒(endemic fluorosis)在世界各地均有发生,流行于50多个国家和地区。亚洲是氟中毒最严重的地区,我国是地方性氟中毒发病最广、波及人口最多、病情最重的国家之一。中国大陆除上海市和海南省外,各省、直辖市、自治区均有地方性氟中毒存在。该病是威胁人民特别是贫困地区人民健康的重大问题。

### (一)氟的化学性质及其在自然界中的分布

氟(fluorine)在自然界中分布广泛,化学性质活泼,一般以化合物形式存在。各种岩石都含有一定量的氟,地下水中含氟量较地面水高,空气含氟较低,各种食物都含有不同浓度氟。燃烧高氟煤取暖、做饭和烘烤粮食可引起室内空气和粮食氟的污染。砖茶中氟含量较高。

### (二)氟在人体内的代谢

氟是人体必需的微量元素之一。人体氟主要来源于饮水及食物,少量来源于空气。氟主要经消化道,其次经呼吸道吸收。溶于水中的氟几乎可全部被消化道吸收,食物中80%左右的氟可被吸收。环境受到燃煤污染时,空气中大量氟化物可经呼吸道进入体内。肠胃吸收的氟化物很快入血,75%与白蛋白结合,其他以氟化物形式运输至各组织。摄入的氟超过人体正常代谢时,可逐渐积累并在某些组织沉积,绝大部分蓄积于骨骼和牙齿。蓄积量明显增加时,可导致氟中毒。氟主要由尿、粪、汗排出。此外,乳汁、唾液、头发、指甲等也能排出微量的氟。肾是排泄氟的重要器官。

### (三)流行病学特征

1. 流行特点

(1)病区分布广:不论是高原或山地、平原或盆地、内陆或沿海地区、城市或乡村,均有发生。地方性氟病区主要分布在陕西、内蒙古、山西、河南、山东、河北、黑龙江、辽宁、吉林、重庆、天津等省、自治区和直辖市。

(2)年龄、性别与暴露时间:氟斑牙与年龄有关,因氟斑牙是在牙釉质钙化未完成时期发生的,牙齿萌出以后就不易受氟影响产生氟斑牙;氟骨症发病主要是成年人,且随年龄增长而发病增加、病情加重。有报道在重病区平均发病年龄可提前到17岁。

氟斑牙患病率无明显性别差异,氟骨症在20岁以前无性别差异,但从20岁开始女性的患病率明显高于男性,妇女妊娠、生育可使氟中毒的症状和体征加重。

(3)非病区迁入者与当地生长者在发病上的差异:一般认为,恒牙萌出后的非病区迁入者不会再发生氟斑牙,但氟骨症发病往往较当地居民敏感,氟骨症发病率高且病情严重。因此,部队进驻高氟地区时应注意这个问题。

2. 流行类型

(1)饮水型病区:由于饮用高氟水而引起氟中毒的病区为饮水型病区,其分布最广,流行史最长。高氟饮水主要分布在华北、西北、东北等地区。根据2000年统计资料,全国饮水型病区人口有7800万。饮水中含氟量与氟斑牙、氟骨症患病率呈正相关。

(2)煤烟型病区:是指由于采用落后的燃煤方式(敞灶燃煤,炉灶无烟囱),燃用当地高氟劣质煤做饭、取暖、烘烤粮食和辣椒等,而严重污染室内空气、食物,使居民摄入大量氟引起地方性氟病流行的地区。它是我国20世纪70年代后确认的一类病区。煤烟型氟中毒区主要分布在陕西、四川、重庆、湖北、贵州、云南、湖南和江西等省和直辖市。

(3)饮茶型病区:因长期饮用含氟高的茶叶而引起氟中毒的病区为饮茶型病区。饮茶型氟中毒是近年来在我国发现的,当地的饮水和食物中氟含量都不高。其主要分布在西藏、内蒙古、四川、青海、甘肃和新疆等习惯饮砖茶的少数民族地区,居民有饮奶茶习惯,煮奶茶的茶叶主要为砖茶。

### (四)发病机制

氟中毒发病的机制有许多学说,一般认为氟破坏钙磷代谢、干扰骨代谢调控网络、抑制某些酶的活性、影响胶原代谢等。氟中毒可造成骨质硬化、骨质疏松和牙釉质发育不全。

### (五)临床表现

1. 氟斑牙

(1)釉面光泽度改变:釉面失去光泽,不透明,可见白垩样线条、斑点、斑块,白垩样变化也可布满整个牙面。一旦形成,永不消失。

(2)釉面着色:釉面出现浅黄色、黄色、黄褐色乃至深褐色或黑色不同程度的颜色改变。着色范围可为细小斑点、条纹、斑块,甚至布满大部釉面。着色是白垩样病变的继发伴随现象。

(3) 釉面缺损：缺损的程度不一，可表现为釉面细小的凹痕，小的如针尖或鸟啄样，乃至深层釉质较大面积的剥脱。咬合面有不同程度的磨损。

牙齿发育完成后的发病者不产生氟斑牙，可表现为牙磨损。牙磨损面可有棕色环状色素沉着，牙剥脱，牙龈萎缩，牙齿松动、脱落等表现，多发生在较重病区。

氟斑牙分度的方法很多，其中迪安(Dean)法是WHO分类方法，我国氟斑牙临床诊断标准(WS/T 208—2001)将修订过的Dean法定为氟斑牙分类方法(表2-3)。

表2-3 氟斑牙诊断分类标准

| 分度 | 标准 |
| --- | --- |
| 1度 | 釉质表面白色细条纹或点状、片状白垩变，范围不超过牙面的1/4 |
| 2度 | 釉质表面不规则分布小斑点状、片状不透明白色区域，个别牙面可有条纹着色，范围不超过牙面的1/2 |
| 3度 | 釉质表面除片状白垩变外，伴较大面积浅黄、黄、黄褐色着色，范围不超过牙面的75% |
| 4度 | 釉质表面白垩色和黄褐着色区域超过牙面的3/4 |
| 5度 | 釉质表面除白垩和着色外，有小的散在坑状、陷窝状缺损，缺损面积不超过牙面的1/6 |
| 6度 | 釉质表面除散在的坑凹、陷窝缺损外，并有坑凹、陷窝融合在一起呈大的斑、片状，乃至釉质剥脱，但其牙釉质缺损范围不超过牙面的1/3 |
| 7度 | 釉质表面有较大面积的缺损融合或剥脱，但受累面积不超过牙面的1/2；或牙咬合面磨损成光滑平面 |
| 8度 | 釉质表面大面积缺损，面积超过1/2；或牙齿𬌗面磨损严重，牙齿长度明显变短 |

2. 氟骨病　发病初患者感全身乏力，头痛、头晕、食欲缺乏、腹胀腹痛、便秘或腹泻等。主要临床表现为腰腿疼痛，肢体麻木、抽搐，关节、肌肉僵硬。骨与关节疼痛、僵硬多从腰背部、下肢开始逐渐发展到上肢和颈部，可致全身痛。疼痛部位固定，呈持续性酸痛或刺痛、灼痛，与气候关系不密切，可有肢体麻木，多见于四肢末端。有的患者伴肢体肌肉抽搐，以女性患者或合并骨软化者较多见。随病情进展，部分患者出现肘、膝、髋等大关节屈曲收缩，肢体伸展时疼痛加剧，被迫采取屈位，前臂不能旋转，手腕僵直，不能直立和下蹲，颈椎屈曲僵直，严重时下颌角抵触胸骨，脊椎侧弯驼背。晚期则日常活动如穿衣、吃饭困难，消瘦，甚至瘫痪卧床不起，畸形严重者不能平卧，最后多因合并其他疾病而死亡。根据症状、体征及X线征象可将氟骨病分为以下三期。

Ⅰ期(轻度)：患者能进行正常劳动。有轻度临床症状如腰椎、四肢关节轻度疼痛，肌肉轻度发紧，疲乏，头痛、头晕等，一般无阳性体征。X线片只见骨质密度略高或略低，骨小梁粗糙、模糊，纹理粗大，脊柱的韧带和骨间膜可见轻微钙化。

Ⅱ期(中度)：患者劳动力降低。症状加重，脊柱、四肢关节有明显持续性疼痛，腰腿等处的肌张力增强，有强直感。颈椎、腰椎、肘关节常出现运动障碍或轻中度畸形。有些患者因强迫体位造成各种畸形，女性较男性严重，神经症状亦较明显。X线片可见骨密度、骨纹理更明显，脊柱的韧带，前臂、小腿的骨间膜，骨盆韧带，肋间肌附着处，跟腱等部位出现骨化，各部位出现骨质增生、骨皮质增厚或变薄。

Ⅲ期(重度):患者不能进行正常劳动。症状有的减轻或消失,有的则出现肌肉萎缩、肢端感觉异常等神经根压迫症状。大部分患者关节僵硬,畸形加重,颈椎、胸椎、腰椎和骨盆可发生骨性粘连,甚至截瘫或偏瘫,生活不能自理。X线片可见脊柱、骨盆、四肢关节各部位的韧带、肌腱出现广泛骨化,骨质明显增生。脊椎呈竹节状或鱼脊状,骨盆则如元宝状。可伴骨质重度疏松。

### (六)诊断依据

1. 生活于高氟地区,长期饮用高氟水或食用高氟食物或烧高氟煤。
2. 具有地方性氟中毒的临床症状和体征。
3. X线检查有氟骨病特有影像。
4. 血氟、尿氟超过正常值。我国多以<0.1mg/L为血氟正常值,2.5~4.0mg/L为尿氟正常值。有前三项即可确诊。

### (七)治疗原则

药物治疗应与控制氟化物摄入同时进行。

1. 钙剂、维生素　可减少氟的吸收,促进氟的排出。一次服钙片0.5~1g,维生素D5000U,维生素C 0.1g,每日3次,连服3~6个月,有效率达80%以上。
2. 氢氧化铝凝胶或氢氧化铝片　可在肠内吸附氟化物,使摄入氟化物从粪便排出。一次服氢氧化铝凝胶4ml或氢氧化铝片2~3片(1~2g),每日3次,连服3~6个月。
3. 甘草氯化钾　可加强氟的排泄,以去吗啡的甘草合剂加氯化钾50g配成。每次10ml,每日3次。
4. 中药　可用复骨片、苁蓉丸、氟宁片、痹痛丸等。氟斑牙可用涂膜覆盖法和药物脱色法治疗。

### (八)预防措施

应根据氟化物的来源采取不同的综合措施,如改变水源,饮水除氟,改灶、改变烟熏粮食等。

## 四、地方性砷中毒

地方性砷中毒(endemic arseniasis)简称地砷病,是由于长期从饮用水、室内煤烟、食物等环境介质中摄入过量的砷而引起的一种生物地球化学性疾病。其在临床上以末梢神经炎、皮肤色素代谢异常、掌跖部皮肤角化、肢端缺血坏疽、皮肤癌变为主要表现,是一种伴有多系统、多脏器受损的慢性全身性疾病。

地方性砷中毒是20世纪30年代才被人类确认的一种严重危害人体健康的地方病。现已知该病在世界上20多个国家流行,孟加拉国、印度和中国是流行较重的国家。

### (一)砷的化学性质及其在自然界中的分布

砷(arsenic,As)在自然界广泛分布于岩石、土壤和水环境中。环境中砷常以含砷矿石形式存在,并多与锌、铜、铅等元素共生于硫化物矿藏之中。含砷矿石自然风化后可向环境中释放砷,使土壤、空气、动植物体内均含有微量的砷,但不足以危害健康。

地下水砷含量高于地表水。随采矿、冶炼和煤炭用量增加,大量含砷废弃物进入土壤并可逐步积累。不同地区的煤炭含砷量多少不等,我国贵州省西南部农村的煤炭含砷量尤高。

### (二)砷在体内的代谢

砷主要经呼吸道、消化道吸收。砷的吸收速度较快,经口摄入高浓度砷后,10min 可出现剧烈腹痛、恶心、呕吐等中毒症状。砷吸收入血后首先在血液中与血红蛋白中珠蛋白结合,然后运输至肝、肾、脾、肺、脑、皮肤及骨骼。砷在体内有较强的蓄积性,特别是 $As^{3+}$ 极易与巯基结合,蓄积于角蛋白含量高的皮肤、指(趾)甲、毛发。砷的生物半衰期较长,排泄慢。肾是砷化物排泄的主要器官,尿砷测定可灵敏地反映机体砷负荷水平。另外,其他途径也可排出部分砷。

### (三)流行病学特征

1. 流行特点　病区主要分布在农村,无职业、民族差异。各年龄均有发病,患病率随年龄增长而上升,40~50 岁年龄段是患病高峰期,与摄砷量增多引发的损伤积累有关。男性患病率略高于女性,可能与男性劳动强度大,饮水和进食量大于女性有关。发病有家庭聚集性。无论是饮水型还是燃煤型砷中毒,只有暴露于高砷水或燃用高砷煤者发病。发病有明显的个体差异。相当部分的砷暴露个体中毒表现并不明显或者完全无症状。研究结果提示,砷不良生物学效应的出现是一个漫长过程。

2. 流行类型

(1)饮水型地方性砷中毒:为最常见的类型,是由于长期饮用含高砷的深层地下水而致。迄今,我国已发现饮水型地砷病病区或高砷区有 13 个省区。

(2)燃煤型地方性砷中毒:当地居民室内敞灶燃用高砷煤取暖、做饭、烘烤粮食和蔬菜,致使室内空气、粮食、辣椒中砷含量升高,居民通过食入与吸入途径摄取大量的砷而中毒。该型主要分布在我国的贵州、陕西两省。贵州省仍为我国乃至世界的典型生活燃煤型地方性砷中毒病区。

(3)乌脚病:1968 年在我国台湾地区嘉义县和台南县发现。其表现为肢端中小血管循环障碍,导致患肢局部变黑。经流行病学调查其可能与饮水砷浓度相关,目前仍在深入研究其他多种病因假说。

### (四)发病机制

砷毒理作用尚未完全阐明。现已知砷是一种细胞原浆毒,与组织中某些物质具较强亲和力,具有抑制酶的活性,影响机体正常代谢,导致细胞凋亡和脂质过氧化等诸多不良生物学效应。

### (五)临床表现

地方性砷中毒以慢性中毒为主要表现,可累及全身各系统及器官。早期主要表现为末梢神经炎症状,四肢对称性向心性感觉障碍,有蚁走感,四肢疼痛,肌肉萎缩,甚至行走困难;毛发干枯、变脆易脱落。

皮肤色素异常是慢性砷中毒的特异性诊断标志,包括皮肤色素沉着和脱失,呈对称性、弥漫性分布,多见于身体非暴露部位,尤以胸腹和腰背部为多见。色素沉着表现为皮肤颜色加深,呈浅灰色或浅黑色。色素脱失呈针尖至米粒样大小不等的脱色斑点。在水砷很高的地区,色素沉着呈弥漫性和色素脱失斑点交互相称,形成所谓"花皮病"。严重者在口腔和生殖器黏膜等处也可见色素沉着。手掌脚跖皮肤高度角化,赘状物增生,皲裂,溃疡经久不愈,可以转成皮肤癌。

砷具有神经毒性,长期暴露会产生一系列的神经系统症状,如头痛、嗜睡、烦躁、记忆力减退、惊厥甚至昏迷、外周神经炎伴随的肌无力、疼痛等。末梢神经炎症状是其特异性损害之一。

循环系统损伤出现心悸、窦性心律不齐、室性期前收缩、心脏损害、血管病变、微循环障碍、雷诺综合征等,在台湾地区还出现因动脉血管闭塞而引起的乌脚病。

累及消化系统时表现为腹胀、腹痛、腹泻及肝脾大,尤以肝为重。

砷具有生殖、发育毒性,可使促性腺激素、性激素水平下降,精子发生受抑,发情期延迟等。砷是一种人类潜在的致畸物和致癌物,但目前尚未复制出砷致癌的动物模型。

## (六)预防措施

改水降砷是预防饮水型地方性砷中毒的根本措施。改炉改灶、燃用低砷煤是预防燃煤型地方性砷中毒的主要措施。健康教育是防治饮水型和燃煤型地方性砷中毒的综合措施。

## (七)治疗原则

主要采用排砷和对症治疗措施。

1. **排砷** 目前常用巯基类化合物作为排砷药物,如二巯基丙醇、二巯丁二钠等,这类药物应视尿砷浓变化决定用药期限。

2. **皮肤用药** 10%～30%水杨酸软膏或30%尿素软膏可缓解疼痛,软化皮肤,使角质层脱落。同时可给予维甲酸类、维生素B族等辅助药物对症治疗。皮肤癌患者可考虑手术切除治疗。

3. **治疗末梢神经炎** 维生素$B_1$、肌苷、三磷腺苷、辅酶A等,可减少砷对神经系统的损害。

4. **营养支持药物** 增加优质蛋白、多种维生素等营养素摄入,以提高机体抗病能力。

(邱志群 罗教华)

### 思考题

1. 水俣病的分类及各自特点是什么?
2. 什么是慢性镉中毒?简述其发病原因及临床表现。
3. 多环芳烃对人体的危害有哪些?
4. 简述生物地球化学性疾病的概念及其判定原则。

## 参 考 文 献

[1] Ming-Ho Yu, Humio Tsunoda and Masashi Tsunoda. Environmental Toxicology. New York:CRC Press, 2011.
[2] 张爱华. 砷与健康. 北京:科学出版社,2008.
[3] 李广生. 地方性氟中毒发病机制. 北京:科学出版社,2004.

# 第 3 章
# 大气与气象卫生

**【学习目的与要求】**

了解大气层垂直结构上不同层次的气象学特点及卫生学意义,大气正常化学组成及其生物学效应,可见光的生物学效应,气象因素及其卫生学意义,氮氧化物、光化学烟雾与臭氧的关系。掌握红外线的生物学效应及防护,紫外线的生物学效应、评价及防护,气象因素的综合评价指标(酷热指数和风寒指数),颗粒物、硫氧化物等常见空气污染物的健康危害特点。

## 第一节 气象因素及其卫生学意义

空气是人类生存的重要环境因素之一。成年人每天平均约需 $12m^3$ 的空气,在大约 $100m^2$ 的肺泡面积上进行气体交换,以维持人体活动和正常生理功能,因而具有正常的化学组成和物理性质的清洁空气,对维持人体的健康具有重要意义。

气象科学里一般把瞬间至十余天的时段内多种气象要素的综合状态称为天气(weather),更长时期的天气的总和称为气候(climate)。

气象因素(meteorological element)包括气温、气压、气湿、风向、风速、云量、云状、降水、日照、太阳辐射等,其中气温、气湿、气压、气流(包括风向和风速)、太阳辐射是最基本的,也是与人类健康关系最为密切的气象因素。

军队常在恶劣的天气和气候下作战、作业或行军,部队行动的突然性使其在短时间内跨越不同地域,如由炎热区到寒冷区,由平原到高原等,可能会遇到一些最不利气象因素的结合,对健康或军事作业产生不利影响。如高温、高湿、无风等情况易发生热积蓄而中暑;低温、大风条件则散热过多,易引起冻伤。近年来,随着温室效应等全球性大气环境问题加重,极端气象状态频频出现,气象灾害增多,充分了解气象因素对健康危害的规律有助于保障官兵健康。

## 一、气象因素的生物学效应

**(一)气温**

气温(air temperature)源于太阳辐射。皮肤上的外感受器感受气温刺激后能引起机体迅速反应,维持体温恒定。人类对气温已形成条件反射,除特殊炎热、寒冷气候环境外,机体调节能适应气温变化。

气温对传染病的发生和流行有一定影响。某些传染病的媒介昆虫和病原微生物在温暖季节易繁殖,可使其相应的传染病在该季节易于发生和流行。

气温高时,因呼吸循环加快能增强毒物作用,如高温可促进一氧化碳与血红蛋白的结合。

**(二)气湿**

气湿(air humidity)为大气中所含的水汽量,用湿度表示。气湿与气温有关,随气温增高而逐渐增大。常用的气湿单位如下。

1. 绝对湿度(absolute humidity) 是指某一温度下,一定容积大气中所含水蒸气的绝对量($g/m^3$)。

2. 饱和湿度(saturated humidity) 是指某一温度下,大气中水蒸气达到饱和量时的绝对量($g/m^3$)。气温越高,饱和湿度越大。如气温0℃时饱和湿度为$4.85g/m^3$,10℃时可达$9.42g/m^3$。

3. 相对湿度(relative humidity) 是指绝对湿度与饱和湿度之比(%)。相对湿度80%以上称为高气湿,30%以下称为低气湿。在一般温度下相对湿度在55%~70%较为适宜。相对湿度过高,高温条件下可妨碍身体蒸发散热,低温条件下可促进身体散热增加,并成为感冒、呼吸道炎症、风湿病、神经痛、结核病等恶化的诱因。相对湿度过低,可引起皮肤、黏膜干裂,易产生感染与炎症。

**(三)气流**

大气从高压地区向低压地区的流动形成气流(air flow)(即风)。气压差越大,风速也越大。气流的状态常以风速(m/s)和风向表示。

气流作用于人体,可以反射性地加强体内物质代谢过程,影响机体能量的消耗。合适的气流有利于调节体温平衡;但在严寒时持续强风会加速机体散热,易引起冻伤。

风向是指风吹来的方向。了解当地风向频率,在配置营房、野营地、厕所、污水处理设备、工厂等位置时有重要的卫生学意义。

**(四)气压**

大气对地球表面产生的压力称为气压(air pressure),常用毫米汞柱(mmHg)或千帕(kPa)表示。1mmHg相当于0.133 32kPa,1个标准大气压相当于760mmHg。气压随高度上升而减低。在大气下层,每升高10.5m,气压下降1mmHg。大陆上气压最高在冬季,最低在夏季,海洋则相反。

风湿病、关节炎、结核病患者,部分精神病患者对气压变化比较敏感。高原低气压,低氧分压可以引起高原适应不全症。在过高气压下,如减压过快,可以引起潜涵病(又称为减压症)等。

## 二、气象因素对机体的综合影响

### (一)机体的热平衡

适宜的体温是机体维持正常生理功能所必需。正常生理情况下,人体通过中枢神经系统调节产热与散热的动态平衡,维持体温相对恒定。产热,通过体内调节代谢中氧化反应的减弱或加强等化学过程产生。散热,通过体表与空气或周围物体的接触,以传导、对流、辐射、蒸发等物理过程实现。①传导散热,体表直接与较冷的物体和水分接触将热传导于物体。②对流散热,身体和空气接触,空气流动带走热量。③辐射散热,当体表温度高于周围物体(如坑道壁、坦克壁、舰艇甲板等)时,机体以热辐射形式散热。机体向周围物体辐射散热,称为负辐射;反之,为正辐射。④蒸发散热,机体通过皮肤汗液的蒸发及呼出的水蒸气而散热。

表3-1 正常条件下(20℃)人体的散热

| 散热的方式 | 占散热的总量(%) |
|---|---|
| 传导对流 | 31.00 |
| 辐射 | 43.74 |
| 皮肤水分蒸发 | 10.00 |
| 肺的水分蒸发 | 11.71 |
| 加温摄入食物 | 1.55 |
| 加温摄入空气 | 1.30 |
| 加温尿和粪便 | 0.70 |
| 总计 | 100.00 |

机体散热与气温、气湿、气流、体表和周围物体的温差、有效辐射面积大小等有关。

空气导热性小,水散热比空气快20多倍。皮肤温度为34℃时,蒸发1g汗液可散失2666.4kJ热量。气温20℃时,人体散热情况如表3-1所示。

### (二)气温、气湿、气流、辐射对人体热平衡的影响

人体的热平衡受气温、气湿、气流、辐射(radiation)等气象因素的综合影响。如高温、高湿使人体更难于散热,但此时若气流加快,则有利于散热,减弱了气湿的影响。

1. 气温  在四种气象因素中,气温对人体散热起主要作用,可影响人体代谢和散热方式。气温低于15℃时人体代谢增强;15~25℃时代谢保持基础水平;高于25℃时代谢略有降低;高于35℃时代谢又随气温而升高。气温20℃以下时人体散热以传导、对流、辐射为主;26℃时蒸发散热显著增加;32℃时蒸发散热为主要形式;气温至38℃时,蒸发散热为唯一散热形式。

2. 气湿  气湿主要影响汗液的蒸发散热效率。如相对湿度高,高温时汗液不易蒸发。酷热条件下湿度的微小变化对排汗率、脉搏、直肠温度及耐受时间都会产生很大影响。

低温时,气湿增高可加速人体散热。主要是衣服吸收潮湿空气中水分后导热性增高,加强了传导散热,同时人体热辐射被空气中水蒸气吸收,使人更感寒冷。长期居住于低温(低于10~15℃)和高湿环境下,可导致对传染病抵抗力降低及上呼吸道、关节、肌肉、周围神经等疾病。

3. 气流  气流速度影响对流散热和空气的蒸发力,从而影响排汗的散热效率。在不同的温度与湿度下,气流对散热的影响不同。气温低于皮肤温度时,散热量与一定气流速度成正比。如气流速度为0.1~0.18m/s,散热量可增加20%;而气流速度为0.6m/s时,散热却可增

加到100%。

气温高于皮肤温度时有两个作用：一是促进汗液蒸发有助于散热；二是人体因对流从环境获得热量。高温低湿时，气流速度影响较大。如在气温48.9℃、相对湿度28%、气流0.26m/s时，穿着外衣的人能工作2.9~3.5h；气流速度提高到0.51m/s，则可工作4h。皮肤和衣服潮湿时，气流速度增加对排汗蒸发散热的影响大于对流加热，利于散热；皮肤、衣服干燥时，主要是对流加热，此时气流速度增加反而对人体不利，因干热风很快将皮肤汗液蒸发而排汗跟不上；皮肤干燥加上水分丧失，皮温很快上升，更易引起过热。高温高湿时，不论气流大小均利于散热。

低温时气流的散热更为重要。气流速度增加可通过对流散热夺取人体热量，易使人过冷。气流速度增加的散热作用与气温降低相同。如气温为-20.6℃、气流速度4m/s和气温-40℃、气流速度0.9m/s时的散热能力基本相等。即使在气温10℃时，有大风也可使人发生冻伤。

4. 辐射　凡温度高于0K（-273.2℃）的物体都有红外辐射，自然界所有的物体都可看作是红外线辐射源，人体也一样。人体常以辐射方式向外散热，周围物体如墙壁、天花板、坦克壁、甲板等也以辐射方式向人体辐射。当周围物体温度大于人体皮肤温度时，辐射源从四周向人体辐射，称为正辐射；反之，称为负辐射。正、负辐射都可影响人体的散热，人体对正、负辐射都很敏感。例如人体可以区别开辐射为 0.006 27J/($cm^2$ · min) 的不同热源。壁温相差1℃，人就有不同的温热感觉。在正辐射为 0.092J/($cm^2$ · min) 时，人有热感。而在负辐射为 0.038~0.055J/($cm^2$ · min) 时，即可引起冷感。

环境中辐射源可将周围物体加热成为二次辐射源，被加热物体又通过传导对流、辐射加热使气温上升。夏日行军时除高温和太阳辐射外，因受道路、岩壁等二次辐射影响，散热较困难。

高温时，周围物体温度较低，可大大增加人体的散热。

低温时，人体向外辐射散热已较多，如此时周围物体比气温更低，则进一步增加人体辐射散热。负辐射较强时，人体不仅通过皮肤表面散热，也直接从深部组织如肌肉、血管等散热。负辐射引起的皮温下降比对流散热强，且需要较长时间才能复原。例如，冬天混凝土工事内壁可使人体失热过多，易造成过冷甚至冻伤。但正辐射不受气温影响，即使气温为0℃，如附近有热辐射源亦可使皮肤温度上升到40℃。

综上，气温、气湿、气流和辐射四种气象因素并非各因素孤立作用，而是相互联系、相互制约，综合地影响人体热平衡。人体只有在一定气象因素组合下，产热和散热平衡时，才感舒适。室内着衣休息的人，在气温18~20℃、相对湿度30%~60%、气流速度0.2~0.4m/s条件下最感舒适。不利气象因素的组合对部队训练和作战影响甚大。如气温高，气湿大，正辐射，同时气流小，易发生热积蓄而中暑；而气温低，气湿大，气流大，负辐射，则散热过多，易引起冻伤。

## 第二节　大气污染与健康

### 一、大气污染的定义

大气是多种物质的混合物。清洁干燥的大气有相对固定的组成。随着人类生产生活中化石燃料（煤和石油）的大量使用，以及某些自然因素如火山爆发等，许多有害物质如烟尘、$SO_2$、

NOx、COx 和 HCx 等排放到大气中,使局部地区大气中有害物质的浓度增加。当有害物质浓度超过环境所能允许的极限并持续一定时间时,会对健康、生活、工作、财物和设备产生直接或间接影响,称为大气污染(air pollution)。引起大气污染的各种有害物质称为大气污染物(air pollutant)。

## 二、大气污染的来源

大气污染可来自火山爆发、森林火灾等自然原因,但人类的生产、生活活动,特别是煤和石油燃烧造成的大气污染更加突出。人类活动中较为重要的大气污染源有以下几类。

1. 生产性污染　工业企业是大气污染的主要来源,一方面由于燃料的燃烧排放;另一方面来自生产过程。工业企业排出的空气污染物主要有烟尘、二氧化硫、氮氧化物、一氧化碳、二氧化碳、各种烃类及金属氧化物等。排放空气污染物严重的企业有电力、冶金、化工、造纸、建材等行业。

工业造成的大气污染特点为种类多、数量大、污染范围广和持续时间长。这是由于废气多以烟囱排放,输送距离较远,扩大了污染范围;多为长年持续生产,因而季节性波动不大。

2. 生活性污染　生活炉灶主要使用煤,其次是液化石油气、煤气和天然气。采暖锅炉一般也用煤作燃料。民用炉灶大多烟囱高度低甚或无烟囱,排放高度与呼吸带接近,且大多燃烧效率低,可排放大量烟尘、二氧化硫、一氧化碳、二氧化碳等污染物,对人体危害大。生活性污染的另一个特点是季节性明显。在北方冬季采暖期,煤炭消耗量的大增使空气中二氧化硫与烟尘浓度大幅度升高,而冬季气象条件又不利于污染物扩散稀释,因而对居民健康的危害增大。如据北方某城市调查,采暖期(11月至次年3月)二氧化硫最高日均浓度比非采暖期高约4倍,月降尘量高1～3倍。

3. 交通运输　主要是指汽车、飞机、火车、拖拉机、摩托车等机动交通运输工具。这些交通运输工具绝大多数使用汽油、柴油等液体燃料,均为石油制品。汽车尾气成分复杂,据报道含有上千种化合物。气态物质包括 $CO$、$NO_x$、$HC$、$SO_2$ 等。目前,从汽车尾气颗粒物及气态物质冷凝物中已分离鉴定出 300 多种多环芳烃化合物,主要成分有蒽、萘蒽、苯并[a]芘、苯并萘蒽等。这类污染源是流动污染源,污染范围与流动路线有关。交通繁忙地区和交通灯管制路口污染更为严重。汽车废气靠近地面易为人所吸入,危害很大,有报道交警血中碳氧血红蛋白(carboxyhemoglobin,COHb)含量明显增高甚至超过 2.5%,尿铅、发铅增高,提示体内有铅蓄积。汽车废气还是造成光化学烟雾的主要污染物。

4. 其他　近年来沙尘暴频发,对大气质量的影响十分严重。地面尘、垃圾等可随风将化学性污染物和生物性污染物转入大气中。各种污物焚烧炉燃烧排放出的废气均可对周围大气质量造成影响。水体中和土壤中的挥发性化合物也很容易进入大气,危害人体健康。某些意外事故,如工厂爆炸、火灾、核战争、化学战争,虽然这类情况仅为偶然发生,但一旦发生,造成的危害很严重。

## 三、大气污染对健康的影响

大气污染对人群健康的危害,可以是局部的,也可以是全身性的;可以是特异性的,也可以是非特异性的。概括起来可分为以下几方面。

1. 引起急、慢性中毒　大气污染引起的急性中毒事件在西方工业发达国家已发生过多起,多由于事故排入或特殊的气象、地理环境所致(表 2-1)。大气污染所引起的急性中毒,受害人群多表现为咳嗽、胸痛、呼吸急促、咳脓痰、眼刺激等局部症状及呼吸系统为主的症状;体质较弱或患心肺疾病者可因呼吸系统的刺激加重心脏负担,严重者可致死亡。如 1952 年伦敦烟雾事件超额死亡的 4000 余人中,大部分为原有心血管或呼吸系统疾病的患者、体质较弱的老年人及婴幼儿。

长期吸入较低浓度空气污染物可致慢性中毒,病程缓慢隐匿,不易引起注意。其始发症状为一般性的体弱、食欲减退、肌肉痛、乏力、咳嗽等,随着接触时间延长,可产生慢性进行性咳嗽伴随呼吸短促,并逐渐发生肺气肿、肺纤维化(瘢痕化)等。某些污染如低剂量石棉、铍、铅、砷、氟化物等,引起明显症状所需时间可长达 20 年。慢性中毒甚至不主要表现为呼吸系统损害,如铅主要损害神经、造血系统;砷常表现为皮炎;氟化物可损害牙、骨、肝、肾。

2. 暴露部位及呼吸系统急、慢性炎症增加　许多大气污染物($SO_2$、$SO_3$、$NO_x$、$H_2SO_4$ 气溶胶、飘尘等)均可对眼、呼吸道黏膜产生直接刺激作用,使眼结膜炎、翼状胬肉和呼吸道炎症等疾病的发病率增加,降低肺通气功能。呼吸道炎症反复发作,可以造成气道狭窄、气道阻力增加,肺功能有不同程度的下降,严重的引起慢性阻塞性肺疾病,进而可导致肺源性心脏病。分析表明,大气中飘尘浓度每增加 $0.1mg/m^3$,慢性气管炎患病率提高 0.06 倍。

3. 诱发心血管疾病　这是目前被广泛重视的研究领域。大量证据表明,心血管疾病与大气污染有密切关系。缺血性心脏病、心律失常等多种心血管疾病病死率的升高与长期接触污染空气有关;心血管疾病住院率和病死率随大气颗粒物浓度的增加而升高。大气污染的心血管效应可通过改变血管紧张性、动脉粥样硬化、自主神经效应和全身性炎症反应等产生。

4. 破坏免疫功能　在大气污染严重的地区,居民唾液溶菌酶和分泌型免疫球蛋白 A 的含量均明显下降,其他免疫指标也有所下降。如生活在石油化工厂周围的人群,其外周血中性粒细胞比值低于正常最低值的人数,污染区为 20.12%,非污染区为 1.27%。

5. 变态反应　除花粉等变应原外,大气中的某些污染物如甲醛、$SO_2$、某些石油制品的分解产物、某些洗涤剂等可通过直接或间接作用,使机体发生变态反应。

6. 肺癌发生　大气污染物中含有苯并[a]芘、砷、石棉等致癌物,其中多环芳烃是最重要的大气致癌物。以苯并[a]芘为代表的多环芳烃化合物多沉集在大气颗粒物上,主要源于含碳有机物的不完全燃烧及用燃料加工。近年来倍受关注的二噁英(dioxins)为多氯代三环氧杂芳烃类化合物,是很强的多位点致癌物,其中 2,3,7,8-TCDD 被国际肿瘤研究机构(International Agency for Research on Cancer,IARC)确定为 I 类人类致癌物。大气中二噁英浓度与人群呼吸系统肿瘤发生率明显相关。此外,大气污染物中还含有可抑制支气管上皮纤毛运动及黏液凝固的物质如苯、甲苯、甲醛、酚等。这些物质能助长化学致癌物对支气管上皮的损害。

此外,大气污染还可以加剧温室效应及气候变暖,加速臭氧层破坏,参与大气酸沉降,以及影响太阳辐射和微小气候,对健康产生间接危害。

目前国际上已公认对健康危害较大并已颁布了大气环境质量标准的大气污染物有 5 种:颗粒物、$SO_2$、$NO_x$、CO 和 $O_3$。下面主要叙述颗粒物和 $SO_2$ 的健康危害。

## 四、颗粒物

颗粒物污染是目前我国高度重视的区域性空气污染物,华北、珠三角地区、长三角地区相对严重。

### (一)颗粒物的空气动力学

大气颗粒物(PM)是指悬浮在大气中的固体和液体颗粒物的总称。由于颗粒物空气动力学直径大小不一,其吸附毒物能力及机体可吸入性也不同,因此对机体的危害也不一样(表3-2)。

表 3-2  空气颗粒物的分类及其空气动力学特性

| 中文名称 | 英文名称 | 缩写 | 粒径 | 沉降时间 | 呼吸道部位 |
| --- | --- | --- | --- | --- | --- |
| 总悬浮颗粒物 | total suspended particle | TSP PM | $<100\mu m$ | 数小时至数年 | 阻滞在上呼吸道 |
| 可吸入颗粒物 | inhalable particle | IP $PM_{10}$ | $<10\mu m$ | 数天至数年 | 细支气管和肺泡 |
| 粗颗粒物 | coarse particulate matter | $PM_{2.5\sim10}$ | $2.5\sim10\mu m$ | 数十天 | 多数细支气管,部分到达肺泡 |
| 细颗粒物 | fine particular matter | $PM_{2.5}$ | $<2.5\mu m$ | 数百天 | 几乎全部进入肺泡 |
| 超细颗粒物 | ultrafine particulate matter | $PM_{0.1}$ | $<0.1\mu m$ | $5\sim10$ 年 | 肺泡 |

### (二)颗粒物的来源

大气环境中颗粒物的来源分为自然源和人为源。自然源是指由于自然因素(火山爆发、森林火灾等)所产生的颗粒物,如火山灰、森林燃烧产生的废气、海盐(海岸城市)、扬尘、植物花粉和菌类孢子等;人为源是指在人类生产和生活活动中所产生的颗粒物,如煤炭、石油、天然气等燃料燃烧,工业生产、交通工具的废气排放,以及垃圾焚烧、大气中的化学反应产生的二次污染等。

### (三)颗粒物的化学组成

颗粒物组成复杂,多达数百种,主要分为无机组分和有机组分两大类。无机组分包括硫酸盐、硝酸盐、含碳颗粒、重金属(如铅、铬、镍、镉、铁、铜)等;有机组分包括碳氢化合物、羟基化合物、含氮、氧、硫的有机化合物,有机卤化物等。有机物中的多环芳烃(PAHs)及多种硝基多环芳烃多富集在粒径较小的颗粒物上,这些化合物增加了颗粒物的毒性作用。

### (四)颗粒物的健康危害

1. 对呼吸系统的影响　流行病学研究表明,随着空气颗粒物水平的上升,人群肺炎、气喘、肺功能下降等急性呼吸系统的发病率增加。而慢性呼吸系统症状如鼻炎、慢性咽炎、慢性支气管炎等也与颗粒物有关。美国加州一项为期10年的调查表明,慢性支气管炎的发生与

PM$_{2.5}$浓度长时间超过20μg/m$^3$有关。哈佛大学对8000名受试者进行的长达16年的跟踪调查显示,当大气中PM$_{2.5}$浓度增加10μg/m$^3$时,研究人群的总死亡率由2.1%上升到3.75%,并发现肺炎等疾病的死亡率随暴露时间的延长而升高。

颗粒物进入呼吸系统后,通过本身的机械刺激作用及化学有害成分(如重金属、多环芳烃等)的作用,引起肺组织的炎症反应,并使细胞分泌各种活性成分和细胞因子,进一步活化免疫细胞,这些过程又进一步加剧了炎症反应的发生和发展,引起组织增生和纤维化等更严重后果。

2. 对心血管系统的影响  研究表明,颗粒物暴露是心血管疾病的危险因素。一方面颗粒物进入血液系统直接改变血液的生化成分,造成细胞损伤及炎性因子产生;另一方面颗粒物的有毒物质可以导致血管收缩和血液成分改变,导致心律异常和其他心电图指标的改变等。

颗粒物中的某些金属被认为是造成心血管系统危害的重要成分,含钒、镍元素的颗粒物对染毒动物心血管产生影响,如心律异常、心率过缓等,但钒元素引起的是短期效应,而镍元素引起的则是长期效应,含铁元素的颗粒物则无明显作用。

3. 其他  分子生物学研究表明,颗粒物的化学成分或活性氧可直接损害遗传物质而破坏癌基因-抑癌基因平衡、遗传物质改变,导致肺癌等发生。超细颗粒物可进入血液循环系统,对全身免疫系统产生潜在影响。免疫系统损伤可使机体对感染和伤害的抵抗力减弱,免疫反应下降,甚至不能对恶性转化细胞进行有效识别,并失去对肺部肿瘤免疫监视的能力。

(五)颗粒物产生健康危害的机制

1. 颗粒物成分复杂,有二氧化硅、石棉等无机物,以及多种金属,如铅、汞、镉、铍、钒、铁及其氧化物等,进入肺泡后可直接引起特异性损害,如二氧化硅可导致硅肺,铍可致铍肺等。

2. 颗粒物对健康的另一重要危害来自其吸附能力及催化能力。许多有害气体可吸附在颗粒物表面而进入肺深处,促成急、慢性损害。颗粒物所含的金属氧化物具有催化作用,能促使其吸附的$SO_2$、NOx等气体变成毒性更强的$H_2SO_4$、$HNO_3$,后者对肺组织刺激性更大;颗粒物还能吸附BaP、甲醛等,使其更易进入机体。研究表明,粒径越小的颗粒物吸附BaP等的浓度越大。如大气中的$SO_2$,就是以5μm以下的颗粒物为"载体"而进入肺深处。1952年"伦敦烟雾事件"后,英国采取控制措施使烟尘浓度大为下降,1962年再次发生烟雾事件时,虽然$SO_2$浓度比1952年还高,但由于烟尘浓度较低,所以死亡率反比1952年降低了80%(表3-3)。因此,对大气中烟尘含量的控制,是降低其他有害气体如$SO_2$等危害的一个重要措施。

表3-3  英国数次伦敦烟雾事件中烟尘和$SO_2$含量与死亡人数的比较

| 年份 | 烟尘含量(mg/m$^3$) | $SO_2$含量(mg/m$^3$) | 超额死亡人数 |
| --- | --- | --- | --- |
| 1952 | 4.46 | 3.8 | 4000 |
| 1956 | 3.25 | 1.6 | 1000 |
| 1957 | 2.40 | 1.8 | 400 |
| 1962 | 2.80 | 4.1 | 750 |

#### (六)颗粒物的其他危害

大气中颗粒物污染具有多方面的危害。颗粒物浓度增高,大气能见度降低、日照量减少。由于阳光中紫外线减弱,儿童生长发育受影响,佝偻病和骨髓发育不良等疾病增加;视程的缩短,使城市交通事故增多;日照量减少也可影响动植物生长,特别是妨碍植物的光合作用;颗粒物还会给日常生活带来不便,如衣物易脏易损等。大气中颗粒物还有可能参与"温室效应"的形成。

#### (七)颗粒物的空气质量标准

我国环境空气质量标准(GB 3095－2012)规定二类区(规划的居住区、商业交通居民混合区、文化区、一般工业区和农村地区)TSP 及 $PM_{10}$ 的日平均浓度限值分别为 $0.3mg/m^3$ 和 $0.15mg/m^3$。

## 五、二氧化硫

#### (一)二氧化硫的理化特性

二氧化硫(sulphur dioxide,$SO_2$)又称为亚硫酸酐,无色、有刺激性气味,比重 1.4337,易溶于水而部分成为亚硫酸,能氧化成 $SO_3$,再溶于水汽中形成硫酸雾。$SO_2$ 还可先溶于水汽中生成亚硫酸雾后再氧化成硫酸雾。硫酸雾是 $SO_2$ 的二次污染物,对呼吸道的附着和刺激作用更强。硫酸雾等是造成酸雨的原因。

#### (二)二氧化硫的污染来源

$SO_2$ 是大气污染的主要物质之一,污染主要来自含硫燃料(煤和石油)的燃烧和采用含硫原料的工艺过程。来源于燃料燃烧者约占 80%,此系煤和石油含硫量较高而燃烧量极大之故。火力发电厂和其他工业企业所排放的烟气是 $SO_2$ 污染大气的主要来源。生活性排放(取暖和烹调等)的煤烟虽排放量较小,但因分散而数多,且不易扩散,亦为重要污染源之一。至于可产生 $SO_2$ 的工艺过程,主要有各种有色金属冶炼、石油精制、硫酸制造、造纸等,其中有色金属冶炼和硫酸制造最为重要,与上述燃料燃烧并列为大气中 $SO_2$ 的三大主要污染源。我国大气中 87% 的 $SO_2$ 来自烧煤。我国煤炭中含硫量较高,西南地区尤甚,这是导致西南地区酸雨污染的主要原因。

#### (三)二氧化硫对人体健康的危害

1. $SO_2$ 的吸收与分布  $SO_2$ 为无色、具辛辣及窒息性气味的气体,属中等毒性物质。$SO_2$ 在呼吸道中主要是被鼻腔和上呼吸道黏膜吸收。由于 $SO_2$ 易溶于水,易被黏膜的湿润表面吸收而生成亚硫酸,一部分进而氧化为硫酸。故 $SO_2$ 不易进入肺部。但当空气中含有各种飘尘时,则可以吸附于飘尘的表面而进入呼吸道深部。如飘尘含有亚铁、锰或钒化合物等催化剂,能使 $SO_2$ 氧化为硫酸,而加强其毒性。其他不易溶解的惰性飘尘则仅起载体作用。

$SO_2$ 被上呼吸道吸收以后,进入血液分布全身。其在气管、肺、肺门淋巴结和食管中含量最高,其次为肝、肾、脾等器官。$SO_2$ 进入体液中立即以亚硫酸根离子和亚硫酸氢根离子的形式存在,在体内经过进一步的代谢后以硫酸盐的形式随尿排出。

2. $SO_2$ 对呼吸道的刺激作用　短时吸入低浓度 $SO_2$,可使呼吸道轻度收缩,空气流通受阻;并出现眼、鼻及呼吸道刺激症状;短时吸入高浓度 $SO_2$,可引起急性支气管炎,极高浓度时可发生声门水肿、肺水肿和呼吸肌麻痹,400~500ppm 时可立即危及生命。长期低浓度的 $SO_2$ 暴露,可引起慢性支气管炎、慢性鼻咽炎,并对其他刺激物的敏感性提高。由于呼吸道收缩、阻力增加和炎症的发生引起的通气障碍,加之 $SO_2$ 刺激肺泡,引起肺泡壁弹力蛋白和胶原蛋白的破坏,可导致肺气肿和支气管哮喘等疾病。慢性支气管炎、支气管哮喘和肺气肿三者合称慢性阻塞性肺疾病(chronic obstructive pulmonary disease,COPD),可继发地引起心功能障碍。个体对 $SO_2$ 的耐受能力差异较大,一般患有肺功能不全及呼吸系统循环系统疾病的患者、老年人和儿童对吸入 $SO_2$ 较敏感。

3. $SO_2$ 致突变和致癌作用　近年来研究发现,高浓度 $SO_2$ 暴露能引起人外周血淋巴细胞染色体畸变、姊妹染色单体互换及微核率增高。$SO_2$ 体内衍生物亚硫酸氢钠能引起 CHO-AS52 细胞株发生微弱的细胞突变,并能够引起该细胞谷丙转氨酶(GPT)的完全缺失和移码突变。但在一般情况下,$SO_2$ 对细胞的生物学作用不是直接引起细胞突变,可能以辅突变作用促进致突变剂的致突变作用。

4. $SO_2$ 的其他危害　$SO_2$ 及其衍生物能使植物干枯、叶片坏死,使之不能生长甚至死亡;对多种动物均可引起疾病或致死。此外,二氧化硫对于建筑物、桥梁、金属材料等都有严重的腐蚀作用。

**(四)二氧化硫的空气质量标准**

我国《环境空气质量标准》(GB 3095—2012)规定:二类区二氧化硫的日平均浓度限值为 $0.15mg/m^3$,1h 平均浓度限值为 $0.5mg/m^3$。

# 第三节　气候变化及其对健康的影响和对策

人类活动排放温室气体持续影响全球气候模式,气候变化(climate change)是当今最严峻的挑战之一。2007 年政府间气候变化专门委员会(Intergovernment Panel on Climate Change,IPCC)评估认为,人类活动对全球气候的影响总体上是增暖。

## 一、气候变化的原因

温室效应(greenhouse effect)是指大气层中的某些气体能吸收地表发射的热辐射,使大气增温,从而对地球起到保温作用,包括 $CO_2$、$CH_4$、$N_2O$ 和氟利昂(CFC)等。温室气体对温室效应的贡献率不同,$CO_2$ 为 55%、$CH_4$ 为 15%、$N_2O$ 为 6%、CFC 为 24%。因此,$CO_2$ 增加是全球气候变暖的主要原因。

气候变暖一方面使两极冰川融化,海平面升高,不仅会淹没沿海低洼地带,侵蚀海滩,改变海洋水文特征,而且会增加洪涝灾害和风暴潮。另一方面,气候变暖对人类健康会产生多种危害。

## 二、气候变化对健康的影响

### (一)温度相关损害、疾病以及死亡的发生

极端气候如热浪频繁发生,将导致人群热应激反应,增加中暑、心血管疾病、呼吸系统和神经系统等疾病的发生频率,严重者可致死亡。易感人群如老年人群表现更为明显。

### (二)感染性疾病的发生

全球气候变暖使媒介疾病的流行范围扩大,尤其是冷血类昆虫传播疾病的可能增加。同时,气候改变可影响地面水的分布和质量,影响介水传染病的流行。如南美洲1991年发生致死性霍乱流行,有专家认为,厄尔尼诺现象(沿着秘鲁海岸南向的暖流)可能是其暴发的元凶。

### (三)灾害性伤害及死亡增加

全球气候变暖,使暴风雨、飓风、干旱、水灾等极端天气事件发生的频度和程度增加,除可直接使死亡率、伤残率上升外,还可间接使传染病发病率增加,影响生态系统稳定,破坏公共卫生基础设施,并增加社会心理压力。1945—1989年,自然灾害在美国造成14 536人死亡,年均323例;1997年,中欧地区洪水使200 000人无家可归、100余人死亡,同时洪水消退后人群的精神健康仍有可能受到长期影响,并且易造成钩端螺旋体病等传染性疾病的流行。

### (四)其他方面的健康影响

极端气候条件下人体处于应激状态,心理压力加大,容易发生心理异常导致精神性疾病甚至自杀者增加。气候变化与大气污染物(包括生物性污染物)相互作用导致的气温升高可使大气环境中污染物生成二次污染物的过程加速,如光化学反应加剧,臭氧生成增加,进而影响人群健康。另外,温暖的气候有利于孢子、花粉等大气生物性污染的传播,引起哮喘等过敏性疾病增加。

## 三、军队应对恶劣气候的对策

军队由于军事需要经常在恶劣的天气或气候下作战、作业或行军,有时还可能遇到多种最不利气象因素的结合,更加重了对人体的不利作用。应努力消除或减轻恶劣气候和天气突变的影响。

### (一)气候习服

军队适应恶劣气候最重要的方式是加强体质锻炼与气候习服锻炼。气候习服主要是针对冷热与高原气候。形成的习服能力并不牢固,在停止锻炼或离开该环境后即逐渐消失,因此在新进入冷热或高原地区前必须重新习服。由于生理适应是有一定限度的,所以气候习服也有一定限度,突然而剧烈的气候改变也可能影响人体健康。

## (二)建立早期预警监测系统及预案

预警监测系统包括严密监测气象气候指标、生物指标(蚊虫数量、过敏原浓度等)、健康效应指标(感染性疾病发生、季节性哮喘发生、自杀率)等。做好预案工作,及早拟定预防措施。

## (三)改善营房与野营条件

营房可以有效对抗冷、热、风、雨、雷电等恶劣气象条件,通过建筑结构及采暖、降温措施,维持营房良好的微小气候。行军、野营条件下,注意遮荫、隔热或采取防风、防寒、采暖等措施。

## (四)服装的保证

衣服既能保暖,又能防止辐射热加于人体。外界气温与身体裸出部的温差为15.6~17℃时,穿上一件衬衣,则衬衣表面与气温相差11.8℃,穿上外套则相差6.3℃。头部与手部散热面积也很大,帽子与手套、毛皮靴的穿戴对防冻伤和日晒病都很重要,应及时保证供应与督促穿着。

## (五)加强卫生宣教和防病工作

对恶劣及灾害天气要加强卫生防病工作,除防暑、防冻外,如暴雨、洪水后,水源污染可能发生肠道传染病,要及早准备消毒、治疗药物,并做好饮水消毒、饮食卫生工作。

## (六)药物预防

各国军队均重视研究防寒、防暑、防高原反应的药物。如我军曾研制用妥拉唑啉、山莨菪碱、咖啡因等组成防冻伤药方,可在寒冷条件下提高肢端温度,口服一次可维持作用5~8h。服用红景天、复方党参片、黄芪茯苓片都有一定防治急性高原反应效果。虽然药物预防在防寒、防暑、防高原反应方面有一定作用,但主要还须依靠习服锻炼、卫生管理等综合预防措施取得长效。

(周紫垣 曹 佳)

## 思考题

试举出几种常见的极端气象因素组合(如高温高湿、低温强风等),分析在这些极端环境下各气象因素如何影响机体热平衡,应该如何进行卫生学防护?

## 参考文献

[1] Ming-Ho Yu, Humio Tsunoda and Masashi Tsunoda. Environmental Toxicology. New York:CRC Press, 2011.
[2] 郭俊生.军队卫生学.北京:人民军医出版社,2014.
[3] 侯悦.军队卫生学.4版.北京:人民军医出版社,1998.

# 第 4 章
# 给水卫生基础

**【学习目的与要求】**

水是生命之源及健康的保障。通过本章学习,要求了解水的生理学及卫生学意义,水相关疾病的种类,水源的类型与水质特征;了解水中化学污染物、微量有机污染物、藻毒素对健康的危害;水源水质的卫生学要求。掌握介水传染病,水源污染的判断指标;掌握国家生活饮用水卫生标准中的常规检测指标的卫生学意义;掌握饮用水处理基础知识(混凝、沉淀、过滤、消毒)及饮用水处理技术的实施方法。为军队给水卫生学的学习打下基础。

## 第一节 水污染对健康的危害

水是自然界一切生命起源的条件和生命过程的基础。当水质和水量的改变超过某一限度时,就会对人类的生存和健康,以及生产、生活和生态环境产生影响。

### 一、水污染概述

据 WHO 报告,世界上平均每天有 25 000 多人由于饮用污染水而引起疾病和由于缺水而死亡。在第三世界国家中因饮水水质不良而引起的各种介水传染病高达 6 亿人次,死亡人数以万计,而儿童中约 50% 的死因与饮水不良有关。

#### (一)水污染的概念

由于人类的生活或生产活动改变了天然水的物理、化学或生物学性质和组成,影响人类对水的利用或危害人类健康,称为水污染(water pollution)。在自然条件下,天然水的水质也常有一定变化,但这种变化是一种自然现象,不属于水污染。

### (二)常见的与水相关的疾病

水相关疾病(water-related disease)是指饮水受到污染,人们通过各种途径(饮用、吸入、皮肤接触、食用被水污染的食物)暴露后而引起的疾病。水相关疾病可以分为以下几类。

1. 肠道介水传染病(intestinal water-borne infectious disease)  是指饮水受到含病原体的人畜粪便污染后,人们饮用或接触被污染的水或食用被这种水污染的食物而引起的疾病,包括霍乱、伤寒、痢疾三大介水传染病,以及其他各种病原体引起的腹泻(阿米巴原虫、贾第鞭毛虫、隐孢子虫、病毒、空肠弯曲杆菌等所导致的以腹泻为主的疾病)。

2. 吸入性介水传染病(inhalable water-borne infectious disease)  是指饮水受到病原体污染后,人们吸入被污染水体的水蒸气、气溶胶等而引起的疾病。目前具有代表性的是军团菌病。

3. 水洗性疾病(water-washed infectious disease)  是指由于不良的用水卫生习惯导致的眼睛、皮肤等接触脏水而产生的疾病,如疥疮、跳蚤、沙眼等感染。

4. 水域性疾病(water-based infectious disease)  是指由于某些水域中具有病原体的媒介宿主生活,因此人类接触水体后引发感染的疾病,如血吸虫病。

5. 水质性疾病(water quality disease)  是指饮水受到物理性和化学性污染物污染后,人们长期甚至短期饮用后导致的急性、慢性中毒及远期危害。如饮水导致的地方性砷中毒、地方性碘缺乏、地方性氟中毒等,长期饮用软水导致的心血管系统损害等,都属于水质性疾病。

其中,肠道介水传染病由于发生率高、影响范围大、急性危害大,是饮水卫生工作需要关注的重点。

## 二、水中病原微生物对健康的危害

### (一)水中病原微生物的来源及分类

1. 水中病原微生物的来源  水中的微生物绝大多数是水中天然的寄居者,它们对人类一般无致病作用。水中病原体的污染源有生活污水,医院污水,屠宰、畜牧、制革和生物制品等工业企业排出的废水,人畜粪便,生活垃圾等,其中人畜粪便是最主要的来源。

2. 水中病原体的分类

(1)细菌:包括霍乱、副霍乱弧菌、伤寒、副伤寒杆菌、痢疾杆菌,布鲁杆菌,土拉伦菌,结核杆菌和钩端螺旋体等。目前伤寒、痢疾、钩端螺旋体病在我国仍时有流行。

(2)病毒:从人粪中已发现有120个病毒种型,总称肠道内病毒,包括肠道病毒和非肠道病毒。肠道病毒又包括脊髓灰质炎病毒、ECHO病毒、柯萨奇病毒、甲型和戊型肝炎病毒等,非肠道病毒包括诺瓦克病毒、轮状病毒、呼肠孤病毒、腺病毒、细小病毒等。

(3)寄生原虫及蠕虫:如阿米巴原虫、蓝氏贾第鞭毛虫、蛔虫、钩虫、血吸虫、隐孢子虫等,可以通过饮用或接触污染的水或食用污水灌溉的蔬菜等途径而传播。寄生虫及其包囊、蠕虫等在水体中生存能力强,不易被含氯消毒剂杀灭,是分散式给水的主要卫生学问题。

### (二)介水传染病概述

介水传染病的危害性很大,其原因是饮用同一水源和同一供水系统的人数往往很多,一旦水源被污染会引起大规模暴发流行，对人群健康造成极大危害。

1. 常见介水传染病种类　介水传染病包括肠道介水传染病和吸入性介水传染病，其病因皆为水中病原微生物。表4-1介绍了全球主要介水传染病的种类及其危害和分布。

表4-1　全球主要介水传染病的种类及其危害和分布

| 病名 | 病原体 | 死亡率 | 分布 | 我国法定传染病等级 |
|---|---|---|---|---|
| 霍乱及副霍乱 | 霍乱弧菌及副霍乱弧菌 | 24h内，10%～80% | 印度、东南亚等 | 甲类 |
| 伤寒病 | 伤寒杆菌 | 10% | 全球 | 乙类 |
| 副伤寒 | 副伤寒杆菌 | 低 | 全球 | 乙类 |
| 痢疾 | 各型痢疾杆菌 | 低 | 全球 | 乙类 |
| 阿米巴痢疾 | 溶组织阿米巴 | 低 | 全球 | 乙类 |
| 钩端螺旋体病 | 钩端螺旋体 | 低 | 全球 | 乙类 |
| 传染性肝炎 | 肝炎病毒（甲型、戊型） | 0.2% | 全球 | 乙类 |
| 脊髓灰质炎 | 脊髓灰质炎病毒（主要是人与人之间传播，水为次要途径） | 低 | 全球 | 乙类 |
| 血吸虫病 | 裂体吸虫 | 有高的可能 | 亚洲、非洲、南美洲 | 乙类 |
| 感染性急性腹泻 | 致泻性大肠埃希菌、肠道病毒等 | 低 | 全球 | 丙类 |
| 军团菌病 | 军团菌 | 20% | 全球 | — |
| 鞭毛虫病 | 蓝氏贾第鞭毛虫 | 无 | — | — |
| 隐孢子虫病 | 隐孢子虫 | 无 | — | — |
| 麦地拉丝虫病 | 麦地拉丝虫 | 无 | 印度、中东、非洲等 | — |
| 棘球虫病 | 线粒棘球绦虫 | 可致死 | 分布广 | — |
| 绦虫囊虫病 | 绦虫 | 无 | 分布广 | — |
| 兔热病 | 土拉巴斯德菌 | 5% | 亚洲、非洲、欧洲 | — |
| 真菌病 | 致病性真菌 | 无 | 分布广 | — |
| 病毒血症 | 柯萨奇病毒 | — | — | — |
| 喉头及结膜炎 | 腺病毒 | — | — | — |

2. 介水传染病发生的原因

（1）水源受病原体污染后，未经妥善净化和消毒即被饮用。病原体在水中一般都能存活数日，甚至数月，有的在适宜条件下还能繁殖。此外，肠道病毒及某些原虫包囊不易被常规的饮用水消毒剂杀灭。

（2）处理后的饮用水在输配水和贮水过程中重新被病原体污染。我国1979—1984年共发生集中式给水污染事故212起，其中水源被污染占69.8%，管网被污染占25%，贮水池被污染占3.77%。

3. 介水传染病的流行特点

(1) 水源一次大量被污染后,可出现暴发流行,发病呈地域性特点。
(2) 病例分布与供水范围一致,绝大多数患者都有饮用同一水源的历史。
(3) 不一定能在水中检出病原体。
(4) 一旦对污染源采取治理措施,并加强饮水的净化和消毒后,发病能迅速得到控制。

**(三) 军队介水传染病的危害及预防**

军队饮用受污染的水而引起疾病流行的例子很多,对部队战斗力的影响甚为严重,有的甚至导致战局失败。例如,1817 年,英国远征军 18 000 人在印度几个月里饮用未经任何消毒的河水,死于霍乱者达 13 000 人。1859 年,法军在阿尔及利亚作战,15 000 名军人中患霍乱者 12 000 人,不得不停止战争。第一次世界大战中因饮用水污染而患伤寒者,法军 124 000 人、德军 116 000 人、俄军 70 000 人。美军在越南战场上(1967 年),因饮用污染阿米巴包囊的水,致数千人患阿米巴痢疾及并发症。中华人民共和国成立初期,驻华东部队曾因进行水上练兵而在大量官兵中引起血吸虫病流行。

军队环境更容易发生介水传染病,其原因有:①军队特别是边远地区部队多为分散式给水,水质复杂,微生物来源多。②战时卫生条件差,水处理设备和药剂往往不足。③军事活动多为应激状态,体力消耗大,易于疲劳,抵抗力较差。④军队异地执行任务时,往往缺乏对当地自然疫源性疾病的免疫力,是易感人群。

军队常见介水传染病中,细菌性主要有霍乱、伤寒、痢疾、钩端螺旋体病、军团菌病等;原虫性主要有血吸虫病、阿米巴痢疾、隐孢子虫和贾第虫感染等;此外还有生物战剂,如敌方投掷的病原微生物、带菌动物、毒素,战时更应注意敌方使用生物战剂污染水源,如抗氯的病原微生物直接污染自来水,或投掷带菌动物、细菌或毒素到水源内。美军在抗美援朝战争中就曾企图用带有霍乱弧菌的文蛤污染水库。

## 三、水中有毒重金属对健康的危害

1. **急性中毒** 重金属汞、镉、铬、铅等对大多数酶活性都有强烈的抑制作用,低浓度时可与酶蛋白的巯基、羧基和咪唑基作用而抑制酶活性,高浓度时可使酶蛋白变性失活,造成强烈毒性。不同重金属元素易于结合的酶的种类和分布都不相同,因而毒性表现也有所不同,如烷基汞主要作用于中枢神经系统,而砷与表皮组织亲和力高,产生皮肤毒性。应用金属离子螯合剂如 EDTA、半胱氨酸或焦磷酸盐等将金属离子螯合,可解除其抑制,恢复酶活性。

2. **慢性中毒** 汞、镉、铬、铅等重金属化合物长期低浓度污染,需要经较长时间蓄积才出现症状,故容易被忽视;通过食物链富集方式最后才进入人体,因此也不易及时发现。水俣病、痛痛病等重金属引起的公害病,其范围之大,病状之惨,已成为轰动世界的公害病事件。

3. **远期危害** 镍、砷、铅、烷基汞化合物经测试具有致突变性;镍、铬、砷、铍、镉及其化合物也具有一定的致癌活性,砷、镉、汞、锂等还具有发育毒性。它们能在底泥、悬浮物和水生生物体内蓄积,长期饮用和食用含有这些污染物的水或食物,有可能诱发癌症,导致后代畸形等。

## 四、水中微量有毒有机物污染对人群健康的影响

### (一)水中微量有毒有机物概述

人为合成并排放入环境中的有机物数量庞大。自20世纪60年代起,随着分析技术的发展,检测到水环境中存在多种微量,甚至痕量有机污染物,统称为微量有机污染物(micro organic pollutant,MOP),其特点是种类多、浓度低,多为人工合成化学物质,对机体有不同程度的毒性。许多有机污染物在环境中性质稳定,难于降解;有的通过食物链富集后生物体内浓度水平可提高数倍甚至数十万倍,对人体健康形成巨大的潜在威胁,遂提出了POP的概念。

持久性有机污染物(persistent organic pollutant,POP)是指符合以下四个特性的环境有机污染物:环境持久性(长期残留)、生物蓄积性(可在食物链中蓄积并放大,并通过母乳传给子代)、半挥发性(能够在大气环境中长距离迁移)和高毒性(在环境浓度下就有毒性)。

环境中符合上述定义的POP有数千种之多。2001年,120多个国家共同签署了旨在减少POP排放的《关于持久性有机污染物的斯德哥尔摩公约》,《公约》中提出了首批严格禁止或限制使用的12种POP,分为以下三大类。

杀虫剂8种:包括艾氏剂、狄氏剂、异狄氏剂、氯丹、七氯、灭蚁灵、毒杀芬、滴滴涕。

杀菌剂2种:六氯苯和多氯联苯。

化学品副产物2种:二噁英和呋喃。此两类物质与多氯联苯一起也可统称为广义上的二噁英。

### (二)水中微量有毒有机物污染对健康的危害

1. 远期危害(致突变、致癌、致畸效应)  在长江、黄河、珠江、松花江、黄浦江、巢湖水源水及自来水中,大多数有机浓缩物样品曾检测为致突变可疑阳性和阳性,甚至强阳性。饮用以黄浦江上、中、下游水为水源制取自来水的居民中男性胃癌、肝癌标化死亡率呈梯度变化,并与水质致突变性基本相符。

2. 生殖毒性  水中某些有机污染物已经证明具有生殖毒性,如邻苯二甲酸二丁酯(DBP)是典型的可以导致睾丸发育不全综合征(testis dysgenesis syndrome,TDS)的雄性生殖毒物,其临床表现包括精子数减少、隐睾症、睾丸癌等。多环芳烃类物质对雄性和雌性生殖系统均具有毒性。

3. 内分泌干扰效应  环境内分泌干扰物(environmental endocrine disruptor,EED)是指能够干扰机体天然激素合成、分泌、转运、结合或清除的各种外源性物质。它们通过模拟或者拮抗天然激素、改变激素的代谢、弱化受体水平等途径干扰机体正常内分泌水平,导致儿童性发育异常、人类生殖能力下降、生殖系统肿瘤发病率增加等。美国环境保护局(United States Environmental Protection Agency,USEPA)公布的第一批67种(类)环境内分泌干扰物质中包含许多水中常见的有毒有机污染物,如二噁英、滴滴涕、邻苯二甲酸二丁酯、三丁基锡等。

## 五、饮水中氯化消毒副产物对健康的危害

饮用水消毒被认为是公共卫生的主要成就之一。然而1974年美国的Rook和Bellar相

继发现在饮水氯化消毒过程中有三卤甲烷(THMs)等副产物的生成。1976年,美国国立癌症研究所证实三卤甲烷中的氯仿能诱导实验动物发生肿瘤。从此,饮水消毒副产物(disinfection by-product,DBP),特别是氯化消毒副产物(chlorination disinfection by-product,CDBP)对健康的影响便为众多研究者关注。

### (一)DBP 的种类与分布状况

在氯化消毒过程中,水中天然有机物(natural organic matter,NOM),如腐植酸、富里酸和藻类与加入水中的氯发生取代、加成和氧化反应,生成 CDBP。其反应式如下:

$$HOCl + Br^- + NOM \rightarrow THMs + 其他卤仿 DBP$$

目前已检测到的 CDBP 多达数百种,主要是三卤甲烷类,包括三氯甲烷、一溴二氯甲烷、二溴一氯甲烷和三溴甲烷,其中三氯甲烷出现的频率最多,含量也最高;还有卤代乙酸(HAA)类,包括一氯乙酸、二氯乙酸、三氯乙酸、一溴乙酸、二溴乙酸、三溴乙酸等,以及其他物质。

### (二)DBP 毒性及其对人体健康的影响

1. 致突变性　体外试验已经证实 THM 具有致突变效应,如能引起体外人淋巴细胞和体内小鼠骨髓细胞姐妹染色单体(SCE)增加,增加大鼠骨髓细胞染色体畸变率等。

2. 致癌性　动物实验证实了氯仿的致癌作用。研究表明,氯仿主要是通过非遗传毒性作用诱导动物产生肿瘤。三溴甲烷、二溴一氯甲烷和一溴二氯甲烷能分别诱发大鼠的肠、肝和肾肿瘤。部分人群流行病学研究显示,饮水中 THMs 的浓度与膀胱癌、结肠癌、直肠癌、乳腺癌有关,但总体来说,目前还没有充足的证据证明它们间的剂量反应关系或因果关系。

3. 生殖及发育毒性　动物实验表明,大鼠口服三氯甲烷在高剂量下可引起胎鼠体重减轻、精子活力减少及精子形态异常。人群流行病学调查提示,日常饮用水中 THMs 与低出生体重、自发性流产、生长发育迟滞、神经管缺损、唇腭裂等先天性畸形均有不同程度的相关关系。

## 六、水体富营养化与藻毒素污染对健康的危害

### (一)水体富营养化概述

水体富营养化(eutrification)主要是指水流缓慢、更新期长的地表水体,接纳大量氮、磷植物营养素引起的藻类等浮游生物急剧增殖的水体污染现象。水体出现富营养化时,浮游生物的大量繁殖可使水体呈现蓝、红、棕、乳白等颜色,发生在淡水中的称为水华(water bloom),发生在海水中的称为赤潮(red tide)。

我国淡水水体及近海海域富营养化问题一度十分严峻。2007 年,全国多地如太湖、巢湖、滇池、东湖等相继出现蓝藻暴发,对饮用水源安全构成严重威胁。通过积极治理,近年已有较大改善。据《国家环境质量公报》,2005 年我国 133 个湖泊(水库)中有 88.6% 富营养化,其中 61% 的国控重点湖(库)水质为 V 类和劣 V 类;2015 年我国 62 个重点湖泊(水库)中,仅滇池和达赉湖为中度营养化,水质为 V 类、劣 V 类的湖泊仅剩 9 个。

**(二)水体富营养化的危害**

1. 水体富营养化的主要危害是促使湖泊老化。大量繁殖的浮游生物消耗水中大量溶解氧,而水面植物的光合作用则可能造成局部溶解氧过饱和。水表溶解氧过饱和及水中溶解氧减少,造成水生动物大量死亡,生物多样性急剧减少。

2. 破坏水产资源。水华及赤潮发生时均伴有生物毒素的产生,可使鱼类等水生动物中毒病变和死亡,造成严重经济损失。

3. 危害人类健康。富营养化水体往往含较高的硝酸盐、亚硝酸盐,不仅可导致婴儿、胎儿变性血红蛋白增高,丧失输氧能力,同时又是强致癌物亚硝胺的前身物。富营养化水体中藻类大量繁殖会产生霉味和臭味,水体感官性状差。在淡水水体富营养化时多种微型藻类大量生长,其中最主要的是蓝藻(cyanophyte),也称为蓝细菌(cyanobacteria)。蓝藻过度繁殖后将大量衰败,藻体死亡分解释放藻毒素,威胁人类饮用水安全。

水华中出现频率最高和产量最大的主要是由铜绿微囊藻产生的微囊藻毒素(microcystin,MC)。MC 性质稳定,能溶于水,在水中的稳定时间与水体特征有关。MC 具有热稳定性,加热煮沸不易丧失毒性。MC 有强烈的肝细胞毒性,急性 MC 中毒表现为肝细胞肿胀,肝细胞骨架破坏,肝脏出血坏死,严重时会导致急性肝肾坏死,甚至死亡。MC 还是强烈的肝肿瘤促进剂,通过抑制蛋白磷酸酶 1 和蛋白磷酸酶 2A 的活性,导致细胞生长周期调节紊乱,促进肿瘤发生。此外,MC 还具有心、肾及胃肠毒性。在含有毒素的水中进行游泳等娱乐活动,会引起皮肤、眼睛过敏、发热、疲劳及急性肠胃炎。流行病学研究表明,饮用水源中 MC 污染与肝癌、大肠癌的发病率有相关关系。危险度评价认为,MC、肝炎病毒、黄曲霉毒素是我国南方肝癌高发的三大环境危险因素。

# 第二节 水源和饮用水卫生学

## 一、水源的类型及特征

**(一)降水**

大气中水蒸气遇冷凝结降落到地面上的液态水或固态水总称降水,如雨、雾、霰、雪、雹等。水质特点是矿化度低、一般含杂质和细菌较少。但大气污染物(烟尘、有害气体、有害金属、有机物、放射性物质及微生物等)可溶解或混悬其中,使水质变坏。雨雪水 pH 偏低,pH 小于5.6 即为酸雨。

**(二)地表水**

地表水(surface water)主要由地面水流形成,只有小部分是由地下水流形成,如海水、江河、湖泊、溪流、水库、淡水湿地等。地表水容易受到污染,水质、水量受季节影响较大。常用作水源水的地表水主要有以下几类。

1. 江河水　江河水水质硬度一般不高,矿物质亦不太高。江河水流速快,稀释能力强,含溶解氧高,自然净化的能力也较强;取用方便,多选作集中式给水水源。

2. 湖水、水库水　湖水、水库水来源于江河水、融化的冰雪水、降水或地下水补给。水流速较慢,悬浮物易于沉淀,浑浊度和细菌较江河水低,一般水质较软,pH低,盐类浓度不高。由于相对封闭,水体更新期长,自净能力较弱,易滋生水生物,尤其容易发生富营养化。湖水和水库亦可作为饮用水水源。但小型湖泊水库易污染,不易自净,尽量不选作水源。

3. 塘水　无河流补给,靠降水作为主要来源。水量少,易受污染,自净能力差,亦易滋生藻类。一般不宜作为水源,只有在缺水或地下水水质不良地区可作为分散式给水水源。

4. 海水　海水占全球水量的96.5%,但海水含盐量高(3%左右),味苦咸不能饮用。以海水作饮水水源的经济和技术成本较高。海岛或舰艇上长期执行任务或在救生应急条件下可能要利用淡化海水作为水源。

### (三) 地下水

地下水(underground water)是降水经过地表渗透和地面水通过河床或湖床渗入地下,聚积在土壤或岩层的空隙中形成的。地下水的储量约比河、湖水的总量多几十倍,占全球淡水总量的30.96%。但有的深层地下水无法利用。地下水经过地层的渗滤,悬浮物和细菌被隔滤,水体感官性状较好,细菌少,矿物质多、水质较硬,是比较好的水源。但地下水更新周期长(30~50年),受到污染后水质不易恢复。

1. 浅层地下水(shallow underground water)　是位于地表下、第一个不透水层之上的地下水,分布很广,深度多在离地表数米至数十米之间。浅层地下水经过地层的渗滤,物理性状较好,细菌较少。但在渗滤过地层时,可溶解土壤中的各种矿物盐类使水质变硬,溶解氧则因土壤中的各种生化过程消耗而减少,并使二氧化碳含量增加。水井(well)是利用浅层地下水的典型方式。

2. 深层地下水(deep underground water)　是位于第一个不透水层以下的地下水。水量水质比较稳定,水温恒定,透明无色,细菌含量少,矿化度高,水质较硬,铁、锰含量常较高。有的深层地下水含盐类如氯化钠、硫酸镁、硝酸盐等过高,使水带有苦碱味而不适于饮用。战时深层地下水不易受到核化生武器污染,比较安全。因此不论平时还是战时,深层地下水都是首选的水源,适用于集中式给水。

3. 泉水(spring water)　是指从地表缝隙自行涌出的地下水。泉水多用作分散式给水水源,水量充足时也可作为集中式给水水源。含有适宜医疗或饮用的气体成分、微量元素和其他盐类组分,符合相应标准的泉水可称为矿泉水(mineral spring water)。

## 二、水源的污染及判断指标

### (一) 水源污染的来源

水体是地球上所有污染物的最终接纳体,其污染来源众多,主要有工业废水、生活污水、农牧业污水、大气沉降、固体垃圾浸溶等。

### (二) 水源主要污染物

1. 化学性污染物

(1) 无机污染物:主要有酸、碱、无机盐类(硫酸钠、硫酸镁、硫酸钙、氯化物、氢氧化物等)和有毒物质如重金属汞、镉、铅、铬及砷、钡、钒,其他如氟化物等。酸碱可改变水的pH,破坏自然缓冲作用,杀灭或抑制水中微生物,妨碍水的自净及腐蚀管道。钙、镁盐类可增加水的硬度,有毒重金属毒性强,微量即可引起中毒,还可通过食物链富集,多有蓄积性,易造成慢性中毒,污染环境后不易去除,对人体危害较大。

(2)有机污染物:水中有机物很多,目前已经在全世界水中测出2000余种有机化合物。有机物污染物大致可分为以下几类。

人工合成有机物:主要有有机氯农药、多氯联苯、多环芳烃、二噁英。其中相当部分在环境中不易降解,能引起内分泌紊乱及远期危害(致突变、致畸、致癌)。因种类多,浓度低,又称其为微量有毒有机物。

需氧污染物:水受到生活污水及工业污水(如食品饮料、屠宰、造纸等)污染后,可能含有大量的糖类、蛋白质、脂肪、木质素等有机物,它们一般在微生物作用下进行需氧分解,因此这些有机污染物称为需氧污染物。需氧污染物过多可使水中溶解氧减少,影响鱼类和其他水生物生长,并使水质恶化。

植物营养物:包括氮、磷及其他一些植物生长所需的物质。这些物质过多时,能使水体富营养化而致水质恶化。植物营养物主要来自工业、农业废水及生活污水,其中化肥、含磷洗涤剂的大量使用是重要来源。

油类:石油开采、炼制、储运和使用过程中及石油化工、机械制造工业都可排出废油和含油废水。石油及其油类制品比水轻,又不溶于水,在水面形成薄膜,妨碍水从空气中摄取氧气,造成水中溶解氧减少,产生恶臭,降低水质。油膜还可堵塞鱼的鱼鳃,对其他水生动物、水鸟产生有害影响。

2. 生物性污染物 致病性细菌、病毒、寄生虫、某些有害生物进入水内或某些藻类大量繁殖,可使水质恶化,并直接或间接影响人类健康。生物性污染物多来源于生活污水和某些工业废水,其中最危险的是来自人畜粪便的病原微生物。

3. 物理性污染物

(1)放射性物质:核工业的发展,核爆炸试验,核电站的建立及同位素在医药、研究及工业中的应用,可使地面水和地下水受到放射性物质的污染。其中最危险的放射性物质为$^{90}Sr$、$^{137}Cs$等。

(2)热污染:火力发电站、核电站及其他工厂的热废水污染江河、湖泊,可使水温升高,溶解氧减少,鱼发育受阻甚至死亡,亦可使水中毒物的毒性增加,以及加剧富营养化作用。

**(三)水源污染常用判断指标**

水源污染物种类繁多,逐项测定十分困难,通常采用下面一些综合指标来判断污染情况。

1. 含氮化合物的氧化分解产物 含氮的有机物如人畜粪便中所含的蛋白质进入水中后,在氨化细菌(一般是好氧性细菌)和真菌的蛋白质分解酶作用下,蛋白质水解,产生氨基酸,再通过脱氨基作用形成氨氮和有机酸。氨氮在好氧的条件下经亚硝酸菌氧化生成亚硝酸盐,亚硝酸盐再被硝酸菌氧化为硝酸盐。从蛋白质经过一系列变化分解成氨氮,称为无机化阶段;氨氮在亚硝酸盐菌及硝酸盐菌作用下逐步氧化成硝酸盐的过程,称为硝化阶段。这一过程对水的自净和污水处理都有重大的卫生学意义。在含氮有机物氧化分解过程中,随同进入水中的肠道微生物亦逐渐死灭,水则由污染而趋于自净,因此测定含氮有机物在不同氧化分解阶段产物,可作为了解水源水质的动态变化,判断水源污染和自净情况的重要指标。

天然水体和土壤常缺乏氮素,植物残体的含氮量也很低,因此,地面水与地下水中含氮化合物主要来源于人畜粪便污水、农田排出水、地面径流、动植物残骸中的有机物,但也可能来自矿物质(盐类)。

(1)氨氮(ammonia nitrogen):水中氨氮较高时,水有臭味。氨氮浓度与有机物的含量和溶解氧的多少有相关性,可标志水污染的程度。氨氮水平高于地理学水平是排泄物污染的一个重要指示,说明水新近受有机物污染,因可能有病原体随同有机物进入水内,此时水可能极不安全。

(2)亚硝酸盐氮(nitrite nitrogen):亚硝酸盐氮是含氮物质氧化过程的中间产物,很不稳定。水中亚硝酸盐氮除来自污染外,在深层地下水中也可由于硝酸盐还原而来,雨水中特别是雷电后,亚硝酸盐氮可高达1mg/L以上。

由于亚硝酸盐是一种致突变物,尽管水中微量亚硝酸盐氮对人体影响不大,但浓度还是越低越好。水中亚硝酸盐氮的存在表示有机物分解还在进行,水中微生物仍很活跃,致病菌可能仍未死亡,这种水仍不安全。一般水源中亚硝酸盐氮大于 $0.03\sim 0.1$ mg/L 认为是受到有机物严重污染,洁净的饮用水中不含或仅含微量亚硝酸盐氮。

(3)硝酸盐氮(nitrate nitrogen):地面水中硝酸盐氮含量不高,一般在1mg/L左右。地下水由于地质原因,硝酸盐氮含量有的很低,而高的可达100mg/L以上。硝酸盐氮除由有机物氧化分解而来外,工农业废水的污染,特别是人工化肥的广泛使用,致很多水源硝酸盐氮含量增高。

硝酸盐氮是含氮有机物无机化的最后产物,表示无机化过程已完成,此时随同有机物进入水中的致病菌经过水的自净作用也多已死灭。水中只有硝酸盐氮时,提示水的污染已经过去,水已达到自净。

饮水中硝酸盐在10mg/L以下对健康未见影响。但硝酸盐氮含量过高可引起婴儿正铁血红蛋白症;而且硝酸盐进入机体后在消化道硝酸还原菌的作用下生成亚硝酸盐,亚硝酸盐与蛋白质分解产物胺类(通常是食物中的仲胺、叔胺等容易亚硝化的胺类)结合形成具有潜在致癌性的亚硝胺类化合物。我国《地表水环境质量标准》(GB 3838—2002)中对亚硝酸盐及硝酸盐均无限制,但生活饮用水卫生标准对硝酸盐做出了明确限制,不得超过10mg/L。

测定水中各种含氮化合物水平,不但可了解水是否受到有机物污染,还可以大致判断污染的时间、污染的程度和污染的趋势。含氮化合物在水中出现往往不止一项,有时两项,而且经常是三项,可根据它们出现配合的情况和含量进行综合评价(表4-2)。在分析评价时还必须注意排除污染外的其他来源,并尽可能结合其他污染指标如氯化物、耗氧量、微生物等综合分析。

表4-2 含氮化合物和水体污染及自净的关系

| 氨氮 | 亚硝酸盐氮 | 硝酸盐氮 | 说明 |
| --- | --- | --- | --- |
| + | − | − | 表示受到新鲜污染,硝化过程尚未进行<br>如氨氮含量很高,说明是严重污染,由于缺氧,没有进一步氧化的条件,水可能有臭味<br>应注意与地质来源区别 |
| − | + | + | 偶然性污染,污染已过去,氧化分解进程中,趋向于自净 |
| − | − | + | 陈旧性污染,自净作用已完成<br>如硝酸盐含量很高,可能系地质性来源 |

(续　表)

| 氨氮 | 亚硝酸盐氮 | 硝酸盐氮 | 说明 |
|---|---|---|---|
| ＋ | ＋ | ＋ | 持续性污染，一边污染，一边氧化分解在进行 |
|  |  |  | 如氨氮含量高，表示污染较严重，且有新鲜污染 |
|  |  |  | 如硝酸盐含量高，表示自净作用正在进行，氧化尚未完成，但趋向于自净 |
| － | － | ＋ | 清洁的水源水 |
| ＋ | ＋ | － | 有新鲜污染，自净作用正在进行 |
| － | － | － | 洁净的水源水 |

注：＋表示有检出，－ 表示未检出

2. 需氧污染物分解时对氧的需求量

(1) 化学耗氧量(chemical oxygen demand,COD)：水中有机物多为需氧性有机物，因此可以用耗氧量来推测水中有机物含量。化学耗氧量是指一升水中的还原物质在一定条件下被氧化时消耗氧的毫克数。常用强氧化剂高锰酸钾和重铬酸钾作氧化剂。高锰酸钾($KMnO_4$)氧化力弱，只能氧化 60% 的污染物，适用于污染轻的饮用水和地表水中 COD 的测定，可用高锰酸盐指数($COD_{Mn}$)表示；重铬酸钾($K_2Cr_2O_7$)氧化力强，能氧化 80%～100% 的污染物，适用于污水中 COD 的测定，可用重铬酸盐指数($COD_{Cr}$)表示。

(2) 生化需氧量(biological oxygen demand,BOD)：水中有机物被需氧微生物氧化时需要消耗氧气。水样在一定条件下，于一定时间内(一般采用 5d，20℃)被需氧生物氧化所消耗的溶解氧量称为生化需氧量。水中有机物越多，生化需氧量就越高。在一定温度范围内，温度越高，完成生物氧化过程就越快。一般以温度 20℃ 为标准温度，此时有机物要 20d 才能完全氧化分解。因时间过长，在实际工作中都以 5d 作为标准时间。五日生化需氧量(five-day biological oxygen demand,$BOD_5$)可反映水体中可生化有机物的 50%～70%。

BOD 与有机物污染程度成正比。清洁水 BOD 一般在 3mg/L 以下。我国规定地面水 BOD 不超过 3～4mg/L，工业废水最高容许排放浓度为 60mg/L。

3. 溶解氧(dissolved oxygen,DO)　水与空气接触过程中，氧可溶解于水内成为溶解氧。水生植物尤其是藻类由于光合作用能使水中溶解氧含量增多。溶解氧含量与空气氧分压、气压和水温有密切关系，一般水温越高，水中溶解氧含量越低。

清洁地面水中溶解氧一般接近饱和。当水受有机物污染，溶解氧含量可显著降低；污染严重时，有机物被微生物氧化分解将水中溶解氧耗尽，厌氧菌繁殖发育，有机物进行厌气分解，水质恶化而变黑发臭。水受还原性物质污染时，也可消耗水中溶解氧。鱼类等水生生物的生存与溶解氧关系密切，当溶解氧含量降到 3mg/L 或以下时，鱼类不能良好生长，甚至窒息死亡。溶解氧 4mg/L 是保证多数鱼种鱼群生存的最低浓度。溶解氧含量的测定对了解地面水源的污染和自净有重要意义。

4. 总有机碳(total organic carbon,TOC)　是以碳的含量表示水体中有机物质总量的综合指标。TOC 测定得到的是有机物全部氧化后的结果，它比 BOD 或 COD 更能反映有机物的总量。

## 三、生活饮用水基本卫生要求

从卫生学的角度,生活饮用水(drinking water)是指符合一定卫生学要求的供人类日常饮用和日常生活使用的水,包括个人卫生用水,但不包括水生生物用水及特殊用途的水。

生活饮用水应符合以下四项基本卫生要求。

1. 流行病学安全。即饮水中不能含有病原体,以防止介水传染病的发生和传播。我国生活饮用水卫生标准要求生活饮用水应经消毒处理。
2. 水中所含化学物质及放射性物质对人体无害。即饮水中所含化学物质不会对人体健康产生影响,不会产生急、慢性中毒,不会影响子孙后代的健康成长。
3. 水的感官性状良好,使人乐于饮用。
4. 水量充沛,使用方便,不污染衣物,不使食物变色变质等。

## 四、生活饮用水卫生标准的制定原则

我国对饮用水卫生安全十分重视,生活饮用水水质卫生标准逐步发展与完善。现行标准由原国家卫生部与国家标准化管理委员会于2006年12月29日发布,2007年7月1日强制实施。

制定生活饮用水卫生标准的基本原则如下。

1. 保证水质符合基本卫生要求。
2. 保证终生饮用不会出现健康损害。
3. 还要考虑老弱病残孕幼等敏感人群不受到健康损害。

表4-3和表4-4分别列出了我国《生活饮用水卫生标准》(GB 5749—2006)中水质常规指标和消毒剂指标及其限值。

表4-3 《生活饮用水卫生标准》(GB 5749—2006)中水质常规指标及其限值

| 指标 | 限值 |
| --- | --- |
| 1. 微生物指标[①] | |
| 总大肠菌群(MPN/100ml 或 CFU/100ml) | 不得检出 |
| 耐热大肠菌群(MPN/100ml 或 CFU/100ml) | 不得检出 |
| 大肠埃希菌(MPN/100ml 或 CFU/100ml) | 不得检出 |
| 菌落总数(CFU/ml) | 100 |
| 2. 毒理指标 | |
| 砷(mg/L) | 0.01 |
| 镉(mg/L) | 0.005 |
| 铬(六价,mg/L) | 0.05 |
| 铅(mg/L) | 0.01 |
| 汞(mg/L) | 0.001 |

(续 表)

| 指标 | 限值 |
| --- | --- |
| 硒(mg/L) | 0.01 |
| 氰化物(mg/L) | 0.05 |
| 氟化物(mg/L) | 1.0 |
| 硝酸盐(以 N 计,mg/L) | 10,地下水源限制时为 20 |
| 三氯甲烷(mg/L) | 0.06 |
| 四氯化碳(mg/L) | 0.002 |
| 溴酸盐(使用臭氧时,mg/L) | 0.01 |
| 甲醛(使用臭氧时,mg/L) | 0.9 |
| 亚氯酸盐(使用二氧化氯消毒时,mg/L) | 0.7 |
| 氯酸盐(使用复合二氧化氯消毒时,mg/L) | 0.7 |
| 3. 感官性状和一般化学指标 | |
| 色度(铂钴色度单位) | 15 |
| 浑浊度(NTU-散射浊度单位) | 1,水源与净水技术条件限制时为 3 |
| 臭和味 | 无异臭、异味 |
| 肉眼可见物 | 无 |
| pH(pH 单位) | 不小于 6.5,且不大于 8.5 |
| 铝(mg/L) | 0.2 |
| 铁(mg/L) | 0.3 |
| 锰(mg/L) | 0.1 |
| 铜(mg/L) | 1.0 |
| 锌(mg/L) | 1.0 |
| 氯化物(mg/L) | 250 |
| 硫酸盐(mg/L) | 250 |
| 溶解性总固体(mg/L) | 1000 |
| 总硬度(以 $CaCO_3$ 计,mg/L) | 450 |
| 耗氧量($COD_{Mn}$ 法,以 $O_2$ 计,mg/L) | 3,水源限制,原水耗氧量>6mg/L 时为 5 |
| 挥发酚类(以苯酚计,mg/L) | 0.002 |
| 阴离子合成洗涤剂(mg/L) | 0.3 |
| 4. 放射性指标[②] | 指导值 |
| 总 α 放射性(Bq/L) | 0.5 |
| 总 β 放射性(Bq/L) | 1 |

注:①MPN 表示最可能数;CFU 表示菌落形成单位。当水样检出总大肠菌群时,应进一步检验大肠埃希菌或耐热大肠菌群;水样未检出总大肠菌群,不必检验大肠埃希菌或耐热大肠菌群。②放射性指标超过指导值时,应进行核素分析和评价,判定能否饮用

表 4-4 《生活饮用水卫生标准》(GB 5749-2006)中消毒剂常规指标及要求

| 消毒剂名称 | 与水接触时间 | 出厂水限值 | 出厂水中余量 | 管网末梢水中余量 |
|---|---|---|---|---|
| 氯气及游离氯制剂(游离氯,mg/L) | >30min | 4 | ≥0.3 | ≥0.05 |
| 一氯胺(总氯,mg/L) | >120min | 3 | ≥0.5 | ≥0.05 |
| 臭氧($O_3$,mg/L) | >12min | 0.3 | | 0.02(如加氯,总氯≥0.05) |
| 二氧化氯($ClO_2$,mg/L) | >30min | 0.8 | ≥0.1 | ≥0.02 |

## 五、生活饮用水卫生标准常规监测指标的卫生学意义

### (一)微生物指标

在饮用水的微生物安全监测中,普遍采用正常的肠道细菌作为粪便污染指示菌(fecal indicator bacteria,FIB),而不是直接测定肠道致病菌。我国《生活饮用水卫生标准》GB 5749-2006 中的微生物指标有总大肠菌群、耐热大肠菌群、大肠埃希菌和菌落总数 4 个指标。

1. **总大肠菌群**(total coli form) 是一群需氧的及兼性厌氧的,革兰阴性无芽胞杆菌,在 37℃、24~48h 培养能分解乳糖产酸产气,包括埃希杆菌属、枸橼酸杆菌属、肠杆菌属和克雷伯杆菌属。

粪便对人类的威胁是可能含有肠道致病菌。水中肠道致病菌检验方法复杂,耗时长,检验结果阴性亦不能保证水的卫生安全性。大肠菌群用作一种能代表致病菌的指示菌,具有以下特点:粪便中数量最多;检验容易;在外环境生存时间和肠道致病菌相近,而对环境抵抗力则较肠道致病菌强;对消毒剂的抵抗力也较肠道致病菌强。如水中发现较多的大肠菌群,说明水受到粪便污染,其中可能存在肠道致病菌,这种水在卫生上是不安全的,因此世界上均采用大肠菌群作为水的细菌指标。

总大肠菌群仍有不足之处,因它还包含非粪便来源的大肠菌群(如土壤和植物来源的),也不能代表水中抵抗力较大的芽胞病毒和阿米巴包囊,因此水受污染必须加强净化和消毒。水标规定 100ml 中不应检出总大肠菌群。

2. **耐热大肠菌群和大肠埃希菌** 耐热大肠菌群(thermotolerant coliform organisms)是总大肠菌群的一部分。在培养温度 44.5℃下经 24h 仍能生长和发酵乳糖的菌群被称为耐热大肠菌群,由埃希菌属及克雷伯菌属、肠杆菌属和枸橼酸杆菌属中的一些亚属组成。其中只有埃希大肠杆菌(E. coli)是粪源特异性的,通常大量存在于人类、其他哺乳动物和鸟类粪便中,很少在非粪便污染的土壤和水中发现(图 4-1)。

大肠埃希菌是最准确和专一的粪便污染指示,但检测方法较为复杂。多数情况下耐热大肠菌群在水中的浓度直接和大肠埃希菌的浓度相关,所以尽管前者比后者用于指示粪便污染的可靠性相对较差,但前者应用于水质监测被认为是可接受的。因此,当水样检出总大肠菌群时,应进一步检验大肠埃希菌或耐热大肠菌群;水样未检出总大肠菌群,不必检验大肠埃希菌或耐热大肠菌群。

另外,通常情况下耐热大肠菌群与总大肠菌群相比,在人和动物粪便中所占的比例较大,

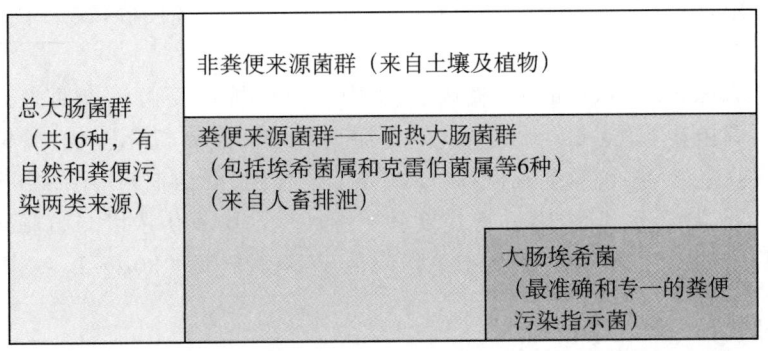

图 4-1 水中总大肠菌群、耐热大肠菌群和大肠埃希菌的来源及三者之间的关系
注:灰度越深,指示粪便污染的可靠性越大

而且由于在自然界容易死亡等原因,耐热大肠菌群的存在可认为近期水体直接或间接地受到了粪便污染。

我国将耐热大肠菌群的限值定为每 100ml 水样中不得检出,一旦检出,应立即进行进一步调查;将大肠埃希菌的限值定为每 100ml 水样中不得检出。

3. 菌落总数(total colony count) 水的菌落总数是指 1ml 水样在营养琼脂培养基中,于 37℃经 24h 培养所生长的菌落数。水中细菌愈多,说明水中有机物亦多,水受有机物污染,尤其是粪便、生活污水污染的可能性愈大,同时也为水中致病菌提供了生存发育的条件,但水中细菌多不能直接证明有致病菌的存在,也不能说明污染来源。

(二)毒理学指标

毒理学指标的设定旨在限制对人的毒性危害比较大的污染物在水中的浓度,以保证饮水不会产生急、慢性中毒,不会影响子孙后代健康成长的卫生学要求。主要针对天然水中均少或无,摄入过多可引起特异性中毒的污染物;并采取了一定的安全系数,以最大程度保证安全。

1. 砷 砷以 $-3$、$0$、$+3$、$+5$ 价的氧化态在环境中广泛存在,天然水中也含有微量砷($1\sim 2\mu g/L$)。砷在被氧化的地表水中主要以 5 价状态存在,在还原条件下(如地下水、深水湖沉积物中)主要是 3 价砷。水砷含量高除地质原因外,工业废水与农药污染亦常见,战时可来自化学毒剂的染毒或投毒。IARC 将其归为 Ⅰ 类致癌物。美国环境保护局根据在中国台湾地区观察到的砷暴露与皮肤癌的关系,计算出终生饮用水砷浓度为 $0.7\mu g/L$、$0.17\mu g/L$、$0.017\mu g/L$ 时,男性皮肤癌致癌风险分别增加 $10^{-4}$、$10^{-5}$、$10^{-6}$。我国规定水中砷含量不得超过 $0.01mg/L$,接触此浓度的超量终生皮肤癌风险是 $6\times 10^{-4}$。

2. 铅 铅是一种蓄积性毒物。儿童、婴儿、胎儿、妊娠妇女对铅较普通成年人敏感,饮水中铅浓度为 $0.1mg/L$ 时,可引起大量儿童血铅浓度超过上限值 $30\mu g/L$。如每日食物摄入铅 $230\mu g$,水摄入铅 $200\mu g$,就会超过 FAO/WHO 专家委员会确定的每周摄入铅的总耐受量 3mg,故水中铅含量定为不得超过 $0.01mg/L$。

3. 氟化物(fluoride) 氟化物在自然界广泛存在。天然水中均含有氟化物,其含量因地区而异。据国内调查,饮用含氟量 $0.5\sim 1.0mg/L$ 的水时,氟斑牙患病率为 $10\%\sim 30\%$,多为轻度,居民龋齿患病率为 $30\%\sim 40\%$。综合考虑饮水氟含量为 $1.0mg/L$ 时对牙齿的轻度影响和氟的防龋作用,以及高氟区饮水除氟或更换水源所付的经济代价,饮水中氟含量定为不得超过1.0mg/L。

**4. 三氯甲烷(trichloromethane)(氯仿)** 水中三氯甲烷主要由污染而来。加氯消毒饮水可以产生三卤甲烷包括氯仿(chloroform),这是游离氯与天然有机化合物(腐植酸、蛋白质、氨基酸、碳氢化合物、多糖等)和人造有机物(如高分子聚合物、凝结剂)作用的结果。三氯甲烷可引起动物和人的肝、肾坏死和硬化,并有高度胚胎毒性。水中氯仿浓度与直肠癌和膀胱癌呈正相关,对人可能具有潜在致癌性。饮水中氯仿限值 WHO 推荐为 30μg/L,我国为 0.06mg/L。

### (三)感官性状和一般化学指标

此类指标制定的目的是满足饮水应该感官性状良好,使人乐于饮用,不使衣物、食物变色变质等卫生学要求。感官性状指标包括色度、浑浊度、臭和味、肉眼可见物4种;一般化学指标均为毒性较小、但对水的感官性状影响较大的化学物;均依据感官性状阈浓度制定限值。

**1. 色度(chromaticity)** 水的颜色是水中悬浮物质和溶解物质对光线作用的结果。天然原因或人工污染均可使水呈色。污染引起的颜色,提示可能带有有毒有害物质,即使对人无害,也往往使人厌恶,不能接受。色度的测定用铂钴法,即1L水中含有1mg的铂为1度,色度<10度时肉眼难于觉察,色度>15度时多数人可觉察。通常经净化处理的水,色度多在15度以下,故标准定为15度。

**2. 浑浊度(turbidity)** 水的浑浊度主要是由水中的颗粒物形成,浑浊度过高的水一般净化处理难以达到卫生标准。颗粒物还可吸附水中其他有毒污染物如苯并[a]芘、多氯联苯等,包裹病毒和细菌而不利于消毒。浑浊度以在与入射光呈90°方向上测量到的散射光强度表示,单位为散射浊度单位(nebulous turbidity unite,NTU)。我国规定饮用水不得超过1NTU,水源水或净水条件受限时不超过3NTU。野外条件可用透明度来粗略表示浊度,透明量筒盛水样后由上向下观察筒底符号,以刚能辨认时的水柱高度(cm)来表示,>30cm 为透明,30~20cm 为微浑,20~10cm 为浑浊,<10cm 为很浑浊。

**3. 臭和味** 饮用水应无臭、无味。异臭、异味常是水中含某些有害杂质或受污染的标志。某些臭味系地质原因引起,不一定对危害健康,但饮用者不易接受。水标规定饮用水不应有异臭、异味。

**4. 肉眼可见物(visible material by bare eye)** 水中如出现虫类、油膜、泡沫、沉淀物、悬浮物等肉眼可见物时,使人厌恶,故规定不得含有。

**5. pH** 自然界中水的 pH 为 6.5~8.5,我国饮用水也以此为标准。此范围内不影响饮用和健康。pH 过低,可腐蚀管道,影响水质,使水中大部分金属盐长时间处于溶解状态,毒性增加,但 pH 低的水有利于消毒。pH 过高可析出溶解性盐类,水的感官性状恶化,且不利于消毒。

**6. 铁(iron)** 铁是人体必需的微量元素之一,但饮用水并不是主要来源。铁在天然水中普遍存在,也可由于污染而来,我国各个省都有超标地区。一般地面水含量很少超过2mg/L,但地下水则可高达每升数十毫克。水中铁浓度在 0.3~0.5mg/L 时无明显异味,0.5mg/L 时色度可大于30度,大于0.1mg/L 时水管中可出现沉淀物,达1mg/L 时有明显金属味。饮水中铁限值为 0.3mg/L。

**7. 铜(copper)** 铜是人体必需的微量元素之一,部分天然水中可检出微量铜,一般水中的浓度对人体无害。水铜含量升高多来自工业废水污染或控制水中藻类繁殖的铜盐。软水和 pH 低的水更易使管道中的铜析出,水中含铜 1.5mg/L 时即有明显金属味,＞5mg/L 有苦味。饮水中铜不应超过 1.0mg/L。

8. 氯化物(chloride) 天然水中一般均含有氯化物,沿海、西北地区水中氯化物含量较高,有的高达每升数千毫克。一般地面水含量较低,地下水含量较高。水中氯化物突然升高,应考虑工业废水或生活污水污染的可能。

9. 溶解性总固体(total dissolved solid,TDS) 溶解性总固体的组成中,除了形成硬度的盐类[包括碳酸钙(镁)、硫酸钙(镁)、硝酸钙(镁)、氯化钙(镁)等]以外,还有非硬度盐类(即非钙、镁盐)。降水和地面水含 TDS 较少,但有的地区如盐渍地带的地面水则较多。一般地下水 TDS 较高,污染也可致 TDS 增高。

10. 总硬度 水的硬度主要是指溶于水中钙、镁盐类的含量。各地和各种水源硬度都不同,一般地面水硬度低,地下水硬度高,但也有相反的情况。我国水的硬度大致是北方高,南方低。

水的硬度可分为暂时硬度和永久硬度。暂时硬度又称为碳酸盐硬度,主要由重碳酸钙或重碳酸镁形成,也可能有少量碳酸盐。暂时硬度加热煮沸可将之沉淀去除。永久硬度又称为非碳酸硬度,由钙、镁的硫酸盐、硝酸盐或氯化物等形成,经煮沸不能去除,暂时硬度与永久硬度的总和称为总硬度(total hardness)。水的硬度以 $CaCO_3$ mg/L 表示。硬度一般分为 4 级,即＜150mg/L 为软水,151～450mg/L 为中等硬水,451～600mg/L 为硬水,＞600mg/L 为极硬水。

### (四)放射性指标

水的放射性指标(radioactivity indices)规定,总 α 放射性为 0.1Bq/L,总 β 放射性为 1Bq/L,它是假设每人每日摄入 2L 水时所摄入的放射性物质,按成年人的生物代谢参数估算出一年内对成年人产生的剂量而确定的。

### (五)消毒剂常规指标及要求

饮水消毒是饮水处理的重要环节。虽然液氯消毒仍是最主要的消毒剂,但氯胺、臭氧、二氧化氯等消毒剂也有应用。为了防止管道输水过程再次污染,消毒剂在水中应保留一定浓度,使之在饮用水出厂时和到达用户取水点尚有一定消毒能力。但消毒剂是化学物质,应在标准中制定限值。因此,消毒剂是一类特殊的指标,不但应有"限值",还应有"余量"。此处介绍氯气及游离氯制剂和二氧化氯的卫生学意义及限值。

1. 氯气及游离氯制剂 饮水用氯制剂消毒时,一定接触时间后,水中剩余的氯量称为余氯(residual chlorine)。余氯包括游离余氯(free chlorine)和化合余氯(combined chlorine)。游离余氯消毒效果大于化合余氯,水中存在一定的游离余氯,说明消毒是可靠的。由于细菌检验比较复杂,在部队及野外情况下,以检查游离余氯代替细菌检验来评价氯消毒是否可靠十分重要。

游离余氯的嗅觉和味觉阈为 0.2～0.5mg/L。消毒 30min,游离余氯 0.3mg/L 以上,肠道致病菌如伤寒杆菌、痢疾杆菌及钩端螺旋体、布鲁杆菌等均可被杀灭。集中式给水的出厂水应符合消毒至少 30min、游离余氯不低于 0.3mg/L 标准,管网末梢水不低于 0.05mg/L。但此标准不适用于病毒、阿米巴包囊等的消毒。

2. 二氧化氯(chlorine dioxide, $ClO_2$) 是带有浅绿色的黄色有毒气体,其味道比氯更大,可用于水的消毒及控制水的气味/味道。$ClO_2$具有广谱杀菌性,且几乎不与水中的有机物作用产生有害的卤代有机物,其有机副产物主要是低分子量的乙醛和羧,无机副产物主要是次氯酸盐,其次是氯酸盐和氯化物。

参照游离余氯含量从出厂水降低到管网末梢水的消耗量约为80%,出厂水中余量($R_0$)=$R_F(1-80\%)$,$R_F$为管网末梢水的余量。考虑到管网、$ClO_2$发生方式等实际情况,水标准规定,$ClO_2$与水接触30min后,出厂余量限值为0.8mg/L,不得低于0.1mg/L,管网末梢水不得低于0.02mg/L。

## 第三节 饮用水处理技术

### 一、概述

利用各种理化手段将含有杂质的水源水处理成符合人体卫生学要求的饮用水的过程称为饮用水处理(water treatment)。传统饮用水处理过程主要包括沉淀、过滤和消毒,近几年来基于水中多种微量有机污染物的存在,发展了多项饮用水深度处理技术以去除传统工艺难以去除的污染物。其涉及的技术包括活性炭吸附、臭氧氧化、臭氧和活性炭联用及各种膜技术等。

根据水处理流程中的使用顺序,现有的饮用水处理技术包括初筛、沉淀、解析、过滤、吸附、氧化、交换、反渗透、消毒等。其中沉淀、过滤、消毒是应用最多、也是最为关键的环节。

通常将改善水的物理性质和消除水中某些化学成分称为净化(purification),包括以上所述的筛除、沉淀、过滤、吸附等。消毒则是利用理化方法杀灭水中病原微生物。不同技术处理的目标是难以截然分开的,沉淀和过滤都兼具改善理化性状和去除微生物的功能,而氯化消毒除了可杀灭微生物外还具有一定的去除有机物、降低色度等效果。广义的净化也把消毒包括在内。

### 二、自然沉淀与混凝沉淀

根据水中颗粒(particle)大小的不同,可以分别进行自然沉淀和混凝沉淀处理。

#### (一)水中颗粒物的沉淀性质

水和水中均匀分布的细小颗粒所构成的体系,物理化学中称为分散体系。分散体系可以按其中颗粒大小分成三类:真溶液(颗粒<1nm 分子和离子)、胶体溶液(1~1000nm)和悬浮液(>1000nm)。胶体溶液中胶体颗粒不断进行布朗运动,不易因重力作用沉淀,这是河水中的黏土颗粒保持不沉而使水浑浊的原因。水中比重大的悬浮物在重力作用下可逐渐下沉,称为自然沉淀(natural sedimentation)。胶体颗粒不能用自然沉淀法去除。

自然沉淀往往需时较长,在行军、野营或战时不适用,仅在长期驻扎或固定营房修建集中式给水时作初步处理,多与混凝沉淀联用。常用沉淀设备为各式沉淀池。

## (二)水的混凝机制

各类细颗粒在水中长期保持分散而不沉,是因它们带有相同的电荷,如黏土、腐殖质、微生物等都带有负电荷,互相排斥,因而不能黏附在一起形成大的聚集体而下沉。向水中加入混凝剂(coagulant)或助凝剂,使细小颗粒互相吸附成较大颗粒而沉淀,使水体澄清称为混凝沉淀(coagulation sedimentation)。混凝沉淀可有效去除98%的浊度,80%的色度,80%～98%的细菌和病毒,此外还有除铁、除氟、去除水中某些毒物,以及去除水中核、化学、生物战剂的作用。

混凝往往通过多种机制同时发挥作用,只是一定情况下可能以某种机制为主。常见混凝机制如下。

1. 吸附电中和　铝盐、铁盐混凝剂产生的带正电荷的氢氧化铝、氢氧化铁胶体、带正电荷的单核或多核羟基配合物或聚合物等,都能与负电胶体很好地吸附并相互凝聚。多个不同电性的胶体颗粒就可以相互吸附桥联,形成空间网架结构大的絮状聚合体。

2. 沉淀物卷扫和网捕　上述絮状聚合体能够直接卷扫和网捕水中胶粒,使絮状体逐渐加大而下沉。

3. 吸附架桥　主要是指高分子混凝剂和胶粒的吸附与桥联。还可以理解成两个大的同号胶粒中间由于有一个异号胶粒而连接在一起。

## (三)混凝剂

1. **常用混凝剂的特点**

(1)硫酸铝:硫酸铝盐是最常用的混凝剂,包括明矾[$Al_2(SO_4)_3 \cdot K_2SO_4 \cdot 24H_2O$]、硫酸铝[$Al_2(SO_4)_3 \cdot 18H_2O$]、氨明矾[$NH_4Al(SO_4)_2 \cdot 12H_2O$]和铝矾土等。常用的硫酸铝外观为白色光泽晶体,易溶于水,室温时溶解度大约50%,沸水中提高到90%以上。硫酸铝的优点是使用便利、混凝效果较好、处理后对水质无不良影响;主要缺点是影响因素多、适应水的pH范围窄、反应澄清时间较长等。当水温低时硫酸铝水解困难,形成的絮体较松散。

(2)聚合氯化铝:是无机高分子络合物,本质上与铝盐并无不同,但由于其本身为电荷适度、聚合度大的无机高分子电解质,中和电荷、粘接架桥能力较强,投入水中可迅速发挥混凝作用,能以较少剂量取得较好混凝效果,这是聚合氯化铝优于其他铝盐之处;缺点是处理水表面常有浮沫,沉淀物容积较大,水的浊度较低时,混凝效果较差。

(3)铁盐:常用铁盐有硫酸亚铁(绿矾)($FeSO_4 \cdot 7H_2O$)、三氯化铁($FeCl_3 \cdot 6H_2O$)、硫酸铁[$Fe_2(SO_4)_3 \cdot 2H_2O$],以及聚合硫酸铁。其中聚合硫酸铁是新型高分子无机净水剂,具有净水效果比其他铁盐好,影响因素少,原料来源可靠价廉,余留的铁比铝安全等优点,是一种有前途的净水剂。

铁盐的优点是絮状物比重大,沉降较快;适应水的pH宽(pH3.5～6.5或8～11);低温时效果亦好;去除砷、含砷军用毒剂及肉毒杆菌毒素效果较好。其缺点是处理后的水易产生色、味;具有强酸性,对设备有腐蚀作用及易堵塞水管;使用亚铁盐要投加石灰或氯。

(4)净水植物:我军曾经对净水植物进行了大量研究,发现有混凝、助凝作用的植物有数十种。量天尺、仙人掌、木棉树、木瓜等有混凝作用;榆树、土肉桂、钝叶樟、木芙蓉、刨花楠、梧桐树等则有助凝作用。

以净水植物作混凝剂或助凝剂,是利用植物的全草(如贯众、马齿苋)、根茎(如仙人掌、量天尺)、叶(如钝叶樟)、花(如木芙蓉花)、果汁(如木瓜),其中多含有多糖类高分子物质,含有—$CONH_2$、—$COOH$、—$OH$、—$NH_2$等基团,带负电荷,可与水中铁、铝、钙等二价以上阳离子形成多糖类金属盐絮凝体。此外,还有电荷中和及黏附架桥作用。

2. 助凝剂 助凝剂本身可起、也可不起混凝作用,但与混凝剂一起作用时能促进混凝过程。助凝剂一般可分两类:一是调节或改善混凝条件的药剂,如原水碱度不足可投加石灰,又如硫酸亚铁氧化为高铁须加氯气等;二是加大絮状物粒度、比重和结实性的药剂,如在水中加黏土可起到加重、加大絮状物的作用,在水中加无机或有机高分子物质如活化硅酸、骨胶、聚丙烯酰胺,可加强黏附架桥作用,使胶体脱稳,加大絮状物。较常用的助凝剂有活化硅酸和聚丙烯酰胺。

**(四)混凝沉淀方法**

1. 混凝剂用量的确定 混凝剂用量受多因素影响,尤其是集中式给水处理水量大,可用少量水样的试验法以确定较合适的混凝剂用量,以保证混凝效果和节约混凝剂用量。

在野外情况下,可用三桶(杯)法,即在三个盛有浑水桶内(容量20L)各加入5%明矾溶液20 ml、30 ml、40 ml(或其他混凝剂的不同剂量),先快后慢搅拌3～5min,放置5～10min,以形成絮状物大、现场速度快、澄清效果好的一桶为剂量。如三桶在10min后仍无絮状物形成或絮状物微小,则须增加混凝剂量再做试验。如加入足量的铝盐混凝效果仍不好,可投加石灰或其他碱性物质。

2. 搅拌 混凝剂加入水中后,应迅速充分搅动使混凝剂得以快速混合均匀,然后慢速搅拌,以增加絮状物碰撞机会形成较大的絮状物下沉。长时间剧烈搅拌或经常改变搅拌方向,都可导致絮状物不可逆的破坏。搅拌对混凝的效果有很大影响,搅拌的速度和时间如果不适当,不能获得最佳混凝效果。

3. 净水植物作为混凝剂的使用方法 可取量天尺或仙人掌一块,在一端划几条口子,稍加挤压,在浑水中搅2～3min至出现蛋花状絮状物为止,沉淀5min,取上面清水或经布滤后使用。也可将仙人掌捣烂,取一定量黏稠物加入水中,搅拌至出现絮状物,静置澄清备用。

净水植物作助凝剂用时,先向水中加入明矾等混凝剂,快速搅拌2～3min至出现微小絮状物时,再加入砸烂植物1～2g/10L或10%植物水浸液2～5ml/10L,慢搅1～2min到出现大絮状物时,即用布滤或沉淀3～5min后,取上清水使用。此法可使混凝时间加快,明矾用量节约1/3。

净水植物在干燥后或水浸液放置过久,净水作用即消失。一般均使用新鲜植物或现配水溶液,但也有个别植物干燥后仍有净水效果,净水植物多只用于野外少量水处理。

**(五)影响混凝效果的因素**

影响混凝效果的因素很多,且较复杂,主要有以下几个因素。

1. 水的pH 水的pH对混凝的影响程度,因混凝剂种类而异。铝盐在水中水解后,要在一定的pH范围内才能形成氢氧化铝。氢氧化铝为两性化合物,当pH>8.5时,将溶解生成偏铝酸根离子($AlO_2^{2-}$);pH<3时,氢氧化铝又可离解为三价铝离子。一般认为水的pH在5.7～7.8时混凝效果较好。

铁盐同样受水的pH影响,但较铝盐稍好。因铁盐水解性能较铝盐好,水解产物不易溶解。二价铁盐适宜的pH为6.0~8.4,而二价铁盐只有当pH>8.5时才可被氧化为三价铁,因此须投加碱。

高分子混凝剂尤其是有机高分子混凝剂,混凝效果受pH影响较小。

2. 水温　水温对混凝效果有明显影响。水温低时,铝盐在水中水解缓慢,絮状物形成也慢且颗粒细小松疏,即使增加剂量效果亦不大。此外水温低时,水的黏度增大,絮状物亦不易下沉。为提高低温时混凝效果,常用增大剂量,延长沉淀时间,投加高分子助凝剂或改用聚合氯化铝、聚合硫酸铁等方法。

3. 水中杂质　水中悬浮物的成分,如不同的黏土种类、浓度,腐植酸都对混凝有影响。据试验,膨润土形成的浊度消耗的铝盐量较高岭土高20倍之多。水中悬浮物的多少能影响絮状物的形成,浑浊或稍浑浊的水较透明的水更易凝聚,一般水中悬浮物多少与混凝剂投加量成正比,但如悬浮物极少时,反而要增加剂量或投加黏土帮助凝剂。当水中存在腐殖质、单宁等化合物时,使水具有很高色度,用铝盐或铁盐混凝除色须在低pH下进行,才能取得较好的效果。

## 三、过滤

过滤(filtration)可以改善水的感官性状,对除铁、锰也有一定效果。慢砂滤对去除微生物效果都很好,大肠埃希菌、病毒、阿米巴包囊、贾第鞭毛虫包囊去除率均在99%以上。混凝沉淀后再过滤,可以提高去除金属、农药滴滴涕、有机磷的效果,对大肠埃希菌、病毒、阿米巴包囊的去除率均比直接过滤有较大提高。如直接过滤去除脊髓灰质炎病毒仅1%~50%,加明矾,沉淀过滤则去除率>99.7%。

**(一)滤料的种类**

滤料应符合一定的卫生学要求,即本身无毒,亦不会与水中任何化学物质结合产生有毒物质,不会被微生物利用和分解;有良好的机械强度,不易磨损破碎。

1. 颗粒状滤料　最常用的有石英砂、无烟煤、磁铁矿、木炭和活性炭。近年发展的有陶粒、陶瓷料、石墨、聚苯乙烯发泡塑料珠等。就地取材还可利用煤渣、蚌壳、果壳(如椰壳)等。

2. 纤维状滤料　纤维状滤料包括石棉纤维、金属纤维、聚丙烯纤维、纤维活性炭、离子交换树脂、布、棉花、羊毛等。各种纤维可织成布或编成绳状绕缠在支架或多孔圆筒上,也可成团置于过滤器内进行过滤。

3. 多孔成型滤料　多孔成型滤料可用陶瓷、硅藻土、活性炭、金属、塑料等原料制成管状或板状。陶土滤器早在世界大战中就曾应用,可隔滤细菌,但因笨重、易碎、易堵塞、清洗困难、出水量小等已不再使用。近年研制有变孔烧结活性炭管等材料,部分克服了这些缺点。

4. 薄膜型滤料　有各种类型的微滤膜和超滤膜,微滤膜孔径为$20.0$~$0.1\mu m$,超滤膜孔径为$0.10$~$0.01\mu m$,主要用于去除微细悬浮颗粒、细菌、病毒和胶体等。这种滤料由于孔径很小,极易堵塞,因此水须先经过有效的预处理,一般只用于对净化度要求较高的少量水处理。

## (二)过滤方式

过滤方式分为两大类:表面过滤,是将悬浮物截留在滤料表面;滤层过滤,是悬浮物能进入滤层深处并被截留。表面过滤工具有金属筛网、陶瓷过滤管、活性炭烧结管、石棉滤板、滤膜等。滤层过滤工具有慢滤池、快滤池、砂滤桶、压力过滤器等。

## 四、消毒

### (一)概述

水的消毒(disinfection)是水质改善中最重要的一个环节。污染的原水经混凝、沉淀、过滤仍会有一部分微生物未能杀灭。从军队来说,平时饮用未经消毒的水而引起肠道传染病暴发的事例至今仍时有发生。战时因条件所限,往往不得不饮用污染的原水,敌人还可能使用生物战剂。因此,原则上说不论平时还是战时,凡饮用水必须经过消毒。我军《军队战时饮用水卫生标准》中特别强调:"任何类型的水源水,供给饮用时必须经过水质检验和消毒。"

水消毒的方法和药剂有很多(表4-5),但最常用的仍然是煮沸和氯消毒法。

### (二)氯消毒剂的种类

供饮水消毒用的氯制剂分为液态氯、无机氯制剂和有机氯制剂三种。

1. **液氯** 将氯气在常温下加压6~8个大气压即可变为琥珀色液体,储存于钢瓶中。液氯在减压时,很快挥发成气体,通过加氯器,将氯与水配成氯溶液再投入水中。液氯易溶于水,溶解度与温度有关,如10℃时1L水可溶解氯9969mg,而20℃时则为7291mg。

液氯价廉,且消毒时使水偏向酸性,有利于消毒。但氯气有毒,对黏膜有强烈刺激性,高浓度可致命,因此在运输、储存、使用时应防止泄漏,注意安全。

2. **漂白粉与漂白粉精**

(1) 漂白粉[$CaCl(OCl)$]:是石灰经氯化制成的,其成分较复杂,含有杂质较多,其中有效成分为有效氯(凡含氯化合物的分子团中氯的价数大于负一价者均为有效氯),它们具有杀菌能力。一般商品漂白粉含有效氯35%。但漂白粉保存不当时,如受热、日晒、封闭不严,有效氯极易损失。在北方有效氯损失要低些,在南方一般情况下有效氯损失可按每月0.5%~2.5%估计。漂白粉如配成溶液,有效氯损失慢得多。

漂白粉消毒费用比液氯贵3~4倍,储存时有效氯易损失,且可提高水的pH不利于消毒,但使用方便,消毒少量水时还是可应用的。

表4-5 水的各种物理化学消毒法

| 分类 | 方法 |
| --- | --- |
| 物理性方法 | 热:煮沸 |
| | 声:超声波 |
| | 辐射:紫外线、微波、γ射线 |
| | 压力:超滤 |
| 化学性方法 | 卤族元素:氯、碘、溴 |
| | 卤间化合物:氯化溴、氯化碘、溴化碘 |
| | 过氧化物:臭氧、高锰酸钾、高铁酸钾、过氧乙酸 |
| | 金属:银、铜 |
| 协同方法 | 几种化学方法协同:氯胺与碘化钾,氧与溴化碘,铜与维生素C和过氧化物 |
| | 物理与化学方法协同:臭氧和紫外线,银与超声波,载银树脂 |

(2)漂白粉精[$Ca(OCl)_2$]:是氯化石灰的精制品,有效氯含量可达70%。有粉剂与片剂两种,性质较稳定。据笔者所在单位多年观察,1片漂白粉精片(含有效氯200mg/片)每年损失有效氯约10mg。

漂白粉精价格虽高于漂白粉,但含有效氯高,且不易损失,故实际费用与漂白粉相差不大。

3. 二氯异氰尿酸钠($C_3O_3N_3NaCl_2$)和三氯异氰尿酸($C_3O_3N_3Cl_3$)

(1)二氯异氰尿酸钠:商品名"优氯净",为白色粉末,易溶于水,水溶液澄清无沉淀,含有效氯62%~64.5%。性质极稳定,不受高温、高湿影响,吸湿至一定程度即稳定,加以烘干后有效氯并无大损失。

二氯异氰脲酸钠含有效氯高又不易损失,消毒后水pH较低,受有机物影响小,故消毒效果也较好,但价格相对较贵。

(2)三氯异氰尿酸:商品名"强氯精",其有效氯90%以上,杀菌性能优异。

4. 二氧化氯($ClO_2$) 为淡黄绿色气体,易溶于水,溶解度比氯大5倍。$ClO_2$为强氯化剂,消毒后水中无氯化有机副产物,且具有广谱消毒效果。其杀菌活性在很宽的pH范围内都比较稳定(pH 4~10),在水中的扩散速度比氯快、渗透能力比氯强,特别是在低浓度时。$ClO_2$消毒剂的特点可归纳如下。

(1)较自由性氯杀菌能力强,为氯化消毒效果的2.5倍,消毒作用不受氨和pH影响,杀灭微生物快而效果好,因而同等条件下的投量较氯化法用量少。

(2)生成有害物质较少。对水中残存有机物的氧化,$ClO_2$比$Cl_2$要优越,$ClO_2$以氧化反应为主,而$Cl_2$以亲电取代为主。经氧化的有机物多降解为含氧基团(羧酸)为主的产物,无氯代产物再现,其无机副产物主要是次氯酸盐,其次是氯酸盐和氯化物。此外,腐植酸等也可被氧化降解,而且降解产物不以氯仿出现。其适用于有机物污染的水体消毒。

(3)由于具有强氧化作用,故可用于除臭,去色,去氧化铁、锰等物质,且效果稳定。

但二氧化氯在水中可还原为亚氯酸盐($ClO_2^-$),后者(据动物实验)可损伤红细胞,引起溶血性贫血。为安全起见,美国环境保护局建议$ClO_2$使用量不应超过1mg/L。

综合考虑,在$Cl_2$、$ClO_2$、$O_2$和氯胺4种消毒剂中,$ClO_2$的消毒效果最好。

### (三)氯消毒机制

1. 氯的水解 氯气或氯消毒制剂溶到水中,就很快地水解成次氯酸(HOCl)。

$$Cl_2 + H_2O \rightarrow H^+ + Cl^- + HOCl$$

氯的水解速度特别快,甚至在1℃时于1s以内就可以完成。

2. 次氯酸在水中的离解 次氯酸(HOCl)在水中可以离解。

$$HOCl \rightarrow H^+ + OCl^-$$

离解速度随水温和pH而变化(表4-6)。

3. 氯对细菌的杀灭作用 目前比较公

表4-6 不同pH时HOCl和$OCl^-$含量(水温20℃)

| pH | HOCl(%) | $OCl^-$(%) |
|---|---|---|
| 4 | 100.00 | 0.00 |
| 5 | 99.70 | 0.30 |
| 6 | 96.80 | 3.20 |
| 7 | 75.20 | 24.80 |
| 8 | 23.20 | 76.80 |
| 9 | 2.90 | 97.10 |
| 10 | 0.30 | 99.70 |
| 11 | 0.03 | 99.97 |

认的说法是，氯的消毒作用是通过它所产生的次氯酸（HOCl）产生的，而不是氯气本身，也不是它所产生的氢离子或次氯酸根（OCl⁻）。次氯酸的杀菌能力比次氯酸离子高80倍。

HOCl是一个中性的分子，可以扩散到带负电的细菌表面，并穿过细菌的细胞进入细菌内部。HOCl分子进入细菌内部后，由于Cl原子的氧化作用破坏了细菌的某种酶系统，最后导致细菌死亡。而OCl⁻虽然也包括一个氯原子，但它带负电，不能靠近带负电的细菌，所以很难起消毒作用。水中HOCl和OCl⁻所含的氯总量称为自由性氯，水中氯胺所含的氯总量则称为化合性氯。自由性氯的消毒效能比化合性氯的消毒效能高。

### （四）微生物对氯的敏感性

1. 细菌　无芽胞的细菌一般对氯的抵抗力较低，尤其是革兰阴性细菌，如肠道致病菌。据试验，在不耗氯水中，游离氯0.06mg/L以上，室温下5min即可将大肠埃希菌、伤寒杆菌、志贺痢疾杆菌、铜绿假单胞菌100%杀灭。而大肠埃希菌对氯抵抗力又较伤寒杆菌、宋氏和福氏痢疾杆菌、布鲁杆菌强。钩端螺旋体对氯的抵抗力和大肠埃希菌相似或弱一些。

革兰阳性细菌对氯的抵抗力较革兰阴性细菌强，是由于它们的细胞壁较厚，渗透性较低及组成成分差异等原因。有芽胞的细菌具有几乎不透水致密的外膜，氯不易渗入到细菌体内将其杀灭，因此对氯抵抗力最强。有试验表明，用液氯150mg/L，需要30min才能将炭疽芽胞杀灭。结核杆菌、立克氏体对氯的抵抗力较强，后者加氯量50 mg/L，10min方能将其完全杀灭。

2. 病毒　肠道病毒的抵抗力一般比肠道细菌强，但不同的病毒对氯的抵抗力差别很大。研究发现，除腺病毒Ⅲ型和呼肠病毒比肠道细菌对氯的抵抗力低以外，其他大多数病毒对氯的抵抗力比肠道细菌约高10倍。水中如含有氨氮对灭活病毒影响很大，因氯与氨形成结合氯，灭活病毒能力很差。

3. 原虫与包囊　各种包囊对氯的抵抗力很大。表4-7为莫里斯（Morris）综合各种不同类型氯对杀灭水中（不耗氯）99%各种病原体所需氯量，由此可看出各种病原体对氯抵抗力的差异。

表4-7　杀灭病原体99%以上氯浓度（mg/L）

| 氯分类 | 肠道细菌 | 肠道病毒 | 阿米巴包囊 | 芽胞 |
| --- | --- | --- | --- | --- |
| HOCl | 0.02 | 0.002~0.4 | 10 | 10 |
| OCl⁻ | 2 | >20 | $10^3$ | >$10^3$ |
| NH$_2$Cl | 5 | $10^2$ | 20 | $4\times 10^2$ |
| Cl$_2$（pH7） | 0.04 | 0.8 | 20 | 20 |
| Cl$_2$（pH8） | 0.1 | 2 | 50 | 50 |

注：接触时间10min，水温5℃

### （五）氯的投加剂量与接触时间

为保证氯消毒的效果，必须有足够的加氯量和接触时间。

消毒时，加氯量除必须满足水中杂质消耗的氯量（需氯量），还必须接触一定时间才能起到消毒作用。同时,在接触一定时间后,应余留有一定的游离性氯量(余氯量),才能保证消毒的可靠。因此,加氯量=需氯量+游离性余氯量。通常饮水消毒采用的接触时间为30min。

从微生物的杀灭结果看,氯消毒剂量和接触时间存在一定关系。即接触时间长,消毒剂量小;接触时间短,消毒剂量大。据此可得出浓时积公式:

$$C^n t = K$$

式中:$C$为消毒剂浓度,$n$为浓度系数,$t$为达到一定杀菌效果的时间,$K$为浓时积常数。消毒剂浓度变化与时间变化影响相等时$n=1$。

余氯量和接触时间可以调整,只要两者的乘积达到杀菌所需的K值,则可保证消毒的效果,消毒同样有效。例如对水温5℃、pH 7的水消毒,K=12,消毒时间为30min,则所需游离余氯量为$C=12/30=0.4$mg/L。同样条件下消毒时间缩短为15min,则所需游离余氯量为$C=12/15=0.8$mg/L。

但须注意:不可无限加大或减少加氯量和接触时间。如时间过短,剂量再大也达不到消毒目的,反之亦然。因此,一般游离余氯不宜低于0.3mg/L,接触时间不应少于15min。

水源无严重污染时,温暖季节取浓时积6~12,寒冷季节取浓时积12~18,通常可保证消毒安全。

表4-8为根据氯杀灭99%水中A2型柯萨奇病毒计算的浓时积表,可作为氯消毒时参考。

表4-8 不同条件下加氯消毒时浓时积

| pH | 浓时积(K) | |
| --- | --- | --- |
| | 0~5℃ | 10℃ |
| 7.0~7.5 | 12 | 8 |
| 7.5~8.0 | 20 | 15 |
| 8.0~8.5 | 30 | 20 |
| 8.5~9.0 | 35 | 22 |

注:$n=1$,按余氯量算

上述浓时积是以柯萨奇病毒做试验的,故对繁殖型细菌有较大的安全系数,对其他病毒也可应用。据试验,在水pH<7、水温>20℃、浑浊度<0.1度,K=35可灭活水中甲型肝炎病毒。而杀灭阿米巴包囊胞需K=650,杀灭炭疽芽胞需K=4500,因此不宜用氯消毒法,前者可用过滤法,后者可用煮沸消毒法。

### (六)影响氯消毒的因素

1. 水的pH 氯制剂在水中水解成次氯酸,pH高,促使次氯酸离解为次氯酸离子和氢离子,反之离解越少。次氯酸的杀菌能力比次氯酸离子大80倍,因此在酸性环境下杀菌能力比碱性环境强。分析各种pH和水温下杀灭几种病毒所需要的加氯量和接触时间,认为不论温度高低,剂量大小,在pH相差2时,有效消毒时间增加2.5倍以上。

2. 水温 氯消毒的本质是化学反应,与温度密切相关。水温升高,杀菌作用增强;水温降低,杀菌作用显著下降。如pH 8.5时,水温2~5℃时杀灭大肠埃希菌的剂量比20~25℃时高1倍。

3. 水中杂质 水中能消耗氯的溶解性物质包括有机酚、腐殖质、蛋白质及其分解物等,无机物如亚铁、亚硝酸盐、黏土等,以及生物如微生物、藻类等。水中悬浮物除消耗氯外,还可包裹细菌使内部不能与氯接触而影响消毒效果。试验证明用氯消毒含悬浮物的水后,水中未检出大肠埃希菌,但搅动沉淀物后水中再次检出大肠埃希菌。因此,宜先处理水中过多的悬浮物,以保证氯消毒的效果。

### (七)氯消毒方法

**1. 常量氯消毒法** 常量氯消毒法适用于平时营区或较长时间驻扎时经常性用水的消毒。水源保护情况良好,水质透明又没有严重污染时,单独使用常量氯消毒法可保证饮水安全。若水质污染严重或浑浊时,则必须先经处理再用常量氯消毒法,其步骤如下。

(1)确定消毒剂有效氯含量:由于有效氯容易失效,因此应经常测定消毒剂有效氯含量。包装或说明书提供的有效氯含量仅能作参考。

(2)计算水量:应熟悉常规静止及流动水体的水量计算方法。此外,还应熟悉军队常用容器如水桶、行军锅、面盆的容量,以便确定投加的消毒剂量。

(3)确定投加消毒剂的量:大中型水厂一般先做小型模拟实验,绘制加氯量与游离余氯对应坐标曲线,选择作用30min后的游离余氯在0.3~0.5mg/L的加氯量作为试投放量,并根据水温、水质的变化适时调整。

野外可用估计法和三杯(桶)法。估计法是最简单、最常用的方法,按照表4-9根据水质清浊估计加消毒剂的量。但此法不太准确,因未能考虑水质的其他情况。

表4-9 不同水质的估计加氯量

| 水质 | 加氯量(mg/L) |
| --- | --- |
| 透明水(井水) | 1~2 |
| 微浑水(河水) | 2~3 |
| 稍混水(塘水) | 3~4 |

加消毒剂量(g)=加氯量(mg/L)×水量(L)/消毒剂有效氯含量(%)×100

例如,水源水为保护良好透明无色河水,无污染,水池容量 $2m^3$,优氯净有效氯含量60%,加氯量为2mg/L,应加优氯净量(g)=2×2000/60%×1000=6.7(g)。

试验法可用三杯法或三桶法。其方法是在各杯(桶)水内加入不同量消毒剂溶液后30min,测定余氯量,取合适余氯的一杯(桶)的加量,即可计算出每升应加消毒剂的量。此法不需要了解消毒剂有效氯含量。

(4)进行氯消毒:应先将消毒剂调成浆状或配成溶液加入,后者可用上清液,充分搅拌,放置30min。

(5)测定余氯:这是保证消毒效果的重要一环。因影响消毒的因素多,水质变化大,常用的估计法等都不一定准确,只有根据余氯量才能判断消毒是否可靠。一般要求消毒30min后,应保持游离余氯0.3~0.5mg/L。

**2. 超量氯消毒法** 用超过正常氯量5~10倍或更大的氯量消毒称为超量氯消毒法。此法适用于有色浑浊、污染严重的水。该方法简便,消毒效果好,消毒时间短;但消耗药量大,而且余氯很高,必须经过脱氯方可饮用,因此只用于行军、野营、战时紧急情况下,水源受到严重污染或发生肠道传染病流行或生物战时。其游离余氯在战时或有肠道传染病流行时,应不低于1~2mg/L,水被生物战剂污染时不低于5mg/L。近年有的城市因水源严重污染,加氯量已近10mg/L,余氯亦高达2~3mg/L。

消毒时可估计加入正常5~10倍消毒剂量,消毒10~15min,测定余氯。去除余氯的方法有:①1mg余氯可用3.5mg硫代硫酸钠脱去。②加漂白粉量1/2的硫代硫酸钠也可。③维生素C也是一种很好的脱氯剂,每片100mg维生素C可脱氯64.7mg。此法方便快速(压碎加入,略加搅拌即可),维生素C性质稳定,储存10年脱氯效果不变。④亦可将水通过活性炭或木炭过滤器脱氯。

## (八)其他消毒法

1. 紫外线　紫外线辐射是由低压汞灯产生的,具有杀菌的紫外线波长在 $250\sim265\mu m$。紫外线杀菌原理是其对微生物细胞 DNA 的胸腺嘧啶起光化转变作用,形成二聚体,导致细胞死亡。

紫外线消毒的优点是不改变水的理化性质,水中含氨不影响杀菌能力,不产生臭味,消毒快,过量照射亦无影响;缺点是杀灭芽胞、病毒效果比繁殖型细菌差,受水质、水层厚度影响较大,无余留作用,不易确定失效时间,价格较贵等。适用于水质较好的地下水。

2. 臭氧　臭氧是氧的同素异形体,是将干燥空气或氧气通过高压放电而制得的。臭氧在常温下为无色气体,有特殊臭味,不易溶于水。臭氧氧化能力很强,杀菌迅速,一般在数分钟内即可将细菌杀灭。杀灭芽胞和病毒效果均较氯好。消毒水投加剂量通常不大于 $1mg/L$。接触时间 $15min$,余臭氧量 $0.4mg/L$,可保证饮水安全,包括杀灭病毒。

臭氧的优点是杀菌快、效果好,对铁、锰、色、味、酚、BaP 等都有去除能力,不受水中氨和 pH 的影响,不产生卤代甲烷;缺点是价格昂贵,设备复杂,消耗能源多,无余留作用,不能储存,需现制现用等。用臭氧消毒时,水中若含有溴离子就会产生消毒副产物溴酸盐,后者具有致癌风险。

3. 银　银有持续杀菌作用,可用于长期储水(如船泊用水、坑道储水等)和个人饮水消毒,个别自来水厂亦有用银作消毒剂。其消毒原理是银吸附于细胞壁破坏细菌的分裂功能,量大时可进入细胞内,储存于胞质膜上,并与含硫基的酶形成不可逆的硫银化合物,影响细胞的呼吸作用,导致细胞死亡。

极微量的银就有杀菌作用,但杀菌时间较长,需 $1\sim2h$,一般消毒水的剂量为 $0.05\sim0.3mg/L$。笔者所在单位试验杀灭井水中痢疾加银量要在 $0.1mg/L$ 以上。

银离子消毒方法很多,可以直接加入硝酸银、电解银或将银载在陶粒、羊毛织物、尼龙纤维、颗粒活性炭、离子交换树脂上,用作过滤同时有消毒作用。我军研制的载银树脂、载银活性炭已广泛用于个人饮水消毒管和净水器中。

但银离子消毒杀菌慢,杀菌作用不强(特别是对芽胞、病毒、包囊),影响消毒因素多如 pH、水温、有机物、氯化物等,价格昂贵,故其使用受到限制。

(周紫垣　曹　佳)

### 思考题

1. 请比较自然界各种不同水体中的常见污染物种类及其在水体中的转归。
2. 如何判断水源是否受到污染?常用的指标有哪些?
3. 水相关疾病在军队最常见的有哪些?一旦发生,应该如何对水进行处理?如何诊断及治疗?
4. 水中哪些病原微生物是氯化消毒所不能杀灭的?有效的处理方法是什么?
5. 国家《生活饮用水卫生标准》中微生物指标的卫生学意义是什么?为什么要设立耐热大肠菌群和大肠埃希菌这两个指标?
6. 常量氯消毒法和超量氯消毒法分别适宜于哪些场合?应该怎样操作?

## 参 考 文 献

[1] Ming-Ho Yu, Humio Tsunoda, Masashi Tsunoda. Environmental Toxicology. New York: CRC Press, 2011.
[2] 曹佳. 程天民军事预防医学. 北京: 人民军医出版社, 2014.
[3] WHO. Guidelines for Drinking-water Quality. 4th ed. Geneva, Switzerland: WHO Press, 2011.
[4] 秦钰慧. 饮用水卫生与处理技术. 北京: 化学工业出版社, 2003.

# 第 5 章

# 军队给水卫生

【学习目的与要求】

了解野战条件下的水质检验与改善方法,我军常用的消毒剂及其优缺点,配水设备的卫生要求,二次供水的卫生要求,水源的卫生防护要求,分散式给水常见的水质处理方法,特殊环境下给水的方法,核化生条件下的水处理。掌握军队平战时饮用水卫生标准,水源卫生侦察的内容、流程,侦察、水源选择与防护。

军队给水卫生(military water supply hygiene)是部队平战时卫生保障的重要内容,是保障官兵健康、维持和提高部队战斗力的重要因素。在未来战争中,各类核、化、生高新武器的使用可能会进一步加剧了对水源水质和供水系统的破坏,提高了作战对给水保障的技术要求。

## 第一节 军队给水方式及用水量规定

军队饮用水的给水方式可分为集中式和分散式两种。集中式为主要方式,但在边远地区和分散部队,或实战条件下,仍可能使用分散式给水。

### 一、集中式给水

集中式给水(centralized water supply)通常称自来水(tap water),是指由水源集中取水、集中净化和消毒,通过配水管网集中配送用户的给水方式,适用于有一定数量、居住比较集中的部队。优点:便于水源选择和防护,集中净化消毒有利于保证水质的卫生安全,由管网运输配水利于防止水在运送过程受污染,卫生管理和监督也比较容易。缺点:一旦发生污染,疾病的发生和流行波及范围广,受害人群多,危害严重。

(一)集中式给水工艺流程

集中式给水包括取水、净水和配水三个过程。取水指从选择的水源汲取原水,通过管网输送到净水设施;净水是通过各种方法使原水处理后达到饮用水卫生标准的要求;配水是将符合卫生要求的生活饮用水,通过管网输送到供水区和用户。由于水源类型、水质情况、生产能力、经济技术条件等不同,各过程的设备可有较大的差别。

1. 地面水　地面水主要由地面水流所形成,容易受到污染。以地面水作为水源时,一般采用下列工艺流程(图 5-1)。

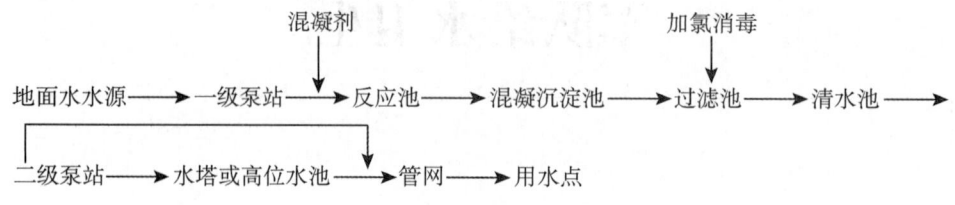

图 5-1　以地面水为水源的工艺流程图

2. 地下水　地下水属于比较好的水源。特别是深层地下水,战时不易受核、化、生战剂的影响,是平时和战时首选的水源。以地下水作为水源时,工艺流程较简单,特别是深井水水质较好时,一般加氯消毒即可饮用。工艺流程见图 5-2。

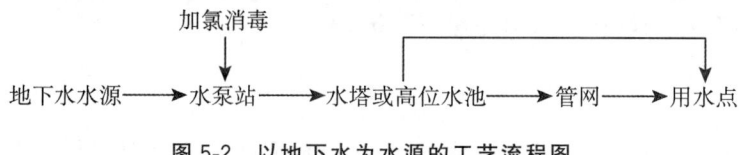

图 5-2　以地下水为水源的工艺流程图

3. 净化工艺流程的选择　有条件时,应对水质进行充分调查与试验,以定出合理的净化方法和工艺流程。根据我军实践经验,小型自备水厂可简单地按照水源水浑浊度来选择工艺流程(表 5-1)。

表 5-1　原水浑浊度与净水工艺选择

| 原水浑浊度(度) | 净化工艺 |
| --- | --- |
| ≤5 | 氯消毒或紫外线消毒 |
| <20~50 | 慢砂滤或快砂滤(<20 度) → 氯消毒 |
| 50~150 | 沉淀池或初步滤池 → 慢砂滤 → 氯消毒;或接触过滤 → 氯消毒 |
| >150 | 混凝沉淀或澄清 → 快砂滤或无阀滤池 → 氯消毒 |

其他如山溪河流平时浊度较低,洪水来时浊度较高,可在过滤前加一沉淀池。高浊度水(>10 000 度)可加预沉池和投加助凝剂聚丙烯酰胺。含藻或浮游生物水可在加混凝剂絮凝后经气浮池,再进入过滤池。如水中只含藻类,浑浊度、色度均不高,也不含大量有机物,可通过设在滤池头部的微滤机过滤,亦可采用预氯化再混凝沉淀过滤方法去除。

(二)取水方式

1. 地面水

(1)取水点的卫生要求:①以河、湖水作为水源时首先要选择合乎卫生要求的取水点;②清除取水点周围1000m内的污染源；③河水取水点上游1000m、下游100m内不应有排污口，取水点最好在中游河心，避免在死水区或回流区取水；④湖、水库取水点应选深水区，近边无排污点，远离支流汇入口，位于常年主导风向上风侧；⑤进水口一般距河（湖）床不小于1m，在最低水位下不小于0.5m。

（2）地面水取水设备类型：常见的设备类型有三种。①岸边式：进水间设在岸边，水经进水间的进水孔进入，由水泵抽送到水厂。适用于基础坚实和河岸较陡，有足够水深，水位变化不大的河流。②河床式：用伸入河中的自流管取水，水靠重力自流进入集水间，再由水泵送水厂。适用于河岸较平坦，河边水质较差的河流。③缆车式：用船或缆车取水，水泵多设在船上，适用于水位变化大或需变更取水点的水源。

取水设备的进水口都应设置格栅及网筛，以阻滤粗大悬浮物。格栅上附着的漂浮物应定期清洗，集水间亦应定期清淘，防止污泥淤积，影响水质。

2. 地下水　深层地下水位置越深，不透水层越厚，补给区越远，越不易受到污染，越适合作取水点。如为浅层地下水或者深层地下水的覆盖层为裂隙地层，取水点应设在污染源上游。

地下水的取用主要是挖掘水井。水井的种类很多，有大口井、小口井、管井、辐射井、坎儿井等。军队集中式给水常用大口井和钻孔井。

（1）大口井（dug well, open well）：口径较大，具体井径根据用水量而定，通常集中式给水为5～8 m，井深多在15 m内，多用于地下水位不超过12 m，含水层厚度5～20 m。大口井构造简单，容积大兼有调节水量作用，但因深度有限，对水位变化适应性差，适于河岸边或河床风化岩层中地下水。①卫生要求：大口井应选择水量较丰富，水质较好的地层。避免设于地势低而易积水的地点，井周围30 m内不应有渗水厕所、垃圾堆、牲畜圈等污染源。②构造：井壁由块石或直径1.5～3 m的水泥筒（钢筋水泥砾石）等不透水材料构筑，下部留有渗水孔隙。井底从下而上铺上小卵石、粗砂。井口应高出地面0.5 m，并在井口周围2～3 m修建不低于0.2 m井台，以混凝土铺面，向周围形成下降坡度，井台边设排水沟，井口处要设井栏和井盖，可参考图5-3。③取水设备：大口井用于集中式给水，汲水多用离心泵或潜水泵。

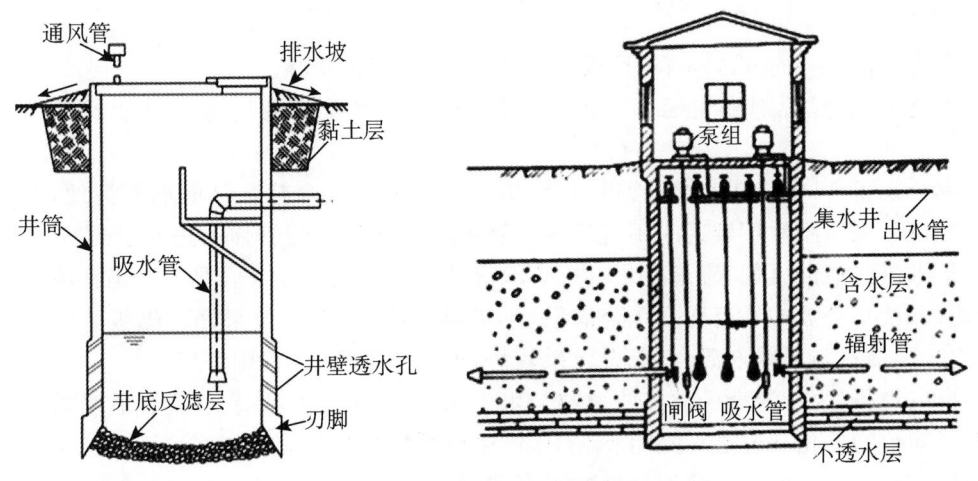

图5-3　集中式给水大口井构造

(2) 钻孔井(又名管井或机井,deep well,drilled well):钻孔井可以穿过一个或几个不透水层,采取深层地下水。钻孔井井管内径一般在 50～1000 mm,常用 150～300 mm,井深可达 1000 m,一般在 300 m 以内。含水层一般应在 5 m 以上。

(3) 泉水:应清除泉眼周围 30 m 以内的污染源。泉眼上筑不透水蓄水池,池底铺卵石,池顶高出地面,加盖加锁;上安通气管,池上部设溢流管,池周围挖排水沟,下部设取水管(图 5-4)。泉水一般水质较好,但如果泉水温度随外界气温变化而变动,水量随天气干旱或降雨而变化,或雨后水质变浑浊,则说明泉水来自浅层地下水,易受到污染。泉口污染和附近有污染源也是污染原因。

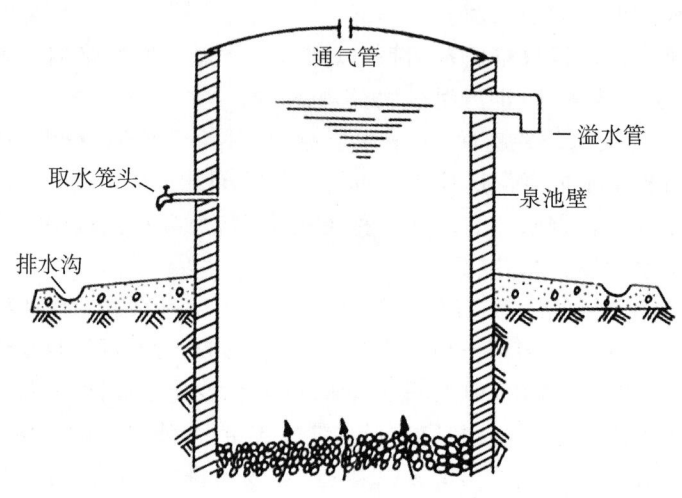

图 5-4 泉水取水示意图
(引自侯悦.军队卫生学.4 版.北京:人民军医出版社,1998)

### (三) 混凝沉淀

**1. 混凝** 混凝(coagulation)包括投药、混和与反应三个步骤。

(1) 投药方式:混凝剂多先配成溶液。有泵前投加、高位溶液池重力投加及自动投加等方式。

(2) 混合设备:一般采用水泵、管道混合、机械或隔板式混合槽。泵前加药简便,但絮状物可在管内沉积,泵房距水厂较远时不宜应用。管道混合是将加药管伸入进水管道内 1/4～1/3 直径处,借水流扩散混凝剂,流量变化会影响混合效果。管式静态混合是在管道内安装一定形状的导流片,使水分流或旋流增强混合效果,不需经常维修,混合效果好。隔板式混合槽利用挡板使水迂回前进与混凝剂混合,混合效果较好,但水头损失较大(图 5-5)。

(3) 反应设备:为使混合后形成的微粒与水中杂质充分接触,要求水流有适当的流速和紊流,以利于颗粒物的相互碰撞,并防止絮凝体过早沉淀。常见的有涡流式、旋流式、隔板式反应池和机械反应池等,一般与沉淀池(澄清池)合建。

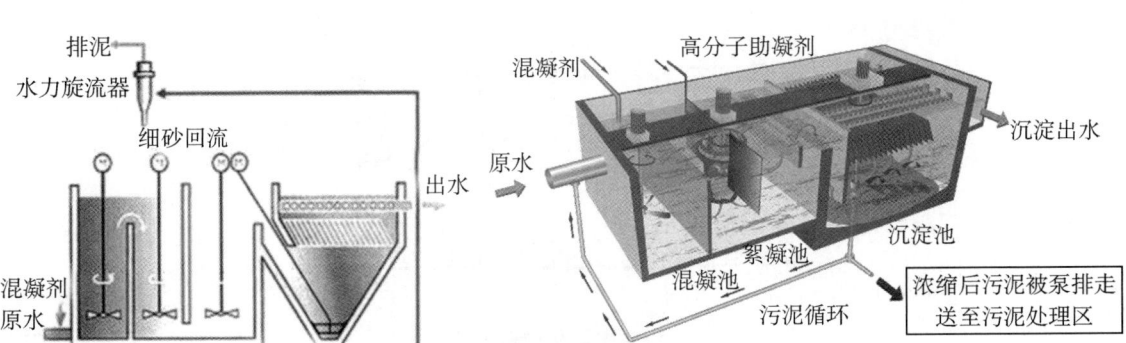

图 5-5 隔板式混合槽

2. 沉淀  沉淀(sedimentation)的作用是除去反应后的絮凝体,要求沉淀池出水浊度＜10度。常见的沉淀池如下。

(1)平流沉淀池:结构为矩形池,池前部为进水区,后部为出水区,上部为沉淀区,下部为污泥区(图 5-6)。如在反应池与沉淀池间设穿孔隔墙,多采用 0.05m/s 或更小的流速,以防絮凝体破碎。沉淀区有效水深一般 3～4m,长宽比不小于 4,长深比不小于 10。沉淀时间一般为 1～3h,自然沉淀池流速不超过 3mm/s;混凝沉淀池流速不超过 10～25mm/s。污泥区的排泥方法有人工停池排泥、多斗重力排泥、机械吸泥等多种方式。出水区流速以 0.6～0.7m/s 为宜。

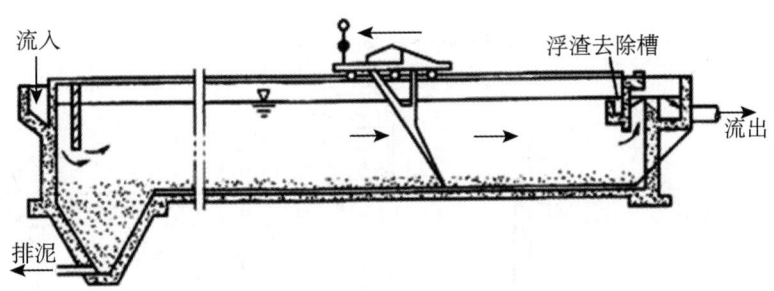

图 5-6 带行走小车刮泥机的平流式沉淀池

(2)斜板(管)沉淀池:由与水平面成一定角度的众多斜板或管状组件放置于沉淀池中构成。水从下向上流动或从上而下流动,颗粒则沉于底部,而后自动滑下,然后用穿孔排污管收集。斜板或斜管可加大沉淀的面积,缩短沉淀距离与沉淀时间;和平流沉淀池相比,斜板(管)沉淀池占地小,但沉淀效率提高 3～5 倍。斜板一般与水平面呈 50°～60°,斜板间距离 35 mm,板长 2.0～2.5 m。斜管多为六角形,管径 25～35 mm,斜长 1.0 m,倾角 60°。应设置定期高压冲洗(图 5-7)。

3. 澄清  澄清(clarification)池是将混凝和沉淀两个过程组合到一个池内。澄清池有两个特点:一是利用积聚的泥渣与水中脱稳颗粒相互接触、吸附,充分利用泥渣的絮凝活性;二是将混合、反应及泥水分离等过程放在同一池内完成。澄清池的类型很多,大体可分为泥渣循环型和泥渣悬浮型两类。

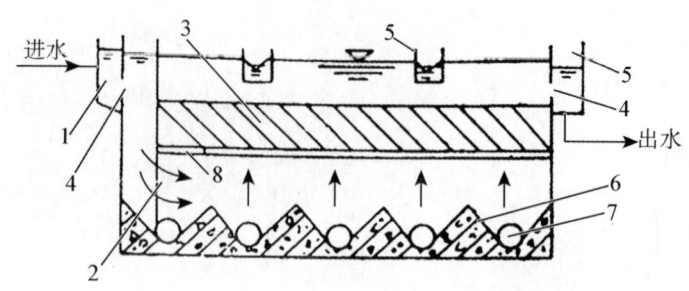

图 5-7 异向流斜板(管)沉淀结构图
1. 配水槽；2. 整流墙；3. 斜板(管)体；4. 淹没孔口；5. 集水槽；6. 污泥斗；7. 穿孔排泥管；8. 阻流板

(1)泥渣循环型澄清池：净水原理是泥渣在池内循环流动，流至反应室时，与原水中的脱稳颗粒接触絮凝；流至泥水分离室后，清水流出池外，泥渣沉淀后，部分进入再循环，部分进入污泥浓缩室进行浓缩后排除。依泥渣循环动力不同，又可分为机械搅拌澄清池和水力循环澄清池两种。

(2)泥渣悬浮型澄清池：原理是使沉淀的污泥在池中形成稳定的泥渣悬浮层，加药后的原水由下而上通过悬浮状态的泥渣层时，使水中的微粒与高浓度的泥渣颗粒相互接触、吸附，被泥渣层拦截下来，清水则向上流出。泥渣悬浮型澄清池有悬浮澄清池和脉冲澄清池两种。

澄清池构造复杂，图 5-8 为机械搅拌循环澄清池结构。

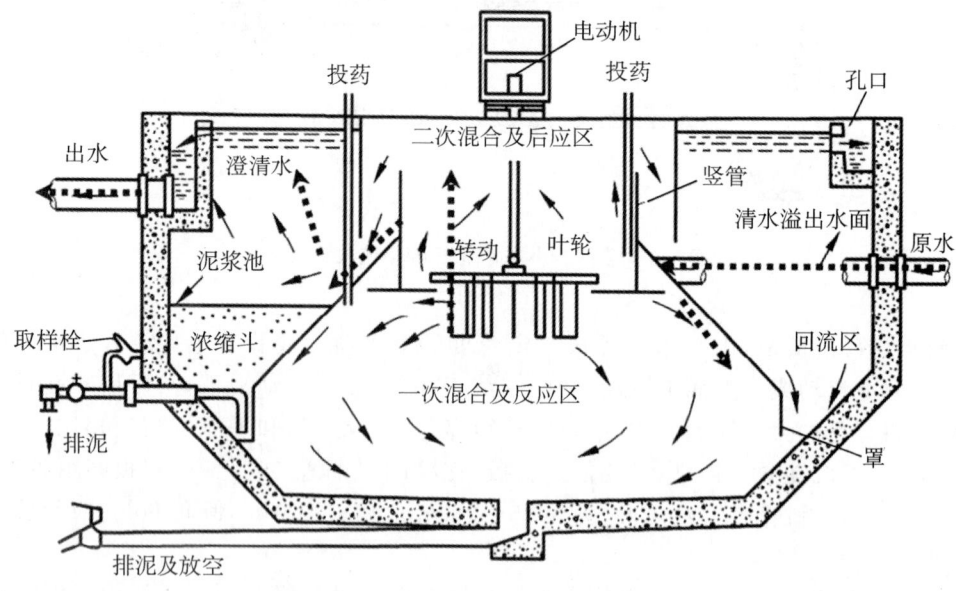

图 5-8 机械搅拌循环澄清池结构图

### (四) 过滤

过滤(filtration)是指浑水通过石英砂等滤料层以截留水中悬浮杂质和微生物等的净水过程。滤池通常设在沉淀池或澄清池之后。有时地表水水质较好可省去沉淀或澄清,但过滤是不可缺少的。过滤主要有三个作用:①降低浊度,使之达到饮用水标准。②去除水中大部分病原体,如致病菌、病毒以及寄生原虫和蠕虫等。特别是对消毒剂的抵抗力很强的阿米巴包囊和隐孢子虫卵囊等,主要靠过滤去除。③经过滤后,残留的微生物失去了悬浮物的保护作用,利于滤后消毒。过滤池的类型很多,有慢滤池、快滤池、无阀滤池和接触滤池,此外还有虹吸滤池、移动式钟罩滤池、压力滤池等。我军常用如下4种滤池。

1. 慢滤池 慢滤池(slow filter)的优点是一般不需前处理,一步完成过滤,简单易行,不需任何药剂,成本低,特别是对含原虫包囊的水源水处理效果较好(微生物去除率可达99%)。缺点是占地面积大,出水量低。城镇自来水厂一般已不采用。但结合我军实际,特别是边远地区分散部队,如源水浊度不高(<5~10度),可考虑采用。

(1)结构:滤池内按粒径由大到小自下而上铺设滤料。滤池底应设置密封性好的排水管道(图5-9)。滤层厚度与源水水质、滤料类型等有关。滤池面积依源水水质、用水量等确定,最好设置备用滤池。一般10 m²滤池可供连级规模用水。

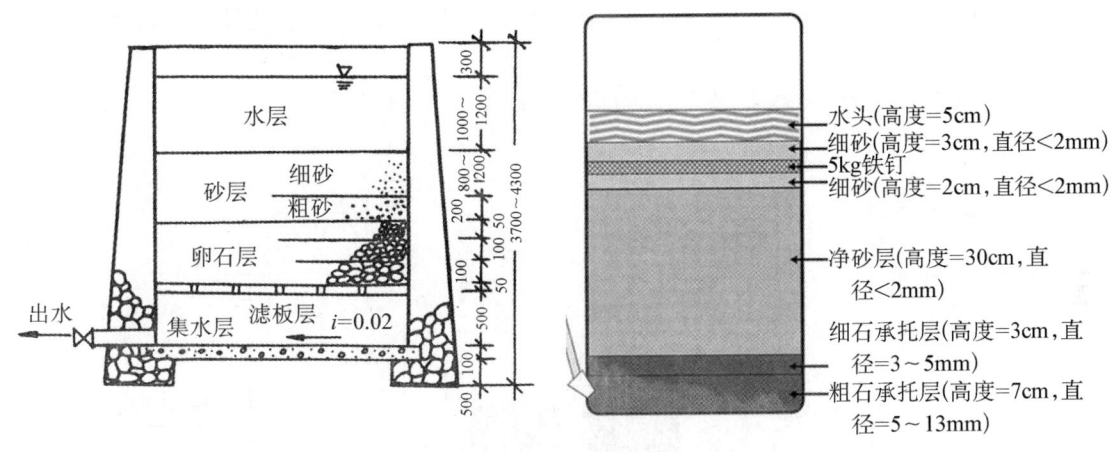

图5-9 慢滤池结构图

(引自侯悦.军队卫生学.4版.北京:人民军医出版社,1998)

(2)运行:一般慢滤池工作周期为1~3个月。刚开始运行的2~3周为生物膜成熟期,此期间滤料清洁,过滤效果较差,因采用降低滤速、循环过滤或实行初滤排水,水质合格后方可使用;滤料表面形成生物膜后净水效果良好;随后,滤层孔隙渐小,水流阻力渐大,如出水量大减或水质欠佳,可刮去表层脏砂,经多次刮砂至滤层70 cm时,洗净脏砂重填。根据水质,滤速宜控制为0.1~0.3 m/h。慢砂滤池宜保持水位恒定,并连续运行。管理良好的慢砂滤池出水可达饮用水标准。

2. 快滤池 我军集中式给水设备绝大多数为快滤池(rapid filter)。快滤池必须有前处理,包括混凝和沉淀。

快滤池分为普通快滤池和混合滤料快滤池,即双层滤池、三层滤池。①普通快滤池结构和慢滤池类似,滤料多采用石英砂,优点是效果稳定,建造容易。②双层滤池:在石英砂滤层上加一层粒径较大、比重较小的滤料如无烟煤。③三层滤池:于石英砂滤层下面再加一层粒径较小、比重较大的滤料如磁铁矿砂;滤料孔隙上大下小,截留吸附悬浮物和含污能力强,工作周期较长,滤速亦较快(表5-2)。

表5-2 不同快滤池的滤速及滤料组成

| 快滤池类别 | 滤料组成 | | | 滤速(m/h) |
| --- | --- | --- | --- | --- |
| | 粒径(mm) | 不均匀系数 K80 | 厚度(mm) | |
| 石英砂滤料过滤 | 石英砂 0.5~1.2 | <2.0 | 700 | 8~10 |
| 双层滤料过滤 | 无烟煤 0.8~1.8 | <2.0 | 300~400 | 10~14 |
| | 石英砂 0.5~1.2 | <2.0 | 400 | |
| 三层滤料过滤 | 无烟煤 0.8~1.6 | <1.7 | 450 | 18~20 |
| | 石英砂 0.5~0.8 | <1.5 | 230 | |
| | 重质矿石 0.25~0.5 | <1.7 | 70 | |

快滤池除滤料外,还有承托层、配水、冲洗、排水系统等结构(图5-10),对滤料选择、冲洗均要求较严。工作周期一般12~24h,当水头损失增大,出水量减少,水质变坏时须进行反冲洗。一般冲洗强度为12~15 L/(s·m²),冲洗时间5~7 min。长期反冲洗不彻底,易发生滤料混层,滤料内污泥结成泥球,滤水效果降低。目前使用双层滤池较广泛。

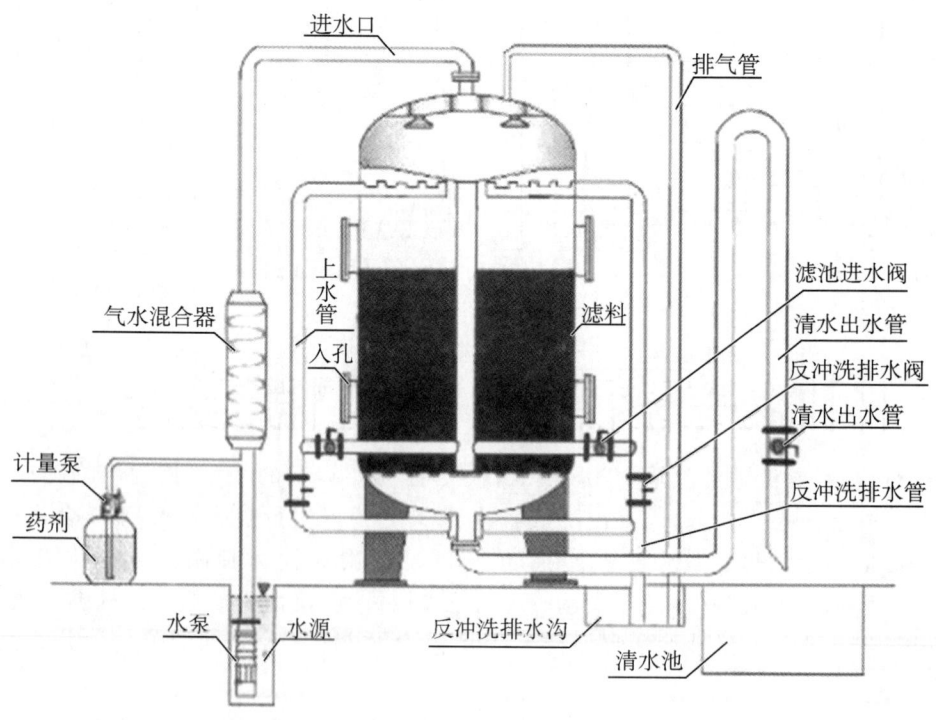

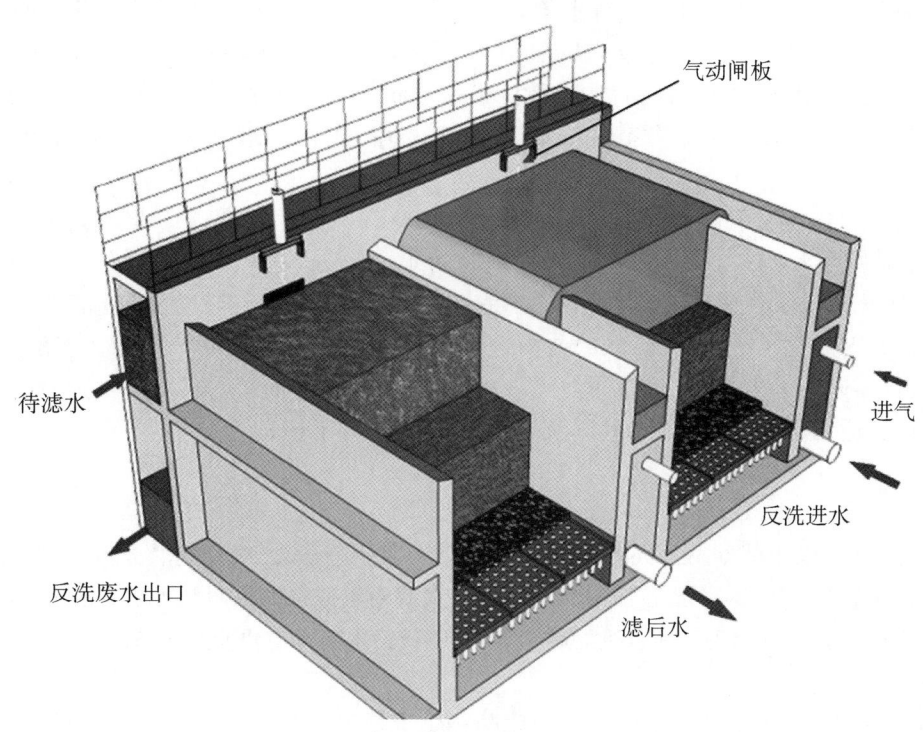

图 5-10 快滤池基本结构及工作原理示意图

3. 无阀滤池　无阀滤池(valveless filter)是一种不用阀门即能自动冲洗的滤池新型设计,运行自动化,管理简单,造价低;但装卸、洗砂不便。无阀滤池有重力与压力式两种,我军水厂多采用重力式无阀滤池(图 5-11)。

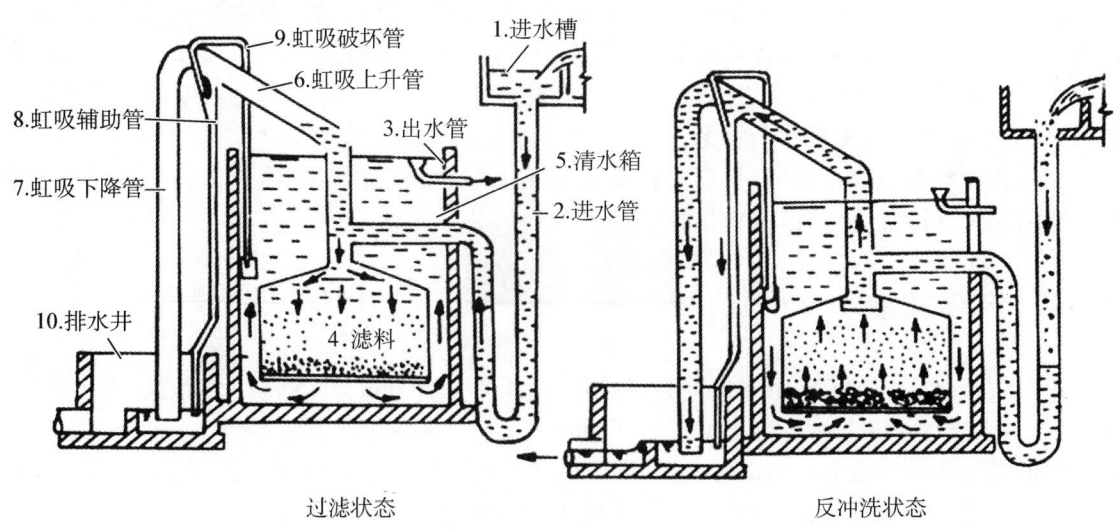

图 5-11 重力式无阀滤池
(引自侯悦.军队卫生学.4 版.北京:人民军医出版社,1998)

工作原理:原水经过滤后进入清水箱,从出水管流入清水池。滤层渐脏阻力增加,水位逐渐在虹吸上升管内上升,至虹吸辅助管口时水从该管中落下,并通过抽气管将虹吸下降管内空气带走,产生虹吸作用,使清水箱中水从下而上反冲洗滤层。此时滤池进水与冲洗水一同排出,直至清水箱水位降至虹吸破坏管管口时,虹吸作用停止,反冲洗结束,滤池继续运行。

进水浊度<10度,可采用单层滤料;进水浊度20~50度可用双层滤料。滤速一般为8~12 m/h,冲洗强度为14~16 L/(s·m$^2$),冲洗时间4~5 min。

4. 接触滤池　接触滤池(contact filter)是指在滤池前无混凝沉淀池或澄清池,原水投加混凝剂和消毒剂后直接进入滤池,在滤池内进行混凝反应和接触过滤及消毒。接触滤池采用双层滤料(石英砂与无烟煤)。接触滤池可一次净化原水,设备简单,投资少,但加药管理复杂,工作周期短。适用于小型水厂,原水浑浊度<100度,短时不超过150度。

### (五)消毒

目前我国用于饮水消毒(disinfection)的方法主要有氯化消毒、二氧化氯消毒、紫外线消毒、臭氧消毒。氯化消毒是国内外应用最普遍的消毒方法。供饮用水消毒的氯制剂主要有液氯、漂白粉[Ca(OCl)Cl]、漂白粉精[Ca(OCl)2]和有机氯制剂等,集中式给水消毒主要使用液氯。

1. 方法

(1)常氯消毒:适用于平时营区水源卫生防护情况较好,水质澄清,没有严重污染的情况下饮水经常性消毒(详见第4章水源卫生学)。

(2)超氯消毒:此法适用于有色混浊、污染严重的水及战时或肠道传染病流行时(详见第4章水源卫生学)。

(3)缓释消毒:对井水、河水、水窖水等需持续消毒水源,可使用缓释消毒片(丸)或缓释消毒设备,减少消毒剂用量,达到持续消毒目的。

2. 加氯时间　加氯时间可选择:①滤前加氯,即混凝沉淀前加氯,主要目的在于改良混凝沉淀和防止藻类生长,但易生成大量氯化消毒副产物。②滤后加氯,是最常用的消毒方法,目的是杀灭水中病原微生物。③中途加氯:输水管线较长时,在管网中途的加压泵站或贮水池泵站补充加氯,既可保证末梢水余氯量,又不使水厂附近的管网水含余氯过高。

我军多年给水卫生工作证明,严格管理是保证饮水质量的重要措施,否则即使有完善的净化、消毒设备,如不加强管理,水质仍难以达到饮用水卫生标准。

## 二、分散式给水

分散式给水(separate water supply)是指采用简单设备分散地直接从水源地取水用水,在水量保证、水质改善和管理上都不如集中式给水。常见于部队执行野战演练、行军野营、施工、救灾等脱离永久营区或者分散驻扎边远地区,远离城镇、交通不便,不具备集中式给水条件时。

我军分散式给水存在的主要问题:①水源卫生防护差,缺乏专人管理。②水源水量不足。③少数情况下不得不使用高铁、高氟、高硬度及苦咸水水源。④水源水未经处理直接使用的情况较普遍,仅少数采用漂白粉消毒等方式简单处理。因此,分散式给水的重点应放在保护水源,加强卫生管理,加强消毒与特殊水质处理上,方法应简单易行。

**取水**

可以单独或同时采用多种水源进行分散式给水,如降水、地面水、地下水等。

1. 降水 降水水量不恒定,缺乏矿物质,不宜长期饮用,尽量不选作主要水源。但在缺水或水质不良地区如海岛、高原、西北、华北黄土高原和苦咸水地区,常利用降水为水源。

(1)雨水的收集与利用:避免收集有污染的雨水,如流经污染地域、大气污染严重时的初雨等;根据贮水量估算选用或修造贮水设施;贮水量可按每人每日需水量(如 10L)、人数和储存天数计算。贮水、用水均应注意有效保持清洁和严密防止污染。必要时可让雨水先经过砂滤池(桶)再进入贮水池(库),雨水浑浊时还应做净化处理。野战条件下,可利用帆布、雨布、塑料布、水桶收集雨水。

(2)冰雪水的收集与利用:不在污染区近边采集冰雪,刮去表层,取中层雪。可能受核、化、生武器污染时,禁止采雪。冰来源多为地面水,常比雪污染严重。

(3)雾水的收集与利用:多雾的山区、海岛,可使用简易网状装置采集雾水。

不论何种降水,饮用前必须经煮沸、加氯等方式消毒。必要时,先洁治(如混凝沉淀、过滤等)。长期饮用降水,应该按低矿化度饮用水卫生标准加以矿化。

2. 地面水 不论何种地面水源,应尽量避免取用污染水。江河等流动水源可分段取水(于污染区上游取水),条件不足时可分时取水(错开洗衣、牲畜饮水等污染行为时间取水)。湖库、池塘等静止水源可分塘取水(选用污染轻、水量大的塘),或分区供水(取水区尽量远离污染区)方式。

实际上地面水难以完全避免污染。因此,应根据情况,加强净化和消毒,如利用岸边砂滤井取水。

(1)自然渗滤井:根据土壤渗水性能,在岸边附近打井(一般 5~30m),利用土壤过滤,再渗透入井内。小型集中式给水也可用较大的渗滤井,简化水处理过程。

(2)过滤井:当水源附近土质坚实、不易渗水时可人工修筑过滤井。①直滤式过滤井:包括过滤池和清水井两部分(图 5-12)。在岸边修筑清水池和砂滤池(见图 5-9),滤池面积根据滤速、用水量等确定。原水先引入砂滤井,过滤后再引入清水井。砂滤池运行参见慢滤池。②横滤式过滤井:在地面水源与清水井之间修一条砂滤沟(图 5-13),呈横向流动,优点是不受地形限制,缺点是洗砂不容易,所以源水较浑浊时不适用。

3. 地下水 使用地下水常用大口井(直径可比集中式给水要求小)、管井、泉水,还可挖掘土井。土井适用于地下水位不深时,直径一般 1~2 m,深数米至数十米。

(1)井址的选择:选择井址应考虑水量、水质及便于防护和使用等方面。尽可能设在地下水污染源上游,地势高,不易积水,周围 20~30 m 内无厕所、粪坑等污染源。

(2)井的构造:合乎卫生要求的水井如图 5-14。井壁可用砖、石、混凝土构筑,上部防渗污,下部可留渗水孔隙。井底从下而上铺卵石、粗砂,厚约 0.5 m,上设多孔板,以便定期淘洗。井栏一般高出地面 0.3~0.5 m,防止污水和地面垃圾进入井内;井台应不透水,半径 1~3 m,带坡度便于排水,井台边设排水沟;井口加盖,注意卫生防护。

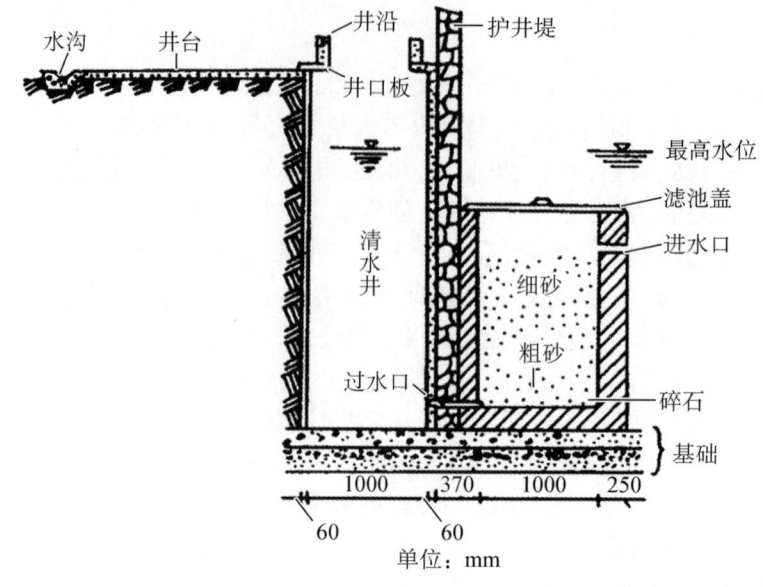

图 5-12 直滤式过滤井

（引自侯悦.军队卫生学.4版.北京：人民军医出版社，1998）

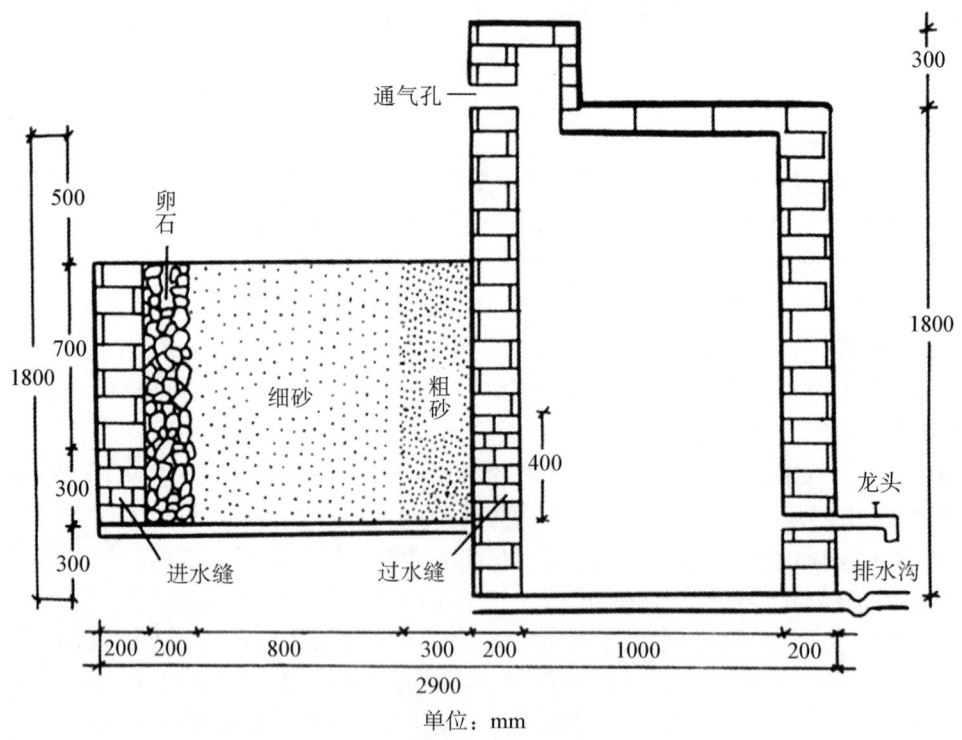

图 5-13 横滤式过滤井

（引自侯悦.军队卫生学.4版.北京：人民军医出版社，1998）

4. 包装水 瓶装、桶装等包装水是目前和今后主要的战场饮用水保障方式。近20年来，美军在海湾战争、阿富汗战争中，已采用随军灌装线随时生产各类包装水供应部队。结合我军实际，分散式给水时，可灵活采用和参考上述方式解决饮用水和生活用水保障。分散式给水的卫生监督与管理重点在水源保护与消毒。注意有效消毒，防止二次污染。

另外，近年来有关水处理的新技术、新材料和新设备等进展较快，应注意加强了解和应用。

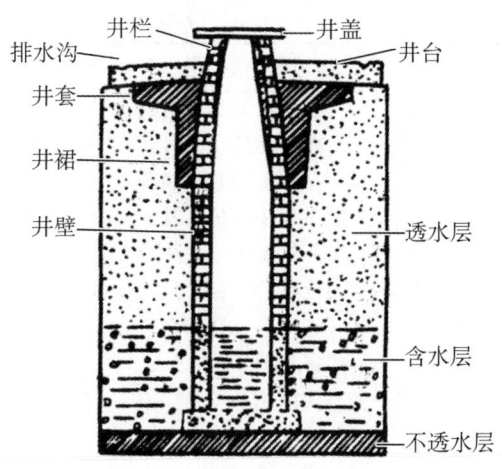

图 5-14 合乎卫生要求的土井

(引自侯悦.军队卫生学.4版.北京：人民军医出版社，1998)

## 三、供水量规定

部队平战时的供水量关系官兵健康和战斗力保持，直接决定部队给水保障工作的筹划与展开。部队供水量除饮用、烹调、卫生需要外，还有医疗、车辆、武器洗消用水等。用水量受气象、地形条件、战况、军事训练、作业强度等因素影响变化较大，特别是在现代化高技术战争中，诸兵种协同作战，机械化装备增多，以及敌人可能使用核、化、生武器，都需要大量用水。

《军队战时饮用水卫生标准》规定战时饮水量为5L，表5-3和表5-4为我军供水标准，可供参考，但需注意该供水量标准颁布时间已久，且为最低标准，故条件允许时应尽可能参照国家《生活饮用水卫生标准》。

表 5-3 我军平战时最低供水量标准(L)

| 用途 | 平时驻营房 | 野营期间 | 野战条件 | | |
|---|---|---|---|---|---|
| | | | 一般情况 | 供水困难 | 极端困难 |
| 饮用 | 2.5~4 | 2.5~4 | 2.5~4 | 2.5~4 | 1.5~3 |
| 烹调用 | 4.5 | 4.5 | 2~4 | 1~1.5 | |
| 炊事用 | 1.5~2 | 1.5~2 | 1.5~2 | 0.5 | |
| 洗漱用 | 10 | 8 | 4~6 | 0.5~1 | |
| 洗澡用 | 10 | 8 | | | |
| 洗衣用 | 5 | 3~6 | | | |
| 公用及其他 | 15 | | | | |
| 合计 | 50 | 30 | 10~15 | 4~6 | 1.5~3 |

表 5-4　野战条件下每人每天最低供水量标准(L)

| 区分 | 供水环境条件及项目 | 供水标准 | 说明 |
|---|---|---|---|
| 一般人员 | 在水源充足地区休息或防御 | 10~15 | |
| | 在机动战斗条件下(含运动作战) | 7 | |
| | 在供水困难地区作战 | 4~6 | |
| | 在战斗环境特殊困难条件下 | 15~20 | 不超过 3 d |
| | 炎热无水地区战斗时 | 3 | 必须保证 |
| | 行军、宿营时 | 15~25 | |
| | 临时军营驻防 | 50~60 | |
| | 食品制作 | 1.5~2.5 | 部队移动时 |
| | 洗涤器具 | 0.5~1.0 | 部队移动时 |
| | 盥洗 | 1.5~3.0 | 部队移动时 |
| | 洗衣服(每次) | 40 | 按 5 d 一次 |
| | 洗澡(每次) | 40 | 按 7 d 一次 |
| | 人员洗消 | 15~20 | |
| 伤病员 | 送收容所的伤病员 | 10 以上 | |
| | 住在卫生营的伤病员 | 30 | |
| | 住在野战医院的伤病员 | 80~120 | |

注:特殊困难条件下,每人每昼夜不得少于 2 L,时间不超过 8 昼夜。冬天每人每昼夜一般需水 6~8 L。后方工作人员每人每天 30~40 L。装卸货物或构筑工事时每人每天 15 L。表中数字为最低标准,如能创造条件改善供给量,尽可能增加供水量。

# 第二节　军队平战时饮用水卫生标准

军队平时在营区内,饮用水执行国家生活饮用水卫生标准("国标")。在战时或野外条件下,由于水源选择、净化、消毒、防护和检验都受一定限制,特别是在核、化、生战争条件下,执行"国标"有很大的困难。根据我军数十年给水卫生工作经验,并参考国内外军队饮水卫生标准,进行了大量科学研究,结合我军实际情况,于 1989 年 6 月颁布了《军队战时饮用水卫生标准》(GJB651-89)("军标")。"军标"不仅是饮水安全的重要保证,也是作战、勤务部门,以及科研、教学等单位必须统一的标准项目。

"军标"规定了战时用水的水质标准及对水源选择、卫生防护、水质检验的要求,包括战时(7d 或 90d 以内)、平时(行军、野营及其他野外条件)和军队生活用水和饮用水不能区分时的水质要求。

## 一、战时饮用水水质标准

"军标"规定的战时饮用水水质包括 6 类 26 项指标,分 7d 标准(军用毒剂染毒时为 3d)和 90d 标准。7d 应急情况下设 18 项指标,在非核、化战争时减为 11 项,细菌学指标煮沸消毒时不需检测,氯消毒时只测游离余氯。90d 与 7d 比较,减少军用毒剂指标 6 项,增加总硬度、硫酸盐、氯化物常规指标 3 项,增加氟、铅、镉、铬(六价)、钡毒理学指标 5 项,如饮用淡化水再增加硼 1 项。

标准规定舰艇和驻岛部队饮用淡化海水时,饮水期限 90d 以内,硼的限值为 3.0mg/L。最后,标准提出如饮水期限超过 90d,执行国家《生活饮用水卫生标准》。

## 二、战时饮水标准的特点

1. 保护对象为健康成年人,水质要求相对较低　与"国标"不同,"军标"明确说明"本标准的水质限量值是按体重 60kg 的健康成人,日饮水量 5L(军用毒剂染毒时为 2L,饮水期为 3d)计算",保护对象不包括敏感者和高危人群,而"国标"水质标准系按照日饮水 2L,寿命 70 年,终身饮用计算,保护的对象覆盖全人群。

"军标"限值是考虑战时条件下实际可达的净化能力而制定的最低要求,同时也考虑了我军技术装备情况,是经努力可实现的标准。一般未污染水源水经消毒可达"军标"要求;如仅感官性状不佳,通过常规净化处理,也能达到"军标"要求;只有水源水受严重污染或被军用毒剂、放射性物质、生物战剂污染时,才必须采取可靠的消毒、除污染、除毒物措施来达到"军标"水质要求。因此,如条件允许,应尽可能提高饮用水质量。

2. 饮水期限有明确限制,分为 7d 和 90d　"国标"以终身饮用为依据,而"军标"将饮水期限分为 7d 与 90d 两类。

(1)7d 以内是指应急情况,如遭受核、化、生武器袭击或进攻,缺水地区战斗,供水极端困难或天灾等意外的异常环境。此时,水质指标项目减少至最低限度,各指标限值以不发生介水传染病和急性中毒、能保持军队战斗力为目标而定。

(2)90d 以内则是指较长时期在野外训练、防御、施工等情况,水质指标项目与限值和平时有所不同。此时不考虑可逆性慢性危害,亦不考虑敏感人群,主要以亚慢性毒理实验为依据。

(3)军用化学毒剂限值的确定则是以动物实验和人体试服耐受量饮水 3d 为依据,因大部分毒剂染毒水源后 1～3d,毒剂可水解 50% 或更多,但失能毒剂毕兹(二苯羟乙酸-3-喹咛酯)较稳定,连服 7d 有明显蓄积作用。外军对军用毒剂染毒水的饮水期限的规定有 1d 和 3d 两种。

3. 饮水量有规定　外军野战饮水量多为 2.5～4.0L。美、英、加、澳四国军队协议为 5L。我军研究表明,陆军在炎热环境下一般日需饮水 3.3～3.5L,但随劳动强度加大需额外增加饮水量(如负重 15～25kg 以时速 5km 行军 4h,需水量增加 2.5L)。海军舰艇官兵日需饮水 5L,应急情况限制饮水时可降到日需饮水 2L。结合我军实际和外军情况,"军标"中平战时最低日供水量标准规定:一般情况下 5L,野战条件下 2.5～3.5L,极端困难时 1.5～3.0L;军用毒剂染毒时,每日饮水量不超过 2L。

4. "军标"水质标准限值合理、可操作性强　与"国标"、外军标准相比,"军标"各项指标限值有高有低。"军标"中各指标尤其是军用毒剂和各项毒物指标限值的确定,均以充分的文献资料、严格的实验和人群流行病学研究为依据。在保证饮水安全基础上考虑了战时实际情况,保证了"军标"的可行性。

## 第三节 水源卫生侦察、水源选择与防护

### 一、水源卫生侦察

水源卫生侦察(sanitary reconnaissance for water source)是指在行军野营或野战条件下,对作战(业)地区水源迅速、可靠地进行水量测算、水质检测、水源环境卫生及水相关疾病情况等侦察评价,以确定有效水源,制定水质改善措施、配水和水源防护方案,保障部队用水安全。受核、化、生武器威胁时,水源卫生侦察更为重要。

#### (一)水源卫生侦察的内容

水源卫生侦察的重点是解决水源是否受污染、水质是否符合战时饮水卫生标准,以及水量是否充分等问题。以实地侦察、询问和现场检测,查明可利用水源种类、分布与水质、水量,观察水源有无污染的痕迹,必要时利用水生动物及小动物进行简易实验。

1. 卫生地形学调查 主要调查水源有无污染的可能,查明污染来源与污染途径。

(1)了解水源的类型及水源周围卫生情况。应特别注意水源附近有无污染源,如粪坑、污水渗坑、垃圾堆、医院、屠宰场、畜圈、工农业排污点等。对污染源应进一步查明:①污染源性质(生物性或化学性),是否经无害化处理及其效果。②污染源污染水源的可能性,如污染源与水源距离、上下游关系、两者间的倾斜度、地层有无破坏及土壤性质等。③水源地形特点与气象条件,如低洼位置水源,风雨、山洪冲刷等是否可能污染。在有条件时,以足量饱和食盐溶液投入污染源,每距离10m打井,如监测到井水氯化物含量逐日升高,说明与污染源有联通,依此确定水源(浅井、泉)离开污染源的安全距离。

(2)战时,除注意水源是否在核、化、生武器污染区及与洗消场所的距离外,应严密注意水源周围有无投毒与染毒的可疑现象,如花草枯萎退色,水源附近与水源内油迹、药迹、空瓶、安瓿、纸盒、小动物及昆虫尸体,向附件居民了解有无可疑人员及可疑行为等。

(3)调查水源的水文地质情况、取水构筑物使用和保护是否合理,以及水源卫生管理等情况。

2. 卫生流行病学调查 主要调查水源有无传播疾病可能。重点是水源附近地区的水媒传染病和地方病流行情况,有毒有害物质污染及中毒情况。同时,还要调查附近居民的生活和卫生习惯。

(1)水媒传染病,调查同一水源居民有无水媒传染病的患者和带菌者等传染源。

(2)有毒有害物质,了解工农业污染的种类、成分、排放、对水源的污染、中毒居民等情况。

(3)水相关地方病,如较长期驻扎,应了解当地碘、砷、氟等相关地方病发病、分布情况。

(4)居民卫生习惯,了解当地居民的卫生情况、个人卫生习惯、污物的收集与处理方法等。

3. 水量测定 判断水源水量是否足够,主要考虑部队人数及用水量、水源单位时间内供水量等因素。

(1)井水量:井水量考虑"容水量"和"涌水量"两个因素。①容水量指井内的贮水量,可通过水井横截面积×水深求得。②涌水量指单位时间内由含水层流入井内的水量。尽快使水位

大幅下降,测量水位恢复的高度和所需时间,可求出涌水量($m^3/h$)。或直接测量单位时间内的流出量(自流井)、水泵抽水量。

(2)河水流量:河水流量($m^3/s$)由河水有效断面面积和流速决定。水流断面面积可根据河面(底)宽、最大水深、河床截面大致性状(三角形、梯形等)计算,流速可以浮标漂流距离及所需时间计算。若江河较大,估计流量明显足够,则不需测量。

(3)小溪或泉水流量:将已知容量水桶放在水流下方,计算充满时间,将桶容量除以充满时间,就得到小溪或泉水流量,为集水方便,可将小溪用土堤隔断,或在溪内挖一坑以放置水桶。

(4)湖、水库、塘水量:较大的湖泊和水库不必测定。由于湖、水库、池塘形状与底部复杂多变,精确测定其容水量较困难,可按下式大致估算。

$$水量(m^3) = 平均长度(m) \times 平均宽度(m) \times 最大水深(m) \times 3.3$$

上述各项调查除现场调查外,还应向当地居民与卫生防疫机构了解。因当地水源情况只有当地群众最了解,要了解的内容包括水源水量、干枯情况、水质的评价及在敌人撤退后居民是否用过该水源等。

4. **水质检验** 水源的卫生地形学与卫生流行病学调查虽可以对水源水质提供重要资料,特别是水源目前和将来是否可能受到污染,但有必要进行水质检验,客观判断水源是否受污染及污染的程度。根据水源卫生侦察的类型和任务,确定水质检测的项目、检验方法及采样的时间、次数和方法。我军配发的检水检毒箱可以检测"军标"规定的所有项目。

水质检验的重点是检测水源是否存在有毒有害物质,在具备饮水净化条件下,一般生物性污染可适当放宽。战时应特别注意是否受核、化、生武器污染。必要时,生物战剂污染等以动物实验初步判断毒性,或及时采样送检。禁用毒性阳性水源。无检验设备时,可简单做如下初步鉴定。

(1)需氯量试验:以正常消毒3~4倍的加氯量(6 mg/L有效氯),搅拌,3~5min后,如搅动水嗅不出任何氯味或测定余氯<1mg/L,即为可疑。正常水的需氯量为1~3 mg/L,水中含芥子气、路易斯气、氰化物等时可与氯化合,需氯量大大增加。需氯量很高也可能为有机物严重污染,仍为可疑水,一般不采用。但应注意,需氯量正常并不能证明水中无毒,如水中含有砷、汞时需氯量变化不大。

(2)动物实验:将可疑水喂灌猫、狗或放几条鱼、蛙,观察4~12h变化,可提示水中是否有毒物存在。如,水中含2 mg/L沙林时,小鱼很快出现游动加快,乱蹦乱跳,然后翻腹死亡。

如在战时情况紧迫且缺乏检验器材时,仅依靠水源卫生地形学调查和感官检查判断水源质量时,用前应超氯消毒以策安全。条件具备时,应进行水源详细侦察与水质检测,以选择较好的饮用水水源。

**(二)水源卫生侦察结果评价**

水源卫生侦察计划宜简单明确,主要包括目的、任务、时间与人力安排及总结报告的形式等。侦察准备应包括相关资料和器材,如当地水源数目、种类、水质、水文地质资料,以及居民报告、战俘口供、地图、侦察路线图、测量和检验器材、采样瓶、简便净化器材与消毒药品等;侦查范围地域主要包括行军路线、食宿站周围,以及野营地区、部队集结点、作战地域和敌占区等。

卫生人员的职责主要是对水源水质、水量进行测定与评价,提出水源选择、所选水源利用与防护及水质改善意见。

**(三)撰写水源卫生侦察报告**

水源卫生侦察任务完成后,应根据侦察结果提交简明扼书面报告,内容包括侦察地域的水源种类、水量、水质特点、水源利用与防护、水质净化消毒处理意见等,可附侦察结果示意图。评价时应避免单凭某项调查材料下结论。例如水质检验仅表示水质现况,不能说明污染来源及未来污染风险;而卫生地形学和卫生流行病学调查则可了解水源及附近情况、可能污染原因等。在评价水源水质时,当野营超过3个月,应按"国标"评价;战时或部队饮水期比较短,可按"军标"评价;具有净化消毒处理能力时,如处理后的水达到相应标准即可使用,但应尽可能选择水质最好的水源;最后还应考虑军事上的要求。重点评价水源水量是否充足,取用是否方便,水质能否饮用,并提出需要改善和处理的具体意见。故报告和评价应结合水源使用目的等进行综合分析,综合权衡。

## 二、水源选择

**(一)选择水源基本原则**

1. 水量充足可靠

(1)水源自身供水量。水源供水量可通过水源水文地质资料和当地气象资料分析估算。特别考虑季节性变化(如枯水期水量)、上游用水、地下水的附近开采等情况,以防供水不足,既满足当前需要,又适度兼顾发展。

(2)部队需水量。需水量因给水方式,部队任务、驻地不同而有很大区别。集中式给水需水量一般高于分散式给水;训练、施工、生产部队高于行军、野营、作战部队;热区高于寒区等。部队用水除生活饮用水外,施工建设、武器装备(车辆)的清洗及医疗单位都要大量用水。水源水量受限时,优先满足部队生活饮用水。

2. 水质良好  应综合评价水源水质及其变化规律,如需水质改善,则应根据水质改善能力评价水源是否可利用。

3. 水源环境卫生清洁  选择水源时,尽量选择环境卫生情况好,无污染源的水源。有条件时宜优先选用地下水。

4. 管理使用方便  选择水源还必须考虑使用方便、管理容易、设备投资少等方面。通常选择水源可按以下顺序:深层地下水、浅层地下水、江河水、湖水、水库水、塘水。

**(二)野战条件下水源选择**

野战条件下或战时,水源选择除参照一般原则外,还应注意:

1. 尽量利用驻地原有水源。水量不足时可考虑工农业供水水源,如农田的机井。

2. 应考虑净水能力。如部队只有消毒剂,则应选用感官性状较好的水源水;若带有混凝、过滤的装置,则浑浊度较高的水源也可采用;有深度净化装置时,污染较严重的水源水也可使用;有除铁、除氟装置或药剂时,还可选用高铁或高氟水源;战时受核、化、生武器污染的水源不能使用,除非无其他水源又有检验、净化装备时才可使用。

3. 满足军事要求与取用方便。战时选择水源应注意隐蔽,易于伪装,不在炮火射程或空袭目标附近。此外,最好能离驻地较近,交通方便,容易采水、管理和防护。

4. 因地、因事制宜。即根据战情、任务、时间、净水器材等条件决定水源。如行军或战斗时间紧迫,只能就近就便用水,降水、坑水、特殊水质水均可作水源,尽可能净化,加强消毒。

### 三、水源卫生防护

水源一旦受到污染往往难以消除。长期或严重污染会使净水难度较大、效果受限,甚至无法满足饮用标准。故应高度重视水源卫生防护。

1. 地表水水源卫生防护要点

(1)取水点半径 100 m 水域内,或上游 1000 m、下游 100 m 的水域,严禁捕捞、网箱养殖、停靠船只、游泳和其他可能污染水源的活动。根据实际情况,河流取水点上游 1000 m 以外的一定范围可划为水源保护区,严控上游排污量。水库和湖泊,在取水点周围或整个水域及其沿岸划出卫生防护地带。部队规定,饮用水源、给水站(点)周围,应划定不得有污染源和污染行为的警戒地带。

(2)受潮汐影响的河流,生活饮用水取水点上游及水源保护区范围应相应扩大。

(3)对生活饮用水水源的输水明渠、暗渠、管道应重点保护,严防污染和水量流失。

2. 地下水水源卫生防护　地下水因有土层保护,一般不易受到污染。防止污染主要是防止土层破坏、土壤污染及井口污染。

## 第四节　水质检验及应急水处理

水质检验是部队平战时选择水源、评价水质、判断水处理效果的重要手段。为适应部队作战、野外训练及执行紧急任务的特点,对野战水质检验装置及方法的要求是易于携带,稳定性好,便于储存,操作简单、快捷,结果准确。

### 一、水质检验装备

1. 水质细菌检验箱　水质细菌检验箱主要用于检测饮水的微生物指标,可进行水中细菌总数和总大肠菌群、粪大肠菌群的检验,必要时还可进行水中常见肠道致病沙门菌属和志贺菌属的初步检验。适用于各级卫生防疫部门、水厂及饮水卫生检验单位、野外工作单位等在实验室或野外条件下进行水中细菌总数和大肠菌群的检验。可供旅营两级卫生检验人员平战时进行水源选择、评价水质、判断水处理效果和实施饮水卫生监督。各项指标检测方法详见箱中使用说明书。

2. WES-02 型检水检毒箱　WES-02 型检水检毒箱(图 5-15)是供旅营两级卫生人员平战时进行水源选择、水质评价、判断水处理效果和实施饮水卫生监督的检验装备,也是化学战时侦察饮水和军粮是否染毒及进行评价的检验装备。该箱集成了水质理化检验箱和细菌检验箱的功能,可以完成水质理化和微生物指标的检验。本检验箱可以通过目视比色进行定性、半定量分析,也可以用新集成的便携式分光光度计进行定量检测。该仪器是前一代检水检毒箱所没有的,既可用于野外检测,也可以用于实验室做简易分光光度计用。此外,箱内配有应急用饮水氯消毒剂(消毒片和军用水壶消毒丸),使用方便,可在应急情况时使用。

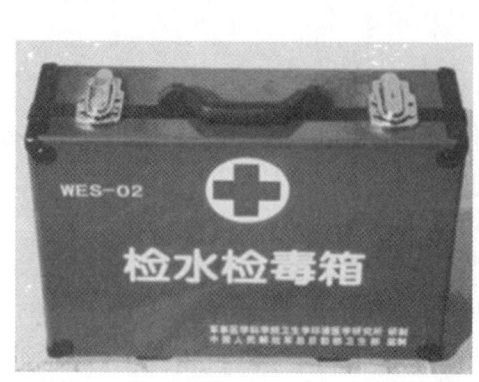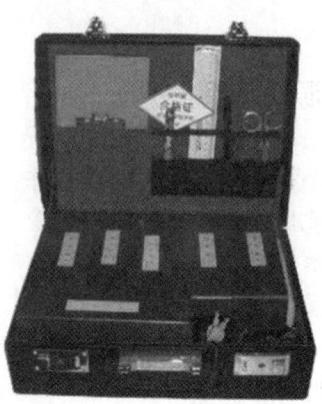

图 5-15　WES-02 型检水检毒箱

本箱可检测感官、一般理化、毒理学、细菌学、军用毒剂等 30 项指标。具体检测指标如下:色、浑浊度、臭和味、肉眼可见物、pH、总硬度、硫酸盐、氯化物、硝酸盐氮、亚硝酸盐氮、氨氮、铁、漂白粉有效氯、砷、汞、氰化物、氟化物、铅、六价铬、镉、细菌总数、大肠菌群、游离余氯、沙林、梭曼、VX、芥子气、路易斯剂、BZ。采用试剂管、检测管、侦检管、滤膜、营养纸垫等简易剂型检测方法与仪器检测方法相结合。可用目视和仪器做定性、半定量、定量检测单元式组装,检测手段灵活,可根据需要携带某一单元进行单项、多项检测,以评价水质。其灵敏度符合野战饮水卫生要求,操作简易快速。还可以在简陋条件下(指不使用仪器,只携带单元盒进行单个项目检测时)只使用试剂管和检测管目视比色对饮水进行定量、半定量或定性检测。检测管试剂一次性使用,试剂稳定,可储存 3～5 年。

箱体为铝合金材料。箱内分为感官、理化、常见毒物、细菌和军用毒剂 5 个部分,均用塑料盒包装,可以根据需要独立携带使用。箱的总体积为 49cm×35cm×17cm,重约 12kg。箱内各单元检测盒内检测管,1 号配套试剂盒内同项目管(除余氯外)通用,可以互为补充。

检测指标的卫生评价:一般水质和有害物质指标,参见"饮水卫生标准"与"野战饮水卫生要求";军用毒剂为紧急条件下的标准,如检测结果为阳性,一定要经消毒处理合格后方可饮用;检测结果为阴性,但有染毒迹象时,按安全容许浓度规定,每人饮水 2L,饮用期 1d(具体操作见说明书)。

## 二、野战条件下的水质改善

### (一)野战净水装置

野战净水装置(field water treatment equipment)是指供野战条件下使用的各类机动净水装置。为适应军队机动需要,我军目前已研制出各种型号机动净水设备 10 余种。

1. WCB-1 型水深度净化消毒机　该机是小型可移动一体化净水装置。净化系统由混凝沉淀、过滤设备组成,消毒系统用次氯酸钠发生器,深度净化系统由颗粒活性炭滤粒和电热消毒器组成。各单元可根据水质分开独立使用或联合使用,能改善水的物理性状、杀灭细菌及去除一定浓度化学毒物,效果较好,有各种型号适于连、营使用。

2. 多功能净水装置　该装置采用多种新技术,由电解絮凝发生器、层析分离器、过滤器、二氧化氯发生器、深度净化器组成。可根据水质水量情况单独或配套使用,具有除铁、除氟、净化和消毒多种功能。操作简便,制水快,滤料可就地取材,适于连、营使用。

3. LY-1000型净水装置　该装置由弹性变孔隙滤料组成的过滤器和臭氧发生器、加注器、潜水泵组成。前三者组装于一带有滑轮的台架上,便于移动。净水装置要求原水浊度小于300度,短时不大于1000度。产水量0.5～1.0 $m^3$/h,工作周期2～7h。净水器清洗可用卷压方法将污泥挤压出来,再用清水清洗。该装置重量轻,使用方便,适应性强,效果好,但清洗不够方便,消毒后无余留药剂,难监测是否安全消毒。适于连、排使用。

4. 微絮直接过滤器　该过滤器结构简单,壳体由不锈钢构成,内径40 cm,高2.2 m,内装双层滤料无烟煤和陶粒。使用时泵前投加混凝剂聚氯化铝3～10 mg/L或助滤剂聚丙烯酰胺0.01～0.03 mg/L和二氯异氰尿酸钠,直接过滤即可。滤速平均14 m/h,产水量1.5～1.75 $m^3$/h。该法操作简单,投药量小,成本低,效果好,适于连、排使用,但投药量要求较准确,只适用于浊度100度以下原水(短时可到250度)。

5. H-Y84型饮水消毒净化装置　该装置采用物理方法将水净化消毒,主要由一级滤器、二级滤器、消毒器和电控系统组成。原水由水泵吸入,经纤维织物、丝网和聚丙烯多孔管组成的一级滤器去除较大悬浮物,再经PAC-4复合滤棒组成的二级滤器将细小悬浮物去除和吸附部分有机物,净化后水通过紫外线消毒。一级滤器的滤芯外还装有环形刷,可提高反冲洗效果。该装置轻便,易于移动,操作方便,不需添加任何药剂,产水量0.5～1.0 $m^3$/h,可供100～150人使用,原水浊度要求<30～40度。

外军为适应战时给水需要,对野战净水装备的研究与配备均十分重视,如美、英、法、德、俄等军队都有较完善的野战给水装备。有一般处理装置如混凝、过滤、消毒以处理普通污染水,另外还附有反渗透、离子交换等装置以处理核、化、生武器污染的水,或淡化海水、苦咸水。我军也研制了类似净水装置,仍在不断完善。

**(二)野外单兵水质净化装备**

1. 便携式单兵净水器　单兵净水器是能够将户外河水、湖水等自然淡水净化成饮用水的便携式净水器具。其能有效滤除水中的大肠埃希菌、金黄色葡萄球菌、伤寒、沙门菌、霍乱菌、军团菌等致病菌;滤除0.1μm以上的颗粒,能有效滤除水中藻类、虫类、尘埃等悬浮物;高效去除水中有害的溶解性重金属颗粒(铅、镉、铬、砷等),保障军队行军、野外作战、军事演习等恶劣环境下的饮用水安全。单兵净水器通常体积、重量较小,便于随身携带备用。缺点是净水容量不大、单位时间内净水量较小,只能在应急情况下为单人提供饮用水,而且要注意更换或清洗滤芯,以保证净水效果。

以某型单兵净水器为例(图5-16),使用时要注意调节进水软管浮子,使预滤头离开水底或沉淀物,当使用中出水量越来越小,提示可能需要拆开清理滤芯上沉积物(图5-17),清洗滤芯使表面恢复原颜色(图5-18),出水量回复原有状态。

2. 班排净水器　图 5-19 为我军目前使用较广的手动摇柄式班排净水器,由进水软管、出水软管、手柄、筒体、筒体扳手、预滤头六大部件组成。可将井水、雨水、溪水、河水、湖水等无工业污染的天然水净化为可直接饮用的水。用于野战或应急情况下为排级规模分队提供饮用水。

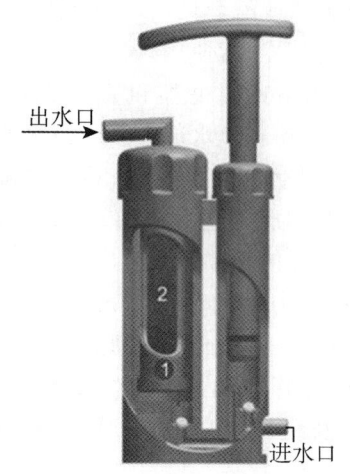

图 5-16　单兵净水器结构

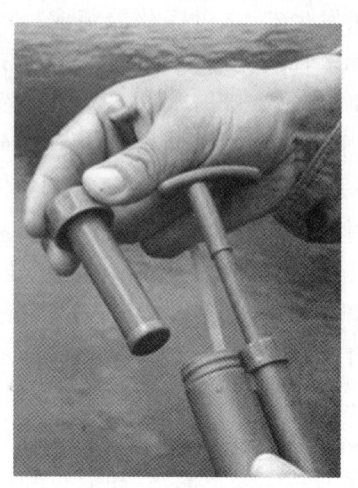

图 5-17　拆卸滤芯

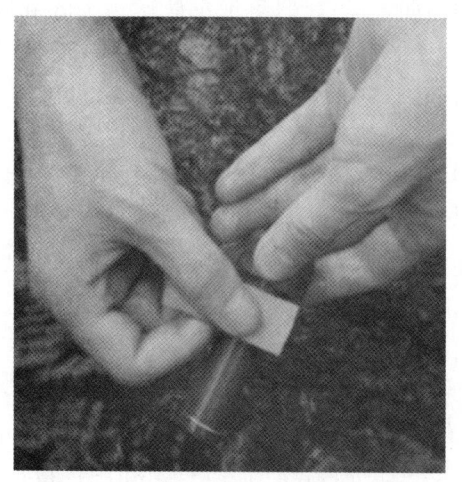

图 5-18　清洗滤芯

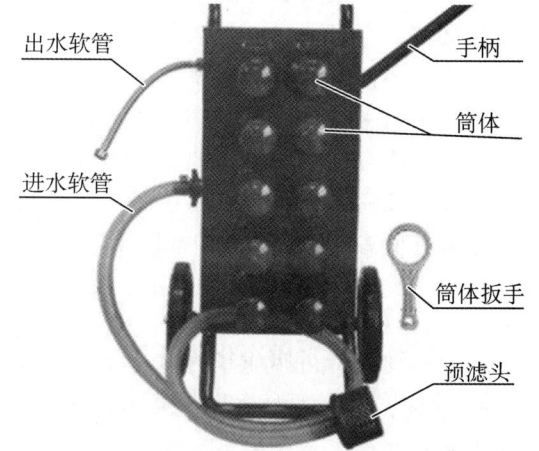

图 5-19　班排净水器(顶视图)

该净水器配 6 根串联的 $0.5\mu m$ 微滤陶瓷芯(可选配 12 根滤芯串联式),可去除泥沙、藻类、寄生虫等悬浮污染物、细菌及水中部分有机微污染物、消毒副产物,除异味。净水寿命 50 000L,净水流量为 500L/h。其操作要点如下。

(1)安装滤芯。新滤芯需先去掉透明保护膜,旋入底座不要过紧,确保不渗水即可。

(2)安装筒体。全部滤芯装好后,顺时针将筒体旋到净水器上(注意筒体下端的 O 形胶圈应套在筒体下端的螺纹凹槽内)。

（3）安装手柄。

（4）将出水软管放入干净的盛水容器中。

（5）将进水软管放入待净化的水源中，确保软管预滤头离开水底或沉淀物，不要沉入泥沙中。

（6）将净水器水平卧式放置，上下提压手柄，开始净化过程。

（7）使用过程中若水流速度较新滤芯使用时明显减慢，需用砂纸（也可用树叶、水草、粗砂等）清洗陶瓷滤芯表面。清洗时注意滤芯出水口朝上，不要污染。

注意事项：①每次使用之前，开始的 5L 水倒掉不用，并用泵出的水清洗出水口。②如果净水器长时间不用（闲置 24h 及以上），需清理筒体及净水器中残水，防止污染。③运输时尽量取下滤芯单独放置，以免颠簸碰撞等损坏滤芯。

（周紫垣　谭　瑶　黄玉晶）

## 思考题

1. 某部队赴高寒劣水地域长期驻训，作为负责的防疫军官，如何策划部队给水保障安全方案？

2. 某驻岛部队远离陆地，主要靠陆上送水，蓄水时间长，常因气象原因不能按时送水，正常饮水量无法保证，有哪些方法可以改善该岛屿官兵的饮水问题？

3. 部队进攻战斗到达某地，该处只有一处水源且可能遭到敌人投毒，但部队急需用水，如何在最短时间内判断该水源是否遭到敌人投毒？如果是，该如何紧急处理保障部队暂时使用？

4. 当缺乏专业处理设备的时候，请总结对水质进行简易处理的方法和原则。

5. 结合所学知识和现代战争的实际情况，认识给水保障在军队后勤中的作用。

## 参 考 文 献

[1] Chittaranjan Ray, Ravi Jain. Low Cost Emergency Water Purification Technologies. Waltham, MA, USA: Butterworth-Heinemann Publications, 2014.
[2] 曹佳. 程天民军事预防医学. 北京：人民军医出版社，2014.
[3] 刘洪涛. 中华医学百科全书. 军事与特种医学：军队卫生学. 北京：中国协和医科大学出版社，2017.
[4] 郭俊生. 军队卫生学. 北京：人民军医出版社，2014.
[5] 杨克敌. 环境卫生学. 7 版. 北京：人民卫生出版社，2012.

# 第 6 章

# 营区与营舍卫生

> 【学习目的与要求】
> 了解营区建筑与规划卫生,营区的绿化,营舍卫生要求及改善措施,室内空气污染物卫生学标准。掌握营舍基本卫生要求,以及室内空气的特点、污染物种类及危害。

营区(campus)是部队进行基本军事训练、工作学习、文化娱乐和生活休息的场所。创造良好的营区卫生环境与适宜的训练、生活居住条件,是保障官兵健康,预防疾病的重要措施,也是我军现代化建设的重要内容之一。营区卫生(campus sanitation)包括营区规划卫生、营舍设计卫生要求、营区绿化、营区污物处理、营区公共场所卫生、营区的卫生措施等。

## 第一节 营区建筑与规划卫生

### 一、营区规划的卫生学意义

营区规划是对营区的办公区、训练区、生活区、仓库区、生产区、绿化区等地进行规划设计,以适应部队人员训练、生活和生产活动的需要。营区规划卫生系从卫生学角度,结合部队实际,合理布置营区的功能分区,以使营区环境有利于健康防护、训练、学习、作业和生活。

营区规划卫生要尽可能创造良好的居住和训练条件,提供良好的小气候与合理的日照,保证指战员身体健康,提高训练水平。建筑营舍首重实用、经济、卫生,依据条件兼顾建筑的美观、绿化等。

### 二、营址选择

选择营址时应详细调查对营区规划影响较大的局地自然因素,如气候、地形、土壤、水体及环境污染因素等。充分利用自然条件,防止环境污染。

1. 气候 气候(climate)对营区的小气候影响较大。《民用建筑设计通则》(GB 50352—2005)将中国划分了 7 个一级气候区,20 个二级气候区。一级区之间是建筑气候的性质不同,一级区划以1月、7月平均气温、7月平均相对湿度为主,以年降水量、年日均气温≤5℃或≥25℃的天数为辅;二级区之间是建筑气候的程度差异。通则对各二级气候区的建筑设计提出了不同的要求。

我军营区遍布全国,规划营区时必须考虑当地气候条件,确定建筑物的朝向、平面布置、墙壁厚度、房基结构和上下水道深浅、通风采暖等,获得适宜的居住环境。

2. 地形　地形(topography)包括地面起伏、地势高低、倾斜方位等因素,对小气候和营区的布局、整顿、发展等都有影响。据研究,朝北的斜坡最冷,朝南或东南的斜坡因为获较多日照而较温暖。高地能减弱风力,保护位于下风侧的营区不受强烈寒风袭击,阻挡或减少工厂等排出的烟尘和有害气体的影响。从卫生学要求上,理想的营区宜地势较高,易于排水,向阳干燥,通风良好,避开强风、山洪、泥石流等能侵袭的地带。

3. 土壤　土壤(soil)与人类健康密切相关。土壤成分及物理性状影响局部小气候。太阳辐射热被土壤吸收,再通过辐射、传导、对流,是空气温度变化的主因之一。不同性状土壤的吸热和散热能力不同,不仅造成局部地区气温的差异,还可影响局部气流的方向。

土壤性质与卫生状况也密切相关。疏松干燥土壤利于需氧菌作用并促进土壤自净,透水性好、利于地面干燥,卫生状况良好。因此,最好选择砂土或砂性黏土为居住区地基。地下水位应在房基0.5m以下,土地污染及放射性本底值应符合卫生要求。营区选择宜避开地方病高发区、自然疫源地等。

4. 水源　营址附近有无足量、水质良好或便于净化处理、使用方便、污染程度或污染威胁小的水源,是确定营址的重要条件。

5. 天然绿地　绿色植物有调节空气成分、防尘、净化有害气体、减少噪声、改善小气候的作用。选择营址、规划营区时,应充分注意利用天然绿地等自然条件。

## 三、营区卫生规划

营区通常包括不同功能分区,如指挥机关和办公场地,训练区、武器车辆等技术装备使用区、宿舍区、集会和生活服务等公共场所、仓库、道路与绿化场地等。

指挥机关为主要建筑,通常设计于营区中心位置。然后根据用途和相互间联系,将功能分区配置在适宜位置。按卫生学要求,能污染环境的各种场所,如厨房、露天厕所、垃圾站、废水处理站等均应与办公区、教室区和生活区等保持必要的距离,并设置于下风侧。

营区给水应尽可能采取集中式给水,要注意排水和排污(水)、污物处理场所等的设计和设置。医院、人畜粪便污水、加工、实验室等污水均应有无害化处理措施。

在营区总面积中,建筑面积不宜超过15%～20%,80%～85%用于修筑道路、操场和绿化。设在东北、华北、西北地区的营区,为防风沙,宜在风沙吹来方向建筑围墙,种植防护林。

## 四、营舍的朝向、形式、间距要求

1. 营舍的朝向　朝向对营舍的日照、采光、通风和微小气候都有影响。营舍朝向重点考虑冬季能获得尽量多的日照,夏季能避免过多日照,并有利于自然通风。

从日照角度考虑,我国大部地区在北纬45°以南,南向房屋日照夏季短而冬季长,东西向日照夏季多而冬季少,北、东北、西北向日照亦夏季多。因此,营舍朝向宜尽可能坐北朝南或东南。从通风角度考虑,我国夏季多东南风,冬季多西北风,坐北朝南(东南)亦利于夏季通风。主要房间如办公室、卧室等亦设于南面,辅助房间如厕所、储藏室设在北面。手术室等需采光均匀宜在北面。

在夏季较热地区,加强营舍自然通风很重要。营舍长轴最好与夏季主导风向垂直,以形成穿堂风,改善室内微小气候。在寒冷地区则应考虑营舍长轴与寒风方向小于45°。

当按风向、风速选择朝向与按日照朝向选择有矛盾时,应根据当地实情和重要的卫生要求抓主要矛盾。如冬季严寒而室外活动较少的北方地区,营舍朝向选择考虑日照为主;而夏秋酷热、冬季室外活动较多的南方地区,朝向选择考虑热季通风为主。

2. 营舍的形式　营舍形式也应考虑采光、通风、防沙、防寒、便于部队集中活动等因素。如单层行列式,层数不宜过高,楼梯、走廊、门宽度等。

3. 营舍间距　按日照、采光、通风的要求,间距应为前排营舍高度的1.5～2倍。

## 五、营区绿化

根据营区特点及要求,充分利用不同植物的特性,科学绿化营区,对改善营区环境、卫生学意义等方面有重要的作用。如植物有产氧、吸毒、除尘、杀菌、减噪、防风沙、蓄水保土、调节微小气候及对有害物质监测等多种作用。

**(一)绿化的卫生学意义**

1. 净化空气

(1)吸收二氧化碳,放出氧气:植物释放氧是大气中氧的重要来源(约60%)。叶片产生1g葡萄糖需消耗2500L空气中的二氧化碳。据计算,10m² 森林或12m² 生长良好的草坪每日可吸收的二氧化碳和释放的氧,就相当于每人每日排出的二氧化碳和所需的氧。

(2)吸收有害气体:不同植物对多种有害气体如二氧化硫、一氧化碳、臭氧、氯、氟化物、氯乙烯等有不同程度的吸收作用。如,垂柳、加杨、悬铃木、臭椿、夹竹桃、女贞、刺槐、梧桐等能吸收二氧化硫,1公顷柳杉林每年可吸收二氧化硫约720kg。一般树叶都有吸收氯气的能力。曾测定氯污染区植物的含氯量(mg/g 干重),夹竹桃32,美人蕉28.5,大叶黄杨9.3;阔叶树吸收和积累氯能力大于针叶树,有时可相差十几倍。泡桐、梧桐、大叶黄杨、女贞等有较强吸氟能力,如氟化氢的吸收,每公顷银桦11.8kg,滇杨10.0kg,拐枣9.7kg。氟污染区避免种植可食用的吸氟植物,以免人畜中毒。某些植物还能吸收臭氧、醛、酮、醇、醚和有毒金属如汞、铅、镉、砷等。

(3)对尘埃和放射性物质的清除作用:草吸附尘埃的能力比裸露地面大70倍,而森林则大75倍。树木还可阻隔、过滤和吸收放射性物质及其辐射的传播,阔叶林对放射性物质的净化能力比常绿叶林高得多。栎树可以吸收15 000 rad剂量的中子和γ射线的混合辐射,而生长正常。

(4)杀菌作用:一方面植被可阻挡、吸附尘埃,空气中附着于尘埃的微生物随之而减少;另一方面很多植物能分泌杀菌素。如桉树能杀死结核杆菌和肺炎球菌,地榆根水浸液能在1min内杀死伤寒、副伤寒甲、乙和痢疾杆菌。松、柏、樟、桧柏等树木常会分泌强烈芳香的植物杀菌素。据调查,在绿化区内的医院庭院内空气中细菌数为 7624 个/m³,而远离绿化区的医院则为 12 372 个/m³。

2. 改善微小气候  植物有调节温度、湿度、降低风速和防止太阳辐射热的作用。太阳辐射被稠密的树冠、草地等反射、吸收蒸腾散热,仅小部分可投射到地面,在白天和夏季,林地内温度可较空旷地低 10~17℃,夜间和冬季则高。冬季因树木减低风速,使林内气温不致降得过低。二行林带可降低风速 10%~15%,八行林带可降低风速 50%~60%。植物有截留保持水分作用,植物蒸腾和地面蒸发的水蒸气由于林木的遮荫、辐射弱、气温低、风速慢等原因,水蒸气大部分保留在林内,可增加空气湿度。相对湿度绿化地带较非绿化地带可增加 10%~20%。以各种乔木、灌木、草绿化营区,可创造凉爽、舒适的微小气候环境。

3. 降低噪声  树木粗糙的树干和茂密的枝叶是天然的吸声器。树木组成林带后降噪作用更大。其效果与林带宽度、树冠高度、枝叶密度及树种有关。如,由两行桧柏、一行雪松构成的不同宽度的林带,噪声通过 18~36m 的林带比空地上同距离降低 10~15dB(A)。

4. 其他  此外,绿化还有净化水源、保持水土、防火等有益的作用。

**(二)营区绿化的配置**

营区绿化宜因地制宜,根据营区的自然条件、地势,可采取点与面,平面与主体结合,尽可能加以绿化。注意植物的垂直分布、疏密布置等互相配合,形成绿化系统。还应注意利用植物的环境功能,如以数米宽的高大乔木林带防风、降噪,林荫道、屋顶花园以遮阳隔热,草坪、灌木覆盖裸露地面、医院、工厂等绿化可多利用植物的杀菌和吸收污染物等功能。避免高大树木影响采光和通风,家属区、幼儿园避免有毒花木等。

# 第二节  营舍卫生

营舍(barrack)是营区内供军队人员休息和睡眠的场所,主要指住房。了解营舍内环境因素对健康的影响,阐明机体对它的适应范围和卫生要求,充分利用环境中有利因素,消除有害因素,创造卫生舒适的工作、生活环境,对于保护军队人员健康十分重要。

## 一、营舍的基本卫生要求

营舍基本卫生要求如下:①适当的空间和面积:利于通风、采光和活动,尤其是紧急情况下人员的行动。②适宜的小气候:室温变动小,湿度和气流适中,必要时可采用通风、温度调节设备。③光线充足:采光和照明良好。自然采光和人工照明要满足视功能生理要求。④空气清洁:避免室内空气污染,尤其冬季也应适当的通风换气。⑤环境安静:室内环境噪声白天不超过 50dB(A),夜间不超过 40dB(A),保证休息和睡眠。⑥完备的上下水道和卫生设备,以保证室内清洁和个人卫生。

## 二、营舍的卫生规模

卫生规模是指根据卫生要求确定的容积、净高、面积和进深等。

1. **居住容积** 营舍居住容积指人均居住空间容积,其大小与室内微小气候、空气清洁度和生活便利性等有关。居住容积以每人每小时呼出二氧化碳量、居室换气次数和二氧化碳容许浓度等为依据计算。根据国内外研究和我军实际情况测算,人均居住容积以 $10\sim15m^3$ 为宜。

2. **净高** 营舍净高指地面到天花板的高度。较大净高利于采光、通风和室内微小气候的改善,较低净高利于冬季保暖。如,无扰动情况下,净高 3.5m 时空气污染层在人呼吸带以上,净高 2.8m 时污染层与呼吸带重叠。从经济及卫生学综合考虑,通风良好时,南方营舍净高不宜低于 2.8m,北方不宜低于 2.6m,但军队营舍多采用双层床,净高最好能达到 3.4m。

3. **面积** 我军营舍居住面积规定士兵为 $4.7m^2$,技术院校学员 $7m^2$。两床间距最低不少于 0.5m。房间不宜过大,以班或排为单位较好。

4. **进深** 室内进深指开窗的外墙内表面至对面墙内表面的距离,与室内采光和换气有关。进深过大,离外墙(窗)远的地点空气停滞,换气困难。室内采光,离窗 $2.0\sim2.5m$ 处,照度显著下降。窗户越高,窗户上缘距天花板越近,直射光和散射光越容易深入室内。

## 三、营舍的通风

通风目的主要是改善室内空气质量、调节温度和湿度等。军队营舍空气质量卫生标准(WSB39-2001)见表 6-1。

表 6-1 军队营舍空气质量卫生标准(WSB39-2001)

| 项目 | 标准值 |
| --- | --- |
| 二氧化碳 | $\leqslant 0.10\%$ |
| 一氧化碳 | $\leqslant 8.0\ mg/m^3$ |
| 二氧化硫 | $\leqslant 0.10\ mg/m^3$ |
| 氧化氮(以二氧化氮计) | $\leqslant 0.15\ mg/m^3$ |
| 甲醛 | $\leqslant 0.08\ mg/m^3$ |
| 空气细菌数 | $\leqslant 25$ 菌落数/皿(9cm) |
| 链球菌数 | $\leqslant 2$ 菌落数/皿(9cm) |

1. **营舍通风换气** 人员活动可使营舍内空气中的灰尘、二氧化碳、微生物、有机物等增加,使室内温度、湿度升高,致空气质量恶化。为保持室内空气的清洁,冬、夏季都应进行适当的通风换气。

(1)通风量:通常以消除室内过量的二氧化碳为基础,即需要多少空气量才能稀释产生的过量二氧化碳至容许的浓度。二氧化碳量的产生与生理状态有关,如,睡眠时约 16L/h,轻、中、重体力劳动下,分别为 $20\sim22$L/h、30L/h 和 40L/h 以上。通风量计算如下。

$$L_{CO_2}=U/(P-P1)$$

$L_{CO_2}$—通风量($m^3/h$);$U$—室内产生二氧化碳量(L/h);$P$—室内二氧化碳容许浓度($L/m^3$);$P1$—室外空气中二氧化碳含量,一般按 $0.4L/m^3$ 计算。

例:长 6m,宽 5m,高 3.5m 的营舍内士兵 12 人,每人呼出 $CO_2$ 20 L/h,代入公式。

通风量($L_{CO_2}$)=12×20/(1-0.4)=400 $m^3$/h

(2)换气次数:通风量与房间容积之比。

营舍每小时换气次数=通风量($m^3$)/营舍容积($m^3$)

如该营舍,换气次数=400/6×5×3.5=3.81,即该营舍每小时换气 4 次,可达卫生要求。

2. 营舍的通风方法

(1)自然通风(natural ventilation)。①温差换气:由于室内外温度差,室内热空气上升从门窗上部孔口、孔隙逸出,室外冷空气由门窗下部孔口、孔隙进入。温差越大,通风量亦大。②风压通风:风吹向营舍时在向风面成正压并从门窗进入,在营舍侧面及背风面则成负压,将室内空气吸出,通风量与门窗孔隙面积和风速成正比。公共场所、厨房、厕所等可在屋顶开气窗或设通风管,房屋下部开进气口,以利于温差通风和冬季换气。自然通风除受门窗面积、朝向、建筑密度等影响外,还应注意间距、窗外阻挡物、营舍内部布置、门窗位置等影响。

(2)机械通风(mechanical ventilation):条件允许时,可利用风扇、空调等机械通风,并可以和采暖、降温、去除有害气体等相结合。有特殊要求的房间如通讯室、手术室、地下指挥部等可加装空气净化装置等。

## 四、营舍的采光和照明

合理的采光和照明对人体生理和健康产生良好作用,而视觉功能和神经系统处于舒适状态,可提高工作效率。反之,视觉功能过度紧张,精神易疲劳,工作效率下降,可致近视等不良后果。

### (一)自然采光卫生要求

自然光(day lighting)除照明外,还有生物学效应和灭菌等作用,是人工光线所不能代替的。营舍宜通过窗户直接采光,尽量避免以间接采光为主。室内自然照度应至少 75Lux 才能基本满足视觉功能要求。室内自然采光状况常用采光系数和自然照度系数评价。

1. 采光系数　采光系数(lighting coefficient)是采光口有效采光面积(如玻璃面积)与室内地面面积之比。一般宿舍要求 1:(8~10),办公室、教室 1:(6~8),辅助性房屋 1:(10~12)等。

窗户朝南光线充足、朝北则光线较均匀。窗户上缘距顶板越近光线射入越深,窗户下缘距地面不宜超过 1.2m。室深系数:进深与地面至窗上缘高度之比,一侧采光的房间不应超过 2.0~2.5,两侧采光的房间不应超过 4.0~5.0。

自然采光受窗外阻挡物影响,应考虑投射角与开角的影响。投射角:室内工作点的水平线与工作点至窗上缘连线形成的夹角,投射角不应<27°;开角:工作面至窗上缘与室外遮光物上端的连线所形成的夹角,开角不应<4°。

2. 自然照度系数　自然照度系数(coefficient of natural illumination)是同一时间,室内水平面上散射光的照度与室外空旷处散射光的水平照度百分比。

在卫生学上常规定最小自然照度系数(室内最暗的工作点的自然照度系数)。一般宿舍、办公室、病房的最小自然照度系数为 0.5,教室、阅览室、实验室、治疗室为 1.0,手术室、口腔科、分娩室为 1.5,浴室、厕所、楼梯、走廊等为 0.3。自然照度系数可反映当地的光气候、采光口(大小、位置、朝向)和室外遮光物等的影响,是较全面的指标。

### (二)人工照明的卫生要求

在夜间、密闭场所等自然采光不足的时间、场所需人工照明。人工照明(artificial illumination)有直射、反射、散射三种照明方式。直射照明即光线直接照射,光利用率高,但有眩目和阴影,营舍多采用。反射照明是将光投射到天花板、墙壁等上再反射到被照物体上,光利用率低,光线均匀、不眩目、无阴影,一般营舍不用。散射照明即光源有部分直射、部分经反射到物体,照度较均匀,阴影柔和,多用于会议室、礼堂等。人工照明应符合以下卫生要求。

1. 照度足够　照度要能满足官兵工作、学习和生活要求。根据视力工作精密程度和持续时间不同照度标准亦不同,如一般阅读 1~3h 最适宜为 75~100Lux。宿舍、厨房、食堂为 25Lux,教学、办公室应 100Lux,盥洗室、厕所、走廊为 15Lux。离光源的距离可影响照度,如一盏 25W 白炽灯距工作面 0.5m,照度为 50Lux。

照度可用照度计测定,也可用灯泡的瓦数粗略计算,以室内灯泡总瓦数,除以房间面积,再乘以系数(总瓦数<100 为 2,>100 为 2.5),即得房间内最低照度,如乘以 4 倍系数,即得平均照度。

例:学生宿舍面积 24m²,装 40W 电灯 2 个。

电灯总瓦数=40×2=80W

每平方米瓦数=80÷24=3.3W/m²

最低照度=每平方米瓦数×系数=3.3×2=6.6

平均照度=最低照度×4=6.6×4=26.4Lux

2. 照度均匀　工作面或室内各点照度要接近,以免眼睛频繁适应引起视觉疲劳,最小照度与最大照度之比,工作面 0.75m 内>0.5,室内 5m 距离内>0.3。全室最暗点与最亮点照度之比应在 0.25 以上。

3. 避免眩目　强光源、强反光物体、物体与背景亮度差过大,都可引起眩目,易引起视觉疲劳。视野中不应出现光源或发光体。如工作面上不要有直接阳光或使用无灯罩台灯。

4. 照度稳定,限制阴影　应避免头部、躯干、手或其他物体在工作面上造成阴影。无法避免时,阴影处照度不应小于明处的 50%。人工照明光源亮度必须稳定,不晃动,注意配置位置,使工作面上尽量无阴影。

5. 光谱接近日光　人工光源光谱应尽可能接近日光,以适应视觉功能需要。

## 五、营舍的温度调节

适宜的营舍温度有利于体温调节,提高效率与预防疾病。我国南北方气候相差较大,北方冬季寒冷,南方夏季炎热,需分别采取采暖和降温的措施,才能使营舍保持适宜的温度。室温 10℃以下时,已不易维持体热平衡,多数人有冷感;室温 28℃以上时,多数人感到热。人体温热的感觉不单与温度有关,而是气温和气湿、气流、辐射等因素综合引起,即前章述及的有效温度。如吉林地区调查认为,冬季13.9~15.6℃、夏季23.6~27.1℃的有效温度较为适宜。此外,对热冷适应、冷热感的温度有个体差异。

**(一)营舍的采暖**

我军北方地区部队冬季每年约有4个月以上的采暖期,其他地区如医院、育儿机构等在冬天也需采暖。采暖的方法分为集中式与分散式两种。采暖的基本卫生要求如下。

1. 室温能均匀加温到适宜温度。如一般营舍采暖临界温度为9~11℃,营舍室温宜在16~22℃,宿舍15~18℃、教室、办公室16~18℃,幼儿园20℃,病房20~22℃,手术室25℃。并在时间与空间上分布均匀。室温昼夜波动不大(集中式2~3℃,分散式4~6℃),室温与墙温差不超过6℃,与天花板温差不超过5.5℃,防止结露。相对湿度应保持在35%~70%,气流速度<0.25m/s。

2. 采暖设备不应有灰尘、煤烟及有害气体逸出污染室内空气。

3. 采暖设备表面温度不宜超过85℃,以免落在其上的有机灰尘产生臭气。

4. 采暖设备管理简单,易调节温度,无噪声及无发生外伤、火灾危险。

**(二)营舍的降温**

在南方炎热地区,可以采取适当防暑降温的措施。

1. 设计营舍时,合理选择朝向,选用导热性差的建筑材料,中留空气层,门窗对开或对侧开窗以利于空气对流,屋顶设隔热层和设遮阳等措施,以减少太阳辐射照入或传入室内。

2. 加强绿化,如在营舍周围种植树木,营舍垂直绿化等。

3. 设置机械通风,有条件时可安装电风扇或空气调节器。

## 六、营舍的防潮与防噪声

1. 营舍的防潮　造成营舍潮湿的原因很多,如地下水位高、墙基无防潮层、住宅内积水、建筑材料吸湿性大、隔热性差、门窗无雨挡、采暖不足及日常生活等。因此,应针对原因采取相应防潮措施。如营舍外设排水沟,降低水位,排除积水;墙体与地基交接处设防潮层,墙壁外抹水泥砂浆;抬高室内地坪高度,室内外地面差不少于30cm;防止屋顶漏水及雨雪从门窗侵入;加强冬季采暖,等等。

2. 营舍的防噪声　噪声可通过门窗、通风管道从空气中直接传播,或通过固体介质如楼板、墙壁传播。防噪声,首先在营区规划时应将产生噪声的场所如训练场、车库等设在离办公楼、宿舍区较远的地方,并用绿化带将之分开。在营舍建筑上采用隔声量高的墙壁,加厚双层墙中空气层,使空气厚度>1.5cm。楼板采用隔层,在两层间充填轻质吸音材料如木屑、煤灰渣等。有特殊要求的房间用夹板门和双层窗。

## 七、室内微小气候的卫生要求

室内的微小气候要能保证大多数人的机体热平衡,不使体温调节功能长期处于紧张状态,能有良好的温热感觉和正常的工作效率。我国2003年开始执行的首部《室内空气质量标准

GB/T18883－2002》对室内微小气候及新风量提出了卫生要求(表6-2)。

表6-2 室内空气质量标准对微小气候的卫生学要求

| 参数 | 标准值 | 备注 |
| --- | --- | --- |
| 温度(℃) | 22～28 | 夏季空调 |
|  | 16～24 | 冬季采暖 |
| 相对湿度(%) | 40～80 | 夏季空调 |
|  | 30～60 | 冬季采暖 |
| 空气流速(m/s) | 0.3 | 夏季空调 |
|  | 0.2 | 冬季采暖 |
| 新风量[$m^3$/(h·人)] | 30 | |

注：新风量要求不小于标准值，空气流速要求不大于标准值

（周紫垣）

## 思考题

请归纳总结营舍卫生要求的主要内容及相应的实施措施。

## 参 考 文 献

[1] 郭俊生.军队卫生学.北京:人民军医出版社,2014.
[2] 张进,姜在福,陈景元,等.军队营舍空气质量卫生标准.解放军预防医学杂志,2004,22(4):235-237.

# 第 7 章

# 阵地与野营卫生

【学习目的与要求】
　　了解坑道内部结构与微小气候特点,战场尸体的处理,野营污物处理。掌握坑道空气污染与防护措施,坑道潮湿的来源与防潮措施;野战宿营的卫生学要求。

　　阵地(battle field)是指部队进攻或防御战斗预先构筑工事的作战地区。根据战略战术的要求,前沿阵地常使用露天堑壕、坑道或其他掩蔽工事等。露天工事包括战壕、散兵壕、交通壕等;坑道包括各级指挥坑道、屯兵坑道、通信坑道、工程坑道和卫生坑道等(图 7-1)。在前沿常建的是屯兵坑道。掩蔽工事包括永久性碉堡、指挥所、瞭望所、避弹所、救护所等。阵地是战时一线指战员生活和战斗的场所,因任务频繁、条件简陋、情况紧迫,如不能有效控制环境卫生,可能造成大量非战斗减员,直接影响部队战斗力。做好阵地卫生工作是我军卫生防疫的重要任务之一。

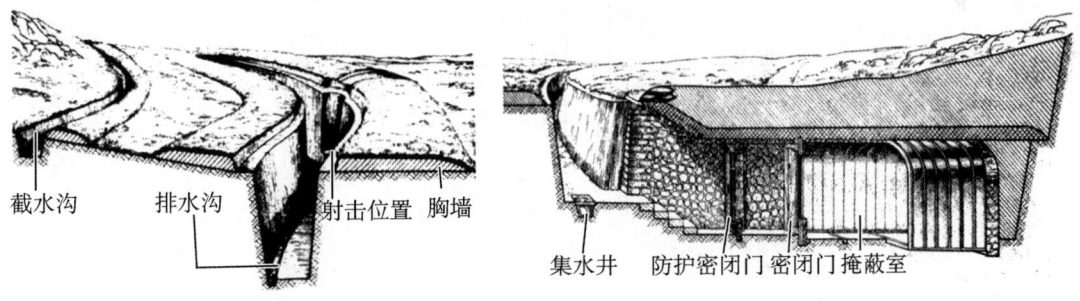

图 7-1　露天堑壕和半地下掩蔽所

## 第一节　阵地卫生

### 一、阵地的构成

　　阵地是指在预期战斗地点或其他作战需要而构筑有用于进攻、防守等工事群的地域,以保护和隐蔽战斗人员和物资武器装备,包括野战工事、(半)永备工事,以便于发挥战斗力,保障人员和装备的安全与隐蔽。针对不同类型阵地工事群的环境特点，采取综合卫生技术措施以解决卫生防病问题，是阵地卫生的主要任务。重点是保障在此特殊环境中生活的人群避免工作效率降低和维持健康体质，同时防范和避免因大量人员密集于相对封闭的环境中而发生和流行疾病。

国外将工事统称为掩蔽所(shelter)，依其用途区分为防冲击波掩蔽所(blast-resistant shelter)、两用掩蔽所(dual-purpose shelter)、家庭掩蔽所(family shelter)、公用掩蔽所(community shelter)和重要活动中心掩蔽所(essential activities center shelter)，用于躲避轰炸、平民紧急避难，活动中心掩蔽所则可供部队、政府机关、大中型工厂战时使用，并可供伤员紧急转运中心使用。各类掩蔽所设计主要因抗核冲击波、热辐射(抗超压至少为 $1.8kg/cm^2$)或一般轰炸(抗超压 $0.35kg/cm^2$)的防护能力及容纳人数有所不同。

工事依据构筑目的和功能一般可分为野战工事和永备工事两大类。野战工事如堑壕、掩体、猫耳洞、水滴状水泥工事和简易防炮工事等。永备工事除构筑于陆地边界、海岸等处供守备警戒之用外，更大量的是指各类大型地下坑道、洞库等，包括不同功能分区，如屯兵坑道、指挥坑道、通信枢纽、炮兵(导弹)坑道、地下医院等及其他生活服务设施区等(图 7-2)。

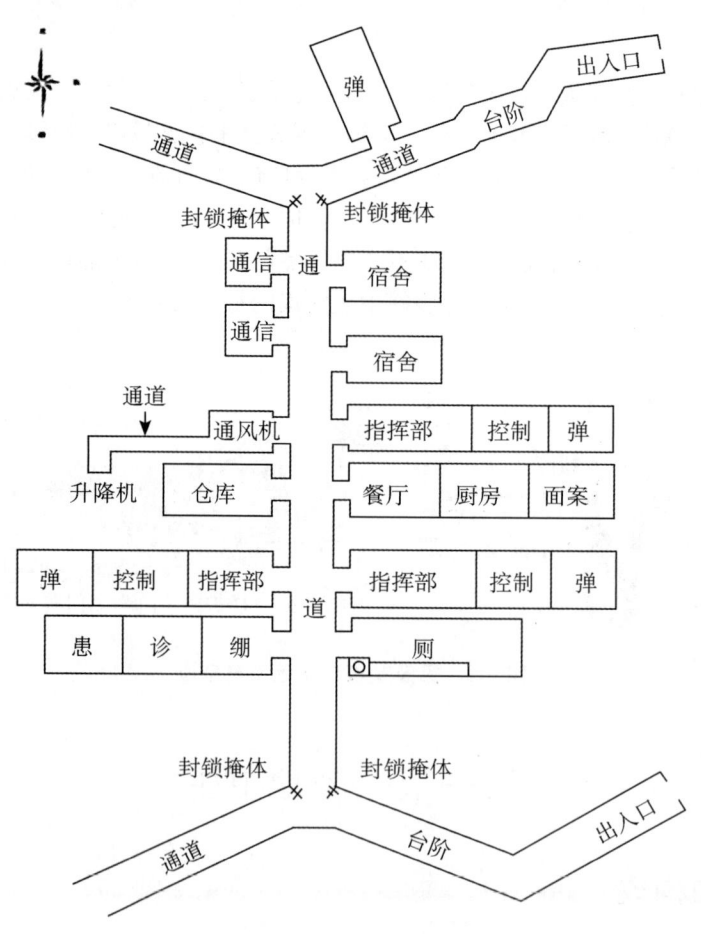

图 7-2　某地下永备工事结构示意图

部分民用设施如矿井、地铁、大型交通隧道、地下公共避难所(如我国城市中构筑的"人防工事")等,往往为战时或灾害时大量人群提供。各类地下或半地下工事阵地卫生中如通风、排污、控温、防潮等具有共性的问题,也与民用设施如矿井、地铁、大型交通隧道、地下公共避难所、地下生活区(图7-3)等有共通之处。

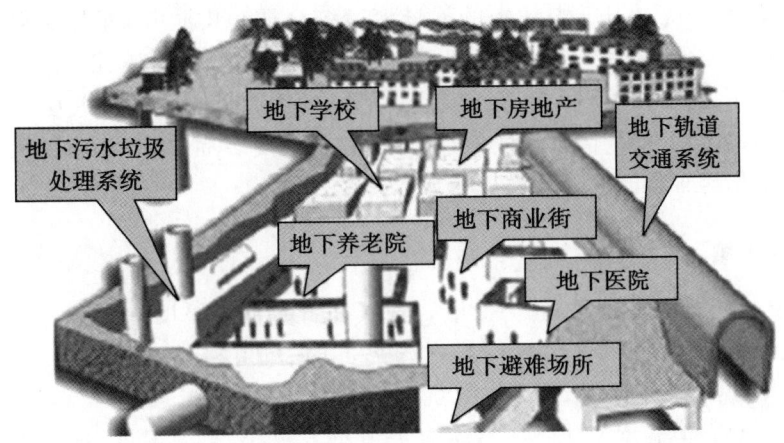

图7-3 地下生活区(引自:谢和平,等.特殊地下空间的开发利用,2018)

## 二、阵地工事影响人体的因素

不论野战或永备工事,只要有人员生活、工作于其中,都受着下述因素的影响。

1. **居住生活人员的数量** 人数的多少涉及人体能量代谢产生的显热和潜热在环境中的散发;气味对空气的污染,以及氧的消耗,二氧化碳的排除;也涉及人员生活所必需的空气质量,饮用水与食品的供给和基本的生活设施。

2. **人员在工事内停留或居住的期限** 外军依据第二次世界大战的战况和持续的轰炸强度,将人员在地下坑道或掩蔽所等停留的持续期限定为2周(14d)。我军则依据任务和守备的需要决定在工事内的持续居留期限。居留期限越长卫生要求也相应越高;长期居住时的卫生水平则接近地面生活水准。

3. **通风换气** 密闭工事通风的好坏极大地影响工事内的生命维持系统和人员居住的舒适性。决定于通风量、通风方法(自然通风或再循环空气机械通风)、换气量,以及输入排出风流的温、湿度等。

4. **微小气候状态** 主要指密闭工事环境中温度、湿度和空气流动。空气流动除风速、风量外,常采用表示舒适感的有效温度进行表达。通常还需了解工事外当地的气象数据,如气温、气湿、风向与频率,太阳辐射及雨雾变化情况,以便参照比较。

5. **其他** 包括密闭工事围护结构的热工性能;工事内热源和湿源的产热产湿状态,用作设计通风换气和人员舒适状态的评估;工事内生活人员对当时环境承受的心理压力;噪声、光线、气味等环境压力,心理和环境压力越大,对工作效率和健康的影响也越强。

## 三、气候、土壤及热工环境对工事的影响

热区或夏天,密闭工事内合适的环境不仅是卫生防病所必要,而且直接关系生存质量。如20世纪80年代西南边境自卫反击战中的战场疲劳综合征和皮肤病,即与亚热带丛林山区的炎热气候和工事热工环境不良有密切联系,战斗人员长期生活在闷热、潮湿、窄小、通风差、多蠓蚊、缺水和休息不好的阵地工事中,是非战斗减员的主因,明显影响战斗力。冬天,工事可抗风御寒,穿戴合适的健康人在10℃环境中,不采暖亦可耐受2周以上;工事温度再低或冬季长期驻留,则应采取措施加温至15~17℃。

### (一)气候与土壤

地下工事季节温差小于地面,但仍受地区气候和土石覆盖厚度的影响。对无人备用坑道研究发现:华北地区,外界四季气温波动于−7~22℃时,坑道内气温保持在12~13℃;东南沿海地区,外界四季气温波动于14~28.3℃,坑道内气温保持在20~24.1℃;表明坑道内微小气候受地区气候的影响,但温度变化不大。工事被覆厚度越浅,土壤温度、气候等对坑道内气温影响越明显。一般地表1m以下,地面气温和太阳辐射对地层温度影响明显减弱,地表下15~30m的土石层,已无年温差的改变(图7-4)。

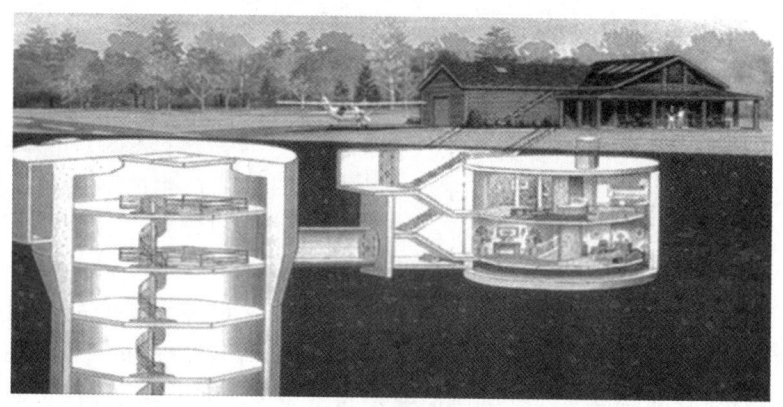

图 7-4 地表下不同深度掩蔽工事示意

### (二)工事的热工环境

有人生活的工事,其热工环境取决于工事内热源和散热的平衡。

$$Qg+Qg'=Qv+Qw+Q_R$$

式中 $Qg$ 表示人体新陈代谢产生的热量,$kcal/(h \cdot m^2)$[千卡/(时·体表面积)];
$Qg'$ 表示灯与烹调器具、发动机、电工设备产热量,$kcal/h$;
$Qv$ 表示通风带走的热量,$kcal/(h \cdot m^3)$[千卡/(时·换气体积)];
$Qw$ 表示传导给周围围护介质的损失热量,$kcal/(m \cdot h \cdot ℃)$[千卡/(米·时·℃)];
$Q_R$ 表示冷却设备吸收的热量,$kcal/h$。

生理研究表明,坐位安静状态穿合适服装的健康成人,向环境散发的热量为 69.3kcal/(h·m²),轻度活动或脑力劳动为 75～100kcal/(h·m²)。考虑不同温度下人员显热和潜热的发散,常用标准值为 100kcal/(h·m²),如表 7-1 所示。

表 7-1 热平衡时健康男性新陈代谢的散热量

| 干球温度(℃) | 显热散热量 kcal/(h·m²) | 潜热散热量 kcal/(h·m²) |
|---|---|---|
| 13.0 | 84.17 | 16.63 |
| 18.5 | 82.44 | 18.14 |
| 24.0 | 67.28 | 33.52 |
| 23.5 | 40.32 | 60.52 |
| 35.0 | 0 | 100.80 |

注:①坐位穿合适的衣服(高温时最少着衣,低温时着保暖衣)的每人散热量;②1kcal=4.180kJ

图 7-5 给出合适穿戴的健康被试验者在安静状态下能容忍限值的有效温度和干、湿球温度的范围。

甲,长期停留在地下空间环境中,绝大部分人都感到舒适的有效温度范围;乙,在战时绝大多数人都能很好地耐受这种环境 14d;丙,绝大多数人可较好地忍受这种环境数小时至一昼夜以上。

研究表明,对穿合适服装的安静健康人而言,有效温度(ET)31.5℃,未习服者可出现热衰竭,30℃出现痱子,28℃连续出汗,24～26℃、相对湿度约 60%时为最合适温度,10℃环境中手指灵活性受影响,但可耐寒 2 周,1.7～10℃可出现冻疮或战壕足(浸渍足)。

其余热工环境因素有烹调、照明、电子设备与发动机等热源散发的热量,都可增加工事的热强度。减轻工事热强度应考虑通风换气带走的热量、冷却设备吸收的热量和借传导作用带给工事围护介质的热量。要求产热与散热保持相对热平衡,适于图 7-5 提示的甲、乙、丙有效温度范围,即表示人员适合居留期限的热工环境。

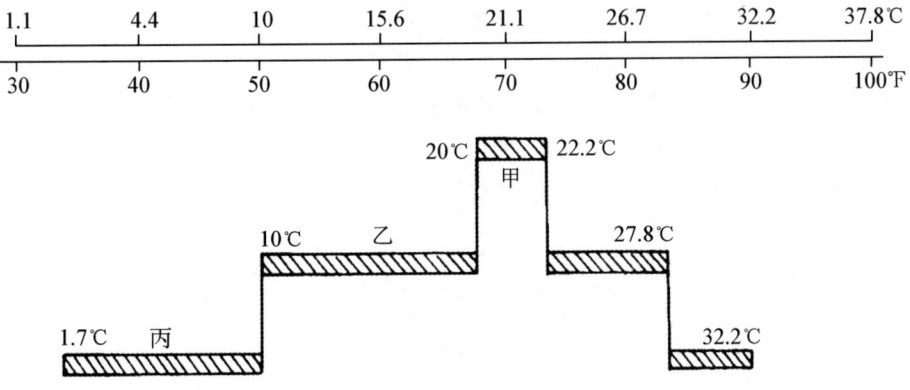

图 7-5 着衣健康人坐位能耐受的环境状态有效温度(ET)限值

在热区,除非将地下工事中产生的热、湿完全排出去,否则,工事内的温度和湿度会不断增加,从而影响人体的热平衡。工事散热方式:一是引入室外空气,采用机械通风或自然通风进行冷却(相当于 Qv);二是把热量传导给周围介质而冷却(相当于 Qw);三是利用井水降温或机械制冷或除湿(相当于 Qn)。这些散热方式对一般野战工事来说,尤其是半地下工事,除加强自然通风外,其他都不易做到。所以在亚热带作战中,工事环境极为艰苦。

## 四、通风系统的生理安全性指导原则

### (一)自然通风

自然通风是利用工事内外温差效应产生的空气流动。通风效果的好坏决定于风量的大小、通风时间的长短和风口的朝向,换气效率具有一定不可靠性。

热区风口的朝向宜选择当地夏季风向频率较多的方向,坑道结构如坑道的长短、走向坡度、出入口数量等与通风量有密切关系。据实测:"井"字形结构,坑道内可形成较好的穿堂风,进口 5m 处风速可达 1.7 m/s,深入 50m 处风速未明显减弱;"Y"字形结构,内部风速为 0.42~0.59m/s;"I"字形结构,坑道内部风速仅 0.19~0.33m/s。通常风速<0.3~0.4m/s 时,人感受不到空气流动,风速从 0.5m/s 起,开始明显影响人的主观感受和体温调节。

### (二)强制或机械通风

强制或机械通风适用于各种类型坑道式工事,具有较稳定可靠的换气效果,但亦受室外气象条件限制,机械通风无法使坑道工事内温度低于室外空气有效温度,必要时在通风的同时要增加制冷措施。

坑道强制通风系统运行时需提供动力,战时、战区或受破坏时无法依赖市电,应有辅助电源,系统,以备解决紧急时供电。必要时可采用人力发电装置多台并联使用,维持最低电力需求。

机械通风系统的生理安全性指导原则如下。

1. 在工事中能维持人体热平衡和呼吸气体交换,其可耐受的环境至少保持 2 周以上。
2. 能防止工事内表面凝水,或使表面凝水减少至最小值。
3. 系统的运行、维护及修理方便,注意有足够备件。
4. 人员工作、居留场所的回风空气,可引入机房、厕所等需加大排气的场所进行再利用。
5. 在防护要求较高的工事,应设立防冲击波的防爆门和滤毒通风装置(图 7-6),使工事内部空间免遭放射性污染,或火灾与燃烧时产生的热浪与烟气危害。

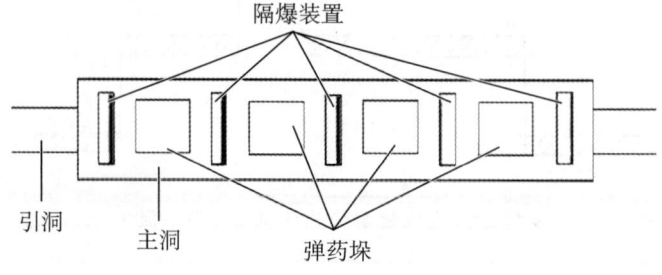

图 7-6 洞库内防隔爆示意

6. 在空气分布系统上，需设立风量调节装置，便于应对工事内房间用途改变或设计中考虑不周的缺点，利于弥补或重新平衡通风系统。

7. 通风系统力求运行良好，投资最优，以获取最佳的投资效益。

### (三)通风量的要求

工事内通风空气量依据人员生理活动的状态和赋予工事的任务而有不同。通常推荐的正常通风量每人为 $8.5m^3/h$。若从排出二氧化碳维持生命活动的需要，每人最低通风量为 $3m^3/h$，一般有通信设备的指挥坑道每人最低风量不小于 $6m^3/h$。

生理活动状态每人每小时需要空气量见表7-2；我军各级坑道通风量的最高设计要求见表7-3。

表7-2 生理活动状态下的空气需要量*

| 活动状态 | 每人供给新鲜空气量($m^3/h$) |
| --- | --- |
| 卧床休息 | 2.2 |
| 坐位 | 2.54 |
| 立位 | 3.40 |
| 轻度工作 | 5.10 |
| 行走 | 8.50 |
| 中等程度劳动 | 8.50 |

注：* 需要量是指氧浓度保持在20%以上时的活动状态

表7-3 我军坑道最高通气量的要求

| 坑道类型 | 每人通气量($m^3/h$)* |
| --- | --- |
| 连营屯兵坑道 | 10 |
| 旅(团、师)坑道 | 12 |
| 集团军坑道 | 15～20 |
| 卫生(医院)坑道 | 12～15 |

注：* ①指有管道供风的风量，若为无管道供风，在上述要求上增加0.5～1.0倍；②三防条件下滤过式通风，为保持有效过滤供风，减少污染进入，按上述数据减少40%～50%

## 五、工事内的防潮除湿

地下工事内通常都较潮湿，靠近工事壁面则负辐射较强。潮湿和负辐射常是工事内风湿性疾病和腰背痛发生的诱因。负辐射大于 $1.0～1.5cal/(cm^2 \cdot h)$ 的壁面可较空气对人体夺取更多的热量，尤其对缺少肌肉、脂肪覆盖的关节组织，导致更大的失热，影响局部热平衡，造成关节组织伤害。潮湿使卧具冷湿，也影响睡眠和休息。

### (一)工事潮湿的成因

一般阵地工事如堑壕、猫耳洞、防炮掩蔽部等，缺少防水被覆层。通常土层渗漏水主要在于结构不良、施工防水不严密、渗漏水严重部位缺少排水导沟或集水水井所造成，出现整体潮湿。有被覆坑道渗漏水，多半形成局部地段的潮湿。

各类工事包括坑道中，人体蒸发和空气中的水汽在低露点温度的墙、地面凝结是潮湿的主因。我军对坑道内相对湿度的调查，南方80%～90%，北方60%～80%，夏季则南、北方均可达95%以上。

人员活动排出的水气，安静状态下每人约40g/h，脑力劳动或轻体力活动时为70～75g/h，随劳动强度加大每人水气排出量可达130g/h。工事内人员越多,工事环境温度越高,排湿和排热量将急剧增大,显著降低居住人员的生活质量。

因山体等围护介质的导热低于空气,故地下坑道内壁温始终低于气温。外界含水气量丰富的热空气和人员排出的水气接触达到露点温度的低温壁面时,过饱和水气在壁面产生凝水,从顶部或沿墙面滴(流)水,是坑道潮湿的主要成因,并造成心理上的很大烦恼。据测算,不考虑人体排出水气,外界空气相对湿度为60%,与坑道壁温差8℃,或外空气湿度为80%,与坑道壁温差4℃,或外空气湿度为90%,与坑道壁温差2℃时,都可在壁表面结露。夏季空气含水量高,进入工事后仅需较小的露点温差就可使工事内凝水,造成极为潮湿的现象。

**(二)防潮除湿措施**

概略而言,为冷、热、隔、堵、排、吸、管等方法的综合使用,并可依据地下工事本身的结构状态和任务加以选用。

1. 增温降湿　运用露点温度差原理,提高工事内部温度或增高壁表面温度,从而消除凝水。采用的方法为离壁3～5cm装修导热系数小的材料如各种木质板材,对顶棚覆以沥青油毡再饰板材,提高表面温度,避免结露。或应用保温、吸湿的砂浆涂料如珍珠岩砂浆被覆于工事壁面,亦具防潮作用。也可采用蒸气或加热管道供暖,提高工事整体壁温,效果更好。对高级工事可二种或三种方法并用,潮湿可获得有效控制。还可选用成本低的保温、吸湿岩浆对工事整体被覆,再对主要房间如指挥部、通信枢纽、病房等墙面被覆装修板材。

2. 冷却除湿　同样利用露点温差原理,使外界潮湿空气先通过冷却风道或降温除湿机的冷却管道,使饱和水气在管内凝结成水排除,把较干空气送入工事。冷却通风道多设置于工事进风口处,以导热系数大的水泥或铝制板材交错竖立,增加外界潮湿空气的接触面积和时间而结露凝水以排水除湿。

3. 隔离潮湿源　用离顶离壁式被覆结构如"门"形,使渗、凝、漏水环境的水沿工事壁或被覆外层之间进入排水沟,隔绝湿源直接作用于工事内部。对简易工事或缺乏正规表面处理的毛洞,可采用大块塑料薄膜如建立塑料大棚似的蒙盖于工事内,滴漏水沿棚外流入地下水沟,薄膜导热系数小,很少凝水而防潮。永备工事中的离顶离壁框架结构属高级工事或地下医院类建筑,相当于外壳为防水水泥密封的楼房,建立于大岩洞内,但楼房内部需采取增温降湿或冷却除湿的机械通风系统。据四季实测,洞内楼房夏季相对湿度可保持在60%～75%,气温22～25℃;冬季湿度波动于55%～65%,气温18～22℃。

4. 防止湿热空气进入　着重避免大量湿热空气涌入工事造成更多的结露,掌握时机利用自然通风排除水气。如,闷热天或夏季,工事洞口设门帘,减少人员出入,尽量减少开放的洞门数。在空气含水量较少的时段(如雨后、晴朗午夜、秋高气爽),尽可能加强自然通风以降低工事内湿度。对于一般工事是常用可行的方法,但效果欠稳定。

5. 排水防渗漏　工事构筑时应设置内高口低的坡度,两侧沿壁修建加盖排水沟,以利排除积水和生活废水(图7-7)。对渗漏点则采用快干水泥或膨胀水泥封填缝隙。

6. 吸湿剂或代用品除湿　化学吸湿剂常用的有氯化钙、氯化锂、硅胶等多种,除湿效果好,部分尚可再生利用,但成本高,一般只适用于精密武器或弹药洞库等使用。表7-4给出其使用效果。

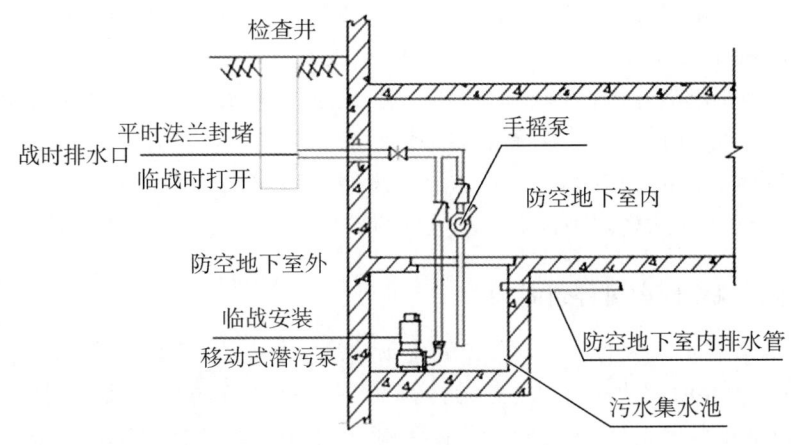

图 7-7 地下坑道工事内排水结构示意

表 7-4 除湿方法效果与经济效益的比较

| 除湿方法 | 洞库微小气候 | | 除湿效果吸水(kg/h) | 吸水 1kg 所耗成本(元) |
| --- | --- | --- | --- | --- |
| | 温度(℃) | 湿度(%) | | |
| 氯化钙动态除湿 | 16.1 | 61 | 2.4 | 0.456 |
| 氯化锂转轮除湿 | 15.8 | 70 | 10.0 | 0.418 |
| 大型冷却除湿机 | 20.8 | 67 | 8.4 | 0.386 |

海岛部队可就地取材,利用海水浸泡后晾干的稻草、海草、山草悬挂于工事壁面,24h 吸水率为 11%～14%;可反复晾干使用,但吸水率降低。

7. 建立工事生活管理制度 据实测,工事内放置 10h 的被褥,因吸湿可较初始增重 20%～40%。应定期晾晒被褥,有条件时可使用电热毯;经常清扫环境,排除积水和采取减少水气散发的措施。

## 六、生命维持系统的要求

生命维持系统用于防护地下空间的外部受到袭击或意外发生火灾产生的热浪,或该地域受核攻击产生放射性落下灰污染空气,在必须采取密闭状态时,仍能供应人体代谢所消耗的氧和排除二氧化碳,以满足维持生命存活的低限要求。

生存质量取决于工事中人员停留的数量,工事空间的净容积,二氧化碳浓度上升至 3% 或 5% 所需的时间。当然,在具备滤毒、防核尘的通风设备时,生存质量将大为改善。以下着重讨论无滤毒通风设施时可采取的原则要求。

### (一)人体新陈代谢气体浓度的评估

通常对空气中氧浓度的考虑不及二氧化碳浓度那样迫切。吸入空气中氧浓度由 21% 降至 17%,人员仍可持久工作,降至 15% 也无即刻的不利作用。而二氧化碳则不同,健康人长期地下工事生活的二氧化碳浓度上限为1%。空气二氧化碳含量由正常0.03%～0.04%上升至0.5%时无明显不利作用;达3%时人员开始不适,呼吸变深,频率可增加50%,但出密闭坑道后10min即可恢复,不影响战斗力;达5%时人员十分不适,严重头痛,开始恶心、呕吐,呼吸浅表极度费力,频率较正常可增加3倍之多,焦虑与恐惧状态显著增大,脱离密闭坑道进行战术动作时,过独木桥迟缓,躯体摇摆不定,少数人可误入有标志的"布雷区"。因而我军将永备工事(坑道)空气中3%二氧化碳浓度定为密闭条件下人员可停留的生理上限,5%定为生理极限。

### (二)密闭不通风空间内可停留时间

可停留(生存)时间:指密闭开始后,二氧化碳浓度由初始状态增加至生理上限或生理极限所需的时间(h)。生存时间决定于人、点燃性光源等耗氧单位的数量及密闭空间内的人均占有净容积。人员活动状态对呼吸代谢有明显影响,故地下工事密闭后除必要外,应尽可能保持安静状态。地下工事内停留的人、点燃性光源等耗氧单位愈多,人(光源)平均占有容积愈小,则密闭空间内二氧化碳浓度上升愈快,可停留时间愈短。密闭不通风地下工事内停留时间可采用下述方法推算。

1. 估算法　按每小时人均需要净空间容积$0.71m^3$估算,若空间容积$17m^3$,则1人生存24h,6人只能停留4h即达生理上限。

或可利用工事内点燃性照明工具如蜡烛、煤油灯熄灭时间乘2进行估算。如密闭8h,煤油灯熄灭,此时空气二氧化碳浓度约为2.5%,熄灭时间乘2即16h,二氧化碳浓度即达生理极限的5%,但需扣除10%的安全系数,实际可停留时间约为14.5h。

2. 计算法　依据工事内居留人数、安静状态下每人每小时排出二氧化碳含量(每盏点燃性光源相当于一人排出量)、工事总容积等参数,按下列公式算停留时间:

$$T = \frac{V}{n} \cdot \frac{C-C_o}{E}$$

由于$C_o$和$E$为常数,上述公式可简化成 $T = \frac{V}{n} \times 1.4 (或 2.4)*$

*:1.4常数指二氧化碳浓度达生理上限3%,2.4则为生理极限5%

式中:$T$——密闭条件下人员可停留时间(h);

　　　$V$——工事总容积($m^3$);

　　　$n$——工事内人数(含点燃性光源);

　　　$C$——二氧化碳容许浓度%(生理上限或极限);

　　　$C_o$——工事二氧化碳本底浓度%,其常数为0.2%;

　　　$E$——每人每小时二氧化碳排出量安静状态的常数。

每一工事容积多为固定值,可变值为工事内居留人数,因此事先可依据停留设想预案的可能变化人数(含点燃光源数),求得不同$n$值的可停留时间,进行不同人数停留时间的预测。

工事邻近区域火灾的防护:工事附近火灾时,需暂时关闭工事通风口和停止通风系统的运转,同时启动生命维持系统,防止高温热浪和一氧化碳等有害气体的侵入,防范附近火灾的工事内人员的危害。但须注意,近年来外军已装备各类"钻地炸弹""温压弹""燃料空气炸弹"等新型武器并用于实战,利用其冲击波、高温、局部低氧等杀伤因素,甚至可在非爆点的射线路径上,对工事特别是对坑道等密闭空间内的人员发挥杀伤作用,需要注意工事的设计和防护改进(图7-8)。

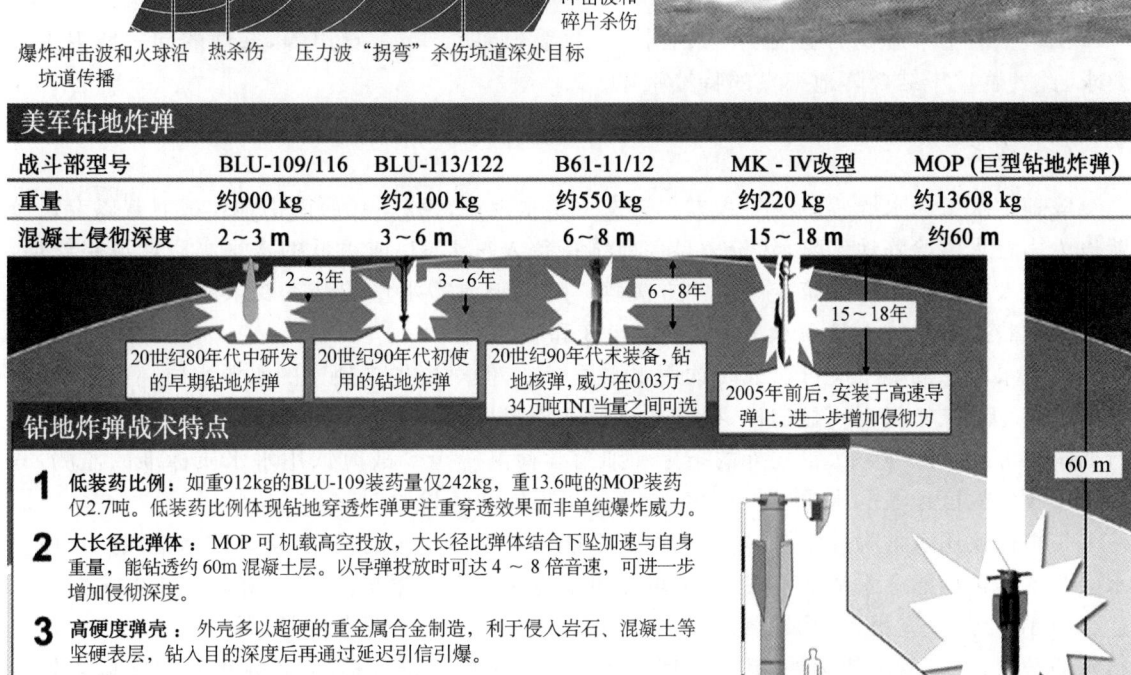

图 7-8　钻地炸弹和温压弹对地下工事杀伤示意图

## (三)生命维持系统的应用

1. **氧气的补充**　依工事规模可采用氧气瓶、氧烛或制氧系统等提供氧。氧烛原理是利用铁、酶、铝、锰等金属粉末燃烧使氯酸盐受热分解产氧。常添加燃料、催化剂、氯气抑制剂和粘结剂等制成固体，燃烧方式类似蜡烛，故名。早期以氯酸钾为氧源，因高吸湿性、不易点燃等缺点，现多用氯酸钠。氧烛体积小，产氧效率高，点燃后可持续工作，是目前使用最广的密闭环境应急供氧措施，不仅在坑道，在潜艇等也大量采用。

2. **二氧化碳的消除**　有效使用的是钠石灰和氢氧化锂（LiOH）。之前密闭空间试验表明，人均空间容积 $4.5m^3$ 时，二氧化碳浓度升至 3% 所需时间，使用 650g 钠石灰为 12.5～13h，对照组仅 4.5h，表明钠石灰可在同等人数下延长密闭时间近 2 倍。亦可采用生石灰消除法，将块状生石灰 2 份均匀洒水 1 份，使之粉碎成粉状，以增大接触面积，将石灰粉铺于塑料布上，厚 1～2cm，每 30 分钟搅拌一次，可较好地吸收二氧化碳。氢氧化锂成本高，难于推广使用，多用于潜艇。

我军研制有"快速产氧除碳剂",每千克制剂可产氧236L,产氧后残留固体可吸收二氧化碳388L,约可供安静状态下11人1h的正常气体交换。

## 七、工事生活设施卫生处理原则

工事生活中常遇到的卫生学因素有饮水、饮食、照明、粪污、噪声等,共性的同一般卫生学要求,此处着重于结合阵地工事的特性阐述。

### (一)饮水

阵地供水常因水源不足或受敌方封锁发生供水困难。我军在西南山地作战时曾以专设分队以人力背水供给阵地工事,代价大且仅能维持每人每天3L或更低的水平。后期道路修通,阵地建有大容量蓄水池或筑有浅水井方缓解。阵地工事需水量的基本要求应根据气候条件,水源供应状态而定。人日需水量可参考表5-3和表5-4。

阵地水质总的要求应符合战时饮用水水质标准,但对事先未侦察的水源水质,着重在感官性状尚好、无毒、氨氮无明显超标、硫酸盐含量不构成腹泻等短时间可获得监测结果的指标进行要求。毒理学除砷、汞、铅之外的指标和细菌学检测等全套战时饮用水水质标准的监测,只适用于预定战区地域的水源卫生侦察,或上述指标能快速检验时。

工事内饮用水常为贮水,供紧急情况下不能由工事外供水时使用,多以贮水池或贮水库存水。为保证长期贮存水清洁不腐,多采取超氯消毒法消毒。据早前对23条坑道中贮水时间长达13~18年的研究报告,凡超氯消毒多年的坑道贮水,水面有真菌生长漂浮,取表层下的水进行水质分析,除余氯量超标外,其余物理、化学、生物指标都符合标准;该水经动物实验未发现异常。过量余氯采用蒜、姜捣碎滤过液的加入亦可消除。战时饮水为保证消毒,可用煮沸法或单兵消毒片消毒。

### (二)饮食

食品应符合卫生学要求,营养需要量按供给标准。工事的饮食,重点在禁止将厨房设置于工事内部,以免烹调过程中产生的二氧化碳、一氧化碳、含多种有机化合物的烟气弥散于工事中危害健康。厨房应设在工事口外的隐蔽处或坑道头部,注意构筑隐蔽的排烟通道。目前我军已有较丰富的野战即食食品,短时战斗已不需烹调。

### (三)照明

1. 电源照明  平时可用市电,但必须有备用照明电源。灯具照明由进口处亮而逐渐减弱过渡至稳定,照度不小于30~40Lx,使眼适应于光线的变化;工作室照度不低于150Lx,通道转折处最好用灯光造成假窗,并备有应急灯。灯具选择如LED灯、荧光灯等优于白炽灯,同等功率下亮度高,产热小且更接近自然光谱。地下长通道宜每隔一定距离设紫外线灯,主要工作间应设紫外线灯,以备空气消毒。

2. 点燃性光源照明  常用的有蜡烛、煤油灯、植物油灯等。优点为简便易行;缺点为耗氧、产二氧化碳和烟尘,照度弱。可作为最后的应急照明手段。表7-5为光源性能的试验比较。

表 7-5　点燃性灯具性能比较

| 灯具 | 燃料耗量 (g/h) | 氧耗量 (L/h) | $CO_2$ 产量 (L/h) | CO 产量 (mg/L) | 烟尘产量 (mg/h) | 产热量 (kcal/h) | 照度 (Lx) |
|---|---|---|---|---|---|---|---|
| 蜡烛 | 9.61 | 20.6~28.4 | 14.5~21.2 | 41~44 | 4.36~5.35 | 108.6 | 0.18 |
| 无罩煤油灯 | 8.35 | 17.05 | 10.0~17.7 | 65 | 4.37 | 90.2 | 0.55 |
| 有罩煤油灯 | 9.80 | 19.2~19.6 | 11.4~14.7 | 44.0~81.0 | 1.94~7.51 | 106.3 | 1.10 |
| 花生油灯 | 6.36 | 11.3~13.3 | 7.9~9.3 | 120 | 17.94 | 60.8 | 0.41 |

工事内应备应急灯、手电等移动光源。为增强工事亮度,改善色泽对心理的影响,工事内大面积表面(墙、顶棚)可采用如白色、淡奶黄色等冷色。

**(四)粪污**

工事人员的粪便污物处理是较棘手、但也非常重要的问题,由于阵地需防轰炸和炮火袭击,在水量供应不足的条件下排除粪尿臭味和及时处理陈腐污物甚为困难。其处理原则和措施如下。

1. 野战阵地工事　一般为紧急修建,阵地厕所通常不能建在工事内,一般构筑在与交通壕相连接、距工事入口 30~50m 的可隐蔽防炮袭处。野战厕所可按环境卫生学污物处理的要求,修建长沟、深坑、加盖或散土埋洒的坑沟厕所,亦可采用弹药箱改制脚踢移动盖厕所。需注意厕所周围应修排水沟防雨水倒灌,顶棚重视伪装。

2. 永备(坑道)工事　若水量供应充足,除按排污建设要求外,采用浮球水箱定时冲水或舀水冲厕,但必须注意化粪池容量应按坑道内最大容纳人数修建。

工事供水受限和机械通风欠缺条件下,厕所应单独设置于坑道边远区域或人员出入较少但便于清除的近洞口处。

采用方法可依据实际情况选用:

(1)用油桶、弹药箱等改装成有盖、内装大塑料袋的简易粪便器或马桶。

(2)采用除臭便器——类似有塑料粪袋的马桶,桶后连接照明、排气两用灯,以点燃性光源产生的热空气将粪臭引入通气导管排除。

(3)小便除臭可采用各种桶、罐作容器,上部置一漏斗,漏斗孔上盖一乒乓球,小便时球浮起,尿后球落下盖住洞口,使尿臭不易逸出。

(4)便携式厕所。为由便携帐篷、折叠蹲位、一次性贮便塑料袋和消毒除臭剂 4 部分组成的 3 个小容量木箱,在工事内、外选适当位置展开使用。具有不耗水、电,除臭及无害化的特点。

3. 除臭剂应用　粪尿臭味主要为有机物分解产生的氨、粪臭素、硫化氢、甲硫醇、甲基吲哚等的混合气味,对空气流动不畅的工事内人员干扰甚大。除臭剂在必要时也可用于工事外环境的腐尸臭味消除。除臭剂及其使用方法见表 7-6。

表 7-6 除臭剂及其使用方法

| 除臭剂 | 配制与使用方法 |
| --- | --- |
| 三三二除臭剂 | 3%苯酚,3%硫酸铜,2%食盐混合配制,每次粪便加 300ml,洒于便桶内 |
| 10%高锰酸钾液 | 10%高锰酸钾水溶液,按 500g 粪便洒 150ml 量应用 |
| 硫酸盐除臭剂 | 80%硫酸亚铁粗结晶与 20%粉煤灰混合,在 60~85℃加热干燥 1h,将此粉状物便前洒一层,便后覆盖一层 |
| 多聚甲醛除臭剂 | 按 500g 粪便加 50g 多聚甲醛应用 |
| 简便法除臭 | 用石灰和木炭粉混合,按粪量的 50%在便前洒一层,便后再覆盖一层 |

**(五)噪声**

为增强结构强度,工事内多呈穹隆形状,岩壁的高反射使回音增强,稀少的家具与装饰使声响反射加大,因而地下空间内的声响易产生共鸣作用,干扰思维和听觉。

噪声控制措施:①噪声源如发电机房、通风除湿机房等需另设支坑道,与主坑道相通处建双层隔声门。②主要工作室壁面装饰吸声板材(兼有防潮作用)。③常用办公家具和餐桌脚安装橡胶垫。④用吸声材料制作隔音屏风或悬挂棉絮帘,减少噪声传播。⑤建立制度,减少不必要的各类噪声。

**(六)微波**

坑道内微波发射装置也会对人体健康带来影响。我军以往调查发现,具有微波发射装置的场所存在微波污染且工作人员有不同程度的生理反应。微波主要作用于机体的神经系统、心血管和造血系统、消化系统、生殖系统和免疫系统等。

场源屏蔽是微波辐射防护最有效的方法,即通过金属材料包围场源并具有良好的接地装置进行屏蔽。其次通过时间限制防护、距离防护、减源防护、个体防护(防护服、帽、眼镜)等方式均可以不同程度减少微波的有害辐射。

# 第二节 战场尸体处理

## 一、战场尸体处理的意义

战时,阵地附近可能有双方阵亡人员尸体。战场尸体(包括动物)对地面、空气、水源、环境的污染极为严重。阵地上尸臭可影响参战人员的食欲,甚至发生头晕、恶心等反应。由于尸体腐烂、蝇虫孳生,又是传染病传播的媒介。水源如被尸体污染,则将影响战场上可利用的水源。所以对阵地上尸体的及时处理,具有很重要的卫生意义。

## 二、战场尸体处理任务与原则

战场尸体处理(disposal of the corpse)的主要任务是:妥善处理我军烈士遗体,合理安排埋葬或火葬使尸体无机化;清除敌军尸体;及时消除尸臭。

尸体的无机化过程是尸体处理应当考虑的基本原则。如果尸体埋葬得合理,通常经过1年后腐败,6~10年后完全无机化,但在公共坟墓内无机化时间要延长1.5~2倍。所以对尸体埋葬的环境、掩埋的深度、坟丘的高度等均须加以考虑。

## 三、战场尸体的处理方法

通过战场清理搜索等,完成烈士遗体的收集、登记、伤口缝合包扎等初步处理,穿上新军装,妥善装裹(尸袋、棺木等),送往指定地点。有条件时首选统一制作的裹尸袋;可因地制宜选用逝者生前使用的被褥等包裹;尸体高度腐烂时在裹尸袋内要加棉织物吸收液体,并适当喷洒漂白粉或其他消毒除臭剂;尸体的包裹要尽量严紧结实。

### (一)尸体土葬法

墓地选择地下水位低、土壤通气性好、不积水的干燥地段;注意远离水源和阵地生活区。

烈士遗体,如可能尽量单独埋葬,紧急或条件困难时亦可合葬。一座战友合葬墓,最多不可超过100具尸体。尸体叠放不得超过2层,2层间隔要加0.4~0.5m厚的土层,土层上覆盖树枝、树叶,然后再放第2层尸体。按每具尸体占0.3m×0.6m×2m估算墓坑大小,上层尸体应距地面1m以上。坟丘应高出地面0.75m,其面积应大于坟穴的面积。

紧迫繁忙时特别是战斗状态下,不易从容寻找合乎卫生学要求的墓地,可利用重磅炮弹坑、战壕或反坦克壕等作为墓穴。

一般情况下,土葬尸体可不进行消毒处理。在选择墓地或构筑坟墓时,要照顾到观瞻,并适时填土栽花、植树与种草等。

处理尸体人员,必须注意工作服、橡皮手套等卫生防护和个人消毒。必须远地搬运尸体时,注意防水、防颠簸等,事毕及时以3%石炭酸或5%来苏尔等消毒担架、车辆等运输工具。

敌军尸体必须与我军烈士分开,不得混埋。埋葬时要考虑到不妨碍卫生和有利于尸体的无机化。

### (二)尸体火葬法

除土葬外,如有条件还可采用火葬。火葬对尸体无害化较彻底,有助于预防战场疾病流行。战场条件下尸体火葬,可就地取材、因地制宜实施。燃料可用汽油、煤油、煤焦油、干树枝、木柴等。

焚烧方法,就地挖成棱锥状坑,坑的每个角里设通风管道,距离坑底约80cm高处安放2~3根炉条,在坑的一侧挖小沟通向炉条;炉条上先铺干树枝或干柴并洒上汽油或煤油,摆上尸体,尸体上再放浸过汽油或煤油的干树枝。一般经过12h的焚烧,可使尸体成为灰烬。

也可采用战地焚烧炉。炉体用砖砌成,埋于地下,炉高3.5m,截面面积1.14m×2.13m。炉中可同时焚烧8具尸体,尸体上洒满煤油,在最上层尸体上面再铺上烧柴直至炉上缘。焚烧8具尸体约需2m³干柴和8kg煤油。

## 四、消除尸臭

尸体腐败,有机物散发出对人嗅觉有不良刺激作用的气体,其成分主要有氨、胺、低级脂肪酸、硫化氢、硫醇、吲哚、胨等。

可利用芳香类化合物及焦木酸等物质强烈气味掩盖臭气,或用樟脑、桉油等植物油中和臭味。

1. 物理除臭　利用活性炭、滑石、硅胶等吸附臭气物质或用表面活性剂吸收除臭。也可通过口罩、用空气清新器、小型脱臭装置和除臭机等进行除臭。

2. 化学除臭　由于臭气物质分子中多含有硫、氧、氮元素,化学活性较强,容易进行氧化还原、中和、加成、聚合等化学反应。通过化学除臭剂与臭气的成分发生化学反应,使其成为挥发性低的无臭物质。如国外用二氧化氯的碱性水溶液除去厕所、垃圾场等的臭气(不包括氨);利用含月桂酸酯、甲基丙烯酸酯、丙烯酸钠等有效成分的除臭剂,对硫化氢、硫醇、氨的消除效果较好;利用马来酸及其衍生物对硫醇、硫化氢也有较好除臭效果。我军研制的"821-1 型"除臭剂,以 1:(20~30)的浓度,直接洒在尸体上,臭味立即减轻。对重度腐烂尸体有效作用时间 2~4h,一般腐烂尸体可能维持 8~10h。臭味可大为减轻。

3. 生物除臭　采用微生物除臭剂,利用微生物把溶于水中的恶臭物质吸收于微生物自身体内,通过微生物的代谢活动使其降解。起效不如化学、物理方法快,常需 2~3d 后方达最佳除臭效果,但具有清除臭源的作用。

# 第三节　野营卫生

野营(camping)是指部队离开固定营房,在野外或野战条件下遂行训练作战、抢险救灾等任务时的临时性居所。往往因生活设施缺乏,受地理、气候和自然疫源地等不良环境影响大,体力消耗大,精神紧张、物资供应不足等,使卫生防病工作困难大增。所以,因地制宜地做好野营条件下的卫生保障工作,是野营卫生的重要任务。

部队在野营期间,不但任务重、劳动强度大、物资条件差,而且流动性大。随着野营地的转移,指战员经常遭受各种地理、气候、地区流行病等不良外界环境因素的影响。为保障野营部队人员的健康,顺利完成任务,卫生部门应根据部队的实际情况和任务,制订野营卫生计划。军事部门、后勤部门、卫生部门互相配合,做好野营流行病学侦察与防治,组织好野营前各项卫生防疫准备工作。野营期间对营地选择、营地卫生、生活管理训练、撤离野营营地的清理及回营房时的卫生整顿,实施卫生监督,开展卫生防疫和救治伤病工作。

## 一、野营地的选择

野营地的选择,要在符合军事战术及野营训练要求的前提下,根据野营的方式、时间、季节气候条件和环境卫生状况等情况全面分析,权衡利弊确定。部队卫生人员在参加营地侦察时,应依据卫生学的要求提出建议。一般要注意以下几点。

**(一)进行野营地的卫生流行病学侦察**

要尽量避开自然疫源地,在万不得已时,要采取特殊的防疫措施后才能进驻。并应了解住地居民的地方病和生活卫生习惯,有针对性地提出卫生防病要求和建议。

一般应从以下 5 个方面调查。

1. 水媒传染病流行病学调查 主要了解水源附近地区以往是否发生过水媒传染病;流行特点如何;目所还有无肠道传染病的发生和流行;发病情况及与水源的关系如何,等等。

2. 有毒有害物质污染水源及其中毒的调查 主要了解因水源受废水污染而发生的急性、慢性中毒导致其他疾病的情况。

3. 与水有关的地方病和常见病的流行病学调查 主要了解水源附近地区居民与水有关的地方病和常见病的发病情况。

4. 居民生活卫生状况调查 主要了解环境卫生、个人卫生状况;水源的利用、保护情况;有无水源卫生管理制度及执行情况等。

5. 战时敌人使用生物战剂的调查 要仔细观察有无可疑迹象,是否有大量密集的昆虫、动物和可疑物质。

**(二)营地选择**

军事野营地点的选择,首要考虑的是人员装备的安全性与隐蔽性,其次应靠近水源和燃料。宿营地点的设置要避开存在恶劣气象和环境自然灾害隐患的地方。要选择在地势较高而干燥、地下水位较低、阳光充足、空气新鲜、坡度不大的山坡上,以利雨水排除。还应注意防避雪崩、滚石,以及突如其来的山洪、涨水和泥石流,靠近河川营地位置要高于历年河道洪水上涨最高记录的位置,避免发生意外事故。周围不应有沼泽地带,要远离各种污物处理场和工矿区。夏季,野营地点应选择在干燥、地势较高、通风良好、蚊虫较少的地方。通常,湖泊附近和通风的山脊、山顶是夏天较为理想的设营地点;不宜在高树下,以防雷电击伤。冬季,野营地点应视避风及距燃料、设营材料、水源的远近等情况而定;应避开山口和风口,设于向阳避风处。一般来说,森林和灌木丛是理想的设营地,但要注意防火,防有害昆虫、动物的袭扰。应避开易被积雪掩埋的地点,如避开崖壁的背风处,因为在这种地形上,风很快会吹起大量的雪将帐篷或遮棚埋没。

营地要有足够的面积。营区面积要适宜野战营舍的展开,防止过分密集而促使卫生状况的恶化。营地布局要符合卫生学的要求,厨房、厕所、污染处理场和停车场等,要与野战营舍保持足够的距离,并注意风向和地势的影响。营地要适当靠近公路和军事运输线,以便于生活必需品的补给。

## 二、居民点宿营的卫生要求

野营训练时经常借住民房,不仅能获得人民群众在生活条件上的支持,而且在解决冬季防寒保暖上比较有利。居民点宿营,从卫生学上主要应注意以下几点。

### (一)预防传染病

首先应确定拟进驻的居民点没有疾病流行方可选为宿营点。条件允许时,尽可能选择居民区的机关、学校、库房等公用住房,宿营卫生较易管理;借住群众住房应进行卫生整顿,必要时可进行消毒灭虫;禁止借住有传染病病人的住房和使用其家具。

进驻居民点期间,卫生及防疫人员应经常与地方医疗防疫部门保持联系,一旦发现传染病病人,应立即采取消毒隔离检疫措施。对发生传染病的住户或地区设立标志,严禁部队进入,严禁借用传染病发生户及地区的各种用具。

### (二)室内卫生整顿

进驻民舍前,要进行卫生整顿。要打扫室内外卫生,要打开门窗通风换气,进行消毒、杀虫、灭鼠,消除蚊蝇孳生地。垃圾污水要合理地收集和处理,最好挖建临时厕所,避免军民两用,注意厕所位置及无害化处理措施。注意居住密度不要过分拥挤,经常通风,被褥、铺草要经常暴晒。冬季生火取暖特别要注意防止 CO 中毒,可设通气孔或窗上安装风斗。

### (三)营地厨房卫生及水源卫生

厨房应设立在通风良好、距离水源较近的屋内,野营厨房要设在取水方便、环境卫生好、清洁通风的房屋内,使用前要彻底进行卫生整顿。要加强水源卫生防护,实施净化、消毒处理;避免军民共用,最好单用水源。营地厨房的垃圾、污水要合理地收集和处理,注意搞好环境卫生清扫工作。

## 三、野战营舍的类型及其卫生学要求

在现代化机动作战条件下,部队往往需要在野外宿营,由于地理气候、宿营方式、时间的不同,其卫生要求也有差异。现将常用的野战营舍设备和卫生要求分述于下。

### (一)移动板房

部队野外作战、驻守、施工等时,如居住时间较长且环境条件许可,首选移动板房(movable house)。防潮、防暑、防寒和通风采光等性能较好,内部小气候比帐篷好,是野外条件较理想的居室。移动板房结构简单稳定,装配方便,一般均采用防水结构设计,不需另做任何防水处理,平战时均适用(图 7-9)。

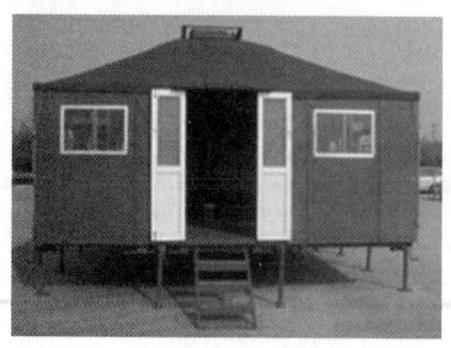
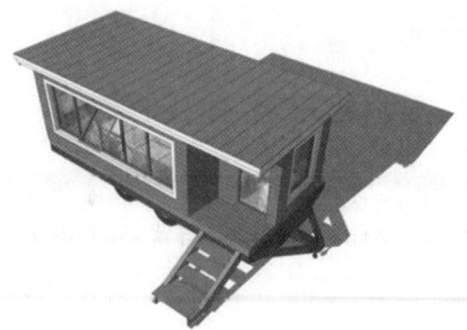

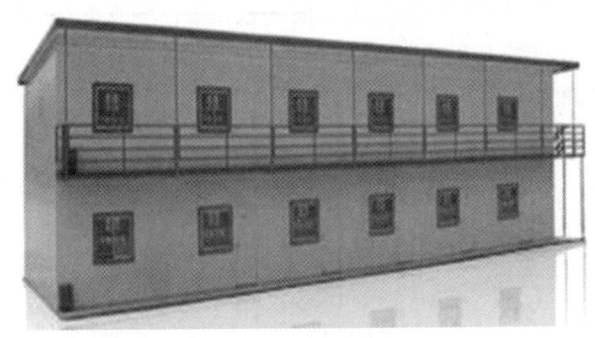

图 7-9 移动板房

## (二)帐篷

帐篷(tent)是部队最常用的制式野战营舍装备,具有使用寿命较长、造价较低、便于部队在机动作战条件下运输携带等优点。帐篷有多种类型、结构和装配方式(图 7-10)。根据用途,有单兵帐篷、班用帐篷、指挥通信帐篷、卫生帐篷等区别;根据使用地区,又有寒区帐篷、热区帐篷之分。如:寒区帐篷,常采用外层防水-中层保暖-内衬等多层篷布设计,具有更好的防雨、防霉和保暖性能。配备野战取暖炉时,外界气温为-20℃以下时,篷内可保持 12~13℃。热区帐篷,有更多的墙窗、天窗,篷内还可增设顶棚构成隔热层,利于通风防暑、防日晒。军用帐篷一般都有可与墙面联结的防水地布,并设计有一定的荷载能力和抗 8~9 级强风能力。我军从 2014 年起,已开始装备新研制的通用模块式帐篷,以不同组装方式即可满足不同用途和气候区,保障更为方便。

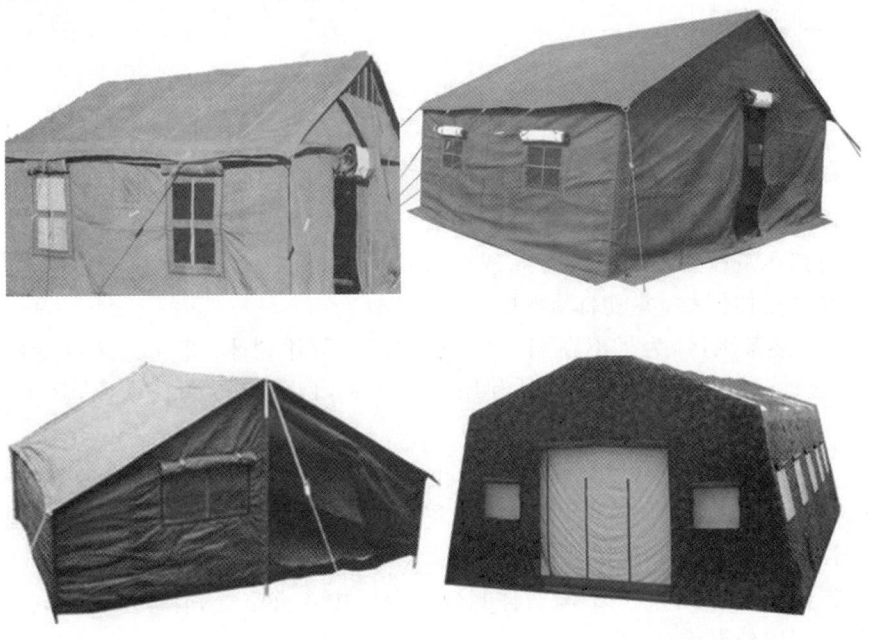

图 7-10 常见帐篷类型

帐篷架设的卫生学要求:架设帐篷宜选择地势较高、干燥地点,夏季通风阴凉之处,冬季向阳避风之处。架设帐篷地面最好能先用干土垫高10cm,修平踏实,清除地面及周围杂草,帐篷四周挖排水沟。帐篷之间保持适当距离,一般前后至少5m,左右相距2.5m。夏季应拉大间距,以利通风;冬季可适当密集,以利保暖。帐篷内居住人员密度要适宜,注意掀开门窗换气和保持室内干燥。采用地铺时,应格外注意防寒防潮。热区夏季,可视情在帐篷顶上覆盖稻草、树枝等,改善帐篷内的微小气候。要随时注意保持帐篷内的清洁卫生。

### (三)其他类型野战营舍

1. **茅屋和窝棚** 茅屋(thatched cottage)和窝棚(shed)是利用弓形钢板或就便器材搭制的野战营舍,在防热、防寒、防风、防雨雪的性能上,均优于帐篷,可用于较长期的居住。一般就地利用竹木等搭建框架,以茅草、树枝树叶、篷布等覆盖,为防雨,注意覆盖层厚度并固定。如采用顶部两面斜坡或一侧斜坡框架,斜坡角度宜超过45°;设置排水沟(图7-11)。热区注意通风良好,寒区可将两侧斜坡埋于地面下,前后用草帘、木料、泥土、雨布等堵实,提高保暖性能。通常直径5m茅屋可容12~16人,直径过大,构建较困难。视条件,也可利用就便器材搭建简易窝棚。

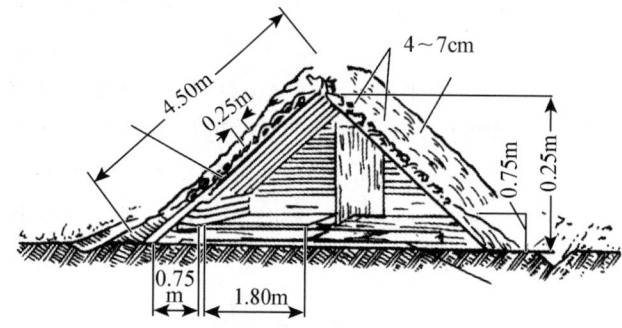 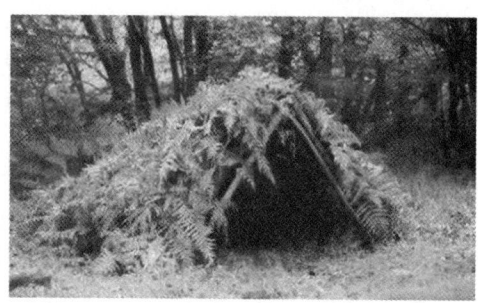

图 7-11 茅草窝棚

2. **风障和草棚** 风障(wind barrier)和草棚(thatched shed)是一种简单的临时性营舍。埋两个立柱,即可搭成一面挡风的屏障(图7-12)。寒区冬季可把斜坡埋在地下,三面挡实,有利于抵御风寒;热区夏季,可把四周敞开,或搭成草棚,以挡日晒,而有利于通风。还可以利用雨布、芦席等其他就便器材,搭成简易棚帐,以避风雨。

3. **平台** 在热带地区,为了不在潮湿的地面睡觉,可用树木、藤、竹、茅草等材料,搭成高1.5m 的平台(flat platform)(图7-13)。利用原有树木,白天可以遮挡太阳,晚上可以挂蚊帐防蚊。

4. **雪窝** 寒区冬季可以构筑雪窝(snow den)。宜选避风处,先用柔软树条编成架子,再搭上带叶的树枝,然后盖一层20~30cm厚的雪,垒成雪窝后,要洒水,使雪团更紧密地冻结在一起。或在雪地,先向下掘出积雪,将冻雪割成大雪块,块块叠加,向颈部缩小,构成锥状体。顶上空隙(锥尖)用切成内小外宽的斜边体封顶。因雪中含有空气,有保暖作用,住人后加上人体散热,可使雪窝内外温差达10℃以上。

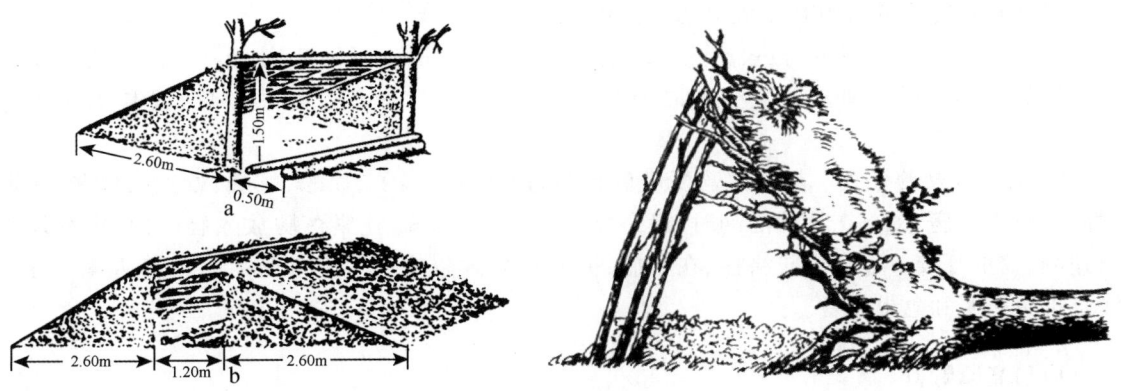

图 7-12　简易草棚屏障

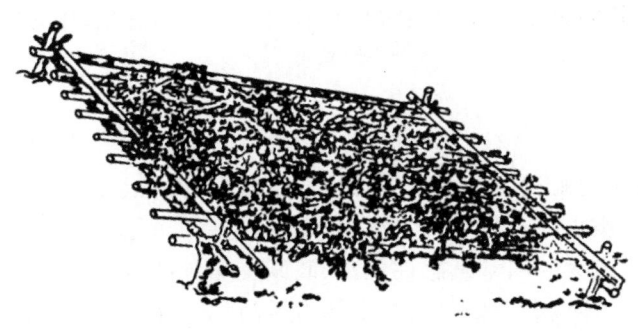

图 7-13　平 台

## 四、特殊地区野营

### (一)寒区野营

我国寒区是指我国北部的冬季干寒地区,包括东北、华北和西北北部、青藏高原等地区。人体对低温有一定的耐受能力,但严寒和冷风能在几分钟内使暴露部位发生冻伤。

寒冷和冰冻造成体温过低是威胁生命安全的主要因素,因此寒区野营重点是防寒保暖,预防感冒、冻伤,预防虱媒传染病。居民点内宿营,一般防寒保暖条件较好,但进驻民房前,一定要进行消毒和灭虱工作。野外宿营,首重防寒保暖。野营地要选避风向阳处。山谷、洼地,有利于避风。森林野营,有利于避御风寒,也利于隐蔽和取用木材及燃料,但要注意防火、防有害动物和昆虫。帐篷等临时营舍内可用火炉、火堆取暖;较长时间野营可采用地火龙,挖一深坑(0.8m),炉子放在坑内,沿地面筑一斜坡烟道,保温效果好,但要预防漏烟和 CO 中毒。要注意搞好野营的个人卫生,督促战士每晚用热水洗脚,每 7～10 天争取洗一次澡,实在困难时可用热水肥皂进行全身擦澡,更换内衣。如发现生虱现象,要及时采取灭虱措施。

### (二)热区野营

热区环境特点为地理环境复杂,气温高、热期长、日辐射强、湿度大、雨量多,有害昆虫动物多。热区野营应注意防中暑和危险动物侵袭。

1. 防中暑　一是减少受热、产热,促进散热。如野营地选择地势高、干燥、排水通风及遮荫良好处,尽量在早、晚活动减少暴晒时长,充足睡眠。二是开展耐热锻炼,提高机体耐热能力。

2. 防危险动物侵袭　热区露营要避免有毒动物如蛇、蝎子、蜈蚣、蜘蛛、蚊虫的侵袭,注意预防虫媒传染病。如,在丛林活动时,穿高腰鞋、袜子和长裤,扎紧裤腿放入鞋套内,可有效防止蛇咬、蚊虫叮咬。也可皮肤涂抹、在衣服、被褥上喷洒防蚊剂等驱避药品。热带丛林中行动注意携带照明和急救装备。

### (三)高原野营

高原寒冷、低氧、气候多变,如居民点卫生条件较差,通常野营。野营地选地势平坦、土质干燥、避风处;夏秋温暖季节,注意避开冰川、山洪地带,清除营地周围20~30m以内的杂草,最好在主要风向一侧筑防风墙。注意预防高原适应不全症的发生,做好防寒保暖和野营卫生,预防虫媒传染病。

### (四)沙漠野营

沙漠地区气候特点为雨量少、水蒸发量大;气温高、昼夜温差大;风沙大、沙尘暴频繁;水源和食物稀少;动植物种类也相对较少;定位和行走难。

沙漠中,威胁生存最大的因素是急性脱水、眼睛受紫外线和红外线辐射造成角膜、结膜损伤和危险动物的侵袭。沙漠野营要尽量减少体力活动,减少出汗量。浅色衣服、帽子等能隔断外界的热空气,减少直接热辐射,切忌头部暴晒。如需寻找自然水源,常可根据植物生长和动物活动迹象寻找地下水源,或利用沙漠中含水植物如仙人掌、沙漠芦荟、猴面包树等,但许多植物有毒,注意辨认。沙漠野营还要防沙暴,沙暴来临之际应停止行进,背向风沙伏在地上。

## 五、野营污物处理

野营污物处理是指野营地粪尿、污水及垃圾的收集和卫生处理。按照卫生学要求处理野营污物,改善环境卫生,可有效地预防野营环境传染病和寄生虫病的传播和流行,是保证野营部队健康,完成野营训练任务的重要措施之一。

### (一)便坑的构筑

1. 便坑的位置　在宿营地点,为避免军民混用,应构筑便坑作为野战临时厕所。便坑应设在营区的下风向,距住处不少于15m,距厨房、食堂和水源50m以外。

2. 便坑的形式　依使用人数、地形等,灵活决定便坑形式,但一般深度要求1m以上,按15~20人有一坑位计算。就地取材架搭便坑顶棚和设围,围外四周挖排水沟。

### (二)宿营地粪便处理

通常可就地掩埋,粪便堆积距坑口地面20~60cm时,以土埋实,其上堆约50cm高的土堆,易地另挖便坑。定时对便坑进行灭蝇除蛆等。有肠道传染病发生时,须单独挖坑,加强消毒。

### (三)垃圾和污水处理

可以坑埋、焚烧等方式处理垃圾。垃圾坑地点亦应选择在宿营区下风向,距厨房、水源和营舍 50m 以外处。营地规模较大时,可分片设置多个垃圾处理地点。垃圾堆至 3/4 时,覆盖 20~50cm 的土夯实。与传染疾病有关的垃圾,应及时焚烧、消毒后掩埋。

野营污水主要包括厨房污水(洗刷餐具、洗米、洗菜等)和生活污水(洗脸、洗脚、洗衣水)。野营时应重视污水的收集并进行无害化处理。一般用渗坑法处理野营污水,如每个连队需 $1m^3$ 的污水渗坑,宿营时间长,也可挖两个污水坑交替使用。渗水坑处地下水位应在 2.5m 以下,远离水源,避免污水积留。渗坑或渗沟内垫碎石,碎石层上垫一层稻草、树叶、树枝等滤残渣和油脂的滤材,滤材应每 1~3d 清除更换一次,污染滤材掩埋或烧掉。

## 六、野营卫生管理

创造卫生整洁的营地环境条件,是保障野营部队健康,预防疾病,提高训练效率的重要措施。部队管理部门应结合野营实际情况执行我军有关规定。

### (一)环境与内务卫生管理

根据营地部队应注意营区环境的卫生整治、污物处理等,并保持良好。营舍内要保持整洁通风。制度化定时消杀环境蚊蝇、蚤、虱等有害媒介生物,保持营地及营舍内外整洁有序。

### (二)个人卫生管理

野营部队是紧张的军事训练战斗集体,成员彼此接触密切,个人卫生与公共卫生有密切关系。特别注意保持良好个人卫生和生活习惯,注意疾病迹象,及时报告。

### (三)卫生管理部门卫生职责

野营涉及的部队规模、任务、自然地理和气候条件等情况复杂多变,任务性质多紧急而繁重,卫生保障困难较多。军队各级卫生部门应按职责尽力抓好以下卫生工作要点。

1. 结合部队任务,有效进行卫生流行病学侦察,制订野营卫生保障与防疫计划并立即实施。
2. 针对不同季节和驻地卫生特点,进行卫生宣传、健康教育强化。
3. 及时检查、监督部队野营卫生防疫工作施行情况。如预防接种、环境消杀等防疫措施的落实。对宿营、饮水、饮食、粪污处理等进行指导和卫生监测。
4. 加强巡诊,做好训练伤及其他疾病的防治。
5. 针对性地加强物质、装备和技术准备。

## 七、野外生存卫生常识提示

1. **急救盒** 重视在野外发生各种意外的风险。随身携带急救盒可以延长生命,增加获救机会。铝或不锈钢制的饭盒,是包装,也可作炊具,盒盖面也是发信号的反光板等。所携带的备用物品包括:薄而结实的塑料布(可保持体温、防止热量过快散失,隔潮或作为蓬布);火种;光源、蜡烛(照明、生火、增加温暖);必要工具;指南针;小哨(用于发出信号、求救);必要的急救药具等。

2. 野外水源寻找　掌握不同环境下水源寻找的相关常识。

3. 水疱的防治　足底水疱对行军不利。有条件可事先准备防止起疱的喷雾剂(减轻摩擦);水疱处理,可用消毒锐器刺破水疱表面,轻缓排出液体,消毒创口后妥善包扎。

4. 蛇咬伤防治　首先要冷静,停止剧烈活动,尽快规范治疗。可依据蛇的外观、初期症状等初步判断是否为毒蛇,如表 7-7 列出了部分示例。

表 7-7　毒蛇与无毒蛇的区别*

| 类别 | 毒蛇 | 无毒蛇 |
| --- | --- | --- |
| 毒腺 | 有 | 无 |
| 毒牙 | 有 | 无 |
| 咬痕 | 上下对称的成对圆点、豆点状咬洞 | 环形细密齿痕 |
| 头部形状 | 多呈三角形(金环、银环蛇等不呈三角形),一般头大颈细 | 多呈椭圆形,颈不细 |
| 体形色彩 | 体粗、短,尾细,肛门后突然变细,色彩鲜明 | 尾部细长,色彩不鲜明 |
| 创口反应 | 15min 内,常疼痛、肿胀、麻木 | 无明显红肿、麻木、疼痛等 |

注:* 蛇种类繁多,以上仅为大致粗略判断方法,不能用作有毒、无毒的可靠标准

(1)无毒蛇咬伤,只需要对伤口清洗、止血、包扎,有条件时送医院注射破伤风针等即可。

(2)毒蛇咬伤的常见症状。①出血性蛇毒:伤口灼痛、局部肿胀、周围紫斑、瘀斑、水疱,伤口渗血,皮肤皮下组织坏死、发热、恶心。出血症状明显,血痰血尿,血压降低,瞳孔缩小、抽搐等。剧毒者咬后数小时内可致死。②神经性蛇毒:伤口疼痛、局部肿胀,嗜睡,运动失调,上睑下垂、瞳孔散大,无力,吞咽麻痹,恶心、呕吐,昏迷、呼吸困难,甚至呼吸衰竭。剧毒者咬后数十分钟至数小时可能致死。

(3)急救处理。

①阻止毒液吸收:伤后立即在伤口近心端约 5cm 处用带(布带或长鞋带)扎紧,阻止毒素扩散,每 15～20 分钟松开 1～2min 防止肢体坏死。待彻底排毒或解毒治疗病情好转后解除结扎。

②排除毒液:伤口结扎后,以毒牙痕为中心切"十"字形切口,再用高锰酸钾溶液等反复冲洗伤口,并由伤口外围向中心挤压出血,排出毒液,也可拔火罐吸出伤口中的毒液。紧急情况下,在伤口上覆盖 4～5 层纱布,用嘴隔纱布或塑料薄膜用力吸吮(口内不能有伤口),尽量将伤口内的毒液吸出。

③解毒:立即服用解蛇毒药,药渣敷伤口外围。减缓伤者行动,尽快送院处理和针对性治疗。不确定是何种蛇毒时,最好能将蛇带到医院。

5. 蜂蜇与蚊虫　野外生存要远离草丛和灌木丛,发现蜂巢应绕行,蜂类的视觉系统对深色物体在浅色背景下的移动非常敏感,最好穿戴浅色光滑的衣物。如果误招致蜂群攻击,可用

衣服保护好头颈,反向逃跑或者原地趴下。被蜂蜇后,可用针或镊子挑出蜂刺,但不要挤压,以免毒素进入体内。然后用氨水、苏打水、肥皂水甚至尿液涂抹,中和毒性。可用冷水浸透毛巾敷在伤处,减轻肿痛。

对野外丛林蚊虫,除服装、药物防护外,要避免在蚊虫孳生区域活动,不要徒手翻转石块、挖掘等。

6. 中暑防治

(1)中暑临床表现:中暑发病之前,常有中暑先兆症状,如疲乏无力、大量出汗、口渴、头晕、头痛、胸闷、恶心呕吐、注意力不集中、步态不稳等。如此时不能及时减轻热负荷,则身体各系统功能障碍,进一步发展成热射病、热衰竭或热痉挛病理状态。

中暑的主要症状:头痛、眩晕、烦躁不安、脉搏强而有力,呼吸有杂音,体温可能上升至40℃以上,皮肤干燥泛红。如果不及时救治,中暑的人可能很快失去意识,有可能导致意外的发生。

(2)急救治疗。

①物理降温:一旦中暑,尽快使病人平卧并移至荫凉通风处,保持呼吸畅通,可用冷水浸湿衣服裹身,保持潮湿,扇风散热并用冷毛巾擦拭患者,直至体温降到38℃以下。肛温升至40℃者应用更强的降温措施,如将身体浸泡在冷水、井水或溪水中;用冷水加乙醇擦身;降温治疗应密切注意体温变化,当肛温降至38℃时,应停止降温,防止体温骤降发生休克。

②药物降温:药物降温,须在物理降温前提下,配合使用辅助降温。例如,在血压正常前提下,可用氯丙嗪25~50mg口服、肌内注射或加入5%葡萄糖生理盐水静脉滴注。

(周紫垣　向梦龙)

## 思考题

1. 阵地坑道的特点是什么?坑道卫生保障的主要任务有哪些?
2. 简述坑道密闭不通风时$CO_2$的变化规律,坑道内$CO_2$浓度的测定方法有哪些?
3. 坑道$CO_2$浓度过高对部队指战员有哪些健康危害?制定坑道$CO_2$卫生标准的依据是什么?
4. 如何监测与判断坑道内二氧化碳浓度?消除坑道空气污染的卫生措施有哪些?
5. 简述坑道潮湿的原因及消除坑道潮湿的措施。
6. 尸体处理的原则有哪些?怎样处理?
7. 野营地选择应注意哪些方面的卫生学问题?如何保证野营部队的给水?

## 参考文献

[1] 梁增辉.环境卫生.北京:军事医学科学出版社,1998.
[2] 舒为群.军队环境卫生学.北京:军事医学科学出版社,2001.
[3] 曹佳.程天民军事预防医学.北京:人民军医出版社,2014.
[4] 济南军区军事医学研究所.阵地卫生防护手册.济南:黄河出版社,1996.
[5] 中国人民解放军总后勤部卫生部.军队卫生防疫技术规范.北京:人民军医出版社,2004.

# 第二篇

# 军队营养与食品卫生

# 第 8 章
# 营养学基础

【学习目的与要求】

了解植物化学物的定义、分类和主要生理功能。掌握蛋白质、脂类、糖类(碳水化合物)、膳食纤维、维生素(重点关注是维生素 A、维生素 $B_1$、维生素 $B_2$、维生素 C)、矿物质(重点关注是钙、铁、锌)的生理功能、缺乏与过量的危害、食物来源及供给量标准;掌握能量消耗途径及来源分配比例。

营养素(nutrient)是指食物中可为人体提供能量,并可作为人体的构成成分,具有修复组织和调节生理功能的化学成分。机体每天必须从外界获得能量与营养素,以满足维持生命、生长发育和对外做功的需要。人类已知的营养素有 40 多种,分为蛋白质、脂类、糖类、维生素、矿物质和水六大类。近年来研究发现,膳食纤维对人体健康有重要意义,许多学者因此建议将膳食纤维列为第七大类营养素。每种营养素都有自己特殊的生理功能,任何一种营养素摄入过多或过少都会对人体健康产生危害,尤其是婴幼儿、儿童、孕妇、乳母和老年人等特殊人群。根据营养素在人体中的含量及需要量的多少,将糖类、脂类、蛋白质称为宏量营养素(macronutrients),维生素与矿物质称为微量营养素(micronutrients)。另外,糖类、脂类、蛋白质在代谢过程中产生能量,又被称为"三大产能营养素"。除营养素外,人类膳食中还含有植物化合物及其他许多功能未明的食物成分。目前,针对营养素与健康关系的研究,特别是对营养素新功能及食物中非营养素活性成分的研究已经成为营养学研究的热点。

## 第一节 蛋 白 质

蛋白质(protein)是一切生命的物质基础,也是人体最重要的营养素之一,既是构成组织和细胞的基本材料,又与各种生命活动紧密相连。从最简单的生物(病毒和细菌)到最复杂的生物体(人体)中,均含有大量的蛋白质。成人体内的蛋白质含量占体重的 16%~19%,每日约有 3%的蛋白质进行代谢更新,主要用于合成新的组织蛋白质。但不同年龄的人体内蛋白质合成率不同,新生儿和婴儿的合成率最高。

## 一、蛋白质的生理功能

1. 构成人体细胞和组织　蛋白质是人体不可缺少的构成成分，人体一切细胞和组织都由蛋白质参与组成。从细胞膜到细胞内的多种结构中均含有蛋白质，蛋白质是构成机体肌肉、内脏、骨骼和内分泌系统等的主要成分，也是体内所有新增组织和更新组织中的重要成分，起到构建机体和修复组织的重要作用。

2. 构成体内多种具有重要生理功能的物质　体内许多具有重要生理活性的物质都是由蛋白质构成的。如：在代谢过程中具有催化作用和调节作用的酶和激素；能够运输氧和二氧化碳的血红蛋白；具有免疫作用的抗体；参与和维持肌肉收缩的肌钙蛋白、肌动蛋白等。另外，体内渗透压及酸碱平衡的维持、遗传信息的传递、视觉的形成等都与蛋白质有关。

3. 提供特殊氨基酸　蛋白质中的某些氨基酸本身具有独特的作用，如色氨酸是构成烟酸和 5-羟色胺的前体物质；甲硫氨酸（蛋氨酸）可提供甲基形成胆碱、乙酰胆碱、肾上腺素等；甘氨酸可形成卟啉，是嘌呤和嘧啶的重要成分；精氨酸具有调节免疫功能的作用；谷氨酰胺是合成核酸的必需物质，是器官组织之间氮与碳的转移载体；牛磺酸是一种氨基磺酸，在出生前后中枢神经系统和视觉系统发育中起关键作用。

4. 供给能量　当膳食中糖类、脂肪代谢不足或蛋白质摄入较多，或机体需要时，蛋白质可以分解供能。1g 蛋白质在体内约产生 16.7kJ（4.0kcal）的能量。但是由蛋白质供能很不经济，而且蛋白质大量分解产生的含氮代谢产物可增加肾脏的负担，故供能不是蛋白质的主要生理功能，蛋白质也不作为机体能量的最主要来源。

## 二、氨基酸

蛋白质是由氨基酸（amino acid）通过肽键结合在一起并形成一定空间结构的复杂高分子化合物，由碳、氢、氧、氮、硫、磷、碘及某些金属元素如铁、锌等组成。由于糖类和脂类中不含氮，所以蛋白质是机体氮的唯一来源。

### (一)氨基酸分类

1. 必需氨基酸　自然界中的氨基酸有 300 多种，但人体蛋白质由 20 种 α 氨基酸按不同组合构成，其中有 9 种氨基酸，即色氨酸、亮氨酸、异亮氨酸、赖氨酸、甲硫氨酸、苯丙氨酸、苏氨酸、缬氨酸、组氨酸，它们在人体不能合成或合成速度不能满足机体的需要，必须从食物中直接获得，称为必需氨基酸（essential amino acid，EAA）。

组氨酸是婴儿的必需氨基酸，但许多报道证实组氨酸也是成人必需氨基酸，而且 FAO/WHO 在 1985 年首次提出成人组氨酸的每天需要量为 8~12mg/kg 体重。但是由于组氨酸在人体肌肉和血红蛋白中贮存量很多，而人体对其需要量又相对较少，给直接证实成人体内有无组氨酸合成能力的研究带来很大困难，故目前尚难确定组氨酸是否也是成人必需氨基酸。

必需氨基酸在人体内具有功能如下：①合成组织蛋白质；②转变为酶、激素、抗体、肌酸等含氮物质；③转变为糖类和脂肪；④氧化成 $CO_2$、$H_2O$ 和尿素，产生能量。

2. 非必需氨基酸　在 20 种 α 氨基酸中，除 9 种必需氨基酸外，有些氨基酸可在人体内合成或可由其他氨基酸转变而来,这些氨基酸被称为非必需氨基酸(nonessential amino acid)。它们并非机体不需要,只是不一定必须由食物直接供给,其种类见表8-1。

表8-1 人体内的氨基酸

| 必需氨基酸 | 英文 | 非必需氨基酸 | 英文 | 条件必需氨基酸 | 英文 |
| --- | --- | --- | --- | --- | --- |
| 异亮氨酸 | Isoleucine(Ile) | 丙氨酸 | Alanine(Ala) | 半胱氨酸 | Cysteine(Cys) |
| 亮氨酸 | Leucine(Leu) | 精氨酸 | Arginine(Arg) | 酪氨酸 | Tyrosine(Tyr) |
| 赖氨酸 | Lysine(Lys) | 天冬氨酸 | Aspartic acid(Asp) | | |
| 甲硫氨酸 | Methionine(Met) | 天冬酰胺 | Asparagine(Asn) | | |
| 苯丙氨酸 | Phenylalanine(Phe) | 谷氨酸 | Glutamic acid(Glu) | | |
| 苏氨酸 | Threonine(Thr) | 谷氨酰胺 | Glutamine(Glu) | | |
| 色氨酸 | Tryptophan(Trp) | 甘氨酸 | Glycine(Gly) | | |
| 缬氨酸 | Valine(Val) | 脯氨酸 | Proline(Pro) | | |
| 组氨酸* | Histidine(His) | 丝氨酸 | Serine(Ser) | | |

注：*组氨酸为婴儿必需氨基酸,成人需要量可能很少

(摘自:Ellie Whitney,Sharon Rady Rolfes. Understanding Nutrition. 11th. ed. Thomson Wadsworth,2008:182)

3. 条件必需氨基酸　除必需氨基酸和非必需氨基酸外,还有一些氨基酸称为条件必需氨基酸(conditionally essential amino acid),也称为半必需氨基酸(semiessential amino acid)。半胱氨酸和酪氨酸属于条件性必需氨基酸,它们在体内可分别由甲硫氨酸和苯丙氨酸转化而来,如果膳食中半胱氨酸和酪氨酸充裕时,人体就不必利用甲硫氨酸和苯丙氨酸来合成这两种氨基酸,为此机体可分别节约30%甲硫氨酸和50%的苯丙氨酸。鉴于此,故在计算食物必需氨基酸组成和进行食物蛋白质营养价值评价的时候,往往将甲硫氨酸和半胱氨酸,苯丙氨酸和酪氨酸分别合并计算。另外,一些非必需氨基酸在疾病或特殊状况下合成量不足,须额外补充,如精氨酸在创伤等情况下合成不足,须额外补充以增强免疫功能,故也被称为条件必需氨基酸。

(二)氨基酸模式和限制氨基酸

1. 氨基酸模式　人体蛋白质及各种食物蛋白质在必需氨基酸的种类和含量上存在差异,营养学上用氨基酸模式(amino acid pattern)来反映这种差异。所谓氨基酸模式,就是指某种蛋白质中各种必需氨基酸之间的构成比例。其计算方法是将该种蛋白质中色氨酸含量定为1,分别计算出其他必需氨基酸的相应比值,这一系列比值就是该种蛋白质的氨基酸模式。正常情况下,在机体蛋白质代谢过程中,各种必需氨基酸的需要和利用处在一定的比例范围之内,机体蛋白质代谢所要求的这种氨基酸模式,相对食物蛋白质而言,可称为标准氨基酸模式(表8-2)。另外,人类不同年龄和生长阶段对必需氨基酸的需求不同,如婴儿对亮氨酸、赖氨酸及苯丙氨酸的需求较高,因此,不同年龄的人群对必需氨基酸的需求有不同的模式。

表 8-2　几种中国食物和人体蛋白质氨基酸模式

| 氨基酸 | 人体 | 全鸡蛋 | 鸡蛋白 | 牛奶 | 猪瘦肉 | 牛肉 | 大豆 | 面粉 | 大米 |
|---|---|---|---|---|---|---|---|---|---|
| 异亮氨酸 | 4.0 | 2.5 | 3.3 | 3.0 | 3.4 | 3.2 | 3.0 | 2.3 | 2.5 |
| 亮氨酸 | 7.0 | 4.0 | 5.6 | 6.4 | 6.3 | 5.6 | 5.1 | 4.4 | 5.1 |
| 赖氨酸 | 5.5 | 3.1 | 4.3 | 5.4 | 5.7 | 5.8 | 4.4 | 1.5 | 2.3 |
| 甲硫氨酸＋半胱氨酸 | 3.5 | 2.3 | 3.9 | 2.4 | 2.5 | 2.8 | 1.7 | 2.7 | 2.4 |
| 苯丙氨酸＋酪氨酸 | 6.0 | 3.6 | 6.3 | 6.1 | 6.0 | 4.9 | 6.4 | 5.1 | 5.8 |
| 苏氨酸 | 4.0 | 2.1 | 2.7 | 2.7 | 3.5 | 3.0 | 2.7 | 1.8 | 2.3 |
| 缬氨酸 | 5.0 | 2.5 | 4.0 | 3.5 | 3.7 | 3.2 | 3.5 | 2.7 | 3.4 |
| 色氨酸 | 1.0 | 1.0 | 1.0 | 1.0 | 1.0 | 1.0 | 1.0 | 1.0 | 1.0 |

(摘自:营养与食品卫生学.第 7 版,第 43 页,2012)

食物蛋白质在消化吸收后的氨基酸模式越接近人体标准氨基酸模式,其必需氨基酸实际利用度越高,食物蛋白质的营养价值也就越高,如蛋、奶、肉、鱼等动物性食物蛋白质及大豆蛋白均被称为是优质蛋白质。由于鸡蛋蛋白质与人体蛋白质氨基酸模式最为接近,在实验中常以它作为参考蛋白(reference protein)。参考蛋白是指可用来测定其他蛋白质质量的标准蛋白。

2. 限制氨基酸　如果食物蛋白质的氨基酸模式与人体蛋白质氨基酸模式相差较大,则某些含量相对较低的必需氨基酸不但不能满足机体合成蛋白质的需要,还会使其他必需氨基酸在体内不能被充分的利用而造成浪费。这些含量相对较低的必需氨基酸被称为限制氨基酸(limiting amino acid)。依据不足程度依次称为第一、第二、第三……限制氨基酸。可见,食物中必需氨基酸数量间的平衡是相对的,某种氨基酸过多或过少都会干扰其他一些氨基酸的利用,从而降低食物蛋白质的营养价值。

不同食物蛋白质的限制氨基酸是不同的,植物蛋白质往往相对缺少下列必需氨基酸:赖氨酸、甲硫氨酸、苏氨酸和色氨酸。如稻米的第一限制氨基酸是赖氨酸,大豆的第一限制氨基酸是甲硫氨酸。因此,为了提高食物中蛋白质的营养价值,可将两种或两种以上的食物蛋白质混合食用,以达到必需氨基酸互补的目的,从而提高膳食蛋白质的营养价值,这种作用称为蛋白质互补作用(complementary action)。为了取得更好的互补效果,调配蛋白质食物时,应遵循以下 3 个原则:一是食物的生物种属关系愈远愈好;二是搭配的种类愈多愈好;三是食用的时间愈近愈好,同时食用最好。蛋白质的互补作用在实际生活中很有实用价值,在民间也得到了广泛应用,如我国居民常食用的八宝粥,其中的豆类蛋白和稻米蛋白可以相互弥补赖氨酸和甲硫氨酸的不足。只要一天的膳食供给了足够的能量和蛋白质,并且包含了多种来源的蛋白质,那么这种膳食就能满足人体对蛋白质的需要。

## 三、蛋白质消化、吸收和代谢

蛋白质未经消化不易被吸收。一般情况下,食物中蛋白质水解成为氨基酸及小肽后方能被吸收。由于唾液中不含水解蛋白质的酶,所以食物蛋白质的消化从胃开始,但小肠才是蛋白质消化的主要器官。经胃内胃蛋白酶和小肠中胰腺分泌的蛋白酶和肽酶作用后,蛋白质分解为可被吸收的氨基酸和 2~3 个氨基酸的短肽,从而被人体吸收利用。未被吸收的蛋白质在肠道微生物作用下进行无氧分解,即蛋白质的腐败作用。腐败即可产生对人体有害的含氮产物,也可生成少量的脂肪酸和维生素等。

所有蛋白质都在不断更新。蛋白质在体内的更新包括蛋白质的合成和分解两个部分。蛋白质在分解的同时也在体内不断合成,以补偿分解。人体蛋白质每日更新量为 1%~2%,70%~80% 释放的氨基酸被重新利用、合成蛋白质,其余的被降解。进食正常膳食的正常人每日从尿中排出氮约 12g。膳食摄入的蛋白质越多,则随尿液排出的氮增多;若膳食中完全不摄入蛋白质,人体每天仍从尿液中排出 2~4g 氮。

氨基酸分解代谢主要是通过脱氨基作用及由此而产生的 α-酮酸及氨的代谢。脱氨基方式有氧化脱氨基、转氨基、联合脱氨基和非氧化脱氨基等,其中,以联合脱氨基最重要。氨基酸脱氨基后生成 α-酮酸进一步代谢:经氨基化生成非必需氨基酸;转变为糖类及脂类;氧化供给能量。氨基酸脱氨基作用产生的氨,在正常情况下主要在肝脏合成尿素而解毒,只有少部分在肾脏以铵盐形式由尿排出。体内的氨基酸主要功能是合成蛋白质和多肽。此外,也可以转变成某些生理活性的物质,如嘌呤、嘧啶、肾上腺素等。

肠道中的蛋白质不仅来源于食物(外源性蛋白质),还来源于肠道脱落的黏膜细胞和分泌的消化液中的酶类等(内源性蛋白质)。每日大约有 70g 内源性蛋白质进入消化道,其中大部分被消化和重新收,没有被吸收的蛋白质则由粪便排出体外。进入人体的氨基酸少数用于合成体内含氮物质,主要是重新合成人体蛋白质,大约 30% 用于合成肌蛋白,50% 用于体液、器官蛋白质合成,其余 20% 用于合成白蛋白、血红蛋白等机体其他蛋白质。未被利用的氨基酸经代谢后转变为尿素、氨、尿酸、肌酐等,经尿液和其他途径排出体外或转变为糖原和脂肪。

蛋白质约为体重的 16%,但在人体内分布不均匀。肌肉中氨基酸占总代谢库的 50%,肝脏约占 10%,肾脏约占 40%,血浆占 1%~6%。

## 四、食物蛋白质营养价值的评价

各种食物的蛋白质含量、氨基酸模式等都不一样,人体对不同的蛋白质消化、吸收和利用程度也不相同,所以食物蛋白质营养价值主要从食物蛋白质含量、消化率和被人体利用率 3 个方面来全面综合地评价。

### (一)蛋白质含量

不同食物的蛋白质含量差异很大。一种食物蛋白质尽管其生物利用率高,但含量太低则无法发挥其优质蛋白质作用,因此,食物中蛋白质含量的测定是评价食物蛋白质营养价值的前提。对于同类食物,蛋白质含量高,其营养价值相对较高,如大米的蛋白质含量为 7%~9%,面粉为 10%~12%,燕麦为 13%~15%。

一般来说,食物蛋白质含氮量比较接近,约为 16%,实际应用采用凯氏(Kjel-dahl)定氮法测出食物中总的含氮量,再乘以换算系数 6.25(100/16)即为蛋白质含量,但不同食物蛋白质的实际含氮量略有出入,因而此换算系数有一定差异。

## (二)蛋白质消化率

蛋白质消化率(digestibility)是指食物蛋白质被人或动物消化吸收的程度,即吸收的氮量与摄入总氮量的比值,其计算公式为:

$$蛋白质消化率(\%) = \frac{食物氮 - (粪氮 - 粪代谢氮)}{食物氮} \times 100\% \qquad (式8\text{-}1)$$

上式中粪代谢氮为肠道内源性氮,即来自脱落肠黏膜细胞、消化酶和肠道微生物,是在实验对象完全不摄入蛋白质时粪便中氮的含量。成人24h粪代谢氮一般为0.9~1.2g。上式计算结果为蛋白质的真消化率(true digestibility);若不考虑粪代谢氮,则称为表观消化率(apparent digestibility)。

蛋白质消化率受机体营养状况和食物两方面因素影响。由于蛋白质在食物中的存在形式和结构不同,食物加工方式不同,以及食物中含有不利于蛋白质吸收的其他因素的影响,故蛋白质的消化率都有差异。一般来说,动物性食物中的蛋白质消化率高于植物性食物。植物性食物去除纤维素或加工软化可提高其蛋白质的消化率,如整粒大豆的消化率为60%,豆腐或豆浆的消化率可达90%以上。大豆食品中含有的抗胰蛋白酶因子可降低其蛋白质的消化率。

## (三)蛋白质利用率

蛋白质的利用率反映蛋白质被机体利用的程度,包括以下几种常用的指标。

1. **蛋白质的生物价** 蛋白质的生物价(biological value,BV)即蛋白质的生物学价值,其反映食物蛋白质消化吸收后被机体利用的程度。以体内氮储留量对被吸收氮量的百分比来表示,计算公式如下:

$$蛋白质生物价 = \frac{氮储留量}{氮吸收量} \times 100 = \frac{食物氮 - (粪氮 - 粪代谢氮) - (尿氮 - 尿内源氮)}{食物氮 - (粪氮 - 粪代谢氮)} \times 100 \qquad (式8\text{-}2)$$

上式中尿氮和尿内源氮的检测原理和方法与粪氮和粪代谢氮一样。生物价的数值越高,表明其被机体利用的程度越大。生物价是表示食物蛋白质营养价值最常用的方法。鸡蛋的生物价最高,为94,鱼83,牛肉74,猪肉74,大米74,小麦67。

2. **蛋白质净利用率** 蛋白质净利用率(net protein utilization,NPU)反映食物中蛋白质被利用的程度,它反映了食物蛋白质的消化和利用两个方面,故也可用生物价乘以消化率求出。计算公式如下:

$$蛋白质净利用率(\%) = \frac{氮储留量}{氮摄入量} \times 100\% = 生物价 \times 消化率 \qquad (式8\text{-}3)$$

3. **蛋白质功效比值** 幼小动物平均每摄入1g蛋白质所增加的体重克数为该被测蛋白质的功效比值(protein efficiency ratio,PER),表示蛋白质被机体利用于生长的程度。

$$蛋白质功效比值 = \frac{动物体重增加(g)}{摄入食物蛋白质(g)} \qquad (式8\text{-}4)$$

此法用出生后21~28d断奶雄性大鼠,喂养含被测蛋白10%的合成饲料28d,根据实验期间体重增加的克数和摄入受试蛋白质的克数之比计算PER。实验时,用标准的酪蛋白为对照组,酪蛋白的PER记为2.5。PER被美国公职分析化学家协会(AOAC)推荐为评价食物蛋白质营养价值的必测指标,它具有简便实用的特点。由于所测蛋白质主要被用于提供生长需要,所以该指标也被广泛用作婴幼儿食品中蛋白质的营养评价。

4. 氨基酸评分　氨基酸评分(amino acid score,AAS)又称为蛋白质化学评分,是目前被广泛采用的一种评价方法,也是最简单的评估蛋白质质量的方法。该指标是通过分析食物蛋白质中氨基酸的组成,并将各组分与参考蛋白相比较,从而很容易发现与参考蛋白质间存在的差异,其中最缺乏的氨基酸即为限制性氨基酸。该方法通常将被测蛋白质的某种必需氨基酸含量与推荐的参考蛋白质中该必需氨基酸含量进行比较,一般常用赖氨酸、含硫氨基酸、苏氨酸和色氨酸,因此是反映蛋白质构成和利用率的关系。

$$氨基酸评分 = \frac{每克待评蛋白质中氨基酸含量(mg/g)}{每克参考蛋白质中氨基酸含量(mg/g)} \times 100\% \quad (式8-5)$$

确定某一食物蛋白质氨基酸评分,具体分两步。第一步:计算待评蛋白质每种必需氨基酸的评分值。如:面粉中苏氨酸评分为0.77,亮氨酸的评分为1.02,赖氨酸的评分为0.44。第二步:在上述结果中,找出评分最低的必需氨基酸(第一限制氨基酸),其评分即为该食物蛋白质的氨基酸评分,如面粉的氨基酸评分为赖氨酸的评分,即0.44。按此法也可计算混合膳食蛋白质的氨基酸评分(表8-3)。

表8-3　不同食物蛋白质营养价值指标测定结果比较

| 食物蛋白 | 蛋白质含量(g/100g) | 消化率(%) | 生物价(%) | 净利用率(%) | 功效比 | 氨基酸评分 | 限制氨基酸 |
|---|---|---|---|---|---|---|---|
| 鸡蛋 | 13 | 99 | 94 | 94 | 3.92 | 100 | 无 |
| 牛奶 | 4 | 97 | 85 | 82 | 3.09 | 61 | 甲硫氨酸 |
| 鱼类 | 19 | 98 | 83 | 81 | 3.55 | 75 | 色氨酸 |
| 牛肉 | 18 | 99 | 74 | 74 | 2.30 | 69 | 缬氨酸 |
| 小鸡 | 21 | 95 | 74 | 70 | — | 67 | 缬氨酸 |
| 猪肉 | 12 | — | 74 | — | — | 68 | 甲硫氨酸 |
| 明胶 | 86 | — | — | 3 | —1.25 | 0 | 色氨酸 |
| 大豆 | 34 | 90 | 73 | 66 | 2.32 | 46 | 甲硫氨酸 |
| 花生 | 26 | 87 | 55 | 48 | —1.65 | 43 | 甲硫氨酸 |
| 啤酒酵母 | 39 | 84 | 67 | 56 | 2.24 | 45 | 甲硫氨酸 |
| 全粒小麦 | 12 | 91 | 66 | 60 | 1.50 | 48 | 赖氨酸 |
| 全粒玉米 | 9 | 90 | 60 | 54 | 1.12 | 40 | 赖氨酸 |
| 精稻米 | 7 | 98 | 64 | 63 | 2.18 | 53 | 赖氨酸 |
| 马铃薯 | 2 | 89 | 73 | 65 | — | 48 | 甲硫氨酸 |

(引自《医学营养学》,第11页,2003)

计算氨基酸评分时应注意:待评蛋白质、参考蛋白质及其氨基酸含量,表示单位应一致,一般以氨基酸mg/gN,或氨基酸g/16gN即100g粗蛋白质表示之。另外,比较时不是指100g食物的氨基酸含量,而是该食物的100g蛋白质的氨基酸含量。

氨基酸评分没有考虑食物蛋白质的消化率，最近美国 FDA 提出了一个新指标，即经消化率修正的氨基酸评分(protein digestibility corrected amino acid score，PDCAAS)，这种方法可以替代蛋白质功效比值，对除孕妇和婴儿以外所有人群的食物蛋白质进行评价。PDCAAS 其计算公式为：

$$PDCAAS = 氨基酸评分 \times 真消化率 \qquad (式 8-6)$$

## 五、蛋白质营养不良和人体蛋白质营养状况评价

### (一)蛋白质缺乏

蛋白质丢失超过 20% 时，人体生命活动就会被迫停止，这种情况常见于贫穷和饥饿引起的人群和久病的恶病质病人。蛋白质缺乏在成人和儿童中都有发生，但处于生长阶段的儿童更为敏感。蛋白质缺乏往往与能量缺乏同时发生，称为蛋白质能量营养不良。临床上可分为两型。

1. 夸希奥科病 夸希奥科病(Kwashiorkor)以蛋白质严重缺乏为主，而能量摄入基本满足，以显著水肿为其特征，呈"满月面容"。主要表现为腹部、下肢水肿、虚弱、表情淡漠、生长迟缓、头发变脆、易感染其他疾病。婴儿可有四肢皮肤红肿，也称为"红孩"。

2. 干瘦型营养不良 干瘦型营养不良症(marasmus)为蛋白质、能量均严重缺乏引起。患儿显著消瘦、肌肉萎缩、皮下脂肪减少或消失，呈"老人面容"，易感染其他疾病而死亡。

以上两种表现多见于非洲贫困地区儿童，因为他们多以蛋白质含量低的香蕉和木薯为主食，故易发生。在我国除患严重疾病的患儿外，很少见到。但一般的蛋白质能量供给不足较常见，表现为生长发育迟缓、体重减轻、体力活动减少、表情淡漠、贫血、免疫和应激功能低下，血浆蛋白质含量下降，尤其白蛋白降低，并出现营养性水肿等。成人则表现为肌肉消瘦、易疲劳、工作效率低等。

### (二)蛋白质摄入过多

蛋白质摄入过多，尤其是动物性蛋白质摄入过多，对人体也有害。动物性蛋白质摄入过多，常伴随过多的饱和脂肪和胆固醇的摄入。而且过多的蛋白质在体内分解，产生含氮废物经尿排出，不仅会加重肾脏的负担，还会加速骨骼中钙的丢失，易产生骨质疏松。新的研究发现，同型半胱氨酸可能是心血管疾病的危险因素之一。另有研究表明，蛋白质摄入过多可能与结肠癌、乳腺癌、肾癌和前列腺癌等癌症发生有关。

### (三)人体蛋白质营养状况评价

1. 膳食蛋白质摄入量 蛋白质摄入量是评价机体蛋白质营养状况的基础和基本背景资料。氮平衡(nitrogen equilibrium)是指人体氮的摄入量和排出量的关系，常描述体内蛋白质的营养状况。营养学上将蛋白质的摄入量和排出量之间的平衡关系称为氮平衡需要。氮平衡的关系式如下：

$$B = I - (U + F + S) \qquad (式 8-7)$$

$B$：氮平衡；$I$：摄入氮；排出氮包括尿氮($U$)、粪氮($F$)、皮肤($S$)等氮损失。

人体氮平衡有以下三种类型：①当摄入氮和排出氮相等时为零氮平衡(zero nitrogen balance)，即 $B = 0$，表示体内蛋白质的分解与合成处于平衡状态。健康成人应维持在零氮平衡，

并使摄入氮较排出氮多5%。②当摄入氮大于排出氮称为正氮平衡(positive nitrogen balance),即 $B>0$,表示体内蛋白质合成大于分解。处于生长发育期的婴幼儿、儿童、青少年、孕妇、乳母、疾病和创伤恢复期、运动或劳动需要量增加的健康人等均应保持正氮平衡,以满足机体对蛋白质的额外需要。③排出氮大于摄入氮称为负氮平衡(negative nitrogen balance),即 $B<0$,表示体内蛋白质分解大于合成。常见于蛋白质摄入不足、吸收不良、创伤、应激及慢性消耗性疾病患者。长期负氮平衡可导致机体营养不良。

2. 体格测量　蛋白质营养状况的好坏,可反映到机体体格构成上。体格测量包括体重、身高、上臂围、上臂肌围、体质指数(body mass index,BMI)等。其中 Z 评分及年龄别 BMI 被认为是可用于儿童营养状况和蛋白质营养状况的评价。

3. 实验室检测　血清蛋白中白蛋白、前白蛋白、运铁蛋白和视黄醇结合蛋白主要都在肝脏合成。这几种血清蛋白浓度降低,可以认为是脏器蛋白质缺乏、生化合成减低。血清蛋白质常用于评价人体蛋白质营养水平。

## 六、膳食蛋白质供给量与食物来源

蛋白质的食物来源可分为植物性和动物性两大类。动物来源的蛋白质属于优质蛋白质,其质量好,但富含胆固醇和饱和脂肪酸;植物蛋白质多存在限制氨基酸的问题。因此,注意蛋白质互补及膳食的多样化是非常重要的。植物蛋白质中,大豆蛋白是优质蛋白质。供给蛋白质的食物:畜、禽、鱼、肉的蛋白质含量为 10%～20%,蛋类为 12%～14%,鲜奶为 1.5%～3.8%。大豆类为 20%～24%,谷类为 6%～10%,坚果类为 15%～25%,薯类为 2%～3%。

理论上,成年人每天摄入约 30g 蛋白质就可满足零氮平衡。2013 版 DRIs 中修订的蛋白质推荐摄入量(RNIs),成年男、女分别为 65g/d 和 55g/d。按照能量计算,我国成人蛋白质摄入量占膳食总能量的 10%～15%。

我军也根据各军种及劳动强度,制定了适合军人的蛋白质参考摄入量(表8-4)。

表8-4　军人的蛋白质参考摄入量(g/d)

| 军种及劳动强度 | | 蛋白质 | 军种及劳动强度 | | 蛋白质 |
|---|---|---|---|---|---|
| 陆勤 | 轻度劳动 | 90 | 海勤 | 水面舰艇人员 | 110 |
| | 中度劳动 | 100 | | 潜艇人员 | 120 |
| | 重度劳动 | 120 | | 核潜艇人员 | 120 |
| | 极重劳动 | 130 | 空勤 | 飞行人员 | 120 |

# 第二节　脂　类

脂类(lipids)是一类化学结构相似或完全不同的有机化合物。人体脂类总质量约占体重的 10%～20%。营养学上重要的脂类主要有三酰甘油(triacylglycerol)和类脂(lipoids),类脂包括磷脂(phospholipids)和固醇类(sterols)。食物中的脂类95%是三酰甘油,5%是其他脂类;人体内储存的脂类中,三酰甘油高达99%。脂类具有脂溶性,不仅易溶解于有机溶剂,而且可溶解其他脂溶性物质,如脂溶性维生素。

## 一、三酰甘油及其功能

### (一)三酰甘油

三酰甘油又称甘油三酯(triglycerides),也称脂肪或中性脂肪,是3分子脂肪酸与1分子甘油所形成的酯。构成食物的脂肪和动物体脂主要以三酰甘油为其基本结构。通常,来自动物性食物的三酰甘油由于其碳链长、饱和程度高、熔点高,常温下呈固态,故被称为脂;而植物性食物中的三酰甘油由于其不饱和程度高、熔点低,常温下呈液态,故被称为油。

构成三酰甘油的脂肪酸结构是不同的,在自然界中还未发现单一脂肪酸的三酰甘油。脂肪因其所含脂肪酸链的长短、饱和程度和空间结构不同,而呈现不同的特性和功能。

### (二)三酰甘油功能

1. 体内三酰甘油的生理功能　人体内三酰甘油主要分布在机体腹腔、皮下和肌肉纤维之间。这些脂肪具有以下生理功能。

(1)储存和提供能量:人体摄入能量过多而不能及时被利用时,就转变为脂肪而储存起来。当机体需要时,脂肪细胞中的三酰甘油分解释放出甘油和脂肪酸进入血循环,和食物中被吸收的脂肪一起被分解释放出能量以满足机体的需要。由于三酰甘油中碳、氢的含量远远高于蛋白质和糖类,所以可提供的能量也相对较多。脂肪是食物中能量密度最高的营养素,体内1 g脂肪可产生能量约39.7 kJ(9.46kcal)。

(2)维持体温正常:脂肪不仅可直接提供能量,皮下脂肪组织还可起到隔热保温的作用,维持体温正常和恒定。

(3)保护作用:脂肪组织在体内对器官有支撑和衬垫作用,可保护内部器官免受外力伤害。

(4)内分泌作用:现已发现的由脂肪组织所分泌的细胞因子有瘦素、肿瘤坏死因子α、白细胞介素-6、白细胞介素-8、雌激素、胰岛素样生长因子、IGF结合蛋白3、脂联素及抵抗素等。这些脂肪组织来源的因子参与机体的代谢、免疫、生长发育等生理过程。

(5)帮助机体更有效地利用糖类和节约蛋白质作用:脂肪在体内代谢分解的产物,可以促进糖类的能量代谢,使其更有效地释放能量。充足的脂肪还可以保护体内蛋白质(包括食物蛋白质)不被用来作为能源物质,而使其有效地发挥其他重要的生理功能,脂肪的这种功能称节约蛋白质作用。

(6)机体重要的构成成分:细胞膜中含有大量脂肪酸,是细胞维持正常的结构和功能所必不可少的重要成分。

2. 食物中三酰甘油的功能　食物中三酰甘油除了为人体提供能量和作为脂肪的合成材料以外,还有一些特殊的营养学功能。

(1)增加饱腹感:食物脂肪由胃进入十二指肠时,可刺激十二指肠产生肠抑胃素,使胃蠕动受到抑制,造成食物由胃进入十二指肠的速度相对缓慢。食物中脂肪含量越多,胃排空的速度越慢,所需时间越长。

(2)改善食物的感官性状:脂肪作为食物烹调加工的重要原料,可以改善食物的色、香、味、型,达到美食和促进食欲的作用。

(3)提供脂溶性维生素:食物脂肪中同时含有各类脂溶性维生素,脂肪不仅是脂溶性维生素的食物来源,同时还可以促进这些维生素在肠道中的吸收。

(4)中链三酰甘油(medium-chain-triglycerides,MCT)的作用:MCT 是指 $C_{6:0}\sim C_{12:0}$ 的脂肪酸所构成的三酰甘油。MCT 具有特殊的营养学特性:①它比主要含长链三酰甘油的动物脂肪或植物油更容易消化、吸收和代谢。因此,MCT 油对饮食治疗脂肪性腹泻和脂肪吸收减弱的消化紊乱(消化不良综合征)很有价值。②MCT 与其他饱和脂肪酸不同,不会提高血液胆固醇水平,可以利用其治疗某些高脂蛋白血症。由于 MCT 很快被氧化而产生一定的酮体,因此不应用于糖尿病病人、酮中毒及酸中毒、肝硬化的病人。目前,在美国 MCT 仅用于特殊的饮食食谱。但是,在欧洲也用作各种非医疗的消费品。

## 二、脂肪酸的分类及其功能

### (一)脂肪酸的分类

目前已知存在于自然界的脂肪酸有 40 多种。脂肪酸的基本分子式:$CH_3[CH_2]_nCOOH$,式中 $n$ 的数目大部分为 2~24 个,基本上都是偶数碳原子。脂肪酸的命名和表达方式可以用碳的数目和不饱和双键的数目表示。例如,棕榈酸为 16 个碳的饱和脂肪酸,没有不饱和双键,故为 $C_{16:0}$ 表示,油酸含有 18 个碳和一个不饱和双键,以 $C_{18:1}$ 表示。根据碳链的长短、饱和程度和空间结构不同,脂肪酸可以有不同的分类方法。

1. 按其脂肪酸碳链长度分类 脂肪酸按其碳链长度可分为:长链脂肪酸(long-chain fatty acids,LCFA)含 14~24 碳;中链脂肪酸(medium-chain fatty acids,MCFA)含 8~12 碳;短链脂肪酸(short-chain fatty acids,SCFA)含 6 碳以下。另外,还有一些极长链脂肪酸(very long-chain fatty acids,VCFA)主要分布在大脑和一些特殊的组织中,如视网膜和精子。脂肪组织中含有各种长短的脂肪酸。食物中主要以 18 碳脂肪酸为主,并且具有重要的营养学价值。

2. 根据饱和程度分类 脂肪酸可分为饱和脂肪酸(saturated fatty acid,SFA)和不饱和脂肪酸(unsaturated fatty acid,USFA)。后者根据不饱和双键的数量又可分为:含 1 个不饱和双键的单不饱和脂肪酸(monounsaturated fatty acid,MUFA),如油酸和棕榈油酸;含 2 个以上不饱和双键的多不饱和脂肪酸(polyunsaturated fatty acid,PUFA)。最多见的 MUFA 是油酸,膳食中最主要的 PUFA 为亚油酸和亚麻酸,主要存在植物油中。

一般来讲,植物油中不饱和脂肪酸含量较高,但可可籽油、椰子油和棕榈油含有较多的饱和脂肪酸,因其碳链较短(10~12 碳),所以熔点低于大多数动物脂肪。

3. 按脂肪酸的空间结构分类 按脂肪酸的空间结构不同可分为顺式脂肪酸(cis-fatty acid)和反式脂肪酸(trans-fatty acid)。反式脂肪酸是含有反式非共轭双键结构的不饱和脂肪酸的总称,即双键上的氢原子在碳原子的两侧,碳链以直链形式构成空间结构,成为顺式脂肪酸的几何异构化分子。反式脂肪酸多产生于油脂氢化、脱臭或精炼过程(经250℃以上高温处理),脂肪酸的一部分双键被氢化饱和,另一部分双键由顺式发生异构而转变为反式构型。如人造奶油(反式脂肪酸 7%~18%)、起酥油(反式脂肪酸约 10%)。在自然状态下,大多数的不饱和脂肪酸均为顺式脂肪酸,但在反刍动物(如牛、羊)前胃中的微生物可合成少量的反式脂肪酸,因而反刍动物的脂肪及其乳制品中也含有少量的反式脂肪酸。

近年来反式脂肪酸对人体的危害日益受到关注。研究发现,反式脂肪酸摄入过多,可使人体内低密度脂蛋白胆固醇升高,而高密度脂蛋白胆固醇降低,从而增加患冠心病的风险。反式脂肪酸摄入量的多少主要与脂肪的摄入量及所选择的食物种类有关。人造奶油、蛋糕、饼干、油炸食品、乳酪产品、花生酱等食品是反式脂肪酸的主要来源。我国食品安全国家标准《预包装食品营养标签通则》(GB28050—2011)中规定,"食品配料含有或生产过程中使用了氢化和(或)部分氢化油脂时,在营养成分表中还应标示出反式脂肪(酸)的含量",同时还规定,"每人每天摄入反式脂肪酸不应超过2.2g,摄入量应少于每日总能量的1%"。

4. 按双键位置分类 目前国际上一般从 $CH_3-$ 的碳(这个碳原子为 ω 碳)起计算不饱和脂肪酸中不饱和双键的位置。如油酸的表达式为 $C_{18:1}$,ω-9,即碳链由18个碳组成,有1个不饱和双键,从甲基端数起,不饱和双键在第九和第十碳之间;亚油酸为 $C_{18:2}$,ω-6,即有2个不饱和双键,第1个不饱和双键从甲基端数起,在第六和第七碳之间。此外,国际上还有以 n 来代替 ω 的表示方法,即 ω-9 就是 n-9(表8-5)。

表8-5 常见的脂肪酸

| 名称 | 代号 |
| --- | --- |
| 丁酸(butyric acid) | $C_{4:0}$ |
| 己酸(caproic acid) | $C_{6:0}$ |
| 辛酸(caprylic acid) | $C_{8:0}$ |
| 癸酸(capric acid) | $C_{10:0}$ |
| 月桂酸(lauric aicd) | $C_{12:0}$ |
| 肉豆蔻酸(myristic acid) | $C_{14:0}$ |
| 棕榈酸(palmitic acid) | $C_{16:0}$ |
| 棕榈油酸(palmitoleic acid) | $C_{16:1}$,n-7 cis |
| 硬脂酸(stearic acid) | $C_{18:0}$ |
| 油酸(oleic acid) | $C_{18:1}$,n-9 cis |
| 反油酸(elaidic acid) | $C_{18:1}$,n-9 trans |
| 亚油酸(linoleic acid) | $C_{18:2}$,n-6 all cis |
| α-亚麻酸(α-linolenic acid) | $C_{18:3}$,n-3,6,9 all cis |
| γ-亚麻酸(γ-linolenic acid) | $C_{18:3}$,n-6,9,12 all cis |
| 花生酸(arachidic acid) | $C_{20:0}$ |
| 花生四烯酸(arachidonic acid,AA) | $C_{20:4}$,n-6,9,12,15 all cis |
| 二十碳五烯酸(eicosapentaenoic acid,EPA) | $C_{20:5}$,n-3,6,9,12,15 all cis |
| 芥子酸(erucic acid) | $C_{22:1}$,n-9 cis |
| 二十二碳五烯酸(clupanodonic acid) | $C_{22:5}$,n-3,6,9,12,15 all cis |
| 二十二碳六烯酸(docosahexenoic acid,DHA) | $C_{22:6}$,n-3,6,9,12,15,18 all cis |
| 二十四碳单烯酸(神经酸)(nervonic acid) | $C_{24:1}$,n-9 cis |

(引自 Modern Nutrition in Health and Disease. 9版,1999)

### (二)必需脂肪酸与多不饱和脂肪酸

各种脂肪酸的结构不同,所具有的功能也不同,对它们一些特殊功能的研究是营养学一个重要的领域。目前认为营养学上最有价值的脂肪酸有两类:n-3(ω-3)系列和 n-6(ω-6)系列不饱和脂肪酸。其中包括必需脂肪酸及长链多不饱和脂肪酸。

1. 必需脂肪酸　必需脂肪酸(essential fatty acid,EFA)是指人体不可缺少而自身又不能合成,必须通过食物供给的脂肪酸。人体除了从食物中得到脂肪酸外,还可以自身合成多种脂肪酸,但是 EFA 只能由食物来供给。真正意义的 EFA 是亚油酸和 α-亚麻酸。必需脂肪酸有以下功能。

(1)是磷脂的重要组成部分:磷脂是细胞膜的主要结构成分,所以必需脂肪酸与细胞膜的结构和功能直接相关。

(2)是合成前列腺素的前体:前列腺素存在于许多器官中,有着多种多样的生理功能,如使血管扩张和收缩,神经刺激的传导,作用肾脏影响水的排泄,奶中前列腺素可以防止婴儿消化道损伤等。

(3)与胆固醇的代谢有关:体内大约 70% 的胆固醇与脂肪酸酯化成酯。在低密度脂蛋白(low density lipoprotein,LDL)和高密度脂蛋白(high density lipoprotein,HDL)中,胆固醇与亚油酸形成胆固醇酯,然后被转运和代谢。HDL 可将胆固醇运往肝脏而被代谢分解。

(4)参与生物合成类二十烷酸物质:类二十烷酸是指二十碳三烯酸($C_{20:3}$,n-6)、二十碳四烯酸、二十碳五烯酸在环氧化酶和脂氧合酶的作用下生成的一系列氧化产物,如前列腺素、血栓素及白三烯等。这些类二十烷酸是很多生化过程的重要和有利的调节剂,在协调细胞间生理作用中起重要作用,如调节血压和血脂、血栓的形成及调节机体对伤害、感染的免疫反应等。许多必需脂肪酸的缺乏体征可能是因类二十烷酸化合物代谢的改变而引起。

每天机体 EFA 的摄入量应不少于总能量的 3%。过去 EFA 的缺乏主要发生在婴儿、以脱脂奶或低脂膳食喂养的幼儿、长期全胃肠外营养的病人。最近发现 EFA 缺乏还出现在患有慢性肠道疾病的病人中,由于疾病而使肠道吸收能力降低,机体吸收的必需脂肪酸减少。

EFA 缺乏可以引起生长迟缓、生殖障碍、皮肤损伤(出现皮疹),以及肾、肝、神经和视觉方面的多种疾病。有关 EFA 对心血管疾病、炎症、肿瘤等多方面影响的研究,也是目前营养学的一个热门课题。但过多的多不饱和脂肪酸的摄入,也可使体内有害的氧化物、过氧化物及能量等增加,同样对机体可产生多种慢性危害。

2. 多不饱和脂肪酸

(1)n-6 多不饱和脂肪酸:亚油酸和花生四烯酸是 n-6 多不饱和脂肪酸中重要的脂肪酸,对于哺乳动物来说是必需的。这类脂肪酸完全来自植物,主要是植物油。n-6 多不饱和脂肪酸的作用主要表现在以下几个方面。

①降低胆固醇的作用:多年以来,亚油酸一直被认为是一种降胆固醇的脂肪酸。研究显示,与 $C_{12:0} \sim C_{16:0}$ 饱和脂肪酸升高胆固醇作用的机制相反,膳食亚油酸可以降低 LDL 颗粒中胆固醇的含量,减少载脂蛋白 B 的分泌,增加 LDL 受体活性。另一方面,膳食亚油酸与油酸相比,在降低胆固醇的作用上虽有一定差别,但差别很小。油酸对血浆脂蛋白的作用可以被认为是中性。

②构成一些特殊脂类(如磷脂),维持细胞膜结构的完整性和最佳的不饱和状态:正常皮肤

完整性的维持与亚油酸在邻-亚油酰-神经酰胺中的特殊作用有关,邻-亚油酰-神经酰胺是脂质双层的构成部分。

③促进生长、发育及妊娠的作用:这与类二十烷酸调节下丘脑和垂体的激素释放有关,n-3脂肪酸也具有以上作用。

④花生四烯酸是形成类二十烷酸的重要前体物质:限制花生四烯酸的供给,血栓素的合成减少,进而血小板的聚集和黏附能力受到破坏。花生四烯酸缺乏时皮肤易感染,伤口愈合减慢,与花生四烯酸在类二十烷酸介导的抗炎作用、免疫细胞功能调节和细胞增殖作用下降有关。

有关 n-6 多不饱和脂肪酸缺乏症表现,在年幼的大鼠中已经进行了详细的研究。研究发现,n-6 多不饱和脂肪酸缺乏可导致动物生长速率降低、皮肤通透性的改变,进而导致动物鳞片样皮炎、雌雄性不育和有关炎症反应降低。此外,动物还出现肝、肾功能异常。当加入膳食能量的 1%～2% 的亚油酸时可以避免有关缺乏症的出现。

(2) n-3 多不饱和脂肪酸:α-亚麻酸是 n-3 脂肪酸的母体。它能被延长成为更长链的多不饱和脂肪酸,如 EPA 和 DHA(俗称脑黄金)。植物油(含有 α-亚麻酸)和鱼油(主要含 EPA、DHA)是 n-3 多不饱和脂肪酸的主要来源。

20 世纪 80 年代,对多不饱和脂肪酸尤其是 n-3 脂肪酸的认识不断拓展。现已认识到,n-3 脂肪酸不但对正常生长发育是不可缺少的,而且在冠心病、高血压、关节炎、其他炎症性和自身免疫性疾病和肿瘤的防治中可能都具有重要的作用。

## 三、类脂及其功能

类脂(lipoids)包括磷脂和固醇类。

### (一)磷脂

磷脂(phospholipids),是指三酰甘油中 1 个或 2 个脂肪酸被磷酸或含磷酸的其他基团所取代的一类脂类物质。磷脂是除三酰甘油以外,在体内含量较多的脂类,尤以脑、神经和肝脏中含量最高。

1. 分类　按其组成结构可以分为两类:一类是磷酸甘油酯,即三酰甘油中的 1 个或 2 个脂肪酸被磷酸或含磷酸的其他基团所取代的一类脂类物质,常见的有卵磷脂(lecithin)、脑磷脂、肌醇磷脂等;另一类是神经鞘脂,其分子结构中含有脂肪酰基、磷酸胆碱和神经鞘氨醇,但不含有甘油。磷酸甘油酯中最重要的是卵磷脂,它是由一个含磷酸的胆碱基团取代三酰甘油中 1 个脂肪酸而构成的,这种结构使它具有亲水性和亲脂性的双重特性。

2. 磷脂的功能

(1)提供能量:和三酰甘油一样,磷脂也可提供能量。

(2)细胞膜的重要构成成分:由于磷脂具有极性和非极性双重特性,因此可以帮助脂类或脂溶性物质如脂溶性维生素、激素等顺利通过细胞膜,促进细胞内外的物质交流。磷脂的缺乏会造成细胞膜结构受损,使毛细血管脆性和通透性增加,皮肤细胞对水的通透性增高引起水代谢紊乱,产生皮疹。

(3)乳化剂作用:磷脂可作为乳化剂使体液中的脂肪悬浮在体液中,有利于磷脂吸收、转运和代谢。由于磷脂的乳化作用,在食品加工中也被广泛应用,如在人造奶油、蛋黄酱和巧克力生产中常以磷脂(如卵磷脂)作为乳化剂。

(4)预防心血管疾病:磷脂可防止胆固醇在血管内沉积、降低血液的黏度、促进血液循环,同时改善脂肪的吸收和利用,因此可以预防心血管疾病,磷脂这方面的作用正受到越来越多的关注。

(5)改善神经系统功能:食物中的磷脂被机体消化吸收后释放出胆碱,进而合成神经递质乙酰胆碱,促进和改善大脑组织和神经系统的功能。含磷脂较多的食物主要有鸡蛋、动物肝脏、大豆和花生等。人体除了可以从食物中获得卵磷脂外,动物肝脏可以通过其他底物合成机体所需的卵磷脂。但大剂量摄入卵磷脂将会导致胃肠道应激、多汗及食欲丧失等。

### (二)固醇类

固醇类(sterols)是一类含有多个环状结构的脂类化合物,因其环外基团不同而不同。固醇类广泛存在于动植物食品中,包括动物固醇和植物固醇。

1. **胆固醇** 胆固醇(cholesterol)是一种最重要的固醇,具有重要的生理功能。它也是细胞膜的重要成分,人体内90%的胆固醇存在于细胞之中。胆固醇还是人体内许多重要的活性物质的合成材料,如胆汁、性激素(如睾酮)、肾上腺皮质激素(如皮质醇)等,因此肾上腺皮质中作为激素合成原料的胆固醇含量很高。胆固醇也可在体内转变成7-脱氢胆固醇,后者在皮肤中经紫外线照射可转变成维生素 $D_3$。

体内合成胆固醇最旺盛的组织是肝脏和肠壁细胞,其他组织、器官胆固醇的合成目前还不太清楚。大脑虽然含丰富的胆固醇,但合成能力低,主要由血液提供胆固醇。人体胆固醇合成代谢受以下因素控制:能量摄入的多少;胆固醇摄入的多少;膳食脂肪摄入的种类;激素,主要为甲状腺激素、雌激素类、胰岛素等。体内胆固醇增多时可负反馈抑制肝及其他组织中胆固醇合成限速酶的活性,使胆固醇的合成降低。糖和脂肪等分解产生的乙酰辅酶 A 是体内各组织合成胆固醇的主要原料。

固醇类广泛存在于动植物食品中,但只有动物性食品中含有胆固醇。含胆固醇的食物有肉类、蛋类、鱼类、禽类、乳酪产品等。肝、肾等内脏及蛋类(蛋黄)富含胆固醇。由于机体既可从食物中获得胆固醇,也可内源性合成,因此一般不存在胆固醇缺乏。长期过多摄入动物性食品有可能导致血胆固醇升高。实验证明,饱和脂肪酸可使血中低密度脂蛋白胆固醇(low density lipoprotein cholesterol,LDL-C)水平升高。月桂酸、肉豆蔻酸和棕榈酸升高胆固醇的作用较强,而十八碳饱和脂肪酸的这一作用则相对较弱。对于那些需要降低血胆固醇的人们,限制饱和脂肪酸的摄入量要比仅仅限制胆固醇的摄入效果好。多不饱和脂肪酸和植物固醇具有降低血胆固醇的作用。

2. **植物固醇** 植物固醇(phytosterols)是存在于植物性食品中分子结构与胆固醇相似的含有 28~29 个碳的化合物,属于植物甾醇类。与胆固醇不同的是,植物固醇在侧链上还有额外的甲基或乙基基团。

胆固醇是高等动物细胞膜的重要成分,植物固醇在植物中也有类似的作用。常见的植物固醇有 β-谷固醇、菜固醇和豆固醇。约30%膳食胆固醇可以被吸收,而机体对植物固醇的吸收能力很低。机体谷固醇和菜固醇的血清水平是胆固醇浓度的 0.1%~0.14%。植物固醇较难被吸收的原因与其侧链上的甲基或乙基基团有关,侧链越长,吸收越差。植物固醇的 5-α-氢化作用可使它们更难以吸收,膳食中最常见的植物固醇的 5-α-氢化产物是谷甾烷醇(谷固醇的饱和衍生物),吸收率为 0～3%,在血清中不能被检出。

植物固醇具有降低人和动物血清胆固醇的作用。植物固醇可以干扰肠道对膳食胆固醇和胆汁中胆固醇的吸收。植物固醇在降低总胆固醇和低密度脂蛋白时,对高密度脂蛋白和三酰甘油并无影响。

植物性食品中均含有数量不等的植物固醇,其最主要来源是植物油、种子和坚果等食品。有研究发现,每天摄入 30 g 的玉米油,则可获得 286 mg 的植物固醇。

## 四、脂类的消化、吸收和代谢

机体每天从胃肠道吸收 50～100 g 的三酰甘油,4～8 g 的磷脂,300～450 mg 的胆固醇。食物进入口腔后,脂肪的消化就已开始。唾液腺分泌的脂肪酶可水解部分食物脂肪,对成人来说,这种消化能力很弱,而婴儿口腔中的脂肪酶则可有效地分解奶中的短链和中链脂肪酸。脂肪在胃里的消化也极有限,主要消化场所是小肠。在消化过程中,食糜间歇地从胃送入十二指肠。由于食糜本身对胃肠道的刺激而引起缩胆囊素等激素的释放,进而缩胆囊素刺激胰液和胆汁的合成和分泌。胰液中的脂肪酶被胆汁激活。胆汁使肠内容物的 pH 升高,同时胆汁本身也有表面活化剂的作用,这两个作用对脂肪酶作用的发挥都极为重要。胆汁首先将脂肪乳化,这使三酰甘油的表面积比原先成万倍地增大,有利于胰脂肪酶和肠脂肪酶将三酰甘油水解。脂肪酶作用于甘油-脂肪酸酯键,将三酰甘油水解成游离脂肪酸和甘油(偶尔也有完全水解成为甘油和脂肪酸)。三酰甘油的水解速度与脂肪酸的链长和不饱和程度等因素有关,含不饱和双键的三酰甘油水解的速度更快。

脂肪水解后的小分子,如甘油、短链和中链脂肪酸,很容易被小肠细胞吸收直接进入血液。甘油单酯和长链脂肪酸被吸收后,先在小肠细胞中重新合成三酰甘油,并和磷脂、胆固醇和蛋白质形成乳糜微粒,由淋巴系统进入血循环。血中的乳糜微粒是一种颗粒最大、密度最低的脂蛋白,是食物脂肪的主要运输形式,随血液流遍全身,以满足机体对脂肪和能量的需要,最终被肝脏吸收。通常情况下,食物脂肪几乎完全被吸收,餐后 2h 吸收 24%～41%,4h 吸收 53%～71%,6h 吸收 68%～86%,12h 吸收 97%～99%。

肝脏将来自食物中的脂肪和内源性脂肪及蛋白质等合成极低密度脂蛋白,并随血流供应机体对三酰甘油的需要,随着其中三酰甘油的减少,同时又不断地聚集血中胆固醇,最终形成了三酰甘油少、而胆固醇多的 LDL。血流中的 LDL 可与细胞膜上的 LDL 受体结合进入细胞,借此可适当调节血中胆固醇的浓度。但 LDL 过多,就可引起动脉粥样硬化等疾病。体内还可合成 HDL,其重要功能就是将体内的胆固醇、磷脂运回肝脏进行代谢,起到有益的保护作用。

磷脂的消化、吸收和三酰甘油相似。胆固醇则可直接被吸收,如果食物中的胆固醇和其他脂类呈结合状态,则先被酶水解呈游离的胆固醇,再被吸收。胆固醇是胆汁酸的主要成分,胆汁酸乳化脂肪后,一部分被小肠吸收,由血液到肝脏和胆囊,被重新利用;另一部分和食物中未被吸收的胆固醇一道,被膳食纤维(主要为可溶性纤维素)吸附由粪便排出体外。

## 五、膳食脂肪的营养学评价

膳食脂肪的营养价值可从以下4个方面进行评价。

1. **脂肪的消化率** 食物脂肪的消化率与其熔点密切相关。熔点低于体温的脂肪消化率可高达97%~98%;高于体温的脂肪消化率约90%,一些动物组织脂肪多属于这类;熔点高于50℃的脂肪较难消化。含不饱和脂肪酸和短链脂肪酸越多的脂肪,熔点越低,越容易消化,一般植物脂肪的消化率要高于动物脂肪。

2. **必需脂肪酸的含量** 一般植物油中的亚油酸和α-亚麻酸含量高于动物脂肪,其营养价值优于动物脂肪。但椰子油中亚油酸含量很低,其不饱和脂肪酸含量也少。

3. **提供的各种脂肪酸的比例** 机体对饱和脂肪酸、单不饱和脂肪酸和多不饱和脂肪酸的需要不仅要有一定的数量,而且各种脂肪酸之间还要有适当的比例。

4. **脂溶性维生素的含量** 一般脂溶性维生素含量高的脂肪营养价值也高。植物油中富含维生素E,特别是谷类种子的胚油(如麦胚油)维生素E的含量更加丰富。动物脂肪几乎不含维生素,而器官脂肪如肝脏脂肪含维生素A、维生素D丰富,某些海产鱼肝脏脂肪中含量更高,奶和蛋的脂肪中维生素A、维生素D亦较丰富。

## 六、人体脂类营养状况的评价

脂肪在正常人体中含量及分布差异大,测定脂肪含量及分布的方法所需要设备也难以普及,这给脂肪营养状况的评价带来困难。

### (一)体格测量

1. **体质指数** 体质指数(body mass index,BMI)是评价肥胖常用的指标。计算公式为:$BMI=体重(kg)/身高(m)^2$。该指标考虑了身高和体重两个因素,常用于对成人体重过低、超重和肥胖进行分类。2003年提出的中国成人BMI划分标准:体重过低<18.5,体重正常18.5~23.9,超重24.0~27.9,肥胖≥28.0。

2. **腰围** 男性腰围85~90cm、女性腰围80~85cm为中心型肥胖前期;男性腰围>90cm、女性>85cm即为中心型肥胖。

3. **体脂含量** 体脂含量百分比(body fat percentage,BF%)指人体内脂肪重量在人体总体重中所占的比例,其能直接反映体内脂肪的含量,是评价体脂的直观指标。近年来,利用生物电阻测量法可在很短的时间内获得比较准确的体脂含量测量值,适合在家庭及医师在门诊使用。BF%判断肥胖程度的标准如下:男性BF% 20%~25%、女性25%~30%即为Ⅰ度肥胖(轻度);男性BF% 25%~30%、女性30%~35%即为Ⅱ度肥胖;男性BF%>30%、女性>35%即为Ⅲ度肥胖。

### (二)血脂的测定

血脂被认为是反映人体脂肪代谢最重要的指标,包括血清总胆固醇(total cholesterol,TC)、三酰甘油(triglycerides,TG)、HDL-C和LDL-C。血清TC水平受年龄、家族、性别、遗传、饮食、精神等多种因素的影响,且男性高于女性,体力劳动者低于脑力劳动者。因此很难制定统一的参考值。根据 TC 水平与心脑血管疾病的关系分为合适水平(TC<5.20mmol/L)、边缘水平(TC 5.23~5.69 mmol/L)和危险水平(TC>5.72mmol/L)。TG 参考值为 1.7mmol/L。HDL-C 参考值为 1.03~2.07mmol/L,≤0.91mmol/L 即为 HDL-C 减低。LDL-C<3.37mmol/L 即为合适水平;3.37~4.13mmol/L 为边缘水平;≥4.14mmol/L 为 LDL-C 高水平;≥4.92mmol/L 为极高水平。

### (三)红细胞膜磷脂脂肪酸的构成

红细胞膜磷脂脂肪酸的构成已被认为是评价体内 n-6、n-3 多不饱和脂肪酸营养状况的生物标记物,可采用高效液相色谱法测定红细胞膜磷脂脂肪酸含量及构成,但是迄今尚未建立评价标准。

### (四)膳食脂肪及主要脂肪酸摄入量计算与评价

通过膳食调查获得一定时间内消耗食物的种类和数量,通过食物日均摄入量,计算膳食总脂肪和主要脂肪酸摄入量或构成比,与推荐的参考摄入量进行比较,可初步判断膳食脂肪及主要脂肪酸摄入是否合理。

## 七、脂类的参考摄入量及食物来源

人类膳食脂肪主要来源于动物的脂肪组织、肉类及植物的种子。动物脂肪含饱和脂肪酸和单不饱和脂肪酸多,而多不饱和脂肪酸含量较少。除可可黄油、椰子油和棕榈油富含饱和脂肪酸外,植物油主要含不饱和脂肪酸。亚油酸普遍存在于植物油中,α-亚麻酸在豆油和菜籽油中较多,鱼(深海鱼)、贝类食物相对含二十五烯酸和二十二碳六烯酸较多。含磷脂较多的食物为蛋黄、肝脏、大豆、麦胚和花生等。含胆固醇丰富的食物是动物脑、肝、肾等内脏和蛋类,肉类和奶类也含有一定量的胆固醇。胆固醇只存在于动物性食物中,而植物性食物含有植物固醇。

我国 2013 版 DRIs 推荐,成年人总脂肪摄入量的可接受范围为占总能量的 20%~30%,其中 SFA 的摄入量应低于膳食总能量的 10%,n-3 脂肪酸摄入量占总能量的 0.6%(可接受范围为占总能量的 0.5%~2.0%),n-6 脂肪酸占总能量的 4%(可接受范围为占总能量的 2.5%~9.0%)。EPA+DHA 的摄入可接受范围为 0.25~2.0g/d。大多数学者建议 n-3 脂肪酸与 n-6 脂肪酸的摄入比例为 1:(4~6)较适宜。我军《军人营养素供给量》规定,脂肪供给的能量应占总能量的 20%~30%;寒区部队冬季,脂肪摄入量所产生的能量上限可达总能量的 35%。

## 第三节 糖 类

糖类亦称碳水化合物(carbohydrate),主要由 C、H、O 三种元素构成的一类化合物,分子式中 H 和 O 的比例通常为 2:1,与水分子中的比例一样,故称为碳水化合物,可用通式 $C_m(H_2O)_n$ 表示。糖类是自然界存在最多、分布最广的一类重要的有机化合物,膳食纤维是糖类的重要组成部分。糖类的重要生理功能是提供能量,是人类膳食能量的主要来源。近年来,随着营养科学的发展,研究发现糖类的生理功能除了提供能量外,还具有调节血糖、血脂、改善肠道菌群等方面的作用。

## 一、分类

1998年,WHO/FAO按照聚合度将糖类分为糖、寡糖和多糖三类。食物中的糖类按其能否被人体消化吸收,还可分为两大类:即可被消化吸收的糖类,主要为淀粉和纯糖;不可被消化吸收的糖类,主要为膳食纤维。根据糖类的结构,膳食中的主要糖类分类如表8-6所示。

表8-6 糖类分类

| 分类(DP) | 亚组 | 组成 |
| --- | --- | --- |
| 糖(1~2) | 单糖 | 葡萄糖、半乳糖、果糖 |
|  | 双糖 | 蔗糖、乳糖、麦芽糖、海藻糖 |
|  | 糖醇 | 山梨醇、甘露糖醇 |
| 寡糖(3~9) | 异麦芽低聚糖 | 麦芽糊精 |
|  | 其他寡糖 | 棉籽糖、水苏糖、低聚果糖 |
| 多糖(≥10) | 淀粉 | 支链淀粉、直链淀粉、变性淀粉 |
|  | 非淀粉多糖 | 纤维素、半纤维素、果胶、亲水胶质物 |

## 二、糖类消化、吸收和代谢

口腔虽然含有唾液淀粉酶,但由于停留时间短,故对糖类消化作用不大;胃液中不含有能水解糖类的酶,其所含的胃酸虽然很强,但对糖类也只能有微小或极局限的水解,故糖类在胃中几乎没有什么消化。糖类的消化主要在小肠进行。小肠内含有大量淀粉酶,可将淀粉完全消化成大量的葡萄糖及少量的果糖及半乳糖,然后被小肠黏膜上皮细胞吸收入血,运送至全身各个器官。消化吸收的葡萄糖或体内其他物质转变而来的葡萄糖进入肝脏和肌肉后,可分别合成肝糖原和肌糖原,此过程为糖原的合成作用。肝糖原可在肝脏分解为葡萄糖,此过程称为糖原的分解作用。糖原的合成分解在维持血糖相对恒定方面具有重要作用。另外,当食物提供的葡萄糖超过组织需要的时候,过量部分的葡萄糖将最终转化为脂肪,并沉积在机体的脂肪组织中。糖类在体内的代谢主要有两个途径:无氧分解和有氧氧化。

## 三、糖类的生理功能

1. **提供和储存能量** 体内的糖类主要有糖原、葡萄糖和含糖的复合物。糖原是体内能量的储存形式,肝脏储存机体内约1/3的糖原,一旦机体需要,肝脏中的糖原可分解为葡萄糖供给红细胞、脑和神经组织利用。肌肉中的糖原供其自身活动需要。体内糖类作为能量储存是有限的,而且储存时间短,必须不断从膳食中补充。食物中的糖类是人体能量的主要来源。糖类在体内被分解成葡萄糖或其他单糖后,氧化并释放能量。每克膳食葡萄糖在体内产16.7kJ(4kcal)的能量。膳食纤维在小肠不消化或部分消化,平均每克提供8.4kJ(2kcal)的能量。糖类释放能量较快,供能也快,是神经系统和心肌,也是肌肉活动时的主要燃料,对维持神经系统、心脏的正常供能,增强耐力,提高工作效率都有重要意义。

2. 构成细胞和组织及重要生命物质　糖类是构成机体组织的重要物质,并参与细胞的组成和多种生命活动。每个细胞都有糖类,其含量为2%～10%,主要以糖脂、糖蛋白和蛋白多糖的形式存在,分布在细胞膜、细胞器膜、细胞质及细胞间质中。糖蛋白是细胞膜的成分,也是构成软骨、骨骼、角膜和玻璃体的成分,糖脂是神经组织成分,黏蛋白是结缔组织的重要成分。核糖和脱氧核糖构成了核酸,这些重要物质是生命过程必不可少的。

3. 抗生酮作用　脂肪在体内彻底分解代谢需要葡萄糖的协同作用。葡萄糖在体内氧化可生成草酰乙酸,脂肪在体内代谢所产生的乙酰基,必须与草酰乙酸结合并进入三羧酸循环才能彻底氧化。当糖类缺乏时,草酰乙酸生成不足,脂肪酸不能完全代谢而产生乙酰基物质(即酮体),尽管肌肉和其他组织可利用酮体产生能量,但过多的酮体则会引起酮血症,影响机体的酸碱平衡,表现为恶心、疲劳、厌食、感情淡漠等,长期过度节食时因糖类过度缺乏而导致的神经性厌食,就是由于这个原因。而体内充足的糖类就可以起到抗生酮作用(antiketogenesis)。

4. 节约蛋白质作用　机体的能量主要由糖类提供,当机体糖类摄入不足时,机体为满足自身对葡萄糖的需要,即通过糖原异生作用生成葡萄糖。由于脂肪不能转变为葡萄糖,通常是通过生糖氨基酸合成葡萄糖,从而消耗部分蛋白质;当糖类摄入充分时,即可节约这部分蛋白质,使其用于体内蛋白质的代谢更新,这就是所谓的节约蛋白质作用(sparing protein action)。当严重节食时,机体会动用体内蛋白质生成葡萄糖,甚至动用肌肉、肝、肾、心脏中的蛋白质,长此以往,会对机体和器官造成损害。所以减肥病人或糖尿病患者摄入的糖类最少不要低于150g主食。

5. 解毒作用　蔬菜中的葡萄糖醛酸是人体内重要的结合解毒方式物质,葡萄糖醛酸在肝脏能与许多有害物质如细菌毒素、乙醇、砷等结合,以消除或减轻这些物质的毒性或生物活性,从而达到解毒的作用。

6. 增强肠道功能　非淀粉多糖类,如果胶、抗性淀粉、功能性低聚糖等抗消化的糖类能刺激肠道蠕动、保持水分、增加结肠发酵和粪便的体积,促进短链脂肪酸生成和肠道菌群的增殖。具体见本章第七节。

## 四、缺乏与过量的危害

### (一)缺乏

糖类在体内可直接供能,或转化为糖原短期储存,或转化为脂肪长期储存。基于食物中糖类来源丰富,因此糖类缺乏极少发生。人体储存葡萄糖的能力是有限的,健康成年人一般只能储存400g左右,其中200～300g是作为肌糖原储存在肌肉中。中枢神经系统、红细胞只能依赖葡萄糖无氧酵解供能,在饥饿、禁食或某些病理状态下,细胞糖类储备(如糖原)耗竭,为了维持血糖浓度和满足大脑的供能,体内糖异生反应得到激活,脂肪动员加强,大量脂肪酸提供能量的同时还可产生酮体,可导致酮症酸中毒。研究发现,长期低糖类饮食,可引起呕吐、口臭、便秘、严重酸中毒、其他营养缺乏。

### (二)过量

糖类摄入过量对血脂、低密度脂蛋白胆固醇的影响明显相关,而且对糖尿病的发生和发展不利。研究发现,糖类和低脂膳食可提高血脂含量13%,增加心血管疾病的患病风险。同时另有研究发现,虽然对于维持适宜体重或体重目标控制而言,糖类的适宜摄入量范围仍不清楚,但较低的糖类膳食(<40%)在降低体重方面仍有优势。

## 五、糖类参考摄入量和食物来源

膳食中的糖类是世界上来源最多、使用最广、价格最便宜的能量营养素。糖类的主要食物来源是谷类和薯类,还来源于水果蔬菜类和纯糖糖类(包括淀粉和糖等)。谷类糖类含量为60%~80%,薯类为15%~29%,豆类为40%~60%。单糖和双糖主要来源于白糖、糖果、甜食、糕点、水果、含糖饮料和蜂蜜等。2013版DRIs推荐,我国居民糖类摄入量的可接受范围为占总能量的50%~65%,平均值为120g/d,其中纯糖摄入量的可接受范围为占总能量的10%以下(即<50g/d)。我军规定:糖类供能占总能量的55%~65%。

# 第四节 能 量

人体维持心脏搏动、血液循环、呼吸、腺体分泌、物质转运等生命活动及从事体力活动等都需要消耗能量。为了维持生命活动和从事劳动,人类每天必须不断从外界环境中摄取食物,从中获得营养物质,以满足机体需要。其中蛋白质、脂类和糖类经消化转变成可吸收的小分子营养物质被吸收入血,这些被吸收的小分子营养物质一方面在细胞内经过合成代谢构成机体组成成分或更新衰老组织;另一方面经过分解代谢释放出蕴藏的能量供机体需要,故这三大营养素也被称为产能营养素(calorigenic nutrient)或热源质。

机体在物质代谢过程所伴随的能量释放、转移和利用构成了整个能量代谢过程,是生命活动基本特征之一。一般情况下,健康成人从食物中摄取的能量和消耗的能量应经常保持平衡状态,一旦平衡失调,将会引起一系列的健康问题,如生长发育迟缓、消瘦、活力消失,甚至死亡,或者超重、肥胖及相关的慢性病如糖尿病、血脂异常、心脑血管疾病、某些退行性疾病等。

## 一、能量单位

自然界中的能量(energy)是以多种形式存在的,如太阳能、化学能、机械能、电能。根据能量守恒定律,能量既不能创造,也不能消失,它们之间可以相互转化。为了计量方便,国际上制定了一个统一的单位。营养学上所使用的能量单位,以往一直用卡(calorie,cal)或千卡(kilocalorie,kcal)表示,1kcal是使1L纯水从15℃升温到16℃所需要的能量。近年来国际上以焦耳(Joule,J)或焦为能量单位,1J相当于用1N的力使1kg重的物体移动1m所需要的能量。

营养学常用千焦(kilojoule,kJ)或兆焦(Megajoule,MJ)为能量单位,它们的换算关系如下:

$1kJ = 1000J$　　　　　$1MJ = 10^6 J$

$1kcal = 4.184 kJ$　　　$1kJ = 0.239 kcal$

## 二、能量系数

一切生命活动都需要能量。人体所需要的能量主要来源于食物中的糖类、脂类和蛋白质三大产能营养素。众所周知,物质燃烧时会释放出能量,称为燃烧热。每克产能营养素在体外燃烧所产生的能量称为物理卡价。食物燃烧热的测定通常采用弹式热量计(bomb calorimeter)。将食物在弹式热量计中完全燃烧,每克蛋白质产生能量5.65kcal(23.64kJ),每克脂肪产生能量9.45kcal(39.54kJ),每克糖类产生能量4.1kcal(17.15kJ)。食物在体内氧化也可释放出能量,但在体内的燃烧(生物氧化)过程和体外不尽相同。脂肪和糖类在体内氧化与体外燃烧的最终产物均为二氧化碳和水,故所产生能量与能量计测得的结果相同;而蛋白质在体内不能完全氧化,其代谢的最终产物为二氧化碳、水、尿素、肌酐及其他含氮有机物,每克蛋白质所产生的这些含氮有机物,可在热量计内继续燃烧生热1.3kcal(5.44 kJ),因此计算蛋白质在体内产热时应将这部分去除。此外,食物中的营养素均不能被人体完全消化吸收,且消化率也各不相同。一般混合膳食中糖类、脂肪和蛋白质的吸收率分别为98%、95%和92%。营养学上,每克产能营养素在体内氧化所产生的能量称为生理卡价,还可称为能量系数(energy coefficient)。考虑到实际消化过程中的损失,产能营养素能量系数应分别为:

1g 脂肪:9.45 kcal×95% = 9kcal

1g 糖类:4.1 kcal×98% = 4kcal

1g 蛋白质:(5.65 kcal - 1.3 kcal)×92% = 4kcal

另外,乙醇(酒精)在体内氧化也可产生能量,1g乙醇产生的能量为7kcal(29.3kJ),不可利用的糖类(膳食纤维)虽然在小肠内不能被消化吸收,但可以在大肠内被发酵,产生短链脂肪酸进而生成能量,每克膳食纤维在体内产生的能量约为2.0kcal(8kJ)。

## 三、人体的能量消耗

人体消耗的能量用于以下几方面:基础代谢、体力活动和食物的生热效应。对于生长发育中的儿童,还包括生长发育和身体各种组织增长和更新所需要的能量;孕妇还包括子宫、乳房、胎盘、胎儿的生长及体脂的储备;乳母还包括乳汁合成。在理想平衡状态下,个体对能量的需要量与其消耗的量相等。

### (一)基础代谢

基础代谢(basal metabolism,BM)指维持生命最基本活动所需要的能量。即机体处于恒温条件下(一般18~25℃),空腹、静卧、清醒状态时,维持呼吸、循环、体温及其他器官生理功能所需要的能量。BM是人体能量消耗的主要部分,占人体总能量消耗的60%~70%。为了测定基础代谢的能量消耗(basic energy expenditure,BEE),必须首先测定基础代谢率(basal metabolic rate,BMR)。人体处于基础代谢状态下,每小时每平方米体表面积(或每千克体重)

的能量消耗,称为基础代谢率,以 kJ/(m² · h)或 kcal/(m² · h)、kJ/(kg · h)或 kcal/(kg · h)表示。

一般来说,基础代谢在个体间的差异大于个体内差异,一般变异系数约为 8%。影响基础代谢率的因素有很多,除了受疾病影响外,还与年龄、性别、体格、无脂体质(fat-free mass,FFM)、营养状况、遗传甚至环境条件等因素有关。

1. 体形和机体构成　基础代谢率的高低与个体的体重不成比例关系,而与其体表面积成正比。体表面积越大,散发能量较多,基础代谢率也越高。所以同等体重的瘦高者基础代谢率高于矮胖者。另外,人体瘦体组织消耗的能量占基础代谢的 70%～80%,这些组织(和器官)包括肌肉、心、脑、肝、肾等,所以瘦体组织量大、肌肉发达者,基础代谢消耗能量多。

2. 性别、年龄　婴幼儿、儿童、青少年的基础代谢率相对较高。成年后,随年龄增长,基础代谢率不断下降,30 岁以后年龄每增长 10 年降低约 2%,60 岁以后下降更多。一般来讲,在年龄、体表面积等因素相同的情况下,女性的基础代谢率小于男性,低 5%～10%。另外,对于生育期的妇女,在两次月经之间的排卵期前后,由于体温的波动,基础代谢率也有轻微的变化;孕妇由于子宫、胎盘、胎儿的发育和体脂的储备及乳母合成乳汁等需要额外的能量消耗,所以基础代谢率相对较高。

3. 激素水平和病理状况　激素对细胞的代谢及调节都有很大的影响。甲状腺素、肾上腺素和去甲肾上腺素等分泌异常可影响人体的基础代谢能量消耗。如甲状腺功能亢进的患者,其基础代谢率比正常值高 20%～80%;而甲状腺功能低下者则比正常值低 20%～40%。肾上腺皮质和腺垂体激素分泌不足时,也可表现为基础代谢率降低。此外,疾病(发热、癌症等)对基础代谢也有明显影响。生病发热时,基础代谢率升高。通常体温每升高 1℃,基础代谢率就升高 13%。人在长期饥饿或营养不足时,会出现基础代谢率降低。

4. 季节与劳动强度　气候和劳动强度对基础代谢率有一定的影响。例如,寒冷季节人体的基础代谢率高于常温,劳动强度高者高于劳动强度低者。另外,过多摄食、精神紧张时都可以使基础代谢水平升高,而在禁食、饥饿或少食时,基础代谢水平相应降低。

5. 其他　尼古丁和咖啡因可以刺激基础代谢水平升高。

### (二)身体活动

除基础代谢外,身体活动(physical activity)是影响人体能量消耗的最重要的部分,也是人体控制能量消耗、保持能量平衡、维持健康最重要的部分。对于生理情况相近的人,基础代谢的能量消耗也是相近,但由于个体体力活动强度不同,导致其能量消耗差异非常大。机体任何轻微的体力活动都会导致代谢率提高,这是因为人在运动或劳动等体力活动时肌肉需要消耗能量,这种能量的需要只有通过物质氧化而来,因此,必然导致耗氧量显著增加,耗氧量最多可达到安静时的 10～20 倍。通常情况下,由各种体力活动所消耗的能量占人体总能量消耗的 15%～30%,但随着人体活动强度的增加,其能量消耗也将大幅度增加。高强度运动时,能量消耗增加可达到静息代谢率的 10～15 倍,运动至少可使其后的 18h 内代谢率增加。这就为人体保持能量平衡提供了一个有效途径,过多摄入的能量可通过增加体力活动来消耗掉,从而仍然保持能量平衡。

在所有引起能量消耗的组成部分中,体力活动的变异最大,因而也最容易使之发生改变。影响体力活动能量消耗的因素:①肌肉越发达者,活动时消耗能量越多;②体重越重者,做相同活动时所消耗的能量也越多;③劳动强度越大、持续时间越长、消耗能量越多;④与工作熟练程度也有一定的关系。其中劳动强度和持续时间是主要的影响因素。

### (三)食物的生热效应

食物的生热效应(thermic effect of food,TEF)是人体在摄食过程中,由于要对食物中营养素进行消化、吸收、代谢及营养素之间的相互转化等一系列活动所需要的额外消耗能量,又称为"食物特殊动力作用(specific dynamic action,SDA)"。一般来说,TEF 约占每天基础代谢能量消耗的 10%,其最高点通常出现在进食后的 2h。食物生热效应只能增加体热的外散,而不能增加可利用的能,换言之,食物生热效应对于人体是一种损耗而不是一种利益。因此,为了保存体内的营养贮备,进食时必须考虑食物生热效应额外消耗的能量,使摄入的能量与消耗的能量保持平衡。

食物的不同营养成分其生热效应不同。脂肪的食物生热效应约消耗本身产生能量的 0～5%,糖类为 5%～10%,而蛋白质特别高,可达 20%～30%。这种差异主要是因为:各营养素消化吸收后转变成 ATP 贮存的量不一样,蛋白质为 32%～34%,低于脂肪和糖类的 38%～40%,而其余的则变成能量。由食物脂肪经消化吸收后变成脂肪组织的脂肪,其消耗的能量要低于由消化吸收的葡萄糖转变成糖原或脂肪,而由食物蛋白质中的氨基酸合成人体蛋白质,或代谢转化为脂肪,其消耗的能量更多。由此可知,食物生热效应与食物成分、进食量和进食频率有关。一般混合膳食可达基础代谢的 10%或总能量的 6%;吃得越多,能量消耗也越多;吃得快比吃得慢者食物生热效应高,吃得快时,其中枢神经系统更活跃,激素和酶的分泌速度快、量多,吸收和贮存的速率更高,其能量消能也相对更多。

### (四)生长发育

婴幼儿和儿童处于生长发育阶段,其需要的能量包括机体生长发育中形成新的组织所需要的能量,以及储存这些新组织中的能量。生长发育所需的能量,在出生后前 3 个月约占总能量的 35%,在 12 个月迅速降低至总能量的 5%,出生后第 2 年约为总能量的 3%,到青少年期为总能量的 1%～2%。

成年人也可能有类似的情况,主要是妊娠的妇女,由于子宫内胎儿发育,加上自身器官及生殖系统的进一步发育,所以孕妇需要的能量增加,尤其是妊娠后期。哺乳期的能量附加量由两部分组成,一是乳汁中含有的能量;二是产生乳汁所需的能量。营养良好的乳母哺乳期所需要的附加能量可部分来源于妊娠期脂肪的储存。

## 四、能量的膳食需要量及主要食物来源

2013 版 DRI 推荐,男性每天膳食能量需要量轻体力劳动为 2250kcal,中等体力劳动 2600kcal,重体力劳动 3000kcal;女性每天膳食能量需要量轻体力劳动为 1800kcal,中等体力劳动 2100kcal,重体力劳动 2400kcal。同时,成年人膳食中糖类提供的能量占总能量的 50%～65%,脂肪占 20%～30%,蛋白质占 10%～15%。年龄越小,脂肪供能的比例适当增加,但成年人脂肪摄入量不宜超过总能量的 30%。

2016 年我军修订的营养素供给量标准见表 8-7。其中把陆军能量供给量划分为四级,三

大产能营养素占总能量的分配比:蛋白质12%～15%,脂肪20%～30%、糖类55%～65%。详细划分见表8-8。

表8-7　各军种不同强度劳动的能量供给量

| 军种及劳动强度 | | 能量[MJ(kcal)] | | 军种及劳动强度 | | 能量[MJ(kcal)] |
| --- | --- | --- | --- | --- | --- | --- |
| 陆勤 | 轻度劳动 | 10.9～<12.6 | (2600～<3000) | 海勤 | 水面舰艇人员 | 13.8～15.1　(3300～3600) |
| | 中度劳动 | 12.6～<14.6 | (3000～<3500) | | 潜艇人员 | 13.8～15.1　(3300～3600) |
| | 重度劳动 | 14.6～<16.7 | (3500～<4000) | | 核潜艇人员 | 14.6～15.5　(3500～3700) |
| | 极重劳动 | 16.7～<18.8 | (4000～<4500) | 空勤 | 飞行人员 | 13.0～15.1　(3100～3600) |

表8-8　军事劳动强度分级

| 强度分级 | 能量消耗 | 劳动类型 |
| --- | --- | --- |
| 轻度劳动 | 10.9～12.6MJ (2600～3000kcal) | 以室内训练为主,如上课、出操、站岗、放哨、雷达操作、报务及其他类似的活动 |
| 中度劳动 | 12.6～14.6MJ (3000～3500kcal) | 以营区训练为主,刺杀、投弹、瞄准、射击、队列训练、高炮基础训练及其他类似的活动 |
| 重度劳动 | 14.6～16.7MJ (3500～4000kcal) | 以野营训练为主,如步兵野营拉练、高炮靶场训练、坦克修理、坦克行车训练、越野乘骑及其他类似的活动 |
| 极重度劳动 | 16.7～18.8MJ (4000～4500kcal) | 以平战时超常消耗体力的劳动为主,如攻防演习或战斗、负重越野行军、突击施工、抢修施工、舟桥部队架桥及其他类似的活动 |

# 第五节　维　生　素

## 一、概述

维生素(vitamin)是维持机体正常生理功能和物质代谢所必需的一类低分子有机化合物。维生素的种类很多,化学结构各不相同,但它们却有着以下共同点:①维生素均以维生素原(维生素前体)的形式存在于食物中;②维生素不是构成机体组织和细胞的组成成分,它也不会在体内产生能量,但却在机体物质和能量代谢过程中起重要的调节作用;③大多数的维生素,机体不能合成或合成量不足,不能满足机体的需要,必须经常通过食物获得,如维生素K和生物素可由肠道内的细菌合成,烟酸和维生素D可由机体合成,但它们并不能完全满足机体的需要,因此必须每天由食物中摄取;④人体对维生素的需要量很小,日需要量常以毫克(mg)或微克(μg)计算,但一旦缺乏就会引发相应的维生素缺乏症,对人体健康造成损害。

### (一)命名

维生素的命名分为三个系统。一是按照其发现的历史顺序,以英文字母命名,如维生素

A、维生素 B、维生素 C、维生素 D、维生素 E 等；二是按照其生理功能命名，如抗坏血酸、抗干眼病因子、抗癞皮病因子和抗脚气病因子等；三是按照其化学结构命名，如视黄醇、硫胺素和核黄素等。

### （二）分类

目前所发现的维生素化学结构不同，生理功能各异，根据其溶解特性可将其分为脂溶性维生素和水溶性维生素两大类。脂溶性维生素，包括维生素 A、维生素 D、维生素 E、维生素 K；水溶性维生素，包括 B 族维生素（维生素 $B_1$、维生素 $B_2$、维生素 PP、维生素 $B_6$、叶酸、维生素 $B_{12}$、泛酸、生物素等）和维生素 C。两类维生素溶解性不同，吸收、代谢、体内储存及毒性等方面均有很大的差异，见表 8-9。

表 8-9 脂溶性维生素与水溶性维生素特点

| 项目 | 脂溶性维生素 | 水溶性维生素 |
| --- | --- | --- |
| 化学成分 | 仅含碳、氢、氧 | 除含碳、氢、氧外，有的尚含有氮、钴或硫 |
| 溶解性 | 溶于脂肪及脂溶剂 | 溶于水 |
| 吸收、排泄 | 随脂肪经淋巴系统吸收，从少量胆汁排出 | 经血液吸收，过量时，很快从尿中排泄 |
| 积存性 | 摄入后大部分积存在体内 | 一般在体内无非功能性的单纯积存 |
| 缺乏症状出现 | 缓慢 | 较快 |
| 营养状况评价及毒性 | 不能用尿进行分析评价，大剂量摄入（6～10 倍 RNI）易引起中毒 | 大多数可以通过血或尿进行评价。几乎无毒性，除非极大量 |

（引自：中国营养科学全书.第 179 页，2004）

### （三）维生素缺乏与过多

在营养素缺乏中以维生素缺乏较为多见。造成维生素缺乏的主要原因如下。

1. 膳食供给不足　贫困；或由于缺乏营养相关知识，选择食物不当、膳食单调、偏食等；或食品加工、运输、烹调、贮藏不当等使摄入膳食中维生素的量不能满足机体的需求。

2. 体内吸收障碍　某些原因造成的消化系统吸收功能障碍，如高纤维食物引起营养素吸收减少；或胃肠道疾病如肝、胆疾病患者由于胆汁分泌减少影响脂溶性维生素的吸收；胃黏膜分泌内因子或糖蛋白能力降低，以及长期慢性腹泻等均可干扰维生素 $B_{12}$ 的吸收；老年人胃肠功能降低，对营养素（包括维生素）的吸收利用降低。

3. 机体需要量相对增加　维生素需要量存在个体差异。某些情况下，如妊娠期妇女、哺乳期妇女、生长发育期婴幼儿，以及特殊生活、劳动环境条件下，某些疾病时可以使机体对维生素的需要量相对增加。药物的使用，如异烟肼、青霉胺及避孕药等均增加人体对维生素 $B_6$ 的需要。长期服用维生素补充剂者对维生素的需要量增加，一旦摄入量减少，容易出现维生素缺乏症状。

维生素缺乏按照其原因分为原发性和继发性缺乏两种。原发性维生素缺乏是指由于膳食中维生素供给量不足或其生物利用率过低造成的;继发性维生素缺乏是指由于生理或病理原因妨碍了维生素的消化、吸收、利用,或因需要量增加、排泄或破坏增多引起的维生素缺乏。

维生素缺乏在体内是一个渐进的过程。初期储备量降低,继而与其代谢有关的生化异常、生理功能改变,然后才是组织病理变化,出现临床症状。因此,轻度维生素缺乏时,常无明显的临床症状,而表现为工作效率降低及对疾病的抵抗力下降,由于其临床症状不明显、不特异,往往被人们忽略,故应该高度警惕。另外,由于膳食原因及维生素相互依赖性等,临床上常见的多为多种维生素混合缺乏的症状与体征。

维生素摄入过多时,水溶性维生素常以原形从尿液中排出体外,几乎无毒性,但过高(非生理剂量)时,常干扰其他营养素的代谢;脂溶性维生素摄入过多,则会在体内积存而造成中毒。一般长期摄入超过 DRIs 推荐剂量的 5~10 倍,则可出现中毒症状,因此必须严格遵循合理营养的原则,不宜盲目加大摄入剂量。

## 二、维生素 A

维生素 A(vitamin A)又称为视黄醇(retinol),是人类必需的一种脂溶性维生素。维生素 A 的发现始于人们对食物与夜盲症关系的认识。距今 1500 多年前我国就有对夜盲症的描述和肝能明目的记载。在古埃及和古希腊医学文献中,记载了利用牛肝治疗夜盲症的建议。维生素 A 研究的现代历史始于 1913 年,美国耶鲁大学与威斯康星州立大学研究人员先后报道了被称为"脂溶性 A"的物质。这种从奶油、蛋黄或者鱼肝油中提取的脂素"lipin",可促进仅用奶油或橄榄油配制饲料喂养的大鼠的存活和生长。随后从黄橙色蔬菜中发现了具有相同生物学活性的 β-胡萝卜素。在之后,维生素 A 的研究不断拓展,从确认其化学结构、人工合成,到揭示其生理功能,维生素 A 已成为最受关注的营养素之一。

### (一)理化性质

维生素 A 是指所有具有视黄醇生物活性的化合物,主要包括两类:其一是指视黄醇、其代谢产物及具有相似结构的合成类似物,这一类也称为类视黄醇物质,也成为预先形成的维生素 A,主要膳食来源为动物性食物中含有的视黄醇和视黄酰酯;另一类是维生素 A 原类胡萝卜素,是指来自植物性食物的在体内可以转化生成视黄醇的类胡萝卜素,它们是膳食视黄醇的前体物质,主要包括 β-胡萝卜素、α-胡萝卜素和 β-隐黄质。

视黄醇是维生素 A 最主要的代表。视黄醇纯品为黄色片状结晶,分子式为 $C_{20}H_{30}O$,相对分子质量为 286.46。β-胡萝卜素是类胡萝卜素中最为突出的一个成分,维生素 A 原活性最强,分子式为 $C_{40}H_{56}$,相对分子质量为 536.87。β-胡萝卜素分子实际上就是 2 个尾部相连的视黄醇分子。全反式 β-胡萝卜素可以经偏心裂解或中心裂解,生成 1 分子或 2 分子全反式视黄醇,顺式 β-胡萝卜素转换为维生素 A 的产量则较低。α-胡萝卜素、β-隐黄质与 β-胡萝卜素分子结构相似,它们转变为维生素 A 的产量只有 β-胡萝卜素的 1/2。

大多数天然的类维生素 A 溶于脂肪或有机溶剂,对异构、氧化和聚合作用敏感,因而应避免与氧、高温或光接触。维生素 A 和胡萝卜素对酸、碱和热稳定,一般烹调和罐头加工不易破坏,但易被氧化,紫外线可促进氧化破坏。当食物中含有磷脂、维生素 C、维生素 E 和其他抗氧化剂时,视黄醇和胡萝卜素较为稳定。脂肪酸败可引起其严重破坏。密封、低温冷冻组织中维生素A可以稳定保持数年。

### (二)吸收代谢

维生素A的吸收过程与胡萝卜素不同。胡萝卜素的吸收为物理扩散,吸收量与摄入量多少相关。胡萝卜素吸收在小肠,在小肠细胞内的胡萝卜素双氧酶的作用下,胡萝卜素被分解为视黄醛或视黄醇。维生素A的吸收为主动吸收,且吸收速度为胡萝卜素的7～30倍。

食物中的维生素A或胡萝卜素在小肠被分解为游离状态后进入小肠细胞,在微粒体中合成维生素A棕榈酸酯,然后与乳糜微粒结合通过淋巴系统进入血液循环,运送至肝脏储存。营养良好者肝脏中可储存维生素A总量的90%以上。

维生素A在体内氧化后转变为视黄酸,视黄酸是维生素A在体内发挥许多生物作用的重要活性形式,进入细胞的视黄酸与视黄酸结合蛋白结合后,可进一步与特异性核受体结合,并介导细胞的生物活性。

### (三)生理功能

1. 维持正常视觉　维生素A与正常视觉有密切关系,是构成视觉细胞的感光物质的成分。视网膜中的光感受器细胞有杆状细胞和锥状细胞,所含的感光物质分别为视紫红质和视紫蓝质,分别感受暗光和强光。视紫红质与视紫蓝质都是由视蛋白与视黄醛所构成。视紫红质对光敏感,光照射后11-顺式视黄醛异构成全反式视黄醛,同时释放出视蛋白而失色,此过程称为"漂白"。此时若进入暗处,因视紫红质消失,故不能见物。分离后的视黄醛被还原为全反式视黄醇,进一步转变为全反视黄酯(或异构为顺式)并贮存于色素上皮中,在视网膜中的视黄酯水解酶作用下,将视黄酯转变为反式视黄醇,经氧化和异构化,形成11-顺式视黄醛,这样才能与视蛋白重新结合为视紫红质,恢复对光的敏感性,从而能在一定照度下的暗处见物,此过程称为暗适应。维生素A参与暗适应的过程见图8-1。

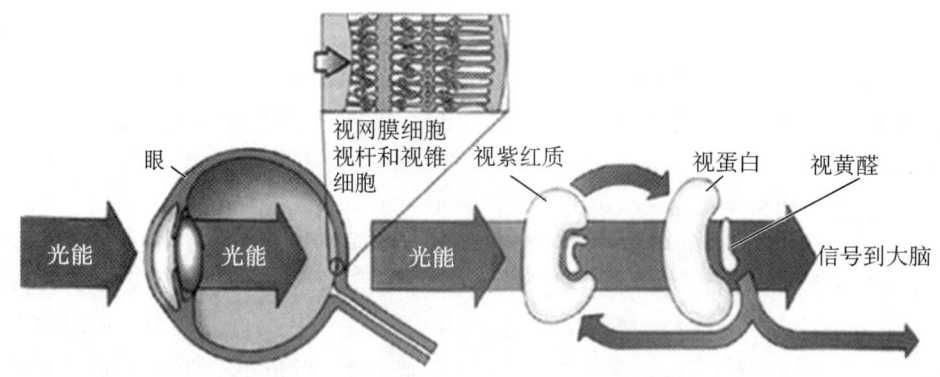

图8-1　视黄醇参与视觉形成中的循环过程

一般来说,暗适应的快慢取决于照射光的波长、强度和照射时间,同时也与体内维生素A的营养状况有关。由肝脏释放的视黄醇与视黄醇结合蛋白结合,在血浆中再与前白蛋白结合,通过血液循环运送到视网膜,参与视网膜的光化学反应。故机体维生素A的营养状况与视紫红质再生快慢密切有关,在维持暗适应功能中起重要作用。

视黄醛除了作为视网膜中的感光物质,将光刺激转变成神经信号,在脑中产生视觉外,还能促进眼睛各组织结构的正常分化,维持正常视觉。

2. 维持皮肤、黏膜的完整性　维生素 A 参与糖基转移酶系统,从而影响黏膜上皮中糖蛋白的生物合成,对上皮细胞的细胞膜起稳定作用,维持上皮细胞的形态完整和功能健全。

3. 促进正常生长发育和维持生殖功能　维生素 A 参与细胞 RNA、DNA 的合成,对细胞、组织更新有一定影响。视黄酸可通过视黄酸受体(retinoic acid receptor,RAR 和 retinoid X receptor,RXR)介导,激活靶基因的转录,参与调节机体组织细胞的生长和分化,包括神经系统、心血管系统、眼、四肢和上皮组织等。缺乏维生素 A 的儿童生长停滞,发育迟缓,骨骼发育不良等。维生素 A 缺乏的孕妇所生的新生儿体重减轻。此外,维生素 A 还参与软骨内成骨,缺乏则使长骨形成和牙齿的发育均受障碍。维生素 A 缺乏时还会导致男性睾丸萎缩,精子数量减少、活力下降,也可影响胎盘发育。

4. 调节免疫功能　类视黄酸通过核受体对靶基因的调控,可以提高细胞免疫功能,促进免疫细胞产生抗体,促进 T 淋巴细胞产生某些淋巴因子。维生素 A 缺乏时,免疫细胞内视黄酸受体表达相应下降,影响机体免疫功能。维生素 A 缺乏或边缘缺乏的儿童感染性疾病发病风险和死亡率升高。

5. 抗癌作用　近年对视黄酸的抗癌作用研究较多,特别是对白血病治疗有较好的效果。其作用机制可能是抑制肿瘤细胞增殖,诱导肿瘤细胞分化,促进凋亡。类胡萝卜素的抗癌作用可能主要与其抗氧化特性有关。

6. 其他功能　维生素 A 与骨质代谢存在密切关系。维生素 A 缺乏可使破骨细胞数目减少,成骨细胞的功能失控,导致骨膜骨质过度增生,骨腔变小;而维生素 A 过量可刺激骨的重吸收,并抑制骨的再形成。另外,研究还发现维生素 A 可增加多种营养素缺乏性贫血人群的血红蛋白和血细胞的计数,可能与维生素 A 通过阻断植酸干扰进而改善铁吸收有关。

### (四)缺乏与过量

膳食中维生素 A 和胡萝卜素供给不足或机体吸收利用障碍,可导致维生素 A 缺乏症。维生素 A 缺乏是发展中国家的一个主要公共卫生问题,特别是在婴幼儿和儿童中发病率较高。

1. 维生素 A 缺乏的临床表现主要是眼部和视觉,以及其他上皮功能异常的症状和体征。维生素 A 轻度缺乏表现为暗适应能力下降,重度则表现为夜盲症(night blindness)。维生素 A 缺乏还可引起干眼病(xerophthalmia),主要表现为眼结膜和角膜上皮组织变性,泪腺分泌减少,发生结膜皱纹、浑浊、变厚、变硬,角膜发炎、软化、溃疡、穿孔,角膜病变严重时可导致失明。儿童维生素 A 缺乏最重要的眼部特征是毕脱斑(Bitot's spots),常出现于结膜颞侧的 1/4 处,呈白色泡沫状。维生素 A 缺乏除引起上述眼部症状外,还可引起机体不同上皮组织损害,主要表现为皮肤干燥、粗糙,毛囊角化过度,发生毛囊丘疹与毛发脱落,呼吸、消化、泌尿、生殖上皮角化变性,黏膜完整性破坏,容易造成细菌入侵,发生感染。

2. 摄入大剂量维生素 A 可引起急性或慢性中毒。急性中毒发生于一次或多次连续摄入成人推荐摄入量(RNA)的 100 倍,或儿童大于其 RNA 的 20 倍,其症状主要表现为恶心、呕吐、头痛、眩晕、视物模糊等。慢性中毒发生于长期摄入维生素 A 超过 RNA 的 10 倍以上,主要症状表现为头痛、脱发、肝大、长骨末端外周部分疼痛、肌肉僵硬、皮肤瘙痒、厌食等。动物实验证实,维生素 A 过量摄入,可导致胚胎吸收、流产、出生缺陷。孕妇在妊娠早期每天大量摄入维生素 A,娩出畸形儿的相对危险度为 25.6。摄入普通食物一般不会引起维生素 A 中毒,绝大多数系过多摄入维生素 A 浓缩制剂引起。

3. 大量摄入类胡萝卜素一般不会引起毒性作用,但过量摄入富含类胡萝卜素的食物(如胡萝卜、南瓜、橘子等),以致类胡萝卜素不能充分迅速在小肠黏膜细胞中转化为维生素 A,可引起高胡萝卜素血症。表现为皮肤黄染,此黄染多累及手掌、足底和皮脂腺丰富的前额及鼻尖等处皮肤,但巩膜无黄染。停止食用后,在 2～6 周逐渐消退,不需特殊治疗。

### (五)营养状况评价

机体维生素 A 营养状况应根据生化指标、临床表现,结合生理情况、膳食摄入情况进行综合判定,常用的检查指标如下。

1. 血清维生素 A 水平　成人血清维生素 A 的正常含量范围为 $1.05\sim3.15\mu mol/L$。由于肝脏具有较强的储存维生素 A 能力,膳食缺乏维生素 A 时,肝脏可以动员储存的维生素 A,以维持血清维生素 A 的相对稳定,故用血清维生素 A 含量评价维生素 A 营养状况并非绝对可靠。血清维生素 A 含量低,可以确定为维生素 A 缺乏,但血清维生素 A 水平正常,不一定表示维生素 A 营养充足。

2. 血浆视黄醇结合蛋白　血浆视黄醇结合蛋白含量与血浆维生素 A 水平呈正相关,可以作为评定维生素 A 营养状况的指标。

3. 改良的相对剂量反应试验　受试者按 $100\mu g/kg$ 体重的剂量口服 3,4-二脱氢醋酸视黄酯油剂,5h 后抽血,检测血清中脱氢视黄醇和视黄醇含量并计算脱氢视黄醇与视黄醇的克分子比值,比值大于 0.06 表示维生素 A 营养状况处于边缘状态或缺乏,小于 0.03 表示维生素 A 充足。

4. 暗适应功能检查　维生素 A 缺乏者,暗适应时间延长。检查方法:选择 10 名以上健康人,连续 7d 服用维生素 A 100 000U/d,然后测定暗适应时间,以 95% 上限值作为正常值。值得注意的是一些眼部疾病、血糖过低、锌缺乏、肝硬化和睡眠不足者暗适应功能也下降,故单独用此法评定维生素 A 营养状况并不完全可靠。

5. 眼部症状检查　WHO 将维生素 A 缺乏的眼部症状进行分类,其中角膜干燥、溃疡、角化定为诊断维生素 A 缺乏有用的特征,毕脱斑用于少儿。

6. 眼结膜印迹细胞学法　在维生素 A 缺乏期间,眼结膜杯状细胞消失,上皮细胞变大且角化。用醋酸纤维膜贴于受检者的球结膜上取样,然后染色、镜检。

### (六)供给量及食物来源

美国医学研究院食物与营养委员会在 2001 年提出,利用视黄醇活性当量(retinol activity equivalents,RAE)来评估膳食维生素 A 活性,替代之前的视黄醇当量(retinol equivalents,RE),以避免 RE 高估膳食维生素 A 原类胡萝卜素的维生素 A 的贡献。目前,我国也开始采用 RAE 来表示膳食或食物中全部具有视黄醇活性物质的总量($\mu g$)。膳食 RAE 的计算方法如下。

膳食或食物中总视黄醇活性当量($\mu gRAE$)=膳食或补充剂来源全反式视黄醇($\mu g$)+1/2 补充剂纯品全反式 β-胡萝卜素($\mu g$)+1/12 膳食全反式 β-胡萝卜素($\mu g$)+1/24 其他膳食维生素 A 原类胡萝卜素($\mu g$)

由于某些文献或食物成分表数据或营养标签报告的仍是 U,可用适当系数换算成 μgRE。动物性食物维生素 A 活性来自全反式视黄醇,1U 维生素 A 活性=0.3μg 全反式视黄醇=0.3μgRAE,即 1μgRAE=动物性食物维生素 A 活性 1U/3.33。植物性食物维生素 A 活性来自类胡萝卜素,1U 维生素 A 活性=0.6μg 膳食全反式 β-胡萝卜素=1.2μg 其他膳食维生素 A 原类胡萝卜素=1/20μgRAE,即 1μgRAE=植物性食物维生素 A 活性 1U/20。

我国 2013 年修订的成人每日膳食维生素 A 供给量,男性为 800μgRAE,女性为 700μgRAE,维生素 A 的可耐受最高摄入量(UL)为 3000μgRAE/d(不包括来自膳食维生素 A 原类胡萝卜素的 RAE)。

维生素 A 只存在于动物性食品中,最好的食物来源是各种动物的肝脏、鱼肝油、全奶、蛋黄等。植物性食品只含胡萝卜素,最好的食物来源是有色蔬菜和水果,如菠菜、胡萝卜、韭菜、西蓝花、芹菜、红薯、辣椒、南瓜及水果中的杏、香蕉、柿子、芒果等。除膳食来源外,维生素 A 补充剂也常使用,应该注意其用量,不要过量服用。

## 三、硫胺素

### (一)理化性质

硫胺素(维生素 $B_1$,thiamine)因其发现与预防和治疗脚气病有关,所以也称为抗神经炎因子、抗脚气病因子。硫胺素由含有氨基的嘧啶环和含硫的噻唑组成,由于其分子中含有胺与硫而得名(图 8-2)。

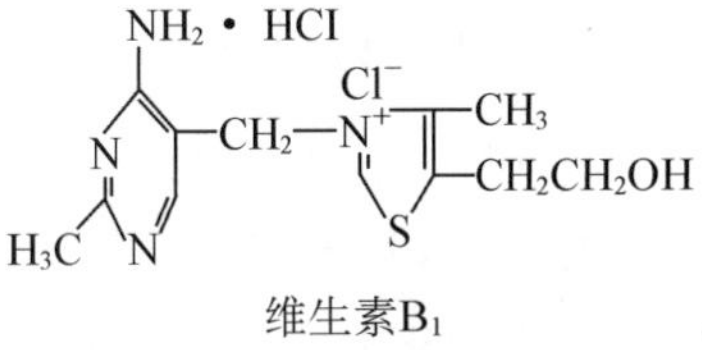

硫胺素为白色结晶,具有酵母香味,但纯品是无味的。溶于水,在酸性及干燥环境中非常稳定,加热至 120℃ 也不分解,在碱性环境,特别在加热时易分解破坏。铜离子能促进其破坏,但铁、铝离子则不起作用。二氧化硫、亚硫酸盐在中性及碱性介质中能加速硫胺素的分解破坏,故在保存含硫胺素较多的谷类、豆类时,不宜用亚硫酸盐作为防腐剂或以二氧化硫熏蒸谷仓。

图 8-2 硫胺素的分子结构

### (二)吸收与代谢

正常成人体内硫胺素的含量为 25~30mg,其中 50% 在肌肉中,心、肝、肾和脑组织中含量也较高。体内的硫胺素以不同的磷酸化形式存在,其中 80% 为焦磷酸硫胺素(thiamine pyrophodphate,TPP),其他为三磷酸硫胺素(thiamine triphosphate,TTP)、二磷酸硫胺素(thiamine diphosphate,TDP)和一磷酸硫胺素(thiamine monophosphate,TMP)。四种形式之间可以相互转化。体内硫胺素半衰期为 9~18d,如果膳食中硫胺素缺乏,在 1~2 周或以后人体组织中硫胺素含量就会降低,所以需要定期供给。

食物中的硫胺素有三种形式,即游离形式、硫胺素焦磷酸酯和蛋白磷酸复合物。结合形式的硫胺素在消化道裂解后被吸收,吸收的主要部位是空肠和回肠,浓度高时为被动扩散,浓度低时主要通过硫胺素转运体-1 和硫胺素转运体-2(THTR-1 和 THTR-2)主动吸收。在小肠的硫胺素被磷酸化后,经门静脉被运送到肝脏,然后经血转运到各组织。大量饮茶会降低肠道对硫胺素的吸收。酒中含有抗硫胺素物质,摄入过量,也会降低硫胺素的吸收和利用。此外,叶酸缺乏可导致硫胺素吸收障碍。

硫胺素由尿排出，不能被肾小管重吸收，由尿排出的多为游离型。汗液中也有少量排出，但高温作业人员汗液排出量高达 90～150μg/L。

**(三)生理功能**

1. 辅酶功能　体内的焦磷酸硫胺素主要以辅酶的形式参加两类酶系统的工作，即羧化酶和转酮醇酶。

(1)参与 α-酮酸(包括丙酮酸和 α-酮戊二酸)的氧化脱羧反应：丙酮酸氧化脱羧成乙酰辅酶 A，α-酮戊二酸氧化脱羧成琥珀酸单酰辅酶 A 均需羧化酶催化，从而使来自糖酵解和氨基酸代谢的 α-酮酸进入三羧酸循环。

(2)参与磷酸葡萄糖代谢旁路反应：在这一反应中，TPP 作为转酮醇酶的辅酶，使得转运二碳单位的过程得以进行，使五碳糖转变为六碳糖。

以上糖代谢是机体内整个物质代谢和能量代谢的关键过程。如果硫胺素不足，不仅丙酮酸不能继续代谢，而且影响氨基酸和脂肪酸的代谢。

2. 非辅酶功能　硫胺素在神经组织中可能具有一种特殊的非酶作用。其可抑制胆碱酯酶对乙酰胆碱的水解作用。乙酰胆碱有促进胃肠蠕动功能。硫胺素缺乏时胆碱酯酶活性增强，乙酰胆碱水解加速，因而胃肠蠕动缓慢，腺体分泌减少，食欲缺乏。

另外，TTP 可能具有调节细胞某些离子通道功能，其作用机制可能与硫胺素磷酸化有关。

**(四)缺乏与过量**

硫胺素缺乏病称又为脚气病(beriberi)，主要损害神经血管系统，多发生在以精白米面为主食的地区，我国南方脚气病发病率较高，其主要原因是这些地方以大米为主食，米中含硫胺素比杂粮中少，大米研磨精度高，加上南方气候潮湿，粮食易变质，使硫胺素损失较大。

硫胺素缺乏的发病缓慢，最初有食欲缺乏、消化不良、体重减轻、疲倦、下肢无力、腓肠肌压痛与痛性痉挛、恶心、呕吐及失眠等，继续发展则有神经炎、水肿及心脏紊乱三类症状。根据典型症状临床上分为干型、湿型、混合型脚气病三型。其中以干型较常见。

1. 干性脚气病　以多发性周围神经炎症状为主，出现上行性周围神经炎，表现为腱反射异常，指(趾)端麻木，肌肉疼痛乏力，压痛，以腓肠肌为甚。向上发展累及下肢伸屈肌、手背肌群，而出现垂足、垂腕症状。

2. 湿性脚气病　多以水肿和心脏症状为主。主要表现为心室扩大(主要是右心室肥大)、心动过速、呼吸窘迫和下肢水肿，如果处理不及时，常导致心力衰竭。

3. 混合型脚气病　严重缺乏者可同时出现神经和心血管系统症状。

婴儿脚气病多发生在 2～5 月龄的婴儿，多为硫胺素缺乏的母乳喂养的婴儿。其发病突然，病情急。临床上以消化系统症状为主，如恶心、呕吐、厌食，常伴有腹痛、轻度腹泻或便秘、腹胀等。病情加重时，可出现烦躁不安、夜间啼哭、声音嘶哑(甚至失声)、喂奶呛咳、嗜睡、软弱无力、呆视或上睑下垂等现象。严重者，体温下降、全身冰冷、口唇及指甲发绀、全身水肿、血压降低，最后可因呼吸困难和心力衰竭而死亡。

长期酗酒者可出现 Werniche's-Korasakoff 综合征，其表现为精神错乱、共济失调、眼肌麻痹、假记忆和逆行性健忘，甚至昏迷。有人称为脑性脚气病。

由于摄入过量硫胺素很容易从尿液中排出，罕见中毒报道。有研究表明，每日口服

500mg,持续1个月,未见毒性反应。但也有资料研究发现,摄入量超过推荐剂量的100倍时,可出现头痛、抽搐、衰弱、麻痹、心律失常和过敏反应等症状。

### (五)营养状况评价

1. 测定24h尿中硫胺素排出量　能迅速地反映摄入情况,但该法难以执行,不易收集完整尿样。

2. 测定尿中硫胺素含量　收集任意一次尿样,测定肌酐和硫胺素的含量,以每克肌酐对应的硫胺素μg数表示硫胺素排出量。评价标准:＜27为缺乏,27～66为不足,≥66为正常。此法简便易行,现场工作多采用。

3. 饱和试验(或称负荷试验)　成人一次口服5mg硫胺素后,饮水250ml,然后收集4h内尿样,测定硫胺素总量。评价标准:＜100μg为缺乏,100～199μg为不足,≥200μg为正常。

4. 红细胞转酮醇酶活力系数(erythrocyte transketolase activity coefficient,ETK-AC)或TPP效应　血液中硫胺素绝大多数以TPP形式存在于红细胞中,并作为转酮醇酶辅酶而发挥作用。该酶活力大小与血液中硫胺素浓度密切相关。通过体外实验测定加TPP与不加TPP时红细胞中转酮醇酶活力的变化可反映硫胺素营养状况。通常用两者活性之差占基础活性的百分比即ETK-AC或TPP效应来表示。评价标准:≥25为缺乏,15～24为不足,≤15为正常。

### (六)供给量和食物来源

硫胺素供给量与能量代谢有关。大多数国家推荐的硫胺素膳食供给量为0.5mg/1000kcal。中国营养学会(2013年)推荐的供给量为成年男女分别为1.4mg/d和1.2mg/d。

硫胺素富含于干酵母和植物种子的皮和胚芽中。日常膳食中硫胺素主要来自于谷类食物,故米、面过度加工和过分淘米或烹调中加碱,均可造成硫胺素大量损失,一般温度下烹调食物时硫胺素的损失不多,但高温烹调时损失高达10%～20%。杂粮与干豆类是硫胺素最好、最经济的来源。动物性食品中以瘦肉含量最多,肝、心、肾次之。

## 四、核黄素

### (一)理化性质

核黄素(维生素$B_2$,riboflavin)是具有一个核糖醇侧链的异咯嗪类的衍生物(图8-3)。核黄素为黄色结晶、味苦、微溶于水。在中性或酸性溶液中稳定,即使加热至120℃,仅有少量破坏。但在碱性溶液中或紫外光照射下,极易破坏。

食物中核黄素以结合和游离两种形式存在,游离状态的核黄素容易被日光和热破坏,而结合型的比较稳定。食物中核黄素大多数与磷酸及蛋白质形成复合物,故在食品加工过程中损失较少。

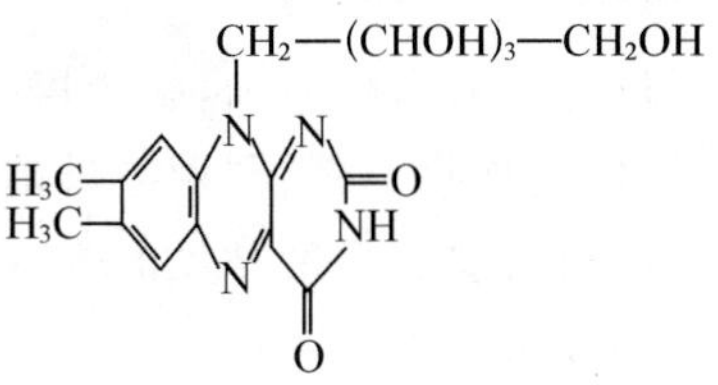

图8-3　核黄素的分子结构

## (二)吸收代谢

食物中核黄素大部分是以黄素腺嘌呤二核苷酸(flavin adenine dinucleotide,FAD)及黄素单核苷酸(flavin mononucleotide,FMN)形式与蛋白质结合存在,仅少量以游离形式存在。进入胃内以后,在胃酸的作用下,结合形式的核黄素与蛋白质分离,并在小肠近端主动吸收。一般来说,动物来源的核黄素比植物来源的容易吸收;抗酸制剂可干扰核黄素的释放;乙醇可干扰核黄素的消化和吸收;某些金属离子,如 $Zn^{2+}$、$Cu^{2+}$、$Fe^{2+}$ 等可与核黄素络合而抑制其吸收。

进入血液以后,核黄素一部分与白蛋白结合,大部分与其他蛋白质如免疫球蛋白结合运输。在体内,一部分转化为 FMN,大部分转化为 FAD,然后与黄素蛋白结合。在视网膜、尿和奶中有较多的游离核黄素,在肝、肾和心中结合型核黄素浓度最高。

体内多余的核黄素主要随尿液排泄,食物中未吸收的核黄素和胆汁中未被重吸收的部分核黄素随粪便排出,汗液中也可排出少量核黄素。

## (三)生理功能

核黄素以 FMN 和 FAD 辅酶形式参与许多代谢的氧化还原反应。

1. **参与体内生物氧化与能量代谢**  在体内的核黄素以 FAD 及 FMN 的形式与各种不同的酶蛋白结合,生成各种黄素酶类,又称黄素蛋白。黄素蛋白是机体中许多酶系统的重要辅基的组成成分,参与体内氧化还原反应与能量代谢,重要的含黄素蛋白的酶有氨基酸氧化酶、细胞色素 C 还原酶、丙酮酸脱氢酶、脂肪酰辅酶 A 脱氢酶、谷胱甘肽还原酶等。这些酶在氨基酸的氧化脱氨基作用及嘌呤核苷酸代谢中起重要作用,从而维持蛋白质、脂肪和糖类的正常代谢,促进正常的生长发育,维持皮肤黏膜的完整性。若体内核黄素不足,则物质和能量代谢发生紊乱,将出现生长发育障碍。

2. **参与维生素 $B_6$ 和烟酸的代谢**  FAD 及 FMN 分别作为辅酶参与色氨酸转变为烟酸、维生素 $B_6$ 转变为磷酸吡哆醛的过程。

3. **其他**  核黄素还参与体内的其他一些生化过程,如 FAD 作为谷胱甘肽还原酶的辅酶,维持谷胱甘肽的浓度,参与体内抗氧化防御系统;FAD 还与细胞色素 P450 结合,参与药物代谢,提高机体对环境应激适应能力;作为甲基四氢叶酸还原酶(MTHFR)的辅酶,参与同型半胱氨酸代谢,有助于降低体内同型半胱氨酸水平和血压。另外,核黄素与肾上腺皮质激素的产生,骨髓中红细胞的生成,以及铁的吸收、储存和动员有关。

## (四)缺乏与过量

核黄素缺乏的原因:膳食摄入不足,食物储备和加工不当导致核黄素破坏和损失;机体感染;核黄素吸收不良、利用或排泄增加;酗酒。

核黄素缺乏病最常见的表现是口腔和阴囊的病变,即所谓口腔生殖系统综合征(orogenital syndrome)。

1. **阴囊症状**  阴囊瘙痒为初发之自觉症状,夜间尤为剧烈,重者影响睡眠。皮肤损害可大致分为三种类型。

(1)红斑型(erythematous type):表现为阴囊两侧对称分布的片状红斑,大小不等,直径在 2~3cm 或以上。单侧红斑者少见。有的红斑范围大,在阴茎根部融合。早期为鲜红色,病程长者为暗红色。其上覆盖以灰色或白色鳞屑,重者边缘有棕色而粘连的厚痂,略高出皮面。揭去鳞屑或厚痂后,皮肤柔软细致,但无萎缩、变厚、渗液等改变。全部病例阴囊中缝为正常皮色,可与其他皮炎鉴别。

(2) 丘疹型(papula type):略高出皮面的红色丘疹,米粒至黄豆大,不对称地分布于阴囊两侧。其上覆盖干燥而粘连的厚痂或白色鳞屑。少数扁平、融合,表现为苔藓样皮损。

(3) 湿疹型(eczematous type):其症状与一般湿疹难以区别。有脱屑、结痂、浸润、变厚等变化,重的有渗液、糜烂、裂隙或化脓。边缘为弥漫性或局限性。损害范围,有的仅占阴囊1/3,有的累及阴茎或会阴。以手触之,其硬度似橡皮并有疼痛,往往影响行动。

2. 口腔症状

(1) 口角炎:有糜烂、裂隙和湿白斑,张口疼痛,多为对称性。重者有出血、结痂和化脓。

(2) 唇炎:早期为红肿,纵裂纹加深,后期则干燥、皱裂及色素沉着,主要见于下唇。

(3) 舌炎:多为B族维生素缺乏的表现,但核黄素缺乏时,舌色紫红,具有诊断价值。菌状乳头肥大、充血。丝状乳头充血者少见。舌乳头的变化:首先乳头肥大充血;其次为扁平融合,中间形成沟纹;最后乳头萎缩,舌面光滑。舌面各部位发生病变的顺序为先是舌前面1/3,舌边缘,然后舌中1/3,最后为后1/3部分。自觉疼痛,尤以进食酸、辣、热的食物时为甚。

3. 皮肤症状  脂溢性皮炎,多见于皮脂分泌旺盛处。初期症状为皮肤呈轻度红斑,上盖脂状黄色鳞片,多见于鼻翼窝、耳后及眼外眦等处。中期在黄色鳞片之后有丝状赘疣状如霜末,但不能用手擦去。晚期丝状赘疣更明显,大量浓厚皮脂溢出,堵住皮脂腺口,尤以发生在鼻翼窝、颊部与前额时较为严重。

4. 眼部症状  初期为畏光、流泪、视物模糊,眼易疲劳,继之球结膜充血,严重时可见角膜血管形成即角膜缘丛血管增生,充血并侵入角膜。但应与沙眼所致角膜血管翳区别。沙眼血管翳为自上而下形成垂帘状,而核黄素缺乏时血管从角膜缘四周伸入角膜。

从膳食中摄取核黄素未见中毒报道。有报道一次服用60mg并同时静脉注射11.6mg核黄素,未出现不良反应。可能与人体对核黄素的吸收率较低有关。

### (五) 营养状况评价

1. 尿中核黄素排出量  方法与硫胺素营养状况评价相同。

2. 红细胞谷胱甘肽还原酶的活性系数(erythrocyte glutathion reductase activity coefficient, EGR-AC)  EGR是一个以FAD为辅基的黄素蛋白,核黄素缺乏时该酶活性下降。在含谷胱甘肽还原酶的红细胞溶血试样中,测定加与不加FAD时还原型谷胱甘肽的生成量,以二者比值即EGR-AC可反映机体核黄素营养状态。

以上实验室检查的评价标准如表8-10。

表8-10 核黄素营养状态评价标准

| | μg/24h 尿 | μg/g 肌酐 | μg/4h 负荷尿 | EGR-AC |
|---|---|---|---|---|
| 缺乏 | <100 | <27 | <400 | >1.4 |
| 不足 | 100~200 | 27~80 | 400~800 | 1.2~1.4 |
| 正常 | >120 | >80 | >800 | <1.2 |

### (六) 供给量和食物来源

核黄素需要量与能量消耗有关。同时膳食模式对核黄素的需要量有一定影响,低脂肪、高糖类膳食使机体对核黄素需要量减少,高蛋白、低糖类膳食或高蛋白、高脂肪、低糖类膳食可使机体对核黄素需要量增加。此外,特殊作业或特殊环境下,核黄素的需要量有不同程度的增加,如寒冷、高原环境或井下作业等。

目前对所有年龄段的人核黄素推荐量为 0.6mg/1000kcal。中国营养学会(2013年)制定的膳食推荐量,成年男女分别为 1.4mg/d 和 1.2mg/d,与硫胺素相同。

动物性食物中核黄素含量较植物性食物高。动物性食品中,尤以动物内脏(肾、肝、心)含量最高,其次是蛋类和奶类。植物性食品(豆类除外)一般含量不多。食物烹调方法不同核黄素损失不同,如碗蒸米饭比捞饭损失核黄素较少。肉类烹调时,炒比油炸和红烧损失少。

## 五、抗坏血酸

### (一) 理化性质

抗坏血酸(ascorbic acid)称为维生素 C,是一种含有 6 个碳原子的酸性多羟基化合物,虽然不具有羧基,但具有有机酸的性质。

自然界中,抗坏血酸存在 L-型和 D-型两种,D-型无生物活性。抗坏血酸为无色无味的片状晶体,在干燥条件下比较稳定,当受潮、遇热或光照下则不稳定。在酸性溶液(pH<4)中稳定,而在碱性溶液(pH>7.6)中很不稳定。在有 $Cu^{2+}$ 和 $Fe^{3+}$ 等离子存在时,以及在植物中的抗坏血酸氧化酶、过氧化物酶的作用下,抗坏血酸易被氧化而破坏。一般食物在储存过程中,抗坏血酸都有不同程度的损失,但在某些食物如枣、刺梨中含有生物类黄酮,能增加其中抗坏血酸的稳定性。抗坏血酸还有还原型和氧化型之分,两者可相互转化,均具有活性。

### (二) 吸收代谢

食物中的抗坏血酸被人体小肠上段通过扩散或以钠依赖的主动转运形式吸收进入血液循环。抗坏血酸被吸收前可被氧化成为脱氢型抗坏血酸,脱氢型抗坏血酸比抗坏血酸更易吸收。抗坏血酸一旦进入小肠黏膜细胞或其他组织细胞,在脱氢型抗坏血酸还原酶的作用下很快形成抗坏血酸。胃酸缺乏时,抗坏血酸吸收减少。

抗坏血酸主要随尿液排出,其次为汗液和粪便。尿中抗坏血酸的排出量与体内贮存、摄入量和肾功能有关。一般情况下,血浆抗坏血酸含量与尿排出量有密切关系。

### (三) 生理功能

抗坏血酸是一种生物活性很强的物质,在人体内具有多种生理功能。

1. **抗氧化作用** 抗坏血酸是一种较强的抗氧化剂,可直接与氧化剂作用,如在组织中可被氧化型谷胱甘肽氧化成脱氢型抗坏血酸,然后又被还原型谷胱甘肽还原,保持两者的平衡。抗坏血酸还可还原超氧化物、羟基、次氯酸及其他活性氧化剂,这类氧化剂可影响 DNA 的转录,损伤 DNA、蛋白质或膜结构。

2. **参与胶原蛋白的合成** 抗坏血酸作为羟化过程的底物和酶的辅助因子,最重要的是促进胶原蛋白合成的羟化反应。因为前胶原的 α-肽链上，脯氨酸与赖氨酸经羟化后，形成羟脯氨酸与羟赖氨酸残基，才能形成胶原分子正常结构。

3. **改善铁、钙和叶酸的利用** 抗坏血酸可使运铁蛋白中的 $Fe^{3+}$ 还原为 $Fe^{2+}$，促进铁吸收，有利于治疗缺铁性贫血。抗坏血酸可促进钙吸收，这是因为它能在胃中形成一种酸性介质，而防止了不溶性钙络合物的生成及发生沉淀。抗坏血酸还可将叶酸还原为具有活性的四氢叶酸，防止发生巨幼红细胞性贫血。

4. **促进类固醇的代谢** 抗坏血酸可参与类固醇的羟基化反应，促进代谢。如将胆固醇转变为胆酸、皮质激素及性激素，从而预防动脉粥样硬化的发生。

5. **清除自由基** 抗坏血酸是一种重要的自由基清除剂，通过逐级供给电子而变成三脱氢抗坏血酸和脱氢抗坏血酸，而清除 $O_2·$ 和 $OH·$ 等自由基。

6. **参与神经递质合成** 抗坏血酸充足时大脑才能产生去甲肾上腺素和 5-羟色胺两种神经递质。如果抗坏血酸缺乏，则神经递质合成受阻，故抗坏血酸缺乏时，人体感到疲劳和虚弱。

7. **其他作用** 抗坏血酸对一些化学毒物，如铅、砷、苯及甲苯等有解毒作用，还能促进抗体形成和提高白细胞吞噬作用。对肌肉疼痛也有治疗作用。

### (四)缺乏与过量

若体内贮存量低于 300mg 将出现缺乏症状。初期感到四肢无力、疲倦、衰弱、暴躁、下肢及足部肌肉或关节疼痛、牙龈红肿及体重减轻等症状。

1. **皮肤症状** 以毛囊周围出血为最常见，重者有皮下、肌肉、关节出血及血肿形成，内脏黏膜也有出血现象。皮下点状出血及瘀斑多见于小腿及前臂伸侧。

2. **牙龈症状** 牙龈有肿胀、充血和压迫出血，在牙龈尖端最明显。压迫出血乃由于毛细血管脆性增加之故。继则可有溃疡及继发感染。肿胀开始在磨牙周围，以后向前伸延。牙龈颜色可由正常桃红色变为深红色、紫红色，甚至暗蓝色。典型的维生素 C 缺乏病(坏血症)牙龈有血疱，稍加压力即破裂出血，用抗坏血酸治疗后，24h 内有明显改善，牙龈上的血肿及水肿在 1 周内吸收，这是诊断的依据。

抗坏血酸缺乏病需与出血性疾病紫癜相区别。紫癜以血小板减少为特征，患者凝血时间正常，出血时间延长。抗坏血酸缺乏病患者凝血时间及出血时间均不延长。

3. **骨质疏松** 抗坏血酸缺乏引起胶原合成障碍，骨有机质形成不良而导致骨质疏松。

抗坏血酸的毒性很低，但一次口服 2～8g 时可出现腹泻、腹胀，甚至出现痉挛、削弱粒细胞杀菌能力、破坏红细胞等；患有草酸结石的病人，摄入量过多可增加尿中草酸盐的排出，增加尿路结石的危险。不适当地大量使用维生素 C 可造成维生素 C 依赖症，如果骤停服用，会很快消耗体内的贮备。所以若停服维生素 C 或降低剂量，应当逐渐进行，使机体有适应的过程。

### (五)营养状态的鉴定

1. **血浆中抗坏血酸含量** 每 100 毫升血浆中含抗坏血酸 0.4mg 以下为缺乏，＞0.4mg 为正常。

2. **24h 尿中抗坏血酸排出量** ＜7mg 为缺乏，＞12mg 为正常。

3. **负荷试验** 空腹口服抗坏血酸 500mg，收集 4h 尿，测定总抗坏血酸排出量，＜5mg 者为缺乏，＞10mg 者为正常。

**(六)供给量和食物来源**

中国营养学会(2013年)制定的 DRIs 中,提出 18 岁以后的成年人抗坏血酸的 RNI 为 100mg/d,UL 为<2000mg/d。一些特殊人群,如吸烟、应激状态、采用高营养浓度的全静脉营养液者及老年人对抗坏血酸需要量都应该增加。考虑到抗坏血酸有多方面功能,我军供给量标准定为 60~150mg/d。热区劳动,因出汗丢失,故炎热气候行军应摄取抗坏血酸 200mg/d。高原部队、寒冷环境、高空飞行及战伤伤口愈合期,均应提高抗坏血酸供给量。

抗坏血酸富含于新鲜蔬菜和水果中,新生的及代谢旺盛的植物组织含量高。叶菜类比根茎类和瓜茄类蔬菜含量高。水果中以柑橘类水果含量较高,某些野果,如猕猴桃、刺梨、沙棘,抗坏血酸含量也非常丰富。

## 第六节 矿 物 质

### 一、概述

人体组织器官中含有自然界各种化学元素,在地球表层研究发现的 92 种天然元素中,目前已经从人体组织中检测到 81 种。但是人们公认的只有 26~28 种为构成人体组织、参与机体代谢、维持生理功能所必需的元素。在这些元素中,碳、氢、氧和氮构成约占体重 95% 的有机物和水,其余元素无论以何种形式存在和含量多少,都统称为矿物质(mineral),也称为无机盐或灰分。根据矿物质在体内含量多少,又把矿物质分为常量元素和微量元素两类。凡在体内含量大于体重 0.01% 的矿物质称为常量元素或宏量元素(macroelements),如钙、镁、钾、钠、硫、磷、氯 7 种元素;凡在体内含量小于体重 0.01% 的矿物质称为微量元素(microelements)或痕量元素(trace elements)。目前认为,铁、铜、锌、硒、碘、氟、锰、钴、钼、铬 10 种微量元素是维持机体生命活动必不可少的必需微量元素;镍、硅、钒、硅为可能必需微量元素;铅、镉、汞、砷、铝、锡、锂为具有潜在毒性但低剂量可能具有功能作用的微量元素。

**(一)矿物质的特点**

1. **矿物质在体内的分布极不均匀** 例如钙和磷绝大部分在骨和牙等硬组织中,铁集中在红细胞,碘集中在甲状腺,钡集中在脂肪组织,钴集中在造血器官,锌集中在肌肉组织。

2. **在体内不能合成,必须由食物和饮水提供** 当摄入不足时候,机体处于缺乏状态,可能会引起一些生物学功能障碍或代谢紊乱。如碘缺乏时可引起甲状腺肿。

3. **各种矿物质之间可能存在相互协同或拮抗作用** 一种元素可能影响另一种元素的吸收或改变另一种元素在体内的分布及状态。如锌摄入过量可以抑制铁的吸收,而铁摄入过量也可以影响锌的吸收;铜和锌之间也存在相互竞争、相互抑制作用。

4. **容易因摄入过多产生毒性作用** 某些微量元素在体内含量虽然很少,但是生理剂量和中毒剂量范围较狭窄,容易因摄入过多产生毒性作用,如硒和锌的推荐摄入量(RNI)或适宜摄入量(AI)与可耐受最高摄入量(UL)比较接近。

### (二)矿物质缺乏

矿物质与机体健康关系密切,如果长期矿物质摄入不足,可以引起亚临床缺乏症状甚至疾病的发生。各种矿物质在食物中的分布及人体对其的吸收、利用等不同,在我国人群中容易缺乏的矿物质主要是钙、铁、锌、碘、硒等。现在,碘缺乏病的发病率已经通过全国实施食盐加碘强化工程而明显降低,但是人群对钙、铁、锌、硒的摄入仍然普遍不足。食物中矿物质的含量比较丰富,一般都能满足机体的需要。只有当膳食调配不当、偏食或患某些疾病时,才容易造成缺乏。引起人体矿物质缺乏的原因很多,主要有如下几方面。

1. **膳食和饮水中供应的矿物质不足** 这主要由于地球环境中矿物质分布不均衡。某些地区的土壤和水中缺乏某些矿物元素(如碘、氟、硒等),因而造成粮食、蔬菜等食物和饮水也缺乏这些元素所致。如我国克山病流行地区居民的缺硒即属于此类。另外,食物越是精制,其所含的矿物元素就越少,也可能造成膳食矿物元素供应不足。微量元素不足亦见于摄食缺乏该元素的配方膳(如婴儿和病人)。

2. **膳食中矿物元素的利用率降低** 由于食物中存在天然的矿物质拮抗物质,如某些植物中因含有较多的草酸和植酸盐可能影响某些矿物质的吸收。如有的地区(如伊朗),人们膳食中的维生素和植酸含量很高,从而影响锌的吸收与利用,导致发生侏儒症——一种锌缺乏病。又如胃肠道吸收不良时,也可影响膳食中矿物元素的吸收与利用。

3. **需要量增加** 矿物元素摄入量虽能满足正常需要,但需要量因某种情况而增加时,可能发生矿物元素缺少,如迅速生长、妊娠、授乳、出汗过多,以及创伤、烧伤与手术等。

4. **遗传性缺陷病** 例如 Menke 卷发综合征能使人体铜代谢异常。

5. **食物加工过程中损失过多** 如粮谷类表层富含的矿物质常因为碾磨过于精细而丢失,蔬菜浸泡在水中时间过长导致矿物质缺乏。

## 二、钙

钙(calcium)是人体含量最多的矿物质,正常成人体内含有 $1000\sim1200g$,相当于人体体重的 $1.5\%\sim2.0\%$。其中大约 99% 的钙集中在骨骼和牙齿内,主要以羟磷灰石 $[Ca_{10}(PO_4)_6OH)_2]$ 形式存在;其余 1% 的钙,一部分与枸橼酸螯合或与蛋白质结合,另一部分则以离子状态分布于软组织、细胞外液和血液中,统称为混溶钙池。混溶钙池的钙与骨骼钙保持着动态平衡,维持体内正常的生理状态。机体具有调控钙浓度恒定的机制,主要通过内分泌系统的甲状腺激素和降钙素两种多肽激素及甾固醇激素 $1,25-(OH)_2D_3$ 相互作用调节钙平衡,当钙摄入严重不足或机体钙发生异常丢失时,可以通过调节机制使骨脱矿化以保持人体血钙的相对稳定。

### (一)钙的生理功能

1. **钙是构成骨骼和牙齿的主要成分** 体内钙主要分布在骨骼和牙齿,对机体起支持和保护作用,并与混溶钙池的钙保持动态平衡,骨骼中钙不断从破骨细胞释放进入混溶钙池,维持细胞的正常生理状态,它与镁、钾、钠等离子保持一定的比例,使组织表现适当的应激性。

2. **调节体内某些酶的活性** 许多参与细胞代谢与大分子合成和转变的酶,如腺苷酸环化酶、鸟苷酸环化酶、磷酸二酯酶、酪氨酸羧化酶和色氨酸羧化酶等都受钙离子的调节。cAMP生成时,细胞外的 $Ca^{2+}$ 进入细胞内,协同 cAMP 提高磷酸蛋白的活性,经负反馈机制抑制环化酶活性,提高磷酸二酯酶活性,使 cAMP 减少。钙与淀粉酶牢固地结合以激活其作用。

3. 钙调节细胞膜的结构与功能 $Ca^{2+}$ 能与细胞膜表面的各种阴离子基团结合,调节受体结合和离子通透性,起电荷载体作用。神经、肝、红细胞和心肌等的细胞膜上都有钙结合部位,当 $Ca^{2+}$ 从这些部位释放时,膜的结构和功能发生变化。钙调节细胞内信号的触发,改变细胞膜对钾、钠等阳离子的通透性。

4. 钙参与神经肌肉的活动　神经递质的释放、神经肌肉的兴奋、神经冲动的传导都离不开钙的作用。

5. 其他功能　激素的分泌、血液的凝固、细胞黏附、肌肉收缩等活动都需要钙。钙能解除失眠,调整心搏节律,降低毛细血管的通透性,防止渗出,控制炎症与水肿,维持酸碱平衡。

### (二)吸收与代谢

1. 吸收　膳食中的钙大多以不可溶的复合物形式存在。通过胃酸及酶的作用,钙从复合物中游离出来,只有溶解状态的钙才能被吸收。钙主要在小肠吸收,吸收率一般在 20%~60%,体内吸收代谢过程见图 8-4。吸收有主动吸收和被动吸收两种。当钙摄入水平较低,肠腔内钙浓度低于肠黏膜细胞外液时,由黏膜细胞通过跨细胞转运主动吸收钙。此时,肠道钙由钙结合蛋白跨膜逆浓度转运,需要耗能。钙主动吸收过程依赖于 1,25-$(OH)_2D_3$ 和肠道维生素 D 受体的作用,具有饱和性,受钙摄入量和身体需要量的调节。主动吸收主要在十二指肠和空肠的上部完成。当钙摄入量较高时,则大部分钙吸收为被动吸收。在肠腔内钙浓度高于黏膜细胞外组织液时,钙沿浓度梯度由高向低经黏膜细胞间隙被动扩散进入血液。肠道黏膜的渗透性决定了被动吸收率。被动吸收主要取决于钙的浓度梯度,具有不饱和性,也不受维生素 D 和生理需要量的调节。但膳食中可以促进钙溶解和保持钙溶解状态的生物成分,可促进钙的被动吸收。影响钙吸收的因素主要包括机体和膳食两个方面的因素。机体因素包括生理需要量,机体维生素 D 和钙磷营养状况、胃酸分泌、胃肠黏膜接触面积和体力活动等。在生命周期里,骨骼生长越快钙吸收率也越高,婴儿期钙的吸收率约 60%,儿童期略低于婴儿期,约 40%,成人期则降低至 20%~40%,老年人则会进一步降低。妊娠中晚期钙吸收率可增高至 50%~60%,泌乳期虽然对钙需要量增加,但吸收率并未相应增加。女性停经后,雌激素水平的急剧降低也导致钙吸收率下降。机体维生素 D 缺乏会降低 1,25-$(OH)_2D_3$ 的水平,从而降

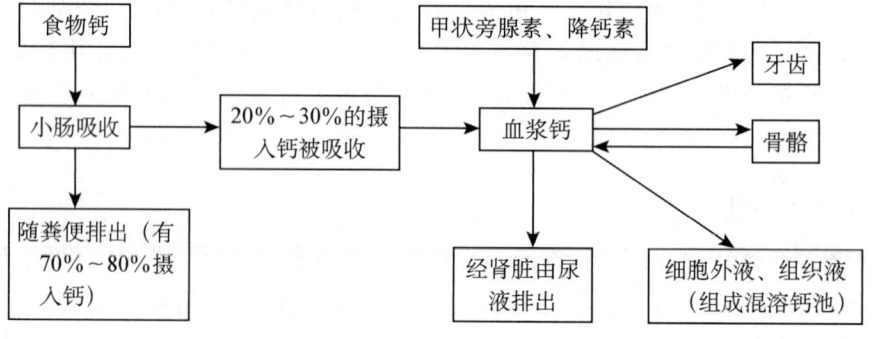

图 8-4　钙的代谢

低主动吸收率。血磷升高反馈抑制 $1,25-(OH)_2D_3$ 的生成而降低钙吸收率。胃酸缺乏可降低不溶性钙盐的溶解度而减少吸收。此外,体力活动可提高吸收率并促进钙的储存。

钙摄入量是膳食中影响钙吸收率和吸收总量最重要的因素。钙吸收率与单次钙摄入量的对数呈负相关。当日均钙摄入总量低或单次钙摄入量降低时,主动吸收被激活,从而增高钙吸收率。但钙摄入量增加时,虽然钙吸收率降低,但钙吸收的总量是增加的。等量的钙以少量多次的方式摄入,则可增加钙吸收率和吸收总量。此外,乳糖、寡糖、适量的蛋白质和一些氨基酸可与钙结合成可溶性络合物而有利于钙的吸收。低磷膳食可降低血液磷的水平,刺激维生素D活化,促进钙吸收。膳食中的草酸、植酸可与钙形成沉淀而降低钙吸收。膳食纤维中的糖醛酸残基、脂肪酸尤其是饱和脂肪酸可与钙结合形成不溶性复合物,从而降低钙的吸收。

2. 排泄　钙主要通过肠道和泌尿系统排泄,经汗液也有排出。除来自膳食的钙以外,体内钙通过肠黏膜上皮细胞的脱落及消化液的分泌排入肠道,其中一部分被重吸收,其余随粪排出。高温作业者汗多,钙在汗中的浓度增加,损失钙可高达 1g/d。

粪钙包括未吸收摄入钙和分泌到胃肠道的内源钙。每天进出体内的钙大致相等,处于平衡状态。即钙摄入量＝粪钙＋尿钙。男子内源钙平均为 $(194\pm73)\,mg/d$,其中不吸收者即内源粪钙,粪钙对钙平衡的调节作用甚小,也不受蛋白质摄入量的影响。

钙吸收后进入细胞外液,与细胞内液、肾小球滤液和骨盐中可交换部分的钙不断地进行交换,每24小时40～50次。正常膳食时,钙在尿中的排出量较为恒定,约为摄入量的20%。尿钙和摄入量呈指数关系,与肠吸收的钙正相关。因此,不管膳食摄入钙量变化多大,尿钙排出量的变化不大。它与蛋白质摄取量正相关,有昼夜节律,白天排出多,傍晚最少。

综上所述,膳食钙供给充足时,机体将根据需要来增减钙的吸收、排泄和储留。甲状旁腺素、降钙素和 $1,25-(OH)_2D_3$ 相互作用调节体内钙的代谢,维持钙的内环境稳定。

### (三) 钙缺乏症

钙缺乏主要影响骨骼与牙齿的发育,可导致婴幼儿佝偻病、成人骨软化症与骨质疏松症的发生;血清钙含量不足,可使神经肌肉的兴奋性提高,引起抽搐;血清钙含量过高,则可抑制神经、肌肉的兴奋性。

1. 佝偻病　婴幼儿和青少年长期缺钙,严重影响他们的生长、发育。长期缺钙儿童的特点是生长发育缓慢、身材矮小、牙齿不全、易患佝偻病。他们常有"O"形或"X"形腿、串珠肋、鸡胸、方颅和(或)枕秃,同时伴有多汗、抽搐、夜啼、厌食、便秘、烦躁等症状。

2. 软骨病　妇女在妊娠和哺乳期消耗大量的钙,如没有得到及时、足量的补充,就可能会出现乳汁不足,并有腰背疼痛、小腿抽筋等症状。严重者甚至出现骨质软化症,即骨骼进行性变软和弯曲,导致四肢、脊柱、胸廓和盆腔畸形。

3. 骨质疏松与骨质增生　骨质疏松与骨质增生多见于中老年人,往往两病同时出现在同一患者身上。骨质疏松使人感到腰背部持续疼痛,活动受到明显限制,逐渐地身高变矮、驼背,以后发展到全身骨痛。年龄增长后,血清中甲状旁腺素含量迅速增加,随之降钙素含量也增加。这是骨质疏松与骨质增生并存的激素基础。甲状旁腺素增加的后果是促进骨钙外流,骨质疏松加剧。与此同时,降钙素增加,促成骨活动,加速新骨形成,这是人体对骨钙丢失的一种代偿作用。多在骨骼的受冲击部位或易损部位,形成各种肥大性关节病变。由此可见,骨质疏松和骨质增生是骨骼缺钙所引起的一对孪生病。

### (四)供给量及食物来源

成年人(不分性别)钙的每日推荐摄入量为800mg,孕妇(4~9个月)1000mg,乳母及7岁以上儿童有所增加。成年人及10岁以上儿童钙的可耐受最高摄入量(UL)定为2000mg/d。

食物中钙的最好来源是奶和奶制品,不但含量丰富,而且吸收率高。豆制品、绿色蔬菜、坚果、食用菌藻类、鱼粉、鱼松等含钙量也高,也是钙的良好来源。

## 三、铁

铁(iron)是人体内含量最多的微量元素,总量为4~5g。铁在体内分两种形式存在,约70%的铁存在于血红蛋白、肌红蛋白、血红素酶类(如细胞色素氧化酶、过氧化物酶、过氧化氢酶等)、辅助因子及运载铁中,称为功能性铁。另外约30%称为"贮存铁",以铁蛋白和含铁血黄素形式存在于血液、肝、脾与骨髓中。在人体器官组织中铁的含量,以肝、脾为最高,其次为肾、心、骨骼肌与脑。铁在体内的含量和性别、年龄、营养状况等因素有关。

### (一)生理功能

1. 参与体内氧的运送和组织呼吸过程　铁在体内的生理功能主要是作为血红蛋白、肌红蛋白、细胞色素等的组成部分而参与体内氧的运送和组织呼吸过程。血红蛋白能与氧可逆地结合,当血液流经氧分压较高的肺泡时,血红蛋白能与氧结合成氧合血红蛋白;而当血液流经氧分压较低的组织时,氧合血红蛋白又离解成血红蛋白和氧,从而完成把氧从肺泡转运至组织的任务。肌红蛋白能在组织内储存氧,细胞色素能在细胞呼吸过程中起转运电子的作用。

2. 维持正常的造血功能　铁在骨髓造血细胞中与卟啉结合形成高铁血红素,再与珠蛋白合成血红蛋白。缺铁可影响血红蛋白的合成,甚至影响DNA合成、幼红细胞的分裂增殖等。

3. 与Fe-S基团相关的功能　含有Fe-S基团的铁硫蛋白参与一系列的生化反应,包括调节酶活性、线粒体呼吸作用、核糖体生物合成、辅助因子生物合成、基因表达调节和核苷酸代谢。

4. 参与其他重要功能　铁可催化β-胡萝卜素转化为维生素A,参与嘌呤与胶原合成、抗体的产生、脂类在血液中的转运及药物在肝的解毒等。另外有研究表明,铁可以增加中性粒细胞和吞噬细胞的吞噬功能,增强机体的抗感染能力。

### (二)吸收与代谢

食物中的铁分为血红素铁和非血红素铁两类。铁的吸收主要在小肠,但小肠黏膜细胞对血红素铁的吸收率远高于非血红素铁。膳食中铁的吸收率差异很大,从<1%到>50%,与机体铁营养状况、生理病理改变、膳食中铁的含量和存在形式,以及膳食中影响铁吸收的食物成分都有密切关系。

血红素铁主要存在于动物性食物中,是与血红蛋白及肌红蛋白的原卟啉结合的铁。此种类型的铁不受植酸、磷酸等的影响而以原卟啉铁的形式直接被肠黏膜上皮细胞吸收,然后在黏膜细胞内分离出铁,并和运铁蛋白结合。其吸收率较非血红素铁高。其吸收过程不受其他膳食因素的干扰,吸收率一般是25%。

非血红素铁主要存在于植物性食物和乳制品中,占膳食铁的绝大部分。非血红素铁在吸收前,必须与结合的有机物(如蛋白质、氨基酸和有机酸)分离,而且需要被还原成二价铁后才被吸收,因此,其吸收常受到膳食因素影响较大。膳食中促进铁吸收的因素有维生素C、果糖、氨基酸、肉类和血红素铁。例如维生素C能使三价铁还原成二价铁有利于吸收,乳酸、苹果酸、酒石酸、果糖、氨基酸(胱氨酸、组氨酸和赖氨酸)有络合作用,可与三价铁形成络合物,皆可促进铁吸收。肉、禽、鱼类食物中有一种叫作"肉因子"的物质,能显著地促进非血红素铁的吸收。据试验,在摄入含硫酸亚铁的烤面包卷的同时,摄入肉类可使面包中的硫酸亚铁的吸收率提高2倍以上,但迄今并未确知肉因子的化学结构。膳食中抑制铁吸收的因素有:草酸、植酸、鞣酸、植物纤维、茶、咖啡、钙(包括牛奶中的钙),例如植酸是谷物、种子、坚果、蔬菜、水果中以磷酸盐和矿物质贮存形式的六磷酸盐,在小肠的碱性环境中容易形成磷酸盐而妨碍铁吸收,茶与咖啡也影响铁的吸收,茶叶中的鞣酸与铁形成鞣酸铁复合物,可使铁吸收减少。

膳食中铁的吸收率在各种食物间有很大的差异,动物性食品铁的吸收率一般高于植物性食品,例如牛肉为22%、牛肝为14%~16%、鱼肉为11%,而玉米、大米、大豆、小麦中的铁吸收率只有1%~5%。所以,如果膳食中植物性食品较多时,铁的吸收率就可能不到10%。鸡蛋的铁吸收率低于其他动物性食品,在10%以下。

由肠道吸收的铁或由血红蛋白分解的铁则与血浆中的运铁蛋白结合,转运到骨髓、肝、脾等组织,运送到骨髓的铁主要用于新的红细胞生成,其余被用来合成其他含铁化合物,如肌红蛋白、细胞色素等,或者以铁蛋白和含铁血红素两种形式贮存在肝脾,在机体需要时由1/3运铁蛋白运送到靶器官。正常情况下,每天只有少量铁排出体外,小儿每天排出量为15μg/kg左右,约2/3随着脱落的肠黏膜细胞、胆汁和红细胞由肠道排出,其他经肾脏和汗腺排出。

### (三)铁缺乏

长期膳食铁供给不足,可引起体内铁缺乏或导致缺铁性贫血,多见于婴幼儿、孕妇及乳母。体内缺铁可分为三个阶段,第一阶段为铁减少期,该阶段体内储存铁减少,血清铁蛋白浓度下降,无临床症状。第二阶段为红细胞生成缺铁期,此时除血清铁蛋白下降外,血清铁降低,铁结合力上升,游离原卟啉浓度上升。第三阶段为缺铁性贫血期,血红蛋白和血细胞比容下降。体内铁缺乏使细胞呼吸障碍,从而影响组织器官功能,出现食欲缺乏。铁缺乏儿童易烦躁,对周围不感兴趣,成人冷漠呆板。当血红蛋白继续降低,则出现面色苍白,口唇黏膜和眼结膜苍白,有疲劳乏力、头晕、心悸、指甲脆薄、反甲等。儿童青少年身体发育受阻,体力下降,注意力与记忆力调节过程障碍,学习能力降低。孕早期贫血可导致早产、低出生体重儿及胎儿死亡。铁缺乏可导致免疫功能障碍,中性粒细胞对细菌的杀伤能力降低,淋巴细胞转化能力下降;还可导致末梢神经功能障碍,至少25%的多动综合征患者的血铁浓度降低,补铁后症状即消失。

对于铁缺乏的防治可采取下述措施。

1. 铁剂补充:铁剂补充是预防和治疗铁缺乏的有效途径之一。传统补充铁剂的方法是每日补充一定量铁。WHO及UNICEF建议,儿童每天补充2mg/kg体重的元素铁;孕妇则是60mg元素铁加0.25mg叶酸。

2. 食物强化:铁剂补充在贫血患病率较高的地区可以有效减少铁缺乏造成的危害,但它的作用是短暂的。因此有必要采用食品强化的方法,提高人群铁的营养状况,并使之长期维持在一个较高的水平。尤其是婴儿食品:如铁强化的乳粉和代乳糕等。使用铁质烹调用具对膳食起着一定程度强化铁的作用。食品强化的有效性关键在于：①用于强化的铁剂应易于获取且容易被接受；②选择的载体应是受干预人群的常用食物；③强化的手段和集体措施应以法律的形式得到落实。

3. 营养教育：宣传母乳喂养的好处，指导人群建立有利于铁吸收的膳食结构等营养教育的措施。改进膳食组成，增加含铁丰富及其吸收较高的食品，如肉类和大豆类食品。增加膳食中的维生素C，并使之与含铁食物同时摄入，以提高膳食中铁的吸收与利用。

4. 针对铁的丢失原因，积极防治各种引起显性和隐性出血的疾病（如钩虫病的防治）。

### (四) 铁中毒

1. 铁中毒病因及临床表现　铁中毒可分为急性和慢性，急性中毒常见于过量误服铁剂，尤其常见于儿童。主要症状为消化道出血，病死率很高。慢性铁中毒或称负荷过多，可发生于消化道吸收的铁过多和肠外输入过多的铁。这里所说的消化道铁吸收过多只发生于：①长期过量服用铁剂。②长期大量摄入含铁量异常高的特殊食品（如非洲斑图人用铁质器皿制备的酒含铁量高达4mg/100ml）。③慢性酒精中毒和某些肝硬化，均可使铁的吸收增加。④原发性血色病，因遗传缺陷而使小肠吸收过多的铁。在正常情况下，即使膳食铁含量很丰富，亦不致达到引起慢性中毒的水平。肠外输入过多的铁，通常由多次大量输血引起。

吸收的过量的铁，多半以含铁血黄素沉着于网状内皮细胞或某些组织的实质细胞。通常将铁储备增加而不伴有组织损害时称为含铁血黄素沉积症；而将出现组织损害，特别在肝脏中有铁的大量增加时，称为血色病。血色病的主要症状有肝硬化、糖尿、皮肤高度色素沉着、以房性心律失常为前导的心力衰竭等。

2. 铁中毒的预防　急性中毒主要发生于儿童，或自己误服，将包装美观的糖衣或糖浆铁剂当糖吃，或出于家长缺乏医学常识，认为铁剂是"补药"而超过规定剂量服用。因此对于铁剂的使用，药瓶标签上应有明确交代，医生也要加强医药常识宣传，说明乱服铁剂的危险性。家庭中的铁剂应放好以免误服。对于慢性铁中毒的预防主要为：①防止长期过量服用铁剂；②防止慢性酒精中毒。

### (五) 供给量与食物来源

铁在体内代谢过程中，大部分可被机体反复利用，只要从食物中吸收加以补充，即可满足机体需要。中国营养学会2013年制定的中国居民膳食参考摄入量，成人铁的每日适宜摄入量：成年男子为12mg，成年女子20mg，可耐受的最高摄入量男女都是42mg/d。

铁广泛存在于各种食物中，但分布极不平衡，吸收率相差也大，一般动物性食物的含量和吸收率都比较高。铁含量丰富的食物是：动物全血、肝脏、畜禽肉类、鱼类，蔬菜中铁含量不高，绿色蔬菜含铁量较其他种类蔬菜高，但是铁的吸收利用率不高。

## 四、锌

锌（zinc）是人体不可缺少的微量元素之一，微量元素中锌在体内的含量仅次于铁。成人体内锌含量为2~2.5g，可以分布在人体所有的组织器官，以肝、肾、肌肉、视网膜、前列腺内的含量为高。血液中75%~85%的锌分布在红细胞中，3%~5%在白细胞中，其余在血浆中。

锌对生长发育、智力发育、物质代谢和生殖功能等均有重要作用。

**(一)生理功能**

1. 参加人体内许多金属酶的组成或作为酶的激活剂　锌是人机体中200多种酶的组成部分,其中主要的含锌酶有超氧化物歧化酶、苹果酸脱氢酶、碱性磷酸酶、乳酸脱氢酶等,这些酶在参与呼吸、能量代谢及抗氧化过程中发挥重要作用。锌为维持RNA多聚酶、DNA多聚酶及反转录酶等活性所必需的微量元素。

2. 促进机体的生长发育和组织再生　锌参与蛋白质的合成及细胞生长、分裂和分化等过程。锌缺乏可以引起RNA、DNA及蛋白质合成障碍,细胞分裂减少,导致生长停止。

3. 促进机体免疫　锌可以促进淋巴细胞有丝分裂,增加免疫细胞数量和活力。

4. 促进食欲　锌与唾液蛋白酶结合形成味觉素可增进食欲。锌缺乏对味觉系统有不良的影响,导致味觉迟钝。

5. 促进性器官成熟和维持性功能的正常　在人体,缺锌使性成熟推迟,性器官发育不全,性功能降低,精子减少,第二性征发育不全,月经不正常或停止,如及时补锌治疗,这些症状将好转或消失。

6. 维持细胞膜结构　锌可与细胞膜上各种基团、受体等作用,增强膜稳定性和抗氧化自由基损伤能力。当细胞产生脂质过氧化损伤时,膜内巯基被氧化成二硫键,锌可与硫形成稳定的硫醇,防止氧化,维持膜的稳定。

**(二)吸收与代谢**

锌在小肠吸收,吸收率为20%～30%。在正常膳食锌水平时,粪便是锌排泄的主要途径。当体内处于锌平衡状态时,约90%摄入的锌从粪便排出。

植物性食物中含有草酸、鞣酸和纤维素等不利于锌的吸收;铁也可以抑制锌的吸收;动物性食物中锌的利用率较高;一些药物也可促进锌的吸收。

**(三)锌缺乏和过量**

引起锌缺乏症主要见于以下几种情况:①膳食摄入不均衡,以含有大量植酸和纤维素的粮食为主要食品时;②特殊生理情况导致锌的需要量增加;③某些病理状态导致锌的分解和排出增加。缺锌可引起食欲缺乏或异食癖,生长发育停滞,儿童长期缺锌可导致侏儒症。成人长期缺锌可导致性功能减退、精子数减少、胎儿畸形、皮肤粗糙、免疫功能降低等。

盲目过量补锌或食用镀锌容器盛装的食物和饮料可以引起锌过量或中毒。过量的锌可干扰铜、铁和其他微量元素的吸收和利用,损害免疫功能。成人摄入2g以上锌会发生锌中毒,引起急性腹痛、腹泻和发热等症状。

**(四)供给量与食物来源**

中国营养学会2013年推荐锌的每日摄入量为:成年男性12.5mg/d,女性7.5mg/d。

锌的来源广泛,普遍存在于各种食物中,但动物性食物含锌丰富且吸收率高。据报道每100克食物含锌量,如牡蛎、鲱鱼都在100.0mg以上,肉类、肝脏、蛋类则在2.0～5.0mg。我国预防医学科学院营养与食品卫生研究所编著的"食物成分表"已列出我国部分食物的锌含量,每100克含锌量在3.0mg以上的有大白菜、黄豆、白萝卜;含锌量在1.0~3.0mg的有稻米(糙)、小麦、小麦面、小米、玉米、玉米面、高粱面、扁豆、马铃薯、胡萝卜、紫皮萝卜、蔓菁、萝卜缨、南瓜;含锌量不足1.0mg的有甜薯干。一般来说,贝壳类海产品、红色肉类、动物内脏类都是锌的极好来源;干果类、谷类胚芽和麦麸也富有锌。一般植物性食物含锌较低。干酪、虾、燕麦、花生酱、花生等为良好来源。

## 第七节　膳食纤维

膳食纤维(dietary fiber)是植物的一部分,是不能被人体消化的一大类糖类物质,对人体健康有非常显著的益处。自然界存在上千种膳食纤维。迄今为止,对膳食纤维的研究已有60余年,关于膳食纤维与维持肠道功能,调节血糖、血脂,以及降低心血管疾病风险的研究非常多,其对人体健康益处已经得到医学界广泛肯定,其也被誉为第七大营养素。

### 一、膳食纤维的定义和分类

2001年美国谷物化学学会(AACC)成立的膳食纤维专门委员会从生理学角度出发,将膳食纤维定义为在小肠中不能被消化吸收,而在大肠中可部分或全部发酵的可食的植物成分、糖类和类似物质的总和,包括多糖、寡糖、纤维素、半纤维素、果胶、树胶、蜡质、木质素等,此定义明确规定了膳食纤维的范畴,是可食的植物成分。

膳食纤维的分类方式有很多种,主要分类方式如下所述。

1. 以膳食来源角度分　①植物来源的,如纤维素、半纤维素、木质素、果胶、阿拉伯胶和半乳甘露聚糖等;②动物来源,如甲壳素、壳聚糖、胶原等;③海藻多糖类,如海藻酸盐、卡拉胶和琼脂等;④微生物多糖,如黄原胶;⑤合成类,如羧甲基纤维素等。植物体是膳食纤维的主要来源(包括谷类纤维、果蔬纤维、豆类纤维、薯蓣类纤维和其他天然存在的食物纤维),也是研究和应用最多的一类。

2. 以化学结构和聚合度角度分　①非淀粉多糖,如纤维素、半纤维素、植物多糖(果胶、瓜尔胶等)、微生物多糖(黄原胶等)等;②抗性低聚糖,如低聚果糖、低聚半乳糖、其他抗性低聚糖;③抗性淀粉,如包括物理结构上的包埋淀粉(RS1)、天然淀粉颗粒(RS2)、回生直链淀粉(RS3)、化学(物理)改性淀粉(RS4);④其他,如木质素类等。

3. 以溶解性角度分　①不溶解性膳食纤维(insoluble fiber)(包括纤维素、半纤维素、木质素等);②可溶性膳食纤维(soluble fiber)(果胶、树胶、黏胶等)。

### 二、消化、吸收和代谢

膳食纤维的共同特性是完全不被人体小肠吸收或部分不吸收,并在肠道微生物作用下发酵后再吸收。

膳食纤维在口腔内经牙齿咀嚼后与唾液混合依次进入胃和小肠。已证实,大部分膳食纤维均不能在小肠内被消化酶水解和吸收。纤维素不被小肠中的酶水解,也不被酸解。黏性的、水溶性的纤维会延缓食物在胃内的停留时间。如抗性淀粉小肠吸收仅为15%,75%被送到大肠发酵重吸收。

膳食纤维进入结肠后,被结肠内的肠道菌群部分或完全发酵,进一步增加了机体对膳食纤维的利用率。发酵的菌群、程度和转运时间由膳食纤维本身、肠道底物和宿主因子共同决定。膳食纤维可在肠道微生物的发酵作用下水解为葡萄糖、半乳糖、木糖和醛糖酸等,然后进行糖酵解,最终产生一些短链脂肪酸(short-chain fatty acids,SCFAs),如乙酸盐、丁酸盐、丙酸盐及气体(如 $H_2$、$CO_2$、甲烷),进而影响醛酸新陈代谢,如细胞分化、减少渗透压和胆固醇合成,以及影响胰岛素敏感性、水钠吸收等。SCFAs可以维持肠道内的正常菌群,同时刺激肠黏膜细胞的增生,对保护肠道屏障功能至关重要。结肠上皮细胞的能量70%来源于SCFAs,而SCFAs在体内不能合成,只能来源于膳食纤维在结肠内的分解。另外,SCFAs可降低结肠内容物的pH,刺激矿物质特别是钙的吸收,并抑制来自胆汁酸的潜在致癌物的生成,影响与结肠癌有关的细胞分化及凋亡。一般来说,与谷类纤维相比,富含半纤维素和果胶的水果、蔬菜等食物容易被完全酵解。可发酵的膳食纤维可通过增加菌群的数量而增加粪便的重量;不能被发酵的膳食纤维可通过其吸水性而增加粪便体积和排便量,并减少结肠转运的时间、改善便秘症状。低聚麦芽糖、低聚果糖、低聚木糖等一些可发酵的膳食纤维是肠道内有益菌的底物,可促进肠道内双歧杆菌和乳酸杆菌的生长。

膳食纤维在体内也可提供少量能量,主要通过结肠细菌发酵产生SCFAs,重吸收并提供能量。不同膳食纤维提供的能量不同,提供能量的多少与其被消化和发酵程度相关。1998年FAO/WHO推荐膳食纤维的能量因子用平均值,即为8.36kJ/g(2kcal/g)。

## 三、膳食纤维生理功能

膳食纤维的来源不同,其化学组成也不同,故生理效应差异很大。膳食纤维的共同特性是不被小肠内消化酶消化分解利用,低能量,但能被肠道内的微生物酵解产生对人体健康有益的SCFAs,从而发挥健康效应。

### (一)肠道健康作用

1. **缓解便秘** 大量研究显示,摄入膳食纤维可预防和缓解便秘症状和功能紊乱。不管是水不溶性膳食纤维(如麦麸纤维,大部分水不溶),还是水溶性膳食纤维(如果胶、燕麦纤维等),均有较高的持水能力。膳食纤维随着食物进入人体的消化道中,吸水膨胀,增加粪便的体积,软化粪便,刺激胃肠道的蠕动,预防和改善便秘。如果每天膳食纤维摄入量达到32～45g时,粪便量可达到160～200g,便秘的危险将减到最低。另外,膳食纤维发酵的过程中形成SCFAs和一些其他如$CO_2$、$H_2$等,SCFAs可降低肠道pH,$CO_2$、$H_2$可促进肠蠕动。2011年欧盟批准燕麦和大麦中含有6g/100g膳食纤维或每日每份食物葡聚糖含量≥3g,即可声称增加粪便量。

2. **促进益生菌生长** 菊粉、低聚果糖、葡聚糖、抗性淀粉、抗性糊精、抗性低聚糖等能在人体肠道内被发酵的膳食纤维是结肠微生物的底物,具有"益生元"特性,即膳食纤维在结肠发酵是肠道微生物的主要来源,其发酵生产的SCFAs可降低肠道的pH,改变肠道微生物菌群的构成和代谢,刺激肠道有益菌群(如双歧杆菌、乳酸杆菌)的生长而抑制有害细菌酵母的繁殖。

3. **肠道屏障功能和免疫性** 膳食纤维发酵生成的SCFAs,特别是丁酸,可下调肠道免疫细胞和上皮细胞内特定受体的表达,抑制促炎性细胞因子活性,刺激淋巴细胞活化和抑制细胞增殖,进而调节宿主免疫应答;同时有益微生物的增殖可减少肠道中的一些肠毒素,减少其对肠道黏膜的刺激,从而保护肠道健康,有效预防结肠癌、便秘、痔疮、肠易激综合征症状等肠道疾病。研究还发现,母乳含多种低聚糖,是婴儿肠道益生菌的促进因子,对发展和维持肠道免疫至关重要。

膳食纤维的其他相关作用还包括降低有害细菌酶的活性,降低苯酚和肽降解产物的水平,形成细胞抗氧化剂,或自由基清道夫。

### (二)血糖调节和 2 型糖尿病预防作用

研究发现,膳食纤维的摄入量与 2 型糖尿病的风险呈负相关,提高膳食纤维或提高富含膳食纤维食物的摄入量,能显著降低 2 型糖尿病的风险。膳食纤维对血糖方面的影响作用主要是由可溶性膳食纤维实现的。可溶性膳食纤维黏稠、吸水膨胀的特性可截留消化酶,抑制糖类的消化,阻止葡萄糖的扩散,防止餐后血糖的快速上升;膳食纤维还可减少糖类在小肠中与肠壁的接触,改变末梢组织对胰岛素的感受性。有研究认为,与提高总膳食纤维相比,提高天然全谷类食物摄入量控制血糖效果更好,这与全谷类食物中的某些类型的膳食纤维可延迟葡萄糖从小肠的吸收、减慢血糖水平和胰岛素反应等有关。另有研究报道,每日摄取 10g 以上的膳食纤维比 10g 以下对控制血糖有显著作用。欧盟食品安全局在评价可信证据的基础上,凡满足"每 30 克大麦含有 4g β-葡聚糖"即可在营养标签声称减少餐后血糖反应。

### (三)饱腹感和体重调节作用

研究显示,膳食纤维摄入与体质指数、体脂百分比和体重呈负相关。膳食纤维的吸水膨胀和黏性是影响饱腹感和体重调节的重要因素,其主要作用机制如下:①富含膳食纤维的食物多为体积大且能量密度低,同样重量的情况下,摄入富含膳食纤维的食物不仅可增加饱腹感,且摄入的能量相对较少;②吸水膨胀的作用增加摄食的饱腹感,减少食物的摄入量;③增加了食物的咀嚼时间,延缓了胃的排空速度,影响能量和营养素的吸收;④减少小肠对脂肪的吸收率,并影响脂肪氧化和脂肪在体内的积聚,增加粪便中的脂肪排出量。

### (四)预防脂代谢紊乱

研究发现,膳食纤维黏性和阳离子结合交换的物理特性对脂肪的吸收起重要作用,可溶性膳食纤维能显著降低血清中总胆固醇和低密度脂蛋白浓度,而水不溶性膳食纤维没有肯定的作用,膳食纤维降低胆固醇的主要机制是抑制胆固醇的吸收与增加胆固醇的排泄。

多项前瞻性研究的系统分析显示,适量摄入膳食纤维,可预防致命和非致命冠心病。根据美国医学研究所及荷兰健康委员会的报告,总纤维摄入对减少冠心病风险的影响呈"高"可信强度。谷类和水果来源的膳食纤维有特殊重要性,其可吸附脂肪、胆固醇和胆汁酸。目前,许多国家政府在食品标签上允许用"膳食纤维减少心血管疾病风险"的宣称。

### (五)影响矿物质、维生素的吸收

由于膳食纤维和矿物质之间复杂的相互作用,不同条件下膳食纤维对矿物质的生物利用率的影响不同。部分膳食纤维的结肠发酵还可增加矿物质的吸收,例如可溶性纤维可促进钙、镁和铁的吸收,该作用与膳食纤维发酵产生的 SCFAs 降低结肠内容物的 pH 有关。另外,SCFAs 中丁酸及聚胺都可刺激肠上皮细胞增殖,扩大肠道吸收面积并增加矿物质转运蛋白的数量,从而提高矿物质的吸收率。但是,不溶性膳食纤维可与植物性食物中的植酸等结合,影响矿物质的吸收,特别是大量摄入不溶性纤维,其吸附作用可使矿物质随粪便而排出体外。

膳食纤维对维生素利用率的影响与其摄入量有关。在正常饮食中,膳食纤维刺激胆汁的分泌、促进酶的产生及减少转运时间从而提高了维生素的吸收率。然后,一些研究表明高纤维的饮食影响维生素 E 和维生素 D 的生物利用率。也报道饮食中富含膳食纤维可显著降低血清维生素 A 和维生素 $B_1$ 的水平。

### (六)预防某些癌症的作用

研究普遍认为高纤维、低脂肪膳食,尤其是来自谷物和水果的膳食纤维,可降低结肠直肠癌的发病率。膳食纤维的防癌机制如下。

1. 促进胃肠蠕动,减少肠内微生物产生致癌物的机会,减少致癌物在肠道中的停留时间。
2. 吸水膨胀,增加粪便体积,从而稀释了肠内的致癌物浓度。
3. 在结肠发酵产生的短链脂肪酸如丁酸被证实可抑制上皮细胞恶化,抑制肿瘤细胞分化并诱导其凋亡、抑制癌变结肠黏膜细胞增殖、诱导谷胱甘肽转化酶合成、抑制诱变物(如亚硝胺等)的潜在毒性等。
4. 胆汁中的胆酸和鹅胆酸可被细菌代谢为次生胆汁酸和脱氧胆酸,这两者都是致癌剂和致突变剂,而膳食纤维束缚胆酸和次生胆汁酸,将其排出体外。
5. 不溶性膳食纤维本身携带有其他生物活性物质,如植酸、阿魏酸等,它们对癌症的形成有抑制作用。

除了降低结肠直肠癌的发病率外,研究还发现膳食纤维的摄入,特别是谷类等纤维,与乳腺癌、胃癌发生呈负相关。

在美国,"摄入富含全麦食物以减少某些癌症的风险"已在食品标签上使用。

## 四、缺乏和过量的危害

1. **缺乏的危害** 日常生活中,除手术和疾病的情况,长期摄入"低"膳食纤维的人群并不常见,但是普遍没有达到人体需求量。2010—2012 年中国居民营养健康状况监测结果表明,随着生活方式的转变,我国居民谷类消费量下降,肉类、蛋类等动物性食物摄入过量,导致每人膳食纤维摄入量平均仅为 10.9g/d,远远低于中国营养学会推荐的膳食纤维适宜摄入量标准。过低或无膳食纤维的饮食者,最明显的症状是便秘。短期膳食纤维摄入过低或无膳食纤维膳食,可引起便秘;长期摄入过低,胃肠功能紊乱、心血管疾病、肠道疾病、2 型糖尿病、癌症等发生的风险明显增加。另有研究发现,长期低纤维膳食,特别是青少年期长期低纤维膳食(15g/d),其 40 岁以后发生慢性病的危险将成倍增加。

2. **过量的危害** 日常生活中从膳食中摄入纤维而导致过量的情况很少,主要多见于大量服用膳食纤维补充剂的人群。过量摄入膳食纤维最明显的就是会导致胃肠不适。据报道,当膳食纤维摄入量过多时(75～80g/d),会引起肠胃胀气和腹胀。此外,还可引起某些肠易激综合征患者的肠胃不适。不同膳食纤维引起胃肠不适的量不相同,如葡聚糖、抗性糊精的胃肠耐受性相对较好,即使单次剂量达50g/d和90g/d都未见不良反应发生。还有研究发现,长期过量摄入膳食纤维可增加胃癌的患病风险。

另外,富含膳食纤维的食物往往体积较大、但能量和营养素密度低,长期过量摄入可使人体能量和营养摄入量达不到健康需要量标准,特别是食欲较差的儿童和老年人。膳食纤维食用过量对营养素的影响是多方面的,如影响宏量营养素的吸收,可减少对脂肪、糖类的吸收利用,降低某些矿物质在小肠的吸收等。

### 五、膳食纤维适宜摄入量和食物来源

我国2013版DRIs建议,成年人(19~50岁)膳食纤维的摄入量为25~30g/d,并鼓励每日至少全天谷物的1/3为全谷类食物,蔬菜水果摄入量至少达到500g以上。膳食纤维的主要来源为植物性食物,如全谷类、豆类、蔬菜和水果及薯类,其次坚果和种子中含量也很高。谷类食物中膳食纤维主要存在于谷皮,加工精度越高,膳食纤维损失越多,故提倡多吃粗粮。燕麦和大麦中水溶性、黏性的多聚糖、β-葡聚糖、果胶含量很高。新鲜的蔬菜、水果中水分含量较高,故其含有的膳食纤维量相对较少。

## 第八节 植物化学物

### 一、植物化学物的概念及分类

植物化学物(phytochemicals)从广义上讲泛指各类植物中天然存在的除蛋白质、脂类、糖类、维生素、矿物质及膳食纤维以外的低分子量非营养素有机活性成分。在营养学领域,植物化学物一般是指蔬菜、水果等人们日常植物性食物中天然存在的非营养素有机活性化合物。一些植物化学物,虽然不属于基本营养素,但它们具有显著降低患慢性疾病风险的潜力,包括心血管疾病、2型糖尿病、癌症及阿尔茨海默病等。

人类日常膳食中的植物化学物种类繁多,现已从水果、蔬菜、谷类食物中分离鉴定出上万种植物化学物,仍有很大一部分植物化学物尚未得到鉴定。植物化学物在大量的食物如水果、蔬菜、谷类、坚果、可可豆/巧克力及果汁、茶、咖啡和酒等饮料中均含有。每天的饮食中通常可吸收超过1g的植物化学物。植物化学物按照分子结构和理化特性可主要分为七大类,包括多酚类、萜类、甜菜红碱、有机硫化物、吲哚/芥子油苷/硫化物、蛋白抑制剂和其他有机酸类化合物。多酚类化合物是最大也是研究最多的一类植物化学物,比如黄烷醇(儿茶素)、花青素、大豆异黄酮、葡萄苋类白藜芦醇。来自胡萝卜和南瓜的维生素A原β-胡萝卜素、来自柑橘和樱桃油的柠檬烯和来自豆类的皂苷属于萜类。

#### (一)多酚类化合物

多酚类植物化学物(polyphenol compounds)是植物中天然存在的酚类衍生物的总称,因具有多个酚基团而得名,主要包括酚酸、类黄酮、芪类、香豆素和单宁酸。在美国日常膳食中,大约2/3的膳食多酚为类黄酮化合物,其余的1/3则大多为酚酸类物质。多酚类化合物在植

物界分布广泛,特别是在水果、蔬菜及茶中含量很高,新鲜蔬菜中的多酚可高达0.1%,正常成年人每日平均总多酚摄入量大约为1g。多酚类化合物由于具有多个还原性活泼的酚羟基而具有很好的抗氧化及清除自由基特性,无论在体外还是在体内,植物多酚都具有很强的抗氧化能力。类黄酮是日常膳食中含量最多的多酚类物质,也是多酚类中与人体健康最为密切的一类植物化学物,依据化学结构的不同可分为黄酮、黄酮醇、二氢黄酮、黄烷醇、花青素和异黄酮六类。类黄酮具有抗氧化、抗炎症、抗动脉粥样硬化、抗癌等多种生物学活性,其营养学价值日益得到重视。

**(二)类胡萝卜素**

类胡萝卜素(carotenoids)是自然界中一类分布最广的天然色素,高等植物、真菌、藻类和细菌中普遍存在的黄色、橙红色或红色色素,主要都是β-胡萝卜素和γ-胡萝卜素。类胡萝卜素是含40个碳(C)的类异戊烯聚合物,即四萜化合物。在植物界,很多化合物的碳架结构是重复缩合异戊二烯五碳单位构成的,类胡萝卜素是含有8个异戊二烯单位的四萜化合物,由2个二萜"头对头"缩合而成。从19世纪初分离出胡萝卜素至今,已经发现600多种天然的类胡萝卜素,对人体生理健康有影响意义的有40~50种,其中β-胡萝卜素是哺乳动物合成维生素A的前体,称为维生素A原。植物的类胡萝卜素存在于各种黄色质体或有色质体内,如秋季的黄叶、黄色花卉、黄色和红色的果实和黄色块根。类胡萝卜素依据结构特性分为三类:①胡萝卜素,为羟类化合物,最常见的有番茄红素和β-胡萝卜素、γ-胡萝卜素;②叶黄素,亦称胡萝卜醇,是胡萝卜素的衍生物,常见的有隐黄质、玉米黄质、叶黄素、辣椒红等;③类胡萝卜素酸,是胡萝卜素的羧酸衍生物,常见的有藏花素、胭脂树橙和红酵母红素等。

**(三)植物甾醇**

植物甾醇(phytosterols)又称植物固醇,是一类主要存在于植物的种子及其油料中的固醇类物质,其化学结构与胆固醇十分相似,因此,在肠道内可以与胆固醇竞争,减少胆固醇的吸收,降低血液中胆固醇的含量。自然界有70多种结构相似的植物甾醇,其中膳食中含量较高且与人体健康最为密切的有β-谷固醇、豆固醇和菜油固醇。所有植物性食物中都含有植物固醇,但含量较高的是植物油脂、豆类、坚果类等。植物油是植物固醇含量最高的一类食物,也是膳食中植物固醇的一个重要来源,以常见的每100克植物油为例,大豆油中含植物固醇约300mg,花生油约250mg,芝麻油和菜籽油为500 mg以上。另外豆类中植物固醇含量也较高,100g黄豆中,植物固醇含量超过100mg,黑豆和青豆中植物固醇含量也较高。虽然谷类、水果、蔬菜中植物固醇含量相对较低,但由于日常摄入量较高,因此也同样为人体提供了不少植物固醇。人每日从膳食中摄入的植物固醇为150~400mg,但人体能吸收的只占5%左右,影响吸收率的原因尚不清楚。

**(四)皂苷**

皂苷(saponin)是一类天然植物糖苷类物质的统称,是由皂苷元和糖、糖醛酸或其他有机酸组成的一类具有苦味的化合物,可与蛋白质和脂类(如胆固醇)形成复合物,并能形成水溶液或胶体溶液,与水混合振摇时可生成持久性的似肥皂泡沫状物。皂苷在植物界分布很广,膳食中以豆科植物和茶叶含量最为丰富,根据膳食习惯和特点,平均每日膳食摄入的皂苷约为10

mg,最高可达到 200 mg 以上。由于皂苷具有溶血特性,所以以前一直被认为是对健康有害的食物成分,但近些年的研究认为,膳食中的皂苷物质例如大豆皂苷,对人体无显著毒害作用,而且具有降低胆固醇、抗血栓等多种有益的生理功效。

### (五)有机硫化合物

大蒜类和葱类等植物中含有 40 多种挥发性硫化物,这些物质中的硫原子具有高度的活性,能自发地转变成多种有机硫化合物。这些有机硫化合物在物理、化学、生物因素作用下,又可转变成其他的含硫化合物。蒜类和葱类中的含硫化合物大多具有杀菌、抗癌等广泛的生物学活性,同时也是构成蒜类和葱类特有辛辣气味的主要风味物质。大蒜中的有机硫化物主要有蒜氨酸、大蒜素和大蒜新素。蒜氨酸是大蒜中的基本含硫化合物,当大蒜类植物的结构受损时,蒜氨酸在蒜氨酸酶的作用下形成大蒜素,大蒜素是大蒜中的重要生物活性物质,其化学成分为氧化形式的二烯丙基二硫化物,即二烯丙基二硫-氧化合物,新鲜大蒜中大蒜素的含量可高达 4g/kg。白菜等植物中也含有硫化物,但由于缺少蒜氨酸酶而不能形成具有生物活性的代谢产物。

## 二、植物化学物的生物学效应

### (一)抗氧化作用

植物化学物如类胡萝卜素、植物多酚,特别是类黄酮物质等大多是优良的天然抗氧化剂,这与它们的化学结构相关,例如各种类胡萝卜素分子结构中均含有长链共轭双键,而多酚类化合物分子结构中均含有多个酚羟基,这些长链共轭双键和酚羟基具有良好的化学还原活性,能够将电子传递给氧化特性活泼的自由基分子,从而猝灭自由基并终止自由基链反应。植物化学物的抗氧化活性已经得到普遍的认同,某些植物化学物由于具有很好的抗氧化及安全特性,已经被开发为膳食补充剂,或以功效成分添加到化妆品等产品中,例如番茄中提取的番茄红素,葡萄籽中提取的原花青素,绿茶中提取的茶多酚等。

### (二)抗炎症作用

天然植物化学物中的多酚类化合物具有很强的抗炎症作用,如葡萄和葡萄酒中存在的白藜芦醇、茶叶中的茶多酚、水果蔬菜中广泛存在的各种类黄酮化合物,这些植物多酚物质不仅能够减少炎性因子的生成、抑制炎症的发生,还可以减轻炎症程度及缩短炎症持续时间。植物多酚抗炎症作用的机制主要有三个方面:①植物多酚能够有效抑制炎性因子如白细胞介素-1、肿瘤坏死因子-α、白细胞介素-8、一氧化氮、巨噬细胞趋化因子等的分泌,同时抑制炎症介质前列腺素、白三烯、组胺的合成分泌;②植物多酚能够抑制炎症反应过程中某些关键因子如核转录因子-κB 的激活,从而抑制炎症反应的发展;③氧化应激与炎症反应关系密切,两者相互促进,植物多酚优良的抗氧化能力能够有效对抗氧化应激,进而抑制炎症反应。

### (三)抑癌作用

大量流行病学调查结果显示,水果、蔬菜的摄入量与多种肿瘤的发病率呈负相关,多摄入富含类胡萝卜素、类黄酮等植物化学物的水果、蔬菜能显著预防各种癌症的发生,进一步的研究证实,水果、蔬菜抗肿瘤作用的原因正源于这些天然植物活性成分。植物化学物可在癌症发生发展的每一个阶段均发挥阻断或抑制作用,具体机制主要包括以下几个方面。

1. 抑制致癌物的吸收　植物化学物在肠道内可与多种致癌物发生亲和或共价反应,抑制致癌物的吸收,促进致癌物排出体外。

2. 阻断致癌物攻击细胞内靶点　植物化学物如多酚类化合物可有效阻断各类致癌物对DNA的攻击,保护DNA免受各种损伤,从而阻断癌症的启动。具体机制包括,植物化学物可与活化的致癌剂发生螯合或共价结合,掩盖致癌剂与DNA的结合位点,从而阻断致癌剂与DNA的结合及致突变作用;活性氧自由基对DNA造成的氧化损伤同样是导致DNA突变的重要原因,致癌物可通过激发大量自由基间接损伤DNA并造成突变,植物化学物优良的抗氧化及清除自由基特性可保护DNA免受氧化损伤。

3. 抑制活化酶、增强解毒酶活性　在外源性化合物代谢方面,体内存在Ⅰ相酶和Ⅱ相酶。Ⅰ相酶主要参与外源性化学物质在体内的生物转化或活化,包括氧化、还原和水解,通过这些反应增强物质的活性,增加或暴露化合物的功能性基团如—OH、—SH、—NH$_2$、—COOH,多数致癌物通常是以未活化的形式被摄入体内且需要在Ⅰ相酶(如依赖于单加氧酶的细胞色素P450)的作用下加以活化,进而才具备与DNA结合的能力,因此,由Ⅰ相酶介导的内源性生物活化是众多致癌物与DNA相互作用产生致突变作用的先决条件。Ⅱ相酶,如谷胱甘肽-S转移酶、苯醌还原酶等,通常参与催化外源性化学物质与一些水溶性分子发生共价结合反应(如谷胱甘肽化、乙酰化、甲基化、硫酸化等),增加致癌物的水溶性,从而促进已活化的致癌物排出体外,发挥解毒作用。植物化学物能够抑制Ⅰ相酶活性并增强Ⅱ相酶活性,从而一方面阻断了致癌物在体内的活化,另一方面促进活化致癌物的失活及排除,达到预防癌症的作用。

4. 促进DNA的损伤修复　在癌症的启动阶段,DNA损伤修复失败并传递给子代细胞是造成DNA突变的关键环节,某些植物化学物能够促进细胞内的DNA修复酶活性,增强DNA损伤修复能力,同时增强细胞对DNA损伤的监控能力,对于存在DNA损伤且未得到修复的细胞,阻止其进入分裂周期,从而阻止突变细胞形成。

5. 抑制癌基因的表达,促进抑癌基因的表达　在癌前细胞向癌细胞转化的促进和发展阶段,癌前细胞内癌基因表达的不断增强发挥着关键作用,植物化学物能够抑制癌基因的表达,同时促进抑癌基因的表达,从而抑制癌前细胞向癌细胞的转化,抑制癌症的发展。

6. 调节细胞周期和信号转导,抑制癌细胞的增殖　在癌症的促进阶段,突变的癌前细胞的增殖受到体内环境的影响,植物化学物能够诱导细胞产生细胞周期阻滞,抑制癌前细胞进入分裂期,同时调节细胞的增殖信号转导,抑制癌细胞的增殖,并诱导癌细胞凋亡。

7. 其他作用　某些植物化学物如大豆中的染料木黄酮具有类雌激素作用,其分子结构与雌激素相似,能够与雌激素竞争受体,但其雌激素效应远低于雌激素,因此能够降低雌激素的作用,发挥抗癌效应;慢性炎症反应在许多癌症的发生发展过程中扮演重要角色,植物化学物优良的抗炎效应能够抑制炎症反应对癌症的促进;另外,肿瘤的生长和转移需要内部血管的生成,植物化学物能够抑制血管内皮细胞生长因子的表达,抑制血管生成,从而抑制肿瘤生长和转移。

### (四)抗动脉粥样硬化

法国、英国、美国等西方国家在膳食结构上相似,各类脂肪的摄入水平基本相同,但法国的心脏病发病率明显低于英、美等国家,这就是引起广泛关注的"法兰西之谜"。研究发现,法国人喜欢喝红葡萄酒,而这正是其心脏病低发的原因,因为红葡萄酒中含有多种有利于保护心血管的植物化学物,例如白藜芦醇、原花青素、各种类黄酮物质等,这些活性成分不仅具有优良的抗氧化特性,而且能够从多方面预防动脉粥样硬化的形成。植物化学物可在多方面、各阶段抑制动脉粥样硬化的形成。

1. 降低血脂水平　植物化合物如植物固醇、皂苷、茶碱、有机硫化物等,能够抑制外源性胆固醇等脂类的吸收,同时抑制肝脏中胆固醇合成的限速酶羟甲基戊二酸单酰 CoA 还原酶活性,减少内源性胆固醇的合成,从而降低血脂水平,血脂水平特别是胆固醇水平的降低可显著降低动脉粥样硬化的发生。

2. 减少泡沫细胞和脂质斑块的形成　血管壁处的氧化应激引起低密度脂蛋白(LDL)氧化修饰,氧化型低密度脂蛋白不能被 LDL 受体识别和代谢,而被单核巨噬细胞通过细胞膜上的清道夫受体摄取,形成泡沫细胞和动脉粥样硬化脂质斑块,这是动脉粥样硬化形成的重要环节,多酚类等植物化学物能够发挥抗氧化作用,阻止泡沫细胞和动脉粥样硬化脂质斑块的形成。

3. 保护血管内皮细胞　氧化应激还可氧化损伤血管内皮细胞外基质,使细胞外基质变疏松,弹性降低,导致内皮细胞损伤和老化,植物化学物可保护血管内皮细胞免受氧化损伤,保持血管的弹性和韧性。

4. 抑制炎性因子的表达　各类炎性因子和血管内皮细胞生长因子的大量表达,可刺激血管平滑肌细胞的增殖和迁移,导致血管增厚并使血管壁产生炎症反应,血管壁上的慢性炎症反应可大大促进动脉粥样硬化的发生发展,植物化学物可抑制炎性因子和血管内皮细胞生长因子的表达,从而减缓动脉粥样硬化的发展。

**(五)类雌激素作用**

某些植物化学物如类黄酮化合物,特别是大豆中存在的染料木黄酮等,是天然的"类雌激素",这些化合物在分子结构上与雌激素相似,能够与雌激素受体结合,但其引发的雌激素效应远低于雌激素,因此这些植物雌激素对女性体内的雌激素效应具有双向调节的作用:当体内雌激素匮乏时,它们可以发挥雌激素效应,起到补充雌激素的作用;当体内雌激素过量时,它们可以与雌激素竞争受体,弱化雌激素效应,起到抑制雌激素的作用。

至今已发现的植物雌激素约有 400 种,最为常见的是异黄酮,主要分布于豆科植物中,在大豆中含量特别丰富,故称"大豆异黄酮"。植物雌激素的双向调节作用有益于妇女健康,在体内雌激素水平过高时,植物雌激素能够阻止雌激素过量作用于女性靶器官,预防诸如乳腺癌、乳腺增生、子宫肌瘤等疾病,同时对于雌激素过量诱发的疾病也具有治疗效应;妇女体内的雌激素水平会随着年龄的增长和进入绝经期而逐渐减少,雌激素水平的下降会给妇女带来衰老和众多疾病,例如骨质疏松,现代科学已经证明,通过补充雌激素,可以很好地控制相关症状,而膳食摄入植物雌激素是补充雌激素的安全途径。女性进入绝经期后,骨质丢失速度将会加快,由原来的每年丢失 1% 增加至 2%~5%,原因主要为绝经后妇女体内雌二醇水平急剧下降,对破骨细胞的抑制作用减弱,使骨质吸收加快。大量研究已证实,雌激素治疗是预防和治疗骨质疏松的有效手段,在即将进入绝经期的前几年开始应用效果最佳,因为雌激素可防止绝经早期的骨丢失加速,但即使在绝经晚期使用仍可使骨量维持,甚至增加,而通过膳食摄入植物雌激素,是最为安全、简单的雌激素治疗方法。

### (六)抗菌作用

自古以来,人们就懂得利用某些膳食植物来杀菌和处理感染,膳食植物例如葱、蒜、辣椒、萝卜等能产生杀菌物质,这些杀菌物质被称为"植物杀菌素"。早期研究证实球根状植物中的硫化物具有抗微生物作用,例如大蒜中存在的大蒜素,具有很强的抗微生物作用。蒜氨酸是大蒜独具的成分,在蒜素酸酶作用下生成大蒜素,这种大蒜素可有效抑制痢疾杆菌、伤寒杆菌的繁殖,对葡萄球菌、肺炎球菌等也有明显的抑制灭杀作用,即使稀释10万倍仍能在瞬间杀死伤寒杆菌、痢疾杆菌、流感病毒等,临床上口服大蒜素可治疗动物肠炎、下痢、食欲缺乏等。

(周 永 陈 卡)

## 思考题

1. 如何对食物中蛋白质的营养价值进行评价?
2. 何谓蛋白质的互补作用?蛋白质互补作用的原理是什么?有何实际意义?
3. EPA、DHA 为什么被称为"脑黄金"?
4. 试述膳食脂肪酸的摄入量与心血管疾病、肿瘤关系。
5. 简述膳食纤维与人体健康的关系及可能的作用机制。
6. 维生素广泛存在于食物中,为什么还会出现缺乏?
7. 日常生活中是否该补充维生素制剂?如何补充?
8. 简述影响膳食中铁吸收利用的因素。
9. 某女,轻体力劳动,全天摄入的蛋白质为 65g,脂肪 80g,糖类为 350g,请计算其能量摄入量是否足够?三大产能营养素供能比例是否合理?

## 参 考 文 献

[1] 糜漫天.军事营养医学.北京:人民军医出版社,2015.
[2] 糜漫天.军队营养与食品卫生学.2版.北京:军事医学科学出版社.2009.
[3] 中国营养学会.中国居民膳食营养素参考摄入量(2013版).北京:科学出版社,2014.
[4] 薛菲,陈燕.膳食纤维与人类健康的研究进展.食品添加剂,2014,2:208-213.
[5] 孙长颢.营养与食品卫生学.7版.北京:人民卫生出版社,2012.

# 第 9 章

# 食物的营养价值

**【学习目的与要求】**
了解营养价值的概念、评价的意义及影响因素。掌握营养质量指数的概念和各类食物的主要营养价值和特点。

食物种类繁多,外观形态、成分构成、营养价值差异很大,各有不同的特点。我国2000多年前《黄帝内经》记载的"五谷为养,五果为助,五畜为益,五菜为充",就是对各类食物的营养价值的一种阐述,这也是当今营养学家公认最合理的饮食与营养原则。

本章详细介绍其中有代表性的食物的营养价值,包括谷类、蔬菜和水果类、豆类及其制品、畜禽肉和鱼类、蛋类和奶类及其制品等。

## 第一节 食物营养价值的评价和意义

食物营养价值(nutritional value)是指某种食物所含营养素和能量满足人体营养需要的程度,即在特定食物中所含营养素的种类、数量和质量与人体营养需要的关系。目前,通常根据目的和食物营养素的数量、质量进行评价,如系统评价食物中主要营养素的种类、含量、食物利用率等,有些评价也涉及食物的血糖生成指数、抗氧化能力等。

### 一、食物营养价值的评价指标

#### (一)营养素的种类和含量

评价食物营养价值时,应首先分析并确定其所含营养素的种类及含量,通常食物中所提供的营养素的种类和含量越接近人体需要或组成,该食物的营养价值就越高。食物中的营养素含量,通常以每百克食物中所含某种营养素的克数(g)或毫克数(mg)表示,即:

$$食物中某营养素含量(\%) = \frac{某营养素含量(g 或 mg)}{食物重量(g)} \times 100 \quad (式 9\text{-}1)$$

在实际工作中,我们可以通过仪器分析法、微生物法、化学分析法、酶分析法或者查阅食物成分表等方法来获得食物中营养素种类及含量,初步评定食物的营养价值。

### (二)能量密度、营养素密度和营养质量指数

1. 能量密度　能量密度(energy density)是指100g该食物所提供的能量占一天膳食能量参考摄入量的比例。

$$能量密度 = 100g 该食物所含能量 \div 能量推荐值 \qquad (式9-2)$$

2. 营养素密度　营养素密度(nutrient density)是指100g该食物所提供的某一营养素占该营养素一天膳食参考摄入量的比例。

$$营养素密度 = 100g 该食物所含营养素 \div 该营养素推荐值 \qquad (式9-3)$$

3. 营养质量指数　营养质量指数(index of nutrition quality, INQ)指营养素密度与能量密度的比值。

$$INQ = \frac{营养素密度}{能量密度} = \frac{食物中某营养素的含量/该营养素的推荐摄入量标准}{某食物提供的能量/能量推荐摄入量标准} \qquad (式9-4)$$

INQ的评价:INQ反映该食品为某一特定人群提供营养素与能量的能力比,该食物的INQ越高,反映出该食物在此营养素方面的营养价值就越高。

INQ=1,表明该食物提供营养素的能力与提供能量的能力相当,营养质量不高。

INQ<1,表明该食物提供营养素的能力小于提供能量的能力,反映出能量密度较高,而营养素密度较低,长期摄入该食品会发生营养素不足或能量过剩的危险,该食物营养价值低。

INQ>1,表明该食物提供营养素的能力大于提供能量的能力,反映出能量密度较低,而营养素密度较高,该食物营养价值高。

### (三)食物利用率

食物利用率是衡量食物进入人体内后被机体消化、吸收和利用的程度,是评价食物营养素质量的指标,一般选用成长期的大鼠或小鼠进行测定,计算饲料利用和体重增加的多少。食物利用率主要评价对体重起作用的宏量营养素,如蛋白质、脂类、糖类的营养水平,常作为婴幼儿食品的评价方法。计算公式如下:

$$食物利用率(\%) = \frac{饲养期间动物的增重值(g)}{饲养期间动物总的饲料消耗(g)} \times 100 \qquad (式9-5)$$

食物利用率表明了动物每增加1g体重,需要消耗饲料的量,由公式可知,动物体重增加越多,饲料消耗值越小,说明该种饲料的营养价值越高,反之,动物体重增加越少,饲料消耗值越大,说明该种饲料的营养价值越低。

### (四)食物血糖生成指数和食物血糖生成负荷

1. 食物血糖生成指数　1998年,在联合国粮农组织(FAO)和世界卫生组织(WHO)专家会议上,食物血糖生成指数被建议作为食物评价的一个指标。食物血糖生成指数(glycemic index, GI)简称血糖指数,是指人体摄入含50g糖类的食物后,血糖应答曲线下面积与同一个体摄入含50g标准糖类(葡萄糖或白面包)的血糖应答曲线下面积之百分比。计算公式如下:

$$GI = \frac{某食物餐后2h血糖曲线下面积}{相当含量葡萄糖餐后2h血糖曲线下面积} \times 100 \qquad (式9-6)$$

一般我们把葡萄糖的 GI 值定义为 100。当 GI 值＞70 时,属于高 GI 食物;当 GI 值在 56~69 时,属于中 GI 食物;当 GI＜55 时,属于低 GI 食物。高 GI 食物进入胃肠道后消化快、吸收率高,产物迅速进入血液,导致血糖峰值高,但下降速度也快;低 GI 食物在胃肠道中停留时间长,吸收率低,吸收进入血液后的峰值低,下降速度较慢,引起餐后血糖反应较小。研究表明,在总能量相同的情况下,膳食 GI 越低,越有利于血糖的控制和减轻胰岛负荷,降低空腹血糖、餐后 2h 血糖及糖化血红蛋白。研究还发现,长期食用低 GI 的食物能降低血脂、减轻体重、减少多种慢性疾病的发病率,甚至有研究显示,摄入低 GI 的食物还能有效防治癌症的发生发展。无论如何,GI 仍是一个评价食物优劣方面有价值的指标。几种常见食物的 GI 可参见表 9-1。

表 9-1 常见食物的 GI

| 食品名称 | GI | 食品名称 | GI | 食品名称 | GI | 食品名称 | GI |
| --- | --- | --- | --- | --- | --- | --- | --- |
| 馒头 | 88.1 | 西瓜 | 72.0 | 香蕉 | 52.0 | 藕粉 | 32.6 |
| 熟甘薯 | 76.7 | 小米 | 71.0 | 猕猴桃 | 52.0 | 鲜桃 | 28.0 |
| 熟土豆 | 66.4 | 胡萝卜 | 71.0 | 山药 | 51.0 | 扁豆 | 38.0 |
| 面条 | 81.6 | 玉米粉 | 68.0 | 酸奶 | 48.0 | 绿豆 | 27.2 |
| 大米饭 | 83.2 | 玉米片 | 78.5 | 牛奶 | 27.6 | 四季豆 | 27.0 |
| 烙饼 | 79.6 | 大麦粉 | 66.0 | 柑 | 43.0 | 面包 | 87.9 |
| 苕粉 | 34.5 | 菠萝 | 66.0 | 葡萄 | 43.0 | 可乐 | 40.3 |
| 南瓜 | 75.0 | 闲趣饼干 | 47.1 | 柚子 | 25.0 | 大豆 | 18.0 |
| 油条 | 74.9 | 荞麦 | 54.0 | 梨 | 36.0 | 花生 | 14.0 |
| 荞麦面条 | 59.3 | 甘薯(生) | 54.0 | 苹果 | 36.0 | | |

(引自:高兰兴.军队营养与食品学.北京:军事医学科学出版社,2008)

2. 食物血糖生成负荷  不同食物中糖类的含量不同,人们的摄入量也存在差异。GI 只考虑到食物中糖类转化成血糖的速率和能力,但实际上这个能力的高低还与糖类的摄入量有关。

食物血糖生成负荷(the glycemic load,GL)综合反映了膳食食物中糖类的数量和质量,是摄入一定量的该食物时,糖类对血糖的真实影响,因此 GL 比 GI 更能全面评价食物引起血糖升高的能力。计算公式如下:

$$GL = \frac{食物血糖生成指数(GI) \times 摄入该食物的实际可利用糖类的含量(g)}{100} \quad (式\ 9\text{-}7)$$

评价标准如下:

GL＞20,表示该食物为高 GL 食物,会对血糖造成较大影响。

GL 在 11~19,为中 GL 食物,对血糖影响一般。

GL＜10 时,为低 GL 食物,可以认为对血糖的影响不大。

用 GI 和 GL 对 2 型糖尿病患者进行教育,与传统食物交换份法联合应用,可帮助患者科学地选择低 GI 和 GL 的食物,对有效控制血糖,减少降糖药的用量或停药,降低糖尿病并发症发病风险,提高糖尿病患者生活质量具有重要的临床意义。

## 二、食物营养价值评价的意义

全面了解各种食物的营养特点,了解在加工烹调过程中食物营养素的变化和损失,对人们科学选购食物和合理搭配营养平衡膳食,更好地维护健康,具有重要的指导意义。

### (一)了解食物营养特点,合理选择及搭配食物

人类的食物是多种多样的,各种食物所含的营养成分不完全相同,各有其营养优势,但也各有其不足之处。如粮谷类食物能提供较多的糖类和能量,但蛋白质营养价值较低;蔬菜水果能提供丰富的维生素、矿物质及膳食纤维,但蛋白质和脂肪含量极少;而肉类蛋白质含量高但不含维生素C;牛奶虽然含钙高,但铁的含量及利用率都较低。除母乳对6个月内的婴儿外,任何一种天然食物都不能提供人体所需的全部营养素。因此,平衡膳食必须由多种食物组成,合理选择,科学搭配,才能满足人体各种营养需求,达到促进健康、预防疾病发生的目的。反之,如果食物选择及搭配存在不合理现象,就会造成某些营养素不足或过剩,从而危害人体健康。比如肥肉,由于其具有高能量、高脂肪的特点,对于能量需求量大或能量不足的人来说是很好的食物选择,但对于一般人如果过多食用就会导致肥胖,并诱发多种慢性疾病。

另外,食物通过合理搭配还可以大大提高营养价值,如将玉米、面粉、大豆混合食用,蛋白质的利用率会提高。这是因为玉米、面粉蛋白质中赖氨酸含量较低、蛋氨酸相对较高,而大豆中蛋白质恰好相反,混合食用可达到蛋白质互补作用。因此,通过科学评价食物营养价值,充分了解食物营养特点,就可引导人们合理选购食物,做到食物多样,营养合理。

### (二)指导食物科学加工

为了适应人们的饮食习惯和爱好,去除或破坏一些抗营养因子,提高营养素吸收利用率,需要对食物进行不同的加工处理,然而食物的加工对食物的营养价值有很大的影响。有些食物经过加工烹调食用更安全,如生大豆含有不利人体健康的抗胰蛋白酶,人食用后会引起不良反应,应通过适当的加工烹调使之失活;有些食物经过加工处理提高了营养价值,如大豆制品、发酵食品等;但许多食物经加工处理会造成大量营养素的流失,如大米、面粉过分提高加工精度,则会造成营养素的大量损失,尤其是维生素$B_1$。了解天然食物营养组成特点,有助于选择合适加工工艺和烹调方法,从而最大限度保存食物中的营养素,使食物具有较高的营养价值。

### (三)了解食物营养缺陷,改造或创制新食品

评价食物营养价值还有助于了解食物营养缺陷,改造或创制新食品。从理论上讲,通过平衡膳食就能完全满足人体的营养需要,但实际生活中人们的膳食结构很难改变,所以必要时可通过营养强化的方法,即通过在食物中补充所缺营养素来满足人体的需要。如向粮食制品中强化必需氨基酸,精白米面中强化B族维生素等。另外,还可以创制新食品,如通过饲料添加的方法来生产高锌奶、高锌蛋等。

(易 龙)

## 第二节 谷 类

谷类食物在我国膳食中占有重要地位,不仅是蛋白质和能量的主要来源,而且也为人体提供了丰富微量营养素。谷类品种繁多,据统计多达 4 万余种。谷类食物主要包括稻米、小麦、高粱、玉米、小米等,是人体能量的主要来源,也是我国的主要粮食作物。

### 一、谷类的营养成分及质量特点

谷类所含营养素主要为糖类(淀粉),其次是蛋白质,脂肪含量一般都不高。谷物中的矿物质多以植酸盐的形式存在,影响矿物质的消化吸收。此外,谷类是膳食 B 族维生素(特别是维生素 $B_1$、维生素 PP)的重要来源。

#### (一)谷类的营养成分

1. 糖类  谷类中糖类的含量最多,达 70% 以上,绝大部分为淀粉,此外还有可溶性糖(单糖和低聚糖)和非淀粉多糖(纤维素、半纤维素和果胶)。淀粉多集中在胚乳的淀粉细胞内,是人类最理想、最经济的能量来源。由于谷类种类和品种的不同,它们的淀粉结构组成也就不同,其溶解度、黏度、消化程度也有差异,这就形成了它们不同的加工特点与食用风味。

谷类淀粉由直链和支链淀粉组成,一般天然谷物淀粉中支链淀粉含量(一般为 70%~80%)高于直链淀粉(一般为 20%~30%)。直链淀粉是由 α-1,4 糖苷键连接而成的线性葡聚糖,易溶于水,但水解缓慢。支链淀粉是由 α-1,4 和 α-1,6 糖苷键连接而成的具有分支结构的葡聚糖,不易溶于水,但极容易水解,一般进入人体 20min 后就可以被淀粉酶水解为葡萄糖,导致血糖迅速升高。与支链淀粉比较,直链淀粉使血糖升高的幅度较小,因此对如何增加食物直链淀粉与支链淀粉比值,专家进行了多项专题研究,目前已培育出直链淀粉含量高达 70% 的玉米品种。

2. 蛋白质  谷类蛋白质的含量因品种、气候、地区及加工方法的不同而异,一般在 10% 左右,燕麦可高达 15.6%。谷类蛋白质主要由谷蛋白、白蛋白、醇溶蛋白、球蛋白组成,主要是醇溶蛋白和谷蛋白。不同谷类各种蛋白质所占的比例不同,比如大米中谷蛋白含量占到蛋白质含量的 80%,小麦、玉米和高粱中的醇溶蛋白和谷蛋白含量分别占到蛋白质含量的 50% 左右和 30% 以上。

谷类蛋白质中的第一限制氨基酸为赖氨酸,其次甲硫氨酸、苏氨酸、色氨酸及苯丙氨酸含量也不高,因而谷类蛋白的营养价值低于动物蛋白。由于谷类食物在膳食中所占比例较大,是膳食蛋白质的重要来源,常采用蛋白质互补和氨基酸强化的方法来提高谷类蛋白质的营养价值。此外,还可通过基因调控的手段改良品种,改善谷类蛋白质的氨基酸组成,如高赖氨酸玉米。

3. 脂类  谷类食物脂肪含量低,一般为 1%~2%,玉米和小米可达 4%,主要集中在胚芽和糊粉层。谷类脂肪质量较好,其中大部分为不饱和脂肪酸,还有少量磷脂。例如从小米胚芽和玉米中提取的胚芽油,80% 为不饱和脂肪酸,其中亚油酸占 60%,具有降低血清胆固醇、防止动脉粥样硬化的作用,是冠心病、高血压、脂肪肝、肥胖症等患者和老年人的理想食用油。目前,从米糠中提取的米糠油富含维生素 E、磷脂、角鲨烯、植物甾醇、谷维素等几十种天然活性成分,吸收率可达 90% 以上,稳定性较好,具有降低机体胆固醇和促进人体生长发育的作用,是国内外公认的营养健康油。

4. 维生素　谷类中维生素含量很少,B 族维生素和维生素 E 是谷类中最重要的维生素。谷类为膳食 B 族维生素的重要来源,如维生素 $B_1$、维生素 $B_2$、维生素 PP、泛酸和吡哆醇,其中以维生素 $B_1$ 和维生素 PP 含量为最高。小麦胚芽中维生素 E 含量丰富,是植物原料中含量最高的,因此小麦胚芽成为研究开发天然维生素 E 的主要原料。谷类中尚未发现有现成的维生素 A,但含有少量类胡萝卜素,如黄色玉米中的 β-胡萝卜素。

谷类加工的程度与维生素含量的高低有着密切的关系,加工的精度越高,保留的胚芽和糊粉层越少,维生素损失就越多。玉米中含有的维生素 PP 为结合型,不易被人体利用,但加碱处理后转变为游离型维生素 PP,就能被机体吸收利用。

5. 矿物质　谷类含矿物质为 1.5%~3%,主要为钙、磷、镁等,因多以植酸盐形式存在,影响了矿物质的吸收利用。谷类食物含铁为 1.5~3mg/100g,且吸收率低。

**(二)谷类的营养质量特点**

谷类食物主要成分是淀粉,淀粉是人类最理想、最经济的能量来源。谷类食物蛋白质含量较低,且生物利用率不高。三种主要的谷类食物小麦、大米和玉米中,小麦的蛋白质含量最高,而大米的含量相对较低;但从氨基酸模式的角度来看,大米蛋白质的质量优于玉米和小麦,其生物利用率也高。谷类食物脂肪质量好,但含量低。谷类含丰富的钙、磷、镁等矿物质,但由于膳食纤维和植酸的存在,消化吸收较低;谷类含有 B 族维生素,但易受加工、烹调等因素影响。谷类食物尽管在营养方面存在许多缺陷,但作为我国居民的主食,仍然是能量、蛋白质、B 族维生素及矿物质的主要或重要来源。

## 二、谷类营养价值的影响因素

谷类的营养价值随着加工、烹调、贮存等条件的影响会发生一些变化。为最大限度地保存谷类食物中的营养素,应选择科学、合理的加工烹饪方法,同时也要特别注重食物的贮存。

1. 加工对谷类营养价值的影响　谷类经加工去除杂质和谷皮,不仅改善谷类感官性状,且利于消化吸收。但由于谷类所含矿物质、维生素、蛋白质、脂肪多分布在谷粒的糊粉层和胚芽内,加工精度越高,营养素损失越大。但如果谷类加工粗糙,虽然保留了较多的营养素,但感官性状差,且消化吸收率也相应下降,因植酸和纤维素含量较多,还会影响其他营养素(如钙、铁、锌等)的吸收。因此,谷类的合理加工十分重要。

在我国,为最大限度地保留各种营养素,并顾及产品的良好感官性状和消化吸收率,将米、面分别加工成精度为"九五"的标准米和"八五"的标准粉。既保证了较好的感官性质和消化吸收率,又比精白米面更多地保留了 B 族维生素、膳食纤维和矿物质。根据营养和经济两方面的要求,采取控制粮食的精度,提高纯度的方针。军供大米、面粉的质量等级除空、海勤人员及医院伤病员供应特等大米、特制一等粉外,陆勤人员一般供应标准一等大米和特制二等小麦粉。

2. 烹调对谷类营养价值的影响　谷类食物经烹调后,使纤维素变软,同时将主要成分淀粉糊化,改善感官性状,促进消化吸收。但烹调加工的过程中,易造成某些营养素的损失。如大米经淘洗后,维生素 $B_1$ 可损失 30%~60%,维生素 $B_2$ 和维生素 PP 可损失 20%~25%,矿物质损失 70%。淘米时水温越高,搓洗次数越多,浸泡时间越长,营养素损失就越大。

在制作米饭时,蒸法较捞蒸方式(即弃米汤后再蒸)B 族维生素损失较少;但米饭在电饭锅中保温,随着时间延长,维生素 $B_1$ 会损失所余部分的 50%~90%。在制作面食时,高温油炸与蒸、烤、烙等方法相比,B 族维生素损失较大。如油条因加碱及高温油炸会使维生素 $B_1$ 全部损失,维生素 $B_2$ 和维生素 PP 仅保留 50%。面食在焙烤时,还原糖和氨基化合物发生褐变反应产生褐色物质,称为美拉德反应,这种褐色物质在消化道中不易被水解,无营养价值,而且使赖氨酸失去效能。为此,应注意控制焙烤温度和糖的使用量。

3. 贮存对谷类营养价值的影响　在适宜的条件下,谷类可以较长时间地贮存,其蛋白质、维生素、矿物质含量变化不是很大。但当贮存条件改变,如相对湿度增大、环境温度升高时,谷粒内酶的活性变大,呼吸作用增强,会促进真菌的生长,发生霉变,不仅使谷类的感官性状、营养价值降低,甚至会引起食物中毒。因此,谷类应在避光、通风、干燥和阴凉的环境中贮存。

## 第三节　蔬菜和水果

蔬菜和水果是人们日常膳食的重要组成部分,蛋白质和脂肪含量低,维生素、矿物质和膳食纤维含量丰富。此外,还含有多种有机酸、芳香物质和色素等非营养素成分,不仅赋予蔬菜水果良好的感官性状,还可增进食欲、促进消化,有些非营养素成分还具有营养保健和生理调节作用。

## 一、蔬菜的营养成分和质量特点

蔬菜是人类摄取维生素、矿物质、膳食纤维等营养物质的重要来源,且含有丰富的植物化学物,如类胡萝卜素、多酚、黄酮类化合物、硫代葡萄糖苷和有机硫化物等,对维持人体正常生理活动、调节体内酸碱平衡、促进肠蠕动、帮助消化、增强免疫功能等具有重要的营养价值。

### (一)蔬菜的营养成分

1. 糖类　蔬菜所含糖类包括可溶性糖、淀粉和膳食纤维。大部分蔬菜的糖类含量较低,仅为 2%~6%,几乎不含有淀粉,但某些根茎菜中糖类含量比较高,如土豆为 16.5%,藕为 15.2%,其中大部分为淀粉。含糖较多的蔬菜有胡萝卜、西红柿、南瓜等,含淀粉较多的是根茎类蔬菜,如土豆、芋头、山药、藕等。

蔬菜中纤维素、半纤维素等含量较高,是人们膳食纤维的主要来源。鲜豆类在 1.5%~4.0%,叶菜类通常达 1.0%~2.2%,瓜类较低,在 0.2%~1.0%。在主食精制程度越来越高的现代饮食中,蔬菜中的膳食纤维在膳食中具有重要的意义。

食用菌中主要的糖类有几丁质、糖原、海藻糖、甘露糖醇及 β-葡聚糖。研究证实,一些葡聚糖如秀珍菇多糖及香菇中的香菇多糖具有抗癌活性。

2. 蛋白质和脂肪　绝大部分蔬菜蛋白质含量很低,通常在 3% 以下。在各种蔬菜中,鲜豆类、菌类和深绿色叶菜的蛋白质含量相对较高,如鲜豇豆的蛋白质含量为 2.9%,金针菇为 2.4%,菠菜为 1.9%～3.7%。蔬菜蛋白质质量较好,赖氨酸特别丰富,尤其是菌类蔬菜,可与谷类产生蛋白质互补作用。

蔬菜中脂肪含量极低,大多数蔬菜脂肪含量不超过 1.0%,属于低能量食品,特别适合体重超重或肥胖人员、高血脂患者及老年人群等。食用菌类的脂质含量很低,脂肪酸超过 10 种以上,其中以油酸和 n-3 系不饱和脂肪酸如亚麻油酸含量最高,占所有脂肪酸的 2/3 以上。

3. 维生素　蔬菜是人体所需维生素的重要来源,新鲜蔬菜含有除维生素 D 和维生素 $B_{12}$ 之外的各种维生素,特别是含有谷类、豆类和动物性食物中所缺乏的维生素 C 和胡萝卜素,具有特殊的膳食意义。

维生素 C 在各种新鲜的绿叶菜中含量丰富,其次是根茎类,一般瓜类含量较少。维生素 C 含量与蔬菜颜色无关,每 100 克的含量多在 10～90mg。每 100 克鲜红辣椒、青花菜、花菜和羽衣甘蓝中维生素 C 含量高达 100～200mg,一般叶菜中的含量也都在 40mg 以上。蔬菜中含量较多的胡萝卜素,主要为 α-胡萝卜素、β-胡萝卜素、γ-胡萝卜素和番茄红素,其中深绿色叶菜和橙黄色蔬菜的含量最高,每 100 克中含量达 2～4g。

含维生素 $B_1$ 较多的蔬菜有金针菜、香椿、藕、芫荽、马铃薯等,维生素 $B_1$ 完全溶解于水,易在洗菜中流失。维生素 $B_2$ 一般在深绿色叶菜和花类蔬菜中含量较多,一般为 0.1mg/100g 左右,如雪里蕻、油菜、菠菜、苋菜、花菜、萝卜缨等。烟酸在蔬菜中含量甚微,含量较多的蔬菜有蘑菇、金针菜、豌豆、茄子、辣椒、香菇、紫菜、芹菜等。富含维生素 $B_6$ 的蔬菜有豌豆、马铃薯、白菜、绿叶蔬菜等。

菌类和海藻类蔬菜维生素 C 含量不高,但维生素 $B_2$、烟酸和泛酸等 B 族维生素含量较高,如鲜蘑菇维生素 $B_2$ 和烟酸含量分别为 0.35mg/100g 和 4.0mg/100g。许多菌类和海藻类都以干制品形式出售,按质量计营养素含量很高,但烹调前水发会造成水溶性维生素的大量流失。

4. 矿物质　蔬菜富含矿物质,其中钾、钙、铁、磷的含量较为丰富。蔬菜是钾、钙和铁的重要膳食来源,其中以钾含量为最高,由于钾盐能促进心肌的活动,对心脏衰弱及高血压有一定的疗效。含钾较高的有豆类蔬菜、辣椒、蘑菇、香菇等。不少蔬菜钙含量超过 100mg/100g,如油菜、萝卜缨、苋菜、芹菜和茴香等。绿叶蔬菜铁含量较高,含量在 2～3mg/100g。含锌丰富的蔬菜有黄豆、扁豆、茄子、大白菜、白萝卜、南瓜等。

5. 其他非营养素活性成分　蔬菜中有机酸的含量为 0.2～0.4g/100g,主要为苹果酸、柠檬酸和酒石酸;蔬菜含有类黄酮化合物、有机硫化物等植物化学物,种类繁多,且活性广泛;另外,蔬菜中还含有一些芳香化合物如植物精油。

**(二)蔬菜的营养质量特点**

蔬菜含水分多,蛋白质及脂肪含量很低;蔬菜是维生素、矿物质、膳食纤维和天然抗氧化物的重要来源,同时蔬菜富含植物化学物等活性成分。维生素 C 在粮食和肉类中含量极少,除动物肝脏外,大都不含维生素 C,而蔬菜中维生素 C 含量丰富,是维生素 C 的主要食物来源。

蔬菜中的铁为非血红素铁,其生物利用率比动物性食物低,人体吸收利用率较差,故应注意荤素搭配。一些蔬菜中的草酸含量较高,如苋菜、菠菜、空心菜等,会影响钙、铁等矿物质的吸收和利用,在食用这些蔬菜之前,应加以适当的处理,以除去过多的草酸。

蔬菜中含丰富的膳食纤维,虽然本身没有营养价值,但具有多种保健作用,如增强肠道功能,有利于粪便排出;有利于控制体重和减肥;具有降低血糖和血胆固醇的作用。因此,多吃新鲜蔬菜对肥胖、高血压、糖尿病、高血脂等慢性疾病的预防和控制有益。

蔬菜的营养价值与蔬菜的颜色、不同采收期有一定关系。例如,胡萝卜素呈橙黄色,主要与叶绿素、叶黄素等共存于细胞叶绿体内,因此具有绿、黄、橙等色泽的蔬菜均含有较丰富的胡萝卜素,尤其是深色的蔬菜,如韭菜、胡萝卜、苋菜、茼蒿、菠菜等,而浅色蔬菜中胡萝卜素含量较低。黄色、粉色、红色洋葱中槲皮素含量要远大于白色品种。不同采收时期的蔬菜,类黄酮含量差异很大,夏季采收的生菜、苣麦菜、韭葱中类黄酮含量比其他季节采收的要高出3~5倍。

## 二、水果的营养成分及质量特点

### (一)水果的营养成分

1. 糖类　水果中所含糖类在6%~28%,主要为葡萄糖、果糖和蔗糖。这几种糖的比例和含量因水果种类、品种和成熟度的不同而异。

水果中的膳食纤维主要是纤维素、半纤维素和果胶,其中较为重要的是果胶。果胶物质的变化与水果的口感有着极为密切的关系。未成熟果实中含大量原果胶,组织呈现坚硬状态;成熟过程中原果胶逐渐水解为果胶,果实变软;过度成熟果实中的果胶被水解为果胶酸,果实过软而无法储存运输。另外,果胶具有增稠、悬浮、形成凝胶等功能性质,因此果胶也是水果加工品的重要成分。

2. 含氮物质　水果中含氮物质为0.1%~1.5%,其中35%~75%是蛋白质,其中也含有游离氨基酸,约占含氮物质的50%。水果中的蛋白质主要为酶蛋白,可参与体内糖类及脂类代谢。其中果胶酶类和酚氧化酶对水果品质影响较大,在果胶酶类的催化下,水果会逐渐软化;酚氧化酶催化可生成黑色素,这就是水果切开后变褐的原因所在。因此在水果产品加工中,抑制酚氧化酶的活性是非常重要的环节。

此外,某些水果蛋白酶类较为丰富,如木瓜、菠萝、猕猴桃等。这些蛋白酶可嫩化肉类,如木瓜蛋白酶已成为食品工业和生化行业的重要原料。

3. 脂类　水果中脂类物质含量很低,多在0.1%~0.5%。少数水果脂肪含量较高,如鳄梨、榴梿、余甘等,如鳄梨脂肪含量达10%以上。水果中脂类物质虽然含量低,但富含磷脂和不饱和脂肪酸,如苹果中50%的脂类组分为磷脂。一些水果或果皮是芳香精油的来源,其脂类物质种类十分丰富。果仁富含油脂,一些果仁还是重要的坚果或药材。

4. 矿物质　水果和蔬菜一样含有人体所需的多种矿物质,其中以钾、钙、镁、磷含量较多,而钠的含量很低。其中草莓、大枣和山楂含铁较高,而且因富含维生素C和有机酸,其铁的生物利用率较高。栽培地区土壤微量元素含量和肥料施用情况不同对水果中微量元素含量的影响较大。水果经脱水处理后的果干,矿物质含量大幅度提高,如葡萄干、桂圆、干枣、无花果干等均为钾、铁、钙等矿物质的良好来源。

5. 维生素　除维生素D和维生素$B_{12}$之外,新鲜水果中几乎含有各种维生素,其中维生素C和胡萝卜素含量丰富;B族维生素普遍较低,与蔬菜相比,含量远低于绿色蔬菜。在各类水果中,鲜枣、草莓、橘、猕猴桃中维生素C含量较多,芒果、柑橘、杏等含胡萝卜素较多,香蕉中叶酸和维生素 $B_6$ 含量较丰富,野生水果维生素C含量普遍超过普通栽培水果。水果中维生素含量受种类、品种、成熟度、栽培地域、气候条件、采收成熟度、储藏时间等的影响,因此,即使同一品种,差异也较大。

6. 其他非营养素活性成分　水果中有机酸含量为 0.2%～3.0%,主要以柠檬酸、苹果酸、酒石酸和抗坏血酸为主,一些水果还含有少量的草酸、水杨酸、琥珀酸、延胡索酸、奎宁酸等。有机酸对维生素C的稳定性具有保护作用,同时具有开胃和促进消化的作用,还能起到螯合和还原的作用,促进多种矿物质的吸收。水果中所含的酚类物质主要包括酚酸类、黄酮类物质、花青素类、原花青素、儿茶素和单宁类等,具有广泛的生理活性。

**(二)水果的营养质量特点**

和蔬菜一样,水果含水分多,蛋白质和脂肪含量低,是提供维生素、矿物质、膳食纤维及植物化学物的重要食物。但从总的营养价值来看,水果较蔬菜逊色。水果中B族维生素含量低,维生素 $B_1$ 和维生素 $B_2$ 通常低于 0.05mg/100g,远低于绿叶蔬菜。除鲜枣、猕猴桃、山楂、柑橘、草莓等富含维生素C的水果外,大部分水果中的维生素C含量明显低于蔬菜。多数水果在胡萝卜素供应方面不及绿叶蔬菜和橙黄色蔬菜重要。人体所摄入的类黄酮物质仅约10%来自水果,多数来自蔬菜。

虽然水果中多种营养素的含量不及蔬菜多,但水果中的糖类、有机酸和芳香物质却多于蔬菜,且水果可以不经烹调直接食用,营养素不会受损失,因此水果可补充膳食中蔬菜摄入的不足,是膳食的必要成分。

## 三、蔬菜、水果营养价值的影响因素

**(一)加工、烹调对蔬果营养价值的影响**

蔬菜中虽含有丰富的维生素和矿物质,但维生素C、B族维生素和矿物质易溶于水,加工烹调不合理,可造成营养素的大量损失。所以蔬菜宜先洗后切,以减少蔬菜切口与水和空气的接触面积,减少维生素和矿物质的人为损失。洗好后的蔬菜,应尽快烹调,不宜放置时间过长,尤其要避免切好的蔬菜长时间地浸泡在水中。

烹调时,应尽可能做到急火快炒。如蔬菜油炒3min,维生素C损失5%左右,10min则达30%。炖菜时间的长短不同,其损失情况也不同,10min损失率为 0.4%～45.2%,30min 损失率显著升高,达 11.4%～66.9%。烹调时加醋及加入少量淀粉,可减少维生素C的损失。胡萝卜素不溶于水,不会随水流失;热稳定性较高,一般加工后的保存率可达 80%～90%。

脱水蔬菜矿物质、糖类、膳食纤维等成分得到浓缩,胡萝卜素损失不大,维生素C有部分损失,损失程度因干制方法的不同而异。一般真空冷冻干燥法的损失最小,长时间暴晒或烘烤损失最大,维生素C损失率最高可达100%。在腌制过程中,蔬菜中的水溶性维生素和矿物质损失严重。速冻蔬菜水溶性维生素有一定损失,但胡萝卜素损失不大。

水果大都以生食为主,不受烹调加热影响,但在加工成制品时,如果脯、果酱、果汁、罐头等,维生素将有不同程度的损失。加工方法不同,维生素损失率也不同,如用晒干、阴干、人工脱水的方法制杏干,其维生素C的损失率分别为 29%、19% 和 12%,而胡萝卜素的损失率为

30%、10%和9%。

#### (二)贮藏对蔬果营养价值的影响

贮藏对果蔬营养价值的影响与贮藏时间、温度、湿度及空气成分有关。维生素保存率随贮藏时间延长而降低。萎蔫和高温能促进维生素C的损失。绿叶蔬菜在室温下24h后,不仅维生素的含量显著下降,而且亚硝酸盐含量迅速上升,温度越高,放置时间越久,损失越多。因此,蔬菜不宜放在室温下,以0~4℃冷藏为好,而且最好放在袋中,以免水分散失。蔬菜在-18℃以下冻藏3个月,营养素含量的变化不大。在-18℃以上贮藏则会发生劣变。干制蔬菜易受氧化的影响,应在真空包装中保存,并降低贮藏温度。

## 第四节　豆类及其制品

豆类(legume)是我国居民的传统食品,是膳食中淀粉、蛋白质和膳食纤维的良好食物来源,富含多种矿物质,不含胆固醇。豆类一般分为大豆类和其他杂豆。大豆包括黄豆、青豆、黑豆等,杂豆包括蚕豆、豌豆、绿豆、芸豆、赤豆等,其中以大豆营养价值最高,是膳食中优质蛋白质的重要来源。豆制品是由大豆或其他豆类作为原料制作的发酵或非发酵食品,如豆腐干、豆皮、豆腐、豆浆等。

### 一、大豆的主要营养成分

#### (一)蛋白质

大豆的蛋白质含量最高可达35%~40%,显著高于谷类。与肉类食物相比,1.0kg大豆所含蛋白质(按40%含量计)相当于2.3kg猪瘦肉或2kg牛肉所含的蛋白质。大豆蛋白质由球蛋白、清蛋白、谷蛋白和醇溶蛋白组成,其中球蛋白含量最多。大豆蛋白质不仅含量高,而且氨基酸模式较好,富含人体需要的各种必需氨基酸,属完全蛋白质。特别是它含有丰富的赖氨酸,其含量比谷类粮食高10倍;苏氨酸比谷类高5倍左右,但是含硫氨基酸(蛋氨酸、胱氨酸)含量较少。因此如果把大豆制品与赖氨酸含量低的其他粮谷类混合食用,可较好地发挥蛋白质的互补作用,从而提高蛋白质的利用率。大豆作为优质蛋白质的来源,对于我国以植物性食物为主的膳食结构有重要意义。

#### (二)脂肪

大豆脂肪的含量为15%~20%,其中黄豆和黑豆较高,以大豆为原料榨成的大豆油是我国居民的主要食用油之一。人体对大豆油的吸收率高达98%,构成大豆油脂的脂肪酸主要以不饱和脂肪酸为主,约占总脂量的85%,其中油酸的含量为32%~36%、亚油酸51.7%~57.0%、亚麻酸2.0%~10%。此外,大豆油脂还含有1.6%左右的磷脂。不饱和脂肪酸和磷脂对于维持细胞膜的正常功能具有重要作用,同时可促进胆固醇在体内的代谢,是高血压、动脉粥样硬化等心血管疾病患者的理想食物。

## （三）糖类

大豆糖类的含量为20%～30%，组成比较复杂，其中一半为能被人体消化利用可溶性糖，如阿拉伯糖、半乳聚糖和蔗糖，淀粉的含量很低；而另一半为不被人体消化和吸收的棉籽糖和水苏糖，又称为大豆低聚糖。

## （四）维生素与无机盐

大豆中维生素含量很少，而且在加工的过程中大部分被破坏掉了。B族维生素如维生素$B_1$、维生素$B_2$的含量在植物性食物中相对较高，还含有较多的维生素E。大豆中无机盐所占的比例为4.0%～4.5%，其中钙含量丰富，每100克黄豆含钙约为191mg，是我国居民膳食钙的良好食物来源。其他无机盐如磷、铁、钾、镁等含量也较高，另外还有钠、锌、铜、铝等无机盐类。但是大豆中的植酸和膳食纤维，与钙、铁等金属离子结合后严重影响了其生物利用率，在加工制作成豆制品后，植酸和膳食纤维大部分被除去，使钙和铁的吸收和利用率得到了大大的提高。

## （五）大豆中的特殊成分

大豆中存在众多的特殊营养成分，包括植物化学物类和抗营养因子。近年来许多营养和流行病学研究表明，豆类的摄入与一些慢性病的发生呈负相关性，这可能与其含有的某些特殊成分有关。进一步研究表明，豆类中的某些特殊成分具有抗氧化、抗肿瘤和控制血糖等活性，适量摄入豆类中的这些特殊成分对人体健康是有益的。

## （六）大豆皂苷和大豆异黄酮

大豆皂苷和大豆异黄酮是大豆中存在的主要植物化学物。大豆皂苷为苷类化合物的一种，属多环类化合物，对热稳定，是引起大豆食品产生苦涩味的因子之一。近年来研究发现，大豆皂苷具有抗氧化、降血脂、提高机体免疫力、抗肿瘤、调节心脏血管等多种生理功能。大豆异黄酮是大豆生长过程中形成的一类次生代谢产物，属于生物黄酮中的一种，也是一种植物雌激素，100g大豆含异黄酮约128mg。它主要分布于大豆种子的子叶和胚轴中，种皮中含量极少。大豆异黄酮主要成分包括染料木黄酮、黄豆苷原、大豆黄素，具有延缓女性衰老、改善更年期症状和预防癌症、心血管疾病、骨质疏松等生理功能。

## （七）大豆磷脂和甾醇

大豆磷脂是指以大豆为原料所提取的磷脂类物质，由卵磷脂、脑磷脂、磷脂酰肌醇、游离脂肪酸等成分组成的复杂混合物。大豆卵磷脂是一种纯天然营养活性，对营养相关慢性疾病具有一定的预防作用。大豆甾醇含量为0.1%～0.8%，其含量远远高于谷类、薯类、蔬菜、水果等植物性食物。大豆甾醇在体内吸收方式与胆固醇相似，但吸收率仅为胆固醇的5.0%～10%，因此进入人体后，能够竞争性地抑制胆固醇的吸收，促进胆固醇的排泄，故对心血管疾病具有防治作用。

## 二、大豆制品的营养质量特点

传统的豆制品是以大豆为原料加工制成的各类食品,分为发酵豆制品如腐乳、臭豆腐、豆豉、豆瓣酱、豆油等,以及非发酵豆制品如豆腐、豆腐干、豆浆、豆芽等。非发酵豆制品在加工过程中一般要经过浸泡、磨碎、加热等处理,使其中所含的抗胰蛋白酶被破坏,大部分纤维素被除去,蛋白质消化率可由加工前的65%提高到90%以上。

### (一)豆腐

蛋白质含量为4.0%～8.0%。大豆经过浸泡、过滤、煮浆等加工后,去除了大量的粗纤维和植酸,胰蛋白酶抑制剂和植物红细胞凝集素也被破坏,蛋白质的消化利用率大大提高,可达92%～96%,是蛋白质的良好来源。另外,豆腐在制作过程中加入了石膏(硫酸钙)和卤水(主要成分硫酸镁、硫酸钙),钙和镁含量也大大增加。

### (二)豆腐干

经豆腐压榨成型,排除大量水分制作成的豆腐干,蛋白质和营养成分浓缩,豆腐丝、豆腐皮等水分含量更低,蛋白质可高达20%～45%。

### (三)豆浆

豆浆的营养成分含量与制作过程中的加水量密切相关。一般来说,豆浆的蛋白质含量近似牛奶,并且不含动物性的饱和脂肪酸,铁含量为牛奶的4倍,是深受人们喜爱的价廉物美的营养饮品。

### (四)豆芽

一般是以大豆和绿豆为原料在适宜的水分和温度下发芽生成。蛋白质在发芽过程中分解成氨基酸或多肽,同时抗胰蛋白酶因子被破坏,提高了蛋白质的生物利用率。发芽过程中,维生素含量倍增,尤其是维生素C,发芽前几乎为零,发芽后可达6～8mg/100g。

### (五)发酵豆制品

发酵豆制品经过微生物的作用,一些营养成分被分解,如蛋白质被分解成多肽、氨基酸,有利于蛋白质的消化吸收,同时还产生了一些生理活性成分,具有很好的保健作用。如某些多肽具有降血压的作用,发酵转化生成的苷元型异黄酮比原有的异黄酮更易吸收,具有更强的降低血胆固醇、减少患冠心病危险的功能。同时,豆类经过发酵,维生素$B_2$、维生素$B_6$和维生素$B_{12}$等B族维生素的含量大大增加。另外,豆制品生物发酵过程中,还可形成有机酸、氨基酸等,具有特殊的形态和风味,能刺激食欲,有助于人体的消化吸收。

## 三、其他豆类的营养价值

其他豆类(杂豆)主要有豌豆、赤豆、绿豆、蚕豆、芸豆、红豆、小豆等。与大豆比较,其蛋白质含量较低,一般约为20%,脂肪含量极低,为1.0%～2.0%,糖类为50%～60%,主要以淀粉形式存在。杂豆中的其他营养素与大豆近似,也是营养价值较高的食物。

## 第五节 畜禽肉和鱼类

畜、禽类和水产品属于动物性食物,营养丰富,口感好,饱腹作用强,是我国居民日常膳食的重要组成部分。根据肉的颜色,猪肉、牛肉、羊肉等畜肉被称为"红肉",而鸡肉、鸭肉、鹅肉等禽肉和鱼肉、海鲜等被称为"白肉"。肉的颜色与肌肉中肌红蛋白的含量有关,肌红蛋白含量越高,肉的颜色就越红。总体来讲,这类食物含有丰富的优质蛋白质、脂肪、维生素和矿物质。

### 一、畜肉类的营养成分

畜肉类是指猪、牛、羊、兔、马、犬、驴等牲畜的肌肉、内脏及其制品。主要提供蛋白质、脂肪、无机盐和维生素。动物因其种类、年龄、肥瘦程度及部位的不同营养素的含量而异。肥瘦不同的畜肉中脂肪和蛋白质的变动较大,动物内脏脂肪含量少,蛋白质、维生素、无机盐和胆固醇含量较高。畜肉类食品经适当加工烹调后不仅味道鲜美、饱腹作用强,且易于消化吸收。

1. 蛋白质　畜肉蛋白质含量为10%～20%,主要存在于肌肉组织中。按照蛋白质在肌肉组织中存在的部位不同,又分为肌质中的蛋白质(占20%～30%)、肌原纤维中的蛋白质(占40%～60%)、间质蛋白(占10%～20%)。

畜肉类蛋白质含有充足的人体必需氨基酸,而且在种类和比例上接近人体需要,易消化吸收,所以蛋白质营养价值很高,为优质蛋白质。皮肤和筋腱主要由结缔组织构成,存在于结缔组织中的间质蛋白,虽然含量高,但主要是胶原蛋白和弹性蛋白,其必需氨基酸组成不平衡,如色氨酸、酪氨酸、甲硫氨酸含量很少,故蛋白质的利用率低,为不完全蛋白质。畜肉类蛋白质的含量与动物品种、年龄、肥瘦程度及部位有关。同样为瘦肉,牛肉蛋白质含量为20%,羊肉为11%,猪肉为9.5%,兔肉、马肉、鹿肉和骆驼肉为20%左右,狗肉为17%。

此外,畜肉中含有可溶于水的含氮浸出物,包括水溶性肌溶蛋白、肌肽、肌酸、肌苷、嘌呤和氨基酸等含氮浸出物,使肉汤具有鲜味,成年动物含氮浸出物含量较幼年动物高。

2. 脂肪　畜肉的脂肪含量与肥瘦程度及部位密切相关。猪肉脂肪含量最高,其次为羊肉、牛肉和兔肉。同样的猪肉,肥猪肉脂肪含量达90%,猪里脊肉含脂肪7.9%,猪前肘肉含脂肪31.5%,猪五花肉含脂肪35.3%,牛五花肉含脂肪5.4%,瘦牛肉含脂肪2.3%。

畜肉的脂肪以饱和脂肪酸为主,熔点较高,主要成分是三酰甘油,少量卵磷脂、胆固醇和游离脂肪酸。动物内脏脂肪含量低,但胆固醇含量高,如猪肉胆固醇为81mg/100g,猪脑为2571mg/100g,猪肝为288mg/100g,猪肾345mg/100g,牛瘦肉58mg/100g,牛肝297mg/100g,牛脑2447mg/100g。因此,对于血脂异常、血胆固醇比较高的人群,在日常膳食中要尽量减少动物内脏的摄入量。

3. 糖类　畜肉中的糖类以糖原形式存在于肌肉和肝脏中,含量极少,为1.0%～3.0%,平均1.5%。畜肉宰前过度疲劳可使糖原含量下降,同时宰后畜肉后熟过程中,由于酶的分解作用,糖原含量逐渐下降。

4. **矿物质** 畜肉矿物质总含量占 0.8%～1.2%。瘦肉内矿物质的含量高于肥肉,内脏中含量高于瘦肉。肝脏、全血中铁的含量高,为 6.2～25mg/100g,而且主要以血红素铁的形式存在,消化吸收率高,是膳食铁的良好来源。但畜肉钙的含量低,为 7.9mg/100g。此外,畜肉中还含有丰富的磷、硫、钾、钠、铜等。牛肾、猪肾中微量元素硒的含量很高,是其他一般食物的数十倍。

5. **维生素** 畜肉含有丰富的维生素,其中主要以 B 族维生素和维生素 A 含量丰富。内脏中维生素的含量高于肌肉,特别是肝脏。肝脏中含有丰富的维生素 A 和维生素 $B_2$。维生素 A 的含量在羊肝、牛肝中最高,我国中医学很早就采用羊肝来治疗夜盲症。维生素 $B_2$ 则在猪肝中含量最高。

## 二、禽肉的营养成分

禽肉包括鸡、鸭、鹅、鸽、鹌鹑、火鸡、鸵鸟等的肌肉、内脏及其制品。

1. **蛋白质** 禽肉的营养价值与畜肉相似,蛋白质含量为 10%～20%,因动物的种类、年龄、肥瘦程度及部位而异。在禽肉类中,鸡肉的蛋白质含量较高,约为 20%,鸭肉约 16%,鹅肉约 18%,鹌鹑蛋白质含量高达为 20%。同为鸡肉,鸡胸脯肉蛋白质含量约为 20%,而鸡翅约为 17%。禽肉蛋白质的氨基酸组成接近人体需要,但质地较畜肉细嫩且含氮浸出物多,同时禽肉的结缔组织和脂肪均匀相间分别,所以禽肉炖汤的味道较畜肉鲜美,老禽肉比幼禽肉含氮浸出物多,故其肉汤更为鲜美。

2. **脂肪** 禽肉类脂肪含量也因动物品种、年龄、肥瘦程度、部位等不同而有较大的差异。火鸡和鹌鹑的脂肪含量较低,在 3.0% 以下;鸡和鸽子的脂肪含量类似,在 14%～17%;鹅和鸭的脂肪含量约为 20%。与畜肉相比,禽肉类脂肪含量较少、熔点较低,且含有 20% 的亚油酸,易于消化吸收。鸡肉皮下组织中的脂肪含量较高,达 20% 以上,因此带皮鸡肉的脂肪含量较无皮部分高,如鸡翅膀的脂肪含量为 12%。禽肉类的胆固醇含量比畜肉类低,每 100 克鸡肉中含胆固醇 117mg。总的来说,禽肉类的脂肪营养价值高于畜肉类。

3. **糖类** 肉类糖类的含量与畜肉类似,平均约为 1.5%,主要储存于肝脏和肌肉中。宰前过度疲劳,糖原含量降低;宰后放置时间过长,因为酶的作用,使糖原的含量逐渐降低,乳酸相应增高。

4. **矿物质和维生素** 肉的矿物质和维生素含量与畜肉类似。鸡肉中的维生素 $B_2$ 含量较牛羊肉低,维生素 $B_1$ 含量不及猪肉,但富含烟酸。与其他肉类一样,鸡肉是铁和锌等微量元素的良好来源。

## 三、鱼类的营养成分

1. **蛋白质** 鱼肉蛋白质中肌质蛋白占总蛋白的 16%～22%,收缩蛋白约占 75%,结缔组织蛋白约占 3%。鱼类的蛋白质含量因鱼的种类、年龄、肥瘦程度及捕获季节不同而有较大的区别,一般为 15%～20%,平均 18% 左右。黄鱼蛋白质含量为 18.1%,鲢鱼为 18.6%,鲤鱼为 17.3%,鲫鱼为 13%。鱼类的蛋白质含有人体必需的各种氨基酸,尤其富含亮氨酸和赖氨酸,属于优质蛋白质。鱼肉的肌纤维短而细,间质蛋白少,水分含量高,组织软而细嫩,较畜、禽肉更易消化,蛋白质的吸收率达83%～90%。存在于鱼类结缔组织和软骨中的含氮浸出物主要为胶原和黏蛋白,煮沸后成为溶胶,是鱼汤冷却后形成凝胶的主要物质。另外,鱼类还含有较多其他含氮浸出物,如游离氨基酸、肽、胺类、胍类、嘌呤类等,是鱼汤的呈味物质。

2. 脂类　鱼类含脂肪很少,一般为1.0%～10%,且分布不均匀,其主要分布在皮下和内脏周围,而肌肉组织中含量很少。鱼类中的脂肪含量变化很大,不仅与种类有关,还与鱼龄、季节、食物摄取度及摄食习惯等有关。如鲫鱼的脂肪含量为1.1%,鲤鱼为5.0%,鲢鱼为4.0%,带鱼为3.8%,黄鱼为0.8%,鳀鱼为12.8%,而鳕鱼的脂肪含量仅为0.5%。

鱼肉的脂肪组成与畜肉不同,以不饱和脂肪酸为主(一般占80%以上),熔点低,常温下为液态,消化吸收率可达95%。与其他水产品相比,鱼类脂肪是含有5个和6个双键的多烯不饱和脂肪酸的重要来源,如ω-3多不饱和脂肪酸存在于鱼油中,主要为EPA和DHA,具有降低血脂、防治动脉粥样硬化作用。

鱼肉的胆固醇与畜肉类瘦肉接近,低于畜禽类肥肉、内脏及蛋类。鱼类的胆固醇含量一般约为100mg/100g,但鱼籽中含量较高,如鲳鱼籽胆固醇含量为1070mg/100g,虾籽胆固醇为896mg/100g,因此对于血脂异常、胆固醇含量较高的人群,在食用鱼籽时要尤其注意。

3. 糖类　与畜、禽肉类一样,鱼类中糖类含量较低,约为1.5%,有的鱼类甚至不含糖类,如鲳鱼、鲢鱼、草鱼、青鱼、鲈鱼等。糖类主要以糖原的形式贮藏在肌肉和肝脏中,此外还有黏多糖类,如硫酸化多糖(包括硫酸乙酰肝素、硫酸软骨素、硫酸角质素等)和非硫酸化多糖(包括透明质酸、软骨素等)。

4. 矿物质　鱼类矿物质含量占1.0%～2.0%,磷的含量占总灰分的40%,硒和锌含量丰富,此外钙、钠、氯、钾、镁含量也较高。钙的含量较畜肉高,为钙的良好来源。鱼类中的铁含量与肉类相当或略低。海鱼中特别富含碘、锌、铁等微量元素。海鱼中碘的含量一般为50～100μg/100g,而淡水鱼中碘的含量仅为5～40μg/100g。

5. 维生素　除几乎不含维生素C外,鱼肉含有一定量的维生素A、维生素D、维生素E、维生素$B_1$、烟酸,维生素$B_2$含量较高,如黄鳝含维生素$B_2$为2.08mg/100g。海鱼的肝脏含丰富的维生素A和维生素D。一些鱼类食品中含有硫胺素酶和催化硫胺素降解的蛋白质,因此大量食用生鱼可能造成维生素$B_1$缺乏,但加热可破坏此酶。鱼类的维生素$B_1$含量低于肉类,但维生素A含量高于肉类,食用鱼类可补充维生素A。例如,食用100g鲮鱼肉可获得维生素A 125μg,相当于成年男性一日需要量的15%。某些海鱼肝脏是维生素A、维生素D的极丰富来源,过量食用这些鱼肝可发生维生素A、维生素D中毒。

在膳食中用鱼类替代一部分肉类,既可改善口味,又能改善营养平衡,对身体是十分有益的。就营养价值而论,鱼类的价格与其营养素含量没有关系。例如,廉价的鲢鱼和昂贵的鳗鱼其蛋白质含量几乎相同,约为18%。

## 四、畜禽肉类及鱼类的营养价值特点及合理利用

鱼含有优质蛋白,是婴儿添加辅食时首选的动物蛋白质,但鱼汤里含的蛋白质少,鱼肉含的蛋白质多。因此鱼肉比汤更营养,婴儿应吃鱼肉,而不是喝汤。许多人认为鸡汤中的养分多

于鸡肉,这是一种误解。鸡汤中溶解了鸡肉的可溶成分,包括氨基酸、蛋白质、B族维生素和部分矿物质,但总的来说,大部分蛋白质和矿物质仍然留在鸡肉中。因此,不可食汤而弃肉。日常生活中,还应尽量多食用"白肉",控制"红肉"的摄入量。大量的流行病学调查发现,"红肉"摄入过多与结肠癌、乳腺癌、冠心病等慢性病的发病呈正相关。

通常的加工烹调方法对蛋白质影响不大,而且经烹调后,蛋白质更有利于消化吸收。但是当温度过高时,可降低蛋白质生物学价值。维生素的损失也与加热程度有关。在高温制作过程中,B族维生素损失较多;而在炖、煮时,维生素及矿物质损失不大。如猪肉切丝用炒的方法,维生素$B_1$可保存87%,用蒸肉丸方式保存率为53%,用清炖猪肉方式时(用大火煮沸后用小火煨30min)维生素$B_1$可保存40%。烧肉不宜过早放盐,因为盐易使肉中的蛋白质发生凝固,使肉块缩小,肉质变硬,且不易烧烂;冻肉不宜放在高温中解冻,冻肉如在火炉旁、沸水中解冻,肉组织中的水分不能迅速被细胞吸收而流出,就不能恢复其原来的质量。遇高温,冻肉的内部温度不易扩散,使细菌繁殖,肉容易腐败。新鲜肉买来洗净后放入冰箱,可以起到杀菌效果,不会影响蛋白质的质量。

## 第六节 蛋 类

蛋类包括鸡、鸭、鹅、鹌鹑、鸽子等的蛋。各种蛋的结构和营养价值基本相似,其中食用最普遍、销量最大的是鸡蛋。蛋类在我国居民膳食构成中所占比例1.4%,主要提供高营养价值的蛋白质。蛋类制成的蛋制品有皮蛋、咸蛋、冰蛋、干蛋白粉等。

### 一、蛋的营养成分和营养价值特点

蛋类对人类有益的主要营养成分集中在蛋壳内部。蛋白是壳下皮内半流动的胶状物质,体积占全蛋的57%~58%,包括两部分,外层为中等黏度的稀蛋清,内层包在蛋黄周围的为角质冻样的稠蛋清。蛋黄多居于蛋白的中央,由系带悬于两极,蛋黄体积占全蛋的30%~32%。

蛋类的糖类含量很少,约1%。蛋清主要含甘露糖和半乳糖;蛋黄中主要含葡萄糖,多以与蛋白质结合形式存在。

蛋白质的含量约为12.8%,主要为卵清蛋白及卵黄磷蛋白。前者在蛋清中,后者在蛋黄中,它们都是优质蛋白,鸡蛋蛋白不但含有人体需要的各种氨基酸,而且氨基酸模式与合成人体组织蛋白所需模式相近,容易消化吸收,生物学价值达95,是天然食物中营养价值最高的蛋白质,即最理想的优质蛋白质。所以在评价食物蛋白质质量时,常用鸡蛋蛋白质作为参考蛋白。

蛋类98%的脂肪存在于蛋黄内,呈乳化状,易于消化吸收。蛋黄脂肪含量约为28.2%,其中三酰甘油占62%~65%,磷脂占30%~33%,固醇占4%~5%。蛋黄是磷脂的良好食物来源,蛋黄中的磷脂主要是卵磷脂和脑磷脂。蛋类胆固醇含量较高,一个鸡蛋中的胆固醇含量为200~300mg,尤其鸡蛋蛋黄中胆固醇含量高达1510~1705mg/100g。

蛋类含有十分丰富齐全的维生素与矿物质,多集中于蛋黄中。以鸡蛋为例,蛋黄中包括所有的 B 族维生素及维生素 A、维生素 D、维生素 E、维生素 K 及少量的维生素 C，矿物质包括钙、磷、铁、钾、钠、镁等，如磷为 240mg/100g，钙为 112mg/100g。此外，还有其他多种营养素如叶酸、DHA、锌和硒等。鸡蛋中铁含量虽然较高，可达 7mg/100g，但由于与蛋黄中的卵黄磷蛋白结合而对铁的吸收具有干扰作用，故蛋黄中铁的生物利用率较低。蛋中的磷很丰富，但钙相对不足，所以，将奶类与鸡蛋共同喂养婴儿就可营养互补。鸡蛋中维生素 A、维生素 $B_2$、维生素 $B_6$、维生素 D、维生素 E 及生物素的含量也很丰富，特别是蛋黄中，维生素 A、维生素 D 和维生素 E 与脂肪溶解容易被机体吸收利用。但是，鸡蛋中维生素 C 的含量比较少，应注意与富含维生素 C 的食品配合食用。

## 二、蛋类食品的合理利用

蛋类食用比较方便，蒸、煮、煎、炒、拌皆可。然而，蛋类不宜生吃。因为①蛋容易受到微生物污染如沙门菌，特别是放置过久的鸡蛋或者是病鸡所产的蛋，生食会感染病菌或引起消化系统疾病。②生蛋清中含有抗生物素蛋白酶和抗胰蛋白酶，抗生物素蛋白酶能与生物素在肠道内结合，影响生物素的吸收，食用者可引起食欲减退、全身无力、毛发脱落、皮肤发黄、肌肉疼痛等生物素缺乏的症状；抗胰蛋白酶能抑制胰蛋白酶的活力，妨碍蛋白质消化吸收。③生蛋清是一种流动的胶体物质，未经热处理变性，不易消化。烹调过程中煮 10min 以上可以杀灭沙门菌，煮熟的蛋白质结构由致密变为松散，易为人体消化吸收，且加热能破坏抗生物素和抗胰蛋白酶，蛋白质的消化吸收和利用更完全。在一般烹调加工条件下，如荷包蛋、油煎蛋、炒蛋或带壳蒸煮时，除维生素 $B_1$ 少量损失外，对其他营养成分影响不大。

# 第七节　奶类及其制品

奶类即哺乳动物的乳汁，是由水、蛋白质、乳糖、水溶性矿物质、维生素及细小的脂肪微粒等构成的成分复杂的乳胶体。它是一种营养成分齐全、组成比例适宜、易消化吸收、营养价值高的天然食品。乳类中以牛奶食用最普遍。

## 一、奶的营养成分

1. **蛋白质**　与人乳相比，牛奶含有更多的蛋白质，为 2.8%～3.3%，主要由酪蛋白 (79.6%)、乳清蛋白(11.5%)和乳球蛋白(3.3%)组成。牛奶消化吸收率高(87%～89%)，生物学价值为 85，其必需氨基酸含量及构成与鸡蛋近似，利用率高，属优质蛋白。就所含蛋白质而言，牛奶和人乳差别非常大。例如人乳中不含有 β-乳球蛋白，而 β-乳球蛋白正是牛奶引起变态反应的主要成分。另外，牛奶中含有近 80% 的酪蛋白，而人乳中仅含有 40%。在胃中，酪蛋白能形成坚韧的凝乳从而难以被消化。并且，牛奶和人乳中所含的酪蛋白种类也不同。人乳中含有较多的 β-酪蛋白，与牛奶中存在的 αs-酪蛋白特别是 αs1-酪蛋白相比，β-酪蛋白更容易被胃蛋白酶水解。此外，由于牛奶中蛋白质含量较人乳高 3 倍，且酪蛋白与乳清蛋白的构成比与人乳蛋白正好相反，因此，作为达到婴儿配方奶粉则需要调节牛奶中的乳清蛋白的含量，但是其生物价和消化率仍略低于人乳。奶蛋白质氨基酸组成模式接近理想蛋白质,高于肉类,容易被人体消化吸收。奶蛋白质含赖氨酸丰富,与谷类食品有良好互补作用。

羊奶的蛋白质含量为 1.5%,低于牛奶;蛋白质中酪蛋白的含量较牛奶略低,其中所含酪蛋白在胃中所形成的乳凝块较小而细软,更容易消化。婴儿羊奶的消化率可达 94% 以上。牦牛奶和水牛奶的蛋白质含量明显高于普通牛奶,在 4% 以上。

2. 脂肪 乳脂的成分非常复杂,由大量的脂肪酸和其他脂类分子组成。全脂牛奶含有 3.0%~5.0% 的脂肪,其特点是以极小的微粒均匀分散于奶中,有利于消化吸收,吸收率可达 94.5%~98.4%。与人乳相似,主要含三酰甘油(占 97%~98% 总脂质按重量计),包括各种长度(4~24 个碳原子)和饱和度水平的脂肪酸。目前牛奶中业已明确的脂肪酸种类已超过 400 种。100g 全脂牛奶含有约 1.9g 饱和脂肪酸。单不饱和脂肪酸-油酸(C18:1cis-9)是牛奶中含量最丰富的不饱和脂肪酸(约 0.8g/100g 全脂牛奶)。全脂牛奶含有约 0.2% 多不饱和脂肪酸。牛奶中还含有少量的卵磷脂和胆固醇。牛奶中的脂肪以微粒状的脂肪球形式高度分散于乳浆中,且这些脂肪以短链脂肪酸为主,是鲜奶具有乳香味和良好口感的重要原因。高达 5% 的脂肪酸可在牛奶的加工过程中被衍生为反式脂肪酸,进而影响人体健康。

肥胖和心血管疾病的发病率逐年增高的问题促使乳制品行业对乳脂肪的含量进行调整。市售的全脂乳、脱脂乳和低脂乳,指的是不同乳及乳制品中的脂肪含量。脱脂奶和低脂奶是原料奶经过脱脂工艺,使奶中脂肪含量降低的奶制品。低脂奶脂肪含量为 0.5%~2%,脱脂奶中脂肪含量低于 0.5%。脱脂奶和低脂奶大大降低了脂肪和胆固醇的摄入量,同时又保留了牛奶的其他营养成分,适合于肥胖人群,以及高血脂、心血管疾病、糖尿病和脂性腹泻患者等要求低脂膳食的人群,也适合于喝奶较多的人群。

3. 糖类 鲜奶中糖类占 3.4%~7.4%,与不同种类的奶有关。鲜奶中的糖类主要是乳糖,乳糖是由葡萄糖和半乳糖组成的双糖,甜度是蔗糖的 1/6,人乳中含乳糖最高,羊奶居中,牛奶最少。100g 牛奶含有约 5g 乳糖。牛奶中的乳糖可以提供能量,连同乳寡糖可促进生长,调节胃酸,帮助粪便软化,促进肠道的蠕动和消化液的分泌,并增强水、钠和钙的吸收。乳糖非常重要的作用在于可以促进钙的吸收,帮助调整肠道菌群。乳糖酶可使乳糖分解为葡萄糖和半乳糖,人体肠道中乳糖酶数量或活性的缺乏可导致乳糖不耐症,表现为饮奶后不同程度的腹部不适、腹胀、腹泻和胀气。单纯用牛奶喂养婴儿时,应以米汤稀释并添加适量蔗糖,以提供充足的热能、与人乳相当的甜度及与人乳相当量的蛋白质。

4. 矿物质 牛奶中矿物质含量较稳定,为 0.7%~0.75%,富含钙、磷、钾、镁、硒、维生素 $B_2$、维生素 $B_{12}$ 和泛酸,其中钙含量丰富,约为 110mg/100ml,且钙、磷比例合适(人乳为 1:1,牛奶为 1.2:1),故容易吸收利用。牛奶中铁、钠含量很低,对于生长发育非常迅速的青少年,要同时增加富含铁的食物的摄入,如红色的肉类等。与母乳相比,由于牛奶含有较高的矿物质和蛋白质,对婴儿会造成高的肾溶质负担。国际准则和大多数国家的政策建议纯母乳喂养应至满 6 个月。而根据 WHO 的指导,婴儿 12 个月以后才应给予未经稀释的牛奶,且应同时服用铁补充剂或铁强化食品。

牛奶还含有铜、锌、锰、碘、氟等必需微量元素,大部分与有机酸结合形成盐类,少部分与蛋白质结合或吸附在脂肪球膜上,由于牛奶中成碱性元素占优势,因而牛奶为成碱性食品。乳中的矿物质含量因饲料、品质、泌乳期等因素而有所差异,初乳中含量最高。牛奶中不含抑制矿物质的生物利用度的物质,比如植酸盐和草酸盐。当牛奶与含有抑制剂的食物一起食用时,其中,钙的吸收会由于草酸盐的存在略有下降,但受植酸盐影响不大。此外,牛奶中的乳糖和某些氨基酸还可促进矿物质的吸收,但牛奶中的矿物质吸收率并不大于矿物盐。

5. 维生素　牛奶几乎含有人体所需的各种维生素,是水溶性和脂溶性维生素的优质来源。牛奶可以提供丰富的维生素 $B_2$、维生素 $B_1$、维生素 $B_6$、维生素 A 和泛酸。总体来讲,牛奶是 B 族维生素的良好来源,尤其是维生素 $B_2$。B 族维生素主要是瘤胃中微生物产生,含量受饲料影响较少,但是叶酸含量受季节影响,维生素 $B_{12}$ 含量受钴含量的影响。维生素含量与奶牛喂养方式也密切相关,围栏奶牛所产的奶与自然放牧的奶牛相比,维生素含量略低,尤其是胡萝卜素和维生素 C。而脱脂牛奶在脱脂的过程中脂溶性的维生素会有一定程度的丢失。

牛奶中还含有其他的微量的与人体健康密切相关的物质,如酶类、有机酸、生物活性物等。其中酶类有溶菌酶,具有一定的抗菌作用。牛奶中含的核酸比较少,可用于痛风患者。牛奶的酸度约为 6.6,以柠檬酸为主。

牛奶中含有生物活性物质。乳铁蛋白可以促进人体对钙、铁的吸收。牛奶还含有激素样物质,如微量的雌激素、胰岛素样因子Ⅰ等,还有活性肽类、共轭亚油酸等。这些生物活性物质含量虽然非常少,但是是对人体健康有功效的微量营养成分。因此,牛奶及奶制品已成为人类膳食中不可或缺的一部分,除对人体生长发育有着重要作用外,研究表明,饮奶与骨骼健康、体重保持和改善肥胖、代谢性疾病如 2 型糖尿病、心血管疾病、肿瘤、高血压等关系密切。

由于羊的饲料中青草比例较大,故羊奶中维生素 A 的含量高于牛奶。羊奶中 B 族维生素含量比较丰富,但其中叶酸及维生素 $B_{12}$ 含量低,如果以羊奶作为婴儿的主食,容易造成生长迟缓及贫血,所以不适合 1 岁以下的婴幼儿。

奶类的水分含量在 86%～90%,与其他食物比较,摄入相同量的食物,其营养价值较高但是提供的营养物质较少。

## 二、奶制品的营养价值特点

奶制品种类较多,常见的奶制品包括液态奶、酸奶、奶粉、奶酪、炼乳等。

### (一)液态奶

生鲜乳未经消毒常含有包括致病菌在内的细菌,容易造成食品卫生问题。液态奶是指健康牛乳汁经过有效的加热杀菌方式处理后可供食用的鲜奶。根据脂肪含量可分为全脂牛乳(含乳脂肪在 3.1% 以上)、低脂牛乳(含乳脂肪 1%～2%)、脱脂牛乳(含乳脂肪 0.5% 以下)。市售常见的液态奶根据消毒方式的不同主要有两种,巴氏消毒奶和超高温瞬时灭菌奶(UHT 奶)。巴氏消毒奶是指牛乳在 100℃ 以下消毒(如 62～65℃ 下保持 30min),再经冷却、包装所得的产品。而 UHT 奶是将牛乳加热至 130～150℃,保持 0.5～4s 灭菌而制得。巴氏消毒奶多以新鲜纸盒包装,由于仅对牛奶中致病菌进行消毒,其保质期非常短,通常为 7～12d,且要求在 2～6℃ 存放。巴氏消毒奶由于采用较温和的杀菌方式加工,因此最大限度地保留了牛奶的天然特质和营养成分。UHT 奶也称常温奶,是市面上最常见的,以利乐包装,由于采用灭菌技术,其保质期比较长,通常在常温下保存达半年以上。牛奶中最重要的四种营养素分别为赖氨酸、钙、维生素 $B_2$ 和维生素 $B_{12}$。与巴氏奶相比,UHT 奶在灭菌工艺中有一些 B 族维生素会略有损失,但保存率在 80% 以上,而其他人类所需的维生素含量较低,因此并未降低牛奶的营养价值。

家庭饮用生鲜乳最简单方便的方式就是加热煮沸,可以去除其中的有害菌,以达到消毒的目的。需注意的是,市售的还原乳,也称复原乳,是全脂奶粉加水勾兑而成的液态奶,其营养价值与鲜奶相比存在一定的营养损失。此外,牛奶作为优质的营养素强化载体,也包括强化牛乳,即添加多种维生素、矿物质如维生素 A、维生素 $B_1$、维生素 $B_2$、维生素 $B_6$、钙等以供特殊营养需求。

### (二)酸奶

酸奶是鲜奶经过严格消毒后,接种特定能够产生乳酸的细菌(通常用于制作酸奶的菌群为保加利亚乳杆菌和嗜热链球菌),经发酵作用而制成的奶制品。由于发酵过程中产生的乳酸凝结牛奶中的蛋白质,使鲜奶变得浓稠并赋予了酸奶醇厚及特殊的酸爽风味。酸奶通常被列为健康食品,因为酸奶的营养价值非常高,是蛋白质、钙和钾的优质来源。酸奶还提供许多人体必需的维生素和矿物质,并且能量较低。酸奶在加工过程中,乳蛋白经过发酵形成细微的凝乳,部分蛋白质分解形成游离氨基酸和小分子的肽,变得更加易于人体消化吸收。发酵使大部分的乳糖转化为乳酸,与鲜奶相比,酸奶中的乳糖含量大大降低;更重要的是,酸奶中活菌所含 β-半乳糖苷酶可帮助分解小肠中乳糖;此外,相对于鲜奶,酸奶需要更长时间通过消化道,从而使乳糖得到有效分解,因此,酸奶更加适合乳糖不耐症人群。此外,在酸奶加工过程中叶酸含量显著增加,约是牛奶中叶酸含量的 2 倍。

酸奶含有丰富的肠道益生菌,通常含活性乳酸菌 $10^6 \sim 10^8$ CFU/ml。这些肠道益生菌是指能够在人体肠道定居,而有利于健康的活性微生物,如双歧杆菌和乳酸杆菌等能够改善便秘和消化不良等肠道健康问题,还能够适当提高免疫力。近年来研究发现,人体肠道微生态与许多慢性疾病如心血管疾病、糖尿病、肿瘤等发生关系密切,因此,调节肠道微生态平衡对于维持人体健康有非常积极的意义。

### (三)奶粉

奶粉是液态奶经过消毒,浓缩除去 70%～80%水分,在通过滚筒干燥或喷雾干燥处理后形成的奶制品。奶粉中水分的含量通常在 5%以下。在奶粉加工过程中,一些对热不稳定的营养素,如维生素 A、维生素 C 会略有损失,部分酶的生物活性下降,但是,蛋白质消化能力略有改善。按照脂肪含量高低,奶粉可分为全脂奶粉、低脂奶粉和脱脂奶粉。全脂奶粉中的蛋白质含量是鲜奶的 7 倍左右。可以简单地理解为,一份奶粉加水到其 7 倍左右相当于鲜奶的营养含量。奶粉是蛋白质和钙的良好来源,其优点在于携带方便、储存期较长、食用方便。

奶粉是优良的营养素载体,可以根据不同年龄段、不同目标人群的营养需求对奶粉的营养成分进行调整和营养素的强化,如市场上常见的孕妇奶粉、婴幼儿配方奶粉、中老年人奶粉等,提高了牛奶粉的营养价值。配方奶粉就是在普通奶粉的基础上,在加工过程中进行了营养素的调整,如调整了乳清蛋白和酪蛋白的比例,适当增加了乳清蛋白或大豆蛋白;适当增加了亚油酸,去除了天然奶中含量较高的饱和脂肪酸;适当添加了乳糖和低聚糖等糖类。同时添加了婴儿必需的营养素,改善了矿物质的构成。如降低牛奶中的钙含量,增加了铁、镁等微量营养素;添加了各种有益成分,如维生素 C、叶酸、牛磺酸及 DHA 等。使奶粉中营养素配比尽可能地接近母乳,因此,配方奶粉比普通奶粉更适合于婴幼儿。

### (四) 奶酪

奶酪又称干酪、芝士、起司，是在原料乳中加入适当量的乳酸菌或凝乳酶，通过发酵使蛋白质发生凝固，压榨排除乳清，加盐、压榨、后熟等处理后得到的产品。奶酪的品种繁多，在西方和我国高原地区饮食中是非常重要的膳食组成部分，也是一种重要的奶制品。不同奶酪含水量和营养素含量差别较大，总的说来，奶酪的蛋白质和脂肪含量较高，而糖类的含量较低。制作 1kg 奶酪约需要 10kg 鲜奶，除部分乳清蛋白和水溶性维生素随乳清流失外，其余营养素得到保留和浓缩，因此，奶酪的营养价值很高，其中的蛋白质、脂肪、钙、维生素 A 和维生素 $B_2$ 是鲜奶的 7~8 倍。在长期发酵过程中，奶酪维生素 C 有所破坏，但脂溶性的维生素通常能够保留，而后熟过程使蛋白质和脂肪得到适当水解，更容易被人体消化吸收。同时，在制作过程中，多数乳糖随着乳清排出，余下的乳糖经过缓慢的发酵作用形成了乳酸。因此，奶酪适用于乳糖不耐受的人群和糖尿病患者。需要注意的是，部分奶酪的含盐量较高。

### (五) 炼乳

炼乳是将鲜奶经真空浓缩、均质、杀菌等工序，浓缩至原体积的 25%~40%，再加入 40% 蔗糖而制成的乳制品。炼乳是一种浓缩的乳制品，其特点是可贮存较长时间，因加入了蔗糖，炼乳的甜度比牛奶高得多。炼乳中的糖类和维生素 C 比奶粉多，但蛋白质、脂肪、矿物质、维生素 A 等皆比奶粉少。炼乳的营养成分与奶粉差别很大，不能直接兑水喂养婴儿，因其糖含量很高，需加 5~8 倍的水稀释，但当甜味符合要求时，往往蛋白质和脂肪的浓度也比新鲜牛奶下降了 50%，会造成婴儿营养不良；如加水使蛋白质和脂肪浓度接近鲜奶，但甜度仍会偏高，以此喂养婴儿容易引起腹泻，且会给添加辅食带来困难。因此炼乳常被用于甜品或饮料的制作，如涂抹面包或制作花式咖啡等。

## 三、合理利用

为保证乳品的合理利用，应做到以下几方面。

1. 防止细菌污染。奶类水分含量高，在生产、加工和运输过程中容易被细菌沾染且细菌容易在奶制品中大量繁殖，因而应该选择适当的消毒和保存方法控制牛奶的食用安全。

2. 控制热处理损失，减少维生素分解破坏。因为乳品加工过程对维生素和矿物质影响较大，乳品生产企业在生产时应合理选择巴氏消毒法或超高温瞬时杀菌等方法，并严格控制消毒时间和条件的标准化，最大化地保证牛奶中的维生素水平。家庭中处理牛奶可以使用煮沸的方法，但是也应该控制加热时间，避免长时间沸腾，否则会造成奶中的钙和蛋白质及脂类、乳糖等以奶垢的形式粘在容器壁上而损失掉。

3. 采取适当的措施提高牛奶的消化吸收率。在我国，成人原发性乳糖不耐受发生率较高。对于大部分人群来讲，饮用牛奶时应该遵循少量多次的原则，也可食用经过发酵处理的牛奶制品如酸奶等。

（周　曦）

## 思考题

1. 什么是营养质量指数？如何利用该指标评价食品的营养价值？
2. 血糖生成指数在日常膳食指导中的意义。
3. 如何理解谷类食物在每日膳食中的地位和作用？
4. 蔬菜和水果能否相互代替？为什么？
5. 大豆的营养特性主要有哪些？如何对其进行合理的利用？
6. 畜肉、禽肉、鱼肉各自的营养价值有何差异？
7. 谈谈你对素食主义的看法。
8. 总结分析各类营养素在日常食物中的主要分布。

## 参 考 文 献

[1] 吴坤.营养与食品卫生学.6版.北京:人民卫生出版社,2007.
[2] 葛可佑.中国营养科学全书.北京:人民卫生出版社,2004.
[3] 李勇.营养与食品卫生学.北京:北京大学医学出版社,2005.
[4] 黄承钰.医学营养学.北京:人民卫生出版社,2003.
[5] 糜漫天.军队营养与食品卫生学.北京:军事医学科学出版社,2015.
[6] 杨月欣.食物成分表(第2册).北京:北京大学医学出版社,2005.

# 第 10 章
# 军人合理营养

> 【学习目的与要求】
> 了解膳食营养素参考摄入量的发展概况及应用,了解军人营养素供给量标准和食物定量标准,了解军用食品。掌握膳食营养素参考摄入量的概念,掌握平衡膳食概念及基本要求,掌握中国居民膳食指南(2016)和中国居民平衡膳食宝塔。

营养是维持健康和决定人体素质的物质基础。正常人体需要的能量和各种营养素都需要从膳食中获得。然而在自然界中,除了母乳对4个月以内的婴儿以外,没有任何一种食物能够满足人体所需要的各种营养素,合理膳食要求含有人体所需要的各种营养素,因此必须充分利用自然界中多种食物,组成营养素种类齐全、数量充足、各种营养素之间比例恰当的平衡膳食。平衡膳食是实现合理营养的唯一途径。

军人是一个特殊的职业群体,肩负着抵御外侮、保卫国家安全的重要历史使命。对军人而言,营养不仅仅是维护和促进健康的问题,还包括保障部队战斗力的问题。营养如同武器装备一样,历来被各国军队视为关系战争胜负的关键因素。近年来,以美军为代表的发达国家军队把合理营养看作打赢现代化战争的"战略武器",制定颁发了一系列食物标准、营养指南及配餐方案,为促进部队健康、提升战斗力发挥了重要作用。同时,随着我国经济水平的发展和部队后勤保障的完善,官兵的生活水平和伙食标准也有了较大的改善,但部分基层单位由于缺乏膳食营养专业人才,在食物搭配上的科学性不足而使与宏量营养素过剩密切相关的慢性病如肥胖、高血压、糖尿病等发病率呈上升趋势。这些问题的存在不仅直接威胁到我军官兵的健康,而且还严重影响了部队的战斗力。因此,结合各类部队人员具体的营养需要,提供平衡膳食,在我军现代化、正规化建设中具有重要的现实意义。

## 第一节 中国居民膳食营养素参考摄入量

### 一、膳食营养素参考摄入量的概念

膳食营养素参考摄入量(DRIs),是为了保证人体合理摄入营养素,避免缺乏和过量,在推荐膳食营养素供给量(recommended dietary allowance,RDA)的基础上发展起来的每日平均膳食营养素摄入量的一组参考值。随着营养学研究的深入发展,DRIs主要内容也逐渐增加。初期包括4个指标:平均需要量、推荐摄入量、适宜摄入量、可耐受最高摄入。2013年修订增加了与非传染性慢性病有关的3个指标,即宏量营养素可接受范围、预防非传染性慢性病的建议摄入量和特定建议值。

### (一)平均需要量

平均需要量(estimated average requirement,EAR)是指某一特定性别、年龄及生理状况群体中个体对某营养素需要量的平均值。按照EAR水平摄入某一营养素,根据某些指标可以判断,其能满足某一特定性别、年龄及生理状况群体中50%个体需要量的摄入水平,不能满足另外50%个体对该营养素的需要。

EAR是制定推荐摄入量的基础,也可用于评价或计划群体的膳食摄入量,或判断个体某营养素摄入量不足的可能性。由于某些营养素的研究尚缺乏足够的个体需要量的资料,因此并非所有营养素都能制定出EAR。

### (二)推荐摄入量

推荐摄入量(recommended nutrient intake,RNI))是指可以满足某一特定性别、年龄及生理状况群体中绝大多数个体(97%~98%)需要量的某种营养素摄入水平。长期以RNI水平摄入某一营养素,可以满足机体对该营养素的需要,维持组织中有适当的营养素储备和机体健康。RNI相当于传统意义上的RDA。RNI的主要用途是作为个体每日摄入该营养素的目标值。

RNI是根据某一特定人群中体重在正常范围内的个体需要量设定。对个别身高、体重超过此参考范围较多的个体,可能需要按每千克体重的需要量调整其RNI。

能量需要量(estimated energy requirement,EER)是指能长期保持良好健康状态,维持良好的体形、机体构成及理想活动水平的个体或群体,达到能量平衡时所需要的膳食能量摄入量。群体的能量推荐摄入量直接等同于该群体的能量需要量,而不是像蛋白质等其他营养素那样等于EAR加2倍标准差。所以能量推荐摄入量不用RNI表示,而使用EER来描述推荐的人体能量摄入量。

### (三)适宜摄入量

适宜摄入量(adequate intake,AI)是通过观察或试验获得的健康群体某种营养素的摄入量。当某种营养素的个体需要量研究资料不足而不能计算出EAR,从而无法推算出RNI时,可通过设定AI来代替RNI。例如纯母乳喂养的足月产健康婴儿,从出生到6个月,他们的营养素全部来自母乳。故摄入的母乳中的营养素数量就是婴儿所需各种营养素的AI。AI的主要用途是作为个体营养素摄入量的目标。

### (四)可耐受最高摄入量

可耐受最高摄入量(tolerable upper intake level,UL)是指平均每日摄入营养素的最高限量。"可耐受"是指这一摄入水平在生物学上一般是可以耐受的。对一般群体来说,摄入量达到 UL 水平对几乎所有个体均不致损害健康,但并不表示达到此摄入水平对健康是有益的。对大多数营养素而言,健康个体的摄入量超过 RNI 或 AI 水平并不会产生益处。在制订个体和群体膳食时,应使营养素摄入量低于 UL,以避免营养素过量摄入可能造成的危害。但 UL 不能用来评估群体中营养素摄入过多而产生毒副作用的危险性,因为 UL 对健康人群中最易感的个体也不应造成危害。目前有些营养素还没有足够的资料来制定 UL,所以对没有 UL 的营养素并不意味着过多摄入而没有潜在的危险。

**(五)宏量营养素可接受范围**

宏量营养素可接受范围(acceptable macronutrient distribution range,AMDR)指脂肪、蛋白质和糖类理想的摄入量范围,该范围可以提供人体对这些必需营养素的需要,并且有利于降低慢性病的发生危险,常用占能量摄入的百分比表示。

传统上 AMDR 常以某种营养素摄入量占摄入总能量的比例来表示,其显著的特点之一是具有上限和下限。如果一个个体的摄入量高于或低于推荐的范围,可能引起罹患慢性病的风险增加,或引起必需营养素缺乏的可能性增加。

**(六)预防非传染性慢性病的建议摄入量**

预防非传染性慢性病的建议摄入量(proposed intakes for preventing non-communicable chronic disease,PI-NCD),简称建议摄入量(PI),是以非传染性慢性病(NCD)的一级预防为目标,提出的必需营养素的每日摄入量。当 NCD 易感人群某些营养素的摄入量达到或接近 PI 时,可以降低他们的 NCD 发生风险。

**(七)特定建议值**

近几十年中营养学领域的很多研究是观察某些传统营养素以外的食物成分的健康效应。一些营养流行病学资料及人体干预研究结果证明了某些食物成分,其中多数属于食物中的植物化合物,具有改善人体生理功能、预防慢性疾病的生物学作用。

中国居民膳食营养素参考摄入量提出的特定建议值(specific proposed level,SPL)是专用于营养素以外的其他食物成分,一个人每日膳食中这些食物成分的摄入量达到这个建议水平时,有利于维护人体健康。

## 二、中国居民膳食营养素参考摄入量

中国营养学会研究了营养学研究领域的新进展,于 1998 年成立了中国居民膳食营养素参考摄入量专家委员会,并于 2000 年和 2013 年相继出版了"中国居民膳食营养素参考摄入量"。中国居民膳食营养素参考摄入量(中国营养学会,2013 年)的具体建议见表 10-1～表 10-7。尽管我军目前还没有制订相应的 DRIs,现行的 GJB823B-2016 与 DRIs 也有一定差异,但在进行军人膳食计划和营养评价时,GJB823B-2016 没有的项目也可以参照中国居民 DRIs 执行。

表 10-1 中国居民能量需要量

| 年龄(岁)/生理阶段 | 能量(MJ/d) 轻体力活动水平 男 | 女 | 中体力活动水平 男 | 女 | 重体力活动水平 男 | 女 | 能量(kcal/d) 轻体力活动水平 男 | 女 | 中体力活动水平 男 | 女 | 重体力活动水平 男 | 女 |
|---|---|---|---|---|---|---|---|---|---|---|---|---|
| 0~ | - | - | 0.38MJ/(kg·d) | 0.38MJ/(kg·d) | - | - | - | - | 90kcal/(kg·d) | 90kcal/(kg·d) | - | - |
| 0.5~ | - | - | 0.33MJ/(kg·d) | 0.33MJ/(kg·d) | - | - | - | - | 80kcal/(kg·d) | 80kcal/(kg·d) | - | - |
| 1~ | - | - | 3.77 | 3.35 | - | - | - | - | 900 | 800 | - | - |
| 2~ | - | - | 4.60 | 4.18 | - | - | - | - | 1100 | 1000 | - | - |
| 3~ | - | - | 5.23 | 5.02 | - | - | - | - | 1250 | 1200 | - | - |
| 4~ | - | - | 5.44 | 5.23 | - | - | - | - | 1300 | 1250 | - | - |
| 5~ | - | - | 5.86 | 5.44 | - | - | - | - | 1400 | 1300 | - | - |
| 6~ | 5.86 | 5.23 | 6.69 | 6.07 | 7.53 | 6.90 | 1400 | 1250 | 1600 | 1450 | 1800 | 1650 |
| 7~ | 6.28 | 5.65 | 7.11 | 6.49 | 7.95 | 7.32 | 1500 | 1350 | 1700 | 1550 | 1900 | 1750 |
| 8~ | 6.9 | 6.07 | 7.74 | 7.11 | 8.79 | 7.95 | 1650 | 1450 | 1850 | 1700 | 2100 | 1900 |
| 9~ | 7.32 | 6.49 | 8.37 | 7.53 | 9.41 | 8.37 | 1750 | 1550 | 2000 | 1800 | 2250 | 2000 |
| 10~ | 7.53 | 6.90 | 8.58 | 7.95 | 9.62 | 9.00 | 1800 | 1650 | 2050 | 1900 | 2300 | 2150 |
| 11~ | 8.58 | 7.53 | 9.83 | 8.58 | 10.88 | 9.62 | 2050 | 1800 | 2350 | 2050 | 2600 | 2300 |
| 14~ | 10.46 | 8.37 | 11.92 | 9.62 | 13.39 | 10.67 | 2500 | 2000 | 2850 | 2300 | 3200 | 2550 |
| 18~ | 9.41 | 7.53 | 10.88 | 8.79 | 12.55 | 10.04 | 2250 | 1800 | 2600 | 2100 | 3000 | 2400 |
| 50~ | 8.79 | 7.32 | 10.25 | 8.58 | 11.72 | 9.83 | 2100 | 1750 | 2450 | 2050 | 2800 | 2350 |
| 65~ | 8.58 | 7.11 | 9.83 | 8.16 | - | - | 2050 | 1700 | 2350 | 1950 | - | - |
| 80~ | 7.95 | 6.28 | 9.20 | 7.32 | - | - | 1900 | 1500 | 2200 | 1750 | - | - |
| 孕妇(早) | - | +0 | - | +0 | - | +0 | - | +0 | - | +0 | - | +0 |
| 孕妇(中) | - | +1.25 | - | +1.25 | - | +1.25 | - | +300 | - | +300 | - | +300 |
| 孕妇(晚) | - | +1.90 | - | +1.90 | - | +1.90 | - | +450 | - | +450 | - | +450 |
| 乳母 | - | +2.10 | - | +2.10 | - | +2.10 | - | +500 | - | +500 | - | +500 |

未制订参考值者用"-"表示；1 kcal=4.184kJ

## 表10-2 中国居民膳食蛋白质、糖类、脂类和脂肪酸的参考摄入量

| 年龄(岁)/ 生理阶段 | 蛋白质* | | | | 总糖类 EAR(g/d) | 亚油酸 AI(%E) | α-亚麻酸 AI(%E) | EPA+DHA AI(mg) |
|---|---|---|---|---|---|---|---|---|
| | EAR(g/d) 男 | EAR(g/d) 女 | RNI(g/d) 男 | RNI(g/d) 女 | | | | |
| 0~ | - | - | 9(AI) | 9(AI) | - | 7.3(150mg[a]) | 0.87 | 100[b] |
| 0.5~ | 15 | 15 | 20 | 20 | - | 6.0 | 0.66 | 100[b] |
| 1~ | 20 | 20 | 25 | 25 | 120 | 4.0 | 0.60 | 100[b] |
| 4~ | 25 | 25 | 30 | 30 | 120 | 4.0 | 0.60 | - |
| 7~ | 30 | 30 | 40 | 40 | 150 | 4.0 | 0.60 | - |
| 11~ | 50 | 45 | 60 | 55 | 150 | 4.0 | 0.60 | - |
| 14~ | 60 | 50 | 75 | 60 | 120 | 4.0 | 0.60 | - |
| 18~ | 60 | 50 | 65 | 55 | 120 | 4.0 | 0.60 | - |
| 50~ | 60 | 50 | 65 | 55 | 120 | 4.0 | 0.60 | - |
| 65~ | 60 | 50 | 65 | 55 | 120 | 4.0 | 0.60 | - |
| 80~ | 60 | 50 | 65 | 55 | 120 | 4.0 | 0.60 | - |
| 孕妇(早) | - | +0 | - | +0 | 130 | 4.0 | 0.60 | 250(200[b]) |
| 孕妇(中) | - | +10 | - | +15 | 130 | 4.0 | 0.60 | 250(200[b]) |
| 孕妇(晚) | - | +25 | - | +30 | 130 | 4.0 | 0.60 | 250(200[b]) |
| 乳母 | - | +20 | - | +25 | 160 | 4.0 | 0.60 | 250(200[b]) |

1. * 蛋白质细分的各年龄段参考摄入量见正文;2. [a] 为花生四烯酸,[b] 为DHA;3. 未制订参考值者用"-"表示;4. %E 为占能量的百分比

表 10-3 中国居民膳食宏量营养素的可接受范围(U-AMDR)

| 年龄(岁)/生理阶段 | 总糖类(%E) | 糖*(%E) | 总脂肪(%E) | 饱和脂肪酸(%E) | n-6多不饱和脂肪酸(%E) | n-3多不饱和脂肪酸(%E) | EPA+DHA(g/d) |
|---|---|---|---|---|---|---|---|
| 0~ | 60(AI) | - | 48(AI) | - | - | - | - |
| 0.5~ | 85(AI) | - | 40(AI) | - | - | - | - |
| 1~ | 50~65 | - | 35(AI) | - | - | - | - |
| 4~ | 50~65 | ≤10 | 20~30 | <8 | - | - | - |
| 7~ | 50~65 | ≤10 | 20~30 | <8 | - | - | - |
| 11~ | 50~65 | ≤10 | 20~30 | <8 | - | - | - |
| 14~ | 50~65 | ≤10 | 20~30 | <8 | - | - | - |
| 18~ | 50~65 | ≤10 | 20~30 | <10 | 2.5~9 | 0.5~2.0 | 0.25~2.0 |
| 50~ | 50~65 | ≤10 | 20~30 | <10 | 2.5~9 | 0.5~2.0 | 0.25~2.0 |
| 65~ | 50~65 | ≤10 | 20~30 | <10 | 2.5~9 | 0.5~2.0 | - |
| 80~ | 50~65 | ≤10 | 20~30 | <10 | 2.5~9 | 0.5~2.0 | - |
| 孕妇(早) | 50~65 | ≤10 | 20~30 | <10 | 2.5~9 | 0.5~2.0 | - |
| 孕妇(中) | 50~65 | ≤10 | 20~30 | <10 | 2.5~9 | 0.5~2.0 | - |
| 孕妇(晚) | 50~65 | ≤10 | 20~30 | <10 | 2.5~9 | 0.5~2.0 | - |
| 乳母 | 50~65 | ≤10 | 20~30 | <10 | 2.5~9 | 0.5~2.0 | - |

1. *外加的糖;2. 未制订参考值者用"-"表示;3. %E 为占能量的百分比

表 10-4 中国居民膳食维生素的推荐摄入量或适宜摄入量

| 年龄(岁)/生理阶段 | VA μgRAE/d 男 | VA μgRAE/d 女 | VD μg/d | VE(AI) mg α-TE/d | VK(AI) μg/d | VB$_1$ mg/d 男 | VB$_1$ mg/d 女 | VB$_2$ mg/d 男 | VB$_2$ mg/d 女 | VB$_6$ mg/d | VB$_{12}$ mg/d | 泛酸(AI) mg/d | 叶酸 μgDFE/d | 烟酸 mgNE/d 男 | 烟酸 mgNE/d 女 | 胆碱(AI) mg/d 男 | 胆碱(AI) mg/d 女 | 生物素(AI) mg/d | VC mg/d |
|---|---|---|---|---|---|---|---|---|---|---|---|---|---|---|---|---|---|---|---|
| 0~ | 300(AI) | | 10(AI) | 3 | 2 | 0.1(AI) | | 0.4(AI) | | 0.2(AI) | 0.3(AI) | 1.7 | 65(AI) | 2(AI) | | 120 | | 5 | 40(AI) |
| 0.5~ | 350(AI) | | 10(AI) | 4 | 10 | 0.3(AI) | | 0.5(AI) | | 0.4(AI) | 0.6(AI) | 1.9 | 100(AI) | 3(AI) | | 150 | | 9 | 40(AI) |
| 1~ | 310 | | 10 | 6 | 30 | 0.6 | | 0.6 | | 0.6 | 1.0 | 2.1 | 160 | 6 | | 200 | | 17 | 40 |
| 4~ | 360 | | 10 | 7 | 40 | 0.8 | | 0.7 | | 0.7 | 1.2 | 2.5 | 190 | 8 | | 250 | | 20 | 50 |
| 7~ | 500 | | 10 | 9 | 50 | 1.0 | | 1.0 | | 1.0 | 1.6 | 3.5 | 250 | | | 300 | | 25 | 65 |
| 11~ | 670 | 630 | 10 | 13 | 70 | 1.3 | 1.1 | 1.3 | 1.1 | 1.3 | 2.1 | 4.5 | 350 | 11 | 10 | 400 | | 35 | 90 |
| 14~ | 820 | 620 | 10 | 14 | 75 | 1.6 | 1.3 | 1.5 | 1.2 | 1.4 | 2.4 | 5.0 | 400 | 14 | 12 | 500 | 400 | 40 | 100 |
| 18~ | 800 | 700 | 10 | 14 | 80 | 1.4 | 1.2 | 1.4 | 1.2 | 1.4 | 2.4 | 5.0 | 400 | 16 | 13 | 500 | 400 | 40 | 100 |
| 50~ | 800 | 700 | 10 | 14 | 80 | 1.4 | 1.2 | 1.4 | 1.2 | 1.6 | 2.4 | 5.0 | 400 | 15 | 12 | 500 | 400 | 40 | 100 |
| 65~ | 800 | 700 | 15 | 14 | 80 | 1.4 | 1.2 | 1.4 | 1.2 | 1.6 | 2.4 | 5.0 | 400 | 14 | 11 | 500 | 400 | 40 | 100 |
| 80~ | 800 | 700 | 15 | 14 | 80 | 1.4 | 1.2 | 1.4 | 1.2 | 1.6 | 2.4 | 5.0 | 400 | 13 | 10 | 500 | 400 | 40 | 100 |
| 孕妇(早) | - | +0 | +0 | +0 | +0 | - | +0 | - | +0 | +0.8 | +0.5 | +1.0 | +200 | - | +0 | - | +20 | +0 | +0 |
| 孕妇(中) | - | +70 | +0 | +0 | +0 | - | +0.2 | - | +0.2 | +0.8 | +0.5 | +1.0 | +200 | - | +0 | - | +20 | +0 | +15 |
| 孕妇(晚) | - | +70 | +0 | +0 | +0 | - | +0.3 | - | +0.3 | +0.8 | 0.5 | +1.0 | +200 | - | +0 | - | +20 | +0 | +15 |
| 乳母 | - | +600 | +0 | +3 | +5 | - | +0.3 | - | +0.3 | +0.3 | +0.8 | +2.0 | +150 | - | +3 | - | +120 | +10 | +50 |

表 10-5　中国居民膳食矿物质的推荐摄入量或适宜摄入量

| 年龄(岁)/生理阶段 | 钙 mg/d | 磷 mg/d | 钾(AI) mg/d | 镁 mg/d | 钠(AI) mg/d | 氯(AI) mg/d | 铁 mg/d 男 | 铁 mg/d 女 | 锌 mg/d 男 | 锌 mg/d 女 | 碘 μg/d | 硒 μg/d | 铜 mg/d | 钼 μg/d | 氟(AI) mg/d | 锰(AI) mg/d | 铬(AI) μg/d |
|---|---|---|---|---|---|---|---|---|---|---|---|---|---|---|---|---|---|
| 0~ | 200(AI) | 100(AI) | 350 | 20(AI) | 170 | 260 | 0.3(AI) | | 2.0(AI) | | 85(AI) | 15(AI) | 0.3(AI) | 2(AI) | 0.01 | 0.01 | 0.2 |
| 0.5~ | 250(AI) | 180(AI) | 550 | 65(AI) | 350 | 550 | 10 | | 3.5 | | 115(AI) | 20(AI) | 0.3(AI) | 3(AI) | 0.23 | 0.7 | 4.0 |
| 1~ | 600 | 300 | 900 | 140 | 700 | 1100 | 9 | | 4.0 | | 90 | 25 | 0.3 | 40 | 0.6 | 1.5 | 15 |
| 4~ | 800 | 350 | 1200 | 160 | 900 | 1400 | 10 | | 5.5 | | 90 | 30 | 0.4 | 50 | 0.7 | 2.0 | 20 |
| 7~ | 1000 | 470 | 1500 | 220 | 1200 | 1900 | 13 | | 7.0 | | 90 | 40 | 0.5 | 65 | 1.0 | 3.0 | 25 |
| 11~ | 1200 | 640 | 1900 | 300 | 1400 | 2200 | 15 | 18 | 10 | 9.0 | 110 | 55 | 0.7 | 90 | 1.3 | 4.0 | 30 |
| 14~ | 1000 | 710 | 2200 | 320 | 1600 | 2500 | 16 | 18 | 12 | 8.5 | 120 | 60 | 0.8 | 100 | 1.5 | 4.5 | 35 |
| 18~ | 800 | 720 | 2000 | 330 | 1500 | 2300 | 12 | 20 | 12.5 | 7.5 | 120 | 60 | 0.8 | 100 | 1.5 | 4.5 | 30 |
| 50~ | 1000 | 720 | 2000 | 330 | 1400 | 2200 | 12 | 12 | 12.5 | 7.5 | 120 | 60 | 0.8 | 100 | 1.5 | 4.5 | 30 |
| 65~ | 1000 | 700 | 2000 | 320 | 1400 | 2200 | 12 | 12 | 12.5 | 7.5 | 120 | 60 | 0.8 | 100 | 1.5 | 4.5 | 30 |
| 80~ | 1000 | 670 | 2000 | 310 | 1300 | 2000 | 12 | 12 | 12.5 | 7.5 | 120 | 60 | 0.8 | 100 | 1.5 | 4.5 | 30 |
| 孕妇(早) | +0 | +0 | +0 | +40 | +0 | +0 | - | +0 | - | +2 | +110 | +5 | +0.1 | +10 | +0 | +0.4 | +1.0 |
| 孕妇(中) | +200 | +0 | +0 | +40 | +0 | +0 | - | +4 | - | +2 | +110 | +5 | +0.1 | +10 | +0 | +0.4 | +4.0 |
| 孕妇(晚) | +200 | +0 | +0 | +40 | +0 | +0 | - | +9 | - | +2 | +110 | +5 | +0.1 | +10 | +0 | +0.4 | +6.0 |
| 乳母 | +200 | +0 | +400 | +0 | +0 | +0 | - | +4 | - | +4.5 | +120 | +18 | +0.6 | +3 | +0 | +0.3 | +7.0 |

未制定参考值用"-"表示

表 10-6 中国居民膳食微量营养素平均需要量

| 年龄(岁)/生理阶段 | VA μgRAE/d 男 | VA μgRAE/d 女 | VD μg/d | VB₁ mg/d 男 | VB₁ mg/d 女 | VB₂ mg/d 男 | VB₂ mg/d 女 | VB₆ mg/d | VB₁₂ mg/d | 叶酸 μgDFE/d | 烟酸 mgNE/d 男 | 烟酸 mgNE/d 女 | VC mg/d | Ca mg/d | P mg/d | Mg mg/d | Fe mg/d 男 | Fe mg/d 女 | Zn mg/d 男 | Zn mg/d 女 | I μg/d | Se μg/d | Cu mg/d | Mo μg/d |
|---|---|---|---|---|---|---|---|---|---|---|---|---|---|---|---|---|---|---|---|---|---|---|---|---|
| 0~ | - | - | - | - | - | - | - | - | - | - | - | - | - | - | - | - | - | - | - | - | - | - | - | - |
| 0.5~ | - | - | - | - | - | - | - | - | - | - | - | - | - | - | - | - | 7 | 7 | 3.0 | 3.0 | - | - | - | - |
| 1~ | 220 | 220 | 8 | 0.5 | 0.5 | 0.5 | 0.5 | 0.5 | 0.8 | 130 | 5 | 5 | 35 | 500 | 250 | 110 | 6 | 6 | 3.0 | 3.0 | 65 | 20 | 0.25 | 35 |
| 4~ | 260 | 260 | 8 | 0.6 | 0.6 | 0.6 | 0.6 | 0.6 | 1.0 | 150 | 7 | 6 | 40 | 650 | 290 | 130 | 7 | 7 | 4.5 | 4.5 | 65 | 25 | 0.3 | 40 |
| 7~ | 360 | 360 | 8 | 0.8 | 0.8 | 0.8 | 0.8 | 0.8 | 1.3 | 210 | 9 | 8 | 55 | 800 | 400 | 180 | 10 | 10 | 6.0 | 6.0 | 65 | 35 | 0.4 | 55 |
| 11~ | 480 | 450 | 8 | 1.1 | 1.0 | 1.1 | 0.9 | 1.1 | 1.8 | 290 | 11 | 10 | 75 | 1000 | 540 | 250 | 11 | 14 | 8.0 | 7.5 | 75 | 45 | 0.55 | 75 |
| 14~ | 590 | 440 | 8 | 1.3 | 1.1 | 1.3 | 1.0 | 1.2 | 2.0 | 320 | 14 | 11 | 85 | 800 | 590 | 270 | 12 | 14 | 9.5 | 7.0 | 85 | 50 | 0.6 | 85 |
| 18~ | 560 | 480 | 8 | 1.2 | 1.0 | 1.2 | 1.0 | 1.2 | 2.0 | 320 | 12 | 10 | 85 | 650 | 600 | 280 | 9 | 15 | 10.5 | 6.0 | 85 | 50 | 0.6 | 85 |
| 50~ | 560 | 480 | 8 | 1.2 | 1.0 | 1.2 | 1.0 | 1.3 | 2.0 | 320 | 12 | 10 | 85 | 800 | 600 | 280 | 9 | 9 | 10.5 | 6.0 | 85 | 50 | 0.6 | 85 |
| 65~ | 560 | 480 | 8 | 1.2 | 1.0 | 1.2 | 1.0 | 1.3 | 2.0 | 320 | 11 | 9 | 85 | 800 | 590 | 270 | 9 | 9 | 10.5 | 6.0 | 85 | 50 | 0.6 | 85 |
| 80~ | 560 | 480 | 8 | 1.2 | 1.0 | 1.2 | 1.0 | 1.3 | 2.0 | 320 | 11 | 8 | 85 | 800 | 560 | 260 | 9 | 9 | 10.5 | 6.0 | 85 | 50 | 0.6 | 85 |
| 孕妇(早) | - | +0 | +0 | - | +0 | - | +0 | +0.7 | +0.4 | +200 | - | +0 | +0 | +0 | +0 | +30 | - | +0 | - | +1.7 | +75 | +4 | +0.1 | +7 |
| 孕妇(中) | - | +50 | +0 | - | +0.1 | - | +0.1 | +0.7 | +0.4 | +200 | - | +0 | +10 | +160 | +0 | +30 | - | +4 | - | +1.7 | +75 | +4 | +0.1 | +7 |
| 孕妇(晚) | - | +50 | +0 | - | +0.2 | - | +0.2 | +0.7 | +0.4 | +200 | - | +0 | +10 | +160 | +0 | +30 | - | +7 | - | +1.7 | +75 | +4 | +0.1 | +7 |
| 乳母 | - | +400 | +0 | - | +0.2 | - | +0.2 | +0.2 | +0.6 | +130 | - | +2 | +40 | +160 | +0 | +0 | - | +3 | - | +3.8 | +85 | +15 | +0.5 | +3 |

未制定参考值者用"-"表示

表 10-7 中国居民膳食营养素的可耐受最高摄入量(UL)

| 年龄(岁) | VA μgRAE/d | VD μg/d | VE mgα-TE/d | VB₆ mg/d | 叶酸 μg/d | 烟酸 mg NE/d | 烟酰胺 mg/d | 胆碱 mg/d | VC mg/d | Ca mg/d | P mg/d | Fe mg/d | Zn mg/d | I μg/d | Se μg/d | Cu mg/d | Mo μg/d | F mg/d | Mn mg/d |
|---|---|---|---|---|---|---|---|---|---|---|---|---|---|---|---|---|---|---|---|
| 0~ | 600 | 20 | - | - | - | - | - | - | - | 1000 | - | - | - | - | 55 | - | - | - | - |
| 0.5~ | 600 | 20 | - | - | - | - | - | - | - | 1500 | - | - | - | - | 80 | - | - | - | - |
| 1~ | 700 | 20 | 150 | 20 | 300 | 10 | 100 | 1000 | 400 | 1500 | - | 20 | 8 | - | 100 | 2 | 200 | 0.8 | 3.5 |
| 4~ | 900 | 30 | 200 | 25 | 400 | 15 | 130 | 1000 | 600 | 2000 | - | 30 | 12 | 200 | 150 | 3 | 300 | 1.1 | 5.0 |
| 7~ | 1500 | 45 | 350 | 35 | 600 | 20 | 180 | 1500 | 1000 | 2000 | - | 35 | 19 | 300 | 200 | 4 | 450 | 1.7 | 8 |
| 11~ | 2100 | 50 | 500 | 45 | 800 | 25 | 240 | 2000 | 1400 | 2000 | - | 40 | 28 | 400 | 300 | 6 | 650 | 2.5 | 10 |
| 14~ | 2700 | 50 | 600 | 55 | 900 | 30 | 280 | 2500 | 1800 | 2000 | - | 40 | 35 | 500 | 350 | 7 | 800 | 3.1 | 11 |
| 18~ | 3000 | 50 | 700 | 60 | 1000 | 35 | 310 | 3000 | 2000 | 2000 | 3500 | 40 | 40 | 600 | 400 | 8 | 900 | 3.5 | 11 |
| 50~ | 3000 | 50 | 700 | 60 | 1000 | 35 | 310 | 3000 | 2000 | 2000 | 3500 | 40 | 40 | 600 | 400 | 8 | 900 | 3.5 | 11 |
| 65~ | 3000 | 50 | 700 | 60 | 1000 | 35 | 300 | 3000 | 2000 | 2000 | 3000 | 40 | 40 | 600 | 400 | 8 | 900 | 3.5 | 11 |
| 80~ | 3000 | 50 | 700 | 60 | 1000 | 30 | 280 | 3000 | 2000 | 2000 | 3000 | 40 | 40 | 600 | 400 | 8 | 900 | 3.5 | 11 |
| 孕妇(早) | 3000 | 50 | 700 | 60 | 1000 | 35 | 310 | 3000 | 2000 | 2000 | 3500 | 40 | 40 | 600 | 400 | 8 | 900 | 3.5 | 11 |
| 孕妇(中) | 3000 | 50 | 700 | 60 | 1000 | 35 | 310 | 3000 | 2000 | 2000 | 3500 | 40 | 40 | 600 | 400 | 8 | 900 | 3.5 | 11 |
| 孕妇(晚) | 3000 | 50 | 700 | 60 | 1000 | 35 | 310 | 3000 | 2000 | 2000 | 3500 | 40 | 40 | 600 | 400 | 8 | 900 | 3.5 | 11 |
| 乳母 | 3000 | 50 | 700 | 60 | 1000 | 35 | 310 | 3000 | 2000 | 2000 | 3500 | 40 | 40 | 600 | 400 | 8 | 900 | 3.5 | 11 |

1. 未制定参考值者用"-"表示；2. 有些营养素未制定可耐受摄入量，主要是因为研究资料不充分，并不表示过量摄入没有健康风险

## 三、营养素缺乏或中毒的危险性

人体每天都需要从膳食中获得一定量的各种必需营养成分。如果人体长期摄入某种营养素不足就有发生该营养素缺乏症的危险;当通过膳食或其他途径长期大量摄入某种营养素时就可能发生一定的毒副作用。

图 10-1 说明了营养素摄入水平与随机个体摄入不足或过多的概率。当日常摄入量极低时,随机个体摄入不足的概率为 1.0,就是说如果一个人在一定时间内没有摄入某种营养素就会发生该营养素的缺乏病;如果一群人长期不摄入某种营养素,他们将全部发生该营养素的缺乏病。随着摄入量的增加,摄入不足的概率相应降低,发生缺乏的危险性逐渐减少。当一个随机个体摄入量达到 EAR 水平时,他缺乏该营养素的概率为 0.5,即有 50%的机会缺乏该营养素;一个群体的平均摄入量达到 EAR 水平时人群中有 50%个体的需要量可以得到满足,另外 50%个体的需要量得不到满足。摄入量增加,达到 RNI 水平时随机个体的摄入量,摄入不足的概率变得很小,发生缺乏的机会在 3%以下;一个群体的平均摄入量达到 RNI 水平时,人群中有缺乏可能的个体仅占 2%~3%,也就是绝大多数的个体都没有发生缺乏症的危险。摄入量超过 RNI 若继续增加可能达到某一点,此时开始有摄入过多的征象出现,这一点可能就是该营养素的最高可耐受摄入量(UL)。RNI 和 UL 之间是一个"安全摄入范围",日常摄入量保持在这一范围内,发生缺乏和中毒的危险性都很小。若摄入量超过安全摄入范围继续增加,则产生毒副作用的概率随之增加,理论上可以达到某一水平,机体出现毒副反应的概率等于 1.0,即个体一定会或群体全部都发生中毒。在自然膳食条件下这种情况是不可能发生的,但为了避免摄入不足和摄入过多的风险,应当把营养素的摄入量控制在安全摄入范围之内。

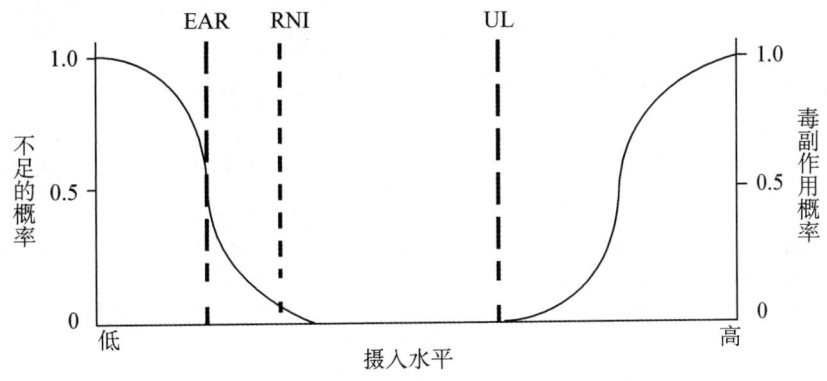

图 10-1 摄入水平与发生不足或毒副作用的概率

## 四、膳食营养素参考摄入量的应用

不管是 RDA 还是 DRIs,其共同特征在于它们是应用于健康人而非疾病患者的膳食营养标准。DRIs 的主要用途是供营养专业人员对不同人群或个体进行膳食评价和膳食计划,也可以应用于营养政策和标准的制订,以及营养食品研发等领域。

### (一)在评价和计划膳食中的应用

在膳食评价工作中,用 DRIs 作为一个尺度,来衡量人们实际摄入营养素的量是否适宜;在计划膳食工作中,用 DRIs 作为适宜的营养状况目标,建议人们如何合理摄取食物来达到这个目标。营养专业人员对各类人群进行的营养调查、膳食指导、营养干预,乃至食品企业从事的营养食品研发、生产等活动,都需要以 DRIs 作为基本的科学依据。表 10-8、表 10-9 简要列出相关参考值在膳食评价和计划中的用途。

表 10-8 应用膳食营养素参考摄入量评价个体和群体摄入量

| | 用于个体 | 用于群体 |
| --- | --- | --- |
| EAR | 用以检查日常摄入量不足的概率 | 用以估测群体中摄入不足个体所占的比例 |
| RNI | 日常摄入量达到或超过此水平,则摄入不足的概率很低 | 不用于评价群体的摄入量 |
| AI | 日常摄入量达到或超过此水平,则摄入不足的概率很低 | 平均摄入量达到或超过此水平,表明该人群摄入不足的概率很低 |
| UL | 日常摄入量超过此水平可能面临健康风险 | 用以估测人群中面临过量摄入健康风险的人所占的比例 |

表 10-9 应用膳食营养参考摄入量计划膳食

| | 为健康个体计划 | 为健康群体计划 |
| --- | --- | --- |
| EAR | 不应作为计划个体的摄入量的目标 | 作为摄入不足的切点,计划群体膳食,使摄入不足者占的比例数很低 |
| RNI | 计划达到这一摄入水平:如果日常摄入量达到或超过此水平,则摄入不足的概率很低 | 不应当用来计划群体摄入量 |
| AI | 计划达到这一摄入水平:日常摄入量达到或超过此水平,则摄入不足的概率很低 | 用以计划平均摄入量水平,平均摄入量达到或超过此水平则摄入不足者的比例很低 |
| UL | 计划日常摄入量低于此水平以避免摄入过量可能造成的危害 | 用作计划指标,使人群中有摄入过量风险的比例很小 |

### (二)在其他领域的应用

**1. 在制订营养政策中的应用** 任何营养政策制订的目的都是为了保证人群的营养需求,使人群尽可能达到营养素参考摄入量并有足够的储备量,保持人体健康状态。因此,制订营养政策时都会直接或间接地应用 DRIs,作为发展方向或预期达到的目标。

国家食物与营养咨询委员会受国务院委托,先后于 1993 年和 2001 年制定发布了《90 年代中国食物结构改革与发展纲要》和《中国食物与营养发展纲要(2001—2010 年)》,并在 2014 年初由国务院办公厅印发《中国食物与营养发展纲要(2014—2020 年)》。上述"纲要"的起草都是根据中国居民膳食营养素参考摄入量中有关营养素的推荐量,并考虑我国目前食物消费模式，推算出我国粮食、肉类、乳品、蔬菜等各种食物在未来10年的需求量，以便指导食物生产的合理发展。

2. 在制定《中国居民膳食指南》中的应用　《中国居民膳食指南》是基于营养学原理，紧密结合我国居民膳食消费情况和营养实际状况、指导大众合理饮食的通俗读物。"膳食指南"是以食物为基础制订的文件，而如何合理摄取食物，确定食物的推荐摄入量，则需要按照"膳食营养素参考摄入量"来确定。

3. 在制订食品营养标准中的应用　国家食品标准特别是食品安全国家标准，例如GB10765－2010《婴儿配方食品》、GB10767－2010《较大婴儿和幼儿配方食品》、GB10769－2010《婴儿谷类辅助食品》等，这些产品标准要求各种营养素的含量既要满足婴幼儿的适宜摄入量（AI）/推荐摄入量（RNI），又不能超过可耐受最高摄入量（UL），为婴幼儿提供全面而均衡的营养。

4. 在临床营养中的应用　DRIs的适用对象主要是健康的个体及健康人群为主构成的人群。另外，也适用于那些患有轻度高血压、脂质异常、糖尿病等疾病，但还能正常生活，没有必要实施特定的膳食限制或膳食治疗的患者。其中AMDR、PI和SPL对于某些疾病危险人群的膳食指导尤为重要。

5. 在研发和评审营养食品中的应用　满足不同人群的各种营养需要已经成为食品企业在研发、生产、销售过程中的重要目标，DRIs也成为其产品研发的重要指南。另一方面，国家卫生健康委员会、国家食品药品监督管理总局等部门对食品企业从事的营养食品研发生产等活动，特别是对维生素、矿物元素的强化产品，也需要根据DRIs进行审批。如食品安全国家标准委员会对有关营养强化食品和配方食品的标准审定，国家食品药品管理局对营养素补充剂的审批等。

## 第二节　军人膳食营养素供给量标准和食物定量标准

### 一、军人膳食营养素供给量标准

我军目前尚未制订DRIs，为了保证我军官兵的营养需要，原总后勤部制订有军人日膳食营养素供给量标准。第一个军人膳食营养素供给量标准公布于1957年，于1984年和2016年进行了修订。修订后的GJB 823B－2016《军人营养素供给量》适用于中国人民解放军陆勤、海勤、空勤、火箭军及武警部队开展营养保障工作，可应用于评价部队膳食营养状况，进行日常配餐。

**（一）我军现行的膳食营养素供给量标准**

GJB 823B－2016《军人营养素供给量》是中央军委后勤保障部2016年5月5日批准的国家军用标准，自发布之日起，即代替了GJB 823A－1998《军人营养素供给量》，见表10-10。

表 10-10 军人日膳食能量及营养素供给量

| 能量及营养素 | 陆勤 轻度劳动 | 陆勤 中度劳动 | 陆勤 重度劳动 | 陆勤 极重度劳动 | 海勤 水面舰艇人员 | 海勤 潜艇人员 | 海勤 核潜艇人员 | 空勤 飞行人员 | 可耐受最高摄入量 |
|---|---|---|---|---|---|---|---|---|---|
| 能量[MJ(kcal)] | 10.9~<12.6 (2600~<3000) | 12.6~<14.6 (3000~<3500) | 14.6~<16.7 (3500~<4000) | 16.7~<18.8 (4000~<4500) | 13.8~15.1 (3300~3600) | 13.8~15.1 (3300~3600) | 14.6~15.5 (3500~3700) | 13.0~15.1 (3100~3600) | — |
| 蛋白质(g) | 90 | 100 | 120 | 130 | 110 | 120 | 120 | 120 | — |
| 钾(mg) | 3400 | 3400 | 3400 | 3400 | 3400 | 3400 | 3400 | 3400 | — |
| 钠(mg) | 3000 | 3000 | 3000 | 3000 | 3000 | 3000 | 3000 | 3000 | — |
| 镁(mg) | 410 | 410 | 410 | 410 | 410 | 410 | 410 | 410 | 2000 |
| 钙(mg) | 800 | 800 | 800 | 800 | 800 | 800 | 800 | 800 | 2000 |
| 磷(mg) | 1000 | 1000 | 1000 | 1000 | 1000 | 1000 | 1000 | 1000 | 3500 |
| 铁(mg) | 15 | 15 | 15 | 15 | 15 | 15 | 15 | 15 | 42 |
| 锌(mg) | 20 | 20 | 20 | 20 | 20 | 20 | 20 | 20 | 40 |
| 碘(μg) | 60 | 60 | 60 | 60 | 60 | 60 | 60 | 60 | 400 |
| 硒(μg) | 150 | 150 | 150 | 150 | 150 | 150 | 150 | 150 | 600 |
| 维生素 A(μg RAE) | 1000 | 1000 | 1000 | 1000 | 1500 | 1800 | 2250 | 1500 | 3000 |
| 维生素 D(μg) | 10 | 10 | 10 | 10 | 15 | 15 | 15 | 15 | 50 |
| 维生素 E(mg) | 20 | 20 | 20 | 30 | 30 | 30 | 30 | 30 | 700 |
| 维生素 B₁(mg) | 1.5 | 2.0 | 2.5 | 3.0 | 2.5 | 3.0 | 3.0 | 3.0 | — |
| 维生素 B₂(mg) | 1.4 | 1.6 | 1.8 | 2.0 | 2.0 | 2.5 | 3.0 | 3.0 | — |
| 烟酸(mgNE) | 15 | 20 | 25 | 25 | 20 | 20 | 25 | 20 | 35 |
| 维生素 B₆(mg) | 2 | 2 | 2 | 3 | 2 | 3 | 3 | 3 | 60 |
| 维生素 C(mg) | 100 | 120 | 140 | 150 | 150 | 150 | 150 | 150 | 2000 |

## (二)主要技术参数

全军各军兵种的能量和营养素的供给量按陆、海、空勤划分,陆勤部队的军事劳动强度仍划分四级,即轻度、中度、重度和极重度劳动;海勤部队分为水面潜艇、常规潜艇和核潜艇人员;空勤部队主要是指飞行人员。

## (三)膳食营养素的质量要求

膳食中营养素质量的要求有以下几点。

1. 膳食中产生能量的营养素应各占总能量的百分比:蛋白质 11%～15%,脂肪 20%～30%,糖类 55%～65%。其中蛋白质供能比在不同军兵种间稍有差异,海军、空军比陆军高一点,见表 10-11。

表 10-11 三大营养素供能百分比(%)

| 军种 | 蛋白质 | 脂肪 | 糖类 |
| --- | --- | --- | --- |
| 陆军 | 11～13 | 20～30 | 55～65 |
| 海军 | 12～15 | 20～30 | 55～65 |
| 空军 | 12～15 | 20～30 | 55～65 |

2. 陆勤人员动物性蛋白质和大豆蛋白质之和应占摄入蛋白质总量的 30%～50%,海、空勤人员动物性蛋白质应占摄入蛋白质总量的 30%～50%。

3. 动物性来源的脂肪不得高于总脂肪摄入量的 50%。

4. 海、空勤人员摄入蔗糖能量不得超过摄入总能量的 10%。

5. 海、空勤人员每天膳食中胆固醇含量应在 800 mg 以下。

6. 海、空勤人员维生素 A 摄入量至少应有 33% 来源于动物性食品。

7. 特殊环境及特殊作业部队的膳食营养的要求:①寒区部队冬季(12月、1月、2月)脂肪摄入量所产生的能量上限可达总能量 35%;②热区部队夏季(7月、8月、9月)水溶性维生素及矿物质应增加 10%;③高原部队各级劳动强度能量供给量,均按表 10-11 规定的增加 10%。

接触核放射性物质的部队,如二炮部队及国防科工委中的装检、阵管、发射部队及核潜艇人员,除按相应的维生素供给量供应外,应增加一片维生素制剂的供应。该维生素片含维生素 A 600μg、维生素 E 1 mg、维生素 D 2μg、维生素 $B_1$ 1 mg、维生素 $B_2$ 1 mg、烟酸 10 mg、维生素 $B_6$ 2 mg、维生素 C 100 mg、泛酸钙 2 mg。女战士的能量供给量按同等级劳动强度 90% 的量供给。

## (四)战时陆勤部队日膳食最低能量和营养素供给量

我军现行的《军人营养素供给量》(GJB823B—2016)主要满足平时部队需要,战时可能会出现供给受限。为保障部队战斗力不受影响,通过在部队的现场试验和实验室研究相结合的技术途径,原总后勤部发布了《战时陆勤部队日膳食最低能量和营养素供给量》标准(GJB6002—2007)(表 10-12)。

表 10-12　战时陆勤部队日膳食最低能量和营养素供给量

| 能量及营养素 | 3d 作战时间 | | | | 7d 作战时间 | | | |
|---|---|---|---|---|---|---|---|---|
| | 轻度劳动 | 中度劳动 | 重度劳动 | 极重度劳动 | 轻度劳动 | 中度劳动 | 重度劳动 | 极重度劳动 |
| 能量(MJ) | 4.2 | 5.0 | 5.9 | 8.4 | 5.5 | 60 | 10.0 | 12.0 |
| (kcal) | (1000) | (1200) | (1400) | (2000) | (1300) | (1450) | (2000) | (2800) |
| 蛋白质(g) | 60 | 65 | 75 | 80 | 70 | 80 | 90 | 100 |
| 钙(mg) | 800 | 800 | 800 | 800 | 800 | 800 | 800 | 800 |
| 铁(mg) | 15 | 15 | 15 | 15 | 15 | 15 | 15 | 15 |
| 锌(mg) | 10 | 10 | 10 | 10 | 10 | 10 | 10 | 10 |
| 硒($\mu$g) | 30 | 30 | 30 | 30 | 30 | 30 | 30 | 30 |
| 碘($\mu$g) | 100 | 100 | 100 | 100 | 100 | 100 | 100 | 100 |
| 钠(mg) | 2200 | 2200 | 2200 | 2200 | 2200 | 2200 | 2200 | 2200 |
| 钾(mg) | 2000 | 2000 | 2000 | 2000 | 2000 | 2000 | 2000 | 2000 |
| 维生素 A($\mu$gRE) | 1000 | 1000 | 1000 | 1000 | 1000 | 1000 | 1000 | 1000 |
| 维生素 D($\mu$g) | 5 | 5 | 5 | 5 | 5 | 5 | 5 | 5 |
| 维生素 E(mg) | 10 | 10 | 10 | 10 | 10 | 10 | 10 | 10 |
| 维生素 $B_1$(mg) | 1.5 | 1.5 | 1.5 | 1.5 | 1.5 | 1.5 | 1.5 | 1.5 |
| 维生素 $B_2$(mg) | 1.3 | 1.3 | 1.3 | 1.3 | 1.3 | 1.3 | 1.3 | 1.3 |
| 维生素 $B_6$(mg) | 2 | 2 | 2 | 2 | 2 | 2 | 2 | 2 |
| 烟酸(mg) | 15 | 15 | 15 | 15 | 15 | 15 | 15 | 15 |
| 维生素 C(mg) | 100 | 100 | 100 | 100 | 100 | 100 | 100 | 100 |

随着军队营养学研究的不断深入，对我军特殊兵种的营养代谢特点及新式作战武器装备对战士营养代谢和需要量的影响，都有了新的了解和认识。现行标准对特殊军事作业与特殊环境条件下部分必需的微量营养素和食物中有保健作用的非营养素成分尚未列入。这些问题均有待于今后在修订和补充时进行深入细致的研究。

## 二、军人食物定量标准

食物定量标准是指膳食的食物品种、数量，是根据军人日膳食营养素供给量标准和供应灶别而规定的。食物定量标准是军需部门和地方有关部门组织部队饮食保障的主要依据，也是调配平衡膳食的依据。早期我军的食物定量标准有 GJB826－90 和 GJB826A－2000，灶别按部队体力劳动强度、军事作业环境及执行勤务的特殊需要划分，各部队享受的灶别由原总后勤部军需部或原总后勤部军需部授权单位确定。这些标准对改善部队官兵的身体素质及健康水平起了积极的作用。现在执行的是《军人食物定量标准》(GJB826B－2010)，见表 10-13。

表 10-13　军人食物定量(GJB826B－2010)标准(克/人,日)

| 序号 | 食物品种 | 一类灶 | 二类灶 | 三类灶 |
| --- | --- | --- | --- | --- |
| 1 | 粮食 | 700 | 600 | 500 |
| 2 | 畜肉 | 180 | 200 | 200 |
| 3 | 禽肉 | 60 | 100 | 140 |
| 4 | 禽蛋 | 70 | 100 | 100 |
| 5 | 鱼虾 | 90 | 150 | 240 |
| 6 | 牛奶 | 200 | 250 | 300 |
| 7 | 大豆 | 80 | 80 | 80 |
| 8 | 蔗糖 | 30 | 30 | 30 |
| 9 | 植物油 | 50 | 60 | 70 |
| 10 | 蔬菜 | 750 | 750 | 750 |
| 11 | 水果 | 200 | 250 | 300 |
| 12 | 食用菌(干) | 5 | 10 | 15 |
| 13 | 干菜 | 10 | 20 | 25 |
| 14 | 巧克力 |  | 10 | 20 |
| 15 | 维生素(片) |  |  | 1 |
| 16 | 饮料 | 5% | 10% | 10% |
| 17 | 调料 | 10% | 10% | 10% |

**(一)GJB826B－2010 对供应食物的要求**

1. 粮食　供应质量和比例,按《军粮供应管理暂行办法》规定执行,鼓励采购一定比例的粗、杂粮。

2. 畜肉　为猪、牛、羊肉及其脏腑(主要应以肝脏为主),一类灶供应的瘦肉应占 70% 以上,二、三类灶供应的瘦肉应占 90% 以上;猪、牛、羊、禽的肉类可等量替换;猪排骨和羊排骨按 50% 折算为相应的肉类。

3. 禽蛋　鸡、鸭、鹅等禽蛋可等量相互替换。

4. 牛奶(粉)　应首选供应牛奶;无法供应牛奶时,可用奶粉替换,与牛奶按 3∶20 的比例折算;有条件也可选择酸奶。

5. 鱼虾类　海鱼的供应量应不少于 20%。

6. 大豆　可选择豆制品,折算为相应大豆的量。

7. 蔬菜　深色蔬菜应占 60% 以上。

8. 食用菌(干)　包括蘑菇、黑木耳、白木耳等干的菌菇类,其与鲜菌菇类的折算比为 1∶10。

9. 干菜　包括干的海藻类、干菜类和叶菜类等。

10. 植物油　三类灶的 2/3 应为橄榄油或山茶油。

11. 饮料类　包括茶叶、果汁、咖啡等。

按照现行标准,我军官兵每天应吃的主要食物可分为 5 类:第一类是粮食,每名官兵每日应吃 500～700g；第二类是蔬菜和水果，应该在 1000g 左右；第三类是鱼、禽、肉、蛋等动物性食物，应该吃 400～680g；第四类是牛奶和豆类食物，牛奶 200～300g，大豆 80g；第五类植物油，每天 50～70g。

#### (二)军人食物定量标准的使用注意事项

1. 要同类互换　有研究认为，每天摄入的食物种类应当在 30 种以上为好。应当把营养与美味结合起来，按照同类互换、多种多样的原则调配膳食。

2. 要食量均衡　按照我国多数地区居民习惯，一日安排三餐。一般早、晚餐各占 30%，午餐占 40% 为宜，执行夜间任务超过 24:00 时还应安排夜餐。

3. 要因地制宜　我国幅员辽阔，各地的物产不尽相同，只有因地制宜，充分利用当地资源，才能有效地实现平衡膳食。

4. 要长期坚持　膳食对健康的影响是长期的，平衡膳食需要坚持不懈，才能充分体现对官兵健康的促进作用。

## 第三节　膳食结构与膳食指南

### 一、膳食结构的概念与分类

膳食结构(dietary structure)是指膳食中各类食物的数量及其在膳食中所占的比例，也称膳食组成或膳食模式(dietary pattern)。从宏观看，居民膳食结构反映一个国家的综合国力水平，决定一个地区食物生产供应规划；也是衡量一个国家和地区经济发展和文明程度的重要标志之一。从微观看，它是居民营养状况和体质健康的决定因素，也是对居民进行有效营养干预的重要环节。依据动、植物性食物在膳食构成中的比例划分不同的膳食结构，一般将世界各国的膳食结构分为以下 4 种模式。

#### (一)东方膳食模式

东方膳食模式以植物性食物为主，动物性食物为辅。大多数发展中国家如印度、巴基斯坦、孟加拉国和非洲一些国家等属此类型。其膳食特点是：谷物食品消费量大，动物性食品消费量小。该类型的膳食能量基本可满足人体需要，但蛋白质、脂肪摄入量均低，来自动物性食物的营养素如铁、钙、维生素 A 摄入不足。营养缺乏病是这些国家人群的主要营养问题，人的体质较弱；但有利于血脂异常和冠心病等营养慢性病的预防。

#### (二)经济发达国家膳食模式

经济发达国家膳食模式以动物性食物为主，是多数欧美发达国家如美国、西欧、北欧诸国的典型膳食结构。属于营养过剩型的膳食。以提供高能量、高脂肪、高蛋白质、低纤维为主要特点，容易引起肥胖病、高血压、冠心病、糖尿病等的发病率升高。

### (三)日本膳食模式

日本膳食模式是一种动物性食物与植物性食物较为平衡的膳食结构,以日本为代表。该膳食模式既保留了东方膳食的特点,又吸取了西方膳食的长处。能量能够满足人体需要,又不至于过剩。蛋白质、脂肪、糖类的供能比例合理。来自植物性食物的膳食纤维和来自动物性食物的营养素如铁、钙等均比较充足,有利于避免营养缺乏病和营养过剩性疾病。该模式已成为世界各国膳食结构调整的参考。

### (四)地中海膳食模式

地中海膳食模式以地中海命名是因为该膳食结构的特点是居住在地中海地区的居民所特有的,意大利、希腊可作为该种膳食结构的代表。膳食结构的主要特点:①膳食富含各类植物性食物;②食物的加工程度低,新鲜度较高,以当季、当地食物为主;③橄榄油是主要的食用油;④脂肪供能比例适宜,饱和脂肪所占比例较低;⑤每天食用少量适量奶酪和酸奶;⑥每周食用少量或适量鱼、禽,少量蛋;⑦以新鲜水果作为典型的每日餐后食品,甜食每周只食用几次;⑧每月食用几次红肉;⑨大部分成年人有饮用葡萄酒的习惯。此膳食结构的突出特点是饱和脂肪摄入量低,膳食含大量糖类,蔬菜、水果摄入量较高。地中海地区居民心脑血管疾病发生率很低,已引起了西方国家的注意。但是,由于该模式存在明显的地域特征,因此在推广上受到一定的限制。

## 二、我国居民膳食结构的变化及存在的问题

随着食物消费情况的变化,我国膳食结构有了较大变化,由传统的东方膳食模式转变成经济发达国家膳食模式,主要体现在谷类供给能量由1992年67%下降为2002年58%。全国城市居民谷类供能比例已经在50%以下,动物性食物供能比可达20%左右;全国农村谷类平均供能比例为62%,特别是大城市居民只有41%的能量来源于谷类。此外,蛋白质的供能比例明显上升,全国城乡平均为11.8%、城市为12.7%、农村为11.3%;脂肪供能比全国为22.0%、城市为28.4%、农村为18.6%。由三大营养素供能比例来看,我国居民膳食结构已趋于合理,尤其城市基本达到合理水平。值得注意的是,脂肪摄入量日益增高,尤其城市由脂肪供能比例已接近30%,而大多数城市已超过30%,且动物性食物来源脂肪所占比例偏高。如何控制脂肪摄入量,尤其是动物性脂肪的摄入量是优化膳食结构的一项重要内容。

其他食物的消费如奶类和大豆类食物的摄入量都偏低。尤其是奶类,一般大城市尚能摄入一定量,农村所占消费比例甚微。造成我国人民钙的日摄入量低,一般只能达到AI的50%左右,城市最低者只为AI的34.9%,农村有的只占29.3%。有的地区盛产奶和大豆,但奶和大豆食品的摄入量反而低于其他地区,对这种现象应加以正确引导,改变饮食习惯,充分利用当地资源,使其膳食结构达到合理化。维生素A也是普通摄入不足的一种营养素,且地区差异大,有的地区日摄入量可达RNI的120%以上,有的地区不及20%。究其原因,凡摄入有色蔬菜和动物内脏量大者,视黄醇的摄入量都高,皆可达到RNI的90%以上,甚至超出100%。所以,在膳食中强调多吃有色蔬菜和一定量的动物内脏如猪肝等是提高维生素A摄入量的有效措施。

据2010—2012年全国营养状况监测资料显示,营养健康保健知识水平低,身体活动不足,不吃早餐,早餐营养质量差、在外就餐,西式快餐消费增加,饮水不足,含糖饮料消费量增加,过量饮酒等一系列问题都是影响我国居民健康的主要因素。由于经济发展和资源的不同,各地营养水平还存在着较大的差距,城乡差距也十分明显,我国目前仍然面临"营养不良"与"营养过剩"的双重挑战,同时后者微量营养素缺乏导致的"隐性饥饿"对健康的危害也日益受到广泛关注。因此,对我国居民的膳食结构还要加以正确的引导和改善。

## 三、中国居民膳食指南及平衡膳食宝塔

膳食指南(dietary guideline)是根据营养学原则,结合国情,教育人民群众采用平衡膳食,以达到合理营养、促进健康目的的指导性意见。膳食指南的核心是提倡平衡膳食与合理营养,以达到促进健康的目的,也就是在现代生活中提倡均衡营养的概念。

《中国居民膳食指南(2016)》的主体框架由一般人群膳食指南、特定人群膳食指南和中国居民平衡膳食实践三个部分组成。其中,中国居民平衡膳食实践包括中国居民膳食宝塔(2016)、中国居民平衡膳食餐盘(2016)和儿童平衡膳食算盘三个可视化图形,指导大众在日常生活中进行具体实践。

1. 一般人群膳食指南 一般人群膳食指南适合于2岁以上的正常人群,共有6条,内容和要则如下。

(1)食物多样,谷类为主。①每天的膳食应包括谷薯类、蔬菜水果类、畜禽肉蛋奶类、大豆坚果类等食物;②平均每天至少摄入12种食物,每周至少25种;③每天摄入谷薯类食物5~8份(250~400g),其中全谷物和杂豆类1~3份(50~150g),薯类1~2份(50~100g);④食物多样,谷类为主是平衡膳食模式的重要特征。

(2)吃动平衡,健康体重。①各年龄段人群都应天天运动、保持健康体重;②食不过量,控制总能量摄入,保持能量平衡;③坚持日常身体活动,每周至少进行5d中等强度身体活动,累计150min以上,主动身体活动最好每天6000步;④减少久坐时间,每小时起来动一动。

(3)多吃蔬果、奶类、大豆。①蔬菜水果是平衡膳食的重要组成部分,奶类富含钙、大豆富含优质蛋白质;②餐餐有蔬菜,保证每天摄入300~500g的蔬菜,深色蔬菜应占1/2;③天天吃水果,保证每天摄入200~350g的新鲜水果,果汁不能代替鲜果;④吃各种各样的奶制品,相当于每天液态奶300g;⑤经常吃豆制品,适量吃坚果。

(4)适量吃鱼、禽、蛋、瘦肉。①鱼、禽、蛋和瘦肉摄入要适量;②每周吃鱼280~525g,畜禽肉280~525g,蛋类280~350g,平均每天摄入总量120~200g;③优先选择鱼和禽;④吃鸡蛋不弃蛋黄;⑤少吃肥肉、烟熏和腌制肉食品。

(5)少盐少油,控糖限酒。①培养清淡饮食习惯,少吃高盐和油炸食品。成人每天食盐不超过6g,每天烹调油25~30g。②控制添加糖的摄入量,每天摄入不超过50g,最好控制在25g以下。③每日反式脂肪酸摄入量不超过2g。④足量饮水,成年人每天7~8杯(1500~1700ml),提倡饮用白开水和茶水,不喝或少喝含糖饮料。⑤儿童少年、孕妇、乳母不应饮酒。成人如饮酒,男性一天饮用酒的酒精量不超过25g,女性不超过15g。

(6)杜绝浪费,兴新食尚。①珍惜食物,适量备餐,提倡分餐不浪费;②选择新鲜卫生的食物和适宜的烹调方式;③食物制备生熟分开,熟食二次加热要热透;④学会阅读食品标签,合理

选择食品;⑤多回家吃饭,享受食物和亲情;⑥传承优良文化,兴饮食文明新风。

2. 中国居民平衡膳食实践　为了帮助一般人群在日常生活中实践《中国居民膳食指南(2016)》的主要内容,专家委员会制定了中国居民膳食宝塔(2016)(图10-2)、中国居民平衡膳食餐盘(2016)和儿童平衡膳食算盘,直观展示了每日应摄入的食物种类、合理数量及适宜的身体活动量。

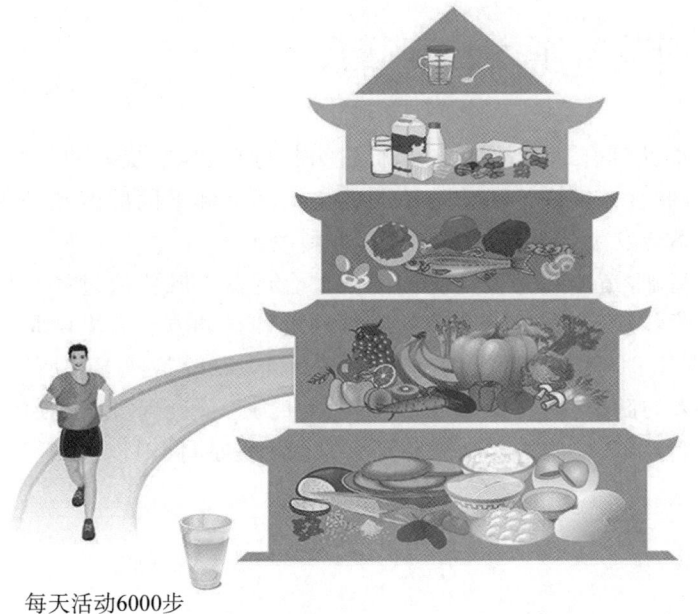

图10-2　中国居民平衡膳食宝塔(2016)

3. 平衡膳食宝塔的应用

(1)确定食物需要:膳食宝塔建议的每人每日各类食物适宜摄入量范围适用于一般健康成人,应用时要根据个人年龄、性别、身高、体重、劳动强度、季节等情况适当调整。

膳食宝塔建议的各类食物摄入量是一个平均值和比例。每日膳食中应当包含膳食宝塔中的各类食物,各类食物的比例也应基本与膳食宝塔一致。日常生活无需每天都样样照着"宝塔"推荐量吃,重要的是一定要经常遵循宝塔各层各类食物的大体比例。

(2)同类互换,调配丰富多彩的膳食。宝塔包含的每一类食物中都有许多的品种,各种食物所含营养成分往往大体上近似,在膳食中可以互相替换。应用平衡膳食宝塔应当把营养与美味结合起来,按照同类互换、多种多样的原则调配一日三餐。同类互换就是以粮换粮、以豆换豆、以肉换肉。多种多样就是选用品种、形态、颜色、口感多样的食物,变换烹调方法。

(3)要合理分配三餐食量。我国多数地区居民习惯于一天吃三餐。三餐食物量的分配及间隔时间应与作息时间和劳动状况相匹配,一般早、晚餐各占30%,午餐占40%为宜,特殊情况可适当调整。通常上午的工作学习都比较紧张,营养不足会影响学习工作效率,所以早餐应当是正正经经的一顿饭。早餐除主食外至少应包括奶、豆、蛋、肉中的一种,并搭配适量蔬菜或水果。

(4)要因地制宜充分利用当地资源。我国幅员辽阔,各地的饮食习惯及物产不尽相同,只有因地制宜充分利用当地资源才能有效地应用平衡膳食宝塔,例如牧区奶类资源丰富,可适当提高奶类摄取量;渔区可适当提高鱼及其他水产品摄取量;农村山区则可利用山羊奶及花生、瓜子、核桃、榛子等资源。

(5)要养成习惯,长期坚持。膳食对健康的影响是长期的结果。应用平衡膳食宝塔需要自幼养成习惯,并坚持不懈,才能充分体现其对健康的促进作用。

## 第四节 军人合理膳食

合理膳食(rational diet)是指能达到合理营养的要求,促进人体健康、预防疾病的膳食,又称平衡膳食(balanced diet)。这种膳食既能满足机体对不同的生活环境和不同的劳动条件下的生理需要,又能保证身体健康,不会发生营养缺乏病和营养过剩性疾病。

合理膳食是合理营养的物质基础,是达到合理营养的手段。合理营养既要通过膳食调配提供满足机体需要的能量和各种营养素,又要考虑合理的膳食制度和烹调方法。军队是一个特殊群体,在特殊环境和特殊作业条件下,对营养的需求与一般人群、一般条件下有所不同。膳食营养问题不仅关系到每个军人的健康,还涉及部队的整体战斗力。要确保"吃出健康,吃出战斗力",应当以平衡膳食为核心,以合理的膳食制度和烹调方法为保证,同时以食品安全为前提。

### 一、平衡膳食

平衡膳食是指膳食中所含的营养素种类齐全、数量充足、比例适宜,即能量来源平衡、氨基酸平衡、酸碱性食物的平衡及摄取的各种营养素之间的平衡,只有这样才有利于营养素的吸收和利用。

**(一)平衡膳食的要求**

1. 营养素种类齐全、数量充足 膳食中应含有人体所需要的能量和种类齐全的各种营养素,数量能达到营养素推荐摄入量标准。我国居民膳食营养素参考摄入量、我军的膳食营养素供给量标准可作为调配和评价平衡膳食的依据。

2. 各营养素比例适宜 膳食中各种营养素之间比例合适,能使机体建立起一种生理上的平衡。各种营养素比例要求如下。

(1)蛋白质、脂肪、糖类之间的比例:三大营养物质在体内代谢是互相利用又相互制约。如糖类和脂肪对蛋白质具有节约作用,膳食中有足够的糖类和脂肪提供能量,就可减少蛋白质作为能量来源而分解,从而节约了蛋白质,使其能有效地发挥生理功能,有利于改善体内氮的平衡,增加氮的潴留。但是,尽管提高了糖类和脂肪的供给量,若蛋白质供给量不足,也不能保持氮平衡。相反,如能量供给不足,单纯提高蛋白质供给量,氨基酸会氧化代谢提供能量而被消耗,也不能保持体内氮的平衡。因此,在平衡膳食中要求三大营养素合适的比例应该是:蛋白质提供的能量应占一日总热量的10%～15%,脂肪为20%～30%,糖类55%～65%。

(2)能量摄取量与维生素 $B_1$、维生素 $B_2$、维生素 PP 摄取量的平衡:能量营养素在体内的代谢需要维生素的参与,能量消耗量与这些维生素需要量是成正比的,我国对维生素 $B_1$、维生素 $B_2$ 和维生素 PP 推荐膳食供给量时,基本上是按 0.5 mg、0.5 mg、5 mg/4.2 MJ(1000 kcal)制订。

(3)必需氨基酸的比例:理想的膳食蛋白质应包含八种必需氨基酸,而且各种氨基酸之间比例应适当。如果有一种或几种必需氨基酸含量较低,则将限制其他氨基酸的利用。如果在某种质量较差的蛋白质中,强化它的限制性氨基酸,其生理价值可得到明显的提高。关于必需氨基酸的比例,一般认为,理想的食物蛋白质,必需氨基酸与非必需氨基酸的比例应为 4∶6,即必需氨基酸应占 40%,非必需氨基酸占 60%。

(4)饱和与不饱和脂肪酸的比例:为了预防动脉硬化的发生,多数学者主张在平衡膳食中 SFA∶PUFA∶MUFA=1∶1∶1。

(5)氮、钙、磷的比例:合理膳食中的氮、钙、磷含量也应有适宜的比例,根据我国人民的膳食习惯,成年人膳食氮、钙、磷的比例为 12∶0.66∶1。

**(二)平衡膳食的组成**

关于平衡膳食的组成,早在 2000 年前我国古代医书《黄帝内经·素问》中就提出"五谷为养、五畜为益、五果为助、五菜为充"的配膳原则,科学完整地提出了平衡膳食的要求。现代营养学认为,平衡膳食的食物构成必须包括五大类食物,即粮食类(包括谷类、薯类、杂豆类)、动物类、大豆及其制品、蔬菜水果类和纯能量食品。

1. **粮食类** 主要提供糖类、B 族维生素、蛋白质和无机盐,是我国膳食能量的主要来源。一般从事中度劳动的人,每日粮食的摄入量应占膳食总量的 40% 左右。

2. **动物类** 动物类食品包括肉、禽、鱼、蛋、奶等,主要提供优质蛋白质、脂肪、矿物质、B 族维生素和维生素 A、维生素 D。成人每天应摄入 70~100g 的蛋白质,据研究,人体对动物蛋白质的吸收率高于植物蛋白,较为理想的蛋白质摄入应是,动物蛋白占 1/4,豆类蛋白占 1/4,其余 2/4 则由粮食供给。

3. **大豆及其制品** 主要提供蛋白质、脂肪、矿物质、B 族维生素和膳食纤维。在一般中度劳动时,动物类食品、大豆及其制品应占膳食总量的 18% 左右。

4. **蔬菜、水果** 主要提供维生素 C、胡萝卜素、矿物质和膳食纤维。在平衡膳食中,蔬菜、水果是必不可少的,否则维生素、矿物质将不能满足机体需要,同时蔬菜、水果还是碱性食品,不足时不易维持体内酸碱平衡,因此,成年人每天应进食 400~500 g 的蔬菜、水果,其中绿叶菜应保持 1/2 以上。新鲜的水果是维生素 C 的良好来源,可以提供大量的磷、铁等无机盐,故每人每天应摄入 100~200 g 鲜果。此类食物应占总量的 40% 左右。

5. **纯能量食品** 包括动植物油脂、各种食用糖和酒类。在膳食中,烹调用油不仅能增加食物的香味,还能提供部分能量和必需脂肪酸,并能促进脂溶性维生素的吸收,一般认为烹调用油应占膳食总量的 2% 左右。

综上所述,以上五类食物长期缺乏任何一种都会影响身体健康,为保持均衡膳食,人们每天的膳食不宜吃得太精,更不应在节日中暴饮暴食,真正做到粗细搭配、有荤有素,健康就会更有保障。

## 二、合理的膳食制度

膳食制度是指将全天的食物按一定的次数、一定的时间间隔、一定的数量和质量分配到各餐的一种制度。合理的膳食制度,应根据生理特别是消化器官的活动规律,并考虑到生活、劳动强度加以适当安排。合理的膳食制度可以使摄入的食物得到充分的消化吸收,发挥更大的营养效能。

不管是家庭,还是集体单位,要建立良好的进餐制度。应考虑进餐者的工作性质、年龄、生理特点,以及季节、气候等因素制订合理的进餐制度。进食定时定量和合理的进餐制度对维持人体健康十分重要。

### (一)一日三餐

每日进餐次数与时间间隔,应以胃的功能恢复及食物从胃内排空时间来确定,食物在胃内停留的时间因不同的食物有很大的差别,一般水只停留 10min,糖类停留 2h,脂肪和蛋白质在胃内停留的时间稍长。根据我国饮食习惯,正常成年人一日三餐,两餐之间间隔 5~6h,这是符合人体的生理状态的。因为一种混合膳食,一般在胃内停留 4~5h,如果两餐之间间隔太长,容易感到饥饿,以致影响工作效率;若两餐之间间隔太短,消化器官得不到适当休息,不易恢复功能,又影响食欲和消化,久而久之就会引起消化功能失常,出现食欲缺乏和胃肠疾病。因此,定时进餐对保持食欲和食物的消化吸收有重要意义。

### (二)三餐食物分配应以生理状况和工作需要为原则

一般情况下提倡"早饭要吃饱,午饭要吃好,晚饭要吃少";以能量计,早餐应占全天总能量的 25%~30%,午餐占 30%~40%,晚餐占 30%~40%。这种分配的理由是因为早晨起床不久,一般食欲较差,但为了满足上午工作的需要,必须摄入足够的能量。午餐前后都是工作时间,既要补足上午消耗的能量,又要为下午的工作做好贮备,因此,午餐能量供给应是最多的,午餐可多吃些富含蛋白质和脂肪的食物。晚餐进食量一般原则上与午餐相接近,但能量可稍低。这是因为晚饭后能量消耗不大,如果进食太多,久而久之就会引起发胖。另外,蛋白质、脂肪多了会影响睡眠,因此,晚餐可多吃些蔬菜、含糖类较多和易于消化的食物。

## 三、军用食品

军用食品是指按军队规定的技术标准加工供应的各类制式食品的总称,具有体积小、重量轻、营养结构合理、适口性好、易消化吸收、携带食用方便、安全卫生、耐贮存等特点,是战时饮食保障的重要组成部分。在快速机动、激烈战斗中和穿插迂回作战等情况下,由于条件限制,难于制作热食,这时就要用野战食品来保障。

### (一)我军的军用食品

我军的军用食品研究发展起步较晚,但经过科研人员几十年的艰苦努力,目前我军的军用食品已基本形成系列化,根据使用性质可将其分为四大类:野战食品、远航食品、救生食品和通用食品。

1. 野战食品　野战食品(combat rations)是指陆勤人员行军、作战和特殊情况下热食供应困难时食用的制式食品。具有体积小、重量轻、携带食用方便和耐贮存的特点。通常由军队后勤部门按统一规格和质量标准筹措、贮备、补给。野战口粮按使用性质可分为普通野战口粮和特种野战口粮,按使用对象可分为单兵野战口粮和集体野战口粮。我军的野战口粮包括普通单兵野战口粮、普通集体野战口粮、特种单兵野战口粮和特种集体野战口粮四大类。普通单兵口粮供应担负主攻任务的一线部队穿插、迂回时使用,供侦察部队和战斗激烈、无条件做饭的部队单兵使用;普通集体口粮主要用于不便供应热食的防御阵地部队和固守山头、要塞部队及其他小分队、班等;坦克兵口粮主要供坦克兵及特殊地域、条件下的作战部队使用;边防巡逻口粮,主要供应边防巡逻部队及相应条件下的作战部队使用。

我军野战食品的主要品种包括如下几种。

(1)压缩干粮:压缩干粮是以优质粮食为主要原料经加工压缩而成的块状熟食品。每包4块共250g,能量5392kJ(1289kcal)。具有体积小、能量高、口味好、耐贮存、便于携带、提神抗疲劳、食用方便等特点。通常在部队行军、作战和执行特殊任务等情况下热食供应困难时食用。

(2)脱水米饭(又称速煮米饭或方便米饭):是用普通大米经浸泡→蒸煮→离散→烘干→包装封口加工程序而制成的一种方便熟食品,具有复水快、口味好、接近平时的饮食习惯、食用方便等优点。适合部队行军、作战和小分队单独执行任务时使用。

(3)911单兵食品:它是由主副食品和汤料配套的用软包装组合而成的人餐份口粮,有两种餐谱,即911A餐谱和911B餐谱。这种食品的特点是主副食搭配、品种多、口味好、营养搭配合理、包装便于携带食用、耐贮存。适于特种作战部队和执行特殊任务热食供应困难时食用的制式食品。

(4)自加热食品:这类食品是由食品和加热片组合成一餐份的包装,使用时撕开口袋加入定量的水,片刻就发生电极反应,约15min就可使被加热的食品达到60℃左右。自加热食品的品种有香菇肉丝面、雪菜肉丝面、豌豆肉丁饭等。每餐份重约560g。这类食品的特点:达到了口粮的热食化、口味好、接近正常膳食、易于消化、使用方便、适于单兵在特殊环境条件下食用。

(5)伞兵食品:这种食品主要有6个餐谱,采用餐份包装,做到2d不重样。其品种有饼干、素炒鸡蛋、榨菜、烩生鸡丝、蘑菇肉片、鱼香肉丝、木须肉、鸡汁汤料、蘑菇汤料、麻辣料等。每餐份重415g。

(6)集体食品:集体食品是陆勤分队作战或执行特殊任务热食供应困难时食用的制式食品。按多人日份或餐份包装,特点是主副食配套、品种多、质量好、营养搭配合理、能量高、耐贮存、不加调理或稍加调理即可食用。集体食品有10人、5人餐份包装,分早、中、晚共三个餐谱。餐谱1为软包装赤豆米饭、炒面条、酱牛肉和烧鸡块、酸辣菜罐头及汤料,平均每人每餐重723g,能量4616kJ(1163kcal)。餐谱2为脱水面条、软包装调味酱、四鲜酱和辣椒粉,平均每人每餐重448g,热量5804kJ(1387kcal)。餐谱3为脱水米饭、回锅肉、茄汁鱼、酸辣菜罐头及汤料,平均每人每餐重464g,能量为6000kJ(1415kcal)。

2. 远航食品　远航食品是指海勤、空勤人员远航时的专用食品,分为舰艇远航食品和飞行远航食品两类。

(1)舰艇远航食品:我军的舰艇远航食品有水面舰艇、潜艇(常规潜艇、核潜艇)用的食品。其中,水面舰艇远航食品由大米、面粉、挂面、各种肉类、鱼类、蔬菜、水果罐头和脱水食品及巧克力糖、山楂片、茶叶等组成,具有营养丰富、品种多、耐保存、促进食欲、加工和配餐方便、接近日常膳食等特点,适用于驱逐舰、护卫舰人员远航时食用;潜艇远航食品主要由大米、面粉、挂面、饼干、鱼、肉、蔬菜、水果罐头、压缩脱水菜、木耳、香菇、咖啡、茶叶、饮料等65种食品组成,具有营养丰富、体积小、耐贮存、加工及配餐方便、省水省电、废弃物少、接受性好等特点,适用于潜艇人员远航时食用。

(2)飞行远航食品:主要由奶油饼干、酱牛肉、糖水山楂、巧克力、糖果及汤料组成,采用三层复合铝膜袋包装成餐份。净重420g。含蛋白质39.2g,脂肪39.9g,糖170.4g,能量5000kJ(1195kcal)。具有食物多样、量少质精、易消化、食用方便、包装严密、抗撞击、抗挤压、防潮防水、抗压等特点。适于随机携带供连续飞行4h以上空勤人员空中食用的专用食品,满足空勤人员的能量需要。

3. 救生食品　救生食品是军人遇险待救时用于维持生存的专用食品。它主要分为飞行救生食品和舰艇救生食品两种。按人份组合配套。具有体积小、重量轻、能量高、耐贮存和食用方便等特点。

(1)舰艇救生食品:指舰艇海上失事舰船人员离舰漂浮待救时维持生命的专用食品。主要由压缩饼干、巧克力、糖等组成。每餐份重435g,能量8570kJ(2048kcal)。

(2)飞行救生食品:是空勤人员在飞机迫降、失事离机待救时维持生命的专用食品。主要包括巧克力饼干、猪肉松饼干。每餐份重280g,能量5885.4kJ(1421kcal)。

4. 通用食品　通用食品也称补助供应食品,是指按军队规定的技术标准生产、供应平时和战时生鲜食物供应困难的部队食用的食品统称。包括各类军用罐头、软罐头、脱水蔬菜等。

**(二)外军的军用食品**

在高科技战争条件下,如何解决好野战给养保障是关系到提高部队战斗力重要的问题。因此,发达国家的军队非常重视军用食品的研究和发展。

1. 美军军用食品　美国是世界上工业和科技最发达的国家之一。美军的军用食品研究处于世界领先的地位,美国陆军纳蒂克研究发展工程中心食品工程研究所专门从事军用食品、战斗食品、粮食加工机械和野战炊事装备的研究、设计和开发工作。美军将其军用口粮分为四大类:集体口粮、单兵口粮、限制口粮和特种口粮。

(1)集体口粮(group feeding rations):以热食形式供给群体使用的口粮,主要包括A型口粮、B型口粮和T型口粮三种类型。美军目前骨干集体口粮主要是浅盘口粮(T口粮),它是在B口粮与其他一些集体口粮不能满足战场饮食保障需要的情况下发展起来的,是美军20世纪90年代野战饮食系统中的新型口粮,目的是节省炊事员而又能提高高质量集体热食供应能力。

浅盘口粮主要包括主菜、蔬菜、淀粉食品和甜点心四大类,有4个菜谱,分早、中、晚餐谱共100多品种。分为36人餐份、18人餐份和9人餐份三种规格,装在长方形金属浅盘中。主菜类有:胡椒牛肉、加拿大咸猪肉、奶酪煎蛋卷、酱汁猪肉、虾、瑞典肉丸(带汁)等。蔬菜类有浇糖浆胡萝卜、什锦菜、甜姜片等。淀粉食品类有浇糖浆土豆、酱烤土豆、西班牙米饭、紫黑浆果饼、早餐面包布丁等。点心类有糖浆水果、蛋糕、胡桃巧克力、补丁、小馅饼等。浅盘口粮1987年正式列入美军食品供应系列。

(2) 单兵口粮 (individually packaged rations): 不能集体供膳时,供单兵携带使用的口粮,包括即食型口粮 MRE(meal, ready-to-eat) 和 GTW(go to war rations) 两种类型。MRE 口粮即单兵快餐口粮,为美军目前骨干单兵口粮。共有 12 个餐谱,全部采用软包装材料,每餐份含主、副食,调味料和佐料小食品约 30 余种,并配有杂品袋和无火焰加热器。主要食品有肉菜罐头、水果罐头、糖果糕点等。肉菜罐头有 12 种,主要有牛肉、猪肉、香肠、鸡肉、单制品和乳制品。水果有 10 种,主要有杏、梨、桃、蜜饯苹果、菠萝等。糖果糕点有 3 种,主要有巧克力糖、薄饼干等。杂品袋装有食糖、盐、咖啡、卫生纸、香烟、火柴等。MER 口粮的特点:重量比 C 口粮(单兵作战口粮)轻。携带方便,可直接使用,也可复水食用或加热食用;品种多样,接近日常的正常膳食,有较好的食用接受性;耐贮存,在 20℃下可贮存 2 年,40℃可贮存 1 年。

(3) 限制口粮 (restricted ration): 远程巡逻、攻击、侦察或再补充不能满足时使用的单兵食品,包括 RLW-30(ration, light weight)、远程巡逻食品包 LRP(food packet, long range patrol, LRP)、普通救生食品包 (food packet, survival, general purpose improved, GP-I) 等多种类型。LRP 口粮是由冻干脱水主菜、谷类食品、水果糕点、糖果等组成,供巡逻人员途中食用。攻击型食品包共有 6 种食谱,主要由脱水、压缩食物块、甜食和饮料等组成,供海军陆战队使用。

(4) 特种口粮 (special rations): 用于极端环境的口粮,以满足该环境条件下对部分营养素需求增加的要求,如极端寒冷环境使用的 RCW(rations, cold weather) 和寒冷环境 T 型口粮等。

(5) 美军军用食品主要特点:加工工艺先进。美军在制作野战口粮时,为了提高产品质量、营养和有较好的食用接受性,采用了冷冻脱水技术、浅盘制作技术、辐射杀菌技术等。特点:①餐谱化、系列化:美军军用食品的品种多,每一种食品又有多种餐谱,可做到几天内不重样,大大提高了口味接受性;②热食化:美军的浅盘口粮、MER 口粮都考虑了战场热食化的因素;③贮存性能好:一般都贮放 2 年以上,有的长达 10 年;④包装先进:采用软包装材料如软罐头和浅盘口粮。

2. 日军作战口粮　日军陆、海、空三军均有各自的作战口粮。其中海空军的口粮以陆军口粮为基础,再增拨加餐费和补助费,另订食谱。陆军作战口粮分为基本口粮和特种口粮两种。

(1) 日军作战口粮的种类:日军作战口粮主要由罐头食品和干制食品组成。罐头食品主要是米饭罐头,其品种有米饭罐头、红小豆米饭罐头、鸡肉饭罐头、香菇饭罐头、什锦饭罐头等。由于米饭罐头在贮存过程中回生,因此食用前需加热 20~30min。副食罐头有维也纳香肠、汉堡牛肉罐头、鸡肉鸡杂菜罐头、五香酱牛肉罐头、鳟鱼菜罐头、萝卜咸菜罐头、什锦八宝酱菜罐头、柑橘酱等品种。自 1992 年以后逐步用软罐头替代马口铁听罐头。干制品有速食脱水米饭、鸡肉饭、鱼肉饭、赤豆米饭、牛肉青菜、油炸茄子和油炸丸子等。这些产品采用真空干燥、冷冻升华干燥等先进技术。另一个重要的干制品是压缩干粮,主要由炒米花、糖、油、调味料及冻干肉等用粘合剂粘合而成。

(2) 日军作战口粮的特点:①主食大部分为米饭罐头,充分考虑了日本人的饮食习惯;②副食罐头采用了软包装技术,减轻了重量,便于开启;③干制品应用了冻干、超声波、真空干燥等先进技术,较好地保持了营养和风味,且有利于贮存;④做到了作战口粮餐谱化,但热食化程度低于美军。

3. 英军军用食品  英军的军用食品主要是北极口粮,它是由英军海军使用的单兵食品转化而来的。主要供严寒环境下作战的单兵使用。这种口粮主要由肉类罐头、饼干、饮料和杂品袋组成。一日三餐装在一个硬纸盒内,总重 1300g,能量 18837kJ(4506kcal),可冷食,也可用盒内配备的固体燃料加热后食用。

早餐有一种食谱,主要是加糖麦片 1 块、果味饼干 1 包和巧克力饮料粉 1 袋。午餐有 4 种食谱,主要有肉罐头 1 听,维生素强化饼干 1 包,果仁 1 包,葡萄果糖 1 块和速溶茶 1 袋。晚餐有 4 种食谱,主要有肉罐头 1 听,米饭罐头 1 袋,维生素强化饼干 1 包,葡萄干 1 包,巧克力糖果 1 块,速溶咖啡 1 袋。

### (三)军用食品的发展与展望

1. 外军军用食品的发展趋势  科学技术的不断发展推动了食品加工工业的发展,也促进了军用食品的发展。采用新的加工技术、新的材料、新的资源,使军用食品在口感、营养、食用方便性等方面都有很大的提高。为适应未来现代化战争的要求,需要进一步提高和发展军用食品。世界各国都十分重视新型军用食品的研制,美军认为军用食品直接关系到战争进程和结局,应作为战略武器加以研究,对今后的发展着重于提高野战口粮的质量和食用接受性,使其接近日常的正常膳食,提高口粮的能量密度和营养价值。如美军的 21 世纪口粮的营养模块,热量密度达到 $29.68kJ/cm^3$,是采用浸泡、压缩、挤压等先进的技术提高能量密度;采用冷冻干燥、高压、真空干燥、喷雾干燥及无菌包装等先进的技术提高野战口粮的产品质量。

2. 我军军用食品的发展展望  对于我军来说,发展军用食品要根据现代化战争特点的要求,借鉴外军先进野战口粮的经验,结合我国国情来考虑研究发展。

(1)完善我军军用食品系列,实现主副食、汤、饮料系列化。主副食、汤饮料系列是普通军用食品系列的基本成分,它们的不同组合构成了普通军用食品系列和专业食品系列,形成餐谱化,为我军的饮食保障提供了不同作战部队和作战任务相适应的军用食品,克服我军现有军用食品品种单一的不足。

(2)采用新技术、新工艺和新材料,改进军用食品的质量。达到营养丰富、搭配合理,以提高军用食品营养性和可接受性;采用新材料和包装工艺,提高军用食品耐贮性和便携性。

(3)实现军用食品的热食化。这对于提高食用可接受性,鼓舞作战人员的士气,迅速恢复体力具有重要的作用。因此研制具有加热功能的军用食品也是我军军用食品发展的方向。

(4)研究功能性军用食品。未来的高科技局部战争是对高度对抗的现代化战争,也是参战双方作战人员斗智斗勇,拼体力、抗脑力的战争。激烈的对抗可能使作战人员出现精神紧张、情绪波动、食欲缺乏,产生平常环境中不易出现的一系列的不良的生理、心理反应。因此,高科技条件下局部战争要求军用食品不再仅仅是提供营养和能量的食品,而应起到消除这些不良因素的功能食品。如在高强度的奔袭运动作战中的抗疲劳、迅速恢复体力的食品,提高大脑反应能力、生津止渴食品等,都是高技术条件下作战对军用食品提出的新课题。

(5)研究制定适于野战食用的快餐订购标准,实现军用食品市场化。未来的高技术条件下的局部战争的特点之一是军需物资消耗量大,战场变化快。我军的军需仓库、供给线都将是敌人攻击的主要目标。因此依靠地方支援、依靠人民支援,仍是我军战胜敌军的法宝。当然,并不是所有的方便食品都可以直接进入军事领域作为军用食品,需要对其营养价值、贮存期、使用方便性等方面进行筛选和修改,研究制定出适于军用的快餐订购标准。一旦发生战争,即可根据需要投入生产。这样可减少贮存损失和运输环节，还可大大增加战时饮食保障的品种，为炊事设备提供原料，缩短烹饪时间，提高保障的速度。

（易　龙）

## 思考题

1. 何谓膳食营养素参考摄入量（DRIs）？
2. 现行的 DRIs（2013 版）较以往的版本有何不同？对指导我国居民合理膳食有什么意义？
3. DRIs 在膳食质量评价方面有何应用？
4. 应用 DRIs 评价人群营养素摄入量时的注意事项有哪些？
5. 随着近年来部队伙食标准的提高，中国人民解放军军人食物定量标准（GJB826B-2010）应该在哪些方面进行调整？
6. 何谓合理营养？何谓平衡膳食？
7. 如何理解"食物多样、谷类为主"？
8. 膳食模式的变化对我国居民健康有何影响？
9. 膳食指南对指导大众的合理膳食有何重要意义？
10. 简述我军现阶段军用食品的不足及未来发展趋势。

## 参 考 文 献

[1] 糜漫天,蔡东联. 军事营养医学. 北京:人民军医出版社,2015.

[2] Scientific Report of the 2015 Dietary Guidelines Advisory Committee. Washington,DC:US Departments of Agriculture and Health and Human Services,2015.

[3] 中国营养学会. 中国居民膳食营养素参考摄入量（2013 版）. 北京:科学出版社,2014.

[4] 陈义勇. 中国居民膳食营养素参考摄入量 2013 修订版简介. 营养学报,2014,36(4):313-317.

[5] 孙长颢. 营养与食品卫生学. 7 版. 北京:人民卫生出版社,2012.

[6] 糜漫天. 军队营养与食品卫生学. 2 版. 北京:军事医学科学出版社,2009.

[7] 中国居民膳食指南. 拉萨:西藏人民出版社,2008.

[8] 糜漫天,郭长江. 军事营养学. 北京:人民军医出版社,2004.

# 第 11 章
# 食品污染与食物中毒

【学习目的与要求】

了解常见的污染食品细菌、真菌和真菌毒素,常见的污染食品有害金属及致癌化合物的来源,食品农药残留的来源及危害。掌握食品细菌总数和大肠菌群的卫生学意义,食品腐败变质的影响因素和预防控制措施,黄曲霉毒素的危害及预防控制措施。

掌握食源性疾病和食物中毒的概念,食物中毒的流行病学特点和分类;细菌性食物中毒的流行病学特点及预防控制原则;常见有毒动植物食物中毒的机制及预防措施;亚硝酸盐食物中毒的预防控制措施。

## 第一节 军队食品污染及其预防

### 一、概述

食品本身不应含有毒有害的物质。食品污染(food contamination)是指在各种条件下,导致外源性有毒有害物质进入食品,或食品成分本身发生化学反应而产生有毒有害物质,从而造成食品安全性、营养性和(或)感官性状发生改变的过程。食品在种植或养殖、生长、收割或宰杀到加工、贮存、运输、销售直至食用前的各个环节中,由于环境或人为因素的作用,都可能使食品受到有毒有害物质的侵袭而造成污染,使食品的营养价值和卫生质量降低,从而对人体造成不同程度的危害。常见的食品污染主要包括两类。

1. **生物性污染** 生物性污染主要包括微生物、寄生虫和昆虫的污染。微生物污染主要包括细菌及细菌毒素、真菌及真菌毒素和病毒等引起的污染。其中,由细菌和真菌及其所产生的毒素对食品的污染最为普遍,也最严重。寄生虫包括蛔虫、绦虫、旋毛虫等及虫卵,一般通过患者、病畜的粪便污染水体或土壤,间接污染水产品、水果和蔬菜等食品。昆虫污染主要包括甲虫、螨虫、蛾、谷象虫和蝇、蛆等。

2. **化学性污染** 食品的化学性污染是由有毒有害的化学性物质污染食品引起的。食品化学性污染所涉及的范围较广,情况最为复杂,也最难控制。主要包括农药、兽药的不合理施用,导致食品中的残留超标;工业三废(废水、废气、废渣)的排放,造成有毒金属和有机物,如铅、砷、汞、铬、酚等污染环境,并间接污染食品;食品包装、容器、加工用具、运输工具等接触食品时进入食品中的有害物质;滥用食品添加剂如亚硝酸盐;食品加工和贮存过程中产生的有害物质,如焙烤、烟熏、腌制食物时产生的亚硝胺、多环芳烃、杂环胺、丙烯酰胺等,以及酒中有害的醇类和醛类等;食品掺加、制假主要是非食品添加剂(化工原料)违禁添加,如奶粉中加入三聚氰胺,饮料中添加塑化剂等。

食品污染不但影响食品的感官性状,降低食物营养价值,更严重的是引起食物中毒,造成机体的慢性危害,以及致畸、致癌和致突变作用,对人体的健康产生不良影响。

## 二、食品的微生物污染及其预防

按对人体致病能力的高低,可将污染食品的微生物分为三类:①致病性微生物,包括致病性细菌和细菌毒素、真菌和真菌毒素、人畜共患传染病病原菌和病毒,该类微生物可直接导致人体患病;②相对致病微生物,即通常条件下不致病,但在一定条件下可产生致病能力的微生物;③非致病性微生物,这类微生物在自然界分布非常广泛,它们一般不引起人类疾病,但是其中许多是引起食物腐败变质和卫生质量下降的主要原因。

### (一)食品的细菌污染

自然界的细菌种类繁多,但由于食品理化性质、所处环境条件及加工处理等因素的限制,在食品中存在的细菌只是自然界细菌的一小部分,在食品卫生学上被称为食品细菌。食品细菌污染主要是非致病性细菌,它们往往与食品出现特异的颜色、气味、味道、荧光、磷光及致病性有关。非致病菌一般不引起人类疾病,但其中一部分为腐败菌,与食品腐败变质有密切关系,是评价食品卫生质量和腐败变质程度的重要指标。

**1. 评价食品细菌污染的指标** 食品的细菌学检测是评价食品卫生质量的重要手段,主要指标有两个:菌落总数和大肠菌群。

(1)菌落总数:菌落总数是指在被检样品的单位质量(g)、容积(ml)或表面积($cm^2$)内,所含能在严格规定的条件下(培养基及其pH、培育温度与时间、计数方法等)培养所生成的细菌菌落总数,以菌落形成单位(colony forming units, CFU)表示。

其食品卫生学意义:一方面可作为食品被细菌污染状态,即代表食品的清洁状态。我国在许多食品中规定了菌落总数指标,将其作为控制食品污染的容许限度,这一点与世界上其他很多国家是一致的。另一方面可预测食品的耐贮存期限。一般来讲,食品中细菌数量越多,食品腐败变质的速度越快。比如当鱼中的菌落总数为 $10^3 CFU/cm^2$ 时,在0℃下可保存12d,但当菌落总数达到 $10^5 CFU/cm^2$ 时,在相同条件下只能保存6d。

(2)大肠菌群:大肠菌群包括肠杆菌科的埃希菌属、柠檬酸杆菌属、肠杆菌属和克雷伯菌属。这些菌属中的细菌,均系来自人和温血动物的肠道,需氧与兼性厌氧,不形成芽胞,在35~37℃下能发酵乳糖产酸产气的革兰阴性杆菌,仅极个别菌种例外。食品中大肠菌群的数量是采用相当于100g或100ml食品的最近似数来表示,简称为大肠菌群最近似数(maximum probable number, MPN)。这是按一定方案进行检验所得结果的统计值。所谓一定检验方案,在我国统一采用的是样品三个稀释度各三管的乳糖发酵三步法,并根据各种可能的检验结果,编制相应的 MPN 检索表供实际应用。

2. 评价食品细菌污染的食品卫生学意义　一是作为食品受到人与温血动物粪便污染的指示菌。一般认为,大肠菌群都直接来自人与温血动物粪便。其中以埃希菌属为主体,也称为典型大肠埃希菌;其他三属除直接来自粪便外,也可能来自典型大肠埃希菌排出体外 7d 至 1 个月后在环境中的变异,称为非典型大肠埃希菌,埃希菌属说明是粪便近期污染,其他菌属可能为粪便的陈旧污染。将大肠菌群作为食品粪便污染指示菌的主要原因是:①大肠菌群来源有特异性,仅来自肠道;②在肠道中数量较多,易于检出;③在外界环境中有足够抵抗力,能生存一定时间;④食品细菌学检验方法敏感。二是作为肠道致病菌污染食品的指示菌。大肠菌群与肠道致病菌如沙门菌属和志贺菌属等来源相同,而且一般条件下大肠菌群在外界环境中生存时间也与主要肠道致病菌一致。

**(二)食品腐败变质**

食品腐败变质(food spoilage)是指食品受到诸多内外因素的影响,造成其原有化学性质、物理性质及感官性状发生变化,降低和失去食用价值的过程。如鱼肉的腐败、油脂的酸败、水果蔬菜的腐烂和粮食的霉变等。食品腐败变质不仅降低食品的营养价值,使人产生厌恶感,而且还可产生各种有毒有害物质,引起食用者发生急性中毒或产生慢性毒害。

1. 食品腐败变质的原因和影响因素　食品腐败变质是以食品本身的组成成分和理化特性为基础,在各种环境因素影响下,主要由微生物作用引起的,其结果是食品本身、环境因素和微生物三者交互作用的结果。

(1)微生物:在食品发生腐败变质的过程中,起决定性作用的是微生物,如果某一食品经过彻底灭菌或过滤除菌处理,则食品长期贮藏也不会发生腐败。反之,如果污染了微生物,一旦条件适宜就会发生腐败变质。所以说,微生物污染是导致食品发生腐败变质的根源。引起食品腐败变质的主要是细菌,也包括真菌和酵母。

细菌、真菌和酵母多数是通过分泌胞外蛋白酶来分解蛋白质而使食品腐败变质。分解脂肪的微生物靠分泌脂肪酶使脂肪水解为甘油和脂肪酸。分解脂肪的主要是真菌,如食品中常见的曲霉属、白地霉、代氏根霉、娄地青霉和芽枝霉属等。一般来说,对蛋白质分解能力强的需氧型细菌,大多数也能分解脂肪,而能分解脂肪的真菌比细菌多。能分解脂肪的酵母不多,主要是解脂假丝酵母,这种酵母分解蛋白质和脂肪能力很强,但不发酵糖。绝大多数细菌都能分解糖,特别是利用单糖,某些细菌能利用有机酸或醇类;大部分真菌能利用简单糖,但能够分解纤维素的真菌不多;大多数酵母能利用有机酸。

(2)食品的组成和性质

①酶:植物生物体中都含有各种生物活性酶,这些酶是食品原料在宰杀或采摘后成熟或变质的主要因素之一,即使在畜禽鱼被宰杀或粮谷果蔬收获后,这些酶仍然在起作用,对食品的质量变化有至关重要的影响。主要有氧化酶、酯酶、果胶酶、蛋白酶、淀粉酶等。

②水分:食品中的水分是微生物赖以生存的基础,食品的水活性值(Aw)越小,微生物越不易生存繁殖,食品更容易保存。

③营养成分:食品中丰富的营养成分是微生物天然良好的培养基,不同食品的营养成分差异巨大,而微生物对各种营养物质的利用能力不尽相同,决定了食品腐败变质的过程和特点也不相同。

蛋白质的分解：蛋白质含量丰富的食品如畜禽肉、鱼、蛋和大豆及其制品等，其腐败变质是以蛋白质的分解为主。食物中的蛋白质在微生物分泌的蛋白酶和肽链内切酶为主的酶的作用下，先后裂解为胨类和肽类，并经断链形成氨基酸，氨基酸及其他含氮的低分子物质再通过脱羧、脱氨和脱硫作用，形成多种腐败产物。在细菌脱羧酶的作用下，酪氨酸、组氨酸、精氨酸和鸟氨酸分别形成酪胺、组胺、尸胺和腐胺，其中后两种具有恶臭气味；脱氨酶是氨基酸脱去氨基生成氨，脱下的氨基可与甲基结合成一甲胺、二甲胺和三甲胺；色氨酸脱去羧基后会形成色胺，也可脱去氨基形成甲基吲哚而具粪臭味；而脱硫酶可用含硫氨基酸脱硫，形成具有恶臭味的硫化氢。

脂肪的酸败：含脂肪高的食品或纯油脂如植物油容易发生脂肪的酸败。油脂酸败俗称"哈喇"，是油脂在储藏时与氧气、紫外线、水分、金属离子、微生物及动植物残渣等作用，脂肪链经水解、氧化产生低级的分解产物如醛、酮、酸等，具有特殊刺激性气味。脂肪酸败早期，由于产生过氧化物和氧化物而使油脂的过氧化值上升；而酸败后期由于各种脂酸的形成导致油脂酸价升高。脂肪的酸败程度还受到脂肪酸饱和程度的影响，不饱和脂肪酸含量越高的食品越容易发生酸败。此外，脂类氧化是形成的自由基与食品中其他物质结合生成过氧化物、交联过氧化物、环氧化物，破坏必需脂肪酸和维生素。

糖类的发酵：粮食、水果、蔬菜等糖类含量较高的食品发生腐败变质时，糖类在微生物或动植物组织中酶的作用下，分解产生双糖、单糖、有机酸、醛、醇等，最后生成二氧化碳和水。主要表现为食品的酸度升高，并带有甜味，产生醇类气味，通常称为发酵。

④pH：食物 pH 高低是制约微生物生长、影响食物腐败变质的重要因素。大多数细菌在 pH 7.0 左右生长最好，少数在 pH 4.0 以下也能够生长；酵母菌和真菌可在低 pH 下生长。通常当 pH 为 4.6 及以下时可抑制致病菌生长和产生毒素。

⑤渗透压：食品的渗透压与微生物的生命活动有关。低渗或高渗环境均可导致菌体死亡。如生活中常采用糖渍或腌渍保存食品，就是使食品渗透压增高，降低食品 Aw，故微生物难以生存。

(3)环境因素：环境的温度、湿度、氧气含量、紫外线照射等对食品的腐败变质有直接的影响。

①温度：微生物的生命活力是在酶的催化下进行的。酶的活性受制于温度，但大多数微生物对低温的敏感性较差。当它们处于最低生长温度时，虽然新陈代谢活动已降至极低的程度，呈休眠状态，生命活动几乎停止，但其活力仍然存在。一旦温度回升，又能迅速生长发育，不论嗜温或嗜热微生物都是如此。温度还可影响食品中酶的活性，动植物源性食品中大多数酶的最适温度在 30~40℃，50℃以上时活力已显著降低，60℃以上时变性失活。

②湿度：湿度直接影响食品的含水量和水分活度，从而对食品的质量产生较大的影响。若环境太干燥，则易使食品失水萎谢或失水硬化。环境湿度大食品易受潮，微生物易生长繁殖，则食品易变质。

③氧气：微生物的生长繁殖与氧气密切相关。一般来说，微生物在富氧的环境中生长和代谢速度更快，加速食物变质腐败；而缺氧的环境主要是厌氧型微生物生长，引起的食品变质速度较慢。此外氧气对食品质量影响很大，如鲜活食品的生理生化变化，脂肪的氧化酸败，某些维生素如维生素 C、维生素 A、维生素 E 等的氧化都与氧气有关。

④紫外线：阳光中的紫外线引起食品质量变化的主要表现为食品的着色、脱色、脂肪酸败、

维生素和氨基酸分解、产生不良气味等。

2. **食品腐败变质的鉴定** 食品腐败变质的鉴定一般采用感官、物理、化学和微生物4个方面的指标。

(1)感官鉴定:食品的感官鉴定是指通过视觉、嗅觉、触觉、味觉等人的感觉器官对食品的组织状态和外在的卫生质量进行鉴定。食品腐败初期产生腐败臭味,发生颜色的变化(退色、变色、着色、失去光泽等),出现组织变软、变黏等现象,都可以通过感官分辨出来,如通过嗅觉可以判定出食品极轻微的腐败变质。

(2)物理指标:食品的物理指标主要是根据蛋白质、脂肪分解时低分子物质增多的变化,可测定食品浸出物量、浸出液电导度、折光率、冰点、黏度等指标。

(3)化学鉴定:微生物的代谢可引起食品化学组成的变化,并产生多种腐败性产物,直接测定这些腐败产物就可作为判定食品质量的依据。包括挥发性盐基总氮、三甲胺、组胺、K值、pH、过氧化值和酸价等。

(4)微生物检验:食品微生物学的常用检测指标为菌落总数和大肠菌群。对食品进行微生物数量测定是判定食品生产的一般卫生状况及食品卫生质量的一项重要依据。一般认为,食品中的活菌数达 $10^8$ CFU/g 时,则可认为其处于初期腐败阶段。

3. **食品腐败变质的控制措施** 食品保藏的基本原理是改变食品的温度、水分、氢离子浓度、渗透压及采用其他抑菌杀菌的措施,将食品中的微生物杀灭或减弱其生长繁殖的能力,以达到防止食品腐败变质的目的。

(1)食品的低温保藏:低温可以降低酶的活性和食品内化学反应的速度,延长微生物繁殖一代所需的时间,因此食品的低温保藏可以防止或减缓食品的变质,在一定的期限内,可较好地保持食品的品质。低温保藏可分为冷藏和冷冻两种方式。

(2)食品的加热杀菌保藏:高温使微生物体内酶、脂质体和细胞膜破坏,原生质构造中呈现不均一状态,以致蛋白质凝固,细胞内一切反应停止,从而达到保藏的目的。食品加热杀菌的方法主要有常压杀菌(巴氏消毒法)、加压杀菌、超高温瞬时杀菌和微波杀菌等。

(3)食品的化学保藏

①盐腌法和糖渍法:可提高渗透压。在高渗状态的介质中,微生物菌体原生质脱水、收缩、凝固并与细胞膜脱离,从而使微生物死亡。一般盐腌浓度达10%,大多数细菌受到抑制,但不能杀灭微生物。糖渍食品糖含量必须达到60%~65%。此类食品还应在密封和防湿条件下保存,否则容易吸水,降低防腐作用。

②酸渍法:大多数微生物不能在 pH 4.5 以下正常繁殖,故可利用提高氢离子浓度来防腐,此方法多用于各种蔬菜,如泡菜和渍酸菜等。

③防腐剂保藏:常用的食品防腐添加剂有防腐剂、抗氧化剂。防腐剂用于抑制或杀灭食品中引起腐败变质的微生物,如苯甲酸、山梨酸等;抗氧化剂可用于防止油脂酸败。

(4)食品的干燥脱水保藏:食品干燥保藏的机制是降低食品水分至15%以下或 Aw 值在 0~0.60,以抑制腐败微生物的生长,使食品在常温下长期保藏。食品干燥、脱水方法主要有日晒、阴干、喷雾干燥、减压蒸发、冷冻干燥等。冷冻干燥是将食品先低温速冻,使食品中水结成冰,然后再放在高真空条件下,冰直接变成气态而挥发。此种方法可保持食品的营养成分,而且在食用时加水复原可恢复其原有的性状和结构。

(5)食品的辐照保藏:食品的辐照保藏是20世纪40年代开始发展起来的,主要用于食品杀菌、灭虫、抑制蔬菜发芽、延迟果实后熟,以延长食品保藏期。目前主要用的辐照源有 $^{60}$Co 和 $^{137}$Cs 产生的 γ 射线,以及电子加速器产生的低于 10MeV 的电子束。

### (三)食品的真菌及真菌毒素的污染及预防

真菌污染食品可引起食品的腐败变质,是食品呈现异常的颜色、产生霉味等异味,使食品食用价值降低甚至完全不能食用,并且真菌污染可使食品原料的加工工艺品质下降,如出粉率、出米率、黏度等。真菌污染主要侵害粮食类及其制品,据估算,每年全世界因为真菌污染发生霉变而不能食用的粮食达到 2%。

1. **主要的产毒真菌及毒素** 目前已知的主要的产毒真菌有以下几种。

(1)曲霉菌属(*aspergillus*):曲霉在自然界分布极为广泛,对有机物的分解能力很强,一些菌种如黑曲霉等被广泛用于食品工业。但是曲霉也是重要的食品污染菌,有些曲霉在一定条件下产生毒素,如黄曲霉、赭曲霉、杂色曲霉、烟曲霉、构巢曲霉、寄生曲霉等。

(2)青霉属(*penicillium*):青霉分布广泛,种类繁多,经常存在于土壤、粮食和果蔬上。有些菌种可产生多种酶及有机酸,具有很高的经济价值。但青霉可引起果蔬、粮谷的腐败变质,一些菌种还可产生毒素,包括岛青霉、橘黄青霉、绿青霉、扩展青霉、圆弧青霉、褶皱青霉等。

(3)镰刀菌属(*fusarium*):镰刀菌属的菌种很多,大部分是能产毒的植物病原菌,包括禾谷镰刀菌、尖孢镰刀菌、雪腐镰刀菌、串珠镰刀菌、拟枝镰刀菌、木贼镰刀菌、茄病镰刀菌等。

(4)其他菌属:如绿色木霉、漆斑菌属、黑色葡萄状穗霉等。

目前已知的真菌毒素约有 200 多种,按其产生毒素的主要真菌名称来命名。有的真菌毒素在粮食收获前就已经产生,在作物生长期感染作物,引起粮食作物的病害并产毒,如大多数的镰刀菌毒素。有的真菌毒素在粮食收获后或贮藏期间产生,如粮食中水分过高或受潮。比较重要的真菌毒素有黄曲霉毒素、赭曲霉素、杂色曲霉属、岛青霉素、黄天精、环绿素、展青霉素、桔青霉素、褶皱青霉素、青霉酸、单端孢霉烯族化合物、玉米赤霉烯酮、伏马菌素等。

2. **黄曲霉毒素** 黄曲霉毒素(aflatoxin,AF 或 AFT)主要是黄曲霉和寄生曲霉的代谢产物,黄曲霉毒素污染的发生和程度随地理和季节因素,以及作物生长、收获、贮存的条件不同而异,粮油作物在收获后、贮藏期及加工后都能受到产毒菌株污染。

(1)化学结构和理化性质:黄曲霉毒素是一类结构相似的化合物,已发现的黄曲霉毒素有 20 多种,其基本结构均含有一个双氢呋喃环和一个氧杂萘邻酮(香豆素),其毒性与结构有关,凡二呋喃环末端有双键者毒性较强,并有致癌性,如 $B_1$、$G_1$、$M_1$。黄曲霉毒素化学结构见图 11-1。

黄曲霉毒素可在紫外光下发出荧光,其中黄曲霉毒素 $B_1$、$B_2$ 发出蓝紫色荧光,波长 425nm;黄曲霉毒素 $G_1$、$G_2$ 发出黄绿色荧光,波长 450nm。黄曲霉毒素的相对分子质量为 312~346,熔点为 200~300℃。难溶于水、己烷、乙醚和石油醚,水中最大溶解度为 10mg/L,可溶于甲醇、乙醇、氯仿、丙酮等。热稳定性非常好,分解温度高达 280℃。一般酸碱不易使其分解。

(2)黄曲霉毒素的毒性及危害:黄曲霉毒素对所有已实验的动物肝脏和肾脏均有很强的毒性,对某些动物还有较强的致癌性。黄曲霉毒素进入机体后经细胞色素 P450 催化生成相应的活性衍生物而表现出毒性。一部分被酶降解解毒;一部分与细胞蛋白质、类脂结合引起细胞死亡,表现为急性中毒;若与核酸 DNA 结合,则会导致突变、致癌。

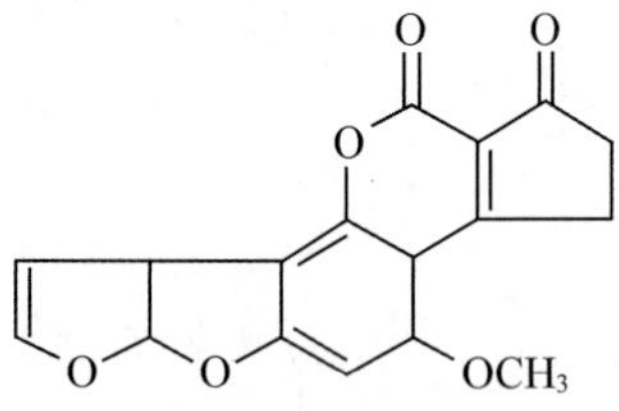

B1

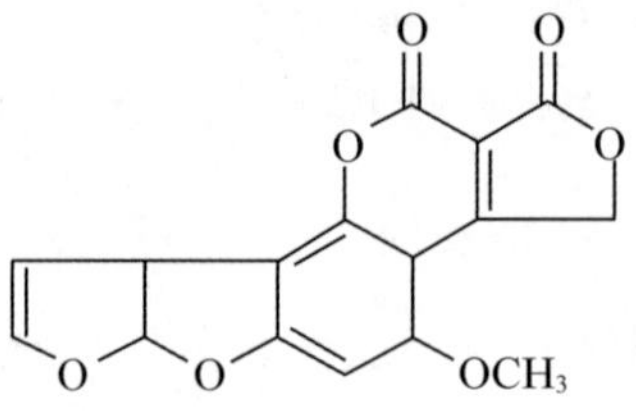

G1

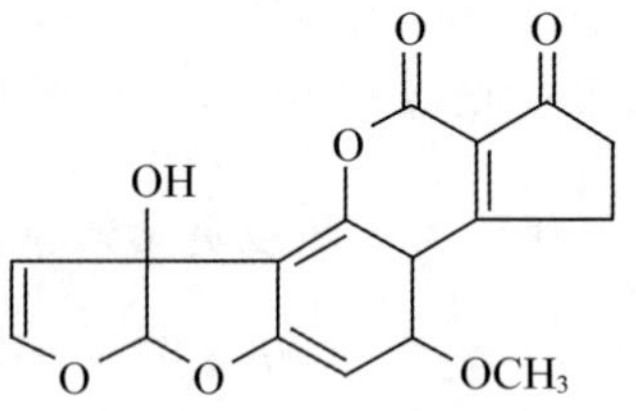

M1

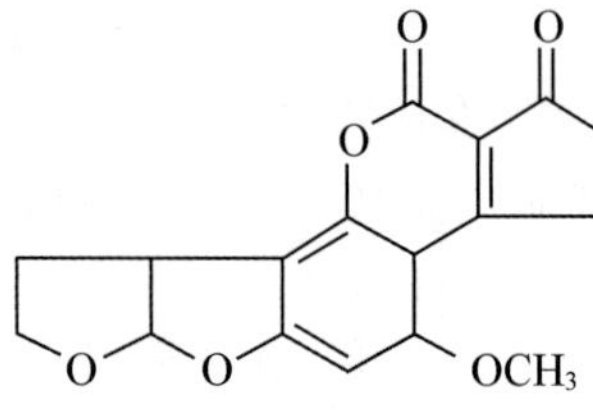

B2

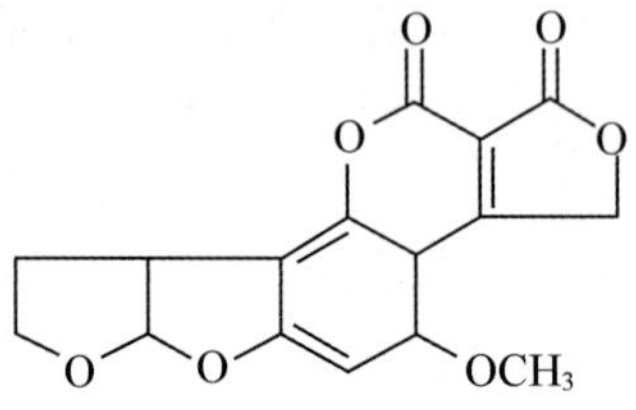

G2

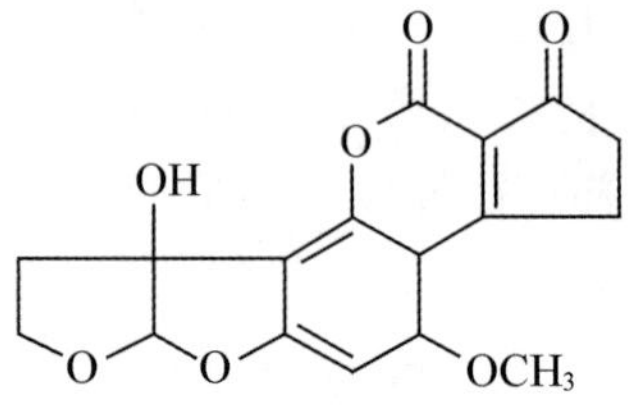

M2

图 11-1 黄曲霉毒素的结构

①急性中毒。黄曲霉毒素是一种毒性极强的剧毒物，其毒性是氰化钾的 10 倍，是砒霜的 68 倍。黄曲霉毒素不同亚型的毒性有很大差异，以黄曲霉毒素 $B_1$ 毒性最大，其毒性比氰化钾大 100 倍，仅次于肉毒杆菌毒素。

②慢性中毒。动物若少量并持续摄入黄曲霉毒素就会引起慢性中毒，主要表现为生长障碍，肝脏出现慢性损害。

③致癌性、致突变性和致畸性。黄曲霉毒素可使家畜、鱼类、禽类、猴等多种动物诱发实验性肝癌，在其他部位也可诱发肿瘤。长期摄入低剂量的黄曲霉毒素或短期摄入大剂量的黄曲霉毒素均可诱发人畜肝癌和其他肿瘤。黄曲霉毒素 $B_1$、$M_1$、$G_1$ 也有致突变性和致畸性。

(3)黄曲霉毒素对食品的污染及限量标准：黄曲霉毒素主要污染粮油及其制品，如花生、花生油、玉米、玉米油、大米、棉籽等。中国《食品中真菌毒素限量》GB 2761 规定的相关食品中黄曲霉毒素限量标准见表 11-1。

表 11-1 中国相关食品中黄曲霉毒素限量标准

| 食品 | 限量标准(MLs)/(μg/kg) | | 食品 | 限量标准(MLs)/(μg/kg) | |
|---|---|---|---|---|---|
| 玉米、花生及其制品 | B1 | 20 | 婴幼儿配方食品 | B1 | 0 |
| 大米、植物油(除玉米油、花生油) | B1 | 10 | 鲜乳 | M1 | 0.5 |
| 其他粮食、豆类、发酵食品 | B1 | 5 | 乳制品 | M1 | 0.5 |

(4)预防黄曲霉毒素污染的措施：除制定各类食品中 AF 的限量标准外，预防黄曲霉毒素污染食品还需注意食物防霉和采取一系列去毒措施。①食物防霉是预防食品被 AF 污染的最

根本措施。需利用良好的农业生产工艺,从田间地头开始控制污染。首先应防虫、防倒伏;收获时及时剔除霉变作物;收货后,必须迅速将水分含量降至安全水分以下,如一般粮食的水分<13%,玉米<12.5%,花生<8%;入仓后,要保持粮库内干燥,注意通风。一些地区采用防霉剂来保存粮食,但应注意食品残留的问题。选育抗霉的新型粮豆品种也是今后防霉工作的重要方面。②去毒粮食被霉菌毒素污染后,应设法将毒素破坏或去除,所采用的方法有物理性、化学性和生物性的。包括挑选霉粒法、碾轧加工法、加水搓洗法、植物油加碱去毒法、物理去除法、紫外线照射、氨气处理法。

## 三、食品的化学性污染及其预防

### (一)食品中的农药的残留及其预防

1. 农药残留的概念　农药残留(pesticides residue)是指残存于环境、生物体和食品中的农药及其衍生物和杂质的总称,残留的数量称为残留量。WHO/FAO、CAC等一些国际组织及各国都规定了食品中农药的最大残留限量。最大残留限量是指生产或保护商品的过程中,按照农药使用的良好农业规范使用农药后,允许农药在各种农产品及食品中或其表面残留的最大浓度。

2. 食品中农药残留的危害

(1)急性毒害:急性毒害是因误服、吸入、皮肤接触较大剂量和摄食高残留农药的食物后,在24h出现中毒症状的患者。发生农药急性中毒多因以下几种情况引起的:①误服、吸入或皮肤接触较大剂量的农药后;②食用喷洒了禁止用于瓜果蔬菜的剧毒、高毒农药的食品;③食用使用了中低毒的农药但没有严格按照施用规程,没有足够的安全间隔期就上市的蔬菜瓜果;④食用因农药中毒而死亡的畜禽肉和水产品;⑤恶意投毒及自杀等。不同的农药有不同的靶器官和毒理效应,急性中毒常表现为神经系统功能紊乱、恶心、呕吐、腹痛、腹泻,以及肝、心、肾脏功能损害及呼吸抑制,严重时会危及生命。引起急性中毒的农药主要是高毒类杀虫剂、杀鼠剂和杀线虫剂,尤其是高毒的有机磷和氨基甲酸酯农药毒性很强。有机磷农药还可呈现迟发性神经毒性,属于亚急性中毒,中毒者常在急性中毒后7~20d出现肢体麻痹和运动失调、精神障碍等症状。

(2)慢性毒害:慢性毒害是指人体长期、连续摄入低剂量的农药,在体内产生积累,中毒症状出现缓慢,3~6个月甚至时间更长,诊断较困难,一旦出现症状,较难挽救,特别是致癌、致畸和致突变的作用。儿童某些肿瘤如脑癌、白血病等与孕产妇在围生期接触化学农药有一定相关性。怀孕的母亲接触农药,其子女患脑癌危险度明显增加。许多农药可损害神经系统、内分泌系统、生殖系统、肝脏和肾脏,影响酶的活性,降低机体免疫功能,除了引起相应靶器官慢性病理变化外,还可致使机体免疫功能低下而继发其他疾病。这种中毒过程较为缓慢、短时间内症状不很明显,容易被人们忽视,但其潜在危害却很大。

3. 食品中常见的农药残留及其危害

(1)有机磷农药

①常见种类和性质。有机磷农药属于磷酸酯或硫代磷酸酯类化合物,也是使用较早的一类农药,被广泛用于田间的杀虫、杀菌、除草,为中国使用量最大的一类农药。有机磷农药根据其毒理学综合评价一般分为高毒农药、中等毒农药和低毒农药。高毒类主要由甲拌磷(3911)、

对硫磷(1605)、甲基对硫磷(甲基 1605)、内吸磷(1059)、甲胺磷、磷胺、氧化乐果、磷化锌、三硫磷、磷化铝、治螟磷、异丙磷等;中等毒类有敌敌畏、乐果、甲基内吸磷、倍胺磷、杀螟硫磷(杀螟松)、二嗪磷(地亚农)、乙硫磷、皮绳磷、亚胺硫磷等;低毒类有马拉硫磷(4049)、敌百虫、毒死蜱、硫菌磷、乙酰甲胺磷、锌硫磷、硫菌磷(托布津)等。以上分类只是相对的,新品种及复合制剂仍在不断推出,特别是复合制剂其毒性有叠加作用。中国农业部和国家质检局等联合发布第 632 号公告,规定自 2007 年 1 月 1 日起,全面禁止在国内销售和使用甲胺磷、对硫磷、甲基对硫磷、久效磷和磷胺 5 种高毒有机磷农药。

大多数有机磷农药性质不稳定,容易光解、碱解和水解等,在土壤中持续时间仅数天,个别长达数月。生物半衰期短,容易被生物体内的有关酶类分解,不易在作物、动物和人体内蓄积。由于害虫和杂草普遍产生了抗药性,使有机磷农药的使用量越来越大,并且反复多次用于田间农作物,因此这类农药对食品的污染比有机氯农药更严重。

②中毒表现:一般急性中毒多在 12h 内发病,若是吸入、口眼接触高浓度或剧毒的有机磷农药,可在几分到十几分钟内出现症状以致死亡。皮肤接触中毒发病时间较为缓慢,但可表现吸收后的严重症状,有机磷类农药中毒早期或轻症可出现头晕、头痛、恶心、呕吐、流涎、多汗、视物模糊、乏力等;病情较重者除上述症状外,并有瞳孔缩小、肌肉震颤、流泪、支气管分泌物增多、肺部有干湿啰音和哮鸣音、腹痛、腹泻、意识恍惚、步态蹒跚、心动过缓、发热、寒战等;重症病例常有心动过速、房室传导阻滞、心房颤动等心律失常,血压升高或下降,发绀、呼吸困难、口鼻冒沫甚至带有血液(肺水肿)、惊厥、昏迷、大小便失禁或尿潴留、四肢瘫痪、反射消失等,可因呼吸麻痹或伴循环衰竭而死亡。

(2)氨基甲酸酯类

①常见种类和性质:氨基甲酸酯杀虫剂是在研究毒扁豆碱生物活性与化学结构关系的基础上发展起来的。毒扁豆碱含在毒扁豆中。1952 年报道了毒扁豆碱的杀虫作用。1953 年合成甲萘威,1956 年推广应用。由于其杀虫效果好、杀虫谱广、对人畜毒性低等优点,其生产量逐年增加。

氨基甲酸酯为氨基甲酸的 N-甲基取代酯类,是针对有机磷农药的缺点而研制出的一类农药,具有高效、低毒、低残留的特点,广泛应用于杀虫、杀螨、杀线虫、杀菌和除草等方面。20 世纪 60 年代以来,氨基甲酸酯类杀虫剂进入高速发展时期,新品种不断出现,在全世界得到广泛应用,成为继有机磷农药之后又一重要杀虫剂,目前氨基甲酸酯类农药已有 1000 多种,可分为五大类:萘基氨基甲酸酯类,如西维因;苯基氨基甲酸酯类,如叶蝉散;氨基甲酸肟酯类,如涕灭威;杂环甲基氨基甲酸酯类,如呋喃丹;杂环二甲基氨基甲酸酯类,如易索威。除少数品种如呋喃丹等毒性较高外,大多数属中、低毒性。

②毒理作用:氨基甲酸酯类农药可经消化道侵入机体,也可经呼吸道、皮肤和黏膜吸收,主要分布在肝、肾、脂肪和肌肉组织中。在体内代谢迅速,经水解、氧化和结合等代谢产物随尿排出,24h 一般可排出摄入量的 70%~80%。

氨基甲酸酯类农药毒作用机制与有机磷农药相似,但恢复较快,且无迟发性神经毒性,主要是抑制胆碱酯酶活性,使酶活性中心丝氨酸的羟基被氨基甲酰化,因而失去酶对乙酰胆碱的水解能力。氨基甲酸酯类农药不需经代谢活化,即可直接与胆碱酯酶形成疏松的复合体。由于氨基甲酸酯类农药与胆碱酯酶结合是可逆的,且在机体内很快被水解,胆碱酯酶活性较易恢复,故其毒性作用较有机磷农药中毒为轻。氨基甲酸酯类农药可增加有机磷的毒性。

氨基甲酸酯类农药的毒性差异很大,多数品种毒性较低,但涕灭威和克百威急性毒性较强,WHO将涕灭威列为极危险的有害农药。1985年,美国加州由于涕灭威污染西瓜引起281人中毒。

实验研究发现,西维因可诱发大鼠和小鼠的肿瘤,并对豚鼠、狗、仓鼠、猪、鸡和鸭等动物有致畸作用,在Ames实验中显示出较强的致突变性。氨基甲酸酯类农药进入人体后,在胃酸作用下可与食物中的亚硝基化合物的前体物质亚硝酸盐及硝酸盐反应生成亚硝基化合物,亚硝基化合物具有致癌作用,因此可推断氨基甲酸酯类农药具有致畸、致突变和致癌的可能性。

**(二)有毒金属污染及其预防**

环境中的金属可通过各种途径进入人体,如呼吸、饮食、饮水和皮肤接触等。在这些金属中,其中相当一部分是维持正常人体身体生理功能和组成所必需的,如Na、K、Ca、Fe、Zn等,但如果摄入过量也会对人体产生毒性或潜在的危害。而一些金属未发现对人体的生理作用,即使非常低的摄入量也对人体产生毒性作用,如Hg、Cd、Pb、As,成为有毒金属,由于这些金属大多密度较大,因此又被称为重金属。

1. 食品中有毒金属的来源　人类活动可能对自然环境造成破坏,进而导致有害金属污染食品。有害金属污染食品主要通过以下几种途径。

(1)工业三废的排放和农药的使用:工业生产中所产生的废水、废气、废渣,如有色金属冶炼等和一些含重金属的农药如有机汞、有机砷类农药的施用,对环境造成污染,并间接或直接污染食品,通过食物链的富集对人体产生毒害。

(2)食品加工、储存、运输和销售过程中的污染:食品加工、储存、运输和销售过程中使用或接触的机械、管道、容器,以及食品添加剂中如杂质含量较高,则其含有的有毒有害金属可导致食品的污染。

(3)自然环境中的本底含量:由于不同地域环境中金属元素的分布不均一性,导致某些地区土壤、空气、水中某些金属元素的含量较高,生长在该地区的动植物中有毒金属的含量往往较高。如我国北方和贵州有些地区,砷的本底水平就高于其他地区。

2. 食品中有毒金属的致毒特点　摄入被有毒金属污染的食品对人体可产生多方面的危害,主要是低剂量长期摄入后在体内蓄积导致的慢性危害和三致作用(致癌、致畸、致突变),也包括一次性大剂量摄入造成的急性中毒。有毒金属导致人体中毒的特点如下。

(1)毒性与其存在形式有关:以有机形式存在的金属及水溶性较大的金属盐类,因其易被消化道吸收,通常毒性较大。

(2)致毒作用与机体酶活性有关:许多有毒金属可与体内酶蛋白的活性基团如巯基、羧基、氨基、羟基等结合,特别是巯基,使酶活性丧失,从而发挥致毒作用。

(3)蓄积性强:重金属不易降解,生物半衰期长,进入人体后排出缓慢而易在体内蓄积。即使环境中的有毒金属浓度很低,也可通过食物链的生物放大作用(biomagnification),使重金属在人类的食品中富集达到很高的浓度,对人体造成伤害。如鱼、虾等海、水产品中,汞和镉等有毒金属的含量可高达其生存环境浓度的数百甚至数千倍。

(4)食物中营养素的影响:膳食成分可影响有毒金属的毒性,如维生素C可使六价铬还原为三价铬,令其毒性降低;含硫氨基酸可提供巯基而拮抗有毒金属的致毒作用;铁可与铅竞争肠黏膜载体蛋白及其他有关吸收的转运载体,从而减少铅的吸收;锌与镉竞争含巯基的金属硫蛋白,因此锌可拮抗镉的毒性。

3. 污染食品的主要有毒金属

(1)汞(mercury,Hg):汞在自然界分布广泛,在工、农业生产方面用途较多,如农药、油漆生产和造纸等,均可造成汞化合物对环境的污染。自然界中有单质汞(水银)、无机汞(硝酸汞、砷酸汞、雷汞、甘汞等)、有机汞(甲基汞、氯化乙基汞、醋酸汞等)等几种形式。

①汞对食品的污染:汞进入人体的途径主要来自被污染的鱼贝类。废水、废渣和废气中的汞可沉降至水体的污泥中,无论何种形式的汞(金属汞或无机汞)都会直接或间接在微生物体内甲基钴氨酸转移酶的作用下,转化为甲基汞或二甲基汞,二甲基汞在酸性条件下可以分解为甲基汞,甲基汞可溶于水,因此底泥中的汞又回到水中,通过被动吸收作用渗透入浮游生物中,鱼贝类则通过摄食浮游生物和腮过滤摄入汞,因此汞通过食物链的生物富集作用在鱼体内达到很高含量。我国20世纪70年代,由于部分生产企业将含汞废水排入松花江,使江水受到甲基汞污染,导致沿江部分居民受到甲基汞的危害。20世纪50年代在日本水俣湾发生震惊世界的甲基汞中毒事件,其水域中的鱼、贝含汞量达到20~40 mg/kg,为其生活水域汞浓度的数万倍。

汞主要蓄积在鱼体的脂肪中,鱼龄越大,体内富集的汞就越多;不同品种的鱼对汞的富集能力也不同,如鲤鱼中汞通常大于鲢鱼。水生生物对汞具有富集作用,而陆生植物一般没有此能力,但使用含汞废水灌溉或含汞农药施用不当,也会造成汞的污染。

②汞在体内的代谢和毒性:元素汞几乎不被吸收,无机汞吸收率也非常低,大部分随粪便排出,而有机汞如甲基汞进入消化道后,在胃酸的作用下转化为氯化甲基汞,其经肠道的吸收率可达95%~100%。吸收后的甲基汞随后进入血液,与红细胞和血红蛋白疏基结合,并迅速分布到全身组织和器官中,其中以肝、肾、脑等器官含量最多,如大脑对汞的亲和力很强,脑中甲基汞的浓度要比血中高3~6倍。甲基汞具有亲脂性并与疏基的结合能力很强,可通过血-脑屏障、胎盘屏障和血-睾屏障,导致脑和神经系统损伤,并可致胎儿和新生儿汞中毒。血液中的汞可作为近期摄入体内汞的水平指标或体内汞负荷程度的指标。汞具有强蓄积性,有机汞在人体内的生物半衰期平均为70d左右,在脑中可达180~250d,主要通过肠道排出,但非常缓慢。体内的汞还可通过尿液、粪便和毛发排出,毛发中的汞水平与摄入量成正比,故可反映体内汞负荷情况,尿汞检查对诊断汞中毒有重要参考价值。

甲基汞中毒的特征是小脑和脑皮质两侧的脑细胞萎缩,主要表现是神经系统损害的症状。患者起初症状为头晕、乏力、失眠,而后手指、足趾、口唇、舌发麻,严重者出现语言障碍、共济失调、视野萎缩、听力障碍、精神障碍和感觉障碍等,进而瘫痪、肢体变形、吞咽困难,甚至死亡。甲基汞还有胚胎毒性和致畸作用。水俣病,就是由于含汞的工业废水排放污染水俣湾,当地居民长期食用被污染水域中的鱼类而引起的甲基汞中毒的典型公害事件。

③食品中汞的限量标准:FAO/WHO提出的暂定每周可耐受摄入量(provisional tolerable weekly intake,PTWI)为0.3mg(甲基汞＜0.2mg)。我国对食品中汞允许残留限量(mg/kg,以Hg计)标准(GB 2762-2005)规定为:粮食(成品粮)0.02,豆类、薯类、果蔬0.01,肉、蛋(去壳)0.05,鱼(不包括食肉鱼)和其他水产品0.5(甲基汞),食肉鱼类(如鲨鱼、金枪鱼)1.0。日本对于鱼类的汞允许量为:总汞0.4mg/kg;甲基汞0.3mg/kg。

(2)铅(lead,Pb):金属铅熔点低、易加工、耐腐蚀及化学性质稳定,是一种用途广泛的有毒重金属。主要用于电焊(铅及锡合金)、蓄电池、电极等,过去发生铅中毒主要以铅炼制厂、蓄电池工厂、涂料、色素、印刷、洗版、铅玻璃制造工厂中的工人职业性中毒为多。环境中的某些微生物可将无机铅转化为毒性更强的有机铅。

①铅对食品的污染。食品含铅主要来自大气、水、土壤中。土壤中的铅含量平均为16mg/kg,铅的广泛应用造成环境铅污染日趋严重,在开采、冶炼铅矿厂周围的土壤中含铅量甚至可达到1%。沿交通繁忙的公路干线两侧生长的水果和蔬菜,越靠近公路其含铅量越高,其主要来源于汽车使用的以有机铅作为防爆剂汽油燃烧后所排放的废气。在繁忙的公路两旁生长的农作物其铅含量高达3000mg/kg,只有当距离公路两侧大于100m时才趋于当地的背景值。用含铅材料制作的食品包装材料和容器具,如马口铁、陶瓷、搪瓷、锡壶、含铅印刷颜料和油墨,在一定条件下铅可溶出而造成食品污染。食品加工中使用含铅的食品添加剂,如皮蛋在传统制作工艺中需加入黄丹粉(氧化铅),氧化铅能协助氢氧化钠渗入蛋中以加快其成熟,因此皮蛋的含铅量也较高,曾检出的最高值达40mg/kg以上。农作物种植使用含铅农药如砷酸铅等可造成植株的铅污染。此外食品加工机械、管道、聚氯乙烯塑料中的含铅稳定剂等也可造成食品的铅污染。

②铅在体内的代谢和毒性。非职业人群体内的铅主要来自食品,经口摄入的铅的吸收率为5%~15%,平均为10%,儿童高于成人,因此在污染区由呼吸和经皮进入血液的铅亦不容忽视且意义更大。铅在人体各组织均有存在,尤其是骨中浓度最高,健康人血液中铅为7~26$\mu g/dl$,平均值为17$\mu g/dl$,但停车场工作人员的血液中铅的含量约为正常人平均值的3倍。铅在人体中生物半衰期约为4年,骨中的半衰期约为10年,因此其强蓄积性可导致毒性。体内的铅主要以粪便和尿排出。尿铅、血铅、发铅可反映体内的铅负荷情况。铅中毒者与正常人的区别可由血铅和尿铅浓度加以判断,血液中含有7~26$\mu g/L$为正常值,尿中20$\mu g/L$为其安全界限。

人类铅中毒多数是慢性毒性所导致。无机铅和有机铅有所不同,无机铅主要引起造血器官、肾脏、消化器官、中枢神经系统的损害,有机铅主要损害中枢神经系统。铅中毒的常见症状主要是贫血、神经衰弱、失眠、食欲减退、烦躁、口金属味、腹泻、腹痛、便秘、头晕、头痛、肌肉关节疼痛、幻觉、四肢麻痹等。慢性铅中毒还可导致凝血障碍,并损害免疫系统。儿童对铅毒性较成人敏感,过量铅可影响儿童生长发育,导致智力低下。

③食品中铅的限量标准:FAO/WHO提出铅的PTWI为25$\mu g/kg$。我国对食品中铅允许残留限量(mg/kg,以Pb计)标准(GB 2762-2005)规定为:婴儿配方奶粉0.02,鲜乳、果汁0.05,蔬菜(球茎、叶菜、食用菌类除外)、水果0.1,谷类、豆类、薯类、畜禽肉类、蛋类、小水果、浆果、葡萄、鲜蛋、果酒0.2,叶菜类、球茎蔬菜0.3,可食用畜禽下水0.5,茶叶5。

### (三)N-亚硝基化合物污染及其预防

N-亚硝基化合物(N-nitroso compound)是强致癌物,20世纪50年代,Heath等发现65种亚硝胺都有致癌性,其中以二甲基亚硝胺的毒性最大,可诱发大鼠肝癌。已合成的有100多种N-亚硝基化合物,其中80%被证明可使动物致癌,主要导致食管癌、肝癌、鼻咽癌、膀胱癌等。

1. 来源与合成

(1)食物中存在的亚硝基化合物前体物:食物中的N-亚硝基化合物天然含量极微,但可通过各种污染途径进入食物,也可由食物中广泛存在的亚硝基化合物前体物在适宜条件下生成。①胺类:由蛋白质分解成氨基酸并脱羧而成,常发生于不新鲜食物中,特别是腐败食物。肉、鱼等含有较多的脯氨酸、羟脯氨酸、精氨酸,极易生成仲胺;制酒过程中蛋白质在发酵时易酶解为二甲胺,茶叶含有的呱啶、吡咯、生物碱等仲胺化合物都易参与亚硝基化合物生成的反应,已知此类化合物有仲胺、酰胺、伯胺、叔胺、季胺,以及氨基甲酸酯、胍类、氨基酸、肌酸、磷脂等。一般来说,食物中胺类含量随其新鲜度、贮藏和加工条件而变化。有些加工方法和食物成分可能给胺类生成提供条件,鱼加工为制品时,不论是晒干、烟熏或装罐均可使仲胺量增加,如沙丁鱼经晒干或装罐可增加 5~7 倍,特别是墨鱼可增加 500~700 倍。②亚硝基化剂,主要有 $NO_2^-$、$NO_3^-$、$N_2O_3$、$N_2O_4$、$NO$ 等,以及其他可促进亚硝基化的物质,如硫氰化物或醇酯等,其中 $NO_2^-$、$NO_3^-$ 广泛存在于土壤、水及植物中,当大量施用含氮化肥、除草剂、土壤中缺钼或干旱时,均可使农作物中大量蓄积 $NO_3^-$,在具还原性微生物存在下,$NO_3^-$ 很易被转变为 $NO_2^-$。此外,$NO_2^-$ 作为食品添加剂也常被加入某些食品中,而使食品中 $NO_2^-$ 含量增加。

上述两类化合物,在合适条件下,可合成 N-亚硝基化合物,但受许多因素影响,胺的种类、浓度、酸碱度及某些微生物的存在与否都对合成量、速度有影响。伯胺、仲胺、叔胺均能亚硝基化,但伯胺、叔胺亚硝化速度较慢,胺类碱性越强越难解离,也越不易亚硝化。在有硫氰酸盐存在时,其与亚硝酸盐的反应速度加快。大肠埃希菌、普通变形杆菌、黏质沙雷菌等亚硝酸盐还原菌亦可将仲胺及硝酸盐合成亚硝胺,某些霉菌如黄曲霉、黑曲霉、白地霉也可促进合成,特别是黑曲霉、串珠镰刀菌及扩展青霉能使仲胺含量增高 25~100 倍。条件适宜时,可形成亚硝胺。

(2)加工过程产生的亚硝基化合物:动物源性食品在腌制时,如已含有大量胺,粗盐中又含有较多亚硝酸盐或人为添加亚硝酸盐或硝酸盐,均可使腌制品中产生亚硝基化合物。曾测得香港地区咸海鱼的二甲基亚硝胺含量高达 10~100μg/kg。一般咸肉经油煎后,约 90% 样品中可测出亚硝基吡咯烷,其含量与加热温度和时间有关。

(3)啤酒中的亚硝胺:在世界各国的啤酒中,几乎都已检出微量的二甲基亚硝胺。在啤酒酿造过程中,大麦芽在窑内直接用火加热干燥时,产生二甲基亚硝胺。生成二甲基亚硝胺的前体物有二甲胺、三甲胺及生物碱三级胺盐,如大麦芽碱和仲胺等。而亚硝化剂则是窑内加热时,空气中的氮被氧化而生成的氮氧化物(NOx)。在一定的 pH 和温度条件下,大麦芽碱和仲胺被亚硝化生成三甲基亚硝胺。

(4)人体中的亚硝胺:人体内也可合成亚硝胺,正常人胃液 pH 一般为 1~4,胃内合成的亚硝胺较少。胃酸缺乏的人,胃液 pH 较高,当 pH>5 时,含有硝酸盐还原酶的细菌有高度代谢活性,有利于将硝酸盐还原为亚硝酸盐,因此易于使亚硝酸盐在胃内合成。

2.食品中的 N-亚硝基化合物的毒性和危害

(1)引起亚急性中毒和慢性毒害:亚硝胺与亚硝酰胺的毒性不同,这与两者稳定性不同有关。亚硝胺主要造成肝脏损伤,有时胸腹腔血性渗出或肺等器官出血,也可造成肾小管及睾丸坏死等;亚硝酰胺所致肝中毒病变则较轻,可引起摄入部位的局部损伤。

(2)致突变、致畸性:亚硝酰胺可使仔鼠产生脑、眼、肋骨和脊柱的畸形,并存在剂量-效应关系,但亚硝胺的致畸作用很弱。亚硝酰胺也是一类直接致突变物,能引起细菌、真菌、果蝇和哺乳类动物细胞发生突变。在哺乳类动物及人体淋巴细胞的实验中证实了一些亚硝胺与亚硝酰胺的致突变性,亚硝酰胺还可通过胎盘诱发胎儿畸形,如亚硝酰胺中的甲基及乙基亚硝基脲可使胎儿发生神经系统畸形;亚硝胺类在妊娠适宜时期给毒,可使子代发生畸形。

(3)致癌性:N-亚硝基化合物为强致癌物,反复多次或一次大剂量染毒都能诱发肿瘤,且有剂量-效应关系。已发现的亚硝胺有 300 余种,其中 90% 可以诱发动物如鼠类、兔、狗、猪、鸟、猿猴等不同器官的肿瘤。几乎对所有的重要器官如肝、肾、膀胱、食管、胃、小肠、脑和神经系统等都可引起癌变。亚硝酰胺类对器官的特异性和致癌能力主要取决于化学结构的不同,还能通过胎盘、乳汁使子代发生肿瘤。中国河南省林州食品中亚硝胺检出率高达23.3%，而低发区1.2%，当地居民喜食的酸菜中含有大量的亚硝酸盐和硝酸盐，可能是当地食管癌高发的主要原因；日本人胃癌高发可能与居民食用咸鱼和咸菜有关；赞比亚人食管癌高发可能与当地自酿酒中含有大量二甲基亚硝胺有关；智利胃癌高发可能与大量使用硝酸盐肥料有关。

3. 安全防控措施

(1) 限制食品中硝酸盐和亚硝酸盐的含量：N-亚硝基化合物在体内产生的量与硝酸盐、亚硝酸盐的摄入量密切相关，日本胃癌发病率为美国的6~8倍，前者从膳食中摄入的硝酸盐是后者的3倍。因此，常食新鲜蔬菜，少吃腌制熏制食品及含有硝酸盐、亚硝酸盐的肉制品，饮用硝酸盐浓度低的水，是减少其摄入量、预防肿瘤发生的重要措施。中国规定肉制品和肉罐头中硝酸盐最大使用量不得超过0.5g/kg，亚硝酸盐不得超过0.15g/kg，规定硝酸盐和亚硝酸盐每人每日允许摄入量(ADI)分别为0~5mg/(kg体重·d)和0~0.2mg/(kg体重·d)。

(2) 改进食品加工工艺：不含硝酸盐和亚硝酸盐的肉制品加工方法已研制成功，消除了食品中亚硝酸盐的一个重要来源。腌制鱼时加入苯甲酸，肉制品加入维生素C均可抑制亚硝化。中国生产的午餐肉罐头，一般添加维生素C 200mg/kg。维生素C能够抑制二甲基亚硝胺的产生。

(3) 降低体内亚硝化作用：萝卜、豆芽、南瓜、莴苣、芹菜、卷心菜中含有分解亚硝胺的酶。蔬菜水果中含有的维生素C和维生素E能够阻断体内的亚硝化作用，所以，应多食富含维生素C、维生素E类的食品。另外，茶叶、猕猴桃都具有明显减少体内亚硝化的作用。大蒜中硫基化合物含量较高，食用生大蒜能降低人体胃液亚硝酸盐含量，还能抑制硝酸盐还原菌的作用。山东兰陵县(苍山县)居民素有种蒜、食蒜的习惯，该地区居民胃癌死亡率在全省最低。

(4) 抑制亚硝胺的致癌作用：维生素A能抑制亚硝胺的致癌性，其作用可能是加强机体免疫功能；对微粒体混合功能氧化酶有抑制作用，从而阻断致癌活性物的形成；与靶细胞的特定受体相结合，在控制有丝分裂和DNA的合成方面起着重要的作用。因此，多吃富含维生素A的乳和乳制品、猪肝、蛋、鲫鱼、鱼肝油，有利于预防肿瘤的发生。

(5) 消除食品中已形成的亚硝胺：亚硝胺在紫外线或阳光的直接照射下较易分解，这是因为N-亚硝基化合物中的=N—NO键的键能小，容易吸收光能发生分解，产生相应的胺和NO，一般冬季阳光照射3h，夏季2h即可。

(6) 其他措施

①农作物施用钼肥，既可增产，又可减少农作物中的硝酸盐聚集。

②尽量减少腌菜、酸菜的摄食量。不喝煮熬的蒸锅剩水。

③啤酒所用麦芽炙烤时，豆类食品干燥时，尽量采取间接加热，以减少亚硝胺的形成。

④制定标准，开展监测食品中亚硝基化合物的含量。

**(四) 多环芳烃化合物污染及其预防**

多环芳烃(polycyclic aromatic hydrocarbon，PAH)是指含有2个以上苯环的化合物，环与环之间的连接方式有两种：一种是烯环化合物，即苯环与苯环之间各由一个碳原子相连，如联苯；另一种是稠环化合物，即相邻的苯环至少有2个共用的碳原子的碳氢化合物，如萘、苯并[a]芘。本节介绍的为稠环化合物，也称稠环芳烃。多环芳烃是一类非常重要的环境污染物和化学致癌物，这类物质已发现有100多种。多环芳烃化合物由石油、煤炭、石化燃料、木材、燃料瓦斯、汽油、重油、纸或食品的不完全燃烧或热分解生成。PAH 在空气、排烟、排气、烟熏和烧烤食品中广泛存在。

1. 食品中 PAH 污染来源

(1) 环境污染：在工业生产和其他人类活动中，由于有机物不完全燃烧，产生大量 PAH 并排放到环境中。污染空气、水源及土壤，使农作物吸收而存积于植物体内，PAH 也能以直接接触等途径污染食品。PAH 的生成量同燃烧设备和燃烧温度等因素有关，如大型锅炉生成量低，家庭用的煤炉生成量高。蔬菜水果中的 PAH 来源于环境污染。

(2) 加工过程中形成：食品成分在加热加工时，受高温的影响发生裂解与热聚反应，形成多环芳烃化合物，如油炸食品，油脂在高温下发生裂解与热聚可产生苯并[a]芘。肉、鱼类在烤、烧、熏、炸过程中可形成 PAH。直接用火烘烤比间接烘烤产生的 PAH 多，如烤羊肉串，PAH 污染程度顺序为木柴明火炙烤＞木炭明火炙烤＞电炉烤＞电热板烤。脂肪含量高的食品比脂肪含量低的食品产生的 PAH 多，如用木柴、木炭明火炙烤，PAH 含量为烤羊肉串＞烤牛肉，烤鸭皮＞烤鹅。在烤制过程中动物食品所滴下的油滴中苯并[a]芘含量是动物食品本身的 10～70 倍。当食品在烟熏和炙烤过程发生焦煳或炭化时，苯并[a]芘生成量将显著增加，特别是烟熏温度在 400～1000℃ 时。苯并[a]芘生成量可随着温度的上升而急剧增加，如当淀粉在加热至 390℃ 可产生 0.7μg/kg 的苯并[a]芘，加热至 650℃ 时可产生 17μg/kg 的苯并[a]芘。葡萄糖、脂肪酸加热至 650℃ 时可产生 7μg/kg 和 88μg/kg 的苯并[a]芘。烟熏是肉肠加工过程中产生 PAH 的主要环节。另外，沥青中的苯并[a]芘含量为 2.5%～3.5%，食品加工机械用的润滑油苯并[a]芘含量高达 2600μg/kg。

在烤肉或烤鱼中除苯并[a]芘等致癌性物质外，还发现具有突变活性化合物，尤其是蛋白质含量多的食品，在加热过程中，随着蛋白质含量比例增加，变异活性呈现出上升态势，所以食品调理加工时应该注意对加工温度和时间的控制。

(3) 加工过程受污染：食品机械所用的润滑油含有 PAH，食品加工过程中若受到润滑油的污染，可造成食品的 PAH 污染；石油产品如沥青含有 PAH，若在沥青铺成的大路上晾晒粮食，可造成粮食的 PAH 污染。

(4) 水产品污染：水体受到 PAH 污染后，水生生物可通过生物富集作用蓄积 PAH。

(5) 植物及微生物合成：某些植物及微生物可合成微量的 PAH。

2. 多环芳烃的毒性

(1) 急性毒性：PAH 急性毒性为中等或低毒性，如萘，小鼠经口和静脉给药的 $LD_{50}$ 为 100～5000mg/kg 体重，大鼠经口的 $LD_{50}$ 为 2700mg/kg 体重。

(2) "三致"毒性：大多数 PAH 具有致癌、致畸、致突变的"三致"毒性，其中致癌性最强的为苯并[a]芘。对 PAH 致癌性研究最多的是苯并[a]芘，它可使多种动物种属、多种器官致癌，不同的接触途径均可致癌，其致癌发生率不仅存在剂量-反应关系，而且存在加速效应。所谓加速效应是指随着接触剂量的增加，诱发癌症的时间缩短，如分别用 0.006 5mg/kg、0.012 5mg/kg、0.025mg/kg、0.05mg/kg 的苯并[a]芘涂抹大鼠皮肤，大鼠接触苯并[a]芘的总剂量分别为 3.812 5mg/kg、4.7mg/kg、5.775 mg/kg、7.15 mg/kg，其出现癌症的时间分别为 610d、376d、231d、143d。加速效应说明即使在低剂量接触某化合物后，仍存在致癌的危险性。据分析推测，一个人在 40 年中通过食物摄入苯并[a]芘总量达到 80mg 就有可能致癌。因此，每人每日摄入苯并[a]芘量应不超过 10μg，以食物摄入量 1kg 计算，即苯并[a]芘在食物中含量应<10μg/kg。多环芳烃的种类很多,PAH 的致癌性和结构关系的研究表明,多环芳烃类化合物中 3～7 个环的化合物才具有致癌性,2 个环与 7 个环以上的化合物一般不具有癌性。多环芳烃类化合物属于前致癌物,需经体内代谢后才具有致癌性。

PAH 大多为间接致突变物,其中苯并[a]芘是强致突变物,常用来作为致突变实验的阳性对照。

对小鼠和家兔,苯并[a]芘能透过胎盘屏障,造成子代肺腺癌和皮肤乳头状瘤,苯并[a]芘、二苯并[a,h]蒽、苯并[a]蒽及萘对小鼠和大鼠有胚胎毒,可造成胚胎畸形、死胎及流产等。

拉脱维亚两个沿海地区居民经常吃家庭自制含苯并[a]芘较高的熏肉,据此认为该地区胃癌明显高发的原因是吃熏肉较多所致;日本胃癌高发也被认为与日本人爱吃熏鱼有关;冰岛是胃癌高发的国家,可能与食用自制的熏制品含有较多的苯并[a]芘有关。

3. 食品中 PAH 的限量标准　许多国家和地区都在研究 PAH 的无害化剂量,以便制定食品中的 PAH 限量标准,但各国不尽相同,欧盟 1991 年制定的食品调料的 PAH 标准为 0.03μg/kg,意大利 1988 年制定的食品及饮料 PAH 标准为 0.03μg/kg,中国食品中的苯并[a]芘限量标准在 GB 2762 中做了规定。

4. 安全防控措施

(1)防止污染

①改进食品加工烹调方法,熏制、烘干粮食应改进燃烧过程,改良食品烟熏剂,不使食品直接接触炭火熏制、烘烤。

②加强环境治理,避免食品受环境污染。

③油炸食品可因高温造成油脂裂解与热聚,产生多环芳烃类化合物,因此应减少油炸食品的食用量,避免油脂反复加热使用。

④粮食、油料种子不在沥青路面上晾晒,以防沥青中所含有大量的多环芳烃,特别是苯并[a]芘被粮食和油料种子吸收而污染。

⑤机械化生产食品要防止润滑油污染食品,可改用食用油做润滑剂。

(2)去毒:食品中的 PAH 可用吸附法去除,活性炭是常用的从油脂中去除 PAH 的吸附剂。浸出法生产的菜籽油用 0.3% 或 0.5% 的活性炭处理,在 90℃温度下搅拌 30min,再经 140℃ 91.3kPa 真空下处理 4h,可除去 89%～95% 的苯并[a]芘。蔬菜水果清洗可去除部分 PAH,但效果不理想,仅能去除约 10% 的 PAH,此外,阳光与紫外线照射也能使食品中 PAH 含量降低。

# 第二节　军队食源性疾病及其预防

## 一、食源性疾病

### (一)食源性疾病的概念

食源性疾病(foodborne disease)是指食品中致病因素进入人体引起的感染性、中毒性等疾病。WHO 对食源性疾病的定义是指通过摄食进入人体内的各种致病因子引起的、通常具有感染性质或中毒性质的一类疾病的总称。由此可见,食源性疾病包括三个基本要素,即传播食源性疾病的载体是食物;食源性疾病的致病因子是存在于食物中的病原物;食源性疾病的临床特征为中毒性或感染性表现。

食源性疾病源于传统的食物中毒（food poisioning），但随着人们对疾病认识的深入和发展，其范畴在不断扩大，目前认为凡是通过摄食进入人体的致病因素，使人体患感染性的或中毒性的疾病，都称为食源性疾病，它既包括传统的食物中毒，也包括经食物感染的肠道传染病、食源性寄生虫病，以及由食物中有毒、有害污染物所引起的中毒性疾病。

### (二)食源性疾病特点

1. 暴发性　一起食源性疾病暴发少则数人，多则成百上千人。在发病形式上，微生物性食物中毒多为集体暴发，潜伏期较长（6~39h）；非微生物性食物中毒为散发或暴发，潜伏期较短（数分钟至数小时）。

2. 散发性　化学性食物中毒和某些有毒动植物食物中毒多以散发病例出现，各病例间在发病时间和地点上无明显联系，如毒蕈中毒、河豚中毒、有机磷中毒等。

3. 地区性　地区性指某些食源性疾病常发生于某一地区或某一人群。例如，肉毒杆菌中毒在中国以新疆地区多见；副溶血性弧菌食物中毒主要发生在沿海地区；霉变甘蔗中毒多发生在北方地区；牛带绦虫病主要发生于有生食或半生食牛肉习俗的地区。

4. 季节性　某些疾病在一定季节内发病率升高。例如，细菌性食物中毒一年四季均可发生，但以夏秋季发病率最高；有毒蘑菇、鲜黄花菜中毒易发生在春夏生长季节；霉变甘蔗中毒主要发生在 2—5 月份。

### (三)食源性疾病分类

1. 按致病因子分类　可分为细菌性食源性疾病、食源性病毒感染、食源性寄生虫感染、食源性化学性中毒、食源性真菌毒素中毒、动物性毒素中毒和植物性毒素中毒。

2. 按发病机制分类　可分为食源性感染和食源性中毒。

## 二、细菌性食物中毒

在各种食物中毒中，细菌性食物中毒的发病率最高。近几年来统计资料表明，我国发生的细菌性食物中毒以沙门菌、变形杆菌和金黄色葡萄球菌食物中毒较为常见，其次为副溶血性弧菌、蜡样芽胞杆菌等食物中毒。

1. 流行病学特点

(1)发病率及病死率：细菌性食物中毒在国内外都是最常见的一类食物中毒。常见的细菌性食物中毒（如沙门菌、变形杆菌、金黄色葡萄球菌等细菌性食物中毒）的发病特点是病程短、恢复快、预后好、病死率低。

(2)发病季节性明显：细菌性食物中毒虽全年皆可发生，但以 5—10 月较多，7—9 月尤易发生，这与夏季气温高、细菌易于大量繁殖密切相关。

(3)引起细菌性食物中毒的主要食品：动物性食品为引起细菌性食物中毒的主要食品，其中畜肉类及其制品居首位，禽肉、鱼、乳、蛋类也占一定比例。植物性食物，如剩饭、米糕、米粉等易出现由金黄色葡萄球菌、蜡样芽胞杆菌等引起的食物中毒。

2. 细菌性食物中毒的临床表现　细菌性食物中毒潜伏期的长短与食物中毒的类型有关。金黄色葡萄球菌食物中毒由积蓄在食物中的肠毒素引起,潜伏期 1～6h。产气荚膜杆菌进入人体后产生不耐热肠毒素,潜伏期 8～16h。侵袭性细菌,如沙门菌、副溶血弧菌、变形杆菌等引起的食物中毒,潜伏期一般为 16～48h。临床表现以急性胃肠炎为主,如恶心、呕吐、腹痛、腹泻等。葡萄球菌食物中毒呕吐较明显,呕吐物含胆汁,有时带血和黏液,腹痛以上腹部及脐周多见,腹泻频繁,多为黄色稀便和水样便。侵袭性细菌引起的食物中毒可有发热、腹部阵发性绞痛和黏液脓血便。副溶血弧菌食物中毒的部分病例粪便呈血水样。产气荚膜杆菌 A 型菌食物中毒病情较轻,少数 C 型和 F 型可引起出血性坏死性肠炎。莫根变形杆菌食物中毒还可发生颜面潮红、头痛、荨麻疹等过敏症状。腹泻严重者可导致脱水、酸中毒,甚至休克。

3. 细菌性食物中毒的预防和处理原则

(1) 预防原则

①加强食品卫生质量检查和监督管理,严格遵守牲畜屠宰前、屠宰中和屠宰后的卫生要求,防止污染。

②食品加工、储存和销售过程要严格遵守卫生制度,做好食具、容器和工具的消毒,避免生熟交叉污染;食品食用前充分加热以杀灭病原体和破坏毒素;在低温或通风阴凉处存放食品以控制细菌繁殖和毒素的形成。

③食品加工人员、医院、托幼机构人员和炊事员应认真执行就业前体检和录用后定期体检制度,应经常接受食品卫生教育,养成良好的个人卫生习惯。

(2) 处理原则:迅速排出毒物,常用催吐、洗胃法。对肉毒毒素中毒,早期可用高锰酸钾溶液洗胃。

①暴发流行时的处理:应做好思想工作和组织工作,将患者进行分类,轻者在原单位集中治疗,重症患者送往医院或卫生队治疗,即时收集资料,进行流行病学调查及细菌学的检验工作以明确病因。

②对症治疗:治疗腹痛、腹泻;纠正酸中毒和电解质紊乱;抢救呼吸衰竭。

③特殊治疗:对细菌性食物中毒通常毋须应用抗菌药,可以经对症疗法治愈。症状较重考虑为感染性食物中毒或侵袭性腹泻者,应及时选用抗菌药,但对金黄色葡萄球菌肠毒素引起的中毒一般不用抗生素,以补液、调节饮食为主。对肉毒毒素中毒应及早使用多价抗毒素血清。

## 三、有毒动植物中毒

有毒动植物中毒是指一些动植物本身含有某种天然有毒成分或由于贮存条件不当形成某种有毒物质,被人食用后所引起的中毒。动物性中毒食品可分为两类,即将天然含有毒成分的动物或动物的某一部分当作食品(如河豚);在一定条件下产生了大量有毒成分的动物性食品(如鲐鱼等)。植物性中毒食品可分为三类,即将天然含有毒成分的植物或其加工制品当作食品(如大麻油、桐油等);将加工过程中未能破坏或除去有毒成分的植物当作食品(如木薯、苦杏仁等);在一定条件下产生了大量的有毒成分的植物性食品(如发芽的马铃薯等)。自然界有毒的动植物种类很多,所含的有毒成分也较复杂,现就一些常见的动植物食物中毒加以介绍。

### (一)河豚中毒

河豚又名河鲀,或称鲢鲃鱼,我国沿海各地及长江下游均有出产,属无鳞鱼的一种,在淡水、海水中均能生活。河豚是一种味道鲜美、但含有剧毒物质的鱼类。

1. 有毒成分　引起中毒的河豚毒素可分为河豚素、河豚酸、河豚卵巢毒素及河豚肝脏毒素。其中河豚卵巢毒素是毒性最强的非蛋白质神经毒素。河豚毒素为无色针状结晶,微溶于水,易溶于稀醋酸,对热稳定,煮沸、盐腌、日晒均不能将其破坏,100℃、24h,或 120℃、加热 20～30min 才可使其完全破坏;对低 pH 稳定,但在 pH 7 的环境中易降解。

河豚毒素主要存在于河豚的肝、脾、肾、卵巢、卵子、皮肤、血液及眼球中,其中以卵巢毒性最大,肝脏次之,皮肤再次之。新鲜洗净的鱼肉一般不含毒素,但鱼死后较久,其内脏毒素可渗透到肌肉中,仍不可忽视;另外有的河豚品种鱼肉本身亦含有毒素。每年春季 2—5 月为河豚的生殖产卵期,此时毒素含量最多,因此春季最易发生中毒。

2. 中毒机制　河豚毒素主要作用于神经系统,抑制神经细胞对钠离子的通透性,阻碍神经传导,可使神经末梢和中枢神经发生麻痹。最初为知觉神经麻痹,继而运动神经麻痹,从而引起外周血管扩张,血压下降,最后出现呼吸中枢和血管运动中枢麻痹。

3. 中毒症状　河豚毒素极易从胃肠道吸收,也可从口腔黏膜吸收,因此,其中毒的特点是发病急速而剧烈,潜伏期很短,一般在 10min 至 5h。起初感觉手指、口唇和舌有刺痛,然后出现恶心、呕吐、腹泻等胃肠症状。同时伴有四肢无力、发冷,口唇、指尖和肢端知觉先出现麻痹,并有眩晕。重者瞳孔及角膜反射消失,四肢肌肉麻痹,以致身体摇摆、共济失调,甚至全身麻痹、瘫痪,最后出现语言不清、血压和体温下降。一般预后不良。常因呼吸麻痹、循环衰竭而死亡,致死时间最快在食后 1.5h。病死率一般为 40%～60%。

4. 抢救与治疗　河豚毒素中毒尚无特效解毒药,一般以排出毒物和对症处理为主。排出毒物的方法主要是催吐、洗胃和泻下。催吐可用 1% 硫酸铜口服或灌下;洗胃用 1∶(2000～4000)高锰酸钾溶液反复洗胃;导泻用硫酸钠。对症处理时,如出现呼吸困难则可用山梗菜碱、尼可刹米等药物注射;肌肉麻痹可用番木鳖碱;另外可用高渗葡萄糖液保护肝脏,并促进排毒。

5. 预防措施

(1)大力开展宣传教育:首先,让广大居民认识到河豚有毒勿食;其次,让广大居民能识别河豚以防误食。河豚的外形较特殊,头部呈菱形,眼睛内陷半露眼球,上下唇各有 2 个牙齿,形状似人牙。鳃小不明显,肚腹为黄白色,背部有小白刺,皮肤表面光滑无鳞,呈黑黄色。

(2)加强对河豚的监督管理:首先,禁止河豚流入市场,应集中加工处理。在加工处理时,应先断头(弃掉)、充分放血、去除内脏和皮,最后用清水反复冲洗鱼肉,然而将其制成干制品。其次,市场出售海杂鱼前,应先经过仔细严格的挑选,刨割下来的内脏、皮和头等应妥善处理,不得随意丢弃,以防拣食后中毒。

### (二)鱼类引起的组胺中毒

鱼类引起组胺中毒的发生主要是因食用了某些不新鲜的鱼类(含有较多的组胺),同时也与个人体质的过敏性有关,所以组胺中毒是一种过敏性食物中毒。

1. 组胺形成及中毒机制　组胺是组胺酸的分解产物,海产鱼类中的青皮红肉鱼,如鲭鱼、鲣鱼、竹荚鱼、金枪鱼、鲐鱼等鱼体中含有较多的组氨酸。当鱼体不新鲜或腐败时,污染于鱼体的细菌,如组胺无色杆菌或摩氏摩根菌产生脱羧酶,使组胺酸脱羧基形成大量的组胺。一般认为当鱼体中组胺含量超过 200mg/100g 即可引起中毒。

2. **中毒症状** 组胺中毒临床表现的特点是发病快、症状轻、恢复快。潜伏期一般仅数分钟至数小时。临床表现为面部、胸部及全身皮肤潮红、眼结膜充血并伴有头痛、头晕、脉快、胸闷、心率加快、血压下降。有时可出现荨麻疹,咽喉烧灼感,个别患者可出现哮喘。一般体温正常,大多在 1～2d 恢复健康。

3. **治疗** 一般可采用抗组胺药物和对症治疗的方法。常用药物为口服盐酸苯海拉明,或静脉注射 10％葡萄糖酸钙盐,同时口服维生素。

4. **预防措施**

(1)防止鱼类腐败变质,禁止出售腐败变质的鱼类。鱼类腌制加工时对皮肤较厚的青皮红肉鱼应劈开背部,以利盐分渗入,用盐量不应低于 25％。

(2)加强对青皮红肉鱼类中组胺含量的监测,凡含量超过 100mg/100g 者不得上市销售,同批鱼货应改作盐腌加工,使组胺含量降至安全量以下时才能上市销售。

(3)对于易产生组胺的青皮红肉鱼类,家庭在烹调前可采取一些去毒措施。首先应彻底刷洗鱼体,去除鱼头、内脏和血块,然后将鱼切成两半后以冷水浸泡。在烹调时加入少许醋或雪里蕻或红果,可使鱼中组胺含量下降 65％以上。

### (三)毒蕈中毒

蕈类通常称蘑菇,属于真菌植物。在我国目前已鉴定的蕈类中,可食用蕈 300 多种,有毒蕈类约 80 多种,其中含剧毒能对人致死的有 10 多种。毒蕈虽然所占比例较少,但因蕈类品种繁多,形态特征复杂以致毒蕈与可食用蕈不易区别,常因误食而中毒。

毒蕈中所含有的有毒成分非常复杂,一种毒蕈可含有几种毒素,而一种毒素又可存在于数种毒蕈之中。毒蕈中毒多发生于高温多雨的夏秋季节,往往由于个人采摘野生鲜蘑菇,又缺乏识别有毒与无毒蘑菇的经验,误食毒蕈,从而造成食物中毒。

1. **有毒成分和中毒临床表现** 一般按临床表现将毒蕈分为 4 型。

(1)胃肠型:主要症状为剧烈恶心、呕吐、阵发性腹痛,以上腹部疼痛为主,体温不高。经过适当处理可迅速恢复,一般病程 2～3d,病死率低。引起此型中毒的毒蕈主要为黑伞蕈属和乳菇属的某些蕈种,毒性成分可能为类树脂物质、苯酚、类甲酚或蘑菇酸等。

(2)神经精神型:此型的临床症状除有轻度的胃肠反应外,主要为精神症状,如精神兴奋或抑制、精神错乱,部分患者尚有迫害妄想,类似精神分裂症。另外,尚有明显的副交感神经兴奋症状,如流涎、流泪、大量出汗、瞳孔缩小、脉缓等。

导致此型中毒毒素主要有 4 大类:①毒蝇碱是一种生物碱,存在于毒蝇伞蕈、丝盖伞属及杯伞属蕈、豹斑毒伞蕈等毒蕈中。②蜡子树酸及其衍生物,存在于毒伞属的一些毒蕈中。③光盖伞素及脱磷酸光盖伞素,存在于裸盖菇属及花褶伞属蕈类。④幻觉原,主要存在于橘黄裸伞蕈中。此型中毒用阿托品类药物及时治疗,可迅速缓解症状,病程一般 1～2d,病死率低。

(3)溶血型中毒:潜伏期多为 6～12h,主要表现为恶心、呕吐、腹泻、腹痛。一般在出现胃肠炎症状后出现溶血性黄疸、肝脾大,少数患者出现血红蛋白尿。给予肾上腺皮质激素治疗可很快控制病情。病程一般 2～6d,病死率不高。引起此型中毒的毒蕈为鹿花蕈,有毒成分为鹿花蕈素,属甲基联胺化合物,有强烈的溶血作用。此毒素具有挥发性,对碱不稳定,可溶于热水,烹调时如弃去汤汁可去除大部分毒素。

(4)肝肾损害型:此型中毒最严重,有毒成分主要为毒肽类和毒散肽类,存在于毒散蕈属、褐鳞小伞蕈类及秋生盔孢伞蕈中。此类毒素为剧毒,对人的致死量为0.1mg/kg体重,可使体内大部分器官发生细胞变性。发生中毒如不及时抢救,其病死率可达50%~60%,其中毒散蕈属中毒病死率可达90%。

因其由不同的毒素所引起,所以临床表现十分复杂。按其病情发展一般可分为6期:①潜伏期,大多数在食毒蕈后10~24h发病,短者为6~7h。②胃肠炎期,患者出现恶心、呕吐、脐周围腹痛、水样便腹泻,多在1~2d后缓解。③假愈期,胃肠炎症缓解后患者暂时无症状或仅有轻微乏力、不思饮食,而实际上毒素已逐渐进入内脏,肝脏损害已开始,轻度中毒病人肝损害不严重可由此进入恢复期。④内脏损害期,严重中毒患者在发病2~3d后出现肝、肾、脑、心等内脏损害的症状,如可出现肝大、黄疸、转氨酶升高,甚至出现肝坏死、肝性脑病,肾损害症状可出现少尿、无尿或血尿,严重时可出现肾衰竭、尿毒症。⑤精神症状期,此期的症状主要是由于肝脏的严重损害出现肝性脑病所引起,患者主要表现烦躁不安、表情淡漠、思睡,继而出现惊厥、昏迷,甚至死亡,某些患者在胃肠炎期后很快出现精神症状,但见不到肝损害明显症状,此种情况属于中毒性脑病。⑥恢复期,经过积极治疗的患者,一般在2~3周进入恢复期,各项症状体征逐渐消失而痊愈。

2. 毒蕈中毒的急救与治疗原则

(1)及时催吐、洗胃、导泻、灌肠,迅速排出毒物:凡食毒蕈后10h内均应彻底洗胃,洗胃可用1:4000高锰酸钾溶液。洗胃后给予活性炭可吸附残留的毒素。

(2)对各型毒蕈中毒根据不同症状和毒素情况采取不同治疗方案:①胃肠炎型可按一般食物中毒处理;②神经精神型可采用阿托品治疗;③溶血型可用肾上腺皮质激素治疗,一般状态差或出现黄疸者,应尽早应用较大量氢化可的松并同时给予保肝治疗;④肝肾型中毒可用二巯基丙磺酸钠治疗,该药品可破坏毒素、保护体内含巯基酶的活性。

3. 预防措施　毒蕈与可食用蕈很难鉴别,民间百姓虽然有一定的实际经验,但不够完善,不够可靠。因此为预防毒蕈中毒的发生,最可靠的方法是切勿采摘自己不认识的蘑菇食用;毫无识别毒蕈经验者千万不要自己采摘蘑菇食用。

### (四)发芽马铃薯中毒

马铃薯中含有龙葵素。龙葵素是一种难溶于水而溶于薯汁的生物碱。马铃薯龙葵素的含量随品种和季节变化而有所不同,一般为新鲜组织20~100mg/kg,主要集中在芽眼、表皮和绿色部分,但这一含量一般不会使人中毒。龙葵素含量在马铃薯贮藏过程中会逐渐增加,特别是当马铃薯发芽、表皮变青或储存不当出现黑斑和光照时,均可大大提高龙葵素的含量,可增加数十倍之多,如芽部龙葵素含量可高达420~730mg/100g,而一般人只要摄食200~400mg龙葵素即可引起中毒。

龙葵素对胃肠道黏膜具有较强的刺激作用,对呼吸中枢有麻痹作用,并能引起脑水肿、充血。此外,其还对红细胞有溶血作用。

1. 中毒表现　潜伏期一般为1~12h。先有咽喉抓痒感及烧灼感,上腹部烧灼感或疼痛,其后出现胃肠炎症状。此外可有头晕、头痛、瞳孔散大、耳鸣等症状,严重者出现抽搐。可因呼吸麻痹而死亡。

2. 预防

(1)改善马铃薯的贮存条件：马铃薯宜贮存于无阳光直射、通风、干燥的阴凉处，防止发芽、变绿。也可采取辐照的方式抑制马铃薯发芽。

(2)发芽马铃薯的处理：食用时应去皮、去除芽眼、挖去芽眼周围组织，经充分加热后食用。因龙葵素遇醋易分解，故烹调时可放些食醋，可加速龙葵素的破坏。对发芽多或皮肉变黑、绿者不能食用。

## 四、化学性食物中毒

化学性食物中毒是指由于食用了被有毒有害化学物质污染的食品、被误认为是食品及食品添加剂或营养强化剂的有毒有害化学物质、添加了非食品级的或伪造的或禁止使用的食品添加剂和营养强化剂的食品、超量使用了食品添加剂的食品或营养素发生了化学变化的食品（如油脂酸败）等所引起的食物中毒。

**(一)亚硝酸盐中毒**

1. 引起中毒的原因

(1)意外事故性中毒：是指误将亚硝酸盐当作食盐食用而引起中毒，或由于在食品加工过程中作为发色剂的硝酸盐或亚硝酸盐加入过量所引起的中毒。这种意外事故性中毒虽不多见，但偶尔也有中毒发生的报道。

(2)由于食入含有大量硝酸盐、亚硝酸盐的蔬菜或食物所致。

2. 亚硝酸盐的来源　归纳起来主要有以下几个来源。

(1)蔬菜在生长过程中可从土壤中吸收大量的硝酸盐，新鲜蔬菜贮存过久，尤其腐烂时，及煮熟蔬菜放置过久，菜内原有的硝酸盐在其还原菌的作用下转化为亚硝酸盐。

(2)腌制不久的蔬菜往往含有大量亚硝酸盐，尤其是在加盐量少于12%、气温高于20℃的情况下，可使菜中亚硝酸盐含量显著增高（但一般情况下于腌制20d后消失）。

(3)个别地区的井水含硝酸盐较多（一般称为"苦井"水），如用这种水煮饭并在不卫生的条件下存放过久，在细菌的作用下硝酸盐还原成亚硝酸盐。

(4)亚硝酸盐亦可在体内形成。当胃肠道功能紊乱、贫血、患肠道寄生虫病及胃酸浓度降低时，可使胃肠道硝酸盐还原菌大量繁殖，如再大量食用硝酸盐含量较高的蔬菜，即可使肠道内亚硝酸盐形成速度过快或数量过多，以致机体不能及时将亚硝酸盐分解为氨类物质，从而使亚硝酸盐大量吸收入血导致中毒。患者出现青紫的症状，通常称为"肠源性青紫症"。儿童最易出现，多为散在性发生。

3. 中毒机制及临床表现　亚硝酸盐为强氧化剂，进入血液后可使血中低铁血红蛋白氧化成高铁血红蛋白，从而失去输送氧的功能，致使组织缺氧，出现发绀症状而中毒。亚硝酸盐的中毒剂量为0.3~0.5g，致死剂量为3.0g。误食亚硝酸盐纯品引起的中毒潜伏期很短，一般仅为10余分钟；大量食用蔬菜等引起的中毒潜伏期一般为1~3h，甚至可长达20h。中毒的主要症状为口唇、指甲及全身皮肤出现发绀等组织缺氧表现。自觉症状有头晕、头痛、无力、心率快、嗜睡或烦躁不安、呼吸急促，并有恶心、呕吐、腹痛、腹泻，严重者昏迷、惊厥、大小便失禁，可因呼吸衰竭导致死亡。

4. 急救及治疗 轻症中毒一般不需要治疗,重症中毒要及时抢救和治疗。具体措施是首先要催吐、洗胃和导泻;然后要及时口服或注射特效解毒剂亚甲蓝(又称美蓝),用量为每次1～2mg/kg。通常将1%的亚甲蓝溶液以25%～50%葡萄糖20ml稀释后,缓慢静脉注射。1～2h后如发绀症状不退或再现,可重复注射以上剂量或半量。亚甲蓝也可口服,剂量为每次3～5 mg/kg,每6小时1次或3/d。使用亚甲蓝抢救亚硝酸盐中毒时,应特别注意亚甲蓝用量一定要准确,不得过量,否则不但起不到解毒作用,反而会加重中毒。另外用亚甲蓝抢救的同时应补充大剂量维生素C,这样会起到辅助治疗作用。

5. 预防措施

(1)保持蔬菜的新鲜,勿食存放过久或变质的蔬菜,剩余的熟蔬菜不可在高温下存放过久;腌菜时所加盐的含量应达到12%以上,不吃腌制不透的腌菜,至少需腌制15d以上再食用。

(2)肉制品中硝酸盐、亚硝酸盐的添加量应严格遵照国家卫生标准的规定,不可多加。

(3)尽量不用苦井水煮粥,不得不用时,应避免水长时间保温后又用来煮饭菜。

(4)将亚硝酸盐和食盐分开贮存,避免误食。

### (二)砷中毒

砷和无机砷的化合物一般都有剧毒,常见的有三氧化二砷(通常称为砒霜、白砒或信石)、砷酸钙、亚砷酸钠、砷酸铅等。由于这些含砷化合物在工业、农业和医药上用途广泛、人类接触机会较多,故极易引起中毒。

1. 引起中毒的原因

(1)误将砒霜当成面碱、食盐食用,或误食含砷农药拌过的种粮。

(2)不按规定滥用含砷农药喷洒果树和蔬菜,造成水果、蔬菜中砷的残留量过高。喷洒含砷农药后不洗手即直接进食。

(3)盛装过含砷化合物的容器、用具,不经清洗直接盛装或运送食物,致使食品受砷污染。

(4)食品工业用原料或添加剂质量不合格,砷含量超过食品卫生标准。

2. 砷的毒性及中毒机制 砷的成人经口中毒剂量以三氧化二砷计为5～50mg,致死量为60～300mg。三价砷的毒性大于五价砷。三价砷为原浆毒,其毒性主要为表现在如下几方面。

(1)砷在机体内可与细胞内酶的巯基结合而使其失去活性,从而影响组织细胞的新陈代谢,引起细胞死亡。这种毒性作用如发生在神经细胞,则可引起神经系统病变。

(2)砷对消化道有直接腐蚀作用,接触部位可产生急性炎症、溃疡、糜烂、出血,甚至坏死。

(3)砷可麻痹血管运动中枢和直接作用于毛细血管,使血管扩张、充血、血压下降。

(4)砷中毒严重者可出现肝脏、心脏及脑等器官的缺氧性损害。

3. 临床表现 潜伏期短,仅为十几分钟至数小时。患者口腔和咽喉有烧灼感,口渴及吞咽困难,口中有金属味。随后出现恶心,反复呕吐,甚至吐出黄绿色胆汁,重者呕血、腹泻,初为稀便,后呈米泔样便并混有血液。症状加重时全身衰竭,脱水,体温下降,虚脱,意识消失。肝肾损害可出现黄疸、蛋白尿、尿少等症状。重症患者出现神经系统症状,如头痛、狂躁、抽搐、昏迷等。抢救不及时可因呼吸中枢麻痹于发病1～2d死亡。

4. 急救与治疗 砷中毒抢救原则为快速地、尽可能地将有毒物排出,及时应用特效解毒剂和对症处理。排出毒物采用催吐、洗胃。然后立即口服氢氧化铁,它可与三氧化二砷结合形成不溶性的砷酸盐,从而保护胃肠黏膜并防止砷化合物的吸收。方法是将硫酸亚铁水溶液(1:

3)和20%氧化镁水溶液分别配制保存,临用时将两种溶液等量混合,每5~10分钟喂服一汤匙,直至呕吐停止。特效解毒剂有二巯基丙磺酸钠、二巯丙醇等。此类药物的巯基与砷有很强的结合力,能夺取与组织中酶系统结合的砷,形成无毒物质并随同尿液排出。一般首选二巯基丙磺酸钠;因其吸收快、解毒作用强、毒性小。采用肌内注射,每次用量为 5 mg/kg。第 1 天每 6 小时注射 1 次,第 2 天每 8 小时注射 1 次,以后每日 1~2 次,共计 5~7d。对症处理应注意纠正脱水、维持电解质平衡。

5. 预防措施

(1)对含砷化合物及农药要健全管理制度,实行专人专库、领用登记。盛装砷制剂农药的容器必须有鲜明、易识别的标志,并标明"有毒"字样,以防误食。农药不准与食品混放、混装。

(2)盛装含砷农药的容器、用具应有明显的标记并不得再用于盛装食品。拌过农药的粮种亦应专库保管,防止误食。

(3)砷中毒死亡的家禽,应深埋销毁,严禁食用。

(4)砷酸钙、砷酸铅等农药用于防治蔬菜、果树害虫时,于收获前半个月内停止使用,以防蔬菜水果农药残留量过高;喷洒农药后必须洗净手和脸才能吸烟、进食。

(5)食品加工过程中所使用的原料、添加剂等其砷含量不得超过国家允许标准。

(张 婷 易 龙)

## 思 考 题

1. 食品中常见的腐败菌有哪些?
2. 简述有毒重金属的致毒特点及对人体的危害。
3. 简述食品中N-亚硝基化合物污染的来源、前体物、致癌性及预防措施。
4. 简述农药污染食品的途径及其危害。
5. 简述食品腐败变质的影响因素及其防控措施。
6. 食品防霉除霉的措施有哪些?
7. 食源性疾病与食物中毒之间的关系。
8. 食物中毒的发病特点及流行病学特点。
9. 细菌性食物中毒的类型及预防控制措施。
10. 常见有毒动植物性食物中毒的发病原因及预防控制措施。
11. 亚硝酸盐食物中毒的发病原因、临床表现及预防控制措施。

## 参 考 文 献

[1] 孙长颢.营养与食品卫生学.7版.北京:人民卫生出版社,2012.
[2] 糜漫天.军队营养与食品卫生学.2版.北京:军事医学科学出版社,2009.
[3] 孙长颢.营养与食品卫生学.6版.北京:人民卫生出版社,2007.
[4] 郭俊生.军队卫生学.北京:人民军医出版社,2007.
[5] 程天民.军事预防医学.北京:人民军医出版社,2006.
[6] 糜漫天,蔡东联.军事营养医学.北京:人民军医出版社,2015.
[7] 糜漫天,郭长江.军事营养学.北京:人民军医出版社,2004.

# 第三篇

# 军事劳动与军事作业卫生学

# 第 12 章

# 军事劳动生理学基础

【学习目的与要求】

了解影响军事体力作业能力的因素和影响脑力作业能力的因素。掌握军事体力作业的能量代谢及机体的生理调节;掌握军事体力作业能力的评价指标;掌握脑力作业能力的评价指标。

## 第一节 军事体力作业的生理调节与适应

军人在作业过程中,作业种类、作业强度、作业姿势及自身个体差异这些因素会对机体生理调节过程产生一定的影响。同时,机体通过自身的神经-体液调节和适应,不仅能完成作业,而且能促进技能的发展和增进健康。但如果作业时强度过大、时间过长及环境条件太恶劣,致机体生理和心理不能适应或耐受时,就会造成作业能力下降,甚至损害健康。军人要求有强健的体魄,勇敢坚毅的精神,持久的作业能力和迅速适应环境变换的能力。因此,让作业过程最大限度地适应军人心理和生理需求,对保护和促进健康,提高工作效率具有重要的意义。劳动生理学(work physiology)和劳动心理学(work psychology)正是在这个基础上衍生出来的两门既独立又关联的学科。

劳动生理学是研究劳动过程中机体的调节适应规律、提高作业能力和预防疲劳、保护劳动者健康的一门学科。当前军事劳动生理学研究的发展趋势有以下几个方面:①从生理学角度来研究各种作业的劳动制度、劳动组织形式、劳动操作方式等,使之符合生理功能特点和规律,既保护作业者健康,又有利于发挥最大的战斗力。②随着军事革命的发展与战争模式的改变,紧张作业与脑力劳动卫生问题也日益突出,这些在劳动生理研究中所占比重越来越大,地位也越来越重要。③将劳动生理学、心理学和机械工程学相结合,作为一门新的学科人类工效学(ergonomics),研究使机械和人相适应与配合,创造舒适、卫生、安全的环境,从而发挥更好的工作效率。④对不同人群和不同作业方式的劳动生理特点的研究,以制订出相适应的训练内容和制度,如不同的军兵种等各具特点的劳动生理问题。

军事劳动和作业过程中,把以中枢神经系统为主的劳动过程称为脑力劳动(mental

work),把以肌肉活动为主的劳动过程称为体力劳动(physical work)。

# 一、军事体力作业时的能量代谢

## (一)体力劳动时的能量来源

能量在细胞中主要是以 ATP 的形式供应,在需要时,ATP 水解释放出自由能供机体使用。ATP 是人体内特殊的自由能载体,也是肌肉收缩的唯一直接能源。磷酸肌酸(CP)、糖、脂肪、蛋白质则是间接来源。人类骨骼肌细胞内 ATP 浓度一般在 4~6mmol/kg。

劳动时 ATP 的消耗速率与劳动强度大小有密切关系。劳动强度大时,如 100 m 冲刺,ATP 的消耗量可以达到每千克肌肉 3 mmol/s,比静息状态大 1000 倍左右。由于 ATP 在肌肉中的储量较少,只能供给最大强度收缩 3 次,为了保证肌肉在较长时间能连续工作,在 ATP 消耗时同步进行 ATP 的合成是十分重要的。ATP 迅速分解后由 CP 及时分解补充。

$$ATP+H_2O \rightarrow ADP+Pi \qquad (式 12-1)$$
$$CP+ADP \rightarrow Cr+ATP \qquad (式 12-2)$$

磷酸肌酸(CP)是哺乳类动物体内主要的高能磷酸化合物,分子内也有一个高能磷酸键,是高能磷酸键的一种储存形式。骨骼肌中 CP 的浓度最高,含 15~20 mmol/kg,为 ATP 浓度的 3~5 倍。肌肉中 CP 的储量只能供肌肉活动数秒至 1min,所以需要通过糖类、脂肪和蛋白质的分解来提供再合成 ATP 的能量。正常情况下,一般不动用蛋白质。中等强度肌肉活动,ATP 以中速分解,糖和脂肪通过氧化磷酸化过程提供能量来合成 ATP;在开始阶段利用糖类较多,但随着活动时间的延长,利用脂肪的比例增大,脂肪即成为主要的能源。

$$糖原/葡萄糖+O_2+ADP+Pi \rightarrow ATP \qquad (式 12-3)$$
$$游离脂肪酸+O_2+ADP+Pi \rightarrow ATP \qquad (式 12-4)$$

## (二)体力劳动时的能量代谢

劳动时骨骼肌能量代谢水平取决于劳动强度的大小、劳动持续时间的长短、锻炼水平和营养等。通常认为人体的能量代谢分成下述三种供能系统。

1. 瞬时能量供应的 ATP-CP 系统  ATP 和 CP 分子中都含有高能磷酸基,能以最快速度提供能量给工作肌利用,从功能上称为 ATP-CP 系统(磷酸源系统)。依靠这种瞬时能量,仅能保持工作肌进行最大强度工作 5~6 s,更长时间的运动必须依靠其他供能系统再合成 ATP,其速率比 CP 慢。

2. 短时期能量供应的乳酸系统  激烈作业时肌糖原和葡萄糖(血源性能源)经糖酵解生成乳酸,经过底物磷酸化,能较快地将 ADP 合成 ATP。糖酵解过程中,1mol 葡萄糖只能形成 2mol ATP,但速度较需氧系列快 32 倍,能迅速提供较多的 ATP 供肌肉活动。

3. 长时期能量供应的氧化系统  糖、脂肪和蛋白质的代谢在肌细胞中的线粒体中经过氧化,终产物为水和二氧化碳,1mol 葡萄糖或脂肪酸能相应地形成 38mol 或 130mol ATP,是人体在静息状态和低强度运动时的主要供能方式,对维持人的生命起决定性作用。

4. 不同途径再合成 ATP 的效率和可利用量的比较  合成 ATP 的最大速率是每千克湿肌肉 1.6~3.0 mmol/s,不同代谢途径能使 ATP 再合成的最大速率不同,决定着特定强度的运动必须依赖特定的代谢途径再合成 ATP(表 12-1)。

表 12-1　再合成 ATP 各种代谢途径效率的比较

| | 肌肉组织供应量（mmol·kg） | ATP 每秒最大合成率 mmol/(kg·s) |
|---|---|---|
| CP→ATP+Cr | 15～20 | 1.6～3.0 |
| 糖原（葡萄糖）→乳酸 | 240 | 1.0 |
| 糖原（葡萄糖）→$H_2O+CO_2$ | 3000 | 0.5 |
| 脂肪酸→$H_2O+CO_2$ | 不受限制 | 0.24 |

### (三)体力活动时的氧耗量

需氧量是指单位时间内人体内所需的氧量，成人静息状态需氧量约每分钟 250 ml/kg 体重，用于维持生命活动的最基本功能。劳动 1min 所需要的氧量称为氧需量（oxygen demand），劳动时的氧需量取决于劳动强度；强度越大，氧需量也越多。氧需能否得到满足主要取决于循环系统的功能，其次为呼吸系统的功能。人体 1min 经血液实际摄取的氧量称摄氧量（oxygen uptake），血液在 1min 内能供应氧的最大量称为最大摄氧量（maximum oxygen uptake），当摄氧量不能满足氧需量，氧需量和摄氧量之差称氧债（oxygen debt）。

成年人的最大摄氧量一般不超过 3 L，经常锻炼者可达 4～5 L。在静息状态或低强度劳动时需氧量等于耗氧量，即人体所摄取的氧量可以完全满足其需要。进行作业时，开始 2～3min，呼吸和循环系统的活动不能使摄氧量满足氧需，机体的能量是在缺氧条件下产生的，因此产生氧债。其后，呼吸和循环系统的活动逐渐加强，若在较轻的劳动，摄氧量可满足氧需，即进入稳定状态（steady state），其氧债也是恒定的，这样作业一般能维持较长的时间。这是心血管系统对人体活动适应的结果。这种适应能力很强，但有一定限度。如果氧需量超过了最大摄氧量，刚开始氧消耗曲线急剧上升，达到氧上限后，不能再上升，而只能保持在此水平，此种现象外表上与稳定状态相似，而实际上没有满足氧需，故称为假稳定状态。在较重的劳动，尤其氧需超过最大摄氧量时，机体摄氧量不可能达到稳定状态，氧债持续增加，肌肉内的贮能物质（主要指糖原）迅速消耗，作业就不能持久。作业停止后的一段时间内，机体需要继续摄取较安静时为多的氧以偿还氧债：非乳酸氧债即恢复 ATP、CP、血红蛋白、肌红蛋白等所需的氧可在 2～3min 得到补偿；而乳酸氧债则需较长时间才能得到完全偿还。有时部分氧债也可在作业的稳定状态期间得到补偿。恢复期一般需数至十余分钟，也可长达 1h 以上（图 12-1）。作业之后摄氧增加，它不仅取决于肌肉内的氧债偿还过程，而且与许多因素有关，例如升高的体温，增强的呼吸活动，肌肉结构的变化及机体氧储备的补足。因此，偿还的氧债一般比所借的氧债要高。

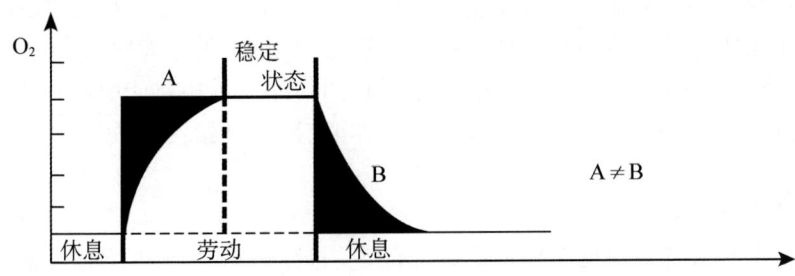

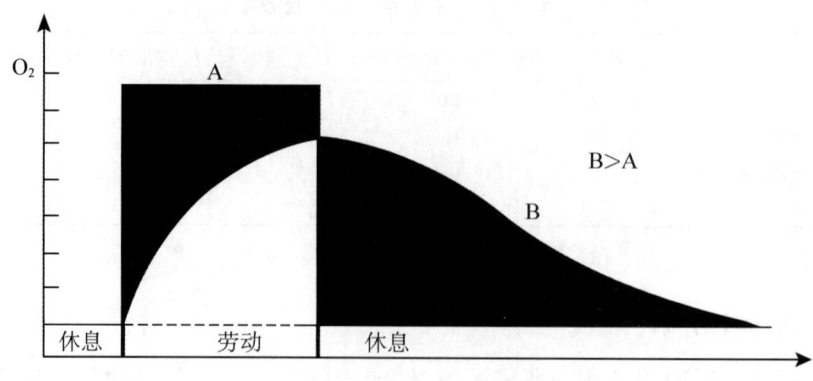

图 12-1 氧债及其补偿
A:氧债;B:偿还氧债

## 二、军事体力作业时机体的生理调节

在作业过程中,机体通过神经-体液的调节来实现能量供应和各器官系统之间的协调,以适应生产劳动的需要。劳动时机体的调节和适应性反应如下。

### (一)神经系统

劳动过程中神经系统功能的变化主要表现在兴奋性和协调作用两方面。兴奋性升高就意味着细胞活动能力和代谢水平增高,整个机体接受外界刺激产生反应的能力也提高。协调作用就是神经中枢兴奋和抑制两个过程的变化和相互作用的结果。

作业时每一个有意识的动作,既取决于中枢神经系统的调节作用,特别是大脑皮质内形成的意志活动——主观能动性(subjective activity);又取决于从机体内外感受器所传入的多种神经冲动,在大脑皮质内进行综合分析,形成一时性共济联系,以调节各器官系统适应作业活动的需要,来维持机体与环境的平衡。当长期在同一劳动环境中从事某一作业活动时,通过复合条件反射逐渐形成该项作业的动力定型(dynamic stereotype),使从事该作业时各器官系统相互配合得更为协调、反应更加迅速、能耗较少,作业更轻松。建立动力定型应依照循序渐进、注意节律性和反复的生理规律。动力定型虽是可变的,但要破坏已建立起来的定型,特别是要用新的操作活动来代替已建立的动力定型时,对皮质细胞是一种很大的负担,若转变过急,甚至可导致高级神经活动的紊乱。体力劳动的性质和强度,在一定程度上也能改变大脑皮质的功能。大强度作业能降低皮质的兴奋性并加深抑制过程;长期脱离某项作业,可使该项动力定型消退导致反应迟钝。体力劳动还能影响感觉器官的功能。重作业能引起视觉和皮肤感觉时值的延长,作业后数十分钟才能恢复,而适度的轻作业后时值反而会缩短。

### (二)心血管系统

体力劳动要求心血管系统更多地供应氧和能量,排除分解产物和及时平衡机体内由劳动而引起的各种变化,以适应体内各代谢过程的变化。心血管系统在作业开始前后发生的适应性变动,表现在心排血量增加、血压变化、血流速度加快、血液在体内重新分配,以及心脏传导系统兴奋性增高等方面。

1. 心排血量　在劳动过程中,随着劳动强度的增加,心排血量增加,无锻炼的人主要靠心搏频率的增加;有锻炼的人则主要靠每搏量的增加。有的人每搏量可达150~200ml,每分输出量可达35L。此外,中等强度作业时主要靠增加每搏量,而大强度作业时主要靠增加心率。心率在作业开始前1min常稍增加,作业开始30~40s迅速增加,经4~5min达到与劳动强度相应的稳定水平。轻度劳动心率稍微增加,重作业时,心率达160~200/min,表明神经系统的适应能力强。从事中等强度劳动,心率的增长和劳动强度成正比,并能稳定地保持一定的水平。当作业强度超出一定限度,心率急剧上升,表明调节功能已过度紧张。如果心率时快时慢,表明调节系统不稳定。作业停止后,心率可在几秒至15s后即迅速减少,然后再缓慢降至原水平。恢复期的长短随劳动强度、工间暂歇、环境条件和健康状况而异,因此心率可作为心血管系统能否适应该作业的标志。

2. 血压　作业时收缩压即上升,劳动强度大的作业能使血压上升8.00~10.67 kPa(60~80 mmHg),舒张压不变或稍上升,致使脉压变大。收缩压和脉压增高,说明心脏活动增强,血液输出量增大,这时体力劳动可继续有效地进行;但若持续进行紧张劳动,脉压可因收缩压下降或舒张压上升,或两者的联合而下降;当脉压小于其最大值的1/2时,则表示疲劳和糖原贮备接近耗竭,工作能力降低。作业停止后血压迅速下降,一般能在5min内恢复正常。但大强度作业后,收缩压可降至低于作业前的水平,30~60min才恢复正常。

3. 血液再分配　安静时血液流入肾、内脏器官的量最多,其次为肌肉、脑,再次为心、皮肤(脂肪)、骨等。体力劳动时,通过神经反射使内脏、皮肤等处的小动脉收缩,而代谢产物乳酸和$CO_2$却使供应肌肉的小动脉扩张,使流入肌肉和心肌的血液量大增,脑则维持不变或稍增多,而内脏、肾、皮肤、骨等都有所减少。

## (三)呼吸系统

作业时,呼吸次数随体力劳动强度而增加,重劳动可达30~40/min,极大强度劳动时可达60/min。肺通气量可由安静时的6~8 L/min增至40~120 L/min或更高。有锻炼者主要靠增加肺活量来适应;无锻炼者则靠增加呼吸次数来维持,深度仅在劳动开始时略有加深,接着就迅速变浅,以后深度始终保持在较低的水平。静力作业时,呼吸浅而少;疲劳时,呼吸变浅且快,但都不能保证氧的供应。停止劳动后,呼吸节奏的恢复较心率、血压快。

## (四)排泄系统

1. 肾脏　体力劳动时及其后一段时间内尿量均大为减少,达50%~90%。主要由于腹腔的血管收缩、汗液分泌增加及血浆中水分减少等。尿液成分的变动较大,乳酸含量可从每小时20mg增至100~1300mg,以维持体内酸碱平衡。

2. 汗腺　排汗具有调节体温与排泄的双重功能。体力劳动时,汗中乳酸含量增多。

## (五)体温

体力劳动时及其后一段时间内体温有所上升,以利于全身各器官系统活动的进行,但增幅不应超过1℃;否则人体不能适应,劳动不能持久进行。

## 三、动力作业和静力作业

肌肉的随意活动是由动力紧张和静力紧张两部分组成的。前者伴有人体某部分移动的肌肉紧张,一般具有周期重复的特性。静力紧张不伴有人体某部分的移动,紧张的肌群也较固定,如工作姿势、握住工具等都是静力紧张的结果。

1. 静力作业 随工作的性质不同,两种紧张的比重可有不同,习惯上把静力紧张为主的工作称为静力作业(static work),又称为静态作业,是主要依靠肌肉等长性收缩(isometric contraction)来维持体位,使躯体和四肢关节保持不动所进行的作业。肌肉张力在最大随意收缩的20%以下时,心血管反应能克服肌张力对血管的压力,满足局部能源供应和清除代谢产物的需要,这种静力作业可维持较长时间。但静力作业时肌张力往往超过该水平,造成局部肌肉缺氧、乳酸堆积而引起疼痛和疲劳,又称为致疲劳性等长收缩。

静力作业的特征是能量消耗水平不高,氧需量通常不超过1 L/min,但很容易疲劳。静力作业停止后数分钟内,氧耗量不但不像动力作业时那样迅速下降,反而先升高,然后再降低,逐渐恢复到原有水平,这个现象称为Lingard现象(图12-2)。这是由于肌肉在缺氧条件下工作,无氧糖酵解产物乳酸等不能及时清除而积聚起来形成氧债。当作业停止后,血流畅通,立刻开始补偿氧债,故呈现出氧消耗反而升高的现象。此外,静力作业时由于局部肌肉的持续收缩、不断刺激大脑皮质而引起局限强烈兴奋灶,使皮质和皮质下中枢的其他兴奋灶受到抑制,例如能量代谢的抑制;当作业停止后,即出现后继性功能的加强,产生氧消耗反而升高的现象。

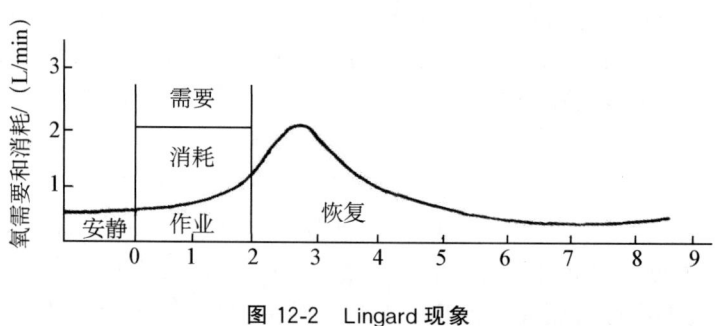

图12-2 Lingard现象

正确理解静力作业时各器官及系统功能改变的特点及其本质有重要的实际意义。例如,劳动或作业时,应尽量减少静力紧张成分。但若静力紧张在作业中占有重要地位,则可选静力紧张多的动作积极锻炼,以提高耐力。

2. 动力作业 把以动力紧张为主的作业称为动力或动态作业(dynamic work),是在保持肌张力不变——等张性收缩(isotonic contraction)的情况下,经肌肉交替收缩和舒张,使关节活动来进行的作业。由于肌肉交替地收缩与舒张,血液灌流充分,也不易疲劳。从物理学意义上,它是做功的劳动。

动力作业又可分为重动力作业和反复性作业(repetitive work)。参与重动力作业的多是大肌群,因此能量消耗高是它的特点之一。反复性作业又称轻动态作业,参与作业的是一组或多组小肌群,其量小于全身肌肉总量的1/7,肌肉收缩频率高于15/min。

## 四、影响军事体力作业能力的因素

### (一)劳动强度

人体有限糖原储备约相当于 4184 kJ,在长期轻劳动或中等强度劳动时,可持续供应在此劳动强度下所需的能量物质 ATP,氧需量与摄氧量保持相对平衡状态,能满足劳动时的有氧代谢需要,使作业能力维持较长时间,不产生致疲劳的副产物。大强度劳动时,糖原储备有限,易使 ATP 耗竭;肌肉内有大量乳酸蓄积,使 pH 降低。由于氢离子浓度的增加,能干扰多种酶的催化活性,全部或部分抑制磷酸果糖激酶活性,致糖酵解产生的 ATP 减少;抑制磷酸化激酶和腺苷环化酶活性,影响 $HPO_4^{2-}$ 转化成 $H_2PO_4^-$,造成糖原分解困难;乳酸增多致 pH 降低,还可使游离 $Ca^{2+}$ 增多,减少肌质网 $Ca^{2+}$ 的释放,促进肌钙蛋白表面结合 $Ca^{2+}$ 增加,降低肌肉张力和减弱肌收缩反应。肌肉的大强度活动,又导致 Pi(磷酸根)与氢离子增多,致酸碱平衡的偏移,使肌肉收缩力减弱,终致劳动能力下降。

### (二)锻炼程度

体力活动时氧需能否得到满足,宏观取决于循环、呼吸系统的摄氧功能;微观则与毛细血管密度、肌红蛋白浓度、骨骼肌线粒体密度等有密切关系。

劳动要求氧的供应加大,通常心率随劳动强度增大而加快。中、轻度劳动心率可由正常水平增至 89~120/min,重劳动时可达 169/min。缺乏锻炼者主要靠心搏频率的增加来提高氧的需求;有锻炼者因心脏的锻炼适应,使心脏舒张完全,心肌收缩有力,致每搏量增大而心率虽有加快但不显著,从而保护心肌细胞避免过频收缩而使能量耗竭。体力活动停止后,心率可在数秒至 15s 后迅速减慢,再缓缓降至原有水平。恢复期的长短随劳动强度、工间暂息、环境条件和健康状况而异。心率往往与劳动强度呈平行性改变,可作为衡量劳动强度的指标。

锻炼使肌纤维粗壮,运动肌肉的毛细血管密度增高。肌纤维粗壮既使糖原储备增多,又可将同样的绝对负荷量分散到较大的肌横断面上,减轻了单位横断面的负荷量,因而增强肌肉整体的作功效率。毛细血管丰富,则单位时间内通过的血流量提高,促使供氧增大,延长有氧代谢的作用,使肌肉收缩耐力增加。研究证实,骨骼肌的有氧锻炼,使锻炼部位肌细胞的线粒体数量增多,其增多与激素无关,而与线粒体蛋白质 mRNA 编码加快,致线粒体蛋白质合成加快有关。因持续的有氧肌肉锻炼,使 ATP 与 CP 下降,诱导激活多种胞液酶转移至线粒体内,导致氧化游离脂酸能力增大,从而节约葡萄糖的利用,使肌肉收缩耐力延长。

有氧耐力锻炼,可使单位重量的骨骼肌中糖酵解酶的活性下降,以及激活磷酸果糖激酶活性减少,从而使无氧酵解降低,不必要的能量耗损减少。同时锻炼的肌纤维中含高 ATP 酶的快肌球蛋白异构体转换成含 ATP 酶少的慢肌球蛋白异构体,使每个运动单位的能量消耗减少。

肌红蛋白为骨骼肌和心肌细胞中的呼吸色素,具有细胞储氧及促进氧化磷酸化功能。安静状态下肌红蛋白血中水平是稳定的,人体活动时,随劳动强度增大和氧债的增高而提高,故劳动时肌红蛋白的改变可视为非乳酸性氧债的表现之一(其余为 ATP、CP、血红蛋白);另一方面它也是早期反映心肌受损的灵敏血清标志物。肌球蛋白与肌动蛋白富含氨基酸,在低氧环境或无氧酵解下劳动,当其合成赶不上分解速度时,可出现血氨含量的大幅度升高。健康人群无疾病干扰时,肌红蛋白和血氨不失为衡量劳动能力的指征。锻炼证明,可使两者的浓度随有氧代谢能力的提高而降低。

### (三)心理因素

主要指劳动者对分配工作是否满意,其动机是否得到充分激励;而这在很大程度上受社会环境因素的影响,即劳动者在工作岗位上是否受到关心和尊重;是否感到彼此有共同的职责;能否相互交流和支持等。此外,还与劳动者的个体因素和所受教育、训练能否适应工作要求有关。因此,干部应该爱护和尊重战士,形成良好融洽的关系。

### (四)个体因素

体力劳动作业能力与年龄、性别、身材、健康和营养状况等有关。例如,年龄在25~30岁以后,随着心血管功能和肺活量的下降,最大摄氧量逐渐降低,体力劳动能力也相应减弱。女子的身材、心脏每搏量与每分的最大输出量、肺的最大通气量等均较男子小,故女子从事体力劳动的能力较男子低,一般约为男子的1/2或1/3。人的智力发育要到20岁左右才能达到完善的程度,而20~30岁或40岁可能是脑力劳动效率最高的阶段,其后逐渐减退。脑力劳动能力与性别和身材无关。在工作场所、工具设备的工效学设计、工作任务分配等方面均应该考虑个体因素或者人体测量学的特性。

### (五)环境因素

工作场所的环境因素可直接或间接地影响作业能力。空气污染、强噪声、严寒、高温、不良照明等都对体力和脑力作业能力有较大影响。应针对这些环境有害因素提出相应的标准,以便通过卫生工程为保障作业能力提供良好的工作环境。

## 五、军事劳动强度分级

体力劳动强度分级对卫生学评价和划分军人作业的劳动强度,合理指导作业时间,改善营养供给状况,提高劳动效率,减轻疲劳,保护健康具有重要意义。分级虽已有国际和国家标准,但军队作业有其特点,应区别欧美和国人的体质特征而提出军队的标准。

劳动强度与能量消耗、最大耗氧量、心率、肺通气量显著相关,是评价劳动强度的重要指标。军队突击性任务多,持久耐力要求高,军标GJBl336—92与心率、肺通气量显著相关,是评价劳动强度的重要指标,偏高于国家标准(表12-2)。

表12-2 军事劳动强度分级(1993)

| 评价指标 | 劳动强度分级 | | | | |
| --- | --- | --- | --- | --- | --- |
| | 轻度 | 中度 | 重度 | 很重度 | 极重度 |
| 氧耗量(L/min) | ~0.6 | ~1.1 | ~1.6 | ~2.1 | >2.1 |
| 能量消耗(kJ/min) | ~12.5 | ~23.0 | ~33.5 | ~44.0 | >44.0 |

(续 表)

| 评价指标 | 劳动强度分级 | | | | |
| --- | --- | --- | --- | --- | --- |
| | 轻度 | 中度 | 重度 | 很重度 | 极重度 |
| (kcal/min) | ~3.0 | ~5.5 | ~8.0 | ~10.5 | >10.5 |
| 心率(/min) | ~89 | ~116 | ~142 | ~169 | >169 |
| 肺通气量(L/min) | ~16 | ~25 | ~39 | ~60 | >60 |
| 相当于($VO_{2max}$) | <22.5% | ~40.0% | ~57.5% | ~75% | >75% |

1997年颁布的《体力劳动强度分级》国家标准(GB3869—1997)中,体力劳动强度分级则依据8h工作日能量代谢率所定的劳动强度指数进行区分(表12-3)。

其计算公式为:$I = T \cdot M \cdot S \cdot W \cdot 10$

式中:$I$ 为体力劳动强度指数;$T$ 为8h工作日劳动时间率(%);$M$ 为8h工作日平均能量代谢率(kJ/min·m²);$S$ 为性别系数:男性=1,女性=1.3;$W$ 为体力劳动方式系数:搬=1,扛=0.40,推/拉=0.05;10为计算常数。

表12-3 体力劳动强度分级

| 劳动强度级别 | 劳动强度指数 |
| --- | --- |
| Ⅰ | ≤15 |
| Ⅱ | ~20 |
| Ⅲ | ~25 |
| Ⅳ | >25 |

## 六、军事体力作业疲劳与预防

### (一)疲劳的意义

人不能在给定的劳动强度下继续进行劳动称体力疲劳(physical fatigue)。由于体力活动主要赖于肌肉运动,故又可称肌肉疲劳(muscular fatigue)。疲劳其实是机体发出的生理警告信息,以避免因持续劳动造成过度疲劳。体力疲劳不超过一定限度时,往往对人体是有益的,体力活动—疲劳—休息—体力活动,如此循环锻炼,可进一步增强身体素质,提高劳动能力,所以有节律的体力疲劳可视为健康性的疲劳。

疲劳在心理生理上表现为疲劳感和疲劳状态。两者既受大脑皮质知觉功能反应的制约,同时又受脑干网状结构中两个互相对立的上行激活或抑制系统所控制。当刺激对上行激活系统占优势时,则可使机体呈提高工效的倾向;当持续刺激促使上行抑制系统占优势时,则诱导机体进入疲乏与思睡。这可用以解释情绪高涨激奋时,或遇到意外突发事件时能有效控制心理平衡者,可使疲劳感突然消失而积极投入拼搏;当遇及单调的作业或心理厌烦的工作,劳动强度虽然不重,但却使人易于疲劳。因此,可以理解军人在执行任务或睡眠休息不足时所出现的突发兴奋或抑制现象。

### (二)体力疲劳的分类

**1. 静态或局部肌肉疲劳** 局部肌群较长时间处于静力作业时,该肌群持续收缩,压迫局部血循环供应,导致无氧酵解下做功,迅速出现氧债,极易出现疲劳。局部肌群较长时间处于静力收缩状态而未舒张时,或较长时间使肌群处于缩、舒的持续状态下所致的疲劳称局部肌肉疲劳(local muscular fatigue)。

2. 全身性疲劳　动员全身多数肌群参与体力(训练)活动以完成担负的工作,由于劳动强度、持续时间、肌群动员数都较一般为高,肌群活动时的总需求超过心、肺功能所能供应的氧与葡萄糖产生的能量及清除代谢产物的能力时,可出现全身性疲劳(whole-body fatigue)。

3. 过度疲劳　疲劳尤其是全身性疲劳的累积,未获得适当休息,并伴有对健康明显的损害,如疲惫乏力、工效显著降低、失眠、消化功能紊乱、心理压力明显等,称过度疲劳(over fatigue 或 over strain)。体力活动或训练中出现疲劳是正常生理现象,但过度疲劳可视为已由生理移行至临床病态的表现。

**(三)体力疲劳判定的指标**

疲劳判定的指标,在单独用于某项劳动作业时可用以评估疲劳;若用于训练前、后的对比时,则可反映其训练效果,或说明锻炼对增强体质的作用。

1. 最大摄氧量　最大摄氧量($VO_{2max}$)指人体在进行有大量肌肉群参加的长时间剧烈运动中,当心肺功能和肌肉利用氧的能力达到本人极限水平时,单位时间内所能摄取的氧量,是反映受试者心肺功能水平高低及耐力素质强弱的一个重要指标,最大摄氧量的数值越大,表明受试者的心肺功能越强、耐力素质越高。

2. 定量负荷试验　PWC170(physical work capacity at heart rate of 170 beats per minute)指心率为170/min时的体力工作能力,是记录2次运动负荷时所表现的心率,将其按公式换算170/min运动心率时所承担的劳动负荷功率(kg·m/min)。所以它不单纯是体力工作能力,而且与受试者的心血管和呼吸功能有关,据此衡量有氧代谢的耐力状态。运动负荷时可用踏凳、自行车功率计或跑台作为单位时间内作功量进行实验。踏凳试验工具简单易得,测量方法简便,对部队现场普查,不失为有效的实验方法。$PWC_{170}$的公式为:

$$PWC_{170} = N_1 + (N_2 - N_1)(170 - f_1)/(f_2 - f_1) \qquad (式\ 12-5)$$

式中:$N_1$、$N_2$为第一次和第二次负荷功率;$f_1$、$f_2$为第一次和第二次负荷功率的即刻心率。

$PWC_{170}$是换算成心率170/min时的做功率,具有统一衡量的基值,便于个体或人群的相互比较。据研究,我国健康青年男性的$PWC_{170}$为$(151±19)$W,健康青年女性为$(118±15)$W。有训练者或运动员可超过上限范围,接近或低于下限者意味着过度疲劳或体质较差。

3. 心率　心率随劳动强度的加大而增高,是一项敏感的指标,劳动强度增大,代谢率增高,为供应机体的需要,心排血量与代谢相适应而随之增加。心排血量决定于心率和每搏量,当心率快至133/min时,每搏量达到峰值,约为153 ml/min;心率增加至166/min,因心脏舒张不完全而每搏量开始下降;心率达188/min时,每搏量进一步降至143ml/min,说明心脏负荷已不适应劳动代谢而有显著的功能改变。

以心率作为卫生监督指标时,采用运动后即刻的脉率作为衡量指标,一般认为,以脉率作为疲劳的指标为劳动后脉率160/min表明有疲劳存在;一般以保持于130~160/min为宜。若以一个周期的训练前后脉率作对比,则可表示训练效果。

4. 心理测定与观察　劳动后,通过询问作业人员的自我感觉、观察其反应和某些外部表现来判断作业人员的疲劳程度。表12-4反映了不同疲劳状态下机体的心理和外部表现变化。

表 12-4　体力疲劳的心理测定及观察法

| 内容 | 轻度疲劳 | 中度疲劳 | 重度疲劳 |
|---|---|---|---|
| 自我感觉 | 无任何感觉 | 疲乏、腿痛 | 心悸、胸痛、恶心 |
| 面色 | 稍红 | 红 | 十分红或苍白 |
| 排汗量 | 较少 | 较多 | 整个躯体都较多 |
| 呼吸 | 中等较快 | 显著加快 | 很浅,频率快 |
| 动作 | 基本稳定 | 协调性下降 | 稳定性下降 |
| 注意力 | 较集中 | 易分散,不能集中 | 接收信息缓慢 |

### (四)过度疲劳的预防

1. **合理安排劳动强度**　按军事劳动强度或训练的科目要求,合理安排劳动负荷强度和连续作业训练的时间。为预防过度疲劳,有效的办法是对劳动训练工作进行筹划估算,以合理的设计来安排,依据劳动强度分级大致估算体力活动强度的等级和持续工作所需的时间进行设计,合理安排劳动一休息一劳动。研究表明对劳动采用 $VO_{2max}$ 控制即不易导致疲劳,或采用不超过劳动者靶心率(劳动最适心率)的方法进行控制。

$$劳动最适心率(/min) = 0.4 \times [200 - 实际年龄(岁) - 安静心率] + 安静心率$$

(式 12-6)

由于 $VO_{2max}$ 和劳动最适心率的个体差异较大,与年龄、性别、体重、遗传和健康状态有关,在分配体力劳动任务时应事先测定每人 $VO_{2max}$ 或劳动最适心率,并获得群体的均值,以便对劳动强度进行合理的控制设计。个体的差异在劳动最适心率或 $VO_{2max}$ 大的人可较易完成,而差者易导致疲劳。

2. **科学地安排休息**　休息可使体力疲劳恢复,但必须合理安排休息和足够的高质量睡眠,疲劳才能完全恢复。合理安排休息,对轻度和中度体力活动,一般仅需在上、下午工作时间内各安排 1 次 10～15 min 的休息即可。若违反生物自然节律采用夜间作业或每日三班倒工作时,夜班作业中应有 2 次休息,每次休息时间不少于 30 min,并至少有 1 次加餐。对重度以上的劳动,多次短时间休息比 2 次或 3 次较长时间休息,消除疲劳价值更大。重度以上劳动休息的具体组织实施,可依据作业流程计划,分阶段按上述要求进行合理安排和实施。

积极性休息是促使未完全投入活动的肌肉运动,引起新的兴奋灶对原来已兴奋并处于休息状态的中枢加深抑制。当积极性休息活动停止后,大脑皮质形成的负诱导解除,从而使指挥劳动肌群作功的中枢兴奋性提高。积极性休息还有脑干网状结构和交感肾上腺系统的参与,激活皮质中枢,使作业能力迅速恢复。积极性休息是指休息过程中给予适当强度的活动,如对称肢体的轻度运动,或针对劳动作业特点设计的健身操,或给予适当的按摩,都具有较佳的效果。休息过程中给予任何方式的活动强度不足或过大时,不仅起不了"舒筋活血"的作用,反可造成休息时间的剥夺,影响休息的效果。

充足的睡眠和丧失睡眠对体力活动的影响,是对军人持久耐力影响的重要课题之一。在非战斗情况下应保证安稳、充足的睡眠,短暂、零星的睡眠状态应尽量避免,否则极易导致疲劳和疲劳累积,因睡眠的恢复值不仅取决于睡眠时间,也取决于睡眠的连续性。研究表明,如果每数分钟中断 1 次睡眠(惊醒),即使睡眠 6～8h,睡眠恢复值仍是很低。抗过度疲劳的几个主要环节中,防止睡眠剥夺是十分重要的一环,必须重视。

3. **加强锻炼**　锻炼不仅使活动的肌群发生代谢的适应性改变,并可促使最大心排血量增加,肺功能改善,活动肌群的毛细血管网增多,肌红蛋白增高,肌纤维变粗,从而提高体力劳动能力。因此即使军人日常有体力负荷训练,也应保持经常性的体力锻炼,两者有相辅相成之效。尤其对于室内作业训练较多的技术兵种,更应坚持日常的体力锻炼,否则会影响身体素质。

4. **科学合理用力**　作业过程的组织和劳动设施的设计,应符合工效学原则,如应最大程度限制不必要的体力活动;通过工艺改革,提高机械化作业水平;尽量减少工作中静力作业比重;动作应对称,以避免身体平衡被破坏;动作应有一定节奏性,以减少躯干和四肢运动中减速而消耗能量;操作动作应自然,关节应在自然活动范围内运动;肢体运动宜在其运动范围的中间区域,以便经济合理地使用主动肌群和拮抗肌群;提举重物和推拉重物用力应科学合理等。

5. **合理膳食**　体力劳动者应按所从事的作业强度,合理安排膳食。其膳食安排应在保证能量充足供给的前提下,适当安排高糖类、高脂肪和足够蛋白质膳食,并应注意供给多种蔬菜和水果。体力劳动者每日能量供给量以维持体重不减轻为原则。在保证能量供给和营养素齐全前提下,安排好一日三餐,尤其是保证早餐的供给,以防止上午因血糖下降而提早出现疲劳。条件允许可安排工间餐,因体力劳动持续 2h 后适当进食和饮水,可有效地预防体力疲劳的发生。

6. **重视心理恢复**　心理恢复主要是意念活动,通过一定的心理暗示进行引导,使肌肉放松,心理平静,从而调节自主神经系统的功能,然后再运用带有一定愿望的语言进行自我动员,如暗示性的睡眠休息、肌肉松弛、心理调节训练。实践证明,采用上述方法能促进身体疲劳尽快消除,加快身体的恢复过程。

## 第二节　军事脑力作业的调节与适应

随着科学技术的发展和社会的进步,体力劳动的比重和强度都会不断减小,而需要脑力和神经系统紧张的作业越来越多,如教学活动、科学研究、工艺设计、复杂精密仪器操作、现代高技术武器装备使用等,都属于脑力劳动范畴。

### 一、脑力作业代谢特点

脑力劳动(mental work)是以脑力活动为主的作业,是与以体力劳动(physical work)为主的作业相比较而言的,也称信息性劳动。

脑的氧代谢较其他器官高,安静时为等量肌肉需氧量的 15～20 倍,占成年人体总耗氧量的 10%,即使是最紧张的脑力劳动,全身能消耗量的增高也不致超过基础代谢的 10%。葡萄糖是脑细胞活动的最重要能源,平时 90% 的能量都靠糖分解来提供。但脑细胞中贮存的糖原甚微,只够活动数分钟之用,主要靠血液送来的葡萄糖通过氧化磷酸化过程来提供能量。因此,脑组织对缺氧、缺血非常敏感。但仅增高总摄氧量并不能使脑力劳动效率提高。

脑力劳动常使心率减慢,但特别紧张时,可使心搏加快、血压上升、呼吸稍加快、脑部充血而四肢和腹腔血液则减少；脑电图、心电图也有所变动,但并不能用来衡量劳动的性质及其强度。

脑力劳动时,血糖一般变化不大或稍增高；对尿量没有影响,对其成分也影响不大,仅在极度紧张的脑力劳动时尿中磷酸盐的含量才有所增加；对汗液的量与质及体温均无明显的影响。

## 二、影响脑力作业能力的因素

脑力劳动工作效率的高低与作业环境有密切联系。优良的环境可使劳动工效持久而不易劳累,否则易致疲劳而使工作效率降低。可造成脑力劳动影响的作业环境因素主要如下。

### (一)噪声与乐声

通常噪声甚低的安静工作环境便于脑力劳动的思考,便于信息的输入和提出。安静的环境指噪声强度介于 45～50 dB(A),当噪声达 70 dB(A)时明显干扰思维逻辑,突发的脉冲噪声较之稳态连续噪声的干扰大。节奏柔和而声响较低的乐声,如轻音乐、小夜曲、民族弦乐等,据研究不仅不会像无规律的噪声使人厌烦,还有舒缓脑力紧张的作用。

### (二)合适的照度

脑力劳动的工作室内,不论采用自然或人工照明,都应使室内明亮舒适,照度过低使人有压抑感,并使视功能紧张。照明是视觉感受器接受的最佳信息,需要重视照明的对比显示,在一定照度下,对比显示愈高,则辨别愈清楚,接受视信息愈佳。按国际照明委员会规定,办公室内满意的工作照度值为 800～2500 Lx。

### (三)适宜的色彩

室内色彩需要既协调又统一的基调。没有适当的色彩,室内显得呆板枯燥；若室内色彩对比过于强烈,可造成动荡不安的心理反应。合适的色彩,使人的视觉感受处于兴奋与间息的循环交替之中,从而感到舒适悦目、精神振奋,可减缓疲劳。红色是兴奋色彩,一般用作点缀；黄与淡黄有温暖、明快、柔和、明朗的感觉,易为人们所接受；橙色具有内涵欢欣的效果,适于用作点缀色；绿与淡绿显得和睦与安宁,易使人产生开朗与朝气感,当与白色、金黄色搭配得宜时,更显得幽雅恬静,使脑力劳动缓解,促进思维活跃；紫色或玫瑰红有豪华的效果,但人眼对紫色的细微变化分辨力弱,易导致疲劳；蓝色给人以清凉明朗、深远的感受,与白或草绿相配,则更显得宁静、淡雅。此外,色彩在天然光照和人工照明下所产生的视觉效果不尽相同,应予充分注意。

### (四)通风换气

通风换气的目的在于使人生活于感受舒适的环境中,更好地提高其工作效率。通风换气良好的环境,人体易保持热平衡,因而产生舒适感。环境湿度过高,空气流动慢,则使散热困难或湿热难耐,使人产生不适感,从而影响工作效率。正常衣着下,保持较好的环境舒适性,环境温度在 18～25℃,相对湿度 40%～65%,人体周围空气流速约 0.25 m/s。但对小孩及老人做一些调整是必要的,<12 岁的小孩可降温 0.6～1.0℃,>60 岁的老年人则可增温 0.6～1.0℃。

通风换气尚可控制室内不良气味。室内讨厌的气味主要来自人体散发及烟草味、室内装饰的合成产品、塑料、地毯、鞋袜或食品等。室内如能保持每人 $0.8\sim1.0\ m^3/min$ 通风量,则可有效地排除异味;最低通风量每人应不少于 $0.3\ m^3/min$。新风的补入不仅可消除异臭,也可清除二氧化碳浓度过高致人的不适。补入的新风若不经金属管道进入室内,尚可补给一定的负氧离子,使人感觉清新。

## 三、脑力疲劳的评价

脑力疲劳又称心理疲劳(mental fatigue),是指一种缺乏动机与警觉的主观感觉,具体表现为头脑昏沉,注意力不易集中,思考困难,健忘,欲望降低,工作效率低下,易出差错等。它的产生与许多因素有关,如工作的单调乏味、大负荷的脑力劳动、应激事件等。脑力疲劳对人体认知功能的影响是全方位的,而工作记忆是受到损害最严重的心理功能之一。

脑力劳动的评估指标,如用于文化程度相近、并对测定方法有预习,了解基础的各类作业人员,可获得明确的结果。另外,还包括生理指标和主观方法等。

### (一)行为测试指标

1. 数字译码试验 以各种图形符号代表从 $0\sim9$ 的各个数字,在被试者默记预演后,在 90s 时间内让被试者将各符号相对应的数字迅速写出,并根据错和对的符号数求百分比,即可反映出译码的准确率和错误率。以自身对照方法比较工作前和工作结束后译码准确率的降低程度,从而量化反映出疲劳程度。

2. 目标追踪试验 调查表上为一连串、有适当间隔的小圆圈,预演后在 60 s 时间内以最快速度用笔在圆圈中加点,点在圆圈中为对,点在圆圈外或压圆线为错,共测 2 次,据此可统计出追踪的错误率。采用工作前后自身对比的方法,也可量化表达疲劳程度。

数字译码和目标追踪试验,反映了人的思维分析、学习记忆、心理稳定性和反应的敏捷度等行为效应的变化,并予以量化表达。

3. 提转捷度试验 在空心长方形扁盒上顺序开有方形小孔,每孔可插上圆下方似蘑菇状的栓子,圆形栓面上一半涂黑一半涂白。栓子在盒上统一排列成左黑右白(或左白右黑皆可)。在规定时间内将每一栓子迅速提起转 $180°$,再插下,受试时间为 30 s,最终观察准确转 $180°$ 插入的栓子数。以工作前后对比,依据插栓子的减慢率衡量疲劳状态。

提转捷度试验反映了脑中提取记忆信息和指挥手的准、快运动的速度和协调性,以反映脑力劳动精确状态。

行为是心理和生理健康与否的综合表现,在生理健康的情况下,行为测试可作为衡量心理平衡或脑力劳动变化的一种有效方法,可避免一般脑力劳动时,仅以主诉调查所得的语言叙述记录可能出现调查者的暗示或误导而造成的假象干扰。行为功能测试方法不仅建立客观量化的指标,也可避免上述主观假象的误差,并具有群体观察、简明、无创、灵敏的优点,为当前军内研究脑力疲劳常采用的指标。

### (二)生理指标

虽然对脑力劳动负荷的认识和评价远不及体力劳动,但近年来也提出一些心理生理测定指标(psychophysiological measures),例如:瞳孔测量术(pupillometry)通过测量瞳孔直径反映执行任务时注意力(attention)的高低,工作负荷越大,瞳孔的直径也就越大。另一项常用的指标是心率,心率升高一般与脑力工作负荷增高有关;然而,决定心率增高与否的主要因素是体力劳动负荷及警醒程度(arousal level),因此心率并非脑力劳动负荷的恒定指标。更适宜的一个指标是心率变异性(heart rate variability,HRV),它反映交感神经和迷走神经对心脏活动的调控关系。心率在正常情况下存在一定程度的变异,有时可达10~15/min。若将注意力集中到某项感觉运动式工作上,作业者的心率变异性则下降,且随负荷(所处理的信号)增加,变异性趋于消失。最具应用前景的生理心理指标可能是脑诱发电位(evoked potentials)。某散在的刺激事件可在脑引起一个短暂的唤起反应,它表现为来自大脑皮质的一系列电压波动。唤起反应的组分可呈正向或负向的,也可用事件发生后反应的最短潜伏期来识别。P300 ms为事件刺激之后约300ms所发生的正向组分,其幅度和潜伏期可用于反映脑力工作负荷。随负荷增加,其幅度降低,潜伏期延长。

此外,人们尝试用信息通量(information flow)来表示脑力劳动的负荷,即单位时间大脑处理多少比特(bit)的信息,但目前尚处于研究阶段。

**(三)主观方法**

1. 脑力劳动分级　将脑力劳动和应激划分成若干等级,要求作业人员根据其判断来评价工作负荷。目前常用的有 Cooper-Harper 量表、SWAT 评估法(the subjective work load assessment technique)和 NASA 任务负荷指数。例如,Cooper-Harper 量表根据任务的难易及作业人员的应激状况,以决策树形式将脑力劳动由低(1)到高(10)划分为十个等级。

2. 观察法　介于客观和主观方法之间的是所谓观察法(observation method),它既不像客观方法那样需仪器检测、花费高,也不像主观方法那样带有主观性、效率低,且便于现场调查使用。观察方法很多且应用的范围广,可用于体力劳动或脑力劳动,可用于整个劳动系统或个别具体项目的评价。例如:AET 工作分析法有216项观察项目,内容涉及整个劳动系统的方方面面:体力劳动、脑力劳动、静力作业、动力作业和劳动环境等。OWAS(the Ovako work posture analyzing system)则专门用于观察分析劳动姿势负荷。观察方法在技术上发展也很快,有些观察法,如 OWAS 已摆脱纸和笔,实现了计算机化。

## 四、脑力疲劳的预防

**(一)防止过劳**

现代社会脑力劳动强度明显加重,再加上生活节奏加快和社会竞争等压力的增大,最终导致脑力疲劳的程度不断加重。防止脑力疲劳最重要的是防止过度疲劳。

1. 合理安排学习与工作　人体在从事脑力劳动时,代谢旺盛,且脑力劳动持续时间往往很长,加之神经组织恢复速率较耗损要慢,易出现代谢物堆积。因此,应限制紧张脑力劳动的持续时间,成年人脑力劳动持续时段以60~90min为宜,持续工作一段时间后,应休息10~20min,且方法以积极休息方式为宜,否则易发生脑力疲劳。

2. 改善作业环境和合理休息　维护大脑活力,使之在持续的作业中灵敏精确,应改善作业环境中影响脑力活动的各项因素,如保持安静、足够的照明、良好的通风及柔和宁静的色彩;

尤其在高技术条件下,有众多的电子信息器材的使用,应加强电磁辐射的防护,才能充分发挥脑力劳动的效率。正常情况下,应保证每天有8h的睡眠,或采用轮流值班制,使作业人员获得较好的休息。对影响生物节律的通宵值班者,应补给足够的休息时间。

### (二)避免睡眠剥夺

人体大脑是体内唯一需通过睡眠才能得以完全恢复的器官。成人每日睡眠时间以(7.5±1)h为佳,最少不应低于5h,否则易产生脑力过劳。保持连续持久战斗能力,必然要维持长时间的觉醒,若仅有短暂、零星的睡眠,势必使人的思维和认知能力降低,甚至可影响大脑调控的各感受器的敏锐度,对指挥员来说,则可影响认知思维和指挥决策能力。

人体研究表明,连续觉醒24h,脑力劳动能力和战斗效率下降25%;全睡眠剥夺达48~72h,则使士兵失去战斗力。在战争或紧急事故的处理中,为完成任务往往会出现持久的睡眠剥夺现象,脑力活动处于高度紧张状态,过于持久则脑力活动逐步衰退,人虽清醒但思路迷蒙,昏昏沉沉。为避免过度紧张和疲劳产生的脑功能下降,应保证在常见睡眠剥夺中的短暂的数小时全安静睡眠,是临时性恢复脑力活动的重要举措。

### (三)适当锻炼与营养

体育运动可以使参与脑力活动的中枢神经的兴奋灶的抑制加深,有利于神经元的恢复;体育运动还可促进全身的血液循环,有利于中枢神经系统代谢产物的清除。脑力劳动之余应辅以轻松愉快的体力活动,适宜的活动有保健操、太极拳、气功、活动筋骨、漫步、舞蹈等。各种形式的锻炼可改善能量代谢,松弛精神紧张,恢复心理平衡。

合理营养、平衡膳食是脑力劳动者防止脑力过劳的有效措施之一。脑力劳动者应多吃富含蛋白质和磷脂类食物,也应注意补充维生素B、维生素C、维生素E等。

### (四)战时抗疲劳的精神类药物应用

战时的紧张、应激会加重身心疲劳,削弱战斗力。适量合理地应用药物可抗疲劳,提高作战人员战斗力,进而赢得战争的胜利。常用的药物包括:①精神兴奋药,如刺激剂(苯丙胺、麻黄碱、咖啡因、可卡因等);麻醉镇痛药(吗啡、哌替啶、可待因、芬太尼等)。②蛋白同化制剂。③β受体阻滞药,如氧烯洛尔、普萘洛尔等。④肽激素及其类似物,如生长素、绒毛膜促性腺激素等。⑤营养类物质,如牛磺酸、肉碱、肌酸、酪氨酸等。⑥中药类,如健脾益肾抗疲劳的益寿回春汤、参芪补剂等。

(张 蕾 余争平)

### 思考题

1. 不同类型的体力劳动的能量代谢过程是怎样的?体力劳动的不同过程机体内的氧耗量是怎样的?
2. 疲劳有什么意义?什么是过度疲劳?如何预防体力和脑力的过度疲劳?
3. 体力劳动时机体最主要的变化是什么?心血管系统的适应性改变有哪些?
4. 静态作业的特点及哪些军事作业静态成分较多?

## 参 考 文 献

[1] Medic G, Wille M, Hemels ME. Short-and long-term health consequences of sleep disruption. Nat Sci Sleep, 2017, 9: 151-161.

[2] Heymsfield SB, Bourgeois B, Thomas DM. Assessment of human energy exchange: historical overview. Eur J Clin Nutr, 2017, 71(3): 294-300.

[3] Abd-Elfattah HM, Abdelazeim FH, Elshennawy S. Physical and cognitive consequences of fatigue: A review. J Adv Res, 2015, 6(3): 351-358.

[4] Zoer I, Sluiter JK, Frings-Dresen MH. Psychological work characteristics, psychological workload and associated psychological and cognitive requirements of train drivers. Ergonomics, 2014, 57(10): 1473-1487.

[5] Sareen J, Cox BJ, Afifi TO, et al. Combat and peacekeeping operations in relation to prevalence of mental disorders and perceived need for mental health care: findings from a large representative sample of military personnel. Arch Gen Psychiatry, 2007, 64(7): 843-852.

[6] 程天民. 军事预防医学. 北京: 人民军医出版社, 2006.

[7] 曹佳, 曹务春, 等. 程天民军事预防医学. 北京: 人民军医出版社, 2014.

[8] 程天民. 军事预防医学概论. 北京: 人民军医出版社, 1999.

[9] 余争平. 军事劳动卫生学. 北京: 军事医学科学出版社, 2009.

[10] 余争平. 军事作业医学. 北京: 军事医学科学出版社, 2009.

[11] 孙贵范. 职业卫生与职业医学. 7版. 北京: 人民卫生出版社, 2015.

[12] 戴光强. 预防医学公共卫生分册. 合肥: 安徽科学技术出版社. 2001.

[13] 黄淑芳. 过度疲劳——预警疾病与亚健康状态. 中国临床医生, 2006, 34(11): 11-14.

[14] 杨定产. 浅析过度疲劳的特征, 原因及防治方法. 长沙大学学报, 2001, 15(4): 63-64.

[15] 于永中, 赵容. 体力劳动强度分级标准的商榷. 中国卫生工程, 2004, 3(1): 14-15.

[16] 曹雪亮, 苗丹民, 等. 工作记忆测量脑力疲劳的实验研究. 中国临床心理学杂志, 2004, 12(4): 331-334.

# 第 13 章

# 军事训练卫生

【学习目的与要求】
了解军事训练伤的致伤因素,以及军事训练的原则与训练伤的防护及救治。掌握军事训练伤、应力性骨折、关节伤等相关概念;掌握军事训练伤的预防原则。

## 第一节 军事训练伤

军事训练伤(military training injury)是指军队(包括现役和预备役)、民兵武装及其他接受军事训练的人员,因训练直接导致肌肉、骨骼系统的急慢性损伤,简称训练伤(training injury)。而对于训练所致的非运动系统的其他损伤和相关疾病,则另列为非特指类训练伤(病)。

### 一、军事训练伤的流行病学特征

#### (一)发生率

外军既往报告训练伤发生率为4.8%~51%。由于各研究单位对训练伤的定义、部队训练任务和条件及调查方法的不同,训练伤发生率各不相同,难以直接比较或概括。训练伤已成为当前国内外部队的常见多发病,虽然以轻、中度居多,但造成的训练缺勤和潜在缺勤(带伤到训)很多。少数重伤未及时正确治疗,致残、致亡也有发生。如东北某师1985—1989年训练伤住院210例,每例平均住院23.5d,每年住院医疗费平均约1万元。某师3年中军训伤致残65例,新兵训练伤致残呈逐年上升趋势。训练伤发生率与军龄有关,新兵发生率约为20.2%,显著高于2年军龄的13.4%和3年以上军龄的发生率11.9%。新兵发生率高的原因是身体素质较老兵差,技术动作不熟练。

#### (二)训练伤发生时间与分布

据我军调查,训练伤的发生与参训人员的训练时间、训练科目、心理状况、场地等因素有关,调查资料表明在新兵集训第2周和第7周各有一次高峰发生,高峰的出现与新兵刚入伍接受大强度训练时尚不适应和进入强化体能训练(如5km越野)等有关。

一年中以春季发生率最高(87.0%),冬季最低(1.7%),其原因是北方冬季寒冷,训练重点科目安排在春夏季,此时训练任务较重,强度大。1d(24h)内训练伤发生率也有较大差别,下午多发占52.7%,上午占39.7%,这也与训练科目的安排和训练时间长短有关。

**(三)单位和人群分布**

由于各部队训练科目和训练强度不同,以及成员"易感性"的不同,同一部队所属各分队训练伤的发生率可各有不同,步兵分队训练伤显著高于其他分队。某部队应力性骨折发生率步兵分队为38.0%,炮兵分队为20.7%,勤务分队为10.3%。而进行相同训练,美军应力性骨折发生率男兵为19%~39%,女兵为10%~12%。新兵由于体质和技术素质低于老兵,军训伤发生率高于老兵,据某部报告新兵为14.31%,老兵为9.39%($P<0.01$)。

**(四)受伤部位分布**

训练伤部位分布以下肢为多见,占61.6%;其次为上肢,占23.8%;躯干占10.8%;头面部占3.8%。下肢损伤主要由5km越野、野营拉练、500m超越障碍等科目致伤;上肢损伤多数由器械体操(单杠、双杠、木马)、投掷手榴弹训练所致;躯干损伤多见于500m超越障碍;头面部损伤以器械体操训练较为多见。器械体操训练、拉练、500m超越障碍与5km越野致伤百分比较大。兵种不同,训练伤发生部位不同,如炮兵易发生腰背损伤;火箭炮兵手工挂弹,易发生手指割伤;坦克兵装卸履带易造成碰伤;武警则以擒拿格斗中的对攻和徒手对抗最易发生训练伤。

## 二、军事训练伤的致伤因素

训练伤的发生是由于训练因素、个体内在因素及外在环境因素相互作用的结果。

**(一)训练因素**

1. 训练强度　训练伤的致伤因子主要是军事训练的强度,即训练的时间、运动强度、重复的频度等。每当部队在新兵集训或部队强化训练时,由于训练时间长、内容集中、强度过大均出现训练伤高峰。新兵入伍后集训4~6周开始体能训练,除共同科目训练外还需进行5km或10km越野训练,部分新兵或个别班可能利用课余时间进行小型练兵,士兵每天有10h左右时间处于站立或跑动状态,进行超负荷训练,增加体力消耗和心理负担,致使机体过度疲劳,应激状态欠佳,极易造成下肢骨、关节、软组织的损伤。当训练中施加于下肢的力量超过骨骼的承受能力时,可发生下肢应力性骨折。

2. 训练科目　军事体育和军事训练项目很多,不同项目对身体各部位的负荷量及技术动作要求不同,因而所造成的损伤也各有其特点。

(1)田径类:短跑训练伤主要有大腿后部肌肉拉伤、跟腱拉伤、踝关节和膝关节扭伤。中长距离跑急性损伤较少,但运动量过大或训练场地过硬,可发生胫腓骨应力性骨膜炎或应力性骨折。

(2)投掷项目:常见损伤是肩部肌肉和肘部肌肉、韧带拉伤,严重的还可引起肱骨骨折,主要原因是投掷技术不正确。

(3)器械体操:器械体操是训练伤发生较多的项目,主要原因是体操技术动作较复杂,掌握比较困难。此外,器械设备不符合要求、安装不稳及指导保护不当也是受伤的原因。单杠杠面不光易引起胼胝;训练水平不够或缺乏保护,从杠上脱手落地时肘关节伸直支撑地面,可发生肘关节韧带损伤;落地姿势不正确膝关节和踝关节容易受伤。双杠脱手落地会发生腕部转扭伤或前臂骨折,重者甚至发生脑震荡。吊环由于准备活动不够或肩部力量不足,在做"转肩"动作时可能发生肩部损伤,不正确的长时间"压十字"可引起肘关节损伤。跳马损伤多由于急行助跑时道路不平、地面滑或踏板损坏等情况引起,也可因腾越过马时双手支撑用力不当发生腕关节损伤,过马落地技术不好,缺乏保护可发生膝关节韧带和半月板损伤。

(4)擒拿格斗:最易发生肌肉拉伤。多因准备活动不够,动作用力过猛及肩部负担过重。关节扭伤以踝关节最为多见,致伤动作主要是跳起腾空后落地不稳所致。慢性损伤主要是髌骨劳损和腰肌劳损;由于训练中常处于半蹲位(如虚步、弓箭步、马步等),加之经常跳起、落地的动作,使膝关节负担较重;如运动量掌握不当容易造成髌骨劳损。

我军大样本调查表明,队列训练中长时间走正步,器械体操训练中跳马、双杠倒立、单杠大回环,以及 5 km 和 10 km 越野、500 m 超越障碍、投弹训练等易发生训练伤,其中以 500 m 超越障碍和器械体操最高,分别占伤员总数的 36.65% 和 50.42%。

特种部队的训练伤与某些特殊专业训练有关,如不同性能的军用飞机的飞行员颈椎损伤的发生率与飞机产生的正加速度大小有关。空降兵跳伞 32 万余人次,发生训练伤 630 例,其中骨关节损伤 322 例,占 51%。炮兵训练主要发生爆震性聋和腰背扭伤。据武警某总队卫生处对 16 个单位 1693 人的调查,发生训练伤 598 人,发生率 35.5%,致伤科目以擒拿格斗最多。

(5)夜间军事训练:训练伤发生率高,其原因与夜间训练的条件和环境特殊有关,"黑、静、恐怖"等是训练伤增多的因素;损伤重,主要因夜间自我防护和相互保护能力降低所致;训练伤发生的单位的比例有所变化,后勤分队多于正规连队,专业分队多于步兵连队,这与平时训练少、体能差等有关。

## (二)个体因素

在相同训练条件下并非所有士兵都发生训练伤,而训练强度不大的勤务分队仍有少数人发生训练伤,这多由于个体素质所致。过劳性损伤内在危险因素,主要指年龄、性别、身高、体重、骨密度、胫骨密度、体质、足过度旋前、髋关节过度外旋、心理平衡等内在因素。

## (三)环境因素

训练场地是训练伤发生的重要危险因素。未经修整的场地凹凸不平,对震荡吸收差,作用于下肢的应力增加。在弧拱形的路面训练,则增加了足的旋前,应力性骨折发生率高。而较柔软的场地(如草地)虽能减少冲击力,却易致膝、踝关节扭伤。

缺乏必要的护具,训练时衣服不合适(如未穿作训服),着鞋不适(作训鞋或长,或短,或肥,不透气,易打滑,鞋底弹性差等),以及因着鞋不适引起的足部疼痛,可以引起负重方式的改变及应力的重新分布,导致训练损伤。

训练天气与光线不良也易导致训练损伤。气温过高容易发生疲劳和中暑,气温过低使肌肉僵硬,动作协调性差;光线不良可影响视力,使神经反应迟钝,都可成为受伤的原因。

## 三、军事训练的原则与训练伤的防护

### (一)加强安全教育,高度重视预防

要使全体参训人员,尤其是指挥员,要了解军训伤的有关知识,充分认识预防军训伤的重要性,克服麻痹思想,提高自我保健、自我预防意识,学会预防军训伤的方法,并应用到实际训练中去。要重视心理健康教育,注意战士的心理状态,加强引导教育,做到人人防,处处防,使之成为参训官兵的自觉行动。

### (二)加强行政管理

指挥员和教练员要切实负起责任,严密组织,严格要求,严格管理,使每个战士都能认真遵守纪律和操作规程。严格按照训练大纲、教学规范及有关训练安全的防护规定进行训练和考核,不搞突击达标或考核。事故往往发生在非正课时间的自由练习,应该特别引起注意,要加强课外活动的管理和监督。

### (三)制订科学的训练计划

科学合理地安排训练计划是预防训练伤发生的重要环节之一。在训练前,部队应根据实际情况,制订出一套科学合理的训练方案。在制订训练计划时必须按照军事训练条例和军事训练大纲的要求,同时考虑到战士的整体素质、个体差异、训练场地和器材、天气情况等因素,在完成规定的军事训练任务的前提下,既保证训练质量的达标,又要最大限度地降低训练伤发生率。对各种致伤危险因素要进行科学的评估,对于训练科目、持续时间和训练频率均应有明确的规定,对于特殊个体(如过胖、过瘦、体质较差或某些疾病等)要区别对待,制订有针对性的训练计划,以达到训练的目的。科学制订训练计划和严密组织实施,不仅可以有效地克服训练中容易致伤的内外因素,从而降低训练伤发生率,而且还可以大幅度地提高训练质量和效果。

### (四)遵循训练的卫生学原则,合理组织训练

训练过程中应遵循科学的训练卫生学原则,严格按训练计划进行。训练安排由浅入深、由易到难、由轻到重,不宜过早开展超负荷训练,以减少训练伤的发生。

1. 全面训练　在军事训练过程中,既要求重视跑、跳、匍匐、格斗、射击、刺杀、投掷等军事动作技能的培养,同时还要通过一般性的体育锻炼,使士兵的身体素质(力量、速度、耐力、灵活性和柔韧性等)得到全面的发展和增强。因此军事、体育训练是相辅相成的科目,不能只重视军事训练而忽视体育训练。

全面训练可使人体各器官功能获得全面的动员,身体素质得到全面发展,从而各系统功能和结构得到普遍的改善。在训练的初级阶段,全面身体训练所占的比重较大;随着训练程度的提高,专项训练的比重则逐渐增大。全面身体训练应结合专项训练的动作技能特点与要求,选择更有促进作用的项目和方法。

2. 循序渐进　循序渐进的原则应贯穿于整个训练活动中。依据训练大纲进行训练时,要有合理的组织安排,有计划、有秩序地进行,科学组织,避免随心所欲地蛮干。准备活动是预防军训伤和提高训练水平的重要环节,热身不够也是军训伤的重要危险因素。在训练内容的安

排、训练强度的掌握和训练频率的节奏都应符合循序渐进的卫生学原则,表现为:强度由轻到中,动作由简单到复杂,频率由低到高,由个别到综合,逐步学习和掌握某些动作技能;另外,运动量的安排要由小到大,逐步增加。训练结束后应做好整理放松运动。

3. 最大运动量　最大运动量是训练中的重要技术原则。若要在训练中获得满意的效果,就应当在训练实施中重视最大运动量,而最大运动量原则的应用,必须建立在循序渐进的基础之上,而不是单一的要求训练都是最大运动量。具体要求:训练运动量递次增大,达到疲劳的程度,借助睡眠、休息等获得恢复,训练至疲劳,然后又休息恢复,使机体适应性获得逐步提高,再训练,再提高,循环往复。实践证明,只有达到一定疲劳的训练,才能获得良好的训练效果。

4. 劳逸结合　在训练或运动一段时间之后,身体必然会出现疲劳;已经疲劳的身体,经过适当的休息,疲劳可以消除,工作能力又会恢复,甚至提高,此为正常的生理现象。但是如果疲劳后又得不到及时充分的休息,继续进行训练,则会由于疲劳的积累而导致过度疲劳。过度疲劳是生理向病理的移行过程,在军事训练中应当避免。在整个训练过程中,休息是必要的措施,应该合理安排训练和休息,注意劳逸结合。在大运动量训练科目之间,可适当安排中、小运动量的训练科目,这样既可使动作技能得到多次重复练习和纠正机会,还可以起到积极休息的作用。

5. 经常持久　只有坚持经常持久的训练,才能收到良好的训练效果。因为动作技能的形成和熟练掌握需要经过多次重复练习。已经掌握的动作技能还需要不断地进行锻炼才能巩固。如果中断练习,已经掌握的技能可以消退。心血管和呼吸系统等功能的改善、增强,骨骼肌的锻炼、结实等,都不可能经过短时间的训练来完成,必须长时间坚持。

6. 区别对待　个体差异是客观存在的,因此,在训练中不能采取一刀切的办法,必须从实际出发,区别对待。在军事训练时,都必须贯彻严格训练、严格要求的总体原则。规定的训练科目,人人都必须学会;规定的锻炼时间都必须参加;规定的动作要领,必须熟练掌握。但是,必须在训练过程中实事求是地从每个士兵的具体情况出发,随时掌握士兵的体质状况、健康状况、领悟理解能力及已经达到的训练水平,遵循区别对待的卫生学原则。只有从实际出发,注意区别对待,才能使严格训练、严格要求落到实处,收到实效。对新兵和病后初愈士兵的训练,更应区别对待。反之,如果训练中对特定对象不注意区别对待,则有可能发生军训外伤等意外事故。

### (五) 加强卫生学监督,做好卫生保障

为确保军事训练计划的落实,提高训练质量,减少或避免军事训练伤的发生,军队的医务人员应十分重视并做好训练中的医学监督及普及预防训练伤知识科普教育等工作。

1. 做好开训前的健康检查　对参训群体和个体的身体素质、体能条件尽可能做到正确评估。对患有急慢性病者应暂时停训,积极接受相应诊断与治疗;特别对于新兵入伍时的体格检查应有全面的了解,控制带伤带病参训。

2. 加强现场卫生监督　军队医务人员要深入训练场,并及时处理可能出现的伤病,发现军事训练中可能出现的问题,提出改进措施。并且准备好各种急救药品、器械。对野外训练和行军训练时,还应做好训练前和训练中的卫生保障。

3. 定期进行防训练伤知识教育　应当重视军训部门与卫生主管部门的协作,加强训练伤防治的科普教育,提高连队主官的认识水平,以及科学组织训练的能力。对广大参与训练的士兵,也要进行军训伤防治基本知识的普及教育。通过教育,可以使参训官兵对常见训练损伤有

一定认识,以便进一步掌握其发生规律,从中得到防与治的启发,增强在训练中的防训练伤及自我保护意识,并形成良好的自防群防氛围,从而较大程度地降低训练伤的发生。

4. 健全、加强训练过程中的心理防护　心理疏导对于降低训练伤的发生率起着不可忽视的作用。加强心理平衡的引导,培养健康的心理,在新兵基础训练中尤为重要。心理不平衡亦是训练伤的重要危险因素,一般易被忽视。有必要加强参训官兵的训练精神卫生的监督,客观系统地评价参训人员的心理健康水平,建立重点个体的心理健康档案,进行重点防护。

#### (六)经常检查训练装备和场地,做好训练时的安全保护

训练器材和场地达不到训练安全要求也是军训伤发生的常见危险因素。建立每次训练前先检查场地和器材、后进行训练的制度,确保训练安全。训练中,险难科目训练时应当安排安全保护员。

#### (七)合理营养

军训体力消耗大,应注意各类营养素的供给,合理的营养对维护军事训练人员健康、防止疾病、保证军事训练安全、提高军事训练的效果等都具有积极作用。军事训练人员合理营养的主要目标是要帮助军事训练人员取得最佳的训练效果和作战能力,同时保证他们良好的健康。

### 四、军事训练伤的救治

训练外伤的救治原则包括 RICE 救治法——休息、冷疗、压迫、抬高肢体、热敷、消除非感染性炎症和康复理疗等。

1. 休息　训练外伤发生后,首要是休息。休息可减轻疼痛,减轻炎症发展和防止损伤加重。休息期限依据伤情轻重、痊愈状态而定。

2. 冷疗　冷疗指冰袋(块)、化学致冷袋、低于 13～18℃冷水浸泡。伤后 24～48h 是急需期,每次冷疗 20～30min,以每天 2h 为宜,寒区冬季不宜用冷疗。冷疗可减轻组织液渗出的肿胀、出血、炎症和疼痛。

3. 压迫　压迫是用弹性绷带或套筒包扎患部,可与冷疗合用,目的在于减轻肿胀和组织液的渗出。

4. 抬高伤部　抬高伤部可以减少患部血流,减轻回流阻力,缓解患肢肿胀。

5. 热敷　热敷仅在伤处无肿胀、出血下适用。可缓解患部肌肉与关节的僵硬。

6. 康复理疗　康复理疗有助于加速损伤的早日康复和缓解伤情的发展。

## 第二节　常见军事训练伤的防治

### 一、职业性肌肉骨骼疾病

职业性肌肉骨骼疾病(occupational musculoskeletal disorders,OMD)或称腰背痛,下背痛综合征、骨骶劳损、腰背纤维组织炎、腰部风湿痛、腰椎功能不全、近端坐骨神经痛都可视为腰

背痛的同义词。有如此之多的名称,是由于有较多的综合症状近似,但发病机制尚不清楚。它表现为一种急、慢性或间歇性发作的,从后颈部延伸至骶部的躯干部位痛,并可向附近肢体扩散,常见的有职业性下背疾病和颈肩疾病。

### (一)病因

局部肌肉的静力负荷和(或)反复活动是造成慢性肌肉骨骼损伤的基本因素。静力负荷较活动负荷更易疲劳,因静力负荷下肌肉处于等张收缩状态,血液循环受阻,组织缺血,代谢产物不易排出。作业姿势不当和(或)长时间固定的姿势、精神紧张、抑郁、不良环境(如噪声)、工作安排不当、家庭负担过重、超时工作等在慢性肌肉骨骼损伤中起着重要作用。不良的功效设计在慢性肌肉骨骼损伤中的作用也不可忽视。

据流行病学调查的危险度分析:搬运重物时,作业姿势(弯腰、前倾)、动作过猛、施力大小、作业负荷频度、工作经历、心理平衡与否、全身振动轻重都是常见的危险因素。急性腰肌群与韧带扭伤、撕裂或损及脊柱、椎间盘等部位,未能及时处理,造成的累积性劳损变性或功能失调,均可引起慢性腰背痛。通常腰肌劳损和腰脊韧带伤是引起职业性腰背痛的主要病损。

腰背痛与负荷重物之间的关系显著(表 13-1)。反复静力紧张或不良姿势亦是重要的危险因素。当静态作业负荷时,易致血供减弱,使组织缺血、缺氧、无氧代谢增大,易致疲劳,所以长期保持一种姿态工作,如掘土方、建壕沟的弯腰伸背劳动,可出现腰背痛。

表 13-1 腰背痛与搬运重量的关系($n=306$)

| 组别与指标 | 搬运重量分组值(kg) | | | | |
| --- | --- | --- | --- | --- | --- |
| | 0 | <21 | <41 | <61 | >61 |
| 病例数 | 103 | 78 | 58 | 50 | 17 |
| 对照数 | 246 | 95 | 62 | 35 | 7 |
| OR 值 | 1.0 | 1.96 | 2.23 | 3.41 | 5.80 |
| CI 值 | 0 | 1.34~2.86 | 1.46~3.41 | 2.09~5.56 | 3.11~10.81 |

OR. 危险因素;CI. 95% 可信度

### (二)损伤机制

一般认为,职业性肌肉骨骼损伤疾患是由肌肉的过度使用而引起的,特别是相对紧张、长期负荷和有离心收缩的活动。过度使用后肌肉的显微图像表现出特征性变化,有学者发现了最初显现病灶性的肌原纤维和细胞支架的损伤,但其原因和过程尚不清楚。目前有三种假说:机械压力、代谢因素和微循环障碍。

1. 高强度的机械压力　研究表明,机械压力是肌肉骨骼损伤的决定因素。主要的证据是离心收缩比向心收缩更易产生肌肉损伤,因为离心收缩时产生高强度压力。高强度离心运动的时候,出现肌肉超微结构改变,主要是 Z 线的破裂。高强度机械压力本身能够破坏肌膜、肌质网膜、肌原纤维,或通过磷脂酶 A2 溶解肌膜结构成分。

2. 代谢因素　影响骨骼肌肉损伤过程的代谢因素主要有局部高温、氧自由基增多、低 pH

及能量供应不足。职业性工作时会出现局部工作部位体温升高,而肌肉局部高温能影响蛋白质的结构。工作和运动时,能量的耗竭引起 ATP 供应不足,以及酸性代谢产物(如乳酸)增加引起的 pH 下降,都可能影响肌纤维结构的稳定。

3. 微循环障碍　微循环障碍在肌肉损伤中起一定作用。研究发现,微循环并不是肌肉损伤最初的原因,但是,当微循环损伤时会引起代谢改变、自由基改变等,从而损害细胞功能。

### (三)OMD 临床表现特点

1. 在背部的单侧或双侧出现钝痛,压痛常在脊柱旁距正中线 1~5 cm,患者有基础压痛点及其周围感觉敏感区。

2. 由于疼痛,躯干或颈部至少有一个方向的活动受限。采取脊柱弯曲、伸展、侧弯或侧旋活动试验可发现。

3. 腰背痛可呈渐进性,亦可呈突发性疼痛。常出现于某一偶然体位变动或动作而突然发生疼痛,并可反复发作。

4. 若椎间盘或神经根受压迫,初始腰背痛部位可迁移至肢体远端并加重,感觉异常,与受累的椎间盘相对应。腰背痛由于主诉和体征多出现在劳动负担最重的腰背肌群、韧带和脊柱,故查体时可发现肌群高度紧张;轻压受累部位肌肉、棘突时或变动某一体位时疼痛加重。当未造成器质性损伤时疼痛则属可逆性,暂停原作业或休息热敷后症状可缓解。

### (四)诊断

职业性肌肉骨骼损伤的诊断,必须依靠详细的职业史、现场工效学调查、病史、体格检查及必要的有关检查,排除其他原因引起的肌肉骨骼损伤性疾病,综合判定。目前,对职业性肌肉骨骼损伤的诊断手段分为两类:电生理诊断手段和生物化学性诊断手段。

1. 电生理诊断手段

(1)磁共振:磁共振谱(MRS)和磁共振成像(MRI)是研究组织生化、提供软组织结构精确解剖影像的新型有力工具,它可以间接评价肌肉损伤。MRI 可精确确定损伤解剖部位与范围,并可动态观察变化过程。一般引起肌肉损伤的运动主要为离心运动,等长收缩或向心性运动时无上述变化。进行离心运动 1~7d 后,MRS 检查即可出现改变,显示静息时 Pi/PCr 比率增高。长期运动后 Pi/PCr 增高,提示可能有持续肌肉损伤存在,而长期作业与长期运动类似,也可出现上述变化。

(2)肌电图:肌电图在肌肉骨骼损伤中仍起着十分重要的诊断作用,特别是近年采用的肌电图积分值、功率谱分析,可用于疲劳的监测,而疲劳是引起 OMD 的重要原因。疲劳可引起肌电图频率改变,更重要的是,这种改变可能是潜在性传导速度下降及运动单位变化引起的。肌电图在评价与振动有关的肌肉骨骼损伤,尤其是不同姿势全身振动时的肌肉骨骼损伤有很大的价值。

(3)红外线像图:当室温低于体温时,人体散热通过皮肤散发热辐射能,主要为 5~50μm 红外线,其中 8~14μm 部分占人体总辐射量的 46%。红外线像仪能观察到上述电磁波段,并利用有关公式精确计算出体表温度变化,即红外线热图,各种疾病所致局部组织热失衡均可被观察到。近年来红外线热图仪用来诊断颈椎方面的改变,诊断准确率达到 99%,而且能较确切反映病损程度。该方法简便、无创痛,可能成为肌肉骨骼损伤早期诊断手段之一。

2. 生物化学性诊断手段　生物标志技术提供了检查早期或亚临床肌肉骨骼损伤的可能性,目前认为有 4 类生物分子有可能作为肌肉骨骼损伤的生物标志物:构成肌肉骨骼组织蛋白、炎症反应相关蛋白、炎症前期生物分子、自身免疫和过敏性炎症过程生物分子。虽然已知许多肌肉骨骼生物标志物是非特异性的,但通过比较,可借助这些标志物推断疾病的存在及其程度。

### (五) 预防

目前对 OMD 尚无特效治疗,对症治疗往往只能暂时缓解症状,故根据其病因学特点有的放矢地积极预防尤为重要。

1. 认真开展相关的健康教育　对劳动者要进行岗前培训和定期进行宣教,使其了解所从事工种的劳动保护注意事项。例如:当搬运抬举作业者要从地上搬起重物时,应采取屈膝下腰位(即下蹲位),这样腰部承受压力小,而若用双膝伸直弯腰姿势,腰部负荷最大,很易损伤腰部肌肉、韧带和椎间盘。对以静态负荷作业为主者或反复操作为主者,要积极进行工间或工后颈肩及腰部的活动或按摩,及时消除疲劳。对强迫体位作业者,必要时应定期进行反方向活动,以恢复肌群的协调与平衡。此外,在有条件的情况下,还应适当采用一些个体防护用品。

2. 努力改善劳动条件　近些年来,随着对人类工效学研究的深入,对劳动条件提出了越来越高的要求。要求工作环境要有合适的温度、湿度、照明度,并尽量减少振动、噪声等有害职业因素的影响,要有益于劳动者的身心健康。要建立良好的人机系统,设计合理的或者可调节的工作台、椅,劳动工具要适合人手的尺寸等。

3. 合理安排劳动组织　要根据不同工种、不同劳动强度等合理安排劳动组织。对各种操作方式(推、拉、抬、举等)较重的外负荷作业都要科学地制订负重标准。严禁超负荷作业。对劳动时间和休息时间的长短等都要合理安排。

4. 加强体质锻炼　要鼓励劳动者积极参加体育活动,多进行耐力和耐寒锻炼,不断增强机体的耐受力和抵抗力。

### (六) 治疗

一般说来,患职业性肌肉骨骼损伤者应停止原工作,以避免病情加重或延迟恢复。部分患者可能需用夹板固定受损部位,确保充分休息。疼痛严重者,可服镇痛药,少数患者可用皮质类固醇类或抗炎药。按摩、理疗、针灸、中药亦可采用。

职业性肌肉骨骼损伤的预后取决于症状持续的时间、损伤的严重程度、治疗的及时与否和能否坚持,以及能否免除引起损伤的活动。总的说来,绝大部分患者经休息、调整工作及必要的治疗后,可完全恢复或明显好转。

## 二、应力性骨折

应力性骨折(stress fracture,SF)亦称疲劳性骨折(fatigue fracture),是体育运动和军事训练中的常见损伤,属于过度使用性损伤的一种。应力性骨折指负荷的力重复、持续作用于承重骨骼的特定部位,使被作用的骨骼结构与质量对应于机械负荷不适应,骨皮质细胞出现轻度损伤,在未获得修复时又承受力的作用,逐步使骨损伤加重,并累及附着的肌肉,造成疼痛与肿胀,最终导致骨折,或突发性超限度用力下,使原已受损的骨结构加重损伤导致骨折。据报道,我国95%的应力性骨折发生于下肢,最常见于胫骨和跖骨,应力性骨折也可以发生于非负重骨,如肋骨、上肢骨、锁骨和喙突。不同运动引起应力性骨折的部位不同:篮球运动员跗、跖骨应力性骨折发病率较高,田径运动员多发生于胫、腓骨或跖骨,足球运动员好发于第5跖骨,芭蕾舞演员多发于股骨颈、胫骨、腓骨和跖骨,军事训练以胫骨骨折最为多见。应力性骨折主要发生于18~35岁青年,男性多于女性,尤其好发于新兵和运动员中。且常发生于新兵训练的正步、越野跑、长跑、长途行军和运动员的剧烈训练或竞赛等反复剧烈活动中。

### (一)病因

1. 进行高强度、持久性、频率高的运动　在短时间内进行一系列的剧烈、高强度训练或长时间单一的高强度训练,往往会导致应力性骨折的发生。

2. 训练场地和训练装备不当　训练场地条件不佳,特别是坚硬或粗糙地面是运动员发生应力性骨折的危险因素之一。这种地面能够对下肢产生很大的反作用力。如果运动鞋不能提供很好的缓冲,下肢就要承受很大的地面反作用力,而这种反作用力是应力性骨折发生的重要因素。

3. 骨密度降低　由于骨密度降低所导致的应力性骨折常见于老年人,但是骨密度降低只被认为是发生骨折的危险因素之一。骨组织的脆弱性和骨的多孔性结构有关,而与骨密度大小无关,骨矿物质含量即骨密度与应力性骨折的发生没有相关性。

4. 双下肢长度不对称　不等长的下肢造成人体应力分布不均,骨骼肌受力不平衡。作为应力性骨折的病因之一,当作用于下肢的力、力的作用方向、力的分布失去平衡时,局部就会出现应力集中,造成局部过度损伤,导致骨折。肢体的不等长也会影响关节的运动,由此引起通过关节的作用力的改变。关节周围的肌肉力量伴随着作用力的改变而改变,增加了肌腱附着部位的拉应力。肢体不等长和运动损伤增加之间可能存在的关系尚未被明确证实。因此,矫正不等长双下肢也十分重要。

### (二)损伤机制

有研究者提出应力性骨折的微损伤积聚机制:在较小暴力反复作用下,骨小梁不断发生断裂,出现微损伤,当这些损伤不断积累,超过机体的修复能力时最终导致骨折。他们的实验发现,造成应力性骨折发生的机制有如下两种。

1. 当训练造成肌肉疲劳时,肌肉的缓冲功能减弱,应力过分集中于某一部位,局部骨组织承受过度的压缩负荷或伴有剪切负荷。

2. 当骨组织承受不断增加的应力时,骨骼本身重新改造塑形以适应增加的负荷。当破骨活动超出骨正常生理代谢的速度,而成骨活动又不能及时加以修复时,就可在局部发生微细的骨折,其继续发展即可导致临床所见的应力性骨折。应力性骨折的受力性质是由于拉应力而非压应力。循环的拉应力造成皮质骨变薄、骨质疏松,最终导致骨折的发生。

### (三)临床表现特点

1. 出现损伤时X线影像无明显征象,一般需伤后2周左右才出现X线骨折征象。

2. 骨折出现前伤处附近有不同程度的局部肌群肿痛的表现,如趾骨骨折可累及踝和足背部肌群,肱骨骨折可出现肩与三角肌部位的肿痛。

3. 骨折线通常不呈横断现象,而与作用应力相关,呈斜形或螺旋形骨折线。

4. 检查时有运动外伤史、局部有压痛和叩击传导痛,疼痛因运动而加重,休息后减轻。

### (四) 诊断

1. **病史、症状、体征** 详细地询问相关病史:训练时间、强度、频率和训练时所穿的运动鞋、训练场地的条件等。症状主要是疼痛逐渐加重,局部常有肿胀,这种局限性疼痛在训练中或训练结束后尤为明显。通常症状持续24h至5周。个别病例确诊为应力性骨折时症状已持续数年。当有持续性、运动性疼痛时,可能存在应力性骨折。骨折起初的疼痛通常与活动相关,当停止活动时,症状即减轻,但有的骨折疼痛仍会存在。

2. **相关辅助检查** 多数应力性骨折早期很少能发现上述体征,大多数骨折发生2周后才出现X线片上的改变,出现明显X线片改变有时甚至需要3个月的时间。因此,如果前驱症状明显,即便X线检查结果阴性,医师也要考虑是否发生应力性骨折。

其他图像检查包括:CT、MRI。应用MRI来确诊应力性骨折,主要是考虑MRI检查属于非创伤性检查、没有离子射线,具有多帧图像,高度软组织对比功能,能够鉴别软骨和骨损伤。在一些病例中,当X线检查阴性、骨扫描阳性但是仍然不能确诊时,可应用MRI确诊。

### (五) 预防

1. 科学安排训练课目,训练前应做好准备活动,超负荷、大强度训练不要过于集中,可穿插跑步、齐步等操课内容。

2. 在入伍训练中,应重视体育锻炼,培养战士对体育运动的兴趣,提高身体素质。

3. 掌握正步训练的动作要领,做到踢腿用力踏地时,躯干必须迅速随之前移,减轻应力。

4. 若训练中出现下肢肌肉酸痛、局部肿胀、有明显压痛等应力性骨折的先兆,应停训休息,及时就诊。

### (六) 治疗

1. **停止加剧应力性骨折发展的运动至关重要** 治疗中禁忌彻底的休息,主要是防止肌萎缩和机体功能降低。休息的时间应根据骨折的部位和程度而定。只要疼痛症状恢复理想,还是要尽早恢复相关训练。

2. **固定、矫形** 对于X线平片上发现明显骨折的人员,则尽可能进行内固定治疗。如果早期X线检查结果是阴性但症状明显,则应于2～3周后复查X线平片。胫骨和距骨颈骨折可石膏外固定,多数足部如跖骨的骨折往往不需要石膏固定。足舟骨的骨折必须应用石膏外固定,保持非负重至少6周时间。如果通过X线和触诊检查证明骨折已愈合,那么可以考虑进行6周的康复治疗。第5跖骨骨折是个特殊情况,治疗不恰当往往造成延迟愈合或骨不连,选择制动、小腿石膏固定需要6～8周的时间。对于任何由于超负荷训练导致的损伤,都要考虑其中的生物力学因素。任何生物力学因素如距下关节过度内旋均可通过手术矫形。

3. **药物、康复治疗** 开始可以冷敷治疗,特别是急症、局部肿胀明显的患者,按摩也可以缓解疼痛,禁用超声波,因为它能加重症状。通常药物治疗不是首选。一定程度上可以应用非甾醇类消炎药或镇痛药来缓解症状。

(张 蕾 余争平)

## 思考题

1. 在军事训练时应遵循哪些卫生学原则?
2. 如何开展军事训练伤的调查、处理和预防?
3. 军事训练和体力活动中,查尿有何意义?
4. 应力性损伤的防护原则有哪些?
5. 请简述应力性骨折的损伤机制。
6. 请阐述职业性肌肉骨骼疾病的诊断。

## 参 考 文 献

[1] Nye NS,Pawlak MT,Webber BJ,et al. Description and rate of musculoskeletal injuries in Air Force basic military trainees. 2012-2014. J Athl Train,2016,51(11):858-865.

[2] 黄昌林.军事训练伤防治手册.北京:人民军医出版社,2008.

[3] 李富春,孙长生,王波,等.新兵基础训练军训伤预防的主导措施.北京:第四军医大学报,2001,22(1):64.

[4] 黄昌林.军事训练医学.北京:人民卫生出版社,1999.

[5] 孙天国,赵胜典.工作有关疾病——劳动卫生工作的新课题.航空劳动保护工程,1997,19(1):10.

[6] 曹佳,曹务春,等.程天民军事预防医学.北京:人民军医出版社,2014.

[7] 余争平.军事劳动卫生学.北京:军事医学科学出版社,2009.

[8] 余争平.军事作业医学.北京:军事医学科学出版社,2009.

[9] 孙贵范.职业卫生与职业医学.7版.北京:人民卫生出版社,2015.

[10] 杨敬林,贾光,余善法.职业性肌肉骨骼损伤的流行现状及预防策略.中华预防医学杂志,2013,47(5):403-407.

[11] 黎德交.新兵训练要预防应力性骨折.解放军健康,2013,5:11.

[12] James V,Robert FD,Lisa W. Non-Battle Injury Casualties during thePersian gulf war and other deployments. 1amJ Prev Med,2000,18:64.

[13] Reynolds KL,While J s,Knapik JJ,et al. Injuries and risk factors in a 100-mile (161-km) infantry road march. Prev Med,1999,28(2):167.

[14] Courtney TK,Webster BS. Disabling Occupational Morbidity in the United States. JOEM,1999,41(1):60.

[15] 张建涛.健康促进方案对战士体能训练伤和运动能力的效果观察.当代医学,2011,17(28):160-161.

# 第 14 章

# 军事作业环境有害因素对健康的影响与卫生防护

**【学习目的与要求】**
　　了解微波的物理特性及生物学作用。了解激光的生物学作用及防护。掌握噪声、振动、微波、激光的概念。掌握噪声的评价指标、全身振动及局部振动对机体的影响。

　　随着军事技术的快速发展及军事设备的日新月异,军人在演习、训练、战争等军事作业中所接触的军事作业环境日趋复杂,而作业环境中有害因素的种类、强度不断增加,引发的卫生学问题也日益加重。

## 第一节　军事作业中的噪声

　　噪声在物理学和卫生学上有不同的定义。物理学把具有节律感的周期性声响称为乐声,而无规律的不具周期性特征的声响称噪声。卫生学的定义则考虑了"人"的主观因素,不论物理学上称为乐声或噪声的声响,当其干扰人的睡眠休息、交谈思考,给人以烦恼感受,或造成听觉危害时的声响统称为噪声。

　　军事作业环境噪声来源主要有两种:一是武器噪声,如机枪、大炮、导弹等发射或爆炸时产生的噪声;二是军事交通工具噪声,如坦克、飞机、舰艇等行驶时产生的噪声。而日常环境噪声来源主要有四种:①交通噪声,包括汽车、火车和飞机等所产生的噪声;②工厂噪声,如鼓风机、汽轮机、织布机和冲床等所产生的噪声;③建筑施工噪声,像打桩机、挖土机和混凝土搅拌机等发出的声音;④社会生活噪声,例如高音喇叭、收录机等发出的过强声音。

### 一、声的物理特性

　　声波:振动在弹性介质(如气体、固体、液体)中以波的方式传播,这种振动波称声波。凡本身能以振动方式发生波的物体称声源。并不是所有的声波都能引起人耳有声响的感觉,根据人耳能否听到及声波频率,可将声波划分为①次声波:<20 Hz。②可闻声波:20~20 000 Hz。③超声波:>20 000 Hz。

### (一)声的计量

声波的强弱,可用客观物理量进行评价及量化分析。

1. 瞬时声压和有效声压　瞬时声压是指声波振动瞬时,在介质中的压强针对无声波时内部压强的变量,即单位面积的压力变化。故声压单位即压强单位——牛顿/米$^2$(N/m$^2$),也可用帕斯卡(Pa)或微巴(microbar,μbar)表示。1μbar = 0.1 N/m$^2$。通常用的声压是瞬时声压的平方根值,称为有效声压(loudness pressure,LP)。声压大音响感强,声压小音响感弱。

2. 听阈和痛阈　能引起正常人耳声响感的最小声压称听阈声压或听阈(threshold of hearing),为 $2\times10^{-5}$ Pa 或 $2\times10^{-4}$ μbar。当声压增大至人耳产生不适疼痛感时称痛阈声压或痛阈(threshold of pain),为 $2\times10$ Pa 或 $2\times10^2$ μbar。由此可知,从听阈到痛阈的声压值相差达 100 万倍。

3. 声压级　在测定时,因声压数值的跨度较大,用声压的绝对值表示声音的强弱很不方便,而且人耳对声响强度的感觉量与声强的对数成正比;因此取声压的对数来表示声压的大小,这一数值称为声压级(sound pressure level,SPL),其单位为分贝(decibel,dB)。

通常以 1000 Hz 纯音的听阈声压作基准声压级,定为 0 dB;得到声压级的计算方程式:

$$\text{SPL} = 20\times\lg(P/P_0)\,(\text{dB}) \qquad (式\ 14\text{-}1)$$

式中 SPL:声压级(dB);$P$:被测声压(Pa 或 N/m$^2$);$P_0$:基准声压($2\times10^{-5}$ Pa 或 N/m$^2$)。

据式可知,1000 Hz 纯音的痛阈声压级为 120 dB。声压(N/m$^2$)与声压级(dB)的关系为:声压级每变化 20 dB,声压值变化 10 倍;声压级每变化 40 dB,声压值变化 100 倍;声压级每变化 60 dB,声压值变化 1000 倍。

### (二)响度级与等响曲线

1. 响度级　不同频率、声压级的声波给人的主观响度感觉不同。将声波的频率与声压级两物理参数与人耳的感音特性联系在一起,定出主观声响感觉的物理量,称响度级(loudness level),单位为方(phon)。响度级的确定方法是规定以 1000 Hz 纯音作基准音,其响度级数值与声压级数值相同。

其他不同频率纯音的响度级判定是以人耳为标准的,当其产生与基准音同等响度时,该纯音即具有与基准音一致的响度级数值。这种不同频率的声波在人耳产生同等响度的现象称为等响。

2. 等响曲线　将不同频率、不同声压级,但具有与 1000Hz 基准音同等响度级的声波,以 1000Hz 基准音为基准点作图,所得曲线上任意一点的声波响度级都相等,故将该曲线称为等响曲线,或等感觉强度曲线,声学中称弗莱休-蒙森(Fletcher-Munson)曲线(图 14-1)。等响曲线图是根据大量青年(18~20 岁)测试结果的平均值而做出的,每一单独曲线都表示同样的响度级,彼此之间相差为 10 phon。

据大样本量的实验与统计结果,可得出从听阈至痛阈范围内各频段等响的响度级曲线(图 14-2)。人耳可听到的声响区域包括听阈和痛阈,但日常语言频率范围要小得多,管弦乐的范畴则更广阔一些。

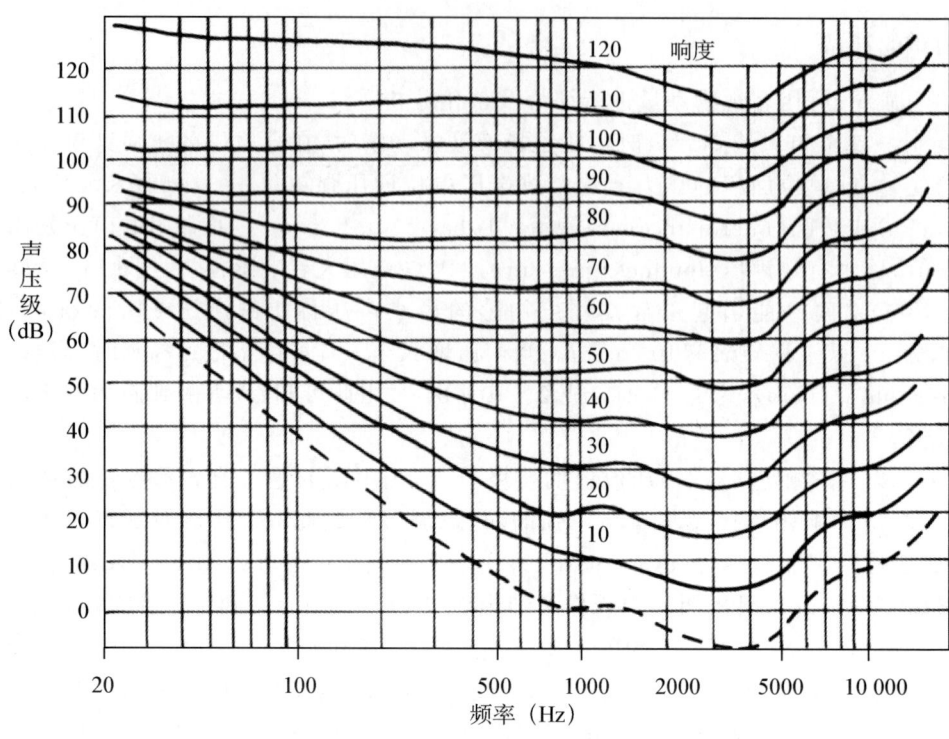

图 14-1 弗莱休-蒙森曲线(或等响曲线)

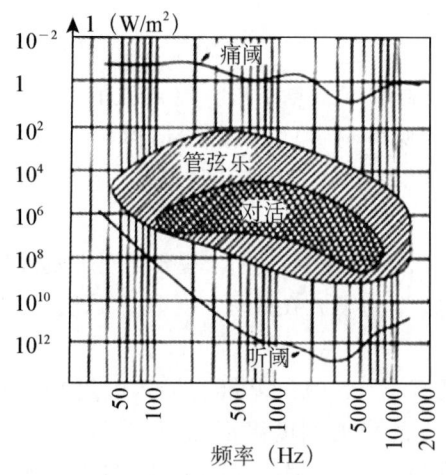

图 14-2 听阈与痛阈两条曲线所包括的听觉区域

**(三)声的频谱**

将可闻声波的频率由低到高排列成为连续的频率谱,称频谱。其最小值至最大值有 1000 倍之差(20～20 000 Hz),这不利于实际的测量和分析。为便于实际应用,将整个频谱划分成若干个频段,称频程或频带。常见的划分方法有倍频程和 1/3 倍频程。

倍频程是指按两个相邻频率成倍比的关系而划分的频程,以其中心频率表示该段频程(表 14-1)。通常现场测试中,只须测量 63～8000 Hz 八段倍频程即可。为获得比倍频程更细的频程,则可采用 1/3 倍频程,即把 1 个倍频程再分为 3 份,其中心频率较倍频程更为细致(表 14-2)。

表 14-1 倍频程的中心频率与范围(Hz)

| 中心频率 | 频率范围 | 中心频率 | 频率范围 |
| --- | --- | --- | --- |
| 31.5 | 22.5～45 | 1000 | 710～1400 |
| 63 | 45～90 | 2000 | 1400～2800 |
| 125 | 90～180 | 4000 | 2800～5600 |
| 250 | 180～355 | 8000 | 5600～11 200 |
| 500 | 355～710 | 16 000 | 11 200～20 000 |

表 14-2 1/3 倍频程中心频率和频率范围 (Hz)

| 中心频率 | 频率范围 | 中心频率 | 频率范围 |
| --- | --- | --- | --- |
| 50 | 45～56 | 1000 | 900～1120 |
| 63 | 56～71 | 1250 | 1120～1400 |
| 80 | 71～90 | 1600 | 1400～1800 |
| 100 | 90～112 | 2000 | 1800～2240 |
| 125 | 112～140 | 2500 | 2240～2800 |
| 160 | 140～180 | 3150 | 2800～3550 |
| 200 | 180～224 | 4000 | 3550～4500 |
| 250 | 224～280 | 5000 | 4500～5600 |
| 310 | 280～355 | 6300 | 5600～7100 |
| 400 | 355～450 | 8000 | 7100～9000 |
| 500 | 450～560 | 10 000 | 9000～11 200 |
| 630 | 560～710 | 12 500 | 11 200～14 000 |
| 800 | 710～900 | | |

由于噪声所含的往往是从低频到高频的无数频率组成的声响组合。若高频声覆盖面宽,则听觉感受是高亢刺耳,令人难以忍受,如警报声;若噪声以低频为主,则声响感受有如沉闷的大鼓声。通常将声频≤500Hz 称低频声,500～1000Hz 称中频声,＞1000Hz 称高频声。

将噪声按倍频程的声压级分布作图,可一目了然地通观噪声的特点,此分析方法称为频谱分析。频谱分析是对噪声源的频率属性和强度加以综合分析的结果。在强度相同条件下,以高频为主的噪声让人的烦躁和厌烦程度更大,窄频带噪声比宽频带噪声让人更敏感。如图 14-3 所示,冷墩机频谱由低频至高频都处于强噪声之下,具有宽频带特征;风洞频谱则显示窄频带特征。

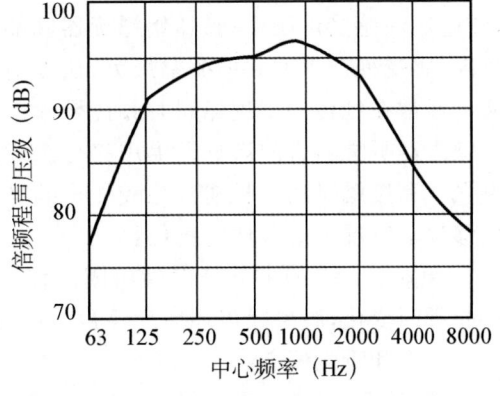

图 14-3 冷墩机倍频程噪声频谱

## 二、噪声对机体的影响

根据噪声声压级的动态变化特点,可将噪声分为稳态噪声、非稳态噪声和脉冲噪声。稳态噪声的特点是声压级变化≤3 dB,且不随时间变化而出现大幅度改变,如电机、风机、固定转速的摩擦、转动等噪声。

非稳态噪声的特点是噪声强度随时间变化有起伏波动,声压级变化>3 dB;非稳态噪声有时呈周期性变化,如锤击;有时呈无规律变化,如交通噪声。

脉冲噪声的特点是声压级由原始水平升至峰值又回至原始水平所需的持续时间短于500ms,其峰值声压级变化>40 dB。脉冲噪声往往是突发的高强噪声,如枪、炮射击等。

### (一)噪声的听觉外效应

1. 对睡眠、休息的干扰  噪声影响人的正常睡眠和休息,使人多梦、惊醒,不能进入深度睡眠,降低睡眠的休息恢复效率;尤以老年人和患者更为敏感。

2. 对心理的影响  噪声对心理的影响主要表现为:使人烦躁、易激动、甚至无故暴怒。噪声对心理的干扰导致易于产生疲劳、精力不集中和工作效率减低。

3. 对语言、通信的干扰  在办公、学习、会议等活动中,噪声很容易引起人们的烦恼,其主要原因是噪声对说话的干扰,使沟通难以正常进行。

4. 对婴幼儿的影响  调查发现,强噪声环境中生活的儿童,其智商较安静环境儿童约低20%。对强噪声环境中1000例以上足月产的婴儿调查发现,符合早产儿定义(体重<2.49 kg)的新生儿出生率增高。动物实验也发现,接触>90 dB高强度噪声可改变动物下丘脑促性腺激素释放,破坏受精卵着床所必需的子宫内分泌环境,而出现抗生育作用。当然,对子代有无影响还需进一步探讨研究。

### (二)噪声对听觉器官的影响

声波传入内耳有两条途径,一是声波振动经颅骨—耳蜗骨壁—内淋巴基底膜而被感受,称骨传导。二是通过空气传播称为"气传导",其途径是声波经外耳道传入,振动鼓膜,借中耳听骨链传导放大10余倍,再作用于前庭窗(卵圆窗)前庭膜,促使蜗管外淋巴振荡引起内淋巴振荡,致基底膜感受声频振动;耳蜗螺旋器底部的基底膜纤维感受高频声,顶部基底膜纤维感受低频声,感受处产生的共振振幅最大,从而引起听神经冲动传递至听觉中枢,感受到该声频的音响。通常在气传导出现障碍时骨传导才发生作用。

噪声对听觉器官的影响是生理移行至病理的过程,造成病理性听力损伤必须达到一定的噪声强度和接触时间。长期接触较强烈的噪声引起听觉器官损伤的变化,一般是从暂时性听阈位移逐渐发展为永久性听阈位移。

1. 暂时性听阈位移  暂时性听阈位移(temporary threshold shift,TTS)是指人接触噪声后引起听阈变化,脱离噪声环境后经过一段时间,听力可恢复到原来水平。暂时性听阈位移包括听觉适应和听觉疲劳。

(1)听觉适应(auditory adaptation):短时间内接触强噪声,出现耳不适、耳鸣,听力暂时保护性降低10~15 dB,脱离噪声环境数分钟后可恢复,这一生理过程称听觉适应。

(2)听觉疲劳(auditory fatigue):持续暴露于强噪声环境或多次接受脉冲噪声,使听力下降15~25 dB,并在脱离噪声环境后数小时至1昼夜才恢复至原有听力水平,称听觉疲劳。

2. 永久性听阈位移　永久性听阈位移(permanent threshold shift,PTS)是在强噪声长时间作用下,内耳感音器产生不可逆的损伤,导致听力水平下降不能完全恢复。出现这种情况时听觉器官有器质性的变化。永久性听阈位移包括听力损失、噪声性聋和爆震性聋。

(1)听力损失(hearing impairment):长期处于超过听力保护标准的环境中[>85~90 dB(A)],听觉疲劳难以恢复,持续累积作用的结果,使听阈由可恢复的生理性改变移行至不可恢复的病理性改变的过程称为听力损失。其主要听力损失表现在高频(3000Hz、4000Hz、6000Hz)任一频段出现永久性听阈位移>30 dB,此时语言频段(500Hz、1000Hz、2000 Hz)听力无障碍,故又称高频听力损失,可作为噪声性聋的早期指征。

(2)噪声性聋(noise-induced deafness):当高频听力损失扩展至语言三频段(500Hz、1000Hz、2000Hz),造成平均听阈位移>25 dB,并伴有主观听力障碍时,称噪声性聋。此时在4000 Hz处有一听力突然下降的听谷存在。依据听力下降的程度可区分为下列各等级耳聋。①微聋:听力下降25~40dB。②轻度聋:听力下降41~55 dB。③中度聋:听力下降56~70 dB。④重度聋:听力下降71~90 dB。⑤全聋:听力下降>90 dB。

(3)爆震性聋(explosive deafness):枪炮射击声或爆炸声所形成的强脉冲噪声和弱冲击波的复合作用,使外耳道气压瞬间达到峰值,强大的压强可使鼓膜充血、出血或穿孔,严重时可致听骨链骨折,同时瞬间高压传入内耳,造成内淋巴强烈振荡致基底膜损伤,出现听力障碍。自觉症状为耳鸣、头晕、耳胀痛、听力降低等,并可伴有胸闷、胸痛、恶心、食欲缺乏。枪炮射击后,在高频任一频段出现的听力下降≥30 dB,并在48h后听力检查仍未恢复;严重时出现语言频率平均听力下降>25 dB,且不能恢复,这一现象称爆震性聋。

爆震性聋的特点是不仅听力受损,及时检查可发现中耳亦有程度不等的损伤。中耳与内耳伤并不一定平行,尤其在反复暴露时,已受损的中耳鼓膜或听骨链不能有效地将压力波传至内耳,从而在一定程度上减轻内耳承受的声压。出现爆震伤时常可见在 6000 Hz 处有一听力下降的低谷,称高频听谷(dip)。

大多数强脉冲声,脉冲噪声可达到 $P > 10^2$ N/m$^2$,超过了耳鼓膜抗张强度所能承受的限度,同时也超过了耳听骨链正常的反应极限。如火炮或轻武器发射的瞬间,炸药爆炸或弹体炸裂、超音速飞机头顶的飞越等,所有声压级增长的时间间隔("升压时间")都小于中耳保护机构起反应作用的"等待时间"10ms。射击引起的声压在<10μs 之内,即急剧地增长到约168 dB,生理保护机制所起的保护反应已经完全不起作用。因此必须加强个体防护。

## 三、噪声的评价指标与标准

噪声对人的危害早被公认,但对噪声危害的合理评价则有赖于制定合理的噪声评价指标,便于进行测量和评价。在评价时,除测量适当的噪声评价指标之外,还要考虑多方面因素,包括接触时段(白天或晚上)、接触时间、作业环境等,同时兼顾噪声的听觉外效应,以此对比相应的卫生标准进行评价。

### (一)A 声级——dB(A)

A 声级是模拟人耳对等响曲线中 40 方(phon)纯音的响应声压级。研究表明,dB(A)评价噪声所致的听力损失与噪声评价(noise rating,NR)曲线同样精确;而且 dB(A)监测噪声强度与人的主观声响感接近一致,加之操作计量方便,故国内外广泛应用。目前 A 声级是公认的卫生评价声级,并为国际标准化组织(ISO)所采用。

应注意的是 dB 与 dB(A)并不相同,dB 表示物理声压级的计量,通常用于听力测定或频谱分析的线性档(line);而 dB(A)是将声压和频率变化联系在一起的声响感的生物物理量,用于噪声的卫生学评价。

B 声级-dB(B)和 C 声级-dB(C)两者分别模拟人耳对 70 方和 100 方纯音的响应声压级,但现在应用较少。其中,因在 100 方响度下对各倍频程都具有近似平直的声响应,故 dB(C)可用于表示声源的总声压级。

### (二)D 声级——dB(D)和感觉噪声级

调查发现,同样响度的声音使人感到烦恼的程度并不完全一致,人们对于频带宽度较窄的、断断续续的、频率高的和突发的噪声,特别感到烦躁不安。故将噪声使人产生的烦躁程度,称为噪度(noisiness),单位为呐(noy)。噪度是基于"烦恼"而不是基于"响度"的主观分析。将不同频率、不同声压级,但具有与 1000Hz 基准音同等噪度的声波,以 1000Hz 基准音为基准点进行作图,所得曲线上任意一点的声波噪度都相同,故将该曲线称为等噪度曲线,见图 14-4。噪度的分贝标度,记为 LPN,它的分贝数就是等感觉噪度曲线上 1000Hz 所对应的声压级的分贝数,单位是 PNdB。

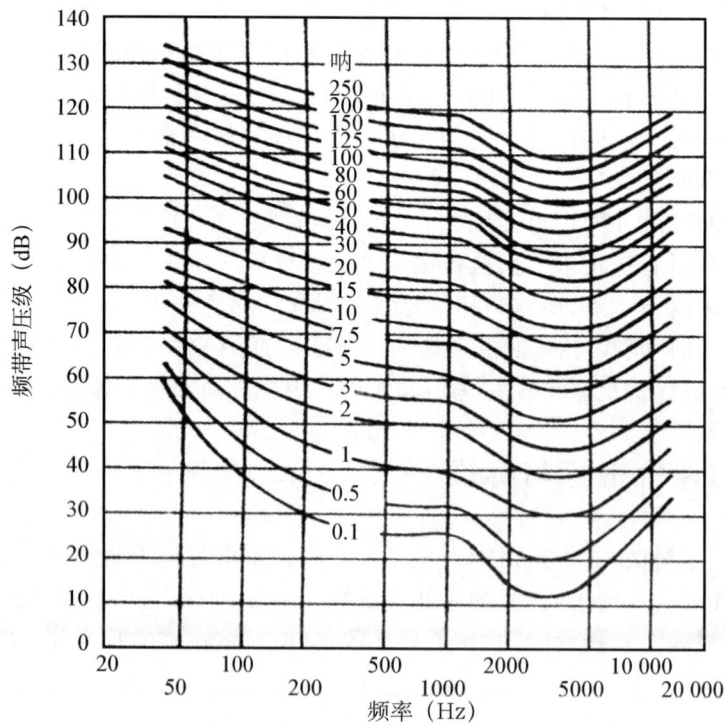

图 14-4　等噪度曲线

现代喷气飞机产生的航空噪声是一种复合噪声,与 dB(A)以纯音为基础的等响声显然不同,以 dB(A)测量现代航空噪声有较大偏差,因其低估了高频连续噪声使人产生的烦躁和讨厌感,为此提出 D 声级——dB(D)和感觉噪声级以进行补充。

dB(D)是模拟人耳对等噪度曲线中 40 呐纯音的响应声压级。感觉噪声级(level of perceived noise,LPN)则是在 dB(D)的基础上,突出反映高频声所致吵闹厌烦的主观感觉程度的指标,其计算方法为:测量各倍频程的声压级(dB),利用等噪度曲线转换为噪度(呐),求出各倍频程的总噪度 $N$,然后根据下式计算 LPN:

$$LPN = 33.3 \lg N + 40 (PNdB) \qquad (式 14\text{-}2)$$

在实际的测量应用中,可以用 dB(A)加 13dB 或 dB(D)加 7dB 来估算,单位为 PNdB。

### (三)统计声级——$L_{10}$、$L_{50}$、$L_{90}$

1. 统计声级的表示法　统计声级亦称累计百分位数声级,通常用 $L_{10}$、$L_{50}$、$L_{90}$ 表示,单位为 dB(A),用于评价非稳态噪声强度的变化。采用统计声级是由于非稳态噪声数据多呈偏态分布且用对数表达,故用一般算术平均值难以准确表达并需校正,统计声级可消除此类缺点。统计声级中的 $L_{10}$ 代表测量时限内非稳态噪声的峰值;$L_{50}$ 表示中位数;$L_{90}$ 表示被测时限内的环境噪声本底值。据此可以了解在测量期内的最大噪声值和产生掩蔽效应的环境本底值及该时期内的噪声中位数值。

2. 统计声级的测量方法

(1)声级计固定于慢档,稳定于同一测点,用 dB(A)每隔 5 秒记录 1 次读数,连续记录 200 个读数。

(2)将连续测得的 200 个数据,按数值由大到小重新整理排列,并核对无误。

(3)整理排列后的第 20 位数据即 $L_{10}$,第 100 位数据为 $L_{50}$,第 180 位数据为 $L_{90}$,单位为 dB(A)。$L_{10}$ 代表被测时限内的最大噪声值,$L_{50}$ 代表噪声中位数,$L_{90}$ 表示最低噪声值,亦可视为该噪声环境中的本底噪声。

### (四)等效噪声级——LeqdB(A)

等效噪声级表示在被测时间内,噪声环境中连续 dB(A)的对数平均值;亦可称为等效连续 A 声级。由于 LeqdB(A)是被测量一段时间内的噪声能量平均值,所以能客观反映接触者实际暴露的噪声强度。

### (五)噪声标准

工作环境和生活环境的噪声容许标准并不相同,前者要求在长期接触噪声的情况下,不致对听觉器官造成听力损害;后者要求保持一定的宁静环境,避免干扰睡眠休息和交谈思考。马大猷于 20 世纪 70 年代曾提出我国噪声的建议标准如表 14-3,它概括了人们日常活动主要环境噪声标准的基本范围。

表 14-3　保护健康与安宁环境噪声标准

| 适用范围 | 理想值 dB(A) | 最大值 dB(A) |
| --- | --- | --- |
| 睡眠 | 30 | 50 |
| 交谈、思维 | 50 | 70 |
| 听力保护 | 70 | 90 |

环境噪声的不良影响主要与造成人们烦恼

有关。排除其他因素的作用外，日常生活中最易引起烦恼的原因是干扰休息、妨碍交谈与思维。根据接触噪声的总声能来推导引起听力损害的程度，称等能量理论。因此，当缩短接触时间时，容许接触强度可提高，但不改变其损害程度，此即等能量论的体现。声响强度每增加1倍，相当于声能增加3dB(A)，因此接触时间需减半，如此噪声性听力损害程度不增加。实际应用标准可据此原理修正。

我国颁布的噪声标准（表14-4，表14-5），从1980年试行。

表14-4 城市区域环境噪声标准[LeqdB(A)]

| 适用区域 | 昼间 7:00-21:00 | 夜间 22:00-6:00 |
|---|---|---|
| 特别安静区（医院、疗养院、高级宾馆等） | 45 | 35 |
| 安静区（机关、学校、住宅） | 50 | 40 |
| 一类混合区（小商店、手工作坊和居民区混合） | 55 | 65 |
| 商业中心区与二类混合区（少量交通、街道工厂与居民区混合） | 60 | 70 |
| 交通干线两侧 | 70 | 80 |

表14-5 工厂车间噪声标准（听力保护标准）*

| 每个工作日接触噪声时间(h) | 容许噪声级[dB(A)] | |
|---|---|---|
| | 现有企业 | 新建改建企业 |
| 8 | 90 | 85 |
| 4 | 93 | 88 |
| 2 | 96 | 91 |
| 1 | 99 | 94 |

*. 最大不超过115dB(A)；接噪时间缩短1/2，允许提高3 dB(A)

## 四、噪声的防护原则

控制噪声的根本办法是控制声源，用无声或低噪声的工艺设备代替高噪声的声源。但往往由于技术或经济等原因，直接治理声源难度甚大，因而采取噪声控制技术以降低噪声。

### （一）吸声

声波传播进入吸声材料后，在材料的细孔或缝隙内引起空气振动，振动产生的摩擦阻力和黏滞阻力，促使声能转化成热能，从而降低噪声强度，该过程称为吸声。常用吸声材料为多孔、透气物质，如玻璃棉、矿渣棉、泡沫塑料、毛毡、麻纤维、吸声砖等。吸声材料用于高频噪声时其吸声效果较好，而对于低频噪声，因其波长较长可产生绕射，从而减弱了低频吸声效果。对低频噪声常采用共振腔吸声结构加以解决。

通常吸声材料越厚，吸声系数增大，但材料厚度至一定时，吸声效果增长很缓慢。一般认为最佳吸声厚度为8~11cm，再增加厚度则经济上不合理。

共振吸声结构常采用穿孔或细孔板材构成表面,板后设空腔形成空气垫,入射声在空腔内产生共振而消耗声能,降低噪声。共振吸声只有在入射声频率与吸声结构的共振频率接近时才能获得较好吸声效果,故其吸声频带较窄。近年采用微穿孔板吸声,既具备多孔吸声特性,又能产生共振吸声作用,可拓宽吸声频带的范围,一般可降低噪声强度5~10dB。

室内声源产生的声波,通常可经墙面、顶棚和空间物体产生反射形成混响,室内混响大则明显影响听觉效果,可采用吸声材料或共振腔结构装饰壁面及顶棚,加强声的吸收,减少反射混响。

### (二)消声

消声主要用于降低空气动力噪声,如空调通风噪声、轻武器射击噪声。允许气流通过,又可减少噪声传播的装置,通常称为消声器。优良的消声器应具备下述性能:①消声量大——噪声衰减明显;②空气动力性好——阻力损失小;③结构性能优良——抗腐蚀、坚固耐用、体积小。

按消声原理可将消声器区分为阻性消声器、抗性消声器、阻抗复合消声器、小孔和多孔扩散消声器等。

1. 阻性消声器的消声效果取决于吸声材料的 $\alpha$ 值、消声结构的合理性和消声器通道断面的气动阻力。阻性消声是将吸声材料衬贴于气动管道上,空气动力噪声通过时激发吸声材料上无数小孔的空气振动和克服摩擦、黏滞阻力产生热能,从而降低噪声声能。用于降低气动噪声的吸声材料,由于需抗高温、抗水汽、抗腐蚀性气体,通常采用细玻璃棉、微孔消声砖等。消声器结构呈片式、筒式、菱式。阻性消声器的优点为消声频带宽,对中高频范围噪声,尤其是刺耳高频噪声有显著的消声效果。但对低频噪声或管道截面大、气体流量大等的消声效果较差。

2. 抗性消声器:运用波干涉原理达到衰减噪声的目的。其原理为传播的声波在管道腔内与产生的反射波出现波的干涉现象而使声能衰减。抗性消声器能较好地衰减吸声材料难以解决的低频噪声,但消声频段相对较窄。由于阻性消声器对中高频的消声效果较好,尤其对刺耳的高频噪声有显著的效果,为弥补各自缺点,通常将两者同时使用而组成阻抗复合消声器,其消声效果更佳。

### (三)隔声

隔声指采用屏蔽物降低通过空气传播的噪声,是噪声控制中常用而有效的措施。如使用隔声墙壁、门窗,可阻挡室外噪声的传入。但声波属弹性波,作用于屏蔽体上会激发屏蔽体的振动,从而使减弱的声响从一侧传向另一侧,因此使用多层门窗屏蔽,隔声作用更为有效。

### (四)阻尼与隔振

阻尼与隔振措施通常用于降低机械噪声。阻尼是利用强黏滞性的高分子材料,涂于金属板材之上,使板材弯曲振动能量转换成热能而耗损。隔振则是采取一定措施防止振动的机械与其他刚性结构直接连接,如使用弹簧、胶垫等弹性物间接连接,降低振动的传递而减弱噪声。隔振要求隔振系统的固有频率远远低于机械振动系统的频率,避免产生共振作用。隔振材料要求具有耐压、耐高温、耐潮、耐腐蚀的性能。

### (五) 听力保护器

有防噪声耳塞和耳罩两类。耳塞造价低便于普及，其防护脉冲和非稳态噪声的效果较好。优良的防噪声耳塞应具备下列卫生条件：①250～8000Hz 倍频程范围内，隔声值平均超过 20dB；②戴耳塞后对语言清晰度无明显影响，能听清口令，不妨碍语言联系；③结构简单，使用方便；④戴耳塞后，对皮肤无刺激性，耳部无不适感。我军研制有多种型号耳塞，平均隔声值＞20dB，高频隔声效果优于低频，对炮击噪声等具有防护效果。耳塞体积小、重量轻、便于携带，对头部各种佩戴物，如钢盔、面具、眼镜等都无妨碍，是较优良的个体防噪声装备。当前使用耳塞存在的缺点是：未将戴耳塞操作程序列入射击规范；未注意实战需要将耳塞用耐磨细线串联，以便于小射击时挂于衣领或藏于袋内，防止战争紧张时丢失。

通常防噪声耳罩隔声效果优于耳塞，其卫生学要求除同耳塞外，还需具备：①连续佩戴 2h 耳廓不产生明显压迫疼痛感；②应不影响钢盔、眼镜等物的佩戴；③配有耳机的隔声耳罩应避免过强的无线电噪声干扰，不影响语言清晰度。现有隔声耳罩的缺点：造价高，密封垫可因老化、戳破而造成声漏，电池供能耳罩因战斗紧张忘关电池或电池供应困难致使用效果不佳。从发展角度看，耳罩较耳塞防护效果好。

## 第二节  军事作业中的振动

振动（vibration）或机械振动，是物质运动的一种形式，它表示一个质点或物体沿直线或弧线相对于基准位置（平衡位置）做来回往复的运动。根据振动的物理性质，可把振动分为周期性振动和非周期性振动两大类。周期性振动是每隔一个固定的时间运动就完全重复一次，如钟摆的摆动、音叉的振动等。非周期性振动是来回振动一次所需的时间前后不同，或者各次振动的幅度有变化，以致每一次振动都不能与上一次振动完全重复。

### 一、军事振动作业环境

振动广泛存在于军事领域中，如武器的射击、装备的启动、车辆舰船和飞机的驾驶、履带式各类自行武器的行驶、炸药与弹头的爆炸等都可产生振动。由于振动作用于人体的部位和传导方式的差异，可相对区分为全身振动和局部振动，两者对人体的危害及发病过程、临床特征和医疗预防方面都有明显的不同。

### 二、振动的物理特性

振动物体单位时间内的振动次数称为频率（frequency），单位为 Hz。振动体离开中心位置的最大位移称为振幅，单位为 m 或 mm。振动体在单位时间内的位移变化量称速度（velocity），单位为 m/s。振动体在单位时间内的速度变化量称为加速度（acceleration），单位为 $m/s^2$。振动体的加速度和位移成正比，而加速度的方向和位移的方向恰相反。振动体的位移离中心位置最近时，速度最大，加速度最小；位移最大时，速度最小，但加速度最大。

振动的方向以3个互相垂直的轴表示：X轴为胸背方向或前后水平方向，Y轴为左右水平方向，Z轴为头脚方向或垂直方向。以每一轴为中心可产生相应的角速度。如仰俯（Ry）、侧滚（Rx）和旋转（Rz）。不同方向的振动对人体的影响是不同的，因此在评价振动时，应对振动源做互相垂直的3轴测量。

## 三、全身振动对机体的影响与防护

全身振动（whole-body vibration，WBV）是指通过身体接触振动的某一支撑面（如站位的足部、坐位的臀部等），接触不同物理参数的振动，传达至整个身体。不同角度的冲击、旋转、震颤和振荡也可以看作是特殊形式的全身振动。军事作业中如车辆的颠簸、摇晃和直升机的震颤、自行火炮的射击都可使全身感受到明显的振动。全身振动对机体的影响，一方面取决于机体的反应特性；另一方面则决定于振动的物理参量、作用时间和振动的着力点部位、接触振动的面积，以及组织的传导特性等。

### （一）全身振动在人体的传播

一般认为，人体的各器官都有引起共振的一定频率，全身振动可产生局部共振。当振动频率与器官的频率相同或成倍数时，可产生共振现象，组织器官在其共振频率时受损伤最严重。研究表明，3 Hz的振动，人头部无共振现象，当振动频率在4 Hz时即产生共振，人头部振动加速度超过1.7倍。4~8 Hz胸腔共振；5 Hz时心脏共振；6~8 Hz时上下颌共振；10~12 Hz时腹腔共振；12~15 Hz时眼球共振；30 Hz时脊柱共振；30~40 Hz时手共振；50 Hz以上眼震颤；250 Hz时神经系统共振；1000~1500 Hz时鼻腔和喉头共振。人体对不同频率的全身振动水平的耐受是不一样的。人体对高频的耐受高于对低频的耐受。

人体对不同方向的全身振动响应也有差别。横向振动在低频范围内比纵向振动对人体作用大，而在高频范围内则比纵向作用小。横向振动在某些频率下可以产生头部的椭圆形运动而产生特殊的影响。横向的角运动比单纯垂直全身振动对作业能力影响要大。复合振动比简单的全身振动影响大。

### （二）全身振动的不良影响

全身振动多为低频率和大振幅的振动，主要见于机车、汽车、船舶等交通工具的驾驶人员和乘客等。全身振动一方面决定于人体部位反应的特性，另一方面则决定于振动参数的特性、振动着力点的部位和面积、振动传导作用出现的共振或缓冲、振动轴向等。全身振动可引起作业能力下降、不适、疼痛和疲乏感。

1. 对神经系统和作业能力（工效）的影响　振动引起的神经损害，可能首先侵犯交感神经和痛觉神经。严重的振动导致人体疲劳感、睡眠障碍、食欲缺乏、肌肉酸痛、头晕、焦虑、虚弱等不适表现。动物实验和临床观察都表明，振动可引起原发和继发的中枢神经功能异常，先兴奋后抑制；早期出现脑电波每秒4~7次慢波（e波），可能与脑贫血有关，此后可出现每秒25次为主的快波，快波波幅大小和出现频率与疾病程度呈平行关系，并随治疗而好转。振动所致空腔脏器的共振，易导致自主神经功能紊乱，使腺体分泌和酶活性减弱，产生胃肠道疾病。4~8 Hz的中等强度振动，因胸、腹腔共振致呼吸不畅，使人感到十分不适。

振动可以通过直接的机械干扰和对中枢神经系统的作用引起姿势平衡和空间定向障碍，影响听力、发音、手眼配合和注意力集中，造成疲劳而导致作业能力下降甚至丧失。但全身振动对脑力劳动为主的作业影响很小。振动的加速度还能引起前庭器的壶腹嵴纤维细胞和耳石膜的退行性变，致使前庭功能兴奋性异常；又由于内脏的反射，可出现自主神经症状，如面色苍白、出冷汗、恶心、呕吐、头痛、头晕等。平时内分泌自主神经系统和自主神经血管系统功能较弱的人，对全身振动更为敏感。晕船、晕车就是这种作用的表现。

2. 对心功能的影响　振动导致窦性心动过缓、ST 段下移、心室高电压、右束支传导阻滞较多见，此类征候的出现被认为是长期暴露于全身振动，是心肌缺血的结果。但也有持异议者。

3. 对脊柱的影响　对大量接振作业者的检查发现，全身振动所致脊柱疾病是首位，占 24.0%。实验证明，坐位时低频 Z 轴振动，应力主要作用于臀和腰部。据 3338 名接振工人腰脊 X 线片证实，腰脊的骨刺形成、唇样增生、骨桥形成等占 51.8%，显著高于对照。动物实验发现，接振家兔腰脊骨膜增生、增厚，椎间隙变窄，椎体关节面边缘不清等。

4. 对听力的影响　振动能造成耳蜗听觉细胞受损，使耳蜗螺旋神经节细胞发生萎缩性病变，导致听力的语言频率损伤，以 125~250 Hz 低频音损伤为主，这是振动与噪声造成声损伤的主要差异点。噪声往往与振动并存，因此出现既有高频，也有低频听力损伤，但振动的存在可加速噪声性聋的出现和加重。

5. 对女性生殖系统功能的影响　全身振动对女性功能影响较大，尤其是非周期性大振幅振动。女性功能的改变常以月经异常最先出现，如经期延长、血量多及痛经等，且痛经发生率随工龄的延长而上升。此外接触大振幅的冲击性振动可使女司售人员自然流产率显著增高。

6. 对消化系统的影响　全身振动可使胃肠蠕动增加，收缩加强，胃液分泌功能和消化能力改变，肝的解毒功能和代谢功能发生障碍。调查证明，全身振动的作业工人胃酸过多，慢性胃炎、溃疡病、肝炎等消化道疾病的患病率较高。

7. 对机械化部队的影响　机械化和摩托化是各国军队装备发展的要求。摩托化部队通常拥有大量的各种车辆，如装甲运输车、步兵战车、自行火炮与牵引火炮、载重汽车及其他机械工具，从而提高军队的机动作战能力，但也带来各型车辆的颠簸和垂直、水平与角振动。据测试，坦克在起伏无路地域开进时，乘员要接受每小时 700 次的颠簸振动。

全身垂直振动可使腹腔脏器拟活塞样抽动，造成脏器移位、牵拉和挤压，引起胸痛和腹痛；振动可使全身发生摇摆和撞击，使躯体重心位移，脊柱作用应力增大，肌紧张度增高，脊柱及关节发生退行性变，腰背痛增加。立位的大振幅、低频率全身振动可引起足痛和趾甲床毛细血管痉挛。持续的振动，对敏感的个体易产生航海病样的"摇荡症候群"，如脸色苍白、出冷汗、唾液分泌增加、头晕、恶心、呕吐、食欲缺乏、全身疲软。全身振动是军事作业中常见的，较局部振动更为多见。

此外，直升机的振动主要来源于发动机及其传动系统和大气湍流，舱室内振动比一般固定翼飞机明显，对飞行人员影响比较大。以低频振动为主，多为 6~20 Hz，比较接近人体固有频率。振动的持续作用占整个飞行时间的 90% 以上。由于直升机垂直和水平方向飞行较多，故以纵向和横向振动为主。

8. 运动病　运动病（又称颠簸振动综合征晕动病）是汽车、轮船、飞机等运动时所产生的颠簸、摇摆或旋转等任何形式的加速运动，刺激人体的前庭系统而发生的疾病称为晕动病

(motion sickness)。临床主要表现为前庭-自主神经功能障碍症状。所以陆地、海上、空中及宇宙间均能发生晕动病;由于运输工具不同,可分别称为晕车病、晕船病、晕机病(空晕病、航空晕动病)及宇宙晕动病(space motion sickness)。

(1)发病机制:主要由于前庭器官受到过强的刺激(即加速度)以致人体不能适应某种形式的运动;前庭器官过度敏感者尤易患本病。如果前庭发育不全或因病而破坏后,人即不发生晕动病。

影响晕动病发病的因素:①外因。加速度对迷路刺激的强度;对视觉和嗅觉的不良刺激,如呕吐物的气味、呕吐声、噪声、空气闷热等。②内因。个体素质,尤其是前庭器官的敏感性、情绪紧张、焦虑不安、身体衰弱、过度疲劳、饥饿或过饱等。

(2)临床表现:常先有疲乏感,后有精神抑郁、厌食、流涎、面色苍白、冷汗,继而可出现眩晕、恶心及呕吐。部分患者可伴视物模糊,头痛尤以前额为明显。此时患者有血压下降,伴有平衡障碍并见到眼球震颤。眼球的慢运动方向(慢相)与角加速度方向相反,但以后快相与加速度方向一致。心率过速或减慢,亦有先缓慢而后变快速者,血压亦可升高。呼吸减慢而通气增加。临床症状与血压、心率及体温的变化无平行关系。如呕吐严重,反复发作,可引起失水、电解质代谢紊乱,甚至休克。

本病预后良好,一般在停止加速运动后症状迅速缓解,多数常在几十分钟内恢复,罕见超过几小时者。呕吐较持久者,经输液后亦可很快恢复。在航海时,呕吐有时可持续数日,但多数人能逐渐适应,并能恢复进食及工作。本病痊愈后,如再次经受加速度时又可发作,但经多次发作后,症状可渐减轻或不发作。

(3)诊断和鉴别诊断:在乘车、船或飞机时,出现眩晕、面色苍白、皮肤湿冷、恶心、呕吐,以及不同程度的眼球震颤,应考虑到本病的可能性。如以往有晕动病史者则更有助于诊断的确立。疾病的严重程度常与颠簸、旋转等程度有关。由于个体的差异很大,病情可能不一致。

本症应与以下各病进行鉴别诊断:梅尼埃病、前庭神经炎、椎-基底动脉血液循环障碍、良性位置性眩晕、精神性眩晕、颅内压增高或颅内肿瘤。

(4)治疗

①患者应仰卧,保持安静不动。用冷湿毛巾置前额可使症状减轻。车厢或轮船内应保持空气流通。

②药物治疗

抗组胺类药物:同时有中枢神经抑制作用。敏克静(meclizine,bonamine,又名氯苯甲嗪):对迷走神经和前庭神经有显著抑制作用。其副作用有嗜睡、视物模糊、口渴、疲乏等。其他还有茶苯海明(dramamine,又名晕海宁)、盐酸苯海拉明等。

抗胆碱类药物:如氢溴酸东莨菪碱对大脑皮质有抑制作用。与抗组胺药物同用效果更佳。

其他药物:如甲氧氯普胺(metoclopramide)和舒必利(sulpiride,又名止吐灵)具有抑制延髓的催吐化学感受器的作用。舒必利大剂量时有锥体外系功能失调等副作用。此外还可酌情试用一些镇静药(如异丙嗪、地西泮等)。

③脱水明显者需纠正水及电解质紊乱等。

④ 针灸,可选用内关、足三里、印堂、百会等穴位。

(5)预防

①对晕动病易感者在乘车或乘船前1~2h给予上述药物,可改善或防止发病。

②消除顾虑,建立信心,加强前庭功能锻炼。
③尽量减少头部活动,闭目或凝视窗内固定物体,避免探视窗外移动的景物。
④保持车厢、船舱、飞机舱内空气流通,避免刺激性气体和噪声。
⑤启程前适当进食,但勿过饱。
⑥上述药物均不宜作为交通线上工作人员的预防用药,因这些药物均能暂时损害高级神经活动及减弱机体的灵活性。对驾驶员绝对禁忌。

### (三) 全身振动的防护原则

1. **防护的基本办法**　改进军用车辆的防振设计与重视工效学,以减轻车体的颠簸和缓解振动。如 Coermann 等研究,座椅倾斜度可缓解或减轻振动在人体的传播,90°～100°的坐椅远较倾斜度大的坐椅传播振动严重。

2. **提高人体适应性**　适应性的提高着重在加强训练。通过一般训练提高体能素质,通过专业技术训练加强对专业操作的持久耐力。实战演习是有效地提高适应能力的方法。训练休息中要插入促进脊柱弯伸、加强胸廓扩展、活动四肢的轻量活动,以改善人体固定体位时振动造成的影响。

3. **针对振动施加于人体的作用因素采取防护对策**　如行车前应进饮食,餐后有 0.5h 以上的休整;起伏地带或山区行驶,在条件允许时适当增加小休息频率,以缓解肌肉、视功能的紧张;严寒行车前应有热身活动等。

## 四、局部振动对机体的影响与防护

局部振动(segmental vibration)或称手传振动(hand-transmitted vibration)、手臂振动(hand-arm vibration),主要指使用振动工具,手部直接接触冲击性、转动性或冲击-转动性工具,振动由手-臂系统传导至躯体。

### (一) 局部振动在人体的传播

振动以振动波形式对组织交替压缩与拉伸,并向四周传播开去。实验证明,机体组织对振动波传导性优劣的顺序依次是骨、结缔组织、软骨、肌肉、腺组织和脑。而且,40 Hz 以上的振动易为组织吸收,低频振动传播得较远。

人体组织对局部振动的传播,手是振动的着力点。高频振动可被人体组织吸收而迅速衰减;低频振动频率越低、振幅越大、在人体传播的距离越远,其参数衰减量也越大。

一般认为振动频率起主导作用,引起振动性白指的频率主要在 30～300 Hz,而振幅在 1 mm 左右,接触振动工具数年,可出现血管运动神经障碍和振动性白指;<30 Hz 的频率,振幅数毫米时,可引起骨-关节损害;>300 Hz 的高频振动,振幅即使很小,对神经末梢也可发生作用。若为同一频率,则振幅越大,危害越重;振动加速度越大,冲击力越大,危害也增大。接振时间的剂量与振动损伤之间存在明显的正相关。

### (二) 局部振动的不良影响

1. **对循环系统的影响**　循环系统及血流动力学的改变,是局部振动对人体影响最明显的表现之一。尤其肢端动脉痉挛出现振动性白指（雷诺现象），是振动病的典型表现。

(1) 对外周循环的影响：振动的局部物理损伤引起外周血管内膜增厚，平滑肌对去甲肾上腺素反应增强。具体表现为：①皮肤温度变化。局部振动可致手部尤其是手指皮肤温度降低，冷水负荷试验表现皮温恢复速度减慢，恢复时间延长，表明有末梢血管功能障碍。②甲皱微循环变化。局部振动可引起甲皱毛细血管形态、流态和功能改变，表现为管襻模糊、排列混乱、数量减少、异形管襻增加显著；管襻中血流速度减慢、流态呈粒流或不清晰，渗血的管襻数增多。血管造影可发现手和前臂部动脉管腔有不同程度的变窄甚至闭塞。

(2) 对血压的影响：局部振动可使上肢大血管紧张度升高，血压增高。血压的改变也与振动参数有关。一般认为，低频振动可致收缩压和舒张压降低，往往伴有心动过缓；高频振动则血压升高较为多见。

(3) 心电图的改变：局部振动可致心动过缓、窦性心律不齐和房内、室内、房室间传导阻滞及不完全右束支传导阻滞。严重者可见心电图上胸前导联 $V_1$、$V_2$、$V_3$、$V_4$ 的 QRS 波形改变，T 波降低，$V_5$、$V_6$、$V_7$ 出现 T 波倒置。

(4) 脑血流图的改变：局部振动可致异常波形，尤其是平顶波及单峰波出现较多，重搏波清晰度下降，流入时间明显延长，说明脑血管弹性明显减退。有研究证明，手接触振动，脑血管也受到影响，并指出接触低频振动时血管扩张，接触高频振动时血管收缩。一般认为，局部振动作为一种刺激，可通过神经系统反射性地引起脑血管反应。同时，由于自主神经功能失调，血管张力异常（亢进或减退），以及由于心脏收缩功能变化而导致脑血管充盈度改变等。

2. 末端神经感觉障碍　振动引起的神经损害常以多发性神经炎的形态出现，有类似"手套"或"袜套"型感觉障碍，有肢端麻木和感觉异常的主诉，其中手麻、痛、僵、无力的主诉出现较早，伴有痛觉、振动觉、触觉、温度觉的感觉障碍。

(1) 痛觉：痛觉反应迟钝，严重者可消失。部位多见于手指末端，重症者手腕、足部甚至颜面出现痛觉减退。减退的痛觉呈多发性神经炎或节段型分布。研究发现：痛觉减退是手指＞手背＞手腕；白指组＞非白指组＞对照组；痛觉减退早于白指发生之前出现；冷水浸泡（5℃或10℃）试验，痛觉降低更为明显。表14-6 是不同组别痛觉阈值与上限值的比较。

表14-6　不同组别痛觉阈值与上限值的比较

| 组别 | 左环指 | | 左手背 | | 左腕 | |
|---|---|---|---|---|---|---|
| | 例数 | 发生(%) | 例数 | 发生(%) | 例数 | 发生(%) |
| 振动白指 | 20 | 83.3 | 18 | 75.0 | 17 | 70.8 |
| 振动非白指 | 41 | 49.4 | 49 | 59.0 | 29 | 34.9 |
| 对照组 | 2 | 3.7 | 3 | 5.0 | 0 | 0 |
| 90%痛阈上限值(g) | 6.0 | | 5.0 | | 4.0 | |

(2) 振动觉：人体皮肤接触振动物体的感觉称为振动觉。把刚能感觉到的振动刺激称振动觉阈值。有振动损伤者手指部位出现振动感觉阈值提高（振动刺激的感受强度降低）。较多国家将痛觉和振动觉检查，及5℃冷水浸泡2min再检查的比较结果，列为振动病诊断的必查项目。研究证明，冷水浸泡后振动觉阈值有显著升高（表14-7）。

表 14-7　不同组别右手中指尖振动觉阈值及冷试前后的变化

| 组别 | 振动频率（Hz） | 冷试前 | | 冷试后 | |
|---|---|---|---|---|---|
| | | 振动觉(V) | 平均数 | 振动觉(V) | 平均数 |
| 振动作业白指组($n=24$) | 100 | 1～5 | 4.57±0.88 | 1.5～5 | 4.70±0.77 |
| | 200 | 3.1～5 | 4.44±0.82 | 1.5～5 | 4.70±0.76 |
| 振动作业非白指组($n=84$) | 100 | 1.4～5 | 3.73±1.14 | 1.7～5 | 4.43±0.94 |
| | 200 | 1.2～5 | 3.63±1.15 | 1.6～5 | 4.32±1.02 |
| 工人对照组($n=54$) | 100 | 0.7～4 | 1.86±0.75 | 1～5 | 3.05±1.20 |
| | 200 | 0.7～3.8 | 1.69±0.76 | 0.3～4.8 | 2.80±1.17 |

振动觉阈值以电压 V 表示

(3) 两点分辨觉和深度觉：局部振动危害越重，两点分辨觉和深度觉阈值提高越明显，白指组＞非白指组＞对照组，冷水试验后更显著。

上述 4 项感觉检查中有 2 项或 2 项以上者阳性，即为末梢感觉异常有力的证据。

3. 对骨-关节系统的影响　骨-关节的 X 线检查可见骨质改变，尤以手、腕、肘关节多见。有的学者将这种骨关节的改变分为 4 型：①囊样变及骨内膜骨质增生；②肌腱、滑囊和韧带附着部的退行性改变、钙化或骨化；③关节软骨及骨坏死，形成游离骨片或缺血性坏死；④退行性骨关节病，颈椎、腰椎及肘关节的骨刺形成等。

一般认为，频率较低、振幅较大的振动，对骨关节的损害较大。同时，负荷过重、静力紧张等，能促进振动力的传导，增强振动的危害。有学者认为，在振动的影响下，骨的力学结构发生改变，骨小梁的排列发生异常，血管神经系统的紊乱，导致营养障碍是骨关节改变的重要原因。也有学者认为可能是因体内碱性磷酸酶活性改变而影响钙代谢所致。

4. 对生化和免疫系统的影响　在振动的影响下，白蛋白减少，球蛋白增加，白蛋白、球蛋白比值降低。此外，还可出现血糖降低，维生素 C 含量减少。接触振动早期凝血功能升高，而晚期可出现血凝活性降低。在免疫系统方面，血清中肝结合珠蛋白、$\alpha_2$ 球蛋白、IgM 增高。认为单核巨噬细胞系统的紊乱可能是引起珠蛋白和免疫球蛋白增加的主要原因。

由此可见，局部振动对机体的影响是全身性的。

### (三) 振动病

局部振动病(vibration disease)是长期接触强烈振动而引起的以肢端血管痉挛、上肢骨及关节骨质改变和周围神经末梢感觉障碍为主要表现的疾病。振动病亦称职业性雷诺征(Raynaud's phenomenon of occupational origin)。我国已将振动病列为职业病。振动病的发病随工龄增长而增加。发病工龄又因工种而异。

1. 临床表现

(1) 末梢神经、末梢循环、末梢运动功能障碍出现的症状：振动性白指(vibration-induced white finger, VWF)，或称雷诺现象(Raynaud's phenomenon)，是末梢功能障碍中最典型的症状，也是我国诊断局部振动病的主要临床依据。其特点是一过性或发作性手指发白，变白部位一般是由指尖向近端发展，进而波及全指，界线分明，形如白蜡，或出现苍白、灰白和发绀，严重者可扩展至手掌、手背。好发部位以中指最多见，其次是环指和示指，拇指和小指较少见。双手可对称出现,也可在受振动作用较大的一侧手首先发生。发作季节多首先在冬季发生,严重时其他季节也可发病,但在冬季更频繁。手部受冷特别是全身受冷时易于发生白指。发作时常伴有手麻木、手发僵等症状,加温可以缓解。每次发作时间不等,轻者5~10min,重者20~30min。白指消失后,可继续出现发绀和潮红,多伴有手胀等不快感,后逐渐恢复正常。发作次数随病情的加重而逐渐增多。

作为手部症状,除白指外,就是手麻、手痛和手冷感较常见,是在出现白指以前发生的比较早期的自觉症状。手麻和手痛往往影响整个上肢,且在夜晚麻痛更明显。寒冷是其诱发因素。在寒冷季节接触冷水,疼痛难忍,工作、活动或加温,当时可稍感缓解。

此外,手胀、手僵、手无力、手持物易掉和腕关节、肘关节和肩关节的酸痛也较常见。也可伴有运动功能障碍。

(2) 中枢神经系统功能障碍引起的症状:振动病患者头痛、头晕、睡眠障碍、记忆力减退、全身乏力、易疲劳、耳鸣、抑郁感、性欲减退等神经衰弱症状也较常见。此外,手掌多汗也是振动病突出的症状之一,反映交感神经功能亢进,与外界的气温无关。

(3) 骨关节肌肉系统症状:振动病患者腰背痛,手腕、肘、肩关节疼痛的主诉较多,主要是骨刺的形成,变形性骨关节病,骨质破坏,以及颈、腰椎增生所致。如压迫和刺激尺神经,使尺神经完全麻痹时可出现手部肌肉萎缩,甚至出现"鹰爪手"。

(4) 其他系统症状:心血管系统方面可有心慌、胸闷、心律失常、脉搏过缓、血压升高等;消化系统方面则上腹痛、消化不良、食欲欠佳等主诉较多。

2. 早期诊断　振动性白指一旦出现,治疗和恢复都比较困难。因此,早期诊断都集中在出现振动性白指以前的"亚临床期"。可参考以下几项及早诊断局部振动病:从事手臂振动作业,现场调查证明其劳动条件有发生局部振动病的可能性;有手麻、手胀、手痛和(或)手指关节变形等局部症状;冷水负荷试验表明指温明显降低并经30min仍未恢复至冷试前水平;指端痛觉、振动觉、深度觉、两点分辨觉和压指试验5项检查中有3项或3项以上异常者;甲皱毛细血管镜检查,管襻数目在6支/mm以下,异常管襻占75%以上,管襻长度在100μm以下或仅有点状管襻,血流流态呈粒流或断流;正中神经或尺神经运动传导速度(MCV)、感觉转导速度(SCV)、远端运动潜伏期(DML)、远端感觉潜伏期(DSL)检查有2项或2项以上异常者。对于非白指患者的诊断应同时具备以上条件。

3. 处理原则和治疗　局部振动病的处理原则:就业限制,脱离振动作业,增强体质,对症治疗等。

(1) 就业限制,脱离振动作业:发生局部振动病后,对能加剧症状的其他振动作业应加以限制,如症状较重,则应停止所有振动作业,甚至一般劳动作业。

(2) 物理疗法和运动疗法:主要是通过温热作用和运动,改善和促进血液循环,改善神经系统功能,尤其是提高副交感神经的兴奋性。物理疗法有紫外线疗法、超短波疗法、运动浴(在38~40℃温水中做适当的运动)、石蜡疗法、温泉疗法(硫化氧和二氧化碳温泉)等。运动疗法有徒手体操、柔软体操、太极拳、球类运动等,在医师指导下进行。

(3) 药物疗法:主要用末梢血管扩张药,如交感神经α-受体抑制药盐酸托拉苏林(tolazoline)、双氢麦角碱;交感神经β-受体兴奋药苄丙酚胺(nylidrin)、苯氧丙酚(isoxopurine);血管平滑肌麻醉药烟酸;交感神经中枢抑制药利血平、苯酰胺诱导体等。此外丙酸睾酮、甲基雄烯二醇、甲状腺片、氯乙酰胆碱、胍乙啶等也有扩张血管的作用。疼痛严重时,可短期服用罂粟碱。睡眠不良时,可用镇静药。

(4) 中医疗法:可用活血化瘀、舒筋活络、镇静镇痛类药物。如四妙勇安汤加减和独活寄生汤加减。针灸治疗可试针合谷、曲池、神门等穴法。

(5) 手术疗法:交感神经节切除和肾上腺髓质切除对重症病例可收到一定效果。对骨关节明显变形并影响功能者可做矫形手术治疗。

(6) 加强营养:给予各种维生素和 ATP;适当休息,注意身体保温,戒烟等。

**(四) 局部振动致病的危险因素**

1. 振动工具的频率、振幅、加速度。在频率相似的条件下,振幅或加速度越大,危害越重,发病越快。
2. 工作日内的接振时间。接振时间越长,发病潜伏期缩短。
3. 寒冷是促使振动病发生和流行的条件之一,冬季或寒区接振,易促进发病。
4. 振动和噪声往往共存,噪声可促进振动病发生和加重。
5. 加工物的硬度或被作用物的硬度越高,反作用力越大,使发病增多。

**(五) 局部振动所致振动病的预防**

由于振动病的临床表现多样化,有血管系统障碍、神经系统障碍、肌肉肌腱障碍和关节障碍等,当振动病被发现和被诊断时已接近晚期,因而迄今尚无满意的治疗方法,国内尚未颁布有关标准。因此必须加强预防。

1. 振动病患者的治疗原则:增强体质,改善和恢复神经与循环功能,对症治疗与适当休息,工作调动至不接振作业。
2. 接触振动工具者注意轻握手把,减少反作用力;或将握把部分用垫布、棉垫或弹性材料包裹,既可防寒,又可减振;振动工具应有支架,避免以躯体作支架进行操作。改单一接振操作为接振与不接振作业兼容的作业方式或轮换方式。
3. 寒冷季节室外作业时,应有保暖休息室和防雨雪设备。有报道,振动工具手柄保持在 40℃ 以上,可显著降低振动病的发生。接振者宜 2h 用温水(40～60℃)浸手 10min,改善手部血管舒缩状态和指-手关节呈现的僵硬状态。
4. 接振人员定期(1～2 年)进行健康检查,便于早期发现、及早调离。条件许可时经常进行健康理疗。个人则注意防寒保暖和加强肢体运动。

# 第三节　军事作业中的微波辐射

微波(microwave)最早提出于 19 世纪末,但其实用和发展则始于 20 世纪 40 年代,第二次世界大战的无线电定位与测距——雷达技术。微波目前广泛应用于雷达、电子对抗与侦察、通信、导航、制导、遥控、彩色电视、微波加热、射电天文、微波理疗等各个领域内。微波在国防、工业、农业、家用电器等各个方面的应用,对改进生产技术,提高、改善生活,巩固国防是不可缺少的。当其辐射剂量达到一定强度和接触时间时,微波可影响人体健康。

现代战争中,由于大量使用电子信息装备,不仅数量庞大、种类多样,而且功率大,使得战场空间中的电磁信号非常密集,形成了极为复杂的军事电磁辐射环境。具体的军事电磁辐射作业环境主要有电子对抗作业环境、雷达作业环境、通信作业环境、敌我识别电磁辐射作业环境、导航电磁作业环境等。每一类型的电磁作业环境又由不同类型的电磁辐射源生成,并对不同的信息化武器装备和作业人员产生影响,进而影响整体作战。

## 一、微波的物理特征

微波是从射频(radiofrequency)的频率范围内(300 kHz 至 300 GHz)划分出来的电磁波。微波通常指波长为 1 m 至 1 mm、频率为 300 MHz 至 300 GHz 的电磁波;又可区分为分米波(1~10 dm 称超高频 UHF)、厘米波(1~10 cm 称特高频 SHF)、毫米波(1~10 mm)。为军事目的应用,国际上通常将微波的波段区分为各频率及其代号如表 14-8;据图 14-5 可看出整个射频波段划分与军事应用的关系。

表 14-8 微波常用波段的符号及频率范围

| 频段标志符号 | P | L | S | C | X | Du(Ku) | K | Ka |
|---|---|---|---|---|---|---|---|---|
| 频率范围(kHz) | 300~1000 | 1000~2000 | 1000~4000 | 4000~8000 | 8000~12 500 | 12 500~18 000 | 18 000~26 500 | 26 500~40 000 |
| 波长俗称 | | | 10cm | 5cm | 3cm | 2cm | | |

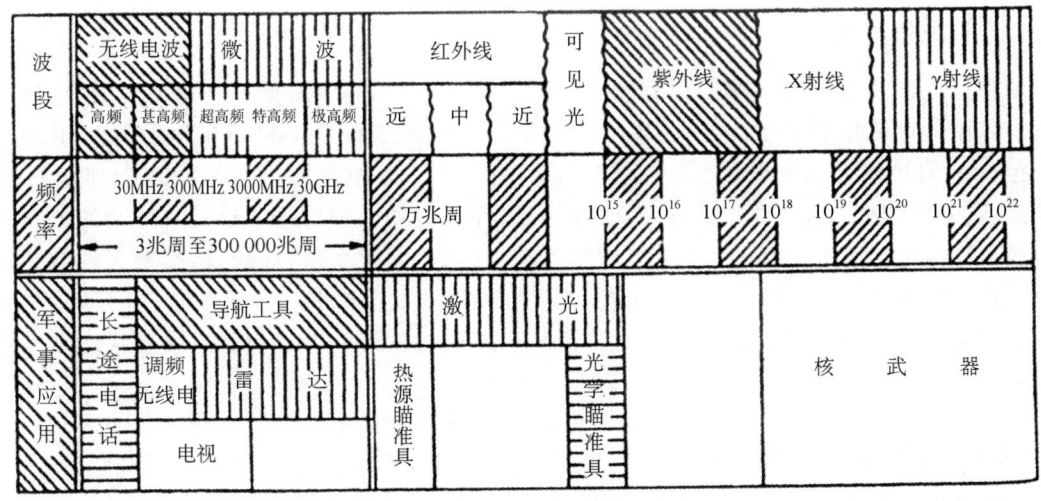

图 14-5 电磁波谱与军事应用图

### (一)微波的特性

微波在一定的条件下,具有拟光、拟声、拟热的特性。

1. 拟光性 当微波的波长远小于物体的几何尺寸时(如建筑物、舰船、飞机、导弹等),它具有与光相似的特性,基本呈直线传播,对障碍物的反射性较强。据此可制成反射甚窄的天线系统,用于雷达、卫星捕捉信息和目标。

2. 拟热性 微波波长愈短或频率愈高,出现的取向、共振热效应愈大。微波的致热可使被辐射吸收的物质内外同时受热。据此可用以制成工业高频感应与高频介质加热设备或家用微波炉。近年国外研究中的高能微波还可用作反隐形武器的手段,和摧毁各类电子与通信设备。

3. 拟声性 微波波长和物体的尺寸,具有相同的数量级时(如测试设备、实验室等),它具备和声波相似的特性。如传输微波能量的金属波导管似声学中的传声器;喇叭天线如扬声器,用作微波源的电磁能传输,易在医疗设备中见及。

### (二)微波量子能级

微波辐射属于非电离辐射线。只有当电离能量达 10 eV 以上时,才能将构成机体的基本元素碳、氢、氧、氮和水原子中的电子轰击出轨道而产生离子对,才具电离作用。微波的量子能级为 $10^{-2} \sim 10^{-5}$ eV,较电离阈限能量低百倍以上,不具电离作用,故称非电离辐射(non-ionizing radiation,NIR)。

### (三)微波计量

微波的计量单位有别于高频电磁场,由于微波的电场强度与磁场强度呈比例关系($E=377H$),故微波的计量单位通常用功率密度($mW/cm^2$ 或 $\mu W/cm^2$),或时间功率密度($mW \cdot h/cm^2$)。高频电磁场的计量单位通常用电场强度(V/m)和磁场强度(A/m)表示。功率密度和电磁场强度的本质都属于场力,可统称场强。

### (四)微波作用场

通常认为产生电磁场的辐射源有两个作用场,即感应场和辐射场。在交变情况下,靠近微波源并依附其电磁电流存在的近区场,称感应场。其场的范围一般都在辐射源产生的波长 1/6 范围内,且电场强度和磁场强度不呈一定比例关系。另外波长的 1/6 范围外,脱离了电流电荷感应,并以电磁波的形式向外传播的远区场,称辐射场。辐射场的运动规律与源的状态无关,按自己的规律运动。在小于超短波频率范围的射频,因频率低,波长长,接触者通常在波长 1/6 范围内作业,故需用 V/m 和 A/m 表示其强度;微波最大波长为 1m,1/6 波长仅 16.7 cm,接触者通常不是用头抵近而是用手接触时,则躯体所处位置都在辐射场内,接触强度用功率密度表示。

### (五)微波效应强度分级

效应强度分级对探讨生物学作用机制的剂量-效应关系十分重要。鉴于对微波效应强度的分级经常出现混淆。1973 年华沙国际微波功率学术讨论会提出:微波效应强度可分 3 级。即高功率密度指 $>10$ mW/$cm^2$,低功率密度指 $\leqslant 1$ mW/$cm^2$,两者间为中功率密度。

### (六)微波辐射波型

微波辐射有两类波型。在单位时间内微波辐射以连续波型向空间辐射称连续波。在一定时间间隔内有规律地切断电源,使微波以短暂的脉冲型向空间辐射,称脉冲波。每一脉冲发射功率可以很大,在两个脉冲波发射之间的重复周期时间内输出的功率称脉冲波平均功率。平均功率常用作脉冲剂量-效应关系中表示脉冲波的场强。

### (七)高能微波武器

国外近年研制、在技术上可行并有试制样品的新概念武器,其中有高能集束定向微波武器,据国外报道,高能微波(high power microwave,HPM)武器的杀伤和(或)破坏作用如下。

1. 人员杀伤作用  利用微波束的能量不经介质传导而直接辐射于生物体,产生的热效应和非热效应,导致神经意识的障碍和微波性白内障,深入的杀伤生物效应尚在研究。微波武器的另一特点是,只要目标的缝隙大于微波波长,可经过这些缝隙或透过玻璃、纤维等不良导体进入目标内部,对无防护人员进行杀伤。

2. 破坏各种武器装备的电子设备,甚至CII系统使之丧失战斗效能  依据微波辐射照在目标上的场强不同,可干扰雷达和通信设备,或使计算机、通信器材、导航系统的电子元器件失效或烧毁,或使目标产生感应电流,经天线、导线等各种入口进入目标内部电路,造成非核电磁脉冲效应,使导弹、飞机、坦克、军舰、雷达内各类电子器材失灵。

3. 可能成为隐形武器的攻击手段  隐形武器除几何外形可大大减少雷达反射波外,并涂有微波吸收材料以减少反射,当吸收材料被微波武器高能量辐照时,则受热效应作用而被烧毁。

高能微波武器主要用作射频干扰、损坏电子器材或使计算机"死机",造成软杀伤;但在接触微波能量达到一定场强时可致人体伤害,因而对研制者和使用者更应加强防护对策。

### (八)微波的双重性

微波对人类既有有利的一面,也有不利的一面。微波技术最早应用于第二次世界大战的雷达设备,此后又可在同一条线路上实现多路(电话、电报、电视)通信传输,借助同步卫星实现远距离通信;工农业上应用热效应的作用原理,使介质内部和外部同时受热,具有加热快、受热均匀、效率高等优于常规加热的特性,用于种子、粮食、烟叶、纸张、胶卷、橡胶、食品等的加热或干燥;采用连续波在康复理疗上进行透热疗法,在肝脏手术中用作微小血管止血,在呼吸内科中进行经纤维支气管内镜治疗早期的各类中心型肺癌等。因而,微波技术在军用和民用的多个领域中展示了广阔的发展前景。为节约资源,国际上对微波加热都规定有专用的频率(表14-9)。

国内外大量研究表明,只有微波功率密度达到一定场强和足够的接触时间,才对人体具有危害作用。对危害的判定,20世纪70年代中期以前,由于哲学观点的差异和制定标准的依据不同,当时以美国为代表的西方国家和以苏联为代表的东欧国家在卫生标准的阈值上有1000倍之巨的差别(美10 mW/cm$^2$和苏10 $\mu$W/cm$^2$)。20世纪70年代后期随着对微波生物效应研究的深入,双方都对标准进行相应的修改,但至今仍有1~2个数量级的差别。据此亦可理解,微波

**表14-9  工业和医疗用的加热专用波段**

| 设备的中心频率与范围 | 对应的中心波长 |
| --- | --- |
| 13.56 MHz±6.78 kHz | 2.12 m |
| 27.12 MHz±160 kHz | 11.06 m |
| 40.68 MHz±20 kHz | 7.37 m |
| 915 MHz±25 kHz* | 32.8 cm |
| 2450 MHz±50 MHz* | 12.2 cm |
| 5800 MHz±75 MHz | 5.17 cm |

*. 医疗专用频率,工业亦用

对生物体的影响甚为复杂,尚未认识清楚,而当今通信、广播、电视事业的发达,日常生活中都有电磁辐射的存在,是否已构成环境污染的"公害",也有待深入研究。

## 二、微波的生物学作用

微波能量被生物组织吸收后,可产生有利和有害的生物学作用,不仅取决于微波的频率和场强,也取决于被辐射物体的大小、形状和电学特性。只有微波透入组织并被吸收才能发生生物学作用。

### (一)热效应与非热效应

1. 热效应  热效应(thermal effect)是被国际肯定的微波生物效应,指微波能量被生物组织吸收而产生特异性的热能。它与红外辐射或经介质传导加热的热作用是性质截然不同的热效应。

当生物体受到一定强度的微波辐照并被吸收后,机体组织发生温度升高,若温度升高过多或持续时间过长,则可引起一系列因热效应造成的生理、生化和组织形态学的改变,如酶的灭活、蛋白质变性、生物膜通透性或激素形成方面的变化,并可产生对正常细胞与癌细胞的杀伤作用。

微波致热与其他方式致热不同。微波由空间不经介质直接向生物体辐射,因生物体内含有导电程度不等的各种体液和极性蛋白质分子,以及含电解质离子的组织。从生物物理角度看,生物体组织似一复杂的电阻电容组合体。当微波辐射被吸收,机体组织的电解质分子,在电磁场的作用下,使非极性分子被极化成偶极子,使之由无规律的排列变成沿电场方向排列;微波频率甚高,其交变电场的方向变动很快,偶极子随交变电场方向的变动而旋转,这种取向运动与周围粒子发生碰撞、摩擦而产热。频率甚高的微波又能促使组织的带电胶体颗粒、电解质离子形成谐振,与周围介质产生快速振荡摩擦而产热。近年来认为微波频率与生物体组织产生的共振,是构成生物体热效应的主要作用方面。因动物和人体对电学的共振频率范围为10MHz至10GHz,在此范围之外的非电离辐射几乎不具有类似的伤害作用。

2. 非热效应  非热效应(nonthermal effect)指当生物体反复接受低强度微波作用后,体温虽未发生明显上升,但中枢神经系统及心血管系统可受到影响,而这种影响在采取其他均匀加热方法并不能重现,难以用热效应解释,故称非热效应。非热效应亦可视为存在着没有明显温度升高的生物效应,当前已被世界各国所公认。

有研究指出,微波可使神经细胞的静电位下降,这不是热效应的结果,而认为是微波电磁场的作用,使神经细胞膜的磷脂性质发生变化,改变了细胞膜对$K^+$、$Na^+$离子的通透性。有的认为微波电磁场向神经细胞内"注入过极化"电流,导致异常神经冲动。心血管系统可呈现迷走神经占优势的不稳定变化,致自主神经功能紊乱。需要注意的是,非热效应所需的辐射功率水平通常都大大低于热效应所需的功率,而且热效应的出现并不能排除非热效应的同时存在。

非热效应机制尚不清楚,但从生物物理的角度提出可能与场效应、电磁谐振效应有关。场效应认为:微波辐射作用于生物体是电磁场对生物细胞中的分子、离子、电子产生的电场的场力作用。场作用下不论场强多大都可迫使生物分子出现振动,分子、离子振动出现于细胞膜,导致膜流动性的改变,而引起一连串的生物化学改变;振动出现于神经,则引起神经细胞的刺激或抑制作用,导致神经冲动信息的干扰,致神经功能活动紊乱和失调;易受细胞分子振动的另一重要器官是心血管,心肌细胞蛋白质分子的振动导致膜功能改变,$K^+$浓度变化致心电图出现某些指标的改变。有学者认为,在外加微波、辐射场作用下,由于生物物质内原有的质子半导体被整流,使细胞的电位改变,导致细胞通透性的变化和膜功能的紊乱,继而引起一系列生理生化功能的影响。研究认为热效应在生物体内按电场场力的平方律增加,非热效应则按场力的线性律递增。据此,场力小时非热效应作用大于热效应,当场力大时,则热效应大于非热效应,两者有着密切的联系。

**(二)影响微波能量吸收的因素**

1. 比吸收率　　比吸收率(specific absorption rate,SAR)是近年提出的电磁辐射剂量新概念,表示生物体每单位质量吸收的电磁功率,单位为 W/kg。

研究证明生物体对电磁能的吸收量、吸收速度和体内电磁场的分布与外界辐射场强不存在简单的比例关系,因此功率密度仅表示辐照时的强度,并不完全代表生物体吸收转化的能量,为确定生物体实际吸收的电磁能量需采用 SAR。

当电磁波入射至生物体后,由于生物组织的界面阻抗不同,可产生折射和反射,在组织内的穿透深度则随组织含水量的增多而减少,频率相似的谐振出现驻波而形成热点,和辐照动物处于 E 及 H 向量的极化位置等,可使生物体内电场或体温上升率都会有变化,为此采用 SAR 作为生物体内的吸收剂量。SAR 表达的方式如下。

(1)SAR 在生物组织中与 E 向量场的强度平方成正比。

$$\text{SAR}=\frac{(\delta E)^2}{\rho}(\text{W/kg}) \quad\quad (\text{式 14-3})$$

式中,$\delta$ 为研究部位的组织导电率(s/m),表示西门子(siemens)电阻单位,相当于 0.96 Ω)。

$\rho$ 为研究部位的组织密度($k/m^3$)。

$E$ 为 E 向量的电场强度(V/m)。

(2)依据在单位时间内生物组织中的温度(℃)上升值求算 SAR:

$$\text{SAR}=\frac{4186 C \Delta T}{t}(\text{W/kg}) \quad\quad (\text{式 14-4})$$

式中,$C$ 为组织的比热(kcal/kg·℃)。

$\triangle T$ 为辐照时间内温度增值(℃)。

$t$ 为辐照时间(s)。

生物体组织的比热和组织密度的典型值可参考表 14-10。

表 14-10　生物体的组织比热和组织密度典型值*

| 生物组织 | 组织比热（kcal/kg·℃） | 组织密度（g/cm³） |
|---|---|---|
| 离体组织 | — | 1.07 |
| 活体肌肉 | 0.83 | — |
| 脂肪 | 0.54 | 0.937 |
| 骨皮质 | 0.30 | 1.78 |
| 骨松质 | 0.71 | 1.25 |

*. 比热换算成焦耳 1 kcal＝4186 J；组织密度换算成 kg/m³

电场强度 E 和磁场强度 H，在空间与波的传播方向是互相垂直的。波的极化方向是随 E 的矢量方向而变动的，因此 SAR 测定应将生物体稳定于 E 的极化方向；高频微波辐照时生物体置于辐射场内，功率密度随距离的平方衰减，SAR 的变化不致复杂化，因 H 和 E 成简单和确切的比例关系；如置于感应场内则必须掌握 E 的极化方向。

生物体在接受微波辐照后，可因微波与组织谐振和取向产热，从而促进温度升高；血液的流动和热的传导，又促使热量散失而出现降温。引入 SAR 这一参量——比吸收率，则可掌握生物组织达到热平衡或出现热调节功能失调所需的时间。研究认为，人体对不同频率的微波，其 SAR 并不相同，达到相同热效应时其作用强度也不同。

2. 频率与生物组织的透入　微波进入生物体即开始为组织吸收，能量被吸收之后，其强度随进入深度的增加被组织吸收的能量也越多，微波能量强度则按指数规律而递减。即吸收越多则透入越浅，透入深度与吸收程度两者关系为反比。

微波能量被组织吸收越多则产热也越多。微波在组织中的透入深度与频率（波长）有关，通常频率越高，透入深度越浅。应注意按能量衰减规律微波能量是与距离的平方成反比，在组织中透入越深，能量衰减越大，透入深度是指能量衰减至起始值的 37％处的深度，而不是能量被完全吸收尽的深度。在不同组织中因微波频率（波长）的不同，其透入深度是有差别的，如表 14-11 所示。

表 14-11　微波能量在生物组织内的透入深度

| 生物组织 | 不同频率的透入深度（cm） | | | | | |
|---|---|---|---|---|---|---|
| | 200MHz | 400MHz | 1000MHz | 3000MHz | 10GHz | 35GHz |
| 骨骼 | 20.7 | 18.7 | 11.9 | 9.9 | 0.3 | 0.07 |
| 脂肪 | 12.5 | 8.5 | 6.4 | 2.5 | 1.1 | — |
| 晶状体 | 4.4 | 4.2 | 2.9 | 0.5 | 0.17 | 0.04 |
| 脑 | 3.6 | 2.1 | 1.9 | 0.5 | 0.17 | 0.04 |
| 皮肤 | 2.8 | 2.2 | 1.6 | 0.6 | 0.19 | — |
| 肌肉 | 2.3 | 1.8 | 1.5 | — | 0.13 | — |
| 血液 | 2.15 | 1.73 | 1.4 | 0.8 | 0.15 | 0.03 |

3. 局部组织血流量对微波辐射的影响  组织吸收的微波能可转化成热能,充分流动的血液可作为冷却剂带走过多的热量,减轻组织热效应。肌肉血流量丰富,故四肢受微波辐射的耐受量允许大大超过其他部位的辐照剂量。缺乏足够流动血液的器官,尤其是睾丸和眼晶状体,更易受过热的危害。实验发现,微波辐射眼时,眼的各部位温度变化并不呈现规律性的斜率变化,在同一剂量照射下,晶状体的后部温度升高较明显而形成驼峰状曲线。整个眼球的平均温升约 1.75℃,但晶状体后部则接近 2℃。这种现象可能与界面反射有关,如图 14-6 所示。

4. 微波接触水平与生物效应的关系  不能单纯认为,只要接触微波就会给机体带来危害。剂量与效应关系在正确评价微波生物学作用时应给予高度重视,否则易得出混淆或错误的结论。不论实验医学研究或接触者流行病学调查,都需要确定引起可识别的生物学作用的照射剂量,其辐射场的功率密度是瓦级、毫瓦级或微瓦级。在其他条件等同的情况下,剂量概念不仅指微波辐射的功率密度,也包含持续照射的时间。微波辐射的功率密度不同,生物效应的发生和发展过程并不完全一样。出现生物效应,只有在一定剂量的接触水平之上才能发生。接触水平包括微波辐射频率、辐射功率的强弱、照射时间的长短、照射部位和面积的大小,据此研究微波的接触水平对生物效应的有效关系,得出的结论才是有价值的。

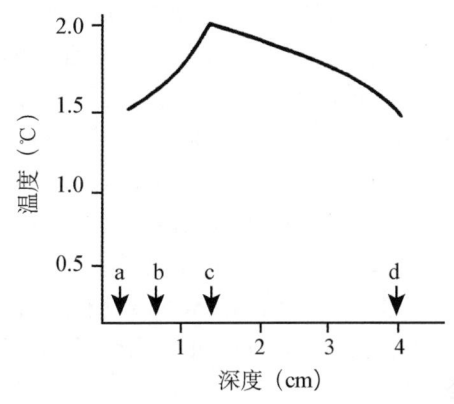

图 14-6  眼被微波照射后,各部位温度改变示意
a. 角膜内侧;b. 晶状体前面;c. 视网膜;d. 晶状体后面

实验研究时,为了有可比较的或复制的辐射场,微波功率密度的确定需在没有反射的场所——微波尖劈暗室进行。因为微波可由于其频率不同,投射至生物体上的微波辐射,因反射、折射、吸收可能差异很大,尤其是电场可因生物体或环境材料的反射而出现干扰。当反射波与投射波以相同相位出现时可产生驻波,使局部呈现"热点",它可加剧局部的损伤,导致影响微波生物效应的全面评估,这也是文献中出现相似的实验报道,结论判定却有明显分歧的原因之一。因而实验研究必须在反射近似零的微波暗室中进行。

尖劈是由聚氯乙烯树脂渗入微波吸收物质制成的空心塑料物质,尖劈内填充吸收物质。尖劈是一种高性能吸收材料,微波除被吸收材料吸收外,小于尖劈长度的微波在尖劈中来回反射而耗能,也可造成能量衰减(图 14-7)。它的特点是:吸收性能高,使用频带宽,电磁波以各种极化状态入射时,吸收性能不变。用尖劈组装成的微波暗室,意味着室内的杂波干扰近似零,从而提高照射剂量的精确性。

5. 联合作用  在劳动卫生学的职业环境中,往往不是单一因素而是多因素的复合存在,在微波研究中亦不例外,应注意多因素的联合作用。微波和 X 线的联合作用:高功率的微波设备元件可能释放电离辐射射线,引起了学者们的关注。据 Thomson 研究,先给实验动物照射微波,再照射 X

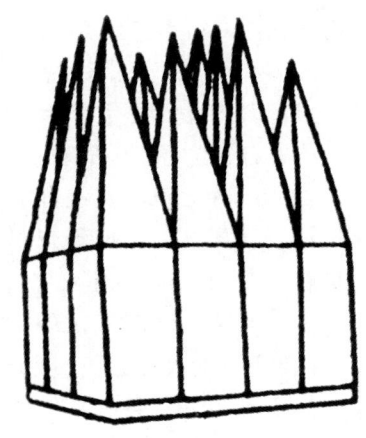

图 14-7  尖劈吸收的外形

线,可使 X 线的危害作用减轻;若先照射 X 线出现急性反应后,再照射微波,可加重电离辐射的危害;两者若同时照射,也增强 X 线的急性危害。

微波与湿热环境的联合作用:湿热环境可增强微波的热效应。据 Munford 提出,促进实验动物急性致死阈值的降低,与在湿热环境中明显影响机体散热条件有关。间歇照射则不同,在照射阈值之下有充分的间歇时间,生理代偿作用可使微波损伤得以恢复,但间歇时间过短,即使在照射阈值之下,代偿不足以修复损害,则产生蓄积作用。

低功率微波应重视微波以外的环境因子作用。陆军军医大学研究发现,在低强度微波暴露下,作业人员产生的神经衰弱综合征和主观的不适反应需考虑作业环境因素;诸如微小气候(温、湿度)的改变,通风换气不良所致的二氧化碳浓度增高,低照度下的视功能紧张,强噪声的作用及高度紧张工作性质等因素所带来的影响,与其说是微波的作用,不如说是环境因素和精神紧张的结果。南斯拉夫 Zemun 航空医学研究所学者亦报道,对 332 名年龄 25~40 岁,从事雷达工作 5~10 年,微波辐射强度 $<5mW/cm^2$ 工作者,与 220 名对照组进行了临床内科学、神经学、眼科学、耳科学、血液及生化检验结果的比较,未发现两组人员具统计学意义的差别,只是头痛、疲劳、易激动等主诉较对照组更多一些。国内外学者都认为,雷达操作者在正常工作条件下,主诉增多的原因可能与作业环境的噪声、特有的照明、对荧光屏所需的注意力和不良通风等因素有关。

6. 适应与蓄积　适应是有限度的,在照射阈值之下有充分的间歇时间条件下,生理代偿作用可使微波损害得以消除,但间歇时间过短,即使在照射阈值之下,代偿不足以修复损害,则产生蓄积作用。如 Carpenter 等基于白内障阈值可以定量,将微波照射实验动物晶状体的阈剂量减少至 40% 以下,每天照射双眼,连续 5d,或每隔 4 天照射 1 次,共 3 次,都出现白内障。若将照射间隔期延长至 7d,即使双眼照射 5 次,也不出现浑浊。他们认为,当缺乏足够充分的间歇,虽在低于阈剂量作用下,晶体仍然发生混浊,表明微波具有蓄积作用。

### (三) 微波对人的生物学作用

在一般接触剂量下,据 WHO 引用 Roblneffe 和 Silverman 的报道,对职业性微波接触者 20 000 人和对照组 20 000 人进行 3 年的流行病学研究,证明两者在一般死亡率和发病率上无显著性差别。由于一般剂量下微波所致的伤害不具有明显的特异性,易被忽视,但微波对人的生物学作用却被大量研究所证实,有如下表现。

1. 神经系统　长期接触高于低强度的微波剂量,可对神经系统造成影响,出现疲乏、头晕、失眠、多梦、健忘、易疲劳或激动等非特异性的神经衰弱综合征,脑电图检查慢波增多,神经反射检查有亢进或抑制,有幻听或幻视。

2. 心血管系统　具有自主神经改变的作用,先兴奋后抑制,出现心动过速或过缓,房室传导延长或阻滞、ST 段下移、T 波低平、QRS 波增宽等,心前区疼痛明显高于对照。出现血压先升高后降低,甲床微循环出现管腔扩大,血流加速等改变。电磁场效应可影响心脏起搏器的使用。受不同强度微波作用的人群的心电图变化见表 14-12。

血象明确的改变是血小板显著减少,但微波对红细胞的作用不大,对白细胞的增减尚有争议。

3. 视觉器官　只有高强度微波照射下可造成眼的伤害,实验证明场强 $>100\ mW/cm^2$ 的作用剂量才可引起晶状体蛋白凝固,形成微波性白内障。有报道,数十微瓦级低场强的微波照射下,与同龄人员比较,晶状体混浊颗粒增加,但不影响视力,可引起视疲劳、眼不适等现象。

# 第14章 军事作业环境有害因素对健康的影响与卫生防护

表 14-12 不同组别人群心电图异常(%)比较

| 组别 | 心动过缓 心率<50/min | 心动过速 心率>100/min | ST 段或 T 波异常 | | P ≥0.01s | QRS ≥0.1s | 左心室 高电压 |
|---|---|---|---|---|---|---|---|
| | | | 男 | 女 | | | |
| 大强度 | 1.63 | 6.54 | 11.8 | 34.3 | 6.86 | 10.78 | 12.9 |
| 小强度 | 3.93 | 3.36 | 11.2 | 14.6 | 7.85 | 11.59 | 12.9 |
| 对照 | 0.42 | 4.25 | 5.6 | 18.1 | 3.18 | 4.03 | 8.9 |

**4. 生殖系统** 睾丸的血循环不良,微波热效应作用下,睾丸对微波是敏感的。当睾丸局部升温≥35℃时,精子的产生和活度明显降低,精细管损伤。微波辐射可使性功能减退,但不影响生育。据调查 204 名功率不大于 $100\mu W/cm^2$ 脉冲波接触者,所有已婚 3 年的人员都具生育能力,亦未发现子代性别上的差异。

人体的功能十分复杂,而目前对微波生物效应的研究还欠深入,有很多研究结果来自实验动物,以之外推于人必须慎重,而且微波所致的临床表现多属非特异性,因此微波的研究还有待深入进行。

### (四)实验动物的生物效应

微波的实验资料表明,受一定功率密度照射的实验动物可出现生物效应。

**1. 神经系统** 神经系统是微波的敏感靶器官之一,但机制目前尚不清楚。在 1200~1525MHz 的脉冲微波,其平均功率密度为 $30\mu W/cm^2$,是激发猫脑干产生激发电位的阈强度,Bertharion 报道,用 3000 MHz 脉冲波以 $(5\pm1)mW/cm^2$ 照射大鼠,48h 后大脑皮质电信号明显减弱,照射 4d 后枕部脑电出现阵发性尖波,并可见及明显 θ 节律。停止照射 48~72h 后脑电波恢复正常。认为这可能是丘脑、纹状体及大脑网状结构受不同程度的刺激或可逆性损伤。陆军军医大学用 2450MHz 连续波 $0.1mW/cm^2$、$0.5mW/cm^2$、$1.0mW/cm^2$、$5.0mW/cm^2$、$10mW/cm^2$ 于微波暗室内照射大鼠,每天 1h,连续 90d,发现只有≥5.0 $mW/cm^2$ 组的大鼠出现 RNA 和 DNA 的损害,低剂量则无改变。Branski 以 3000MHz、$(5\sim7)mW/cm^2$ 照射大鼠 5~8 个月,认为微波可使兔的大脑皮质和网状结构电信号发生紊乱。

**2. 免疫功能** 影响免疫功能大都来自微波毫瓦级场强的作用。Hyxnobin 报道,用 40~60$mW/cm^2$ 的厘米波照射兔,可引起血清杀菌活性和补体结合效价降低,血管屏障功能(通透性)降低;用<10 $mW/cm^2$ 的厘米波照射兔全身,上述指标出现相反的结果。又报道,对豚鼠和家兔进行免疫接种后,再以厘米波 30 $mW/cm^2$、40 $mW/cm^2$、60 $mW/cm^2$ 场强照射,可引起抗体生成抑制;如对马血清致敏的兔和豚鼠在接种之前,用>10 $mW/cm^2$ 的厘米波照射 15~30min,能减轻或防止动物的过敏性休克,而<10 $mW/cm^2$ 则没有这种效应。Mavers 报道,用 2450MHz、50 $mW/cm^2$ 照射试管中的小鼠巨噬细胞,可使其吞噬作用暂时降低,停照后恢复正常。Liddle 报道,以 9000MHz 脉冲波、10 $mW/cm^2$ 照射小鼠之前,先用Ⅲ型肺炎双球菌多糖体给小鼠免疫,再以链球菌感染小鼠,然后以微波照射,其结果与对照组比较,两组间动物死亡率相同,但照射组的动物存活时间明显延长,血液中抗体滴度显著升高,这意味着微波的急性作用能增强机体免疫能力。Servantie 用 3000 MHz 脉冲波、5 $mW/cm^2$ 照射家兔 5~8 个月,出现家兔血清补体率增加,但 IgG 含量降低,似乎指出慢性的微波作用可使免疫能力低下。陆军军医大学报道,用

2450MHz,0.2mW/cm²、1.0mW/cm²、5.0mW/cm² 每天照射 1h,连续 45d,≤1.0mW/cm² 对兔免疫功能无统计学意义的改变,5.0 mW/cm² 时则 T、B 淋巴细胞和吞噬细胞功能显著下降;但低剂量微波的急性作用有促进免疫功能的趋势,剂量达 1mW/cm² 时则与对照无差别。

3. 睾丸影响　睾丸因解剖结构的影响,对微波热效应敏感。Ely 用 2800MHz、10 mW/cm² 照射犬睾丸 10min,睾丸温度从 36℃ 上升至 44℃,伴有细精管病理损伤。Gunn 用 2450MHz、250mW/cm² 照射睾丸 10min,起始睾丸肿胀,至第 6 天出现萎缩、纤维化,细精管有凝固与坏死,但至第 13 天明显恢复。Sod 用 3000MHz、(5~10)mW/cm² 照射兔、犬睾丸,也发现睾丸可发生可逆性伤害。高剂量微波作用下,生物效应有所不同,Seainm 用 10 GHz、400 mW/cm² 照射小鼠睾丸和雌鼠,与对照比较动情周期减少,雌雄鼠交配后,虽可产仔但数量减少,死产数增加。陆军军医大学用 2450MHz、多种功率密度下照射 90d,发现≥5mW/cm² 可致精原细胞 DNA 损伤,超微结构显示明显空泡化退行性变,精子致畸率较对照升高 1.1 倍,但无微核异常和基因互换的表现。≤1mW/cm² 各组不出现上述现象。

4. 晶状体影响　晶状体因微波影响受到广泛关注,典型表现是高功率微波照射下可产生晶状体浑浊,或称微波性白内障。微波频率由 2450MHz 至 10GHz,对眼进行一次照射,只要辐射功率密度和接触时间达到或超过某一水平,就能使晶状体发生混浊。功率密度与形成混浊所需的照射时间呈负相关。引起晶状体混浊的典型表现为:混浊都发生在接近晶状体后囊部皮质处,首先沿晶状体后缝出现细小颗粒或小泡,并在后囊下皮质处逐渐形成轮廓清晰的混浊。还可能在靠近晶状体赤道部的皮质内,出现小颗粒、小泡、空泡并聚集成条纹或羽毛状混浊向后极部移行,最终形成环状白内障。

## 三、微波辐射的卫生标准

对微波生物学效应的界定和实验方法学上的认识分歧及哲学观念的不同,导致 20 世纪 70 年代中期之前,以苏联为代表的东欧各国和以美国为代表的西方各国,两者的标准差别有 1000 倍之巨。随着研究的不断深入,对生物效应的认识趋于一致,除军方标准外,不同国家已各自修改了原有的卫生标准,差距正在缩小。

### (一)职业暴露标准

我军的职业暴露标准　我军 2004 年颁布了军事作业区微波辐射卫生标准(GJB5313-2004),其依据是大量现场职业流行病调查,和动物实验的常规生理阈值的结果,并参考国外有关标准。具体标准见表 14-13~表 14-16。

表 14-13　作业区微波连续波暴露限值

| 频率(f)(MHz) | 连续暴露平均电场强度(V/m) | 连续暴露平均功率密度(W/m²) | 间断暴露一日剂量(W·h/m²) |
|---|---|---|---|
| $300\sim(3\times10^3)$ | 15 | 0.6 | 4.8 |
| $(3\times10^3)\sim10^4$ | $0.274f^{1/2}$ | $f/5000$ | $f/625$ |
| $10^4\sim(3\times10^5)$ | 27.4 | 2 | 16 |

间断暴露最高允许限值:$300\sim400$ MHz 时为 10 W/m²,$400\sim(2\times10^3)$MHz 时为 f/40 W/m²,$(2\times10^3)\sim(3\times10^5)$MHz 时为 50 W/m²

表 14-14　作业区微波脉冲波暴露限值

| 频率(f)<br>(MHz) | 连续暴露平均电场强度<br>(V/m) | 连续暴露平均功率密度<br>(W/m²) | 间断暴露一日剂量<br>(W·h/m²) |
|---|---|---|---|
| $300 \sim (3 \times 10^3)$ | 10.6 | 0.3 | 2.4 |
| $(3 \times 10^3) \sim 10^4$ | $0.194 f^{(1/2)}$ | $f/10000$ | $f/1250$ |
| $10^4 \sim (3 \times 10^5)$ | 19.4 | 1 | 8 |

间断暴露最高允许限值：$300 \sim 400$ MHz 时为 5 W/m²，$400 \sim (2 \times 10^3)$ MHz 时为 $f/80$ W/m²，$(2 \times 10^3) \sim (3 \times 10^5)$ MHz 时为 25 W/m²

表 14-15　生活区微波连续波暴露限值

| 频率(f)<br>(MHz) | 平均电场强度<br>(V/m) | 平均功率密度<br>(W/m²) |
|---|---|---|
| $300 \sim (3 \times 10^3)$ | 10.6 | 0.3 |
| $(3 \times 10^3) \sim 10^4$ | $0.194 f^{(1/2)}$ | $f/10\,000$ |
| $10^4 \sim (3 \times 10^5)$ | 19.4 | 1 |

表 14-16　生活区微波脉冲波暴露限值

| 频率(f)<br>(MHz) | 平均电场强度<br>(V/m) | 平均功率密度<br>(W/m²) |
|---|---|---|
| $300 \sim (3 \times 10^3)$ | 7.5 | 0.15 |
| $(3 \times 10^3) \sim 10^4$ | $0.137 f^{(1/2)}$ | $f/20\,000$ |
| $10^4 \sim (3 \times 10^5)$ | 13.7 | 0.5 |

**(二)居民照射标准**

居民照射标准之所以提出，是由于广播、电视、通信系统的微波能应用技术推广，并以日益增高的辐射电平充斥于整个环境中，以致非微波职业接触者都可受到电磁波，尤其是微波辐射的影响，并构成新的环境污染公害物。在大城市或港口城市，以及上述辐射源附近的人群，不可避免地会受到程度不等的辐射。

居民照射标准是要求在环境空间内有一安全值，以防止人们日常生活的环境空间为电磁辐射所污染。由于居民照射的概念是指 24h 内所接受的微波功率密度，且包括老、弱、妇、幼的全体人群，故标准显然较职业暴露标准严格。但目前颁布此标准的国家为数不多，且由于剂量-效应认识的差异，各国的情况也不尽相同。1998 年，国际非电离辐射防护委员会(ICNIRP)颁布的电磁场限制暴露导则公布的微波暴露功率密度限值为：$300 \sim 400$ MHz：2 W/m²。$400 \sim 2000$ MHz：$f/200$ W/m²。$2 \sim 300$ GHz：10 W/m²。

**(三)设备泄漏标准**

微波设备广泛用于工农业生产、医疗卫生、通信广播电视、军事装备、家用电器等各个领域，为了防止设备泄漏出的能量污染操作环境，从而制定设备泄漏标准，以减免操作者受微波漏能的影响。

我国标准中规定,微波设备出厂前,生产部门必须进行漏能鉴定,距设备外壳 5 cm 处,漏能不得超过 1 mW/cm²。

美国卫生教育福利部规定,在微波设备出厂时,距设备外壳 5.1 cm 处测量,允许泄漏能量为 1 mW/cm²,使用中漏能不得超过 5 mW/cm²。

加拿大规定较严格,在设备出厂和使用期中,设备泄漏能量都不得超过 1 mW/cm²。

## 四、微波辐射的防护

微波的防护原则与射频辐射的防护基础是类似的。据国际航空无线电技术工作者联盟(IFATSEA)在伦敦发表的"雷达微波辐射损伤"报告指出:在人与环境中受到这类射线影响的有:①高频电磁场,其频率从 300 kHz 至 300 GHz;②来自某些电子设备,如速调管、磁控管、行波管等的高频振荡产生的射线;③能产生放射性射线的电子设备在释放电离射线的同时可伴微波产生。采取的防护对策可依据下述防护原则,结合实际工作环境采用某一项或多项综合使用。

### (一)减源防护

通过技术措施,减少辐射源经空间直接作用于接触者的照射剂量,称减源防护。在实际工作中,必须在了解辐射源的电磁辐射方向、频率、频宽等参数后,采用功率吸收器如等效天线、水负载等方法将电磁能转换成热能;或应用功率分配器使之衰减能量;或以薄型屏蔽材料包住波导,以减少漏能,这些都可减少接触者的照射剂量。

另一项减源防护措施是升高发射天线,扩大保护角,减少近距离内被天线主波瓣的照射。事实上对面向天线的高层建筑中的人来说,在一定距离内可能处于天线发射波束的轴线上,构成潜伏的恶劣环境。

### (二)时间防护

时间防护适用于微波功率密度超过容许标准时或采用各种防护措施无法将微波场强降低至阈值以下时。采取限制接触微波的时间,从而限制较大场强的连续辐射,因此出现了照射时间缩短,容许照射场强增大的现象。

### (三)距离防护

电磁辐射的能量衰减,通常认为是能量与辐射源的距离平方成反比。Lacy 据此提出在固定发射天线(微波源)的有效发射功率条件下,可粗略估算距天线多远的距离其场强为 1 mW/cm² 和 50 μW/cm²。如表 14-17 所示。

对功率较大的微波源,可采取人员不接近源而以遥控或线控方式进行操作。

表 14-17 有效发射功率条件下距离与场强关系*

| 有效发射功率(kW) | 距发射源的距离(m) | |
|---|---|---|
| | 1 mW/cm² | 50μW/cm² |
| 10 | — | 34.0 |
| 50 | 17.0 | 76.3 |
| 100 | 28.8 | 128.8 |
| 500 | 64.0 | 286.2 |
| 1000 | 90.6 | 404.9 |

*. $K = 8.192 \times 10^{-5}$

### (四)屏蔽防护

屏蔽是微波防护中最有效的方法。但屏蔽必须优良接地才有效。当屏蔽材料不接地或接地不良时,屏蔽材料甚至可成为二次辐射源,因此屏蔽必须接地。

1. **屏蔽** 屏蔽是采用铜、铝、铁等金属板材或紫铜网、镀锌铁网等材料,将辐射源隔离开或阻挡外来电磁辐射对屏蔽室内的设备与人员的干扰。通常板材屏蔽效果好,但笨重,网状材料对 $10^4 \sim 10^9$ Hz 有效,各频段的屏蔽效能如图 14-8 所示;同时网材的网眼愈小,屏蔽效果愈强。

屏蔽效能($S$)指在空间任何一点,屏蔽前的电场强度($E_0$)与屏蔽后的电场强度($E_1$)之比,$E_0$ 与 $E_1$ 之间差值愈大,表明屏蔽效果愈好。

$$S = \frac{E_0}{E_1} \quad (式 14-5)$$

屏蔽效能也可采用屏蔽效率表示:

$$S\% = \frac{E_0 - E_1}{E_0} \times 100\% \quad (式 14-6)$$

屏蔽效能也可采取对数值表示,称屏蔽衰减,单位为 dB。

$$S = 20 \lg \frac{E_0}{E_1} \quad (式 14-7)$$

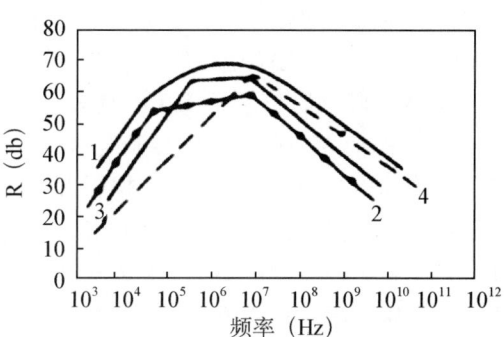

图 14-8 单层金属网屏蔽效能
1—紫铜网 22 目/英寸,直径 0.375mm
2—紫铜网 11 目/英寸,直径 0.375mm
3—紫铜网 22 目/英寸,直径 0.185mm
4—铁丝网 22 目/英寸,直径 0.375mm

屏蔽类型大体上可分闭合型、不闭合型和复合式数类。闭合型屏蔽是以屏蔽材料(板状或网状材料)将整个辐射源围于一小室或柜状体的屏蔽材料内。但屏蔽体距辐射源不能过近,过近则因电磁感应产生反作用场,使辐射源的元器件电参数发生改变,影响其正常工作。不闭合型屏蔽通常可用金属网材构成屏风状,将辐射源围护起来,但不能形成整体屏蔽,避免由于墙壁、天花板对微波的反射,降低了屏蔽效果。复合式屏蔽,采用网状材料固定于金属柜式骨架、骨架间用铜带进行良好的电气连接。双层网状的屏蔽结构,可使屏蔽衰减达 100dB 以上。也可采用内层为尖劈材料吸收,外层再以铝板屏蔽,屏效很高。

2. **接地** 屏蔽接地是由于对辐射源进行屏蔽时,金属屏蔽材料构成的屏蔽空间内可产生感应电流,甚至屏蔽体本身还可形成二次辐射。为此应将屏蔽体与大地之间,用低电阻的导体联结,形成电气通路,使高频感应电流迅速引入大地,以保证屏蔽的有效作用。

接地体有钢材或镀锌的钢管、角钢等导电高的金属材料,以便打入较深的土壤之内,为降低接地点土壤电阻,可采取在该点加食盐的方法。为减少外界温度变化对电阻的影响,接地最好深入地内 2 m,高出地面 50 cm 左右。联结接地体的接地线要尽可能地短、粗、直。采用复合屏蔽时应将双层材料同点接地,以提高衰减电磁场的作用。

3. **吸收屏蔽** 应用高性能的吸收材料,使之有效地吸收微波,将电磁能转化成热能而达到屏蔽目的。吸收材料有吸收体和吸收涂料。

吸收体常用的有尖劈型和平板型两类。一般采用炭黑、石墨、羧基铁、锂镉或锰锌铁氧体等具有吸收微波能量的材料,单一或混合配比渗入多孔塑料内或橡胶内,制成良好的窄频段电磁波吸收体。其几何形状为平板状或尖劈状或波纹状。尖劈型吸收体吸收效果远较平板型为优,前者对电磁波的功率反射系数在 0.01%～0.1%,后者为 0.5%～1%。尖劈型吸收体对电磁波的屏蔽,衰减可达 40～70 dB。优质的尖劈通常将胺酯发泡成尖劈,再置于聚醋酸乙烯混合液内浸渍干燥,混合液由石墨 16%、聚醋酸酯乙烯液 8%、有机硅化合发泡剂 B 0.1%加水至 100%组成,表面涂白色氯丁橡胶漆,用以防潮、阻燃,其内部填以吸收材料。

### (五)微波辐射的个体防护

为避免接触者因过度暴露而造成的伤害,当接触高场强的微波环境时,应注意个体防护。个体防护用品包括防护服(含防护围裙)、防护帽与面罩及防护眼镜等。

1. **防护服** 防护服是采用金属丝与棉纱织成的织物制成。棉纱用以绝缘和提供织物的弹性与致密性,金属丝则具屏蔽作用。此类金属织物对各种频段微波的屏蔽衰减在 20～46dB。由于合成纤维的发展,依据材料的特性可容许将合成纤维进行浸渍或涂敷金属,减少了金属的用量,较之金属丝织物柔软、耐屈折。浸渍含银尼龙纱织物的屏蔽衰减达 45dB,制成防护服后由于经过缝隙进入,故衰减仅为 18 dB。金属丝布制成的防护服,衣领和袖口处应配有薄布制成的副领和副袖口,避免金属丝布紧贴皮肤产生电刺激。

金属膜布是在合成纤维面上喷涂或刷上一层金属薄膜,屏蔽微波辐射。研究表明,将两种镀金属织物制成防护围裙,用于脉冲波的 S 波段主波瓣的照射下进行个体防护,对毫瓦级场强镀金属尼龙布围裙的屏蔽效率为 86.5%,微瓦级场强屏蔽效率为 89.7%。镀金属网眼布围裙的屏蔽效率分别为 71.9%和 69.6%。具有较佳的防护效果。尼龙布优于网眼布,与织物微致密程度有关,镀金属尼龙布网眼为每平方厘米 1400 孔,而网眼布仅为每平方厘米 169 孔。实验亦发现,大衣型的防护服虽具防护效果,但由于地面反射波被围罩于大衣内,造成近大腿内侧功率密度增高,表明防护服装不宜采用大衣型,以连锁型衣裤或围裙为好。围裙消耗昂贵材料少,制作方便、经济,便于四肢活动,不影响操作灵活性,适于推广。实验又证明,部队穿着的常规军服对微波辐射来说近似透明,无防护作用;服装颜色对微波吸收似有影响,褐色的衰减率高于绿色,但统计学处理无显著性差别。

2. **防护帽(含头盔与眼帘)** 防护帽是用以保护敏感的中枢神经系统,用上述镀金属网眼布制成拟长舌旅游帽型,长舌必要时可翻下遮于眼前。既可保护头部使微波衰减,又可使长舌翻下构成眼帘,不影响视线和操作,重量轻,使用方便,可防护微波对眼的损伤。

3. **防护眼镜** 一般的太阳镜或镀铬太阳镜,据陆军军医大学实验,仅有 13.9%的衰减率,无防护作用;以镀金属网眼构成的眼帘,其衰减效率可达 69.2%。微波防护眼镜可在光学或有机玻璃表层,用真空涂膜法喷涂铜、铝或二氧化锡薄膜,反射衰减可达 30dB,透光系数>80%。

### (六)抗微波药物

对微波急慢性影响,进行药物防治是必须探索的新课题。有学者报道,长期低功率密度($<1$ mW/cm$^2$)接触者呈现阳虚兼有阴虚的虚证征候,可采用阴阳双补的扶正固本类药物。经临床验证,服药组 205 人,对照组 91 人,采用双盲给药,在服药 28d 或 45d 后,与对照组比较,神经衰弱症候群、血小板、白细胞及 IgA、IgM 等指标都有明显改善,具统计学意义。动物

实验也获得类似的结果。

## 第四节　军事作业中的激光

激光被誉为"科技奇葩",它和半导体、电子计算机、原子能一起,被称为20世纪的四大发明。当1960年由美国科学家梅曼制造的第一台激光器(红宝石激光器)刚刚问世,军事领域的研究人员立即开始探索这一重要发明可能给战争带来的影响,虽然最初还很少有人想到会很快拥有一种新武器,但他们不久就发现,激光的确可以成功地用于测距、目标跟踪、激光雷达、激光制导等武器辅助系统或火控系统,使常规武器的性能得到明显提高,战斗力大大增强。经过50余年的发展,激光武器的研制取得了巨大的突破,形成了技术成熟、可以部署的战略防御、战区防御、战术防空激光武器。

## 一、激光的物理特性

### (一)激光的概念

激光早期又名"莱塞",它是英文词 Laser 的译音,该词是5个字母分别为光(light)、放大(amplification)、受激(stimulated)、发射(emission)和辐射(radiation)的字头,这反映了激光的物理本质,故激光又全称"受辐射光频放大器"(light amplification by stimulated emission of radiation)。它是原子、分子中处于高能级亚稳态的电子在入射光子的诱发下,引起大量电子由高能级向低能级跃迁而产生大量特征完全相同的光子,所以激光是一种受激辐射,是一种人造的、特殊类型的非电离辐射。开始因为受激辐射是在微波范围内,所以叫"微波激射放大器"(microwave amplification by stimulated emission of radiation,简称 maser),以后才出现在光学范围里的光激射放大器。所以激光器在旧文献又称光受激辐射器(optic maser)。

激光辐射是一种包括从紫外辐射、可见光辐射到远红外辐射波长范围很宽的电磁波谱。通常可划分为下列波段:真空紫外(V-UV,波长1~180 nm)、远紫外(UV-C,波长180~280 nm)、中紫外(UV-B,波长280~315 nm)、近紫外(UV-A,波长315~400 nm)、可见光(波长400~700 nm)、近红外(IR-A,波长700~1400 nm)、中红外(IR-B,波长1400~3000 nm)、远红外(IR-C,波长3000~$10^6$ nm)。

### (二)激光的特性

激光有很多独特的性质,最主要的是同时具有高单色性、高方向性、高亮度、高相干性(包括时间相干性和空间相干性),其中时间相干性是由光波单色性决定的,空间相干性是由光束方向性决定的。

1. 高单色性　高单色性是指激光频率的谱线宽度很窄。在激光出现之前,氪灯是单色性最好的光源,中心波长为605.7 nm,谱线宽度约为 $4.7\times10^{-3}$ nm,而 He-Ne 激光中心波长为632.8 nm,它的谱线宽可窄到 $10^{-6}$ nm,仅为前者的千分之一。单色性是由受激辐射及谐振腔的作用所决定的,因为只有频率满足 $hv=E_2-E_1$ 的光才能得到放大,从而使荧光谱线宽度受到限制。并且这种光辐射还受到激光器选频作用的影响,在某一条荧光谱线内不是所有频率都能起振,从而使得共振频率的谱线宽度比荧光谱线宽度还窄得多。利用激光的单色性,可以最精确地测量物体的长度。经推算,最大测量长度($L$)和基准光波波长($\lambda$)及谱线宽度($\Delta$)之间存在如下关系:$L=\lambda^2/\Delta$。如氦灯最大测量长度约为 78 cm,而 He-Ne 激光最大测量长度为数公里,误差不足 $1\mu m$。激光的单色性还可用于激光光纤通信、激光化学、激光倍频、激光受激拉曼散射等。

2. 高方向性　激光的高方向性是指激光束在空间传播发散角很小。普通光无方向性,射向四面八方,而激光是受激辐射光,只沿谐振腔光轴方向发射、传播。因此,激光发散角很小,一般气体和固体激光器的发散角在毫弧度(mrad)量级,可以视为平行光束,若发散角为 1mrad,则传输到 1 km 处的光斑直径仅为 1m,这对普通光源是无法做到的。若用最好的探照灯和一般的激光束同时射向月球(38 万 km),则探照灯在月球的直径约 1000km,而激光束直径只有 1km。因为对同一种能级跃迁,所有受激辐射光子的传播方向都相同;光学谐振腔对腔内的离轴光子有淘汰作用,使得只有沿轴向的光波才能形成振荡而输出。但由于光的衍射特性,使激光束仍有一定的发散角,尽管很小。激光的高方向性可用于定位、导向、测距等,并使远距离和天体间通信成为可能。在医学上,可用作普通手术刀和微手术刀,还可以进一步压缩光斑到 $0.1\mu m$,直接对 DNA 等生物大分子进行切割或对接。

3. 高亮度　由于激光具有高方向性的特性,使得激光的能量集中在近乎平行的窄光束中,故能量密度相当高,即能量在"空间上集中"。脉冲激光的能量发射时间比较短,使得发射能量在时间上高度压缩,即能量在"时间上集中"。如照相机的闪光灯很亮,是因为光能集中在不到 1s 内发射。而固体激光所用氙灯的发光时间为 $10^{-3}\sim 10^{-4}$ s,相应的调 Q 激光器输出光能量可集中在 $10^{-8}\sim 10^{-9}$ s,锁模激光器其脉冲宽度可短至皮秒(ps,即 $10^{-12}$ s),甚至飞秒(fs,即 $10^{-15}$ s)量级。由于激光的单色性好,故容易通过聚焦而获得更细的光束,使能量在"频谱上集中"。因此激光能量的"三个集中"决定了其具有高亮度的特性。如一些大功率激光器的峰值功率可达几万亿瓦以上,在激光焦点上能产生几百万度的高温、几百万个大气压的高压、每平方厘米几千万伏的强电场等。利用激光的高亮度的特性,可用来熔断、焊接难溶材料,引发核聚变反应,制造激光武器,触发氢弹等。在医学上用中等功率的激光切割组织和骨质,碳化和汽化肿瘤、血栓、疣、痣等。

4. 高相干性　光的时间相干性是指光束在传播过程中保持一定相位差的最大时间。由初等物理学可知,光波的相位与其频率(或波长)有关,所以相干时间便由频率分布决定,即 tc=1/△V(tc 是相干时间,△V 是频率弥散)。普通光源所发出的光,是由互不相关的原子自发辐射产生的,一般频率都在 1014 Hz 的量级,相干时间极短。与此相反,同一束激光来自不同原子的组分是由于受激辐射产生的,它们具有近乎相同的频率,或者说,整束激光具有很窄的频率范围,相干时间较长。光的空间相干性与它的方向性或发散程度有关,一般可写为:$\iota c=\lambda/\Delta\theta$($\iota c$ 是相干尺寸,$\Delta\theta$ 是光束发散角)。普通光源向全方位辐射,因而空间相干性很差,相干长度约为 3m。激光则由于不同原子发射的光具有相同的方向,整个光束近乎平行光(发散角甚小),因而空间相干性极好。例如 He-Ne 激光的发散角可达到 $10^{-4}$ rad 的量级,因而,其相干长度为普通光源所发射的光之 $10^5$ 倍。激光的相干性特性可用于通信和全息照相术等。

### (三)激光的计量

1. 物理剂量　物理剂量是指激光束垂直照射到生物体单位面积上的功率与照射时间的

乘积。其公式为：

$$D = (P/A) \cdot t \cdot \cos\theta \tag{式 14-8}$$

式中 $P$ 是受照处激光功率，单位是瓦(W)；$A$ 是受照面积，单位是平方厘米($cm^2$)；$t$ 是照射时间，单位是秒(s)；$\theta$ 是激光束的入射角，即激光束与受照表面法线的夹角，单位是度(°)；$D$ 是激光的物理剂量，单位是焦耳/厘米$^2$($J/cm^2$)。它是用物理学量作为指标，故称为物理剂量。激光医学中泛指的"剂量"一词实际上就是物理剂量。

2. 生物剂量　生物剂量指生物体吸收激光的能量后引起生物反应，对生物组织反应的强弱程度进行分级，并定出分级的标准，按照这种标准所分的级，称为生物剂量。生物剂量标准较为复杂。

## 二、激光的生物学作用

### (一)激光的生物效应

激光和生物组织相互作用后引起的生物组织的任何变化都称为激光生物效应。激光生物效应的强弱既与激光的性能有关，又与生物组织的一些性质有关。激光照射生物组织后若直接造成了该生物组织的不可逆性损伤，则此受照表面处的激光称为强激光；若不会造成不可逆性损伤，则称为弱激光。激光生物效应的机制一般认为有五种，即热效应、压强效应、光化学效应、电磁场效应和弱激光的刺激效应。

1. 热效应　激光光能被生物组织吸收后，转化成热能，即产生热效应。热效应能引发酶灭活，蛋白质变性，生物膜通透性或激素形成方面变化。

激光照射生物组织使组织温度升高的机制有两种，一种是吸收生热，一种是碰撞生热。红外激光照射生物组织时，由于红外光子的能量小，被生物分子吸收后，不能产生电子能级跃迁，只能转变为生物分子的振动和转动能，即增强了生物分子的热运动，使被红外激光照射处组织温度升高，这种生热称为吸收生热。可见激光和紫外激光照射生物组织时，由于可见光和紫外光光子的能量较大，被生物分子吸收后，分子由基态跃迁到电子激发态，激发态分子具有高活泼性，很不稳定，可以通过与周围分子的碰撞，将多余的能量转换为周围分子的动能，即加快分子的热运动，使被激光照射处组织温度升高，这种生热称为碰撞生热。激发态分子可直接从激发态跃迁到基态，也可以在众多的能级分次逐步跃迁到基态，其中的无辐射跃迁也产生热效应。

激光照射并透入组织，引起组织温度升高，升温的高低决定于吸收光能的多少。激光直接照射组织时，表层温度升高，深层温度相对较低；热效应不仅与温度升高有关，而且与热作用持续时间也有密切关系。产生热损伤与温度和热作用持续时间有密切关系。产生热损伤的温度与热作用持续时间的关系如图 14-9。由图 14-9 可知，持续时间越短，则生物组织的耐受温度越高。

此外，激光在生物组织中引起的热瞬变，当温度很快恢复正常时，组织的生物效应有可能是可逆的，例如，相当高温的短暂照射可能大大降低某些酶的活性，但是当它们回到正常温度时，其原有活性可能得到部分恢复。

2. 压强效应　从光子学说来看，频率为 $\gamma$ 的光子具有动量。光照射到物体上时，光子把它的动量传给物体，对物体产生光压。激光照射生物组织时，对于被照处的光压，即激光本身

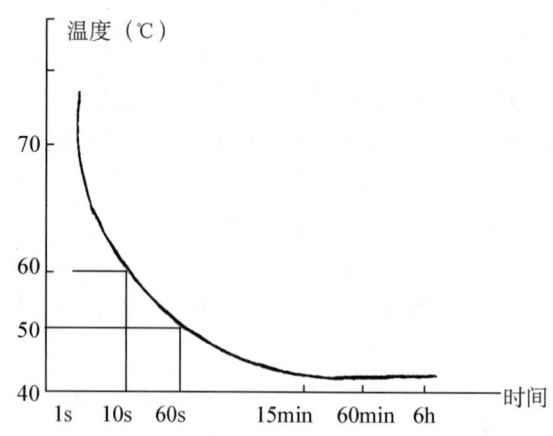

图 14-9　热损伤温度与热作用时间的关系

的辐射压强,称为激光对组织的一次压强。医用激光的一次压强通常很小,可忽略不计。

当激光照射生物组织产生热致沸腾时,组织中的液体被汽化,被照射处有气流喷出,该处组织受到气流的反冲压力,产生的压强称为反冲压强。被照射处激光的功率密度越大,组织升温越迅速,组织液沸腾、汽化越剧烈,气流对组织的反冲压强越大。若足够强的激光作用到生物组织内部,瞬间引起组织汽化,组织内产生气泡,气泡体积膨胀,对周围组织产生很大瞬间压强,这种压强称为内部汽化压强。当生物组织吸收强激光而出现瞬时高热,急剧升温时,组织本身产生热膨胀,对周围组织产生热致膨胀压强。激光照射生物组织,可使其产生感生电偶极距,它们随激光束电磁场的周期性变化而周期性地一伸一缩所产生的压强称为电致伸缩压。这几种压强统称二次压强。

激光对生物组织的压强作用,可使悬浮于溶液中的微小粒子以很大的加速度向四面八方运动,从而造成组织机械损伤和破坏。例如,细胞破碎,组织穿孔、切开,眼球及颅内"爆炸"等,压强效应可用来治疗疾病,如晶状体打孔,消除血块等。

3. 光化学效应　生物大分子吸收激光光子的能量,产生受激原子、分子和自由基,引起机体内一系列化学反应称为光化学效应。基态分子受光照射,吸收了光子的能量,使外层电子跃迁到高能级轨道时,分子则由基态变成电子激发态。激发态分子与原来的基态分子性质有明显差异,处于激发态的分子可自身发生化学变化或与其他物质分子发生化学变化消耗多余的能量,这种化学过程称为初级过程。初级过程中的产物(分子、原子或自由基)可进一步触发化学反应,这一过程称为次级过程。

光化效应可导致酶、氨基酸、蛋白质、核酸等降低活性或失活,产生相应的生物效应,如杀菌作用、红斑效应、色素沉着、维生素 D 合成等。

4. 电磁场效应　激光既是光,又是电磁波。上述三种效应是光以粒子的形式与组织作用产生的;激光还以电磁场的形式与生物组织作用。

5. 弱激光的刺激效应　临床上利用强激光的以上 4 种生物效应,目的是使生物组织损伤,破坏生物组织,例如使组织凝固、汽化、炭化等。弱激光则对生物组织起刺激作用。这种刺激作用可能是生物组织吸收了光子,获得能量,发生理化反应或生物反应的结果,也可能是生物场的作用,例如,红宝石激光可增强白细胞吞噬作用、加强肠绒毛运动、促进血红蛋白合成等。He-Ne 激光有刺激、镇痛、消炎、再生、扩张血管的作用,应用于临床可治疗慢性溃疡,促进创伤愈合和毛发再生等。

影响激光生物效应的因素很多。激光生物效应的强弱,既与激光的性能(波长、功率、工作方式和模式等)有关,又与生物组织的性质(密度、弹性等机械性质,比热、热容量、热导率等热学性质,阻抗、介电常数、极化率等电学性质,反射率、透射率、吸收系数、散射系数等光学性质,色素、含水量、血流量、不均匀性、层次等)有关,还与作用时间和方式有关。

### (二)激光的损伤作用

激光对人体的损害主要是热损伤、机械损伤、光化学损伤和生物刺激损伤。造成人体组织的急性损害,主要表现在眼睛、皮肤损害。

1. 激光对眼睛的损害

(1)眼组织对激光的透射与吸收特性:眼的生理光学特性是研究激光眼损伤效应的重要基础,当激光辐射通过眼时主要发生四种现象:部分能量直接透过眼介质到达眼底,在视网膜上成像;部分能量被散射,将眼内照亮;部分能量为眼介质吸收,且以较长的波长再辐射;还有一部分能量被反射。由于眼介质对激光辐射的吸收特性与激光对眼的损伤关系密切,因此下面主要介绍眼介质对激光的吸收。

眼介质对激光的吸收和透射与激光波长有关(表 14-18)。

表 14-18  人眼屈光介质对光的吸收率

| 波长(nm) | 吸收率(%) | | | |
| --- | --- | --- | --- | --- |
| | 角膜 | 房水 | 晶状体 | 玻璃体 |
| <280 | 100 | 0 | 0 | 0 |
| 300 | 92 | 6 | 2 | 0 |
| 320 | 45 | 16 | 38 | 1 |
| 340 | 37 | 14 | 48 | 1 |
| 360 | 34 | 12 | 52 | 2 |
| 340~400 | | | 主要吸收体 | |
| 780~1400 | | | 主要吸收体 | |
| 1400~1900 | 主要吸收体 | 主要吸收体 | | |
| >2000 | 100 | 0 | 0 | 0 |

①角膜:角膜对波长短于 280nm 的远紫外激光吸收率近似为 100%,随着波长的增加吸收率减少,透过率增加;对可见激光和近红外激光吸收很少,大部分透过;对 1400~1900 nm 的中红外激光只是部分吸收;对 1900 nm 以上的中红外激光和远红外激光吸收率近似为 100%。

②晶状体:晶状体对紫外激光的吸收特性类似角膜,部分透过角膜的近紫外激光到达晶状体后则被完全吸收。晶状体是波长 760~1400 nm 近红外激光和 340~400 nm 近紫外激光的主要吸收体,且波长愈长,吸收愈多。晶状体对可见激光几乎不吸收。

③房水和玻璃体:房水和玻璃体对不同波长可见激光没有特征吸收。玻璃体对波长 450~900 nm 的激光几乎不吸收,仅因其厚度而减弱光线。房水对可见激光的吸收率大致和

水一样,几乎不吸收,对 340~400 nm 和 780~1400 nm 波长范围的激光有少量吸收。

④ 眼底(视网膜和脉络膜):紫外激光及远红外激光已被角膜和晶状体吸收,只有可见激光和近红外激光能到达眼底,除一小部分为眼底反射外,大部分通过视网膜的 10 层结构,主要被视网膜色素上皮层吸收,余下的光进入厚约 200 μm 的脉络膜,被含有丰富血管和色素细胞的脉络膜所吸收。

视网膜与脉络膜对激光有效吸收率愈大,视网膜损伤阈值愈低。表 14-19 是几种典型激光的有效吸收率。

表 14-19 眼底(视网膜色素上皮和脉络膜)对几种激光的有效吸收率

| 激光器 | 波长(nm) | 吸收率(%) | 介质透过率(%) | 有效吸收率(%) |
| --- | --- | --- | --- | --- |
| 钕激光 | 1064 | 12 | 42 | 5.04 |
| 红宝石激光 | 694.4 | 56 | 96 | 53.7 |
| 氩离子激光 | 488~514 | 70 | 80 | 56 |
| 倍频 Nd:YAG 激光 | 532 | 74 | 88 | 65 |

有效吸收率(%)=吸收率(%)×眼介质透射率

(2)不同波长激光对眼组织的损伤部位和特点:因眼组织对不同波长激光有不同的透射、散射、反射和吸收,因而不同波长激光可致眼不同部位的损伤(表 14-20)。

表 14-20 不同波长激光眼损伤部位

| 波长分区 | 波长范围(nm) | 主要损伤部位 |
| --- | --- | --- |
| 紫外激光 | 180~400 | 角膜、晶状体 |
| 可见激光 | 400~700 | 视网膜、脉络膜 |
| 近红外激光 | 70~1400 | 视网膜、脉络膜、晶状体 |
| 中、远红外激光 | 1400~$10^6$ | 角膜 |

①紫外激光对眼的损伤:波长为 180~315 nm 的中、远紫外激光其能量几乎被角膜全部吸收;315~400 nm 的近紫外激光辐射能量可部分透过角膜,到达晶状体后几乎被全部吸收。故紫外激光主要造成角膜损伤,称为光照性眼炎(或紫外线性眼炎),特点是发病有潜伏期。波长越短,角膜吸收率越高,损伤阈值也越低,潜伏期越短;反之波长越长,前房和晶状体的吸收随之增加。此波段光不可见,角膜组织对其吸收有累积效应,症状可在光照后迟发。轻度损伤可导致角膜炎、结膜炎,表现为眼内异物感、畏光、流泪、结膜充血、视力下降及眼痛等症状,此乃角膜上皮剥离,暴露出角膜的神经组织所致。紫外线性眼炎一般不造成永久性视力损害,但高强度的紫外辐射可造成永久性的角膜损伤,以致丧失视力。此外近紫外激光可引起前房絮状渗出,虹膜充血或色素脱失甚至穿孔,瞳孔缩小,局限性晶状体混浊,沿入射光路至晶状体后囊,有的沿晶状体纤维方向向中心区扩展。特别提到的是波长为 355 nm 的三倍频 Nd:YAG 近紫外激光照射,除引起角膜损伤、晶状体混浊外,还可导致视网膜损害,主要表现为视网膜出血,且损伤阈值低。

在裂隙灯显微镜下观察,远紫外激光照射后 10 min,角膜出现损伤灶,荧光素染色早期呈环形,逐渐发展成圆斑,照后 40 min 左右损伤斑最为明显。而近紫外激光照后 20~30 min,角膜出现损伤灶,约 50 min 达到高峰,荧光素染色呈点状,围成环或着色点聚集成圆形,且深浅不一。角膜损伤灶多局限于角膜上皮层,基质层无明显改变,大部分损伤灶于照后 24~72h 吸收消退。组织病理学显示:角膜上皮浅层损伤,上皮细胞部分脱失,残存细胞排列紊乱;重者角膜上皮全层损伤脱落,基质肿胀隆起。透射电镜显示角膜上皮细胞表面微绒毛脱失,部分细胞器溶解或形成空泡。扫描电镜可见角膜上皮细胞卷曲或脱落,部分胞质消失,核裸露等。晶状体为近紫外线的主要吸收者,因而氮分子激光(337.1 nm)能使晶状体受损,轻则出现混浊,重则产生白内障,还会阻碍晶体细胞的生长。近紫外激光导致的视网膜损伤在超微结构上主要以视细胞损伤为主,表现为视细胞外节盘膜层状排列结构紊乱或溶解,内节线粒体肿胀,嵴断裂或消失。

②可见激光对眼的损伤:可见激光的波长为 400~700nm。80% 以上可透过眼屈光介质到达眼底被吸收,故其主要损伤眼底视网膜和脉络膜,一般不会引起眼屈光介质的可见损伤,但如能量较大,也可引起角膜表层或深层损伤。激光视网膜损伤由轻至重分为 3 种程度。a. Ⅰ级(眼底损伤最轻):检眼镜下可见针尖样大小斑点或呈均匀淡粉(灰)色激光凝固斑,有的边缘模糊不清,这些反应斑多数于照后数秒或数分钟才出现;组织学改变主要发生在色素上皮层和视感受器层,光镜下受照区视网膜微隆起,视感受器崩解,神经节细胞减少,内核层水肿,部分细胞核固缩,视感受器与色素上皮层有轻度水肿及少许渗出,形成局部视网膜隆起的丘形损伤灶。此类损伤多于伤后数日痊愈,愈后不留瘢痕。b. Ⅱ级(眼底损伤稍重):视网膜出现明显灰白或瓷白色凝固斑,大小不等,有的外周有水肿环、边缘有点状色素沉着,或视网膜出现菊花形或小圆形出血斑。其组织学改变明显,视网膜全层均可受到不同程度的损伤,出现视网膜结构紊乱,视网膜丘形隆起,其中央部塌陷,该处颗粒细胞及其感受器呈压缩状与色素细胞密接在一起,形成特有的热"粘接斑",斑的上方出现空腔,内有渗出液与破碎的细胞;色素上皮层肿胀、破裂,细胞内节线粒体肿胀,外节盘状结构局部空化;外颗粒层细胞质溶解,颗粒细胞减少,细胞核固缩、破裂;神经节细胞排列不整,发生水肿或变性;神经纤维层破坏,蛋白渗出,内界膜破裂等。这类损伤多于伤后 2~4 周修复,愈后视网膜失去正常结构,由结缔组织代替,形成瘢痕,其中可见色素上皮破坏,色素增生,进入视网膜神经层。c. Ⅲ级(重度损伤):多由短脉冲高剂量激光照射引起,可使视网膜发生爆裂,眼底大面积出血,视网膜出血部位呈火山口样全层断裂,色素上皮断裂,色素飞散游离,玻璃膜破裂,大量出血进入脉络膜或玻璃体内;损伤边缘部可见部分神经节细胞消失,神经纤维层肿胀,外核层细胞核固缩。

③近红外激光对眼的损伤:近红外激光的波长为 700~1400 nm。眼的屈光介质对近红外激光辐射的透过率较高,特别是对 1100nm 左右的激光约有 50% 透过,另一半被眼屈光介质反射或吸收,因此近红外激光相当部分可透射到眼底聚焦,从而损伤视网膜,同时也可因部分为屈光介质所吸收而损伤这些组织(人眼角膜吸收率约为 7%,晶状体吸收率约为 15%)。近红外激光对视网膜的损伤与可见激光相似。近红外线被晶状体吸收后,首先使其 α 和 γ 晶体蛋白分解为较小单位,其次在持续照射后,β 晶体蛋白中分子量较小的亚单元消失,凝聚成分子量较大的不溶性硬蛋白,破坏了晶状体中胶原纤维的超微结构,导致散射增强,晶状体透明度丧失,出现白内障。

④ 中远红外激光对眼的损伤:中远红外激光的波长为 $1400\sim10^6$ nm。眼屈光介质对中远红外激光不透过,几乎完全被角膜吸收,其中 99% 集中在角膜前部 $100\mu m$ 的上皮和基质层

中,所以中远红外激光(如 $10.6\mu m$ 波长的 $CO_2$ 激光)主要导致角膜损伤。实验表明,大剂量 $CO_2$ 激光照射,可引起角膜炭化、汽化穿孔,房水外溢,虹膜嵌顿,晶状体前表面热灼伤。在阈值附近剂量照射引起的角膜损伤,裂隙灯显微镜下为圆形灰白色或浅灰色损伤斑,多于照后 $16\sim24h$ 自行消退。组织病理学显示,角膜最基本的病变是上皮凝固、水肿及坏死。典型损伤病灶可分为3个区带:a.中央坏死区——角膜灼伤中央细胞发生凝固性坏死,脱落而形成局部上皮缺损;损伤轻者仅表层上皮细胞剥脱形成蚕食状或残留上皮如岛状,基质层均无明显改变;损伤(坏死)重者全上皮脱落形成平底或锥形凹陷。b.周围凝固带——照射剂量较小时,光束周围损伤较轻,病变以细胞凝固为主,出现核固缩等。c.边缘水肿及凝固带——病灶边缘角膜上皮浅层扁平或翼状细胞发生肿胀、凝固,出现核皱缩。扫描电镜下典型损伤病灶有凝固凹陷型和肿胀隆起型两种。凝固凹陷型损伤表现为中央下陷,周围环形隆起,病灶似火山口状或周围如菜花样。肿胀隆起型病灶高出角膜表面呈圆形、半月形或新月形。

(3)激光致盲的影响因素:激光致盲的影响因素很多。如前面提到的激光的性能、生物组织的性质及激光与生物组织的作用时间和方式(如是否垂直照射等)。不同的生物组织具有不同的性质,激光对其作用的效应不同。例如,比热、热容量、热导率、热扩散较大的组织,其升温较小;反射率较小、吸收系数较大、散射系数较小的组织,吸收的光能较多,生物效应就较强;在其他性质相同的情况下,血流灌注率较大的组织升温较小,反之亦然。有色组织对光的吸收有选择性,色素与激光为互补的组织,对该激光吸收最多,生物效应就强。同一种生物组织,在不同激光作用下,产生的效应也不相同。例如,由于组织对光的反射率、透射率、吸收系数、散射系数的大小,不仅与组织的性质有关,还与入射光的波长有关,因此用不同波长的激光照射该组织时,效果不同;相同的激光,作用时间不同,即激光剂量不同时,效果不同;相同剂量,不同的工作方式,效果也不同,强脉冲激光作用较连续激光迅速、反应急剧,脉冲弱激光比连续弱激光刺激强度大。激光致盲的影响因素除考虑上述因素外,还应重点考虑下列因素。

①组织对激光的透射与吸收特性(见前文)。

②视网膜光斑大小:在一定的入射能量条件下,激光的视网膜光斑越小,其能量密度就越高,视网膜损伤就越重。照射时间、光斑大小与损伤阈值之间有一定关系。如照射时间相同,能量越高视网膜损伤就越重;如照射时间短,则损伤区面积多数小于照射光斑;如照射时间长,损伤区面积将大于照射光斑。视网膜光斑大小与光束发散角、激光波长和眼对距离的调节焦距有关。发散角越大,视网膜光斑越大。高度平行的激光束对于放松调节的正视眼而言,可视为点光源,其在视网膜上的光斑,由于受衍射限制,不能根据几何光学成像的原理在视网膜上形成点像,而是形成一弥散光斑。

③瞳孔大小:正常人眼在暗适应条件下,瞳孔直径为 $7\sim8$ mm,在户外阳光下瞳孔可缩小至直径 $1.6\sim2$ mm。直径 2 mm 与直径 8 mm 的瞳孔面积之比为 1:16,也就是说,2 mm 瞳孔入光量仅为 8 mm 瞳孔入光量的 1/16。一般来说,如激光束光斑大于瞳孔的情况下,进入眼的总辐射能量与瞳孔的面积成正比。瞳孔的大小不能由人随意调节,是一种反射性的调节。在一定的视野照明度的环境中,经过一定时间,瞳孔自动调节到与这种视野照明度适应的大小。因此在进行激光致盲试验时,应考虑瞳孔大小对致盲效应的影响。即应尽可能保持环境照明度的一致,以保证瞳孔大小的相对一致。

④照射时间:一般情况下,照射时间越长,组织接收激光能量就越多,损伤就越重。对于连续激光来说,照射时间越短,造成相同程度的最小可见损伤所需功率密度就越高,即损伤阈

值越高；反之，照射时间越长，损伤阈值越低。

⑤ 激光照射部位与视网膜色素：激光吸收量与眼底色素多少有关。如可见激光和近红外激光主要为色素上皮和黑色素所吸收，吸收率为 60%～75%。色素少的眼损伤阈值可比色素多的阈值高 1～4 倍。同时视网膜受照部位对激光辐射敏感性也不同，这可能与黄斑区色素核层丰富程度及组织厚薄有关。

2. 激光对皮肤的损害

(1)皮肤的光学特性(吸收)：概括地说，紫外波段激光的吸收体主要是核酸与蛋白质；可见光与近红外激光辐射到皮肤表面时，大部分被反射掉，小部分透入皮肤内部，到达一定深度而逐渐被吸收；中、远红外激光基本上不能透入皮肤深部，而是被皮肤水分吸收。

300～1400 nm 的激光约 99% 将被最初 3.6 mm 的皮肤组织吸收；180～280 nm(UV-C)的激光基本被皮肤角质层吸收，不能到达表皮的基底层；280～315 nm(UV-B)的激光有相当部分被角质层吸收，在白种人皮肤至少有 20% 能达到马尔皮基(Malpighi)细胞层(基底层与棘层的合称)，约有 10% 辐射甚至可透过表皮而到达真皮上部。黑色皮肤的角质层由于含有较多的黑色素颗粒而大量吸收入射激光能量，波长为 315～400 nm 的紫外激光(UV-A)、可见激光(400～700 nm)和近红外激光(700～1400 nm)均能穿过表皮被真皮内的光敏物质所吸收。透射比最高的波段在 400～1400 nm，它们均可穿过表皮而达真皮层，32%～77% 的辐射能穿过表皮，其中 5%～21% 可达真皮层下部，甚至深入到皮下组织的上部。水是生物组织中对远红外激光(IR-C)的主要吸收体，而皮肤的含水量较多，其含量高达 60%～70%。水对红外线的吸收很强，1400 nm 以上的红外辐射基本上不能透入皮肤，而被照射部位的水分所吸收(表 14-21)。

表 14-21　不同光谱的光透入皮肤深度

| 波段 | 波长(nm) | 透入深度 | 透射比(%) |
| --- | --- | --- | --- |
| UV-C,B | 180～315 | 表皮浅层 | 0～10 |
| UV-A | 315～400 | 真皮上部 | 10～20 |
| 可见光 | 400～700 | 真皮、皮下组织 | 32～86 |
| IR-A | 700～1400 | 真皮、皮下组织 | 86～36 |
| IR-B,C | >1400 | 表皮角质层 | 0 |

(2)激光对皮肤的损伤：激光对皮肤的损伤程度决定于激光和皮肤两方面。就激光而言，主要决定于照射剂量、波长、工作方式(连续、脉冲、调 Q、锁模)等；就皮肤而言，主要决定于肤色、含水量、角质层的厚度。激光对皮肤的损害，随剂量的加大，依次会出现：温热感(38～40℃)→红斑(43～44℃)→水疱(47～48℃)→凝固(55～60℃)→沸腾(略>100℃)→炭化(300～400℃)→燃烧(>530℃)→气化(>5730℃)。

(3)激光对皮肤损伤的影响因素

①波长：皮肤对不同波长的激光辐射吸收率不同，因而损伤也不一样。皮肤对紫外激光和远红外激光的吸收率很高，所以这两类激光是损害皮肤的主要激光波段。在紫外激光中，以波长 270～290 nm 对皮肤的危害最大(表 14-22)。

表 14-22 光照射皮肤的病理生理效应

| 辐射类型 | 波长(nm) | 主要症状 |
|---|---|---|
| UV-C | 180~280 | 红斑,皮肤老化,皮肤癌 |
| UV-B | 280~315 | 色素颗粒增多,色素沉着 |
| UV-A | 315~400 | 色素颗粒增多,皮肤变黑,皮肤烧伤 |
| 可见光 | 400~700 | 光敏反应,色素增多,皮肤变黑,烧伤 |
| IR-A | 700~1400 | 皮肤烧伤 |
| IR-B | 1400~3000 | 皮肤烧伤 |
| IR-C | $3000\sim10^6$ | 皮肤烧伤 |

②肤色:波长>2000 nm 的红外激光和波长<300 nm 的紫外激光对皮肤的损伤与肤色无关。一般而言,在 300 nm<波长<2000 nm 范围内,同一波长相同剂量的激光对黑色皮肤的损伤最大,黄色皮肤次之,白色皮肤最轻。

(4)激光对神经系统的损害:不少的激光工作者,虽未直接受激光照射,也会产生失眠、头痛、记忆力减退、疲劳、血压波动等,这可能是由于小剂量重复照射,通过眼对大脑神经和通过皮肤对神经末梢所起的累积作用的结果。

### 三、激光的防护

**(一)激光的安全标准**

1. 激光对眼睛和皮肤的损伤阈值　受激光照射后形成的最小可见损伤称为阈损伤,引起阈损伤的激光剂量值为损伤阈值。

激光照射后 24h 内,检眼镜下观察到的视网膜刚可见损伤,裂隙灯显微镜下观察到的角膜刚可见损伤,经统计学概率分析得到的 50% 损伤发生率时的照射剂量分别称为视网膜与角膜的损伤阈值,又称 $ED_{50}$。通过对常用激光器的 11 种波长激光大量的眼损伤阈值研究,结果表明:①相同激光照射不同种类动物眼,其损伤阈值不同。如用 $Ar^+$ 激光照射人眼,其损伤阈值较动物眼高约数十倍,这说明人眼较兔眼和猴眼对激光的耐受性高。②视网膜损伤阈值为激光脉宽的函数,在脉宽大于 $10^{-5}$ s 脉冲照射下,损伤阈值随脉宽增加而增加。如相同波长、不同照射时间的 Nd:YAG 激光对眼的照射中,巨脉冲损伤阈值较长脉冲的低。③紫外激光照射兔眼,损伤阈值随紫外波长不同而异,波长愈短,角膜吸收率愈高,损伤阈值愈低,可有几个量级之差。④相似条件激光照射不同颜色的兔眼,大耳白兔视网膜损伤阈值是青紫蓝灰兔的1.7 倍,说明色素含量多的动物眼容易受到激光损伤。

激光对不同肤色人皮肤损伤阈值见表 14-23,激光对眼的损伤阈值见表 14-24。

表 14-23 激光对人皮肤损伤阈值

| 激光器 | 波长(nm) | 照射时间(s) | 实验对象 | $MRD_{50}(J/cm^2)$ |
|---|---|---|---|---|
| 四倍频 Nd:YAG | 266 | $1.0\times10^{-8}$ | 中国人 | $9.2\times10^{-3}$ |
| XeCl | 308 | $1.5\times10^{-8}$ | 中国人 | $6.9\times10^{-2}$ |
| 三倍频 Nd:YAG | 355 | $1.0\times10^{-8}$ | 中国人 | $3.8\times10^{-3}$ |

(续　表)

| 激光器 | 波长(nm) | 照射时间(s) | 实验对象 | $MRD_{50}(J/cm^2)$ |
|---|---|---|---|---|
| $Ar^+$ | 488 | 1.0 | 黑种人 | 4.5~6.0 |
| | | 1.0 | 白种人 | 4.0~8.2 |
| | | 1.0 | 中国人 | 5.6 |
| | 514.5 | 1.0 | 中国人 | 7.1 |
| 红宝石 | 694.3 | $7.5×10^{-8}$ | 黑种人 | 0.25~0.30 |
| | | $7.5×10^{-8}$ | 白种人 | 0.25~0.34 |
| | | $2.5×10^{-3}$ | 黑种人 | 2.2~6.9 |
| | | $2.5×10^{-3}$ | 白种人 | 11.0~20.0 |
| | | $3.2×10^{-4}$ | 中国人 | 4.2~5.1 |
| 钕玻璃 | 1064 | $7.5×10^{-8}$ | 黑种人 | 2.5~3.0 |
| | | $7.5×10^{-8}$ | 白种人 | 4.2~5.7 |
| | | $2.0×10^{-4}$ | 中国人 | 9.3~10.6 |
| | | $3.0×10^{-4}$ | 中国人 | 19.0~21.9 |
| Nd:YAG | 1064 | 1.0 | 黑种人 | 46~60 |
| | | 1.0 | 白种人 | 48~78 |
| | | 1.0 | 中国人 | 60~71 |
| $CO_2$ | 10 600 | $1.8×10^{-4}$ | 中国人 | $3.7×10^{-1}$ |
| | | 1.0 | 中国人 | 2.7 |
| | | 1.0 | 黑种人和白种人 | 2.8 |

表 14-24　激光对眼的损伤阈值($ED_{50}$)

| 激光器种类 | 波长(nm) | 实验对象 | 照射时间(s) | 角膜光斑直径(nm) | 角膜辐照量或辐照度 |
|---|---|---|---|---|---|
| ArF | 193 | 兔眼角膜 | $1.4×10^{-8}$ | 0.6 | $4.3×10^{-2} J/cm^2$ |
| KCl | 222 | 兔眼角膜 | $8.0×10^{-9}$ | 1.0 | $5.4×10^{-2} J/cm^2$ |
| 四倍频 YAG | 266 | 兔眼角膜 | $8.0×10^{-9}$ | 1.0 | $4.4×10^{-2} J/cm^2$ |
| XeCl | 308 | 兔眼角膜 | $8.0×10^{-9}$ | 1.0 | $8.3×10^{-1} J/cm^2$ |
| 三倍频 YAG | 355 | 兔眼角膜 | $8.0×10^{-9}$ | 1.0 | $4.0×10^{-1} J/cm^2$ |
| $Ar^+$ | 488 | 兔眼视网膜 | 1.0 | 2.8 | $5.1×10^{-2} J/cm^2$ |
| | 488 | 兔眼视网膜 | $1.0×10^{-1}$ | 2.8 | $8.3×10^{-2} J/cm^2$ |
| | 488 | 猴眼视网膜 | $1.4×10^{-1}$ | 3.0 | $2.6×10^{-1} J/cm^2$ |
| | 488 | 人眼视网膜 | $1.4×10^{-1}$ | 0.8 | $2.6 J/cm^2$ |
| | 488 | 人眼视网膜 | $1.0×10^{-1}$ | 2.8 | $1.8×10^{-1} J/cm^2$ |
| 倍频 YAG | 532 | 兔眼视网膜 | $5.0×10^{-9}$ | 5.0 | $3.9×10^{-5} J/cm^2$ |
| | 532 | 兔眼视网膜 | $8.0×10^{-9}$ | 4.0 | $2.3×10^{-4} J/cm^2$ |
| | 532 | 猴眼视网膜 | $5.0×10^{-9}$ | 5.0 | $1.9×10^{-4} J/cm^2$ |
| He-Ne | 632.8 | 兔眼视网膜 | 1.0 | 4.3 | $1.8×10^{-1} J/cm^2$ |
| | 632.8 | 兔眼视网膜 | $1.2×10^{-1}$ | 4.3 | $2.8×10^{-2} J/cm^2$ |
| 红宝石 | 694.3 | 兔眼视网膜 | $6.0×10^{-4}$ | 5.0 | $1.5×10^{-2} J/cm^2$ |
| | 694.3 | 兔眼视网膜 | $7.0×10^{-4}$ | 5.0 | $1.7×10^{-2} J/cm^2$ |
| | 694.3 | 猴眼视网膜 | $7.0×10^{-4}$ | 4.0 | $4.3×10^{-2} J/cm^2$ |

(续 表)

| 激光器种类 | 波长(nm) | 实验对象 | 照射时间(s) | 角膜光斑直径(nm) | 角膜辐照量或辐照度 |
|---|---|---|---|---|---|
| YAG | 1064 | 兔眼视网膜 | $5.0\times10^{-9}$ | 5.0 | $1.2\times10^{-3}\,J/cm^2$ |
| | 1064 | 兔眼视网膜 | $1.5\times10^{-4}$ | 1.5 | $1.5\times10^{-2}\,J/cm^2$ |
| | 1064 | 兔眼视网膜 | $1.2\times10^{-1}$ | 5.0 | $6.5\times10^{-1}\,J/cm^2$ |
| | 1064 | 兔眼视网膜 | $1.4\times10^{-1}$ | 1.7 | $9.2\,J/cm^2$ |
| | 1064 | 兔眼视网膜 | 1.0 | 1.7 | $1.8\times10^{-1}\,J/cm^2$ |
| | 1064 | 兔眼视网膜 | 1.0 | 5.0 | $2.5\,J/cm^2$ |
| | 1064 | 猴眼视网膜 | $1.5\times10^{-4}$ | 1.5 | $5.0\times10^{-2}\,J/cm^2$ |
| | 1064 | 猴眼视网膜 | $5.0\times10^{-9}$ | 5.0 | $4.3\times10^{-3}\,J/cm^2$ |
| | 1064 | 人眼视网膜 | $1.5\times10^{-4}$ | 1.8 | $6.5\times10^{-2}\,J/cm^2$ |
| $CO_2$ | 10 600 | 兔眼角膜 | $1.25\times10^{-1}$ | 1.0 | $4.0\,W/cm^2$ |
| | 10 600 | 兔眼角膜 | $1.2\times10^{-1}$ | 1.0 | $5.0\times10^{-1}\,J/cm^2$ |
| | 10 600 | 兔眼角膜 | 1.0 | 1.0 | $3.6\,W/cm^2$ |
| | 10 600 | 兔眼角膜 | 1.0 | 1.0 | $5.7\,W/cm^2$ |

**2. 安全标准**  军用激光器光束内视的眼照限值见表 14-25，允许入射在漫反射面的激光辐照量见表 14-26。

表 14-25  典型军用激光器光束内视的眼照限值

| 激光器名称 | 波长(nm) | 照射时间(s) | 发射方式 | 照射限值 |
|---|---|---|---|---|
| ArF | 193 | $10^{-9}\sim1.8\times10^{-5}$ | 单脉冲 | $30\,J/m^2$ |
| KCl | 222 | $10^{-9}\sim1.8\times10^{-5}$ | 单脉冲 | $30\,J/m^2$ |
| XeCl | 308 | $10^{-9}\sim1.8\times10^{-5}$ | 单脉冲 | $4.0\times10^2\,J/m^2$ |
| XeF | 353 | $10^{-9}\sim1.8\times10^{-5}$ | 单脉冲 | $31.5\,J/m^2$ |
| $Ar^+$ | 488 | 0.25 | 连续 | $6.4\,J/m^2$ |
| 倍频 Nd:YAG | 532 | $10^{-9}\sim1.8\times10^{-5}$ | 单脉冲 | $5.0\times10^{-3}\,J/m^2$ |
| | | | 10Hz | $1.6\times10^{-3}\,J/m^2$ |
| | | | 20Hz | $1.1\times10^{-3}\,J/m^2$ |
| He-Ne | 632.8 | 0.25 | 连续 | $6.4\,J/m^2$ |
| 半导体 | 905 | 10 | 连续 | $3.15\times10^2\,J/m^2$ |
| Nd:YAG | 1064 | $<10^{-9}$ | 单脉冲 | $5\times10^7\,J/m^2$ |
| | | $10^{-9}\sim5.0\times10^{-5}$ | 单脉冲 | $5.0\times10^{-2}\,J/m^2$ |
| | | | 10Hz | $1.6\times10^{-2}\,J/m^2$ |
| | | | 20Hz | $1.1\times10^{-2}\,J/m^2$ |
| | | $5.0\times10^{-5}$ | 单脉冲 | $5.4\times10^{-2}\,J/m^2$ |
| | | 10 | 连续 | $5.1\times10^2\,J/m^2$ |
| 铒玻璃 | 1530 | $10^{-9}\sim10^{-6}$ | 单脉冲 | $10^4\,J/m^2$ |
| 移频 Nd:YAG | 1540 | $<10^{-9}$ | 单脉冲 | $10^{11}\,J/m^2$ |
| | | $10^{-9}\sim10^{-6}$ | 单脉冲 | $10^4\,J/m^2$ |
| Eo:YLF | 2060 | $10^{-9}\sim10^{-7}$ | 单脉冲 | $1.0\times10^2\,J/m^2$ |

(续 表)

| 激光器名称 | 波长(nm) | 照射时间(s) | 发射方式 | 照射限值 |
| --- | --- | --- | --- | --- |
| DF | 3800 | $10^{-9} \sim 10^{-7}$ | 单脉冲 | $1.0 \times 10^2$ J/m² |
| $CO_2$ | 10 600 | $10^{-9} \sim 10^{-7}$ | 单脉冲 | $1.0 \times 10^2$ J/m² |
| | | $10^{-7} \sim 1.8 \times 10^{-5}$ | 单脉冲 | $3.15 \times 10^{-2}$ J/m² |
| | | 10 | 连续 | $3.2 \times 10^4$ J/m² |

(引自:GJB470A—97)

表 14-26 允许入射在漫反射面的激光辐照量

| 照射时间(s) | 极限对向角(mrad) | 眼照射限值 J/(m²·sr) | 入射辐照量(J/m²) | | |
| --- | --- | --- | --- | --- | --- |
| | | | ρ=100% | ρ=50% | ρ=10% |
| $10^{-9}$ | 8.0 | $1.0 \times 10^2$ | $3.1 \times 10^2$ | $6.3 \times 10^2$ | $3.1 \times 10^3$ |
| $10^{-9}$ | 5.4 | $2.2 \times 10^2$ | $6.8 \times 10^2$ | $1.4 \times 10^3$ | $6.8 \times 10^3$ |
| $10^{-7}$ | 3.7 | $4.6 \times 10^2$ | $1.5 \times 10^3$ | $2.9 \times 10^3$ | $1.5 \times 10^4$ |
| $10^{-6}$ | 2.5 | $1.0 \times 10^2$ | $3.1 \times 10^3$ | $6.3 \times 10^3$ | $3.1 \times 10^4$ |
| $10^{-5}$ | 1.7 | $2.2 \times 10^3$ | $6.8 \times 10^3$ | $1.4 \times 10^4$ | $6.8 \times 10^4$ |
| $10^{-4}$ | 2.2 | $4.6 \times 10^3$ | $1.5 \times 10^4$ | $2.9 \times 10^4$ | $1.5 \times 10^5$ |
| $10^{-3}$ | 3.6 | $1.0 \times 10^4$ | $3.1 \times 10^4$ | $6.3 \times 10^4$ | $3.1 \times 10^5$ |
| $10^{-2}$ | 5.7 | $2.2 \times 10^4$ | $6.8 \times 10^4$ | $1.4 \times 10^5$ | $6.8 \times 10^5$ |
| $10^{-1}$ | 9.2 | $4.6 \times 10^4$ | $1.5 \times 10^5$ | $2.9 \times 10^5$ | $1.5 \times 10^6$ |
| 10 | 15.0 | $1.0 \times 10^5$ | $3.1 \times 10^5$ | $6.3 \times 10^5$ | $3.1 \times 10^6$ |
| $10 \sim 10^4$ | 24.0 | $2.2 \times 10^5$ | $6.8 \times 10^5$ | $1.4 \times 10^6$ | $6.8 \times 10^6$ |

极限对向角:在不小于100mm距离上,表观光源(在视网膜上可能形成最小影像的发光体,包括漫反射)对观看者眼所张的极限视角,用于区分光束内视和扩展源观看,当光源对观看者眼的张角大于极限对向角时认为是扩展角,小于或等于极限对向角时认为是点光源;极限对向角是照射时间的函数。ρ.漫反射体的反射比(引自 GJB470A—97)

#### (二)激光的安全防护措施

为了保证激光工作者和其他有关人员的安全,避免受到激光辐射的损害,对任何投入实际应用和运转的激光器件与激光系统,都必须考虑安全使用与防护问题,尽可能避免和减少有害的激光辐射。

1. 激光装置的安全防护

(1)激光器的安装地点、使用环境及其布局都必须从安全管理、便于防护来考虑,尽可能减少工作人员遭受有害激光辐射的可能性,激光器运转室与操作室分开。

(2)控制区内,尽量减少漫反射体的反光照度。减少漫反射光麻面墙壁比白色光面更有效。

(3)必须通风换气。如将激光手术时发生的烟雾及其他有毒物质排出室外。

(4)室内装有足够亮度的照明设备,使控制区内人员的瞳孔尽量缩小,减少眼内入射光的能量。

(5) 在室外雨、雪、雾等恶劣天气环境下使用时,要注意控制积雪、冰和水面等镜反射激光的危害。

(6) 设置激光辐射警告标志。

2. 激光作业人员的安全防护

(1) 激光作业的人员,必须了解激光的相关知识。

(2) 要求工作人员穿防护衣,戴防护眼镜。

(3) 对激光作业人员进行安全使用激光器的教育和训练,实行必要的监督。

(4) 提醒和教育有关人员,绝对不能直视激光束,尤其是原光束,即使戴防护眼镜也不要直视原光束。

(5) 对于人工触发的脉冲激光器,在触发前,最好把眼睛闭上,或背向激光光路,要特别注意和防止脉冲激光器的偶然输出。在对激光器进行光学调试时,都要事先让电容器放电,并切断电源。

(6) 对激光室工作人员,定期体验,特别注意眼睛的检查,应当每半年或1年检查1次。

3. 激光器的分级管理措施

(1) 对第一级激光器的管理:此级是无害免控激光器,不需要任何管理措施和卫生监督,激光器上不需张贴警告符号。但应指出,要尽量避免眼睛受到不必要的激光束直接照射。

(2) 对第二级激光器的管理:此级是低功率激光器。如果偶然直视该激光束不会损害眼睛,更不会损害皮肤,但连续长时间观察光束,则可能会损害眼底。所以不要长时间直视激光束,应在使用激光器的门口和激光器控制盘上设置警告标志。

(3) 对第三级激光器的管理:此组为中功率激光器,可损害人的眼睛。

①对使用、操作激光器的人员进行安全教育和训练,使他们了解激光器操作过程中可能出现的危险,以及应急处理的办法。

②在设计和安装激光器时,应装设光路密封罩及触发联锁,保证在工作准备过程中的安全。

③激光器的使用要在严格控制的区域内进行。有光束穿过的区域尤其要严格控制人员的走动,不要无故把激光束对准人体,尤其是人的眼睛。

④必须佩戴与激光波长相对应的防护眼镜。

(4) 对第四级激光器的管理:此级为高功率激光器,不仅初级光束、镜反射光束会对眼产生损伤,而且漫反射光束也可能会损伤眼睛。因此除上述三级激光器应采取的措施外,还应增加一些管理措施。

①建立专门使用的激光控制区。

②尽可能把全光路完全封闭起来,包括激光束有可能照射的目标,即把初级光束、镜反射光束和漫反射光束都封闭起来。封闭罩应设联锁,以保证封闭罩没有全部妥善关闭时激光器不能触发。

③如有条件尽量采用远距离启动和电视监视系统,使工作人员和激光器不在同一个房间内,确保工作人员的安全健康。

④要装设启动报警系统。能在激光器开始启动到结束一直有警报发出。

⑤在设计时都要装设联锁钥匙开关,保证在没有钥匙打开联锁以前,激光器不能启动。

(张 蕾 余争平)

## 思 考 题

1. 简述发生听力损失的原因及主要表现。
2. 如何预防军事劳动中振动对机体的不良影响?
3. 简述微波对人体的影响。
4. 简述我国微波辐射的类型及标准。
5. 阐述激光对眼损伤的特点。

## 参 考 文 献

[1] 曹佳,曹务春,等.程天民军事预防医学.北京:人民军医出版社,2014.
[2] 余争平.军事劳动卫生学.北京:军事医学科学出版社,2009.
[3] 余争平.军事作业医学.北京:军事医学科学出版社,2009.
[4] 孙贵范.职业卫生与职业医学.7版.北京:人民卫生出版社,2015.
[5] 牛侨.职业卫生与职业医学.2版.北京:中国协和医科大学出版社,2007.
[6] 张文昌,夏昭林.职业卫生与职业医学(案例版).北京:科学出版社,2008.
[7] 程天民.军事预防医学.北京:人民军医出版社,2006.
[8] 孙贵范.预防医学.北京:人民卫生出版社,2005.
[9] 仲来福.卫生学.北京:人民卫生出版社,2006.
[10] 赵亚丽,马洪波,徐培基,等.电磁辐射暴露限值和测量方法.中华人民共和国国家军用标准.GJB 5313-2004.
[11] International Commission on Non-Ionizing Radiation Protection. Guidelines for limiting exposure to time-varying electric, magnetic, and electromagnetic fields (up to 300 GHz). Health Physics,1998,74(4):494-522.
[12] Masterson L, Howard J, Liu ZW, et al. Asymmetrical hearing loss in cases of industrial noise exposure: a systematic review of the literature. Otol Neurotol,2016,37(8):998-1005.
[13] Johanning E. Whole-body vibration-related health disorders in occupational medicine-an international comparison. Ergonomics,2015,58(7):1239-1252.

# 第 15 章
# 特殊环境军事作业卫生

**【学习目的与要求】**

了解高温作业时人体生理反应，寒冷对机体的影响，高原环境影响健康的因素。熟悉中暑临床表现，冻伤的临床表现，高原低氧对机体健康的影响；掌握热、冷、高原适应与习服相关概念，中暑的急救与预防，冻伤的救治与预防，急性高原病的临床表现及救治原则，提高高原军事作业能力的措施。

特殊地域主要包括寒、热、高原地区，研究冷、热及高原地区特殊环境对健康的影响，对于提高部队军事作业能力具有十分重要的意义。

## 第一节 热环境军事作业卫生

我国热区可分为干热地区和湿热地区。长江以南的东南沿海如浙江、福建、广东、广西、台湾和江苏南部，以及云南南部和西南部海拔在 1500m 以下的谷地，划为热带地区，该地区为湿热气候。在我国新疆、青海、甘肃、宁夏、陕西及内蒙古等省（区）有面积达 109.5 万 $km^2$ 的沙漠、戈壁，其中 80% 以上分布在乌鞘岭－贺兰山一线以西，该地区夏季为干热气候。

部队在热区作业时，除受自然环境因素的作用外，同时还会受到特定的微小气候环境影响。如坦克及装甲运输车四壁是钢铁构成，因而是良好的导热体，随外界气温的变化而变化，当外界气温在 25℃ 以上时，坦克行驶时车内气温比外气温高 10℃ 左右；停车时则高 12～15℃。夏季车内的一般气温在 40℃ 以上，有时甚至可高于 50℃，尤其是车壁的温度更高，因而形成正辐射，使机体受热更甚。此外，炮兵、施工和生产部队等同样会受到热区各种不利气象因素影响。

气温、气湿、气流和辐射热的综合影响，可引起人体过热或体温过高的环境，称为热环境（thermal environment）。热环境作业是指在以下环境中的作业：①炎热地区工作地点气温超过 35℃；②工作地点气温在 30℃ 以上，且相对湿度超过 80%；③工作场所通风不良而存在的热源散热量超过 83.7 kJ（20 kcal）/（$m^3$·h），或辐射热强度超过 4.1841 J（1cal）/（$cm^2$·min）；④一般地区和寒冷地区工作地点气温超过 32℃。热环境军事作业卫生主要是探讨部队在热气候环境下从事军事作业时，热因素对人体健康及作业能力的影响，以寻求合理的卫生保障措施,增进人体健康,预防热病发生和提高人员作战能力。

## 一、热环境对人体的影响

在热环境中从事繁重的军事作业时,可引起机体一系列的生理热应激反应。主要表现为体温调节、水盐代谢和心血管系统、消化系统、神经内分泌系统等方面的变化。这些变化在一定范围内是机体对高温军事劳动的代偿性反应,但在超过机体调节适应的生理限度时,将影响机体健康,甚至引起中暑等热性疾病。

### (一)体温调节

1. 热紧张与过热　人体在中枢神经系统和内分泌的调控下,通过心血管系统、皮肤、汗腺和内脏等组织器官的协同作用,维持着机体产热和散热的动态平衡。在高温下劳动,热刺激皮肤温热感受器,感受器由兴奋转化为神经冲动,传至下丘脑体温调节中枢;同时,外环境的附加热和劳动时机体产热使血液加温,通过血液循环直接加热视前区-下丘脑前区(PO/AH)中枢性温热感受器,导致散热中枢兴奋,引起心排血量增加,内脏血管收缩,皮肤血管扩张和汗腺分泌增强等反应;同时,产热中枢受到抑制而减少产热,使体温保持在正常范围。

体温调节恒定的能力有一定限度,当人体处于安静状态时,体温调节的极限为气温31℃、相对湿度85%,或气温38℃、相对湿度50%;在从事大强度的军事劳动或受到强烈的热辐射时,体温调节的极限还要大大降低。如果机体产热和接受外界附加热之和超过了机体的散热能力和空气的冷却力时,即造成体内蓄热或过热,出现不同程度的体温升高。因此,体温升高是体温调节紧张的重要标志。在军事劳动后,体温升高在1℃以内(肛温低于38.5℃或口温低于37.4℃)是正常范围的波动,有利于人体的散热。一般休息30min体温即可恢复。如超过正常范围,则表示机体过热。通常当环境气温超过35℃,尤其是38℃时,体温超过正常范围者就增多。体温过高将破坏机体内环境的稳定,影响军事劳动能力。因此,在确定人体热负荷的最高耐受值时,一般以体温作为人体耐热阈的生理指数。

2. 热负荷评价　军事作业的生理安全限值口温为37.4℃、肛温为38.5℃,耐受上限值口温为37.8℃,肛温38.9℃,而耐受极限值口温为38.3℃、肛温为39.4℃;当肛温高达39.5℃以上时,便预示出汗率和皮肤传热量不再上升,将面临生理危象或生理功能受损。热环境下静态受热的耐受肛温较低,有学者认为是38.4～38.6℃。而长跑、马拉松等剧烈运动时,肛温常达到40～41℃,甚至42.5℃,并不一定发生生理危象或中暑。体力活动使体温升高2.5℃左右,对大多数人体功能影响不明显,机体还会有许多有利的变化,如白细胞增高,单核巨噬细胞系统功能包括吞噬作用、抗体生成、肝脏解毒作用等增强;若代谢不过大,还能加速组织物质交换和提高机体抵抗力。肌肉温度升高在一定范围内也伴有功能提高,能以更快速度和更大力量收缩,提高体力活动能力。

皮肤温度是反映高温气象条件对人体综合作用和体温调节的敏感指标,一般躯干为31～34℃,四肢较低,相差不超过4℃。高温劳动时,体内产生的热量由血液传至体表,皮肤温度升高,皮肤温度与环境温度之差增大,有利于辐射、传导、对流散热。如外界气温过高和辐射热的直接作用使皮肤温度迅速升高,则皮肤散热作用势必减弱;如皮肤温度升高到接近或高于血液和内脏温度时,则体热发散受阻。通常平均皮肤温度超过34℃时,就会产生过热感。由于汗液蒸发和气流影响可冷却体表,此时皮肤温度便不能真正反映机体的热负荷状况。

体温的动态变化可显示体温调节强度和机体的总热负荷(heat load)状况。如高温下穿戴核、生物、化学防护服进行军事活动,短时间内皮温迅速升高至接近体温,并与体温并行地变动,这时的体温就完全反映机体的热负荷状况。如穿着冷却服进行大强度军事作业时,体温可升至38.5℃以上,而平均皮肤温度降至29~30℃,除自感"稍热"外,余无不适感。所以人体受热时的耐受能力,不仅取决于体内的热负荷状况,在很大程度上也取决于体表的热负荷状况。有学者主张用平均体温37.7℃为生理安全上限,以38.5~38.8℃和相应的积热指数(body heat storage index,BHSI)272.0~355.6 kJ(65~85 kcal)/m²,或生理紧张指数(physiological strain index,PSI) 4.5作为人体耐热极限的客观指标。生理紧张指数3.0~3.6为热习服战士的耐受上限。穿不透气防护服作业时,蒸发散热作用失效,皮肤温度升高可超过肛温,以致在接近衰竭状态时肛温和心率尚在耐受上限以内,此时可按平均皮肤温度上升与肛温相交点为耐受上限。我军报道,在干球温度31.7~34.3℃、黑球温度35.6~42.9℃时,防化兵只能耐受30~44min 行程2.3~4.1km,即达到热负荷限度,此时肛温39.62℃,平均皮温37.51℃,平均体温38.93℃,积热指数338.5 kJ (80.9 kcal)/m²,心率159/min,出汗量0.956 L,生理紧张指数4.8。各参数的计算公式如下。

平均皮肤温度(℃)=0.07 额温+0.05 手背温+0.5 胸温+0.18 股温+0.20 腓温(5点法)

(式 15-1)

平均体温(℃)=0.67 肛温+0.33 平均皮肤温度 (式 15-2)

积热指数(kJ/m²)=体重(kg)×0.83×平均体温增值(℃)×4.1841/体表面积 (式 15-3)

生理紧张指数=最终心率(/min)/100+肛温增值(℃)+出汗率(L/h) (式 15-4)

### (二)水盐代谢

出汗量的多少主要取决于热强度和作业强度的高低,故出汗量可作为人体受热程度和作业强度的综合指标。据调查研究,我国卫生标准规定,工人在热环境中从事体力劳动4h出汗量的耐受上限为3.6L;有学者提出以1个劳动日出汗量6L为生理最高限度。

汗液是低渗性液体,固体成分占0.3%~0.8%,主要是氯化钠(0.3%~0.5%),还有许多与血液化学成分相同的物质(表15-1)。此外,尚可从汗中排出多种微量元素(锌、铜、铬、锰、镍、碘、钴)和生物活性物质(水溶性维生素、17-酮类固醇等)。通常热强度或出汗量愈高,汗盐浓度愈高;未习服者比习服者汗盐浓度高。我军夏季负重行军汗盐浓度为0.08%~0.63%。战士每日摄盐量一般为10~20g,而高温劳动日的排盐量可达20~25g,甚至30~40g。有资料表明,当环境温度超过29.8℃时,汗钾、尿钾及汗钙浓度明显增加。

表 15-1 汗液和血浆中的主要化学成分(mg%)

| 成分 | 汗液 | 血浆 | 成分 | 汗液 | 血浆 |
| --- | --- | --- | --- | --- | --- |
| $Cl^-$ | 320 | 360 | 氨基酸氮 | 1 | 5 |
| $Na^+$ | 200 | 240 | 氨 | 5 | 0.05 |
| $K^+$ | 20 | 18 | 肌酸酐 | 0.3 | 0.5 |
| $Ca^{2+}$ | 2 | 10 | 葡萄糖 | 2 | 100 |
| $Mg^{2+}$ | 1 | 2.5 | 乳酸 | 35 | 15 |
| 尿素氮 | 15 | 15 | | | |

机体在水盐丢失的同时,通过神经、内分泌的调节以保持水盐代谢平衡。其调节器官主要是肾。肾血流量减少和少尿是急性热应激的早期反应。高温条件下劳动,水分主要经汗腺排出,经肾排出量则由平时占50%~75%降为10%~15%。由于出汗丧失的水分比盐分多,导致高渗性脱水,使血浆渗透压升高,刺激位于下丘脑的渗透压感受器,引起视上核和室旁核分泌血管升压素(抗利尿激素),从而加强肾小管对水的重吸收;同时,升高的渗透压和组织外液容量的减少均刺激下丘脑的饮水中枢,产生口渴感而主动饮水,使渗透压和血容量得以恢复。大量出汗减少细胞外液容量,引起肾上腺皮质球状带分泌醛固酮;高温引起动脉压下降及高温、强辐射对机体的直接刺激,也可使醛固酮分泌增加。人体分泌的醛固酮,在气温41℃时比常温下高10倍,醛固酮使肾小管对钠重吸收,起到保钠排钾(对唾液腺和胃肠液有同样作用)和增强血管升压素对肾小管的作用,但不能防止丧失铜和锌。大量出汗时每日失钾可超过100mol/L,尿钾排出量比常温下增加2倍多。缺钾又可引起醛固酮分泌减少,而使钠的排出量增加。机体对水盐的调节有一定的限度。当24h尿量<800ml,尿盐<5 g或8h劳动尿盐<2g,则表示补水不够和体内缺盐。高温劳动时,单凭口渴感饮水只能饮进失水量的40%~60%,劳动后常有体重减轻等现象。若饮水量与出汗量基本相等,尿量明显增加,体重变化不明显。如大量丧失水盐未予恰当补充,可造成机体严重脱水,脱水可分为2种类型,其鉴别要点见表15-2。

表 15-2 不同性质脱水的鉴别

| 鉴别项目 | 细胞内脱水(缺水) | 细胞外脱水(缺盐) |
| --- | --- | --- |
| 口渴感 | 明显 | 轻微或无 |
| 体重减轻 | 很多 | 中等 |
| 血压 | 早期正常 | 明显降低 |
| 直立性晕厥 | 早期无 | 常见 |
| 排尿量 | 减少 | 正常 |
| 肌肉痛性痉挛 | 无 | 有 |
| 虚弱无力 | 急性 | 进行性 |
| 呕吐 | 少见 | 常见 |
| 尿中盐量 | 正常 | 极少 |
| 血浆尿素量 | 增多 | 明显增多 |
| 血浆氯化钠量 | 正常或略高 | 减少 |
| 饮水的效果 | 很好 | 不良 |
| 补盐的效果 | 不良 | 很好 |

### (三)心血管系统

1. **心率** 在炎热气候条件下作业,机体为适应散热和供氧的双重需要,要求心脏提高排血量。当体温升高0.9℃时,心排血量增加60%。心排血量取决于心率和每搏量。高温作业时,心每搏量常因热作用而减少,主要靠增加搏动次数来补偿。心率的增加与热强度、劳动强度直接相关,故心率是评价高温劳动者心血管系统紧张度的重要指标。

机体单纯受热时,心率平均增加 20%～40%,而高温和热辐射增强劳动对心血管系统的影响。如夏季强行军时,心率可超过 160～170/min,冲锋演习可达 180～200/min 及以上。心率很高时,由于舒张期缩短和冠状动脉流量不能满足心肌活动需要,特别是出汗量超过 4L 的强劳动,则会引起血液浓缩和黏稠度增高,每搏量将更加降低,以致心排血量反而降低。

通常心率应保持在生理安全上限 145/min 上下,活动停止后 1 min 和 5 min 应分别降至 125/min 和 100/min;耐受上限为 162/min,此时机体已处于不适应状态,应适当减轻体力活动强度;耐受极限为 174/min,则应暂停体力活动,或增加休息次数和时间。此外,直立姿势和肌肉活动无力时,下肢血液缺乏,静脉回流减少,限制了心排血量,易引起眩晕和晕厥;活动后静坐位休息时,血液阻留下肢,减少静脉回流,反射引起心率加快,可发生恢复期 3 min 心率超过 106/min 以上的"反常恢复曲线",此是恢复不良的反映。

2. 血压　在高温作用下,末梢血管紧张度降低,血压稍降。高温劳动的血压变化,则视体力活动的升压因素对高温的降压因素的拮抗结果而定。强体力活动超过高温作用,则收缩压升高,舒张压变化不大或稍下降,因而脉压趋向于增加。

高温劳动时,如心率和收缩压显著升高,是机体不适应的表现。高温劳动强度过大或时间过长,使体温过度升高、血压下降,反射性引起心率显著加快。由于静脉回流减少,中心血管和心脏充盈降低,使每搏量减少,以致血压不能恢复,表明血压已低至不能继续劳动的水平。动物实验表明,体温达 41℃时,心肌收缩力受抑制;超过 42℃,心排血量突然锐降,引起急性循环衰竭和组织缺氧。

3. 血液重新分配　在热环境里劳动,循环系统处于高度紧张状态。机体为适应散热和供氧的双重需要,体温调节中枢在内、外热刺激的作用下,引起皮肤血管的交感神经活动减弱,内脏血管的交感神经活动增强,其支配心脏的神经末梢释放儿茶酚胺类物质(如肾上腺素、去甲肾上腺素、多巴胺等),作用于心脏的 β-感受器,使腺苷酸环化酶活力增强,心肌细胞的 cAMP 增加。因此,皮肤血管网高度扩张,内脏血管收缩,血液重新分配,循环血量仍相对不足,心脏活动增强,心肌收缩频率和强度增加,糖原分解加快,使心肌生能和耗能都加强,心肌氧耗量增加,提高了心排血量,使大量血液流入体表,皮肤血流量高达 4.2 L/min,甚至可达 11 L/min,体内蓄热通过血液迅速向体外发散。高温下汗腺活动增强,并释放激肽原酶,将血浆 $\alpha_2$-球蛋白中的激肽原转变为缓激肽,其舒血管作用也是皮肤血管网扩张的重要原因。因而高温劳动时,心脏收缩的强度、频率、每搏量和每分输出量均增加。

4. 心电图　人体受高温作用后,心电图显示心肌相对缺氧、T 波倒置、ST 段压低,偶可见 P 波增宽、P-R 间期延长、T 波和 R 波电压增高及室性期外收缩等。我军战士在热区夏季行军 4h 后,心电图单极心前区导联的 ST 段普遍有轻度压低现象。长期在热环境里劳动,心脏经常处于紧张状态,久之可产生心脏生理性肥大,心电图呈现窦性心动过缓或心动过速、窦性心律失常等,高血压患病率在 10% 左右。

### (四)呼吸功能

热环境劳动的应激反应,引起呼吸频率和肺通气量增高,有利于气体交换和肺蒸发散热。气温在 25～35℃时,能量代谢略降;超过 35℃时,能量代谢随气温升高而增高。当肛温从 37℃增至 42℃时,肛温每升高 1℃,代谢率增加 10%～20%。

### (五)神经内分泌系统

热应激时,机体通过神经活动和激素分泌而产生调温效应,内分泌活动也可对下丘脑体温调节中枢发挥负反馈调节作用。在高温、热辐射环境劳动时,中枢神经系统先兴奋、后抑制,或因缺氧使皮质功能发生改变,或因体温调节中枢兴奋而产生负诱导使其他中枢抑制过程加强。在热区强度作业,尤其在战斗应激影响下,有时可引起心理和精神创伤。轻度为易激动,记忆力下降,睡眠障碍;严重时头痛、沮丧,甚至丧失劳动和作战能力,应就地休息,采用说服、鼓励等心理疗法,一般可以康复。

### (六)消化系统

热应激时,交感肾上腺系统广泛兴奋,消化系统功能呈抑制反应。由于血液重新分配,引起消化道贫血;而大量排汗和氯化物的损失,使血液中形成胃酸所必需的氯离子储备量减少。因此,高温劳动时消化道分泌减弱,唾液、肠液,尤其是胃液分泌减少,分泌的潜伏期延长而分泌期缩短;唾液淀粉酶、胰酶、肠酶活性和胃液酸度(游离酸与总酸)降低,胃黏液蛋白减少;胃的收缩和蠕动减弱,对固体食物排空减慢,对水排空加速;小肠运动抑制,吸收营养物质(如糖、蛋白质等)的速度减慢;同时,口渴、脱水抑制食欲中枢和大量饮水冲淡胃液等,均可引起高温劳动者的食欲减退并造成消化不良,以致胃肠道疾病的发病率增高。

### (七)泌尿系统

热环境下肾血流量平均减少51%,肾小球滤过率下降21%,对尿素、菊淀粉、对氨基马尿酸盐(PAH)清除率明显下降;如在热环境中进行体力活动时,还会进一步下降。肾脏是调节酸碱平衡的重要器官,主要通过吸收钠和排出酸性物质来调节,当一个劳动日出汗量达5 L以上时,可丢失水和电解质,引起酸碱平衡失稳,并且组织缺氧,乳酸增多,碱储备下降,酸性物质排出减少,而引起代谢性酸中毒。由于尿液浓缩,尿量减少,肾脏负荷大,以及高热状态对氧的需要增加等,均可导致肾缺氧,有时可出现轻度肾功能不全,尿中有蛋白、管型、酮体、红细胞、白细胞乃至发生血尿。

### (八)热适应与热习服

热适应(heat adaptation)与热习服(heat acclimatization)是机体对于环境热刺激的一种保护性反应,热适应需经长期(甚至若干世代)的适应作用,其适应性的建立不仅限于生理功能方面,在器官结构方面也有其特点,这种适应具有遗传性。如生长在热带非洲的黑种人,其皮肤能够阻挡阳光中的红外线,皮肤上汗腺数量多,且发育很好;其他如达雅克人适应于热带气候,阿拉伯人适应于沙漠气候等。热习服是在热刺激的长期反复作用下逐步建立起来的,对热的耐受力增加的现象,一旦热刺激作用停止,热习服能力会逐渐减弱和消退。因而热习服具有产生、巩固、减弱和脱失等特点。热习服对于部队来说具有重要意义。

1. 热习服　机体在热刺激的反复作用下,可出现一系列的适应性反应,在一定程度提高对热的耐受能力,即形成了相应的热习服。

热习服是大脑皮质积极活动的结果,下丘脑体温调节中枢的适应性改变占主要地位。热习服者机体对热的反射性调节功能更趋完善,垂体-肾上腺皮质-甲状腺系统激素在热习服过程中起着主要调节作用。热习服后糖皮质类固醇、醛固酮和生长激素分泌增多,甲状腺素分泌下降。近年来有学者发现热习服动物脑脊液中有增进散热、降低肛温的神经化学物质——致热习服因子产生;还有学者认为内啡肽与热习服及保持正常体温有关。

2. 热习服的特征　当人在热环境里进行军事劳动时,肌肉活动能力显著提高,主观感觉明显改善。一般情况下不发生头晕、头痛、恶心、面色潮红或苍白等中暑先兆症状;口温增高,但不超过38℃;脉搏加速,但不超过160/min;出汗率增加,但不超过0.9 L/h,经休息30min能恢复正常者,即为已形成热习服。但单纯的热气候自然习服,生理反应改善程度只有人工热习服的30%;体力锻炼可以提高耐热能力1~1.5倍;而在热环境里进行体力锻炼,可提高耐热能力3~4倍。

## 二、热环境常见病与救治

热环境常见病主要有两大类,急性热致疾病和慢性热致疾病。

### (一)急性热致疾病

中暑(heat illness,heat stroke)或称环境热病,是环境高热和(或)剧烈体力活动中因热的作用而引起的一组急性过热性疾病的总称。中暑是热环境下军事作业和体育竞赛中常见的急症。国外重症中暑病死率为17%~70%,我国为5.6%~33.3%。

1. 热区部队发生中暑的原因与特点

(1)机体未适应炎热气候:部队由于军事需要,常由非热区在短时间内突然进驻热区,有的人由于对炎热气候适应不全而发生中暑。新兵训练、热浪袭击是发生中暑的主要时机。

(2)机体状态及健康状况差:战时由于士兵的心理负荷重,加之连续的军事活动(如训练或作战),致使饥饿、疲劳、缺乏睡眠,身体虚弱、重病初愈、广泛性皮肤病及患有心、肝、肾等慢性疾病者均易发生中暑。

(3)环境条件:战时或平时训练的热带地区多系山岳丛林、水网稻田、河谷交错,密闭坑道或猫耳洞内面积狭小,活动受限。部队在上述条件下执行任务,往往是行动艰难,加之林内阴暗潮湿、无风,林外太阳暴晒,草丛中气候闷热,故极易发生中暑。部队中暑平时多为散发;如作战或行军通过山地峡谷、茅草丛、沙漠和有高大稠密建筑物的城市,因气温高、通风差或辐射强,可成批发病。

(4)湿热及劳动强度大:气候炎热是发生中暑的基本条件。一般气温达到34℃左右时,可有中暑发生;若湿度大、风速小,即使气温较低或在烈日下暴晒,也可发生中暑。热环境下,部队从事各种紧张繁重的军事活动,如山地行军、特别是急行军、长途奔袭、冲锋、追击敌人或攻占高地,紧急抢修工事等情况下最易发生中暑。

(5)脱水缺盐:身体脱水缺盐,会影响体温调节和心血管功能。热区尤其是战时阵地条件差,供水困难和不及时合理补盐等是引起中暑的重要原因。在夏季行军供应甜干粮而不注意补盐,也是引起热痉挛的重要原因。

2. 中暑分型及临床表现　中暑按病因学分热射病、日射病、热衰竭和热痉挛4型。中暑发病前,往往有先兆中暑表现,及时识别先兆中暑对于防止中暑的发生具有重要意义。

(1)先兆中暑:热环境下体力活动一定时间后,出现全身疲乏无力、大量出汗、口渴、头痛、眼花、胸闷、心悸、呼吸急促、恶心、呕吐、注意力不集中、动作不协调(步态不稳)等症状,体温正常或稍高(不超过 37.5℃),如能及时到阴凉处休息,补充水盐,在短时间内症状即可消失,但如处理不当,则可发展成为中暑。当环境高温(无体力负荷)是主要发病因素时,先兆症状阶段可持续数小时乃至 3d 之久。

(2)热射病:如机体的热负荷超过了空气的冷却力,无论产生多少汗液都无济于事。而且出汗率过高很快会引起汗腺疲劳或衰竭,结果必然是体温升高。体温一旦升高,便会发生恶性循环,因为体温每升高 1℃(肛温)代谢率增加 10%～20%,更加速体热的蓄积,使下丘脑体温调节功能发生障碍,出汗中枢及汗腺受到损伤,导致体温不可控制地急剧升高,并伴有肝、肾、心、肺损伤和凝血障碍;心血管系统代偿功能失调时,心排血量可急骤下降,发展为循环衰竭。轻者除上述先兆症状加重外,体温在 38.5℃ 以上;重者发病突然高热,体温超过 40～42℃ 以上,出汗减少或停止,面色潮红,皮肤灼热干燥,烦躁不安,神志恍惚,精神错乱,谵妄,嗜睡,甚至昏睡;血压初期略高,后期下降;初期出现呼吸性碱中毒,后期出现代谢性酸中毒;早期瞳孔缩小,对光反射迟钝;晚期瞳孔散大,对光反射消失。多数病例骤起昏迷,或伴癫痫样抽搐,休克,可有肝、肾损害和广泛出血等征象。化验检查:白细胞总数大多数在 $(10～20)×10^9/L$ 及以上,中性粒细胞增多,血小板减少,血液二氧化碳结合力降低,非蛋白氮增高,血清钾、钠、氯化物减少,血清酶上升,脑脊液压力升高,尿液浓缩,尿中有蛋白、红细胞、白细胞和管型或为肌红蛋白尿。体温在 42℃ 以上,或昏迷超过 2h,急性过热后出现低血压和心动过速。在发病 24h 内血清转氨酶超过 1000U,有严重急性肾衰竭、高钾血症和广泛出血等,多为预后不良征兆。重症患者早期常因高热或脑水肿引起脑疝,造成呼吸、循环衰竭和全身惊厥而死亡,晚期多死于并发肾衰竭、肺水肿、脑水肿、肝衰竭、全身广泛出血和继发感染。由于中枢神经系统不可逆性损害,有些患者可产生运动失调震颤性麻痹、性格改变、失语等后遗症。

(3)日射病:无防护的头部在强烈日光下暴晒和热辐射直接作用过久,可引起颅骨壁温度升高。部分红外线和可见光线还可穿过颅壁,使脑部温度急剧上升,致使脑膜充血,脑组织损伤,从而导致一系列的病变,但有学者认为在热辐射照射下的发病机制与身体过热所致相同。轻者在阳光下突然发生剧烈头痛、头晕、眼花、恶心、呕吐,伴有脉快、头部皮肤发红、兴奋不安、意识不清等症状。重者可突然意识丧失、昏迷、狂躁、抽搐、脉弱而不规则。体温 38～40℃ 以上或不升高,但脑部温度可达 40～42℃,头皮温度可超过 39℃。

(4)热衰竭:机体在热环境里劳动时,大量出汗失水(或兼失盐)造成血液浓缩,黏稠性增加;细胞内代谢产物,导致细胞内形成高渗,使水分进入细胞内。这些变化使有效血容量明显减少,心血管系统负担加重,散热效率降低,以致出现脑部暂时性供血不足或心血管功能不全。体质较差或未习服者容易发病。轻者在热环境中突然发生单纯性惊厥或虚脱症候群,故又称热昏厥或热虚脱。患者皮肤发凉湿润,脉搏细弱(可达 100～150/min 以上),虽起病迅速,一般仅呈一过性低血压。常感头痛、眩晕、黑矇、疲乏、口渴。重者呈现失水为主的脱水状态,或水盐合并丢失引起的全身性反应和呼吸性碱中毒表现,常有恶心、呕吐、痉挛、面色苍白、心悸、血压和脉压降低、大汗等症状。腋温可低于正常,但肛温达 38～40℃ 者甚为多见。严重时神志不清,一般不引起循环衰竭。

(5)热痉挛:大量出汗,失盐过多,而盐的过量损失使细胞外液渗透率降低,细胞发生水肿,引起中枢神经系统的神经冲动,导致肌肉痉挛。肌肉痉挛是机体缺钠所致。轻者最初感到疲乏无力、大汗淋漓、手指麻木,继而发生对称性发作性小肌肉群颤搐以至痛性痉挛,往往从手指、足趾开始,逐渐波及小腿、腹直肌、咀嚼肌、大腿、前臂、上臂,以腓肠肌、腹直肌常见。痉挛一般为数分钟,如不救治或遇冷刺激可再度发作。重者肌肉收缩强烈,疼痛甚剧;四肢、躯干肌肉都发生痉挛,甚至呈强直性痉挛,肋间肌和膈肌痉挛时呼吸急促表浅,甚至呼吸困难。体温、血压可升高,脉搏略快,皮肤黏湿,但神志清醒。如伴有失水和外周循环障碍,则血压下降,脉搏细速。血、尿中氯化钠降低。

以上各种类型中暑,以热衰竭最多见,热射病较少,热痉挛和日射病只在忽视补盐、头部无防护条件下才发病,单纯性日射病极罕见。临床上中暑往往是两种或几种类型相伴存在,较难截然分开,而且不同类型中间可相互移行。中暑诊断要点:①高温暴露史;②主要临床征象;③除外引起发热的其他疾病,如中毒性菌痢、脑型疟疾、流行性乙型脑炎、脑血管意外、流行性脑脊髓膜炎、有机磷农药中毒(夏季田间喷药时发病)、产褥热、破伤风、癫痫、手足搐搦症等。各种类型中暑的临床特征见表15-3。

表 15-3 各种类型中暑的临床特征

| 项目 | 热射病 | 热衰竭 | 热痉挛 | 日射病 |
| --- | --- | --- | --- | --- |
| 体温 | 轻症38.5℃,重症40.0℃以上 | 腋温低于正常,重症肛温达38~40.0℃ | 重症可升高 | 微升或不升,头皮温度可升高;重症均可达40.0℃以上 |
| 脉搏 | 早期快、洪,晚期细、速 | 细速 | 略快 | 增速 |
| 血压 | 初期略高,后期降低、休克 | 一过性低血压,重症血压降低 | 正常或偏高 | 正常 |
| 面色 | 潮红,重症可苍白 | 苍白 | 潮红或苍白 | 潮红 |
| 皮肤 | 重症灼热、干燥 | 潮冷 | 黏湿 | 灼热 |
| 出汗 | 重症少汗或无汗 | 多汗 | 大量出汗 | 出汗 |
| 神志 | 重症烦躁不安、嗜睡至昏迷 | 表情淡漠、晕厥,重症神志不清 | 轻症清楚,重症紧张而痛苦 | 重症烦躁不安,甚至昏迷 |
| 抽搐 | 重症癫痫样抽搐 | 偶有肢体局部麻木、痉挛 | 对称性小肌群痛性抽搐,重症可全身肌肉剧痛性痉挛 | 重症可以发生抽搐、痉挛 |

3. 诊断

(1)详细了解病史,特别是高温接触史。

(2)主要临床表现,如高热、无汗、皮肤灼热、潮红、烦躁不安,甚至昏迷、抽搐,或面色苍白、皮肤湿冷等。各型中暑的症状特点如下:热射病神经系统症状明显;热衰竭主要是周围循环衰竭症状;热痉挛呈肌肉痛性痉挛;日射病有脑膜刺激症状。但各型中暑有时很难严格区分,往往是两种或几种病型综合出现,通常以热衰竭、热痉挛为多见,热射病较少见但最重,单纯日射病极少。

(3)注意并发症和合并症。

(4)注意中暑与中毒性菌痢、脑型疟疾、流行性乙型脑炎、流行性脑脊髓膜炎、脑血管意外、有机磷农药中毒等相鉴别。

4. 急救与治疗

(1) 一般治疗:其原则是迅速脱离热环境,安静休息,补充水、盐等。具体方法如下:①迅速卸下患者的武器装备,将其移到阴凉通风处平卧,敞开衣服,解开腰带,用湿毛巾敷头颈部,扇风。如现场地面过热,可铺上树叶等隔热。清醒患者可口服凉开水、淡盐水、糖盐水或高温保健饮料等。②可选用下列1~2种药物,如人丹、十滴水、藿香正气水(或丸、片)、六一散、清凉油等。③针刺足三里、内关、太阳、曲池、风池、大椎等穴位。④刮痧和绀痧等。

(2) 急救治疗。救治原则:争取时间,就地治疗,迅速降温,控制抽搐和痉挛,纠正水、电解质代谢紊乱和酸中毒,积极防治休克和并发症。重症患者急救后须继续治疗。各型中暑救治方法如下。

热射病:①用物理或药物方法尽快降低体温。②呼吸困难者,可肌内注射或静脉注射洛贝林。③循环衰竭者,若脱水已纠正但血压仍未上升时,可用去甲肾上腺素,加入输液中滴注。脉搏微弱时,可皮下注射安钠咖(苯甲酸钠咖啡因)。④抽搐者,一般在颤抖时肌内注射氯丙嗪即可奏效。如抽搐仍未控制,以肌内注射苯巴比妥钠较为安全;静脉注射可控制全身抽搐,但须防止呼吸抑制;也可用地西泮(安定)。⑤为促使患者苏醒,也可肌内注射醒脑静(安宫牛黄针)。热射病患者一般失水不多,补液不宜过多、过快,以防引起肺水肿。在急救时,绝对禁用吗啡、阿托品等。对恢复期重症患者需严密观察,防止复发,不要马上步行,可用车辆或担架后送。

日射病:①最重要的是降低头部温度。可用冷湿毛巾、冰袋或化学冰袋冷却头颈部加吹风;重症者可用冰帽、冰枕,并辅以全身降温措施。②对症处理:可根据病情参照热射病的救治措施。

热衰竭:①将患者置于阴凉通风处平卧,头稍放低,双腿抬高以促进血液回流。②根据体温升高程度给予适当的降温措施。③给饮盐水;严重虚脱或不能进食时,可静脉滴注5%葡萄糖生理盐水。④神志不清或呼吸困难者给予苏合香丸(孕妇慎用)或生脉散;嗅闻10%氨水或芳香氨醑液,皮下注射安钠咖。⑤若补液后血压仍低于12.0kPa,使用升压药,以使组织灌注良好,排尿恢复正常。

热痉挛:①每小时给含1~2g盐水,总补盐量为10~15g;也可酌情给咸菜、咸鱼等;若饮盐水有困难,可静脉滴注生理盐水或5%葡萄糖生理盐水。②反复发作时,可口服1.5%~3.0%盐水或静脉输注生理盐水。让患者在阴凉通风处休息,全身肌肉放松,并按摩痉挛部位的肌肉。③过度换气造成血钙过低者,可酌给10%葡萄糖酸钙或氯化钙10 ml静脉缓注。④若患者精神紧张、烦躁不安时,应给予镇静药,如肌内注射地西泮;若痉挛不止时,肌内注射苯巴比妥钠,或口服10 ml 8%水合氯醛溶液,辅以针刺合谷、承山、足三里、内关等穴。

对中暑患者及时进行对症处理,一般可很快恢复,不必调离原作业岗位;若因体弱不宜从事高温作业或有其他就业禁忌证者,则应调换工种。

### (二)慢性热致疾病

慢性热致疾病除长期的热直接作用所致疾病外,还包括热长期作用所引起的人体生理功能障碍;由于长期在热环境下劳动,体力消耗大而造成的衰弱;或因热的作用使机体抵抗力降低而诱发的其他疾病;或由于机体的热应激而加重原先存在的疾病等。依据病因可将慢性热致疾病分为三人类。

第一类慢性热致疾病(热区居民型)：主要发生在热带地区的居民中。如出现头痛、头晕、失眠等神经衰弱症状，或自主神经功能失调等现象和出现暂时性热疲劳。

第二类慢性热致疾病(生理功能失调型)：是在长期高温作业过程中，受高温和强劳动双重作用致生理功能失调的结果。如长期高温作业后，可出现胃肠道疾病、贫血、心肌损害、高血压、性功能减退或对肝脏的影响等。

第三类慢性热致疾病(后遗症与急转慢型)：是由热致急性疾病所造成的后遗症。如热痉挛后，肌肉疼痛、僵硬、活动能力下降；长期慢性热作用引起的汗腺上皮化与堵塞，发展成为热性皮炎等。

总之，高温对健康的远期影响是一个很复杂的问题，其症状和体征可能直接与热有关，也可能为受热的间接影响。因此，热对人体长期作用所产生的慢性疾病应予以重视并需加强研究。

## 三、部队进驻热区的卫生防护

热带地区气候炎热、地理复杂，加之各种类型的体力活动，不仅容易出现中暑，且易多发其他疾病，故须按不同环境条件、劳动特性，因地因时制宜地采取综合性卫生防护措施。

**(一)加强组织领导，做好防暑教育**

部队进驻热区或每年暑季之前，应结合训练、施工、生产和战斗任务，制订防暑计划；做好防暑降温设备的添置、检修，补充必需的防暑药品、器材；对基层卫生人员进行业务培训，提高防治中暑能力。大力开展防暑教育，使每个指战员都了解热环境的特点及其对人体的影响，能识别中暑先兆症状，具有采取适当措施防止中暑发生和进行简易急救能力，掌握中暑的易发时机：

1. 新入热区和热浪侵袭时，进行强体力活动而未采取适当防暑措施。
2. 在无风、高温、高湿环境里持续进行训练而未适当休息。
3. 烈日下长时间靶场射击和操场训练。
4. 追击、冲锋、抢占高地和滩头。
5. 晴天行军通过茅草丛、峡谷、沙漠或建筑群稠密的城市。
6. 行军时穿未洗过的新衣服、负荷物覆盖体表过大或穿防化服。
7. 午间行军、沥青公路行军、持续爬山、强行军。
8. 马拉松或越野竞赛。

总之，要加强健康教育，把防暑工作变为广大指战员的自觉行动，自报互报、群防群治。必须强调指挥员在部队防暑中的突出作用。良好的防暑教育可降低中暑发病率50%以上，这已为中外军队实践所证实。

**(二)开展耐热锻炼，提高耐热能力**

耐热锻炼是一项行之有效的基本防暑措施。寒区、温区部队进驻热区，或热区部队每年夏初和进行大的行动之前，应组织部队进行耐热锻炼。

1. 耐热锻炼的基本原则　根据我军的研究，可归纳如下。

(1) 循序渐进：热强度由低到高，活动量由轻到重，使锻炼强度从小到大，逐步提高，反复锻炼，持之以恒。锻炼强度的大小，一般以锻炼过程的心率和体温不超过机体耐受上限为宜，仅在必要时可接近或超过耐受极限，如防化兵高湿热锻炼，锻炼肛温平均达到 39.2℃ 较之 38.8℃ 的热习服水平高。

(2) 足够的锻炼强度：在生理耐受限度以内，只有足够的锻炼强度才能使机体受到足够的热刺激，以便获得高水平的热习服。锻炼强度包括热强度、劳动强度和持续时间，三者不能相互替代，但可以相互调整。

(3) 适宜的锻炼周期：每次锻炼时间最好是 1.5～2h，每天 1 次，锻炼周期 1～2 周，总锻炼次数不少于 6～12 次。

(4) 反复巩固提高：在获得热习服后，应继续锻炼，每周仍需有不少于 2 次或 3 次的巩固性锻炼，才能不断巩固和提高热习服水平。如中断锻炼或离开热环境，会产生脱习服。脱习服后，重新锻炼获得热习服的时间可缩短。

(5) 加强卫生保障：脱水缺盐、过度锻炼、睡眠不足、营养缺陷和热量不足等能延缓和破坏热习服的形成，在锻炼过程中应防止这些情况发生。

2. 耐热锻炼的基本方法

(1) 特异性锻炼：包括自然热气候锻炼和人工热环境锻炼。锻炼因子中有热刺激的直接作用，热习服比较完全。通常可在每天较热时间内进行锻炼，以气温在 31～37℃ 为宜。可采用行军、负重行军、球类或其他较重的体力活动等方式；以热气候条件下越野和长跑锻炼效果较好，越野与行军联合锻炼效果更好，且有利于巩固和提高习服水平、防止脱习服；非热区部队可以浸浴（水温 40～41℃）15min，或浸浴后继续在热环境下停留 30min，也可提高耐热能力。不要采取仅侧重于锻炼肌肉力量的活动，如俯卧撑等。要坚持热中练、动中练。我军研究表明，耐热锻炼效果的大小，与每次锻炼时间的长短、锻炼时肛温上升的幅度和锻炼天数等单项参数相关不密切，而与这三项参数的综合值——有效积温指数（effective temperature accumulation index，ETAI）的大小密切相关，ETAI 是指锻炼期间各天锻炼的肛温上升幅度（℃）与持续时间（h）的乘积之和。

(2) 非特异性锻炼：包括体力锻炼和缺氧锻炼。体力锻炼可引起体温升高和机体缺氧，增强心肺功能和有氧代谢能力；缺氧锻炼是基于中暑过程中发生继发性缺氧的机制，并且缺氧和高温因子在机体适应各类紧张的生理防御功能中，具有互相制约、互相依赖的作用。非特异性锻炼主要是间接作用，热习服不完全。故体力锻炼活动量要适当提高，也以能增进速度和耐力的越野和长跑锻炼效果较好，锻炼周期要延长至 6 周才能获得类似于短期在热环境中锻炼的热习服水平。也有报道，缺氧锻炼比特异性耐热锻炼的效果还好，通气不足锻炼也可提高机体的耐热能力。

**(三) 合理补充水盐，防止脱水缺盐**

水是预防热损伤的一种战术武器。热环境下军事劳动过程中应注意以下几个问题。

1. 及时合理补水　行军、训练、作业前喝足水，灌满水壶，可按 2 军用水壶/4h 补充，但午间每 1.0～1.5 小时需 1 军用水壶水，或按气温、活动强度和出汗量酌情增减（表 15-4，表 15-5）。全日需水量见表 15-6。饮水温度最好以 8～12℃ 为宜，天然水温也可。鉴于单凭口渴感的饮水量不足以保持体液平衡，以过量饮水为好，即每次饮水时除满足口渴感外，再尽量多饮一些。我军报道,饮水量达到出汗量的70%,较之40%能更好地改善高温下劳动生理功能和预防热病。但出汗量过大时(每天超过6L),过量饮水使胃肠道负担过重(腹胀),容易引起疲劳。总之,提倡少量多次饮水。在缺盐情况下,一次暴饮淡水有可能引发热痉挛,以供应盐水较好。在供水困难时,4h至少要供给1军用水壶水,此时更要计划饮水,即第1小时内不饮水或仅饮水润喉,将有限的饮水保留到2h、3h热负荷高、机体真正缺水时分次饮用。

表 15-4 不同气温下负重行军时的出汗量与饮水量 (ml/h)

| 气温(℃) | 15kg | | 20kg | | 25kg | |
|---|---|---|---|---|---|---|
| | 出汗量 | 饮水量 | 出汗量 | 饮水量 | 出汗量 | 饮水量 |
| 35 | 850 | 680 | 930 | 745 | 1045 | 835 |
| 34 | 810 | 650 | 890 | 710 | 990 | 795 |
| 33 | 770 | 620 | 840 | 675 | 940 | 750 |
| 32 | 735 | 590 | 800 | 640 | 890 | 710 |
| 31 | 700 | 560 | 750 | 600 | 835 | 670 |
| 30 | 660 | 530 | 705 | 565 | 780 | 625 |
| 29 | 625 | 500 | 660 | 530 | 730 | 585 |
| 28 | 590 | 470 | 615 | 490 | 680 | 545 |
| 27 | 550 | 440 | 570 | 455 | 625 | 500 |
| 26 | 510 | 410 | 525 | 420 | 575 | 460 |
| 25 | 475 | 380 | 480 | 380 | 520 | 420 |

表 15-5 不同气温与劳动强度的饮水量(GJB1637-93)

| 气温(℃) | 劳动过程的适宜饮水量(L/h) | | |
|---|---|---|---|
| | 中度劳动 | 重度劳动 | 极重度劳动 |
| 41～45 | 0.86～0.97 | 0.97～1.11 | 1.09～1.25 |
| 36～40 | 0.71～0.83 | 0.78～0.93 | 0.83～1.04 |
| 31～35 | 0.56～0.68 | 0.60～0.74 | 0.67～0.84 |
| 25～30 | 0.38～0.53 | 0.38～0.56 | 0.42～0.62 |

表 15-6 不同气温与劳动强度的全日需水量(GJB1637-93)

| 气温(℃) | 全日需水量(L/d) | | | |
|---|---|---|---|---|
| | 轻度劳动 | 中度劳动 | 重度劳动 | 极重度劳动 |
| 41～45 | 3.6 | 10.5～11.4 | 11.4～12.5 | 12.3～13.6 |
| 36～40 | 3.5 | 9.2～10.1 | 9.8～10.9 | 10.5～11.9 |
| 31～35 | 3.4 | 7.9～8.8 | 8.2～9.4 | 8.8～10.1 |
| 25～30 | 3.3 | 6.3～7.5 | 6.3～7.8 | 6.7～8.3 |

全日需水量为每人每日生理基础需水量和劳动过程饮水量之和,同样按环境气温与劳动强度确定。对于部队而言,也可参照表15-7,表15-8供给饮水。在供水不足情况下,指挥员应尽量考虑安排在较凉爽的时间或夜间执行军事任务。这样每天需水量可节省40%。

表 15-7 热习服时的饮水量和劳动休息交替时间

| 热条件 | 湿黑球温度**（℃） | 饮水量（L/h） | 劳动/休息交替时间（min） |
|---|---|---|---|
| 绿色* | 26.7~28.3 | 0.095~0.95 | 50/10 |
| 黄色 | 28.3~30.0 | 0.95~1.4 | 5 |
| 红色 | 30.0~31.1 | 1.4~1.9 | 30/30 |
| 黑色 | 31.1 以上 | 1.9 以上 | 20/40*** |

*是指 Bostball 温度计（湿黑球温度计）标度盘上的颜色，不同的颜色代表不同的温度范围；**在湿黑球温度上加 1.1℃，即可换算成三球温度；***取决于部队情况

表 15-8 热环境下人员的饮水需要量

| 活动量 | 工作种类 | 每人每天饮水量（L）（只作为计划供水的指南） | |
|---|---|---|---|
| | | WBGT 或 WD 指数<br>低于 26.7℃ | WBGT 或 WD 指数<br>高于 26.7℃ |
| 轻度 | 办公室工作 | 4.7 | 5.7 |
| 中度 | 持枪起卧，架擦轻迫击炮 | 6.6 | 8.5 |
| 重度 | 挖战壕、装卸货物、通信兵起放线或穿三防服行军 | 8.5 | 12.3 |

WD（干湿球温度指数，℃）=0.85 湿球温度+0.15 干球温度；WBGT 为三球温度；WBGT 或 WD 指数为 26.7℃，在丛林地区约相当于干球温度 29.4℃，在沙漠环境中相当于干球温度 40.6℃

表 15-7 和表 15-8 中的参数为美军提供的资料，因美军士兵的体重比我军的重，饮水量值偏高，因此在实际应用中，应根据实际情况做适当调整。

2. 合理补充盐分  一般情况下每人每天摄盐 15~20g 已够。如天气酷热，军事劳动强度大，每日出汗量超过 5L，可增补至 20~25g。一般可在饮食中补给，每餐有汤，汤菜可酌情稍咸。行军时携带咸菜、咸鱼、咸干粮，也可携带含盐 0.1%~0.15% 的清凉饮料和盐汽水（食盐 1~1.5g，柠檬酸 2g，糖精 0.1g，蔗糖适量，苏打 2g，水 1L），或清凉盐粉、盐片、油炒盐。但供水不足时，不应额外补盐。补盐过多不仅增加口渴感和恶心，推迟最大出汗量的时间，甚至使血清钠升高至危险水平，还可引起体内钾总量进行性损失，钠、钾、氯、钙和磷酸根排出增加及心血管损伤。同时应注意补充钾盐、镁盐、钙盐和微量元素、维生素及其他活性物质等。我军指战员在热环境下轻度劳动每人每天需要氯化钾 3g（K 40mmol），中、重度劳动钾供给量应为 70~80mmol/L，钙和镁分别为 23~25mmol/L 和 25mmol/L，磷为 57mmol/L，维生素 $B_1$、维生素 $B_2$、维生素 C 分别为 2.3mg、3.6mg 和 250mg。可配制成各种抗高温功能性饮料和凉茶补充。能较好地维持水、电解质和维生素代谢的相对平衡，保持血糖在较高水平，提高机体体力、抗疲劳能力和耐热能力。

高温作业中食盐需要量及补充方法也须根据出汗量来确定，需根据失盐的波动幅度估计一个合理的大概的补盐范围。表 15-9 仅供参考。

表 15-9　高温作业中食盐需要量及补充方法

| 全天出汗量(L) | 全天食盐需要量(g) | 摄入及补充方法 |
| --- | --- | --- |
| 3 以下 | 15 | 膳食 |
| 3～5 | 15～20 | 膳食,少量含盐饮料 |
| 5 以上 | 20～25 | 膳食,较多的含盐饮料 |

为高温作业军人选择作业中的饮料时,要求饮料应经过试验确认是可口和止渴的。此外,咖啡、红茶、含咖啡因的饮料、苏打汽水、未稀释的果汁、牛奶等,均不适于作高温作业饮料。

3. 保健饮料　合理供应耐热保健饮料,在改善高温作业人员的生理功能、增强体质、预防中暑与多发病这些方面,同样具有重要意义。特别是在最炎热的季节或是一些特殊高温作业情况下供应这种饮料,更具有积极作用。近十几年国内外对饮料研究较多,主要是在补充水盐的同时+微量元素+水溶性维生素。美国研究一种名鳄鱼(Cada)等渗饮料对预防中暑有较明显的效果。含有乙醇的任何饮料都应该禁用。曾发生过多起餐车工作人员用啤酒代替饮料而导致中暑的事例。

饮料的温度亦值得注意。有报道,饮用 45℃ 以上的饮料时,可使汗腺分泌,而出汗增多;饮用 12℃ 以下的饮料时,可抑制汗腺分泌,出汗逐渐减少及至停止。在调查中发现,当饮料温度低于 15℃ 时,大多数人感到饮料过于冰冷。一般认为饮料的温度以 15～20℃ 为宜。

### (四)加强健康检查,做好卫生监督

卫生监督是防止中暑的重要环节,夏季训练或参加高温劳动之前,应做好预防性健康检查。对患有心血管疾病、持久性高血压、活动性肺结核、实质性脏器疾病、贫血、中枢神经系统器质性疾病及慢性病初愈者,应酌情适当安排;对体弱、肥胖、广泛性皮肤病、多汗、近期患过中暑、负荷过重、夜间执勤睡眠过少及新战士等,应列为重点观察对象,适当予以照顾。卫生人员要深入班排、现场,针对容易发生中暑的时机、环境和对象,加强医学监督,可根据评价热强度的指标进行卫生监督。常采用的监督指标如下。

1. 热强度指数(heat stress index):机体处于某种气候条件下,所必需的蒸发散热量与最大可能蒸发散热量之比。

$$HSI = \frac{E_{req}}{E_{max}} \times 100 \qquad (式 15-5)$$

式中,$E_{req}$ 为必需蒸发散热量(kJ/h)

$$E_{req} = R + M + C \qquad (式 15-6)$$

$M$:代谢产热量

$R$:辐射加热量

$C$:对流加热量

$E_{max}$:最大可能蒸发散热量$(kJ/h) = 10.3 V^{0.4}(42 - Vpa)$

$V$:风速(m/s)　$Vpa$:测定时空气中水蒸发分压(kPa)

这是一项包括干球、湿球、黑球温度和风速及劳动强度在内的以出汗应激为生理基础的评价指标。表 15-10 为强度指数与机体反应。

表 15-10　热强度指数与机体反应

| 热强度指数 | 机体反应 |
| --- | --- |
| 10～30 | 微热,对脑力劳动有一定影响 |
| 40～60 | 高热,对脑力、体力劳动均有影响,体弱者不能忍受,需工间休息 |
| 70～90 | 很高热,影响健康,劳动效率下降 |
| 100～ | 不应超过 8h |

2. 蓄热指数(heat storage index):人体平均每平方米表面积的蓄热量。是评价人体耐受高温环境的指标之一。

3. 当湿热地区湿球温度超过 29℃、黑球温度超过 50℃、干湿球指数超过 28℃、三球温度(WBGT)超过 31～32℃、热强度指数超过 110,干热沙漠地区干球温度超过 40℃或黑球温度超过 56℃、热强度指数超过 120 时,应适时地向指挥员建议调整训练强度和工休时间,并有针对性地加强医学防护,加强重点对象的照顾。

4. 口温超过 38℃,脉搏超过 140/min(行军时为 160/min),有中暑先兆症状时,应立即处理。

### (五)搞好生活管理,保证吃饱睡好

高温劳动时,体力消耗大,食欲和消化功能减退。因而适当改善伙食,调整饮食制度,保证摄取充分的热量和营养素(尤其是蛋白质、维生素和无机盐),对保持体力、预防中暑很重要。应当提高饭菜的色香味,做到主食干稀搭配,副食主菜小菜搭配,早晚餐比较丰富,午餐比较清淡;劳动前保证吃饱吃好,有条件是中间补加一餐,最好供应绿豆稀饭或番茄汤,以及时补充热量和水盐。吃甜食时,更要注意补盐。居住处(特别是坑道、工事或猫耳洞等)要保持干燥通风;应尽量注意改善休息点和营舍的防暑降温条件,使部队及时得到更好的休息和睡眠。要保证洗澡、更衣条件,保持皮肤清洁,以免影响睡眠。执行各种军事任务时要合理分工;战时应及时消除官兵的紧张心理。条件允许时,可服用抗疲劳饮料及有关药物。训练与战斗间歇应组织安排好洗澡。在阵地缺水时,可使用干洗剂擦洗(500ml 水即可洗一次澡)。在条件特别困难时,可在睡前用湿毛巾擦干汗水,更换短裤,保持皮肤清洁,防止湿疹、痱子、癣病等。

### (六)其他防护措施

1. 合理安排体力活动　体力活动,特别是军事体力活动,其活动时间应根据气候、人员的体质状况,以及作训的需要进行安排。为获得最高的作训效率且减少中暑发生率,下述原则应考虑。

(1)到热区的头几天,活动量或体力锻炼的时间相对少一些,然后逐渐增加,以便形成热适应。

(2)特定的情况不允许对军事活动时间计划进行修改外,应将强度大的军事活动安排在较凉爽的清晨或夜晚进行。

(3)在炎热条件下,应尽可能避免在阳光直射下的活动。若军事行动所必需,如烈日下野外长期潜伏、拉练和急行军等,可采用遮阴、通风、洒水等措施。

2. 采用物理方法防暑降温

(1)遮阴:常以伪装圈或湿毛巾遮盖头部。通常伪装圈应做得大一些、厚一些,既能遮盖头部,又能遮盖两肩和胸背。帐篷或车辆顶棚及其周围可用草席、树枝、杂草等搭伪装棚。

(2)通风:行军、劳动时允许敞领、挽袖、卷裤腿,背包覆盖面积不超过背部的1/3(高温时背部出汗最多),并注意选择宽松衣服,以利于空气对流散热。部队休息、宿营地点选阴凉通风处,避免密集。

(3)帐篷、车辆顶棚及周围和坑道口、猫耳洞周围等可洒水降温。

(4)在坦克、战车、飞机、舰船等环境,有条件时可用化学冰袋局部降温,还可制成冰帽、冰背心、水冷服、液冷服等降温。

### (七)应用防暑药物,加强个人防护

对重点对象和承担艰巨任务的战士可试用防暑药物,如六一散(行军散)、大剂量维生素C、香薷散和7604复方(氯丙嗪、麻黄碱制剂)、中草药凉茶等,米帕林的热防护作用亦值得进一步研究。个人防护首先要求操作者对自己的工作环境和高温对象应熟悉、了解并具有一定的专业知识,然后是正确地选择和使用个人防护用品。防热用个人防护用品包括头罩、面罩、眼镜、衣裤和鞋袜等。防热面罩的视野要大,可见度要好,不应受汗水雾气影响。冷却式头盔可产生凉快的感觉,降低头颈部皮温,提高蒸发散热效率,降低中枢体温。防热服装应具有隔热、阻燃和透气等性能,水冷服、通风服多连有一根水管或风管,只适用于固定工作场所。

## 第二节　寒冷环境军事作业卫生

在寒冷环境中,人体通过增加产热、减少散热,维持体温相对恒定。当环境温度过低,超越人体的生理耐受极限时,则会降低作业效率,诱发或加重某些疾病,严重的导致冷损伤发生,甚至危及生命。据史料记载,两次世界大战及朝鲜战争中,发生冻伤的人数超过100万人。冻伤可造成残障或失去战斗力。而我国北部边防要地纬度高,气温低,多数处于寒区,因此研究寒冷环境对健康的影响,掌握寒区环境的卫生防护对提高和保障部队战斗力具有重要意义。

## 一、寒冷环境对人体的影响

### (一)人对寒冷的生理反应

人体在正常情况下,产热和散热保持动态平衡。当人体受到寒冷气候影响时,生理功能发生一系列改变,其改变的情况,随人体的锻炼程度、寒冷强度、作用时间、身体的一般情况而异。在受冷初期,人体产热增多,散热减少,以维持正常体温。在寒冷中人体的第一生理反应是皮下组织血管收缩,皮肤血流量减少,以减少散热。第二生理反应主要是代谢产热率增高。

当皮肤冷感受器受到寒冷刺激后,在大脑皮质和下丘脑体温调节中枢的统一调节下,皮肤、皮质下和上呼吸道黏膜的血管反射性收缩,血流量减少,以减少散热。另一种反应是中枢

神经发放的冲动通过神经纤维传入横纹肌中,使横纹肌发生寒战,代谢增加,产生热量,称为寒战性产热(shivering thermogenesis)。但这种调节体温的能力是有限的,同一人群中,受冷发生寒战的阈值差别很大,有的人在受冷作用强度较小的情况下即出现寒战,也有人可经受较大强度的冷作用后才出现寒战。对低温有习服的人出现寒战较晚,较轻。服装覆盖部分平均皮肤温度降至30℃时,可有50%的人出现小寒战或阵发性寒战,29℃以下时可达60%以上。寒战可降低机体的工作能力,持续较长时间,不可避免地引起机体的冷损害。皮肤血管强烈收缩,使局部皮肤发生缺血,容易导致冻伤。据研究,暴露于寒冷空气中手的皮肤温度在-1~12℃时,皮肤血管痉挛,发生疼痛,皮肤在-1~9℃时,神经传导开始阻滞,发生麻木。皮温在-3.3~6.9℃时,组织发生冻伤。

**(二)寒冷对机体生理功能的影响**

评价冷环境对机体体温的影响,体温是最有意义的生理指标。低温时,皮肤温度随受冷时间的延长和冷强度的加大逐渐降低,并出现潮红、冷、胀、麻、痛等症状,感觉也逐渐减弱;持续暴露于低温环境时,除皮肤温度下降外,体心温度也下降,但体心温度的变化不如皮肤温度变化那样敏感,主要表现为直肠温度下降,当体心温度降至35℃以下时,会造成低体温或全身性的冷冻伤。

皮肤温度(skin temperature)是指体表某个部位皮肤的温度,皮肤温度对冷刺激的反应最灵敏。人体冷暴露时,首先是手、足等末梢部位皮肤温度降低,而后逐渐波及四肢近端和躯干。皮肤温度随环境温度和衣着的不同可有相当大的变化,环境温度越低、冷暴露时间越长,皮肤温度下降幅度越大。皮肤温度降低后,人体体表温度与环境温度间的温度梯度减小,经体表散失的热量减少,有利于保持体温相对稳定,具有重要的体温调节作用。但是,手、足皮肤温度降至23~20℃时会感觉冷,降至16~1℃时感觉疼痛,手皮肤温度低于12℃时手指触觉敏感性及操作的灵活性均会明显降低。若皮肤温度持续下降将不可避免地导致皮下组织和肌肉温度降低,最终必然引起体温降低。

体心温度(core temperature, Tc)是指心、脑、肝、肾及大小肠等器官所在部位的温度,即身体内部温度,可测定直肠温度(rectal temperature, Tr)、鼓膜温度(tympanic temperature)或食管温度(esophageal temperature),通常以 Tr 为代表。维持人体生理功能的最适 Tc 必须恒定在37℃左右,变化范围超过1℃则影响体力和脑力作业能力。在寒冷环境中,人体 Tc 不易出现较大波动,这是由于皮肤、皮下脂肪和肌肉的隔热保温作用和机体对体温调控作用所致。在持续冷暴露一定时间后,如机体的代偿调节不能维持体热平衡,热债达到 126 kJ/m² 时,Tc 将下降1℃。一旦 Tc 下降,对机体产生的影响远比皮肤温度下降的影响严重得多。因为各脏器的功能、各种酶类的活性等对温度的变化都非常敏感,尤其是心、脑功能,当 Tc 降至35℃时可出现反应及思维迟钝、发音困难,Tc 降至32℃时多数人会发生心脏传导紊乱。因此,防寒最重要的是防止人体内部各脏器的温度下降。在极端寒冷环境中,人体 Tc 应以 35℃作为耐受下限,这相当于体重 60 kg 者热债达到 418.4 kJ,超越此限度则视为低体温。

**(三)寒冷环境对能量代谢的影响**

环境温度降低时机体散热增多,机体通过中枢神经系统的调节作用增加产热以维持体热含量及体温的恒定。增加产热包括增高基础代谢率和安静状态下的代谢率。人体安静时的代谢量在一定的环境温度范围内呈现最低值,这个环境温度范围称为温度中性区。环境温度低于这一范围时散热增加,机体代谢亢进、产热增加,以保持 Tc 恒定。

寒冷环境中,未冷习服者以寒战产热(shivering thermogenesis,ST)为主,出现寒战(即骨骼肌不随意的周期性收缩),呼吸、循环系统功能增强,肌肉耗氧增多等变化。寒战是机体在冷环境中快速代谢产热的重要机制。运动时骨骼肌随意收缩消耗的能量有 60%～70% 转变成热量,寒战时肌肉收缩消耗的能量几乎全部转变为热量,产热效率明显增高。通常寒战产热可达基础产热量的 3～4 倍,Tc 可升高 0.5℃并维持较长时间;最大寒战产热可达基础产热量的 6 倍,但维持时间较短。寒战出现在体温下降之前,并随体温下降逐渐加剧,Tc 接近 35℃时寒战最剧烈,此后随着 Tc 降低寒战逐渐减弱,Tc 降至 33℃时寒战大部分停止。

寒战的不利影响是耗能多,干扰有目的的、协调的肌肉运动,寒战时肢体血流量增加、组织隔热作用降低,使机体的散热量增多。

冷习服者寒战明显减少,以非寒战产热(non-shivering thermogenesis,NST)完全替代或部分替代了寒战产热,此时耗氧量明显增加,但肌电活动增加不明显。

冷环境可使交感神经系统兴奋,血儿茶酚胺浓度升高,引起肢端末梢血管和皮肤血管收缩,心率加快,心排血量增加,可反射性地引起人体内物质代谢过程加强,增加氧耗,同时伴有中度的脂肪氧化作用。在冷暴露初期,寒战产热增加,使体温不至于继续下降到危及生命的程度。当皮肤和直肠温度均下降时,体内脂质动员增加,血清游离脂肪酸增加,增强产热,体脂消耗,体重也随之下降。然而在持续冷暴露过程中,机体通过神经、内分泌激素的调节,增强非寒战产热,可能逐渐代替骨骼肌的寒战产热,使体心温度逐渐回升到冷暴露前正常水平,体重也随之恢复正增长趋势。

1. **寒冷环境对神经系统的影响**　短时间的寒冷刺激能够提高交感神经紧张度,增加代谢活动;而较长时间处于寒冷环境中,机体运动神经和感觉神经的功能都会受到抑制,并可发生冻僵反应及不可逆损害。另外机体在受到寒冷损伤时,神经传导速度减慢,并可由氧化损伤而间接导致冷损伤的进一步发展——诱导脑水肿、继发性损伤及细胞凋亡。

2. **寒冷环境对循环和呼吸系统的影响**　冷暴露引起交感神经兴奋、血液儿茶酚胺浓度增高,使心率加快、心排血量增加、血压上升;冷暴露还使血液浓缩、血液流变性质恶化,如血液黏度、血细胞比容和血小板计数升高,增大血流阻力和心脏负担。吸入冷空气常引起舒张压升高、心血管动力学改变及冠状动脉收缩,有诱发心绞痛的危险。

吸入极冷空气可直接损伤上呼吸道黏膜,支气管分泌物增多、排出困难,严重时可发生呼吸道黏液溢出;还可使呼吸道阻力增高,成为诱发冬季运动性哮喘的主要因素。大量过冷空气的吸入对呼吸道及肺实质的血流有明显影响,表现为肺静脉收缩,严重时可引起进行性肺动脉高压甚至右心衰竭,可见于严寒季节在户外从事重体力劳动者。

3. **寒冷环境对骨骼肌功能及作业效率的影响**　有关冷环境对运动员身体功能影响的研究发现,其对骨骼肌功能的影响主要表现在两方面:一是冷环境可促使骨骼肌代谢加强;二是冷环境可影响外周神经系统,造成皮肤和肢端感觉下降,骨骼肌的协调能力减弱,关节的灵活性也减弱,容易发生肌肉和肌腱撕裂、抽筋等运动性损伤。另外,低体温可使肌肉僵硬、黏滞性提高,还使骨骼肌的兴奋性降低,以及某些酶的活性下降。寒冷影响神经系统、肌肉和关节的功能,减弱肌肉的收缩力、协调性和灵活性,使人体的作业效率和精细作业能力下降,更容易疲劳。并且手皮肤温度降低时感觉寒冷、疼痛、知觉与触觉鉴别能力降低。与此同时,冷暴露后脑作业效率也下降,表现为注意力不集中、作业错误率增多、反应时间延长等。

### (四)冷习服

在生理耐受限度内,人体长时间(一般为4~6周)反复接受冷刺激,可发生一系列的适应性改变,表现为冷应激反应(如寒战、皮肤血管收缩、心率加快等)逐渐减弱,而耐寒及抗冻能力明显增强,将这种变化称之为冷习服(cold acclimatization)。与世居寒带的人群不同,这种经过冷暴露锻炼而获得的冷习服,其稳定性较差,一般在人体脱离冷环境1~3个月后即告消退,称为脱冷习服。而寒带世居者,如鄂伦春族、因纽特人(爱斯基摩人)、澳洲土著人等,其冷习服程度高且稳定,并且具有生理、生化以至形态学等方面的特征性改变,可以世代遗传,称之为冷适应(cold adaptation)。这类人群具有较强的耐寒抗冻能力,且不易脱冷习服。

1. 冷习服的机制　冷习服的建立是在中枢神经系统调节下,神经系统、内分泌系统、组织细胞代谢等发生复杂的生理生化改变的过程,甚至可出现组织形态学变化。这些改变的最终结果是使机体在寒冷环境中增加产热、减少散热,增强机体的抗寒防冻能力。

动物实验表明,冷习服主要是由交感神经系统调控棕色脂肪组织(brown adipose tissue, BAT)增加产热完成的,慢性冷暴露诱导BAT增生。从细胞和分子水平看,冷习服的建立过程是棕色脂肪细胞中与产热有关的重要组分如解偶联蛋白(uncoupling protein, UCP)、甲状腺素-5L脱碘酶和脂蛋白脂酶基因表达上调的过程。UCP是BAT线粒体内膜特有的蛋白质,具有质子通道作用,能绕过ATP合成酶这些产热的限速步骤加速底物氧化产热。UCP基因(*ucp*)表达主要在转录水平调节:视黄酸和环磷腺苷酸(cAMP)促进UCP转录;三碘甲腺原氨酸(triiodothyronine, $T_3$)可增强去甲肾上腺素(NE)诱导的UCP转录。可能还有转录后调节机制(如UCP的降解机制)参与UCP水平的调节。

2. 冷习服的类型

(1) 代谢型习服:机体为了抵御寒冷,保持体内温度的恒定,必须使代谢活动增强,产热增加。受冷之初,机体通过肌肉活动紧张度增高发生寒战产热,保持体温。这种初期的寒战产热,随着习服程度的提高而逐渐被非寒战产热所代替。对于非寒战产热的机制虽然不完全清楚,但非寒战产热的存在则为各家公认。非寒战产热的发生部位,有的报道认为肌肉是主要的,内脏则以肝脏为主。过去认为只有新生儿有棕色脂肪存在,而成年人则无,近年来有学者报道在寒区从事室外工作的成年人,因事故死亡做尸体解剖时发现也有棕色脂肪组织,棕色脂肪能提供较多的游离脂肪酸,通过血流而到达全身,作为非寒战产热的物质来源。

(2) 隔热型习服:体表隔热对于冷暴露时机体减少散热有重要意义。一般认为,隔热型习服使皮下脂肪增多,体表血流量减少。因脂肪的导热性较少,脂肪组织的血管较少,这些都利于保存体热。人体观察证明,在不同气温条件下,皮下脂肪愈厚者,其皮肤温度下降愈少,且发生寒战时的皮肤温度愈低。但是,有些寒冷习服者的皮下脂肪厚度并不厚于甚至低于未习服者,但其隔热值等于或高于未习服者,因而推测隔热型习服可能是由于在寒冷刺激下末梢血管引起很强的收缩,保持较低的皮肤温度,使散热减少,隔热性增大,同时体温调节水平也降低,呈低体温型习服。

(3) 肢端血管反应型习服：寒冷习服时除全身血流动力学的变化外，也发生肢端血管反应的改变。1930 年，路易斯(T. Lewis)首先发现手指浸入冰水时，其皮温很快地降至 0℃，但 10～15min 后手指的皮温上升至 5.6℃，手指继续浸入冰水时，皮温为 0～5℃，该现象称波动反应。它见之于手指，在预防手指冻伤和维持手指功能上具有重要的意义。一般认为它是人体的保护性反应。其血管舒张幅度的大小和保持时间的长短，为人抗寒能力强弱的客观反映。

(4) 神经系统习服：人体各种功能均在神经系统的统一调节下协同活动，在寒冷习服方面从末梢感受器到中枢神经系统均参与其习服过程。经过寒冷环境锻炼的人体，通过中枢神经系统的调节可以改变机体或局部对冷刺激的生理反应。关于神经系统习服的机制，一般认为是由于温度感受器和中枢神经系统阈值上升所致。冷习服后冷痛感减轻，可能因皮肤厚度、血管反应及外周神经的变化，感觉的传入冲动在外周水平上发生改变。也有学者认为，冷习服后局部血管反应的改善与痛觉减轻主要与生活习惯有关。

3. 冷习服的评价　目前主要以全身或局部冷暴露时的生理变化为指标判断人体冷习服程度。常用指标有全身冷暴露时的代谢产热量、Tc、皮肤温度及热债的变化，局部冷暴露时的寒冷血管反应指数(index of vaso-response to cold，VRCI)。

## 二、寒冷损伤与救治

### (一) 寒冷对人体的损伤

人体的生理调节功能是有一定限度的。当外界寒冷强度超过人体的生理调节功能，则将产生寒冷损伤。当人体突然暴露于严寒环境时，最初发生强烈的寒战，代谢增加，随后体温很快下降。当肛温下降到 35℃时，代谢开始减弱，降至 33～32℃寒战停止，发生肌僵直(冻僵)；降至 31℃时意识不清；到 30℃时出现心律失常、心房颤动；低于 27℃时肌僵直消失；25～24℃，心室颤动，有死亡的危险。

如机体局部突然或长时间受到寒冷作用时，则血管极度收缩，血流减少或停滞，局部温度下降，首先发生僵、痛、麻木，当组织温度下降到冰点以下时，组织水分冻结，可发生局部冻伤，以四肢、耳部多见。

### (二) 寒冷损伤的病因与发病机制

冻伤是寒区冬季的常见病，平战时均可发生，但战时尤为多见，它是寒区部队非战斗减员的一个主要原因。低温的损伤作用，取决于它的强度和作用时间。除低温本身作用的持续时间外，还有多种因素影响冻伤的发生，引起冷损伤的危险因素包括环境、人体、作业与装备几方面。这些因素分别通过减少机体产热、增加散热、妨碍局部血液循环、减弱身体和精神方面的应激反应能力而使人体易感冷损伤，应采取相应的措施予以控制。

1. 促进冻伤发生的环境因素

(1) 风速：气流能加强热的对流，如果冷上加风，冻伤的作用就会明显加强。例如，3℃的气温，加上 10m/s 的风速，其作用就相当于无风时 −30℃。在暴风雪中行走容易冻伤，其中一个主要因素就是风速太大。在风力十分大而且暴露时间较长时，即使有衣服覆盖，但透风的部位，包括手部及骑马者的外生殖器，也容易受冻。

(2) 潮湿：潮湿是引起冻疮、战壕足和浸泡足等非冻结性冻伤的重要诱因之一。水是良好的导热体,空气潮湿、足被汗液浸渍、战壕中潮湿多泥都可促进冻伤的发生。潮湿空气使热的传导加快,并使角化层的超冷现象被取消,因而在受到相同的低温时,这些部位比干燥部位容易发生冻伤。

(3)海拔高度:在高原,海拔高度每上升1000m气温将下降5～6℃,故高原气温常年较低。而且高原风大(树线以上基本无遮蔽物)也使机体散热增多,加之低氧为冷损伤的易感因素,所以高原冷损伤发病率更高。

2. 促进冻伤发生的机体因素　除了外界气象因素之外,机体的许多内在因素,包括衣着、精神、体力活动、营养状况等,也与冻伤发生有一定关系。

(1)疾病、创伤:创伤,精神病,心、肺、肝、肾疾病及饮水不足等可使机体散热多于产热;用药过量或不当可影响代谢和血液循环,导致机体对寒冷的反应迟钝或异常,易引发冷损伤。外伤不仅限制肢体活动,还可因疼痛或失血导致外周血管收缩,甚至肢体的微循环衰竭,使肢体耐寒力明显下降,容易受冻。

(2)局部血液循环:充足的血液循环是保证局部组织不易冻结的重要因素之一。因而局部血液循环受压迫造成组织血流灌注不足,可以促使冻伤的发生。在行军或战争条件下,绑腿缠得过紧,和靴鞋过紧一样,可以压迫肢体血液循环,而促进冻伤的发生。紧握硬物时间过长,手提吊袋过久,使手部血液循环受压迫,可促进冻伤的发生。

(3)长时间不活动:在不活动的情况下,骨骼肌的产热明显减少,尤其当肌肉处于松弛状态时,在寒冷天气中,散热明显增多。由于不能增加产热来补偿增多的散热,就降低了御寒能力。并且在不活动的情况下,肢体的血液循环较差,肌肉中血流的分布相对减少,因而四肢受冷时比较容易冷却和冻结。

(4)醉态:在意外发生冻伤的病例中,有相当部分是由于饮酒过多,尤其是在夜间,醉倒在地而无人发现,暴露时间较长,更易受冻。国外文献报道,饮酒某种程度上、在一定时间内有御寒作用,但饮入酒精后皮肤血管舒张和体表血流增多,导致大量散热,尤其在寒冷环境中,体内外温差大,散热就更多和更快,加上在醉态中,骨骼肌失去紧张度,使产热减少,从而促进冻伤的发生。

(5)皮下脂肪过少:人体组织的传热能力除与其导热率有关外,主要依赖血液的流动将体内热量带到体表散失。皮下脂肪组织隔热值最高(在无血液的情况下,脂肪、皮肤和肌肉的隔热值之比为3∶2∶1),且导热系数小。同时,脂肪组织中血管少,所以皮下脂肪层越厚,体表隔热值越大,散热越少。皮下脂肪的隔热作用在冷水浸泡性冷损伤发生时最为明显,因而体质瘦弱者易发生冷损伤。

(6)过劳:体力和精力过度消耗,产生疲劳,使活动减少,代谢下降,在低温环境中易发生冻伤事故。因而过劳也是致冻伤的重要因素之一。在战争史上,当部队撤退时,由于士兵体力消耗过度,精神沮丧、抑郁,身体抵抗力下降,因此,经不起寒冷的袭击,常发生大量冻伤。

(7)饥饿:机体在冷环境中散热量增多,需增加食物摄入以补偿额外的热量散失。饥饿或营养不良的机体,摄食减少,未能维持足够的产热来适应冷应激的需要,可能导致过早的热能耗竭,并促使冻伤发生。

(8)对寒冷的敏感性:长期生活在高寒地区的居民,或经过充分耐寒锻炼的士兵,对寒冷有较强的抵抗力,如爱斯基摩人和印第安人;相反,从温带刚到寒区或缺乏耐寒锻炼的人,对寒冷比较敏感,容易发生冻伤。

3. 作业与装备因素

(1) 户外作业时活动受限或作业时间过长及部队勤务的特殊性决定了部队的冷暴露是不可避免的。部队在严寒环境中连续作战、长时间静态防御或潜伏时使身体活动受限,造成冷损伤。

(2) 接触过冷的物品:身体直接接触极冷的金属、石块等导热性强的物品,接触低沸点物质如过冷的燃油、干冰、氟利昂等可使局部组织温度突然下降或冻结,引起冻伤。

(3) 装备的数量或抗寒性能不足:忽视防寒工作,致使防寒装备潮湿、保暖性差、数量不适或着装不当限制了身体活动等均易发生冷损伤。第二次世界大战期间,德军进攻莫斯科和由莫斯科撤退时,发生大量冻伤,主要原因是衣着不足御寒。对美军在朝鲜战争中士兵衣着情况的调查,戴有羊毛衬里的皮手套者,很少发生手部冻伤;手部冻伤最常发生于没有戴手套或手套不够保暖的情况。

(4) 乘坐的运输载体保暖性差:乘无篷车、船、雪橇等行进时,机体活动少、产热减少,行进过程中形成的非自然风加快散热,因而易致冷损伤。

### (三) 冻伤的发病机制

冻伤的发生机制一般认为是代谢紊乱和血液循环障碍,近来多倾向于组织冻结而形成细胞结构和功能损伤,以及冻结组织融化后微循环障碍而致损伤。

1. **冻伤前反应期** 皮肤温度迅速下降;皮肤温度在一定范围内波动;皮肤温度再次下降。组织温度下降而随之发生组织冻结。

2. **冻结-融化期** 局部组织温度下降至生物冰点以下而发生冻结。快速冻结时,在细胞内、外同时形成冰晶体微粒;而在慢速冻结时,则首先在细胞外液中形成冰晶核,随着周围水分的不断凝结,冰晶体逐渐扩展,慢速冻结引起组织损伤的原因有如下几种学说。①冰晶体机械损伤学说:由于细胞外水分逐渐形成冰晶,细胞外溶质浓度增加,使细胞内水分外溢,进而使细胞内电解质浓度增加,引起细胞结构及功能的损伤。②最小细胞容积损伤学说:此学说认为在冰晶形成过程中,细胞因脱水而皱缩,当缩至一定体积时(即最小体积)产生一种抗皱缩力,在细胞膜内外形成一种渗透压梯度,当这种压力梯度超过最小细胞容积的抗皱缩力时,细胞透性突然改变,造成严重的细胞损伤。

在慢速融化时对细胞损伤的机制有以下解释。①冰晶重结晶损伤:慢速融化过程中,重新形成冰晶体且相互凝聚扩大,加重了对细胞的损伤。②稀释效应损伤:慢速融化时,细胞外冰晶体融化,水分重新分布,过量的水进入细胞内,导致细胞肿胀、破裂,加重细胞损伤。

3. **炎症反应期** 这阶段的主要病理变化是血液循环障碍,炎症反应及组织代谢紊乱,表现为:

冻区组织融化后血液循环经历了停顿—通畅—停顿的过程。

冻后局部炎症反应的程度与组织活存力有密切关系。

冻融损伤后,冻区细胞代谢紊乱。冻区肌肉中 ATP、ADP、AMP 和 CP(磷酸肌酸)4 种高能磷酸化合物的含量均明显降低。冻伤组织氧利用明显减少,而且肌糖原含量明显减少及琥珀酸脱氢酶活性明显减弱,这些说明组织代谢发生明显障碍。

不合理的复温可因细胞内冰晶凝集,细胞外水分重新进入细胞内,进一步造成损伤。实验证明,细胞在 15℃ 左右存活时间最短,这是由于此时分解代谢大于合成代谢,故称之为"危险温度"。由于慢速融化复温时,组织在 10~25℃ 停留时间较长,从而加重损伤。

### (四)寒冷损伤的分类及临床表现

冻伤是由于寒冷作用于机体而引起的局部乃至全身组织损伤。按损伤部位区分,有全身性损伤和局部性损伤两类。全身性损伤又指冻僵(accidental hypothermia)和冻亡(freeze to death),局部性损伤包括局部冻伤(local frostbite)、冻疮(chilblain)、战壕足(trench foot)和浸渍足(immersion foot)。冻伤如按有无冻结区分为有冻结性损伤和非冻结性损伤,冻结性损伤包括局部冻伤、冻僵和冻亡;非冻结性损伤包括冻疮、战壕足和浸渍足。

1. 非冻结性冻伤

(1)冻疮:多发生于不太冷的高湿度地区。冻疮易发部位是手、足、耳及其末梢部位。冻疮开始表现为皮肤红斑(或紫红斑)及肿胀,皮下结节,有灼热感及痒感,出现血管扩张和皮下水肿。这种病灶可于几日内消退,也可反复发作,甚至每年发作(多在秋末和初春复发);可迁延数周至数月不愈,病灶肿胀加剧,组织变硬,颜色较深,有时出现水疱,并可发生浅表组织糜烂和皮下脂肪坏死,痒感被疼痛代替。

(2)战壕足:战壕足发生于冰点以上低温(0~10℃)的潮湿或蒸汽环境中,往往是在寒冷和潮湿的战壕中长时间不活动,肢体下垂、鞋靴紧窄的条件下发生的。战壕足在1914—1918年第一次世界大战中被发现,因多发生于战壕,故命名为战壕足。症状为双足寒冷、麻木、足底刺痛,开始双足红肿继之苍白充血、点状出血、发生水肿和水疱,严重者部分浅层组织坏死。

(3)浸泡足:发病机制与战壕足相同,足部长时间浸泡在冰点以上的冷水中引起的冻伤称浸泡足。首先表现为四肢寒冷麻木、水肿。持续1h至几小时后麻木消失,患肢由于充血变热和发红,并有疼痛,水肿更加明显,可出现水疱,此期持续几小时、几日或几周,然后患肢对冷敏感,血管运动不稳定。严重者可发生进行性坏死。

2. 冻结性冻伤　按损伤程度分成四度冻伤。一度冻伤和二度冻伤又称轻度冻伤。三度冻伤和四度冻伤称重度冻伤。

(1)一度冻伤:受冻伤处皮肤呈现苍白貌,随后演变为红色与蓝紫色,伴轻度水肿。自觉灼热,刺痛及瘙痒,约1周后痊愈,不留痕迹。

(2)二度冻伤:局部明显充血、水肿,有大小水疱形成。疱液黄色,有时呈血性。摩擦后常引起表皮剥离。患处起初感觉迟钝,随水疱形成而有疼痛感。如无继发感染,经2~3周后水疱渐趋干枯,成为黑色干痂,脱落后覆以新生上皮。如水疱发展为溃疡,则愈合较慢。

(3)三度冻伤:皮肤的全层组织发生坏死,并可延及皮下组织的不同深度。多数有血性水疱。皮肤呈紫红色、发绀色或青蓝色。没有水疱时可呈青灰色。感觉消失,待溃疡、坏死形成后才有痛觉。组织修复缓慢,愈合留下瘢痕,有色素沉着,感觉减退。

(4)四度冻伤:损伤累及肢体的全层,它是损伤最深和最严重的一类冻伤。水疱液为血性,呈暗红色。皮肤呈蓝色或青灰色,痛觉及触觉消失或明显迟钝。常感肢体疼痛,疼痛可持续15~30d,疼痛剧烈者可影响睡眠,但有的则仅有灼痛。多数在发展为干性坏疽后,疼痛减轻或消失。组织修复缓慢,干痂或坏死肢端脱落后,伤口露出肉芽组织,逐渐长出上皮而愈合。

3. 冻僵或体温过低　体温过低常发生于意外事故,因低温的作用,使中心体温降至低于35℃,而发生的全身性冻伤称为体温过低(hypothermia),患者大多数呈全身僵硬,故称冻僵。意外体温过低多半是因大风雪迷路、醉酒、精神病、船舶遇难、飞机迫降、深山或高山遇难,以及其他意外情况而暴露于冷环境中引起。人体在此冷环境中,由于体温热量散失于外周环境,四肢温度明显下降。在缓慢冷却过程中,在相当时间内,中心体温仍可保持于30℃以上,但终因产生的热量不能弥补丧失的热量,体温无法继续维持,遂致急剧下降。在冬季突然落入江、河、湖、海或其他冷水中引起快速冷却型体温过低,体温急速下降,严重者几小时可产生致死性体温过低,因为水的导热率比空气高得多。随着体温的下降,病人出现疼痛性发冷、知觉迟钝、疲乏、肌张力减退、麻痹、步履蹒跚、视力和听力减退、意识模糊、幻觉、嗜睡、瞳孔散大、对光反应减弱、脉搏微弱等,肌颤停止、关节肌肉发硬、牙关紧闭、心率缓慢、呼吸困难,逐渐陷入僵硬和假死状态。饥饿、疲劳、营养不良等因素都可促进体温过低的发生。因为这些因素使体内产热减少,削弱机体对寒冷的防御反应。

意外体温过低也可发生于室内。在医院可见于婴儿全身麻醉时及患者服用过量的吩噻嗪或大量氯丙嗪(冬眠灵)。意外体温过低在我国高寒地区偶尔遇到,为数不多。在高寒地区作战,体温过低也会大批发生。

**(五)寒冷损伤的救治原则**

1. **迅速将伤员移离寒冷环境** 一旦发现冻伤人员,应尽快使其脱离寒冷环境,进行全身和局部保暖,给予暖饮料。力争对冻伤局部进行温水快速复温,复温后在充分保暖的条件下后送。如无条件快速复温,则尽早后送,途中注意保暖,防止外伤。

2. **尽快采取治疗措施** 为加速消除组织的冻伤状态,缩短冻区融化时间,减轻融化损伤,改善冻区血液循环,利于损伤组织的修复,应尽快进行快速复温。快速复温的水温在38~42℃均有效,以42℃效果最好。高于45℃对受冻部位反而有害。水温要求为冻伤肢体浸泡水中后,始终坚持在42℃,因此应不断加放热温水,测量水温。浸泡时间目前多主张以被浸泡的受冻伤部位的温度回升至接近正常皮肤温度(表现为组织软化,皮肤潮红,尤其是指、趾甲床潮红)。对于颜面部冻伤,可用42℃的热水袋或浸湿毛巾进行局部热敷。对冻伤部位严禁火烤、雪搓、冷水浸泡或猛烈捶打。复温的效果除与温度有关外,复温的时机很重要。对冻结状态下的肢体或组织,进行快速复温,效果显著;对已有部分或完全自融的冻肢则无效;对温度过低与冻结时间较久的冻肢,恢复效果也显著降低。在重度冻伤的发展中,可能会继发微循环障碍,其主要特点是红细胞聚集、血小板凝集性血栓形成。为了解除红细胞聚集、血小板凝集和防止血栓形成,一些研究者在实验治疗中采用了抗血液淤滞的药物,包括低分子右旋糖酐、多氧乙烯、多氧丙烯、乙二醇的聚合物和双嘧达莫等。

一、二度冻伤不给药物治疗也能自然治愈。治疗的目的是加速其恢复和防止并发症(感染)。经原白求恩医科大学验证发现"HC"霜对兔耳二度冻伤有显著疗效,并对170名患冻疮的中小学生进行实验性治疗,4d 1个疗程,有效率达97.05%。"HC"霜对皮肤无刺激作用,使用方便,是目前治疗轻度冻伤的高效药物。

## 三、寒区作业寒冷损伤的防护

为保障我国寒区部队人员的健康,顺利执行训练、施工、生产、保卫国防等任务,做好防寒防冻工作是极为重要的。人体的防寒机制分为生物学机制和非生物学机制两种。人体通过自身的调节增加产热、减少散热为生物学防寒机制,而利用服装、掩蔽所或辅助加热等方法减少散热则属非生物学防寒机制,人类抵御严寒主要依赖后者。实际上,在冷环境中只要严格管理,充分、合理地利用服装和掩蔽所,寒区部队就可以有效地预防和减少冷损伤的发生。

### (一)做好冬防准备

1. 思想准备　做好思想准备,提高思想认识是做好防冻工作的第一环。我国寒区部队在防寒、防冻工作方面有丰富的经验。每当入冬之前,要对部队进行思想教育,树立战胜严寒的信心。

2. 物质准备　在抓好思想准备的同时,需搞好物质准备。应及时做好采暖设备的维修,冬装的调整和修补,改善伙食,有条件时多吃脂肪和维生素丰富的食品,搞好战时热食、热水和干粮的供应。就地取材,利用苞米皮、乌拉草、旧布、旧毛皮等做成辅助防寒物品。积极收集防治冻伤的民间偏方和中草药。

3. 组织准备　根据寒区部队经验,连队在入冬前把防冻工作列入议事日程,研究、讨论和制订具体措施。根据部队的任务特点做到"早准备、争主动、严要求、不落空"。干部和卫生人员深入现场,发现典型,总结经验,检查落实。

### (二)建立人体冷习服

冷习服是指人体接触冷环境后,通过复杂生理调节耐寒能力有一定程度提高。部队可进行耐寒锻炼建立冷习服,即在低温环境中进行一定时间、一定强度、反复多次活动和冷暴露能使人体对寒冷环境增强耐受能力的一种特定的适应性锻炼方法。耐寒锻炼是一项预防低温危害的积极有效措施。它还可以与体育锻炼结合起来。

1. 锻炼原则　耐寒锻炼原则是循序渐进、持之以恒、以练防冻。

2. 锻炼方法

(1)在冷空气中锻炼:在冷空气中进行体育锻炼和军事训练,如爬山、跑步、滑雪、徒手操、滑冰、球类活动、器械操等。在进行体育锻炼时,应根据气温、风速和活动情况适当减少着装,因为只有在身体感觉冷的条件下进行锻炼,才能提高机体耐寒能力。根据寒区部队的经验,锻炼应做到三结合:①动静结合:把动、静课目穿插进行。②防炼结合:既要重视锻炼,又要做好防寒保暖工作。③室内外结合:室内、外课目穿插进行。

(2)冷水锻炼:用冷水洗手、腿、足,每天1~2次,每次3~5min,洗后用干毛巾摩擦,条件许可时每天用冷水擦身1次,按上肢胸、腹、背、下肢的顺序进行,时间以5min为宜。冷水擦身后用干毛巾摩擦皮肤,直至发红为止,此项锻炼应注意保暖条件,防止受冻感冒。在习惯用冷水擦身后,可用冷水淋浴。开始时水温不宜太低,先从30℃左右的温水开始,淋浴2~3min后,擦身,至皮肤发红为止。以后逐渐降低水温(至20℃止),并逐渐延长时间。用冷水锻炼时如发现失眠、头痛、头晕或感冒情况时,应暂时停止,待健康恢复后再循序锻炼。冬季进行冷水擦身或淋浴时,室温不宜低于20℃。

### (三)防寒的具体措施

1. 当室外温度低至7℃时即应考虑采暖。可用工作间内空调、暖气等集中式采暖,也可用加热器、屯炉等局部采暖。目前,我国规定的采暖标准如表15-11。表中所列采暖标准值系最低要求。若不影响工效,尚需在此标准上适当加以提高。

2. 无论集中式采暖还是局部采暖,均应保证手部皮肤温度不低于 20℃。全身平均皮肤温度不低于 32℃为宜。

3. 寒冷季节从事室外作业及室内冷藏作业均应有充分的个人防寒保暖装备。要配备有防寒服、鞋、帽、手套等,服装质料以含气量大、防风效果好、重量轻为宜。服装、鞋、手套要避免潮湿,手脚不可缚紧,以免影响局部血液循环。

4. 在没有特殊防护的情况下,不应在湿冷环境中睡眠。

表 15-11　我国采暖卫生标准

| 工种 | 温度 |
|---|---|
| 轻作业 | >15℃ |
| 中等作业 | >12℃ |
| 重作业 | >10℃ |
| 办公室 | 16~18℃ |
| 技术资料室 | >16℃ |
| 食堂 | >14℃ |
| 浴室 | >25℃ |

5. 如遭寒流袭击,要迅速寻找避风寒处,不断做全身缓慢动作,切勿畏缩不动。

6. 饮食中应含有适量的脂肪及蛋白质类营养,还应补充 B 族维生素。食物中蛋白质减少,能减少对冷的耐受性。

7. 寒冷作业车间应设防寒服装、烘干室及浴室。

8. 长期从事寒冷作业工人,要进行定期健康检查,有高血压、心血管系统疾病、肝脏病、胃酸过多症、胃肠功能障碍及肾功能异常者,应避免从事低温作业。

9. 年龄 50 岁以上者,不宜长期从事低温作业。

### (四) 做好卫生监测

以下介绍几种判断寒冷程度的指标。

1. **气温估计法**　在寒冷环境中,可根据客观和主观的感觉,估计当时的气温。表 15-12 是我军寒区部队在寒冷环境中估计气温的经验。它适用于部队在野外行军、作战时判断天气寒冷程度。

表 15-12　不同气温时的客观现象和感觉

| 气温 | 现象和感觉 |
|---|---|
| −20℃ 以上 | 无风时没有很冷的感觉。有风时冷的程度与风速呈正比 |
| −20℃ 以下 | 呼气中的水分凝结,附在胡须上 |
| −30℃ 以下 | 除胡须上有水分凝结外,眉毛上凝霜,呼吸稍急促 |
| −40℃ 以下 | 空气中的水凝成雾状,能见度不到 0.33m;鼻尖、足尖、指尖等身体末梢部位感到很冷,额部有冻痛感,腕关节感觉冷;身体与衣服之间觉有冷气层,寒气袭人,说话困难 |

2. **相当温度**　所谓相当温度,是指在该环境下有风时的寒冷程度相当于无风时的气温度数,其计算公式如下:

$$相当温度 = 外界气温 + \frac{(外界气温) - 36}{10} \times 风速 \qquad (式 15\text{-}7)$$

例如:外界气温为零下 5℃,风速为每秒 10m,代入上式得相当温度为零下 46℃。根据相当温度测出指(趾)冻结时间,如下表 15-13。

表 15-13　不同相同温度指(趾)冻结时间

| 相当温度(℃) | 裸指(趾)冻结所需时间(min) | 戴绒手套的指冻结所需时间(min) | 穿防寒鞋趾冻结所需时间(min) |
| --- | --- | --- | --- |
| ~-20 | 12 | >120 | >120 |
| ~-25 | 10 | >120 | >120 |
| ~-30 | 8 | 30~20 | 120~90 |
| ~-35 | 7 | 30~20 | 120~90 |
| ~-40 | 6 | 30~20 | 120~90 |
| ~-45 | 5 | 30~20 | 120~90 |
| ~-50 | 4 | 20~10 | 90~70 |
| ~-55 | 3 | 20~10 | 90~70 |
| ~-60 | 2 | 20~10 | 90~70 |
| ~-65 | 2 | 5~3 | 60~40 |
| ~-70 | 1 | 5~3 | 60~40 |

3. 冷感值　冷感值表示气温与风速对机体的综合作用。它是根据在裸体情况下，人体每小时每平方米体表面积在一定气温和风速作用下散热的卡数而制成的，用它衡量该环境条件下人的温热感，其从 50 至 2500(室外自然条件下记录的最大冷感值，为不能忍受的寒冷)。

根据测得的气温和风速，查阅冷感值图(图 15-1)，即可衡量在该环境下人的温热感觉。

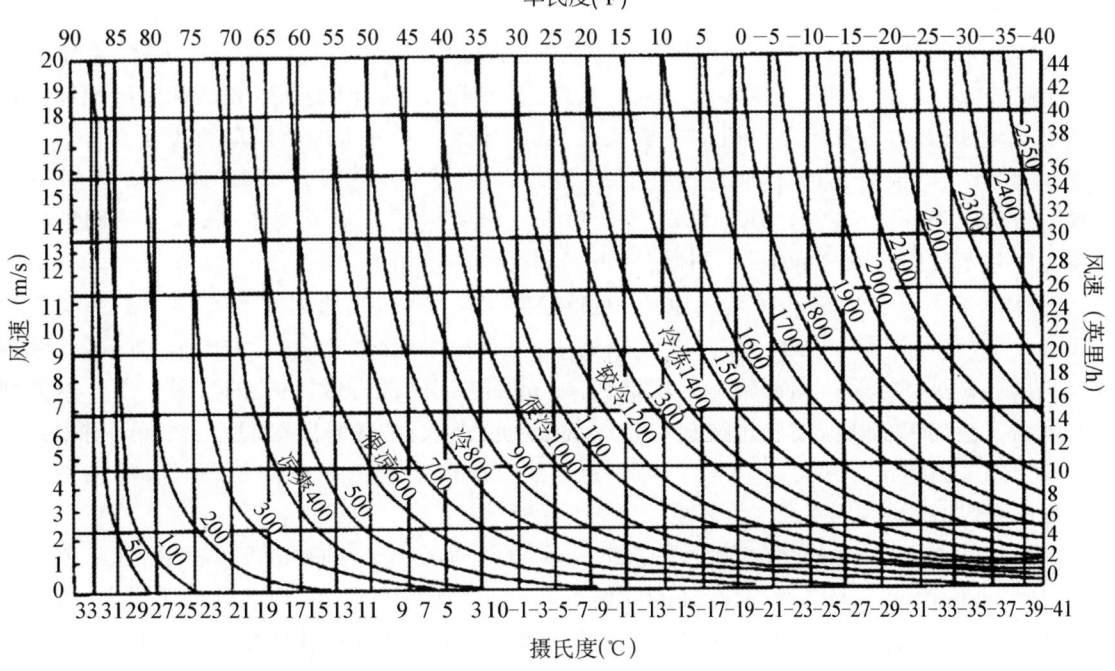

图 15-1　冷感值图

冷感值的查阅方法比较方便。例如测得当时风速为 4.5 m/s，气温为 4℃，则从风速 4.5 m/s 处引一水平线与气温为 4℃ 的垂直线，两线交点与图上曲线 1000 相交叉，此 1000 即为冷感值，表示很冷。冷感值强调了风在失热上的重要性，适用于身体的裸露部分，如果穿着衣服及保护了裸露部分，则仅作参考。

上述指标可初步判断寒冷的程度，适时地采取防寒措施，但这些指标只能相对地说明寒冷对人体影响的大小。在采取措施时必须考虑寒冷的程度（温度、风速、湿度的综合作用）、人体在寒冷环境中的暴露时间及个体情况。

## 第三节　高原环境军事作业卫生

在海拔 3000 m 以上的地区由于多种特殊环境因素，对人体健康产生明显影响，医学上将这些地区称为高原地区，这与地理学的高原地区概念有所不同。我国高原面积大，居住人口多，海拔超过 3000 m 以上的地区主要分布在西藏、青海、新疆、云南等地，大多地处边陲，并且有数千千米的边境线也跨越这些地区，因此，了解高原环境卫生学特点，掌握其对健康影响的规律，对提高高原部队的适应与生存能力，具有重要的国防和军事意义。

### 一、高原环境对人体的影响

#### （一）高原环境影响人体健康的主要因素

1. 低大气压与低氧分压　海拔愈高，大气压力也随之降低，空气中氧分压下降，由于环境氧分压随海拔增高而降低，导致吸入气氧分压降低，因此人体肺泡氧分压和动脉血氧饱和度也随之下降，造成环境供氧不足的机体缺氧状态，从而导致一系列生理和病理的改变。

2. 寒冷　气温变化的规律是随海拔高度增加而降低，一般每升高 100 m，气温下降 0.56℃。温度降低的幅度因纬度、季节、主要风向等因素的变化而有所不同，因此不同地区的雪线高度并不相同。寒冷和缺氧同时作用于人体可使冻伤加重。

3. 太阳辐射和紫外线　在高原地区，太阳辐射显著增强，其原因主要有两个。一是高原空气密度小，空气稀薄，气候干燥，水蒸气密度小，空气洁净度高，尘埃少，太阳辐射的吸收和漫射减弱，加以日照时间长，太阳辐射强度增强。二是积雪对太阳辐射热能的反射作用。紫外线是太阳辐射线的组成成分之一，海拔愈高，大气透明度愈大，加以日照时间长，太阳辐射中到达地面的紫外线就愈多。通常每升高 100 m，紫外线强度增大约 1.3%；陆军军医大学在不同海拔高度和 1d 内不同时间对紫外线测量如图 15-2 所示。

高原紫外线强，经常辐照致颜面等暴露部位，尤其面部突出的颧骨区出现红斑或色素沉着，故高原地区生活的人群，颜面泛红的健康色既有紫外辐射的作用，也有红细胞增多的影响，敏感者可致日照性皮炎。当活动于高原积雪地区时，强紫外线被角膜的核蛋白吸收，可成批发生通常称雪盲的急性辐射性角膜炎，造成视物障碍，影响军事行动。

4. 低沸点与高蒸发　海拔高度越高，大气压越低，大气压降低导致水的沸点下降，一般每升高 100 m，水的沸点降低 0.32~0.35℃，烹调时沸点过低，易吃夹生饭、黏馒头、烂糊面，肉菜煮不熟。尤其在野外活动时，除自带燃料外多用干牛粪燃烧，火力不旺，更影响饭菜的口味，易导致饮食所致的胃肠不适。实验证明,低气压抑制消化腺分泌,肠蠕动减弱、胀气、胃排空延缓,使消化系统功能受到明显影响。

5. **空气离子化** 高原大气透明度高,致使太阳辐射及短波紫外线较平原大为提高,因而空气直接电离增强。据研究,在海拔5000m处较海拔低于100m的陆地空气中的阴离子数约增高3倍,9000m处增高10倍。在高原谷地河边的浪花飞溅地区,阴离子可达1900个/$cm^3$。阴离子对心血管和神经系统有良好的镇静调节作用,使人清新爽适。

6. **空气湿度低** 空气的绝对湿度(absolute humidity)随着高度增加而降低,海拔愈高,空气中的水蒸气含量愈少,将海平面的水蒸气绝对含

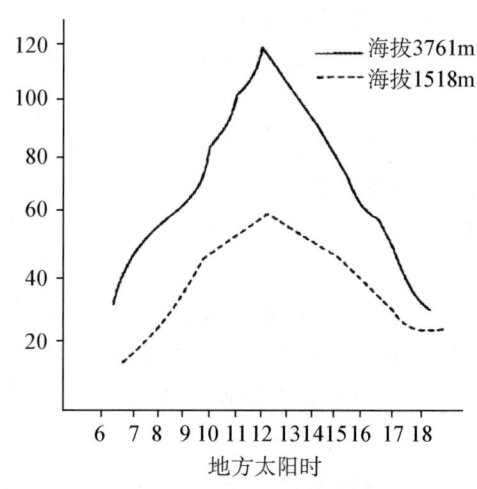

图15-2　不同海拔高度日紫外线测量

量作为100%,在各种不同高度上的水蒸气绝对含量的百分比见表15-14。水蒸气的分压愈低,从而导致蒸发量愈大,空气干燥,易使体表和黏膜丧失大量水分,常有口渴感,可造成皮肤发痒,唇黏膜皲裂和出现鼻出血,特高地区甚至可以形成脱水,引起血液浓缩,易致血栓形成。

表15-14　不同海拔高度的水蒸气量

| 高度(km) | 0 | 1 | 2 | 3 | 4 | 5 | 6 |
| --- | --- | --- | --- | --- | --- | --- | --- |
| 水蒸气量(%) | 100 | 68 | 41 | 26 | 17 | 11 | 5 |

### (二)高原低氧对人体的影响

高原缺氧可对机体的功能和代谢产生一系列影响,这种影响是广泛的、非特异的,在各个水平和层次上均有表现。其影响的程度和结果,除了与海拔高度有关外,还取决于进入高原的速度、停留时间及机体的功能代谢的状态。一般来说,缓慢进入较低海拔高原时,机体的功能、代谢变化以代偿性反应为主,快速进入较高海拔高原时,则主要引起组织、细胞代谢障碍和系统功能紊乱。高原环境对人体的作用,缺氧是主要的,但也存在着综合因素的作用,研究高原环境不能忽视综合因素的影响。

1. **中枢神经系统** 中枢神经系统对缺氧最为敏感且氧耗量大,故中枢神经系统对缺氧的耐力甚低。轻度缺氧时(一般在海拔4000m以下)和缺氧早期,大脑皮质内抑制减弱而兴奋增强,其下属的神经作用各有不同表现,呼吸、心血管系统神经兴奋性增强,出现欣快感、情绪激动、多言多语、失眠、幻听、幻视;有的可出现痛觉、触觉、味觉、暗适应等敏感性增强,大脑皮质兴奋性增高,通过呼吸中枢、循环中枢使呼吸加深加快、心率增快、心排血量增加,以促进缺氧下的生理代偿功能;消化道和生殖系统的神经兴奋性减弱,但感觉器官的神经如痛觉、触觉敏感性提高,可能与生理性保护反应有关。海拔升高,缺氧加重,则由兴奋转入抑制,由轻度头痛发展至注意力分散,思维反应迟钝,记忆力下降。同一研究的行为效应指标观察表明,

3500m 未受明显影响,但至 4500 m 其情绪反应较平原波动显著,反映思维分析、记忆力和心理稳定的数字译码试验准确率较平原降低 21.63%,反映脑、手协调和速度的提转捷度试验较平原降低 19.43%,提示高海拔地区人在未习服时有一定的行为障碍和心理的不平衡,表现在对环境变迁产生过多的焦虑或压抑,对现实或即将预见的环境不能较坦然地对待而致过分紧张,甚至在冥想中产生恐惧。有经验的高原工作者经常观察到,在进入高原前具有焦虑、恐惧状态的心理不平衡者,进入高原时易于发生或加重高原病。

2. 心血管系统

(1) 代偿性功能改变:通常初入高原,由于缺氧导致心率随海拔增高而加快,海拔越高,心率增快越多,但最大心率随高原缺氧程度的加重而降低。随着在高原停留时间的延长,机体其他对高原缺氧代偿机制的逐渐建立,心率逐渐恢复,但仍高于高原世居者。进入高原早期,血压大多升高,随着在高原停留时间的延长,血压逐渐恢复,接近平原水平。进入高原初期,心泵功能增强,到高原 5d 后达到高峰,以后逐渐恢复,约 2 周后接近平原水平。心排血量增加,单位时间内经肺交换的血量增多;同时红细胞数和血红蛋白含量呈生理代偿性增多,以增强携氧和供氧能力,可改善血氧饱和度因海拔增高而递减的趋势,加强机体供氧状况。

(2) 肺循环改变:缺氧引起肺循环改变使肺动脉压升高,升高程度与海拔高度成正比。肺动脉压增高是由于急性缺氧引起肺小动脉收缩,长期迁居高原的慢性缺氧则引起非肌性(弹性层)的肺动脉壁增厚,使动脉管腔变窄,导致肺动脉压持久升高,可加重右心负荷,终致引起右心肥大。缺氧引起肺小动脉收缩和肺动脉压升高有一定的代偿意义,一方面可使肺血流重分配,即平原环境下灌流相对不足的肺尖或肺的其他区域得到较多的血液;另一方面启用肺毛细血管储备,使关闭的肺毛细血管开放和使肺毛细血管扩张,从而改善肺部血流灌注及扩大肺部气体弥散面积,有利于氧的摄取和二氧化碳的排出,改善机体氧的供应。但肺动脉压升高又是高原肺水肿和高原心脏病发病的中心环节。

(3) 毛细血管改变:人体进入高原后,由于原来闭合的毛细血管重新开放或新生的毛细血管形成,单位面积的毛细血管数目增多,从而提高血管对氧的弥散能力。研究表明,对高原习服者,肌红蛋白明显增高,除具贮氧的功能外,还可促进氧的弥散。超微结构发现,习服者细胞线粒体数明显增多,以促进机体对氧的利用。在低氧环境中,由于代偿机制的调节,首先是血容量的重新分配,红细胞、血红蛋白的增加,使机体在低氧环境中得到适应。持续严重缺氧,红细胞过度增生,血红蛋白浓度增加,使机体处于严重供氧不足状态,微循环可出现血液流变学和血流动力学的改变,甚至使毛细血管受损,凝血和抗凝血平衡失调,则可造成组织水肿(脑水肿、肺水肿等)或弥散性血管内凝血(DIC)及血栓形成等。

3. 呼吸系统　平原人进入高原后肺通气量明显增大,这种由缺氧所引起的肺泡通气量随海拔高度上升而增加的现象称为缺氧性通气反应,是机体对缺氧的一种代偿性反应。低氧引起的肺通气量增加主要是由于潮气量增加,潮气量上升 50%,肺泡通气量增加 70%。初入高原早期呼吸频率可立即增快,随着时间的推移,逐渐稳定在 15～20/min,一般不超过 20 次。缺氧时肺通气量增加的生理意义在于:呼吸加深加快,可把原来未参与换气的肺泡调动起来,增大呼吸面积,提高氧的弥散,使动脉血氧饱和度增加;呼吸加深加快,使更多的空气进入肺泡,置换肺泡内原有的气体,从而提高肺泡气氧分压,降低二氧化碳分压;呼吸加深加快时胸廓活动度增大,胸腔负压增加,回心血量增多,促使肺血流量及心排血量增加,有利于气体在肺内的交换和氧在血液内的运输。但是,过度的深快呼吸排出较多的二氧化碳导致呼吸性碱中毒,致使氧解离曲线左移,使氧合血红蛋白的亲和力增高,影响血红蛋白在组织中释放氧。同时碱血症还可使脑血管收缩引起脑缺血,加重脑缺氧,这对机体适应高原低氧环境是不利的。

机体对缺氧引起的通气反应具有明显的个体差异,多数人在 $PO_2$ 为 50~60 mmHg,相当于海拔 3658~3962 m 才出现明显的通气量增加,而少数人在海拔 900~1200 m($PO_2$ 为 70 mmHg)时,就出现明显的过度通气。个体对高原低氧的习服能力和耐受能力与其低氧通气反应的强弱有关,低氧通气反应强者,肺泡气和动脉血氧分压较高,对高原环境的耐受性高,反之,低氧通气反应弱者,对高原环境的耐受性差,容易患高原病。

4. 消化系统　高原缺氧对整个消化功能都有影响。试验证明,到达高原时各类消化腺的分泌功能都有程度不等的减弱,且有空腔脏器的气体膨胀。但胰腺是唯一分泌增加的腺体,其原因尚不清楚。初入高原首先是唾液分泌减低,胃酸及酶活性虽正常但缺游离酸,胃排空时间延长,肠蠕动抑制,表现为食欲减退及上腹胀痛,严重者不思饮食和恶心、呕吐。

肝脏对缺氧敏感,缺氧可引起血清谷丙转氨酶、谷草转氨酶、乳酸脱氢酶增高,严重时出现肝脏充血、间质性水肿和肝细胞变性、坏死。高原缺氧引起消化系统功能障碍的机制与自主神经功能紊乱和缺氧引起的胃肠道黏膜充血水肿等因素有关。高原低氧、低气压对机体造成一种应激状态,在神经、体液作用改变的情况下可使原有消化性溃疡加重或形成新的溃疡,甚至引起消化道出血和穿孔。消化功能的影响随海拔增高而发生者增多。

5. 劳动效率　缺氧可使劳动效率明显下降,海拔愈高,血氧饱和度和最大摄氧量随之降低,劳动效率下降愈明显。研究表明,缺乏高原适应锻炼者进入高原,其劳动效率在 3500m 处较平原降低 12.61%,4500m 降低 18.78%。肌肉剧烈作功,对能量的需要增多,当耗能超过肌肉供氧水平,在低氧条件下形成无氧代谢更为增强,血液中可出现过量的乳酸形成乳酸性氧债,陆军军医大学研究证明,高原劳动还存在着非乳酸性氧债更为明显的特点。骨骼肌收缩主要依赖肌球蛋白和肌动蛋白的滑动,研究表明富含氨基酸的此两类分子蛋白质在高原劳动时大量耗损,其合成赶不上分解,致肌肉收缩无力,是高原劳动能力降低原因之一。血清酶、血清标志物、病理和心肌细胞线粒体等指标证明,急进高原时心肌存在轻度损伤;劳动供氧有赖于心肺功能完善,低氧环境下的心肌轻度损伤及其线粒体减少,嵴稀疏紊乱,必然制约劳动能力的发挥,导致劳动效率下降。氧债的增大,造成高原劳动时无氧酵解增大。供能不足使劳动效率降低。

6. 高原习服与高原适应　高原环境可对机体功能、代谢和组织、细胞形态产生广泛的影响,而机体对高原环境也具有很强的适应能力。高原习服指平原人进入高原后,机体在神经-体液调节下发生一系列的代偿适应性变化,以适应高原环境,这个过程称为习服。也就是说机体为了适应外界环境的改变,其内环境由不平衡到平衡,最终达到内、外环境统一的过程。在高原习服的过程中,机体所产生的功能、代谢和形态改变是可逆的和不具有遗传性的。高原适应是指高原上的人群或动物种系发生了一种可以遗传的,并具有遗传基础的解剖上和生化上的特征,因而能很好地生活在高原环境的过程。高原适应是机体对高原低氧环境产生良好整体功能的全面适应,而且作为生物学性状固定下来,经过遗传机制传给子孙后代。高原低氧习服和适应的主要环节都是提高机体对氧的摄取、运输和利用能力,其目的都是为了"适应"在高原环境的生存与生活,但两者是本质完全不同的两个概念,其"适应"机制也不同,移居者的习服主要依靠通气增强、心排血量增高、红细胞增多等功能适应(functional adaptation)机制来弥补缺氧。而世居者呼吸循环系统功能的增强并不占主导地位,更多的是依靠组织、细胞水平提高对氧的利用效率,因而有学者称为组织适应(tissue adaptation)。由于习服是机体进入高原环境后逐步建立起来的,而适应是与生俱来的,因而又将习服称为"获得性适应",将适应称为"遗传性效应"。高原世居者与已习服于高原环境的移居者下到平原后,也会出现一系列功能和代谢的改变,即所谓的脱适应。脱适应是一个比较笼统的说法,既包括高原移居者返回平原后的脱习服(deacclimation),也包括高原世居者下到平原后所发生的一系列功能、代谢和结构的改变。

## 二、高原病的分型与救治

高原病(high altitude disease,HAD)的命名与分类,目前国际上比较混乱,用词尚不规范。我国高原病专家1995年9月中华医学会第三次全国医学学术讨论会就高原病命名与分型进行了专题讨论,提出的意见如下。

高原病是发生于高原低氧环境的一种疾病。高原低压缺氧是致病的主要因素,低压性病理生理改变是发病的基础和临床表现的根据,脱离低氧环境则病情均可呈好转。高原病依发病急缓分为急性、慢性两大类,再根据低氧性损害在某些器官系统更为集中和突出而做临床分型。

1. 急性高原病(acute high altitude disease,AHAD)
(1)轻型(mild type)
急性轻型高原病(acute mild high altitude disease,AMHAD)
(2)重型(serious type)
①高原肺水肿(high altitude pulmonary edema,HAPE)
②高原脑水肿(high altitude cerebral edema,HACE)
2. 慢性高原病(chronic high altitude disease,CHAD)
(1)高原衰退症(high altitude deterioration,HADT)
(2)高原红细胞增多症(high altitude polycythemia,HAPC)
(3)高原心脏病(high altitude heart disease,HAHD)
(4)慢性高原病(chronic mountain sickness,CMS)或蒙赫病(Mong's disease)

**(一)急性高原病**

急性高原病是指由平原进入高原或由高原进入更高海拔地区,大气氧分压降低导致肺泡氧分压随之降低,弥散入血的氧量减少,造成动脉血氧饱和度降低,以致供氧不足而出现缺氧症状,以代偿功能失调直接引起并在2周内出现的不同类型高原病,称急性高原病。在短期内(数小时至数日)发生的各种临床综合征,分为急性轻型高原病(急性高原反应)、高原肺水肿和高原脑水肿。

急性高原病的发病机制主要为缺氧可使下丘脑-垂体-肾上腺皮质轴过度应激,促使肾上腺皮质激素和血管升压素释放,两者平衡失调使血管升压素占优势,导致肾远曲小管和集合管对水的重吸收加强,少尿,水钠潴留,可称为水转运失调。脑细胞对缺氧敏感,水钠潴留易在脑组织出现程度不等的脑水肿。在正常情况下提供钠泵运转的能量由ATP供给,缺氧情况下ATP生成不足,钠泵失活,细胞内$Na^+$不能充分排出,致细胞内渗透压增高,吸引水进入细胞造成水肿,血管壁的通透性改变造成组织间水肿,是水转运失调的结果。

实验研究表明,急性低氧使肺泡Ⅱ型上皮细胞的板层小体平均体积增大,比表面积减少,细胞内线粒体含量减少,线粒体肿胀。在动脉血氧分压相同的情况下,未出现急性高原病组的动脉血氧分压明显高于发病组,但肺泡-动脉血氧梯度则显著低于发病组。提示急性高原病发病与肺内上述两者所构成的氧合效率下降密切相关,而肺泡Ⅱ型上皮细胞的结构与功能改变,又是肺内氧合效率下降的重要原因之一。急性高原病的发病机制国内外已有大量研究并取得一定的发现,但迄今尚不十分清楚。我国吕永达和Ward等曾提出假说,如图15-3所示。

人进入高原后,发病的临界高度为海拔3000m左右,其中急性高原反应属轻型,其他急性高原病视为重型。

1. 急性轻型高原病

(1)发病特点:急性轻型高原病又称急性高原反应,是最常见的急性高原病,指人从低海拔地区进入发病临界高度或高海拔地区进入更高的高原,多于进入高原后的数小时后开始发病,发病高峰一般在进入高原的第1~2天,第5~7天后几无发病,在海拔较高地区,发病和症状持续时间的可延长到第7~10天。其临床表现主要为头晕、头痛、心悸、胸闷、气短、乏力、食欲降低、睡眠障碍等;重者出现恶心、呕吐、发绀、尿少、血压升高或外周水肿等。多数人无异常体征,常见心率加快、呼吸深快、血压轻度异常、颜面和(或)四肢水肿、发绀等。检查可见动脉氧分压和动脉血氧饱和度

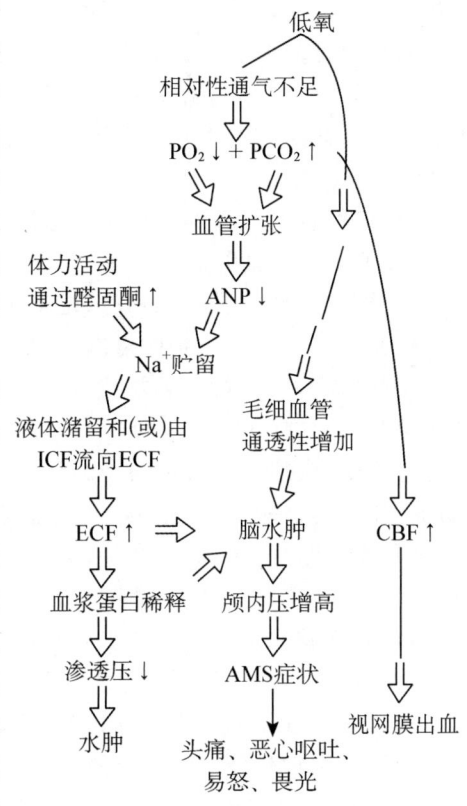

图15-3 急性高原病发病机制
ICF:细胞内液;ECF:细胞外液;CBF:脑血流;ANP:心房肽

显著降低。部分人可出现血压改变,肺动脉压轻度增高,脑血流有所增加。一般在1~2周病情缓解或痊愈,或降至低海拔地区可迅速恢复正常。目前可以认为急性高原反应是轻度颅内压升高、水转运失调、呼吸性功能障碍和胃肠功能紊乱等共同作用的结果。高原反应的许多症状与颅内压升高的症状相似。

影响急性高原反应的因素主要如下。

①海拔高度:海拔愈高,发病增多,症状加重。

②登高速度:陆路进入高原,登高速度快者较慢者发病增多。沿青藏公路进入高原,似台阶式升高;从南疆公路进入喀喇昆仑高原,由海拔不足1000 m,仅在数小时内可升高至3000 m以上地区,其发病率高于前者。

③季节变换:冬春季节高原气温低、风大,促使内源性机体代谢增高,需氧加大,使发病率增高。

④心理状况:心理上不平衡,怀有焦虑、恐惧、情绪低落等心理状态者易发病或促使症状加重。事实表明,以旅游目的至拉萨或九寨沟景点观光者,发病偏低,提示心理状态对发病的

影响。

⑤体力负荷:初入高原负荷越重或活动越多,需氧越大,易产生急性高原反应,因此有经验者进入高原的初期阶段,掌握不跑、不跳、轻携物、慢走路、多休息的原则,增强生理习服,可减轻或减少急性高原反应。

⑥感冒:感冒在平原视为一般轻微病症,在高原对其则必须重视。高原本已缺氧,上呼吸道感染和发热所致的呼吸功能障碍更加重缺氧反应。感冒往往为急性高原肺水肿的前奏,因而更需重视预防。

易感者,资料表明确实存在。他们是否与对低氧暴露时的通气反应不敏感,或尿酮体排除增多,或心理不平衡等因素有关,目前尚不十分清楚。

此外饥饿、疲劳、体质弱等都是影响发病的因素。

(2)防治原则:对初次或再次进入高原者,出现头晕、头痛、恶心、呕吐者可采取以下措施。

①病情轻者,一般不需要特殊治疗,进入高原后减少活动,卧床休息,睡前服 1~2 片地西泮类药物,3d 左右可自行好转。

②头晕、头痛明显者可给予纯氧或混合 3% 二氧化碳的氧吸入。轻症高原反应为促进机体的习服能力,一般不主张吸氧,仅在必要时使用。可口服索米痛片(去痛片)0.36 g,1 日 3 次,或用氨扑苯片,每次 1~2 片;伴有感冒者除抗感冒处理外,同时给抗生素类药物。

③呕吐者可服舒必利(消呕宁)10~20 mg,维生素 $B_6$ 20 mg,1 日 3 次。高原补液应持慎重态度,确诊肺无湿啰音或肺水肿时可按常规补液。

④有心慌、气促、发绀、轻度水肿者给氨茶碱 0.1 mg,1 日 3 次;或采用地塞米松,第一次剂量 8 mg,以后每 6 小时给 4mg;并供给氧气吸入。若不能住院治疗又无氧源时,可采用军事医学研究院卫生学环境医学研究所研制的袖珍化学供氧器供氧,对预防和处理急性高原反应有良好的效果。

⑤当发现有手足发麻或抽搐时,应防止患者过度换气,除给氧外必要时静脉注射 10% 葡萄糖酸钙 10 ml 及用各项对症处理药物,并进一步检查有无伴发高原脑水肿和肺水肿的可能。

对于本病应重在预防,一般采取适当预防措施即可明显降低发病率。

2. 高原肺水肿

(1)发病特点:急进高原的人员,常由于过劳、受寒、感冒等因素,因缺氧造成肺动脉压升高,使肺毛细血管通透性增加;肺泡Ⅱ型上皮细胞板层小体体积增大,肺泡表面活性物质降低,线粒体肿胀;加以利尿系统失调,多种功能因素的失控导致高原性肺水肿。HAPE 是一种起病急、发病快、病势重的重型急性高原病。发病率虽然远低于急性轻症高原病,但起病急,进展快,对机体的危害大,救治不及时,可在较短的时间(12h 内)发展至昏迷和死亡。

寒冷、过度劳累和上呼吸道感染是 HAPE 的主要诱因。快速进入高原者、劳动强度大者发病率高,冬、春季发病率高。部分患者先有急性轻症高原病,大多数起病急,直接表现为肺水肿,多于夜间睡眠时发病,可能与睡眠时回心血量增多和低氧血症加重有关。HAPE 的发病高峰为进入高原后 12~72h,也有部分患者在进入高原一定时间、机体对高原已初步习服后,由于过度劳累或感冒而诱发肺水肿。

HAPE 起病急,其临床表现与一般急性肺水肿相似。所有患者均有不同程度的咳嗽,开始多为干咳或伴有少量黏痰,随后即咳出粉红色、黄色、白色或血性泡沫痰。表现为头痛剧烈和急性高原反应症状加重,伴有呼吸困难,唇发绀,难以平卧,咳白色或粉红色血性泡沫痰;肺底有水泡音或肺有广泛性大、中型水泡音。血压多偏高,也可有轻或中度的低血压,脉搏频细,心动过速,心尖区可闻及轻度收缩期杂音或奔马律,肺动脉瓣第二音亢进或分裂。出现剧烈头痛、眩晕、复视、呕吐、谵妄、烦躁等神经精神症状,提示可能并发脑水肿。起病多不发热,但可畏寒,少数有低热,以后如发热逐渐增高,常说明有继发性的感染。X线可见以肺门为中心,向边侧视野扩散的云絮或点片状边缘模糊的阴影,亦可呈斑点状或结节状阴影,以肺门旁最为明显,伴见肺动脉高压症或右心扩大症。

(2)防治原则:根据进入高原史和典型临床表现,诊断即可成立,但应注意与肺炎相鉴别。其治疗原则如下。

半卧位卧床,注意安静、保暖,严禁继续登高。

鼻导管吸氧,流量4.8 L/min;吸氧时应经含40%～60%乙醇的湿化瓶滤过。有效吸氧是治疗本病的关键。

依据病因给氨茶碱、利尿药、肾上腺皮质激素、抗生素,必要时可给强心药、地塞米松、吸痰等。这些药物可以降低肺动脉压、强心利尿、减少肺血容量、降低肺血管通透性,可针对高原肺水肿发病机制中的各重要环节发挥作用。据高原医务工作者多年临床救治经验,患者一旦被确诊为高原肺水肿,就地送院治疗的抢救成功率远较后送低海拔区治疗高。

3. 高原脑水肿

(1)发病特点:高原脑水肿又称高原昏迷、脑型急性高原病,是急性高原病的危重类型。其特点是起病急骤,病情危重,常合并高原肺水肿、严重感染、心力衰竭、多系统器官功能衰竭及并发脑出血等,病死率高。其病理学基础是脑血流量增加、颅内压升高和脑水肿。常见于初次进入高原者,但久居高原者因过劳、上呼吸道感染、寒冷等诱因也可发病。多发生在海拔4000 m以上地区,发病率占急性高原病总数的2%左右。

临床表现的前驱症状分两型。抑制型表现为神志恍惚、表情淡漠、视力减退、定向障碍和嗜睡状态。兴奋型则有头晕、头痛、胸闷气促、恶心、呕吐、欣快多语、哭笑无常、行动不稳等。如未经及时发现和处理,可在3h至3d内进入昏迷期。约有7.5%自觉情况良好者也可突发昏迷。昏迷期表现为意识丧失,对周围事物无反应,大小便失禁或尿潴留,多数病例有呕吐或喷射状呕吐;瞳孔常缩小而固定,或忽大忽小,对光反应迟钝,痛觉仍存在,视盘水肿;颅内压升高,少数病例有肢体强直或瘫痪,因自主神经功能紊乱易致消化道出血,故有呕血或柏油样便。晚期则呼吸、循环、肾功能衰竭。

(2)防治原则:高原地域广阔,交通尚欠发达,长途转送不及,就地治疗为妥。熟悉本病发生临床特点,进行早期预防、早期诊断、早期治疗,"三早"是降低急性高原脑水肿死亡率的关键。综合性治疗与给氧是救治的重要措施。早期预防是提高警惕、及早发现。凡进入高海拔地区,出现头痛、厌食、呕吐、精神不振、神志恍惚、四肢无力者,应给予严密观察和及时治疗,防止发展成昏迷。

有条件时转低地治疗,改善脑循环、改善脑血管及血-脑脊液屏障的通透性,减轻脑水肿,保护脑组织,使脑功能恢复正常。低温疗法对脑细胞具有保护作用,有利于促进脑细胞功能恢复和消除脑水肿,适用于重症高原脑水肿病例,特别是高原脑水肿合并感染伴发热者需用降温疗法。患者经适当治疗或转低地后,可恢复清醒。恢复期可采取将患者经给氧和各项积极、正确治疗的同时,转至低海拔地区。约70%患者持续昏迷,1～2d清醒,2周后可恢复。症状恢复后一般无后遗症,重者或长期昏迷者可遗留头痛、视物减退等。少数病例可留有视物模糊、头痛、淡漠、近记忆减退、肌张力减弱等后遗症。

**(二)慢性高原病**

慢性高原病通常指进入海拔3000 m以上地区超过3个月,急性高原反应症状已消失后又出现头晕、头痛、乏力、胸闷、厌食、精神委靡、嗜睡或失眠,有手足麻木、血压偏低或脉压差小,或偶可出现短暂性晕厥、阵发性心动过速等症状的高原病,经治疗后病情可改善,转至平原病情痊愈者。

1. 高原衰退症

(1)发病特点:高原衰退症,又称为慢性高原反应,是指居住高原较长时间后(一般指3个月后)逐渐出现一系列脑力和体力衰退症状,如头痛、头晕、记忆力减退,注意力不集中,思维、判断能力降低,食欲减退,体重减轻,疲乏无力,劳动能力降低等,并可排除神经衰弱、呼吸道与心肾疾病、胃肠炎、肝炎等,可视为慢性高原反应,是机体高原习服差的表现。

一般来说,高原衰退症有以下几个特征:①一般在海拔3000m以上发病;②主要症状类似于神经衰弱综合征,伴有自主神经功能紊乱症状;③一般有减重、消瘦和体力、脑力劳动能力明显减退的表现;④上述表现在转至较低地区或平原后明显减轻或消失。

(2)防治原则:高原衰退症的处理着重在避免各种诱发因素,如不饮酒、不吸烟、避免过重劳动;进行各项恰当的健身活动,如健身操、太极拳等活动量不剧烈的锻炼;必要时可应用前述预防药物。治疗以对症治疗为主,如头痛患者给予镇痛药,失眠症状较严重的患者适当应用催眠药。另外,可采用中医中药辨证治疗。高原衰退症的症状一般在平原生活一段时间后可以自行消失,部分患者即使回到高原也不再复发。

2. 高原红细胞增多症

(1)发病特点:久驻高原者,当其红细胞$\geq 6.5\times 10^{12}$/L,血红蛋白$\geq 200$g/L,血细胞比容$\geq 65\%$,伴有高原反应的临床表现,并可排除其他原因引起的红细胞增多者,称高原红细胞增多症。高原红细胞增多症是由于高原低氧引起的红细胞过度代偿性增生的一种慢性高原病。

高原移居人群高原红细胞增多症发病率高于高原世居人群,男性发病率明显高于女性,海拔较高地区发病率高于海拔较低地区,体力劳动者发病率高于脑力劳动者,吸烟者和长期大量饮酒者发病率较高。

临床表现为发绀、头痛、头晕、乏力、呼吸困难等症状,除有高原反应症状外,出现颜面发绀、下肢水肿、静脉曲张、手足麻木或胀痛等。表现有特殊的"多血貌",即面颊毛细血管扩张呈紫红色条纹交织成网状,眼结合膜血管淤血、纡曲和扩张,形成特殊的面部表现。高原红细胞增多症是全身性缺氧性疾病,可以引起全身各器官系统的症状。

高原红细胞增多症的基本原因是高原低氧,其发病机制非常复杂,目前尚未完全研究清楚。慢性缺氧时,外周化学感受器对缺氧的敏感性降低,肺泡通气量增加不明显,引起机体的低氧血症。低氧血症通过肾内和肾外氧感受机制,促进红细胞生成素(EPO)合成和释放增加,EPO通过作用于骨髓中的靶细胞,使红细胞的生成和释放增多。红细胞增生必定需要相应量的造血原料,这些原料主要来自消化道的吸收增加。低氧血症时,机体促胃液素分泌增加,引起胃酸和内因子分泌增加,从而促进铁离子和维生素$B_{12}$在消化道的吸收,提供制造红细胞和血红蛋白所必需的原料。此外尚有学者提出,睡眠时呼吸浅表导致缺氧加重,或血中2,3-DPG含量增高,使血红蛋白离解曲线右移、Hb与氧结合力下降,致缺氧加重都可使红细胞增多。

(2) 防治原则：为了预防高原红细胞增多症，应该养成良好的生活饮食习惯，戒除烟酒，劳逸结合，避免剧烈或过重的体力活动和体育运动。红细胞增多症迄今尚无满意治疗方法。处理措施着重在提高机体摄氧能力和抗缺氧耐力，降低红细胞数，改善微循环和血液流变学的浓、聚、黏。放血疗法虽能减少外周血液中的红细胞数量，但数月后红细胞又会恢复到放血前的数量，甚至会更多，因此不宜常规使用。病情严重或治疗效果较差的患者可转送到低海拔地区。在本病的治疗同时，需避免颅内高压、弥漫性血管栓塞或动脉栓塞的出现，以及防止脑出血或上消化道出血的可能，应进行相应的治疗。

单纯红细胞增多症预后良好，一般返回平原1～3个月后可恢复。但因影响因素较多，可并发高血压、心脏病，或继发的血栓形成所致的重要脏器出血，医疗处理时应予以重视。

**3. 高原心脏病**

(1) 发病特点：慢性高原心脏病是长期居住在海拔3000m以上者，当机体对抗高原缺氧产生的生理代偿性反应失调后，造成红细胞过多与严重的肺动脉高压，从而引起心脏尤其是右心室负荷过重；同时由于心肌本身缺氧还仍需不间断作功，使已衰弱的心脏负荷更重，在多因素的持续作用下，形成高原心脏病，其中右心室肥大是高原心脏病发病的中心环节。

临床表现主要为逐渐出现劳力性呼吸困难、心悸、胸闷、头晕、疲乏等症状，还有心慌、气短、发绀、脉快、心前区不适或疼痛，伴有咳嗽、尿少、水肿等。可以伴有咳嗽或咯血，声音嘶哑。体检时表现为呼吸急促，口唇发绀，心率增快或缓慢，可有期前收缩等心律失常。X线检查可见肺动脉圆锥突出，右肺下动脉增宽。超声心动图检查发现，高原健康人群较之平原健康者的右肺动脉内径、右心室内径和室间隔厚度都有增加，高原心脏病患者增加则更为显著。

海拔高度升高、环境寒冷、上呼吸道和肺部感染、长期从事剧烈运动或劳动等可增大患病率并诱发心力衰竭。

(2) 防治原则：高原心脏病对人体健康的危害很大，但如果加强高原卫生常识的普及教育，注意高原保健，完全可以避免一些人发病或延缓发病，减轻病情。首先，应该注意劳逸结合，避免因为过度疲劳增加心脏的负担。其次，注意营养，多补充高热量、高蛋白和高维生素食品。为了增强机体对缺氧环境的抵抗能力，应注意适当进行一些体育锻炼，保持良好的心态，避免精神紧张。另外，注意防治上呼吸道感染，定期进行体格检查，力争做到早发现、早治疗。

对于高原地区的高原心脏病患者，首先应该改善氧供，减少氧耗。发现患有高原心脏病后，应当适当减少体力活动和体育运动，注意休息，避免因为体力活动过多加重肺动脉高压和高原心脏病。吸氧是治疗高原心脏病的首要措施，如果条件允许，可进行高压氧治疗，病情严重的应转移至平原治疗。依据高原心脏病的发病机制，降低肺动脉高压是治疗的关键措施，可以先用氨茶碱、酚妥拉明、硝苯地平等降压药。另外，根据患者是否有心力衰竭、呼吸道感染等采取强心、抗感染、对症及支持等治疗。

**4. 高原血压异常**

(1) 发病特点：平原人移居高原后，少数人可能出现体循环血压异常，表现为持续性血压增高或降低，并发生继发性损害。高原血压异常包括高原高血压症和高原低血压症。

①高原高血压症的表现与原发性高血压相似，包括头痛、头晕、心悸、胸闷、气短、乏力、耳鸣、易怒、多梦、失眠等症状，血压持续在160/95mmHg以上。高原高血压血压变化的特点是舒张压显著升高，收缩压仅轻度、中度增高，脉压缩小。高原高血压的发生机制尚不很清楚，可

能是由于缺氧使大脑皮质对皮质下中枢的调节功能减弱,血管运动中枢兴奋性升高,交感神经兴奋,肾素-血管紧张素-醛固酮系统兴奋,引起小动脉收缩,血压升高;另外,长期缺氧使红细胞增多,血液黏滞性升高,外周阻力增加,也可以引起血压升高。高原高血压症的治疗原则和原发性高血压基本相同,但要注意慎用利尿药,因为高原地区患者的血液本来就较浓缩,血液黏滞度高,再过多使用利尿药容易引起栓塞。对于治疗效果不理想的患者和重症患者可转移至低海拔地区治疗,一般血压可以恢复正常。但如果长期高原高血压状态引起器质性病变,则即使返回低海拔地区,血压也不易自行恢复正常。

②高原低血压症的主要临床表现有头晕、记忆力减退、乏力、心慌、视物模糊等,登山、跑步、下蹲突然起立时加重,血压降至90/60mmHg以下,脉搏为60~80/min。高原低血压症血压降低以收缩压为主,脉压减小。高原低血压症的发病机制目前还不清楚,可能是因为缺氧使自主神经功能紊乱,迷走神经张力增加,使心肌收缩力减弱,外周血管下降,血压低于正常水平。也有学者认为,缺氧可以直接舒张外周血管平滑肌,降低外周血管阻力,导致血压降低。

(2)防治原则:一般轻度的高原低血压症,不需要特殊治疗。如果症状明显,影响到正常的工作、生活,则应采取适当的对症治疗。对于病情严重的患者,应及时转移至低海拔地区,并注意予以吸氧,保持脑部血供。

## 三、高原作业的卫生防护

部队进驻高原时面临的主要卫生学问题是高原病、高原冻伤和军事劳动能力降低。我军多年的研究和实践证明,积极采取科学合理有效的防护措施,可以显著提高高原部队官兵的健康水平,提高部队的军事作业能力。

### (一)进入高原前的卫生防护

1. 健康教育　部分人由于缺乏对高原环境和高原病的了解,容易产生无谓的紧张和恐惧心理,或采取无所谓的态度,不采取科学防护者容易患急性高原病。因此在进驻高原前应加强卫生宣传教育,认识高原环境的特点及对人体的影响,高原病的主要表现和防护方法,普及和增进部队人员自我防病知识与技能。促进心理平衡是进入高原减少发病的重要环节。对部队应进行高原健康与心理教育,使进入高原者了解本身具有潜在生理代偿功能而有保护作用,并掌握保健防护措施等卫生常识,建立信心,消除心理紧张状态。当发现情绪波动较大,畏惧、焦虑心情较重者,做好开导稳定工作,嘱咐行政班组给予照顾。

2. 体格检查　患有严重疾病者进入高原后不仅更容易患各种高原病,还可因高原缺氧等因素使原有疾病加重,严重者可危及生命。因此,在进驻高原前应进行严格的体格检查,患有下列任何一种疾病者不宜进入高原:各种严重的器质性心脏病、心律失常、高血压;各种血液系统疾病;较重的呼吸系统疾病,诸如慢性支气管炎、支气管扩张、哮喘、肺气肿、肺结核等;癫痫、癔症、久治不愈的严重神经衰弱等神经和精神系统疾病;严重的肝、肾、内分泌系统等疾病。

曾经患过高原肺水肿、高原昏迷(高原脑水肿)、高原心脏病和高原红细胞增多症者,不宜再进入原发病高度。患有上呼吸道感染、肺炎等急性感染性疾病,体温在38℃以上或体温虽低于38℃,但症状严重者,需待原发病治愈后,再进入高原。

大量的研究表明,人群中确实存在急性高原病的易感者,他们对高原缺氧特别敏感,一旦进入高原后极易发生恶性高原病。如能在进入高原前,将这些易感者挑选出来,则对提高整个群体的习服水平是十分有益的。新近的研究结果显示,在平原的呼吸功能吸入低氧混合气体后的心率和氧饱和度的变化,以及大量饮水后的排尿反应与快速进入高原后急性高原病的发病率和严重程度密切相关,可用于高原易感者的预测筛选。

3. 运动锻炼　良好的身体素质和体格有助于增强对高原缺氧的耐受能力和习服能力。在平原可采取强度较大的长跑、负重行军、爬山等运动方式,至少需要1个月以上的时间。由于体力消耗较大,应注意改善伙食,防止过度疲劳和训练伤。

4. 适应性训练　对低氧环境的适应性锻炼可以增强心、肺功能,改善机体对氧的摄取、运输和利用,提高机体最大有氧能力,是预防急性高原病、促进缺氧习服适应的有效可靠的措施。

(1)高原现场实地训练:定期以阶梯式的方式进入高原,停留一定时间,并辅以适当强度的训练,可以显著提高机体对高原环境的耐受能力。返回平原后对高原低氧的耐受能力的保持时间取决于在高原停留的时间和返回平原至再次进入高原的间隔时间等,在高原停留的时间越长,返回平原后的间隔时间越短,获得的对高原的习服能力保留越多。

(2)人工低压舱模拟高原训练:研究表明,利用大型人工低压舱模拟高原环境进行快速适应性锻炼(4200~6200m)对预防急性高山病具有显著效果。1997年法国人采用预缺氧方式,利用减压舱成功地使8个23~37岁的男性健康成年人减压至珠峰高度。周期性反复暴露于低压舱模拟高原环境0.5~3h,每次间隔1~3d,如此多次重复后,机体可产生一系列对高原环境的适应性变化,即提高对高原环境的习服能力。所获得的习服能力在训练结束后18~25d逐渐消退,但不会完全丧失。当再次进入高原后,对低氧的习服能力能够迅速重建。

低压舱模拟高原训练的优点是可以根据需要设定高度和停留时间,多次重复,可有效缩短适应性训练的周期。不足之处是设备要求高,成本大,难以满足大批人群使用。

(3)预缺氧复合锻炼:实验证明,预先给动物多次短暂缺氧重复刺激,可显著提高动物对再次严重缺氧的耐受性,其机制可能是急性缺氧引起组织细胞发生某种可逆的或适应的变化。预缺氧可有效提高机体对缺氧的耐受力,其作用机制与改善组织、细胞的能量代谢等因素有关。

人群研究结果显示,短期预缺氧复合体能锻炼(间断吸入低氧混合气:12%$O_2$、88%$N_2$,同时复合适当运动),可显著降低快速进入模拟海拔4200m高原后急性高原病的发病率、减轻急性高原病的症状,并可显著提高进入高原后的劳动能力,提示这是一种有效的促习服措施。

5. 药物防护　凡在实验和应用中能提高机体缺氧耐力、减少或减轻急性高原病发生的药物,均有利于促进高原习服。近半个世纪以来,国内研究和使用的预防高原病、提高机体缺氧耐力的药物有许多,大多以中草药为主。主要是根据中医对高原病的认识,认为其征候是因气虚、血虚和伤阴所致,故采用补气、活血、养阴的疗法,以提高机体对低氧的耐力。这类药包括红景天、复方党参、高原Ⅳ号、黄芪茯苓复方、异叶青兰、唐古特青兰、多花黄芪、冬虫夏草、刺五加等。另外,也有一批以非抗炎药、氨茶碱、地塞米松等为主要成分的组方药被用于防治急性高原病。

国外普遍认为,醋唑酰胺是急性高原反应的首选防治药物。使用醋唑酰胺250mg每天2次或500mg缓释片每天1次,对大多数人来说都可改善气体交换和运动效率,减轻急性高原反应症状。至1994年止,在美国,醋唑酰胺是FDA批准的针对这一适应证的唯一药物。地塞米松(4mg,每天4次)是短期防治急性高原反应比较有效的药物,但使用时间不应超过2~3d。醋唑酰胺加小剂量地塞米松对缓解急性高原反应症状效果优于单用醋唑酰胺。通过减压舱模拟和在3454m高原现场进行的观察表明,口服缓释茶碱(250~375mg),可改善血氧饱和度,减轻急性高原反应症状。

6. **促适应因子** 小鼠经重复缺氧4次后,脑组织匀浆提取液可显著增强小鼠对缺氧的耐受能力。将该脑匀浆提取液加入离体培养的细胞中,也可以显著提高离体培养细胞对缺氧的耐受能力,说明重复缺氧小鼠脑组织中可能生成了某种可增强缺氧耐受性和具有细胞保护作用的生物活性因子,但至今对该生物活性因子的性质及作用机制尚不清楚,有待进一步研究。

### (二)进入高原过程中的卫生防护

1. **阶梯上升** 阶梯习服是指在进入高原的过程中,阶梯上升,即先在较低的高原上居留一定时期,使机体对较低海拔高原有一定的习服后,再上到中等高度地区并停留一段时间,最后到达预定高度。阶梯习服结合中等海拔高度的适应性锻炼已是各国登山运动中经常采用的措施。具体执行时应注意:①每天的登高高度不宜太高,建议在3000m以下,每天登高<600m;3000~5000m,每天登高150~300m。②每上升一定高度后休整一段时间,若进驻海拔5000m以上高原时,可在海拔2000m、3000m、4000m高度上各至少停留1~2周。在停留期间,除进行一般的日常活动外,还可进行轻度的体力劳动和军事训练。如在海拔2500~3000m高度停留2~3d后继续登高,在海拔3000m以上地区,登高高度每上升600m停留1d。

2. **防寒、保暖、保证休息** 高原环境昼夜温差大,夜间极为寒冷,部队乘车上升途中,应注意保暖、防寒,避免受凉、感冒。长途乘车易疲劳,每行车2h应休息1次,每次10~15min。休息时要求人员下车就地轻度活动。保证营养充足、可口的热饮热食。睡前用热水洗脚,保证充分睡眠和休息。

3. **严密巡查** 在行军途中,卫生人员应定时巡查,及时发现急性高原病患者,并给予治疗。部分高原脑水肿患者早期可表现为表情淡漠、寡言少语、神志恍惚、嗜睡等,常缩坐于角落,易被忽视,应予警惕。病情较重者应就地治疗,病情缓解前不宜随队继续登高。

### (三)进驻高原后的卫生防护

1. **防治高原病** 进入高原后第1周是急性高原病的发病高峰,要注意休息,保证睡眠,每天睡眠不少于8h。前3d避免剧烈活动及做重体力活动。1周后,逐步增加活动量。合理饮食,早吃好,午吃饱,晚吃少。勿暴饮暴食,大量酗酒常诱发急性高原病的发生。对初入高原者,特别是大批人员同时进入时,医务人员应加强巡视,尤其要加大早晨及夜间的巡视次数,同时要求大家互相关心、照顾,发现患者及时报告,切实做到早发现、早诊治。

2. **劳动防护** 平原人进入高原后,劳动能力均要降低,海拔越高,降低越显著。随着对高原环境的习服,劳动能力逐渐恢复,但始终达不到平原的水平。一般认为,在高原的劳动强度较平原降低一个劳动等级,应合理安排劳动强度和时间,每天不超过6h。

3. **营养与高原耐缺氧食品** 缺氧条件下的有氧代谢以糖类为主,这是机体在缺氧条件下节约用氧进行产能的一种有效的代偿适应方式,因此在高原上应以高糖类、高蛋白、低脂肪饮食为主,适当多饮水,多食新鲜蔬菜和水果,在缺乏新鲜蔬菜的地区,每日需补充一定量的多种维生素。

研究表明,食用糖类可明显提高模拟高原暴露时正常人体动脉血氧含量和血氧饱和度,但并不能减轻急性高原反应症状。还有研究表明,谷氨酸是高原习服所必需的氨基酸,食用谷氨酸有助于改善食欲,减轻包括生化和免疫变化在内的缺氧引起的氧化应激反应,能增强抗缺氧与抗寒能力。

**4. 高原富氧室** 国内外研究表明,根据居住地的海拔高度,适当提高室内空气中的氧浓度3%～5%,使吸入气中氧含量达到24%～27%后,可改善睡眠质量,显著提高第二天出富氧室后的劳动能力,减轻剧烈运动引起的组织损伤。这提示在高原安装富氧室是比较简单易行和经济的,有助于提高人体在高原上的劳动能力和健康水平。

**5. 合理训练,促进习服** 试验研究发现在高原进行适当的运动,不仅可以维持骨骼肌肌纤维的体积,促使骨骼肌毛细血管增多,而且还可更为有效地增强葡萄糖转运体蛋白的表达与储备,增加葡萄糖摄取能力的储备、增强骨骼肌在葡萄糖摄取时的胰岛素敏感性等,这些变化有利于增加骨骼肌的血液供应和组织氧的运送,有利于骨骼肌的有氧代谢,对于促进高原习服具有重要积极意义。

**6. 防护对策** 主要依据影响发病诸因素结合进入高原人员具体情况,采取相应的对策。

(1) 阶梯适应:乘车进入高原而条件允许时,宜采用阶梯适应法,逐步登高,使代偿功能通过适度的低氧环境逐步升高进行缺氧习服锻炼,从而减少或减轻发病。阶梯适应的方法为:当平原进入高原之前,在2000～2300m处停留休息3～5d,使机体产生一定代偿功能后再继续登高。

(2) 重视心理平衡:促进心理平衡是进入高原减少发病的重要环节。对人员应进行高原健康与心理教育,了解潜在的生理代偿功能可发挥保护作用,保健防护措施的卫生常识可消除心理紧张状态。

(3) 防感冒:进入高原的沿途,要重视预防感冒,一旦发现,除抗感冒药物外需同时给抗生素,控制体质减弱时微生物的趁机侵袭,以免加重病情。

(4) 合理安排生活:饮食得当,避免过度疲劳,劳动负荷逐步增大,沿途上下车辆避免跃下跳登,至宿营点尽早休息。进入高原后的最初3d尽量掌握不跑、不跳、轻携物、慢走路、多休息的卫生防护原则。

新兵乘飞机进入高原,急性高原病发病率和病情都较陆路为低。但应注意新兵入藏多在冬季高发季节,因此乘机前一晚应保证充足睡眠,进入机场集结不可在露天寒风中等待,应有热餐供应吃饱喝足,下机后掌握进入高原最初3d的卫生防护原则。

(5) 药物预防:通常在条件具备下应用,对群体目前可采用复方党参片,每次6片,1日2次,在进入高原前3d服用。对有条件的个体或少量人员,可服用生晒参或西洋参,每日0.5～1.0g,切片泡茶饮用并连渣服下或嚼碎吞服,在进高原前3～4d服用,效果较一般群体预防药物为优。

(6) 不论群体或个体,在进入高海拔地区有条件时,都宜准备小型氧气瓶、氧袋或袖珍化学供氧器,以备紧急情况下急救处理用。

## 第四节 军事地下空间作业卫生

地下空间指军队的地下工事,包括从指挥、通信、炮兵坑道直至前沿分队屯兵坑道和地下医院、各类洞库,以及大中城市的人防工事与人防工事改建的各类地下商场和旅馆等,也泛指有些国家如日本、瑞典、加拿大、德国等一些发达国家修建的地下街、地下商城、地下铁道等。

我军则依据构筑性能区分为野战工事和永备工事两大类。野战工事分为掩体、猫耳洞、水滴状水泥工事和简易防炮工事等。永备工事则主要指各种类型的地下坑道,有连营屯兵坑道、指挥坑道、通信枢纽、炮兵(导弹)坑道、地下医院等。地下空间环境中的卫生与防病问题,其含义是保障在此特殊环境中生活的人群避免工作效率的降低和维持健康的体质,同时要做到防病于未然,控制疾病的发生和流行。由于有各类工事群的存在,采取综合的卫生技术措施,就构成地下空间卫生。

## 一、地下空间微小气候

### (一)地下空间微小气候变化的特点

通常所说的微小气候是指一定的人工环境内的气候条件。如住室、坦克、舰艇、地下环境等一切有人生活的环境的气候条件,都称为微小气候。微小气候通常由气温、气湿、气流和辐射热等因素构成,就地下空间环境而言,除了个别房间(如机械间等)有辐射热外,主要是温度、湿度和风速三个因素。

1. 地下空间内温度  无人进驻的备用地下空间,当密闭门长期处于关闭时,内部气温基本上维持在一个较为稳定的水平,不受或很少受外界气候的影响。华北某地,当外界气温一年四季变动于$-7\sim22℃$,相差$29℃$时,备用地下空间内的气温始终保持在$12\sim13℃$时,相差仅为$1℃$。南方某地,当外界气温一年四季变动于$14\sim28.3℃$,相差$14.3℃$,备用地下空间内气温则保持在$20.8\sim24.1℃$,相差仅为$3.3℃$。地下空间内气温的高低与其附近同等深部的土壤温度有密切关系,土壤温度是地下空间气温的决定因素。

有人进驻的地下空间,内部气温的变化则与进驻人员的多寡及通风量的大小有直接关系。一般情况下,进入的人数越多或通风量越小,气温上升越高;而进入的人数越少或通风量越大,其结果与之相反。

地下空间内气温上升的主要来源,除了机械运转发生的热能以外,主要是人体所放散的热量。人体散热与四周环境有一定关系,当环境温度在$15\sim35℃$时,人体产热散热基本上是平衡的,但在低于$15℃$或高于$35℃$时,人体产热将要增加。正因为人体散热是造成地下空间内气温上升的主要来源,因而当地下空间各区域的人员分布不均衡时,气温也就有高有低。一般情况下,房间内的人数多于通道,故房间温度比通道高$3\sim5℃$。

从卫生学角度来看,环境气温高于或低于人体体温时,对于维持热平衡都是不利的。就地下空间内环境而言,虽然气温很少有超过体温的现象,但在密闭不通风时,气温接近$30℃$的情况还是常有的,加上密闭条件下,风速甚微,温度升高会加重二氧化碳对人体的影响,因而头晕、头痛加剧。地下空间内气温低于体温是普遍现象,此时由于地下空间墙壁的负辐射作用及风速的加大,地下空间内人容易受凉发生感冒,因而长期进驻地下空间的部队,一年四季皆应备有棉衣或夹衣,以便进出地下空间随时可用。

温度的卫生标准:从卫生学观点来看,室温超过$25℃$则有热感;低于$14℃$则有冷感。普通居室的温度标准对地下空间环境来说,要求高了一些。我军从实际出发制定的地下空间内温度卫生标准为$15\sim30℃$,外军规定工事内温度标准为$16\sim30℃$,国内外标准几乎一致。对于某些有特殊用途的地下空间,如通信枢纽、高级指挥地下空间等,温度应保持在$18\sim23℃$,手术室、绷带交换室、抗休克室、洗消室等应为$25\sim28℃$。

2. 地下空间内湿度  无人居住的备用地下空间,内部潮湿程度因地下空间所处的地区及季节的不同而有差异,特别是与地下空间口是否密闭关系密切。南方地下空间内相对湿度较高,且由于长期处于密闭,故年变化不大;北方地下空间从理论上讲湿度应低于南方,但由于密闭门长期敞开,秋末季节外界湿度很高,冬季外界气候干燥,以致使地下空间内湿度年变化悬殊。

有人居住的地下空间,内部湿度的高低,依进入人数及通风情况的不同而有所差别,同时和进驻前的基础湿度有密切关系。如果地下空间相对湿度在有人进驻前较低时,试验过程中升高比较显著;如果进驻前基础湿度已经很高,尽管在进驻过程中人员仍不断散放水分,但水汽很快达到平衡,因而地下空间内的湿度不会再有多大变化。

湿度的卫生学标准:我军经多次试验提出的地下空间内相对湿度卫生标准为80%,以此标准来衡量,多数地下空间是可以达到的,但在南方,特别是沿海地下空间内的湿度普遍偏高,不论是夏季或冬季,一般都在85%以上。

3. 地下空间内风速　自然通风时,地下空间内风速的大小,取决于地下空间本身的结构(包括地下空间的长短和各出入口的分布位置)及外界气流(包括风速与风向)等条件。有时气流很大,可以形成"穿堂风",有时气流很小,使人毫无风的感觉。地下空间开口的多少及其分布位置对地下空间内部风的形成影响很大。

地下空间处于机械通风时,内部风速的大小及其分布情况同通风量及通风方式直接有关。以风速 $0.2 \sim 0.4 m/s$ 标准来衡量,无论是自然通风或是有管道及无管道机械通风,地下空间内的风速在绝大多数情况下,对人体来说都是适宜的,唯在无管通风时,距进风口10m以内处风速过大,人员不宜在靠近进风口处过久停留和休息,以防受凉感冒。

**(二)地下居住空间影响人体的因素**

不论野战或永备工事,只要有人员生活、工作于其中,都受着下述因素的影响。

1. 居住生活人员的数量。人数的多少涉及人体能量代谢产生的显热和潜热在环境中的散发,气味对空气的污染,以及氧的消耗和二氧化碳的排除;也涉及人员生活所必需的空气质量,饮用水与食品的供给和基本的生活设施。

2. 人员在工事内停留或居住的期限,外军依据第二次世界大战的战况和持续的轰炸强度,对人员停留的持续期限通常定为2周(14d)。我军则依据任务和守备的需要决定在工事内的持续居留期限。居留期限越长,其卫生要求也相应需要提高;长期居住时的卫生水平则接近地面生活水准。

3. 工事环境的通风换气。工事通风的好坏,极大地影响工事内的生命维持系统和人员坚持居住的舒适性。它决定于采用自然通风或再循环空气(机械通风)的通风方法与通风量,新鲜空气输入量与污风排出量,和这些输入排出风流量的温度、湿度。

4. 工事微小气候状态。主要指工事环境中温度、湿度和空气流动。流动空气除风速、风量外常采用表示舒适感的有效温度进行表达。通常还需了解工事外当地的气象数据,如气温、气湿、风向与频率、太阳辐射及雨雾变化情况,以便参照比较。

5. 覆盖工事材料的热工性质和工事内热源和湿源的和产热产湿状态,用作设计通风换气和人员舒适状态的评估。

6. 工事内生活人员对当时环境承受的心理压力和噪声、光线、气味的环境压力。心理和坏境压力越大,对工作效率和健康的影响也越强。

### (三)地下空间热工环境

有人生活的工事,其热工环境取决于下述热工环境因素导致的热平衡。

$$Q_g + Q_g' = Q_V + Q_W + Q_R \tag{式 15-8}$$

式中 $Q_g$——人体新陈代谢产生热量,kcal/(h·m)

$Q_g'$——灯与烹调器具、发动机、电工设备产热量,kcal/(h·m)

$Q_V$——通风带走的热量,kcal/(h·m)

$Q_W$——传导给周围维护介质的损失热量,kcal/(h·m)

$Q_R$——冷却设备吸收的热量,kcal/(h·m)

生理研究表明,以坐位安静状态穿合适服装的健康成人,向环境散发的总热量为 69.3kcal/(h·m),轻度活动或脑力劳动为 75~100kcal/(h·m)。考虑不同温度下人员显热和潜热的发散,常用标准值为 100kcal/(h·m),如表 15-15 所示:

表 15-15 热平衡时健康男性新陈代谢的散热量

| 干球温度(℃) | 显热散热量[kcal/(h·m)] | 潜热散热量[kcal/(h·m)] |
| --- | --- | --- |
| 13.0 | 84.17 | 16.63 |
| 18.5 | 82.44 | 18.14 |
| 24.0 | 67.28 | 33.52 |
| 25.0 | 40.32 | 60.48 |
| 35.0 | 0 | 100.80 |

坐位穿合适的衣服(高温时最少着衣,低温时着保暖衣)的每人散热量

研究表明,对穿合适服装的安静健康人而言,有效温度(ET)达 31.5℃使未习服者可出现热衰竭,ET 30℃出现痱子,ET 28℃连续出汗,ET 24~26℃,相对湿度约 60% 时为最合适温度,ET 10℃环境中手指灵活性受影响,但可耐寒 2 周,ET 1.7~10℃可出现冻疮或战壕足(浸渍足)。

其余热工环境因素有烹调、照明、电子设备与发动机等热源散发的热量,都可增加工事的热强度。减轻工事热强度应考虑的因素:通风换气带走的热量,冷却设备吸收的热量和借传导作用带给工事围护介质的热量。

在热区除非将地下工事中产生的热、湿完全排除出去,否则,工事内的温度和湿度会不断增加,从而影响人体的热平衡。工事散热可有几种选择:一是引入室外空气采用机械通风或自然通风进行冷却(相当于 $Q_V$);二是把热量传导给周围介质而冷却(相当于 $Q_W$);三是利用井水降温或机械制冷或除湿(相当于 $Q_R$)。这些散热方式对一般野战工事来说都不易做到,尤其是半地下工事仅能加强自然通风。所以亚热带边境自卫反击战中,老山和广西一线工事的环境极为艰苦。

## 二、通风与生命维持系统指导原则

### (一)自然通风

自然通风是利用工事内外温差效应产生的空气流动。通风效果的好坏决定于风量的大

小、通风时间的长短和风口的朝向。

**(二)强制或机械通风**

机械通风适用于各种类型坑道式工事,具有较稳定的通风效果,较之自然通风的不可靠性有明显的不同。机械通风亦受室外气象条件的限制。

1. 机械通风系统的生理、安全性指导原则

(1)在工事中能维持人体热平衡和呼吸气体交换,其可耐受的环境至少保持2周以上。

(2)能防止工事内表面凝水,或使表面凝水减少至最小值。

(3)系统的运行、维护及修理方便,备有足够的零件。

(4)在防护要求较高的工事,应设立防冲击波的防爆门和滤毒通风装置,使工事内部空间免遭放射性污染,或火灾与燃烧时产生的热浪与烟气危害。

(5)在空气分布系统上,需设立风量调节装置,便于应对工事内房间用途改变或设计中考虑不周的缺点,利于弥补或重新平衡通风系统。

2. 通风量的要求　工事内通风空气量依据人员生理活动的状态和赋予工事的任务而有不同。通常推荐的正常通风量每人为 $8.5m^3/h$。若从排除二氧化碳维持生命活动的需要,每人最低通风量为 $3m^3/h$,有通信设备的一般指挥坑道每人最低风量不小于 $6m^3/h$。

**(三)人体新陈代谢气体浓度的评估**

通常对空气中氧浓度的考虑不及二氧化碳浓度那样迫切。吸入空气中氧浓度由21%降至17%,人员仍可持久工作,降至15%无即刻的不利作用。而二氧化碳则不同,由正常空气二氧化碳含量为0.03%~0.04%,上升至0.5%时无明显不利作用;健康人长期地下工事生活的二氧化碳浓度上限为1%;达3%时人员开始不适,呼吸变深,频率可增加50%,但出密闭坑道后10min即可恢复,不影响战斗力;二氧化碳达5%时人员十分不适,严重头痛,开始恶心、呕吐,呼吸浅表极度费力,频率较正常可增加3倍之多,工事中人员心理焦虑与恐惧状态显著增大;脱离密闭坑道进行战术动作时,过独木桥迟缓,躯体摇摆不定,少数人可误入有标志的"布雷区"。因而我军将永备工事(坑道)空气中二氧化碳浓度3%定为密闭条件下人员可停留的生理上限,5%定为生理极限。

**(四)密闭不通风空间可停留时间**

可停留(生存)时间指密闭开始后,二氧化碳浓度由初始状态增加至生理上限或生理极限所需的时间(小时)。生存时间决定于人员数和点燃性光源的数量及每人占地下工事净容积的量。密闭不通风地下工事内停留时间可采用下述方法推算。

1. 估算法　可依据每人生存时间每小时平均需要工事内净空间容积 $0.71m^3$ 估算,若空间容积 $17m^3$ 则可1人生存24h,6人只能停留4h即达生理上限。

或可利用工事内点燃性照明工具如蜡烛、煤油灯熄灭时间乘2进行估算。例如密闭8h,煤油灯熄灭,此时空气二氧化碳浓度约2.5%,熄灭时间乘以2即16h,二氧化碳浓度即达生理极限的5%,但需扣除10%的安全系数,实际可停留时间约为14.5h。

2. 计算法　依据安静状态下每人每小时排出二氧化碳含量按公式计算。每盏点燃性照明工具相当于一人排出量,加上工事停留人数构成工事内总人数;工事总容积多为已知,据此

可按下列公式求算可停留时间：

$$T = \frac{V}{n} \cdot \frac{C-C_0}{E} \quad \text{（式 15-9）}$$

式中 $T$：密闭条件下人员可停留时间(h)
$V$：工事总容积($m^3$)
$n$：工事内人数(含点燃性光源)
$C$：二氧化碳容许浓度(%，生理上限或极限)
$C_0$：工事二氧化碳本底浓度(%)，其常数为 0.2%
$E$：每人每小时二氧化碳排出量安静状态的常数
由于 $C_0$ 和 $E$ 为常数
上述公式可简化成

$$T = \frac{V}{n} \times 1.4 (\text{或} 2.4) \quad \text{（式 15-10）}$$

式中，1.4 常数指二氧化碳浓度达生理上限 3%，2.4 则为生理极限 5%。

据式可知，每一工事容积多为固定数，变数为工事内停留人数，因此事先可依据停留设想预案的可能变化人数(含点燃光源数)，求得不同 $n$ 值的可停留时间，进行不同人数停留时间的预测。

**(五)生命维持系统应用指导**

1. 氧气的补充　目前切实可行的办法是采用氧气瓶或氧烛提供氧。氧瓶供氧不多述。氧烛实际是氯化钠和铁粉混合体的粉末压缩而成的圆柱体，点燃它的上端就可释放氧供呼吸用。烛筒直径越大，单位时间内释氧越多。氧烛使用前应单独放置在密封的铁皮容器中，以策安全。

2. 二氧化碳的消除　有效使用的是钠石灰和氢氧化锂(LiOH)。亦可采用生石灰消除法，将块状生石灰 2 份，均匀洒水 1 份，使之粉碎成粉状以增大接触面积，将石灰粉铺于塑料布上厚 1~2cm，每 30 分钟搅拌一次，可较好地吸收二氧化碳。氢氧化锂的成本高，难于推广使用，多用于潜艇。

3. 工事邻近区域火灾的防护　预防邻近火灾危害的目的在于预防高温热浪和一氧化碳等有害气体的侵入，因而需切断引入外界空气的通风装置。只要暂时关闭工事通风口和停止通风系统的运转，同时启动生命维持系统，就能真正起到防火作用。

## 三、地下空间的防潮除湿

工事内通常都较潮湿，靠近工事壁面则负辐射较强。潮湿和负辐射往往是工事内风湿性疾病和腰背痛发生的诱因。

**(一)工事潮湿的成因**

一般阵地工事如堑壕、猫耳洞、防炮掩蔽部等，缺少防水被覆层。通常土层渗漏水主要因结构不良，施工防水不严密，渗漏水严重部位缺少排水导沟或集水水井造成，出现整体潮湿。

有被覆坑道渗漏水多半形成局部地段的潮湿。

工事内不论一般工事或坑道工事,潮湿的主要成因是墙面的露点温度和人员活动散发水气形成的凝结水和空气的高湿度。

### (二)增温降湿与冷却除湿

增温除湿运用露点温差原理,提高工事内部温度或增高壁表面温度,从而消除凝水。可选用成本低的保温、吸湿岩浆对工事整体被覆,再对主要房间如指挥部、通信枢纽、病房等采取壁面装修板材。

同样是露点温差原理,不过是反其道而行之。冷却除湿是使外界潮湿空气经冷却通风道或降温除湿机的冷却管道内流过,使饱和水气因露点温度而在管内凝结成水排除,让较干空气送入工事。

### (三)隔离潮湿源

应用离顶离壁式被覆结构如"∩"形,使渗、凝、漏水环境的水沿工事壁或被覆结构外层流入排水沟,隔绝湿源直接作用于工事内部。对简易工事或缺乏正规表面处理的毛洞,可采用大块塑料薄膜如建立塑料大棚似的蒙盖于工事内,滴漏水沿棚外流入地下水沟,薄膜导热系数小,很少凝水而防潮。

### (四)排水堵漏与防热空气

对渗水和漏水,要采取有效的排水和堵漏措施,构筑坑道时,其地面由外向内应具有一定的坡度并构成如公路的鱼脊式路面,两侧修筑排水沟,以便排除积水和生活废水,沟上加盖防止蒸发。发现漏水,可用膨胀水泥、高标号水泥加快凝剂等堵塞漏洞及裂缝。

防湿热空气适用于一般工事采取自然通风的方式进行,其着重避免大量湿热空气涌入工事造成更多的结露,和掌握时机利用自然通风排除水气。

### (五)吸湿剂应用

化学吸湿剂常用的有氯化钙、氯化锂、硅胶等多种,除湿效果好,部分尚可再生利用,但成本高,一般只适用于精密武器或弹药洞库使用。

海岛部队就地取材,利用海水浸泡后晾干的稻草、海草、山草悬挂于工事壁面,24h的吸水率为11%~14%,可反复晾干使用,但吸水率降低。

### (六)防潮除湿管理制度

据实测,工事内放置10d的被褥,因吸湿可较初始增重20%~40%。为此需定期组织晾晒被褥,有条件时可使用电热毯;禁止在工事内洗漱和洗涤衣物;经常清扫环境,排除积水和减少水气散发的措施。

## 四、地下空间生活设施卫生处理原则

工事生活中常遇的设施卫生因素有饮水、饮食、照明、粪污和噪声等,共性问题同一般卫生学要求,此处阐述着重于结合阵地工事的特性提出。

**(一)饮水**

1. 阵地工事需水量的基本要求应根据气候条件、水源供应状态而定。每人每天需水量可参考表 15-16。

表 15-16　野战条件下的需水量[L/(m·d)]

| 用途 | 一般条件下的水量 | 困难条件下的水量 |
| --- | --- | --- |
| 饮水 | 2.5~3.5 | 1.5~3.0 |
| 烹调 | 2.0~3.0 | 1.0~1.5 |
| 洗漱 | 1.0~2.0 | 0.3~0.5 |
| 洗涤 | 4.0~5.5 | 0.3~1.0 |

阵地水质总的要求应符合战时饮用水水质标准,但对事先未侦察的水源水质,着重在感官性状尚好、无毒、氨氮无明显超标,硫酸盐含量不构成腹泻等短时间可获得监测结果的指标进行要求。毒理学除砷、汞、氰之外的指标和卫生细菌学检测等全套战时饮用水水质标准的监测,只适用于预定战区地域的事先水源卫生侦察,或上述指标的方法学改进成快速法获得结果时。

2. 工事内饮用水常为贮水,供紧急情况下不能由工事外供水时使用,因而多半为贮水池或贮水库存水。为保证长期贮存水清洁不腐,多采取超氯消毒法消毒。过量余氯加入蒜、姜捣碎滤过液可予消除。该成果已被肯定。战时饮水为保证消毒,可用煮沸法或单兵消毒片消毒。

**(二)饮食**

1. 食品(肉、蛋、鱼、罐头食品)应符合卫生学要求,营养需要量按供给标准,有条件时可适当增加水溶性维生素的供应。

2. 工事的饮食,重点在禁止将厨房设置在工事内部,以免烹调过程中产生的二氧化碳、一氧化碳、含多种有机化合物的烟气弥散于工事中危害健康。

**(三)照明**

1. 应用电源照明,平时可采用商业电源,但必须备有发电机组供紧急照明用。从阳光下出入人工照明的地下空间时应注意逐渐地过渡,使眼适应光线的变化,灯具照明由进口处亮而渐减弱至稳定,照度最低不小于 30~40Lx,工作室照度不低于 150Lx,在通道转折处最好用灯光造成假窗,并备有应急灯。

2. 点燃性光源照明。常用的有蜡烛、煤油灯、植物油灯等多种。优点为简便易行,缺点为耗氧、产生二氧化碳和烟尘,照度弱。

工事内手电为必备品,但需储备备用电池。为增强工事亮度,改善色泽对心理的影响,在工事大面积表面(墙与顶棚)可采用冷色,如白色、淡奶黄色。

### (四) 粪污

工事人员的粪便污物处理是较为棘手的问题,由于阵地需防轰炸和炮火袭击,在水量供应不足的条件下排除的粪尿臭味和及时处理陈腐污物甚为困难。其处理原则如下。

1. 战阵地工事一般为紧急修建,阵地厕所通常禁建在工事内,一般构筑在与交通壕相连接、距工事入口30~50m 的可隐蔽防炮袭处。

2. 永备(坑道)工事若水量供应充足,除按排污建设要求外,采用浮球水箱定时冲水或舀水冲厕,但必须注意化粪池容量应按坑道内最大容纳人数修建。

工事供水受限和机械通风欠缺条件下,厕所应单独设置于坑道边远区域或人员出入较少又利于清除的近洞口处。

3. 除臭剂应用。工事内粪尿产生的臭味主要为有机物分解产生的氨、粪臭素、硫化氢、甲硫醇、甲基吲哚等的混合气味,对空气流动不畅的工事内人员干扰甚大。可使用除臭剂除臭,除臭剂在必要时也可用于消除工事外环境的腐尸臭味。

### (五) 噪声

为增强结构强度,工事内多呈穹窿形状,岩壁的高反射使回音增强,稀少的家具与装饰,使声响反射增大,因而地下空间内的声响易产生共鸣作用,干扰思维和听觉。

噪声控制措施为:①噪声源另设支坑道,与主坑道相通处建双层隔声门;②主要工作室壁面装饰吸声板材(兼有防潮作用);③常用办公家具和餐桌脚安装橡胶垫;④用吸声材料制作隔音屏风或悬挂棉絮帘,减少噪声传播;⑤建立制度,防止大声说笑或声像器材扬声过大。

(张 蕾 余争平)

### 思考题

1. 热适应与热习服有何区别?如何形成热习服?
2. 中暑的预防措施有哪些?
3. 促进冻伤发生的因素有哪些?
4. 如何对冻伤进行预防?
5. 部队进入高原如何提高其军事作业能力?

### 参 考 文 献

[1] 曹佳,曹务春,等.程天民军事预防医学.北京:人民军医出版社,2014.
[2] 余争平.军事劳动卫生学.北京:军事医学科学出版社,2009.
[3] 余争平.军事作业医学.北京:军事医学科学出版社,2009.
[4] 孙贵范.职业卫生与职业医学.7 版.北京:人民卫生出版社,2015.
[5] 韩一平,李兆申.野战医学.上海:第二军医大学出版社,2015.
[6] 张蕾,周舟.野战卫生手册(指挥员分册).北京:人民军医出版社,2013.
[7] 杨成君,杨国平,王灿,等.冷暴露大鼠血清中某些脂质过氧化物含量的变化.中国职业医学,2008,35

(1):73-74.
- [8] 张锴,李积胜.寒冷环境对机体的影响及其机制.国外医学卫生学分册,2006,33(4):212-215.
- [9] 茅志成,邬堂春.现代中暑诊断治疗学.北京:人民军医出版社,2000.
- [10] 何子安,程素琦.部队在热环境劳动时的水盐补给.解放军预防医学杂志,1994,12(2):161-164.
- [11] 罗炳德,邹飞,万为人,等.加速机体热习服的有效方法.中国工业医学杂志,1999,12(6):331-333.
- [12] 高钰琪.高原低氧习服机制与促习服措施.解放军预防医学杂志,2002,20(4):306-308.
- [13] 马兰,格日力.高原鼠兔低氧适应分子机制的研究进展.生理科学进展,2007,38(2):143-146.
- [14] Lee JK, Kenefick RW, Cheuvront SN. Novel Cooling Strategies for Military Training and Operations. J Strength Cond Res, 2015, 29(Suppl 11):S77-81.
- [15] Hall A, Evans K, Pribyl S. Cold injury in the United States Military Population: Current Trends and Comparison with Past Conflicts. J Surg Educ, 2010, 67(2):61-65.

# 第四篇

# 军队流行病学

# 第 16 章 绪 论

> 【学习目的与要求】
> 了解流行病学的发展史;理解流行病学、军队流行病学的定义;掌握军队流行病学的研究内容和研究方法分类。

流行病学(epidemiology)是一门古老的学科,它萌芽于两千多年前,奠基于19世纪中叶,在20世纪得到发展和壮大。流行病学以人群为研究对象,从宏观的角度,采用调查、分析为主的独特的研究方法,在探索疾病病因、预防控制疾病、制定和评价公共卫生策略措施,以及改善人群健康等诸多方面扮演着重要的角色。流行病学主要是一门应用科学,也是一门方法学。随着流行病学研究方法的不断完善和应用领域的不断扩展,它不仅是预防医学的骨干学科,也逐渐成为现代医学的基础学科。

## 第一节 流行病学简史

流行病学是在人类与疾病作斗争的过程中形成和发展起来的一门应用学科,梳理流行病学发展历史,可以帮助我们了解流行病学学科特点及其在历史上的作用和地位。

### 一、学科启蒙阶段

学科启蒙阶段是指18世纪之前的历史时期,在这一时期学科尚未形成,但与流行病学相关的一些概念、观察方法和采取的措施已经开始萌芽。古希腊著名医师希波克拉底(Hippocrates)的名著《空气、水和地点》是至今为止最早的关于自然环境与健康和疾病关系的系统表述。而"流行(epidemic)"一词也是他最早提出的。当时,在我国也有"疫""时疫""疫疠"作为疾病流行的文字记载,例如《说文解字》中描述"疫者,民皆病也"。15世纪中叶,意大利威尼斯开始出现原始的海港检疫法规,要求外来船舶必须在港外停留检疫40d,这可能是最早的检疫(quarantine)。在我国隋朝就开设了"疠人坊"以隔离麻风患者,是早期的隔离实践。17世纪中叶,英国伦敦的医师J Graunt等利用教区的死亡证明和婴儿取名的登记本,进行死亡分布及其影响因素研究,并编制了第一张寿命表,用生存概率和死亡概率分析教区人群的死亡经历。他同时提出了设立比较组的思想,并引入了统计学的方法。

## 二、学科形成阶段

学科形成阶段是指18世纪末至20世纪初。在这期间,资本主义得到了空前发展,人们向城市聚居,为传染病的大规模流行提供了可能,而传染病的流行使流行病学的诞生成为必然。这一时期的特点是:以传染病为主的流行病学学科的形成。1747年,英国海军外科医生James Lind开展了一项对比治疗试验,证实了由维生素C缺乏引起的维生素C缺乏病病因的假说,开创了流行病学试验研究的先河。1796年,英国医生Jenner发明了接种牛痘以预防天花,从而使天花这一烈性传染病得到了有效控制,为传染病的控制开创了主动免疫的先河。18世纪的PCA Louis被誉为现代流行病学先驱之一,他通过放血疗法对炎症性疾病的疗效进行对比观察,利用寿命表对结核病的遗传作用进行研究,他和英国统计总监William Farr在英国首创了人口和死亡的常规资料收集,提出了如标化死亡率、人年等许多重要的流行病学概念,为流行病学的定量研究和对照研究打下了理论基础。1850年全球首个流行病学学会"英国伦敦流行病学学会"成立。同年,伦敦流行病学中心成立,负责霍乱流行的医学信息发布,标志着流行病学学科的形成。1848—1854年英国著名内科医生John Snow针对伦敦霍乱的流行,创造性地使用了病例分布的标点地图法,对不同供水区居民霍乱死亡率进行调查分析,首次提出了"霍乱是介水传播"的科学论断,并通过干预成功地控制了霍乱在该地区的进一步流行,成为流行病学现场调查、分析与控制的典范。

## 三、学科发展阶段

学科发展阶段约在20世纪中叶至今,这一时期也称为现代流行病学(modern epidemiology)时期。这一时期的主要特点是:①流行病学从研究传染病扩大为研究所有疾病和健康问题;②方法学进一步完善,定量与定性相结合,宏观与微观结合;③从"流行"发展为"分布",动静态结合,与医学模式的转变相结合;④分支学科不断涌现,应用范围越来越广。

20世纪40年代至50年代,针对慢性非传染性疾病的研究方法得到了长足的发展,比较有代表性的是:①英国的Doll和Hill的吸烟与肺癌关系的研究;②美国的弗明汉(Framingham)心血管疾病研究,确定了心血管疾病的重要危险因素;③1951年Cornfield提出了相对危险度、比值比等重要的效应测量指标,1959年Mentel和Haenszel提出了著名的分层分析统计方法。

20世纪60年代至80年代是流行病学分析方法长足发展的时期,如混杂和偏倚的区分、交互作用、病例对照研究设计的发展。有代表性的是:①1979年Sackett总结了35种潜在的偏倚;Miettien于1985年进一步将其分为选择偏倚、信息偏倚和混杂偏倚三大类。②Cornfield在弗明汉心血管疾病研究中,建立了第一个多变量模型,Logistic回归模型成为常用的分析手段。③一批有代表性的流行病学教科书和专著面世。如MacMahon(1970年)、Lilienfeld(1980年)和Rothman(1985年)的流行病学专著;1983年Last出版了第一本流行病学辞典。

20世纪90年代至今是流行病学与其他学科交叉融合,更新理念和模式,不断推出新的分支学科,扩大流行病学应用领域的时期。出现了分子流行病学、生态流行病学等交叉学科。以随机对照试验为代表的临床流行病学也迅速发展。随着信息化时代的到来,循证医学(evidence-based medicine)改变了人们沿袭千百年的医学理念。在循证医学时代,流行病学将发挥更重要的作用,它不仅是产生循证医学所需证据的研究方法论,又是循证决策者正确理解和利用证据所需的基础知识。

### 四、我国流行病学的发展

中华人民共和国成立前,我国预防医学的奠基人伍连德教授(1879—1960)将现场调查与实验室技术相结合,领导了东北1910—1911年和1920—1921年的两次鼠疫大流行的防治工作,率先提出"肺鼠疫"学说,确认野生啮齿类动物为疫菌宿主,发现了鼠疫菌传播方式,并对鼠疫自然疫源地提出精辟的见解,丰富和发展了传染病流行病学理论,对近现代流行病学,海港检疫理论、方法等都做出了开创性贡献。

中华人民共和国成立后,国家坚持预防为主的卫生工作方针,经过几年的努力,就基本消灭或控制了以血吸虫为首的五大寄生虫病,1964年宣布中国大陆消灭了性病,以后又消灭了天花和古典型霍乱,控制了人间鼠疫,其他传染病的发病率和死亡率均大幅度下降。中华人民共和国流行病学的先驱者之一苏德隆教授(1906—1985)在传染病和非传染病的防制方面均做出了重大贡献,他提出了"地域性防制血吸虫病"的对策,还利用流行病学实验研究的方法证明了江苏省启东、海门市等地肝癌发病率高与饮水有关。另一位流行病学的先驱者是何观清教授(1911—1995),他在黑热病调查中发现中华白蛉是我国黑热病的传播媒介,证明了鼠脑制成的乙脑疫苗可引起严重的不良反应,他还领导了全国疾病监测网的建设。20世纪80年代初,我国实行了儿童免疫扩大计划,使我国传染病的免疫预防工作进入一个崭新的阶段。1989年2月,我国颁布了《中华人民共和国传染病防治法》,并分别于2004年和2013年进行了修订,2003年5月又颁布实施了《突发公共卫生事件应急条例》,标志着我国突发公共卫生事件的应急处置工作进入法制化轨道。

## 第二节 流行病学和军队流行病学定义

### 一、流行病学定义

流行病学是研究人群中疾病与健康状况的分布及其影响因素,并研究防制疾病及促进健康的策略和措施的科学。

流行病学的定义是随着流行病学的发展不断演变的。1931年,英国Stallybrass定义为:"流行病学是关于传染病的主要原因、传播蔓延及预防的学科。"1970年,MacMahon认为:"流行病学是研究人类疾病的分布及决定疾病频率的决定因子的科学"。1983年,Last主编的《流行病学辞典》中定义为:"流行病学研究在人群中与健康有关状态和事件的分布及决定因素,以及应用这些研究以维持和促进健康的问题。"近年来,卫生事件(health event)这一名词开始逐渐被引入流行病学,使流行病学的研究范畴更为广泛,不再强调"疾病与健康状况"。现代流行病学定义的内涵丰富,主要体现在:①研究对象是具有某种特征的人群;②研究的内容不仅包括疾病,还包括伤害、健康状态和其他卫生事件;③研究的起点是卫生事件的分布,研究的重点是卫生事件的影响因素;④最终目的是为预防、控制和消灭疾病及促进健康提供科学的决策依据。因此,流行病学绝不仅仅是一门方法学,还是一门实践性较强的应用学科。

## 二、军队流行病学定义

军队以青壮年男性为主要构成,具有组织严密、生活高度集中、劳动强度大、人员流动性大、接触自然疫源地的机会多、面临人为致病因子攻击的威胁等特点。这一人群的疾病发生规律和特点与普通人群有明显的差异。长期以来,我国军队预防医学研究对平战时军队人群的健康和疾病预防予以了高度重视,根据部队的疾病防治特点,做了大量的工作,积累了丰富的经验,为军队流行病学的形成、建立和发展奠定了坚实的基础。

军队流行病学(military epidemiology)是研究平战时期军队中疾病与健康状况(特别是传染病)的分布及其影响因素,并研究防制疾病及促进健康的策略和措施的科学。

军队流行病学是流行病学的一个分支,是流行病学理论在军队卫生防疫工作中的应用和发展。军队流行病学的研究对象是部队全体人员,其任务与一般流行病学基本相同,所不同的是,它不仅着眼于平时,而且包括战时疾病的预防和控制,以及应对敌人的生物战争。

军队流行病学的概念反映了我军卫生防疫工作的性质和特点,明确了研究对象和范围。目前,虽然我国军队人群面临众多的健康问题,但我国军队流行病学的重点仍然是传染病的流行病学。长期以来,传染病始终是军队人群健康的最大威胁,是影响部队战斗力、增加部队医疗负担的重要疾病。病毒性肝炎、细菌性痢疾与感染性腹泻、结核病等仍然居部队疾病的前三位。在新的社会环境和军事斗争形势下,一些新发传染病(如严重急性呼吸综合征、高致病性禽流感、埃博拉出血热、尼帕病毒脑炎、艾滋病、O139型霍乱、O157:H7出血性肠炎等)、"复燃"的传染病(如结核病、性传播性疾病、疟疾、霍乱等),以及生物武器、基因武器等所致疾病的发生也时刻威胁着部队人群。近年来,为维护军队人群的健康,军队流行病学在研究传染病的同时,也对一些常见的、多发的,尤其是某些特殊军事作业和特殊军种中呈现的非传染性疾病,乃至影响健康的一些心理障碍、不良生活方式和不良行为方式等问题进行了初步探索,为全方位开展部队健康促进活动奠定了良好的基础。未来高科技战争具有与一般常规战争很不相同的特点。未来战争中,除了使用核生化武器外,还可能使用很多新概念武器,如激光武器、微波武器、次声武器与粒子束武器等,高新武器伤害的流行病学将是军队流行病学新世纪面临的课题。

新中国成立70多年来,军队流行病学学科建设从形成到壮大,发展迅速。进入21世纪,军队流行病学理论和方法将不断更新,其研究范围在以军队传染病流行病学研究为主的同时,向非传染病乃至部队人群健康状态研究扩展;在研究内容上,在深化研究疾病分布及其影响因素的同时,也关注军队疾病防治对策、措施及其评价的研究;在研究手段上,紧跟现代科学技术的发展,电子计算机、分子生物学、地理信息系统等新技术已在军队流行病研究和防病实践中获得广泛应用,促进了军队流行病学学科建设水平的进一步提升。

## 第三节 流行病学研究方法

流行病学在长期发展中,逐渐形成了一套严谨、科学、规范的研究方法。流行病学的研究方法是流行病学的精髓和特色所在,是流行病学不断发展的根基,也是医学工作者必须掌握的基础理论和技能。在医学实践中被广泛应用的流行病学方法主要包括以下几种。

### 一、观察性研究

观察性研究(observational study)是流行病学的基本方法,在此类研究中,研究因素不经人为的控制和安排,一般是在接近于自然条件下进行的。观察性研究是最现实、最便于开展的科学研究。观察性研究的主要缺点是不能控制研究条件,其研究结果的真实性往往受到一定限制。观察性研究包括描述性研究和分析性研究。

1. 描述性研究 描述性研究(descriptive study)又称描述流行病学研究(descriptive epidemiological study),是指通过在特定人群中收集、归纳、整理、分析资料数据,客观地描述疾病、健康或有关卫生事件。主要描述疾病或某种特征在人群中的分布特点及发生、发展的规律。描述性研究是流行病学研究中最基本、最常用的方法,是进行流行病学系列研究的基础,所得到的结论可为病因及危险因素研究、防疫计划和决策研究等提供有效的线索。描述性研究包括现况研究、疾病监测、病例报告与病例分析、纵向研究(longitudinal study)和生态学研究(ecological study)等。

2. 分析性研究 分析性研究又称分析流行病学研究(analytical epidemiological study),是在描述性研究的基础上进行的,增加了"分析"的含量,设置了对照组进行比较,提高了研究的论证强度。分析性研究是流行病学的基本方法,也是病因研究的主要方法之一。分析性研究主要包括病例对照研究和队列研究。

### 二、实验流行病学

实验流行病学(experimental epidemiology)是指以现场人群为试验对象,在人群中,人为地增加或消除某种因素后,观察对某种疾病或健康特征的影响,以进一步证实这些因素的病因作用。根据研究的对象,实验流行病学可分为人群现场试验和临床试验。流行病学试验的主要特点是需要人为主动控制一些处理因素,这是与分析性研究的主要不同之处。由于人为控制试验因素,流行病学试验的论证强度进一步提高,在病因及危险因素研究、治疗和预防效果的评价中具有重要作用。流行病学实验包括临床试验、现场试验和社区干预试验。

### 三、理论流行病学

理论流行病学(theoretical epidemiology)是用数学模型来描述疾病流行的规律、人群的健康状况及卫生条件的分布,从理论上探讨防制措施及其效果的方法。数字模型是理论流行病学的主要工具,如 Reed-Frost 模型(模拟传染病流行的确定性模型)为:$C_{t+1}=S_t(1-q^a)$,其中 $C$ 为发病人数,$t$ 为时间单位,$S$ 为易感者数,$q$ 为易感者在单位时间内未发生有效接触的概率。这种采用数学模型的方法不仅可以对某些疾病的流行病学理论进行研究、探讨,还可进行疾病控制对策与措施的效果评价,以及疾病流行趋势的预测等。随着计算机技术的发展与普及,再结合地理信息技术、卫星遥控技术,理论流行病学研究正日益广泛和深入。根据研究内容的不同,目前,数学模型大致可分为研究流行特征和规律的模型、疫情预测的模型、效果评价的数学模型等。值得注意的是,由于模型条件的客观限制,理论流行病学所得到的结果一般不能完全反映实际情况下疾病流行的特征和规律,因此不能完全套用。但在流行病学的理论研究和疾病预防、预测研究中,可将其作为一种独具特色和优势的研究方法。值得注意的是,目前有些学者倾向于不将理论性研究单列为一类流行病学研究方法,因为观察性研究和实验性研究也经常应用数学模型进行理论研究。本教材仍沿用传统的分类方法。

## 第四节 流行病学的应用

流行病学是以群体的角度来研究疾病的发生、发展、预后及防制效果的学科。随着医学模式的改变,疾病谱的改变及流行病学自身的发展,其研究的范围与用途也将会不断扩展。目前主要概括为以下六个方面。

### 一、描述疾病或健康状况在人群中分布规律

所谓疾病或健康状况的分布,是指在不同人群、不同时间、不同地区综合主体的三间分布。三间分布的特点为疾病的病因探索及相关的防制措施提供了客观依据。传染病在军队内发生与流行时,可以表现为散发、暴发和流行等不同形式和强度等级,即一定的人群现象。研究传染病的分布规律,具体分析某时期、某地区、某部队人群发病多少,从对比中找出原因。此外,除了研究传染病发生与流行时的分布规律外,也应研究无传染病时(即流行间歇期)的原因与规律。同时,既要注意研究显性病例,又要注意研究轻型病例与隐性感染,使传染病流行过程全貌能呈现出来,以准确认识和掌握部队人群传染病的分布规律和特征,更好地做好预防与控制传染病的工作。

### 二、研究与探讨病因,分析危险因素

病因研究是医学研究的主要内容之一。在探讨病因、分析危险因素中,流行病学方法与临床方法、实验医学方法构成了研究病因的三科法。以病因研究为主体的流行病学在 20 世纪 80 年代已趋于成熟。病因研究强调的是因果关系。在因果探索中,常以描述性研究为起点,提出病因假设,以分析性研究来检验假设是否成立,最后以实验性研究验证因果关系。流行病学既具备了解析因果关系的思维方式和理论基础,也具备了解析因果关系的科学研究方法。在医学史上,流行病学在众多传染病、非传染病和不明原因疾病的病因探索中,发挥了关键性作用,如 Snow 对霍乱的研究,Lind 对维生素 C 缺乏病的研究,Goldberger 对糙皮病的研究,

Gajdusek 对 Kuru 病(库鲁病)的研究等。

### 三、疾病监测

疾病监测是指系统、完整、连续和规则地观察一种疾病在一地或各地分布动态,调查其影响因素,以便及时采取正确防治对策与措施的方法,是疫情报告深入的发展。目前,我国不仅有全国监测中心和分布全国城乡各地的监测体系,我军也建立了全军疾病监测中心和网络,为我国、我军的疾病,尤其是传染病的预防与控制提供了全面、快速的信息和技术支撑。疾病(特别是传染病)监测工作已成为疾病防制工作的关键措施之一。随着计算机信息技术的迅速发展,新型的疾病监测手段和方法,如卫星遥感监测、疾病流行的地理信息预测系统、多因素影响的疾病预测数学模型等,将逐步建立,疾病监测的准确度和应用范围有望得到进一步提高和扩大。

### 四、用于疾病的诊断、疗效评价和预后分析

流行病学作为临床医学研究的重要方法学,与临床流行病学和循证医学紧密结合,可用于研究患者群体的诊断、治疗、预后的决策和评价,有助于临床医师提高诊断水平、选择治疗方案、合理用药及正确估计预后。

### 五、疾病防制和健康促进

流行病学研究的最终目的是预防、控制和消灭疾病及促进健康。流行病学在制订疾病防制的策略和措施中发挥着重要作用。随着生物-心理-社会医学模式开始受到重视,公共卫生的目标除了预防疾病,还包括积极地维护和促进健康。这方面的具体内容我们将在后面的章节介绍。

### 六、卫生保健服务决策与评价

如何规划和优选卫生、保健项目,使有限的卫生资源发挥最好的效益,如何对卫生机构进行正确的布局和配置,这些问题可以通过卫生服务项目的决策与评价方法予以解决,其内容涉及流行病学、管理学、经济学等,目前这一研究范畴已发展成为一个新的流行病学分支——管理流行病学。将流行病学的基本方法应用于卫生决策的制订和评价是社会卫生水平发展的迫切需求,这项工作的进行有利于军队卫生资源的有效利用,可以极大地促进医疗机构建设的完善和医疗水平的提高。在三军联勤的保障制度下,随着军改后新体制下军队卫生防病决策和项目的深入开展,流行病学必将发挥积极作用。

(李亚斐　熊鸿燕)

> **思考题**

1. 流行病学与传染病学的区别是什么？
2. 流行病学的主要特征是什么？
3. 在医学高度发展的今天，为什么流行病学的分支学科不断增加？
4. 请描述在流行病学的发展进程中有标志性进步的理念和技术。

## 参 考 文 献

[1] 詹思延.流行病学.7版.北京:人民卫生出版社,2012.
[2] 李立明.流行病学研究进展(第10卷).北京:北京医科大学出版社,2002.
[3] Beaglehole R,Bonita R,Kjellstrom T. Basic Epidemiology. Geneva:World Health Organization,2007.
[4] Brownson RC,Petitti DB. Applied Epidemiology. 2nd ed. New York:Oxford University Press,2006.

# 第 17 章
# 疾病的分布

**【学习目的与要求】**
了解疾病三间分布的综合描述方法;理解疾病频率测量常用指标的概念和意义;掌握疾病发生的强度分级;明确疾病三间分布的描述方法和意义。

疾病的分布(distribution of disease)又称疾病的群体现象。它是以疾病的频率为指标,描述疾病在不同地区、时间和人群中的分布现象(简称疾病的三间分布)。疾病的分布受致病因素、环境因素及人群特征等因素的影响,是一个经常变动的过程。每种疾病都有其特异而有规律的人群现象。研究疾病分布是描述流行病学的基本任务,是分析性流行病学的基础,也是流行病学研究工作的起点。

流行病学研究疾病三间分布的方法,是将流行病学调查的资料或其他常规资料按不同人群、地区和时间特征用疾病发生和存在的频率进行测量、比较,发现差异。其目的是通过对疾病流行的基本特征的认识,为临床诊断和治疗决策提供依据;为疾病的研究提供病因线索,并指出进一步研究的方向和途径;确定卫生服务的重点,为合理地制订疾病的防制、保健策略和措施提供科学的依据。

## 第一节 疾病频率测量指标

### 一、发病频率测量指标

**(一)发病率**

发病率(incidence rate)是指一定时期内(年度、季、月),特定人群中发生某病新病例的频率。

$$发病率 = \frac{一定时期内某人群中发生某病的新病例数}{同期该人群暴露人口数} \times K \quad (式17\text{-}1)$$

$K = 100\%、1000‰、10\,000/万 或 100\,000/10万$

计算发病率时要考虑以下 4 个因素:①发病时间。因发病率是以新发病例为分子计算,而新病例的确定则有赖于该病的发病时间。有些疾病如流行性感冒、急性胃肠炎等,其发病时间容易确定,可以指出具体发病时刻。但有些疾病发病时间难以明确(如恶性肿瘤),可采用症状或体征的初发时间、疾病的报告时间或就诊时间来作为判定发病时间的依据。②观察时间。一般以年为单位计算,也可依观察时间的长短而定。短时间内(几天、几周)的发病率则称为罹患率(见后文)。③暴露人口数(分母),也称危险人群,理论上必须符合两个条件:一是观察时间内观察地区的人群;二是必须有可能患所要观察的疾病。也就是说,暴露人口中不应包括正在患病、曾经患病或因有免疫力而不会患病的人,如妇科疾病的暴露人口限于女性,要计算宫颈癌的发病率时,其暴露人口(分母)只能是女性;实际工作中暴露人口数一般使用年中人口数,即某年7月1日零时人口数,也可用上年年终人口数加本年年终人口数之和除以2。④新发病例数(分子)。新病例指观察时间内新发生某病的患者,如果一个人在观察时间内发生一次以上疾病,则分别计为几个新发病例,例如一个人在1年内可患几次感冒或几次腹泻则分别计算几个新病例。

发病率是描述疾病分布特征、探讨发病因素、提出病因假设和评价防疫措施效果常用的频率指标。对于不同病种和性别、年龄、职业、地区、人群等可分别统计,计算其发病率,称发病专率,但计算时要注意分子和分母应来自同一总体。在比较两个地区的发病率时,应考虑年龄、性别等的构成,先标准化处理后再做比较。

### (二)罹患率

罹患率(attack rate)是指在短时间较小范围内新发病例的频率,观察时间以小时、日、周、月为单位,分子是新病例数,分母是暴露人数。计算此率应注意暴露人口数和暴露时间的准确性。罹患率的优点是能根据暴露程度较精确地计算发病率。在探讨流行或暴发原因时经常使用罹患率。

$$罹患率 = \frac{观察期内某病新发病例数}{同期暴露人口数} \times K \quad (式 17\text{-}2)$$

$$K = 100\% \text{ 或 } 1000‰$$

### (三)续发率

家庭内、病房、托儿所、班级或部队一个班内等,发生传染病时,继首发病例后,在最短至最长潜伏期之间发生的患者为续发病例(二代病例)。以续发病例数为分子,以首发病例的易感接触者总数为分母,以百分数表示,称为续发率(secondary attack rate, SAR)。续发率可用于比较某传染病传染力的强弱,分析传染病的流行因素及评价防疫措施的效果等。

$$感染率 = \frac{一个潜伏期内易感接触者中发病人数}{易感接触者总人数} \times K \quad (式 17\text{-}3)$$

$$K = 100\%$$

## 二、患病频率测量指标

### (一)患病率

患病率(prevalence)也称现患率或流行率,是指某特定时间内一定人群中某病新旧病例所占比值。包括时点患病率(point prevalence)和期间患病率(period prevalence)。按一定时刻计算的患病率称时点患病率，"时点"在理论上是不确定的，实际调查时要尽可能缩短时间，一般不超过1个月时仍认为是时点患病率，它是应用较多的患病率。如果特定时间是一段时间，比如超过1个月则称为期间患病率。

$$患病率 = \frac{某观察期间(时点)某病的新旧病例数}{同期平均人口数} \times K \quad (式17\text{-}4)$$

$$K = 100\%、10\ 000/万或100\ 000/10万$$

患病率受发病率和病程长短的影响，如果某病的发病率、病程和现患率在相当长时间内是比较稳定的，则患病率($P$)和发病率($I$)及病程($D$)三者的关系为$P = I \times D$。

患病率是现况调查得出的频率，常用来分析病程长的慢性病的发生或流行情况，如地方性病、肿瘤、心血管病、血吸虫病等的流行因素及防治效果等，可为医疗资源的合理使用、医疗质量的评估等提供科学的依据。

**(二)感染率**

感染率(prevalence of infection)是指在某特定时间内所调查的人群中某病现有感染者人数所占的比例。其性质与患病率相似。可用病原学或血清学方法来检测感染者。

$$感染率 = \frac{受检者中某病的感染人数}{受检人数} \times K \quad (式17\text{-}5)$$

$$K = 100\%$$

感染率在流行病学调查工作中广泛应用，其常用于某些传染病或寄生虫病的感染情况、防治效果和流行态势分析。特别是在那些有较多隐性感染、病原携带及轻型和不典型病例的疾病调查中较为有用。

## 三、死亡与生存频率指标

**(一)死亡率**

死亡率(mortality rate，death rate)表示在一定时期内，一定人群中总死亡人数在该人群同期平均人口中所占的比例。观察时间常以年为单位。分子为某年某人群因各种原因死亡的总人数，分母为该人群同期平均人口数。

$$死亡率 = \frac{某人群某年总死亡人数}{该人群同年该平均人口总数} \times K \quad (式17\text{-}6)$$

$$K = 1000‰、100\ 000/10万$$

上述公式计算的死亡率又称粗死亡率(crude death rate)，反映某人群总的死亡水平，是用来衡量某人群因病、伤死亡危险(机会)大小的指标；此率反映一个地区文化及卫生保健的综合水平，是评价国家发展水平和程度的指标之一，也是国家间和时代间进行比较的指标。因此，死亡率不仅在医学上受重视，而且在政治、经济研究中常被应用。对于病死率高的疾病，如肝癌、肺癌、心肌梗死等流行病学研究中，死亡率也较常用，可粗略代表发病水平。但对于非致死疾病，如关节炎、普通感冒等不宜用此率来分析。

按不同的人口学特征(如年龄、性别、种族、职业等)计算的死亡率为死亡专率(specific

death rate），下面的公式表示某年龄组某年的死亡专率：

$$某年龄（组）别死亡专率 = \frac{某年某年龄（组）死亡人数}{同年该年龄（组）的平均人口数} \times K \quad （式17-7）$$

$$K = 1000‰ 或 100\,000/10 万$$

当比较不同地区人群的死亡率时，需消除不同地区人口构成指标方面的差别，应该用标准化死亡率来比较。例如，某个地区或人群的总死亡率水平不仅决定于各年龄组死亡率，而且受人口年龄构成的影响。婴幼儿及老年人比重较高地区（或人群）总死亡率比较高，青壮年比重较高地区（或人群）总死亡率则较低。对同一地区（或人群）而言，即使各年龄组死亡率不变，也可能因婴幼儿及老年人比重上升而使总死亡率升高。比较不同地区（或人群）或不同时期的总死亡率时，为消除人口年龄构成的影响，可以按标准人口年龄构成计算标准化死亡率。下例可以说明这一方法：

甲地人口中，青年和老年人各占1/2，而乙地人口中2/3为青年，1/3为老年人。两地的年龄死亡专率见表17-1。

表 17-1 年龄死亡专率（10‰）

| | 青年人 | 老年人 |
|---|---|---|
| 甲地 | 4 | 16 |
| 乙地 | 5 | 20 |

据此可以计算粗死亡率如下：

$$甲地粗死亡率 = (1/2 \times 4) + (1/2 \times 16) = 10‰$$
$$乙地粗死亡率 = (2/3 \times 5) + (1/3 \times 30) = 10‰$$

应注意的是，尽管甲地两个年龄组的死亡率均低，但粗死亡率两地相同。现在我们任意选择一个青年占1/3，老年人占2/3的人口为标准人口，使两地死亡率标准化。

$$甲地年龄标准死亡率 = 1/3 \times 4 + 2/3 \times 16 = 12‰$$
$$乙地年龄标准死亡率 = 1/3 \times 5 + 2/3 \times 20 = 15‰$$

按同一标准人口年龄构成计算的标准化死亡率，甲地为12‰，乙地为15‰。说明如果甲乙两地人口的年龄构成相同时，甲地人口死亡率低于乙地。年龄标准化死亡率反映的只是这两个地区的死亡率，并使我们得以进行一个不受人群年龄构成影响的比较。由此可见，用标准化法可以消除人口年龄构成的影响，以便比较不同地区（或人群）的死亡率水平。但是，标准化死亡率是在假定的年龄构成条件下的死亡率水平，并不能反映当地的实际死亡率水平。因此，标准化死亡率只能用于不同地区（或人群）或同一地区不同时期人口死亡率的比较分析。

标化死亡比（standardized mortality ratio，SMR）：该指标不是计算率，而是计算死亡的比值，是一种替代率的办法。当研究对象数目较少时，不宜计算率，而用全人口死亡人数，即预期死亡人数，再用观察人群实际死亡数与此预期数之比，即得出标化死亡比。

例如：某单位20~24岁组人群500名，1年内死于某癌症1人，已知该年全人口20~24岁组某癌症的死亡率1.8‰，求其SMR。

$$SMR = \frac{研究人群中实际死亡数}{标准人口（全人口）预期死亡数} = \frac{1}{500 \times 1.8‰} = \frac{1}{0.9} = 1.11 \quad （式17-8）$$

即该单位该年 20~24 岁年龄组人群,死于某癌症的危险超过相应一般人群的 0.11 倍。

### (二)病死率

病死率(case fatality rate)表示一定时间内,患某病的全部患者中因该病死亡者的比例。

$$病死率 = \frac{某时期内因某病死亡人数}{同期某病的病人数} \times 100\% \qquad (式17-9)$$

病死率反映疾病的危重程度,也可反映医疗水平。病死率多用于急性病,较少用于慢性病。用病死率作为评价不同医院的医疗水平时,要注意可比性。

### (三)累积死亡率

为了说明在某一年龄以前死于恶性肿瘤的累积概率的大小,可将各年龄组的死亡专率相加,作为累积死亡率(cumulative mortality rate),一般用百分比表示。

$$累积死亡率 = \left[\sum (Pi \times Ii)\right] \times 100\% \qquad (式17-10)$$

式中 $Ii$ 为年龄组的年龄组距,$Pi$ 为各年龄组的死亡专率。如果年龄按 5 岁分组则乘 5,然后累加。此率可以估计从某年龄到某年龄死于恶性肿瘤的概率,是由各年龄组死亡专率构成的,所以便于比较,而不受人口构成的影响,尤其适用于慢性病的研究。用同样方法也可计算累积发病率。

### (四)生存率

生存率(survival rate)是指接受某种治疗的患者或患某病的人中,经若干年随访后,尚存活的患者数所占的比例。

$$生存率 = \frac{随访满 n 年尚存活的病例数}{随访满 n 年的病例数} \times K \qquad (式17-11)$$

生存率常用于衡量疾病的严重程度和考核治疗措施的效果,多用于慢性病。

## 四、疾病负担指标

### (一)病残率

病残率(disability rate)是指在一定人群中,一定期间内通过健康检查确诊的病残人数与调查人数之比。它可说明病残在人群中发生的频率,也可对人群中严重危害健康的任何具体病残进行单项统计。可以作为人群健康水平的评价指标之一。

$$病残率 = \frac{病残人数}{调查人数} \times K \qquad (式17-12)$$

$$K = 100\%、1000‰ 或 10\,000/万$$

### (二)潜在减寿年数

潜在减寿年数(potential years of life lost,PYLL)是指某病某年龄组人群死亡者的期望寿命与实际死亡年龄之差的总和,是指死亡所造成的寿命损失。

$$PYLL = \sum_{i=1}^{e} a_i d_i \qquad \text{(式 17-13)}$$

式中 $e$ 为预期寿命(岁);$i$ 为年龄组(通常计算其年龄组中值)。$a_i$ 为剩余年龄,$a_i = e - (i+0.5)$,其意义为:当死亡发生于某年龄(组)$i$ 时,至活到 $e$ 岁时,还剩余的年龄。由于死亡年龄通常用上一个生日计算,所以应加上一个平均值 0.5 岁。$d_i$ 为某年龄组的死亡人数。

该指标与死亡密切相关,用该指标来评价疾病对人群健康影响的程度,能消除死亡者年龄构成的不同对预期寿命损失的影响。该指标也可用来计算不同疾病或不同年龄组死亡者总的减寿年数,是评价人群健康水平的一个重要指标。

### (三)伤残调整寿命年

伤残调整寿命年(disability adjusted life year,DALY)是指从发病到死亡所损失的全部健康寿命年,包括因早死所致的寿命损失(years of life lost,YLL)和疾病所致伤残引起的健康寿命损失年(years lived with disability,YLD)两部分。该指标是一个定量计算因各种疾病造成的早死与伤残对健康寿命年损失的综合指标,即是对疾病死亡和疾病伤残而损失的健康寿命年的综合测量,是用于测量和评价疾病负担的主要指标之一。

## 第二节 疾病流行的强度

疾病的流行强度是指某病在某地某人群中一定时期内发病率的变化及其特征。常用的术语有散发、暴发和流行等。

### 一、散发

散发(sporadic)是指某病发病人数不多,病例间无明显的相互传播关系;或者在一定地区呈历年一般发病水平,称为散发。适用于描述较大范围地区人群某病的流行强度。确定目前某地某病是否散发,应与前 3 年该地区该病发病率比较,如未显著超过既往一般发病水平,则为散发。在一个稳定的社会人群或部队中,某病呈散发的原因有以下四点。

1. 该病常年流行,人群有一定的免疫力或因接种疫苗维持着人群免疫水平。
2. 隐性感染为主的传染病,如脊髓灰质炎、病毒性肝炎等,其病例不易集中发生。
3. 传播途径比较难于实现的传染病,或感染机会少的传染病,如狂犬病。
4. 潜伏期长的传染病,如麻风病等。

### 二、暴发

某集体单位或局部地区短时间内突然发生许多相似病例的现象称为暴发(outbreak)。所谓短时间主要是指在该病的最长潜伏期内。暴发的原因主要是通过共同传播途径而感染,或有共同的传染源,如部队集体食堂发生的食物中毒,托幼机构的麻疹等。

## 三、流行

某地区某病的发病率显著超过历年的散发发病水平时称为流行(epidemic)。它是与散发相比较的流行强度指标。各地区应根据不同病种和不同时间及不同历史情况做出是否为某病流行的判断。如果某地某病达到流行水平,意味着有促使发病率升高的因素起作用,因而应引起注意。

有些传染病隐性感染占感染者的大多数,当它流行时显著病例可能不多,而实际感染率却很高,称为隐性流行。脊髓灰质炎和流行性乙型脑炎常有这种现象。

大流行(pandemic)是指某病的发病蔓延迅速,涉及地域广,人口比例大,在短时期内可以超过省界、国界乃至洲界,形成世界性流行。历史上全球曾发生鼠疫大流行。当前艾滋病正处于世界大流行。A型流感病毒出现新的亚型时也可能引起世界大流行。

## 第三节　疾病分布的形式

### 一、人群分布

人群可依据其不同特征,如性别、年龄、职业、种族、民族、婚姻状况、宗教信仰行为、文化水平、经济收入及生活习惯等分组。许多疾病的发病率随这些不同的人群组而有差异,其原因主要是由于对致病因子暴露机会与程度不同和自身的感受性等不同所致。比较不同人群分布特征,有助于探讨流行因素与病因。

**(一)年龄分布**

疾病的发生与年龄密切相关,几乎所有的发病率与死亡率均显示出与年龄这个变量有关。随着年龄不同,大部分疾病的发生频率都有变化。年龄分布差异的原因主要有如下几方面。

1. 机体的免疫水平状况　容易传播的、病后产生较巩固免疫力的传染病,多见于儿童发病。麻疹、加利福尼亚脑炎、腮腺炎等多见于学龄前儿童,风疹多见于青年人中,军团病老年人多发。

当某病的病原体的抗原性发生变异,或一个地区输入一种新的疾病,由于各年龄组普遍易感,则不分老幼皆可发病。病后免疫力不巩固或无免疫力的疾病暴发时,各年龄组发病也无大的差异。一些有大量隐性感染的传染病,如甲型脊髓灰质炎、流行性脑脊髓膜炎等,也是儿童高于成年人。

2. 暴露危险因素的机会不同　有些传染病和职业病青年发病多,主要由于青壮年在劳动中接触致病因子的机会多,如稻田型钩体病的或洪水型钩体病流行时,多因青壮年田间劳动、抗洪救灾,感染本病机会多所致。同样,野鼠型出血热和血吸虫病发病率以青壮年为高。老年人高发病如慢性支气管炎、癌症、心血管病等,可能与这些病潜伏期长,对致病因子暴露需要长时间积累到一定程度才发病有关。

3. 有效的预防接种可以改变某些疾病的发病年龄分布特征　如麻疹在普遍接种麻疹疫

苗之前主要发生于幼儿及学龄前儿童中,但推行了扩大免疫计划后,麻疹发病年龄的分布发生了很大变化,多见于大龄儿童、青少年及20岁以上成年人。

疾病年龄分布的分析方法如下。

(1)横断面分析(cross sectional analysis):是指对不同年龄组的发病率、现患率或死亡率进行分析。横断面分析可以说明同一时期不同年龄发病率或死亡率的变化和不同年代各年龄组发病率或死亡率的变化,而不能说明不同年代出生者各年龄组的发病和死亡趋势。特别是对于一些慢性病,因为慢性疾病的暴露时间距发病时间可能很长,而且致病因子在不同时间其强度也可能有差异。如果用横断面分析方法,就不能正确反映致病因子与年龄的关系。此时用出生队列分析就能纠正这一缺点。

(2)出生队列分析(birth cohort analysis):将同一时期出生的人划归一组称出生队列。对同一年代出生的人群队列在不同年龄段某病的发病率或死亡率进行观察。利用出生队列资料将疾病年龄分布和时间分布结合起来描述的一种方法称为出生队列分析。它适用于慢性疾病,可以明确呈现致病因子与年龄的关系,有助于探明年龄、所处时代及队列暴露经历在疾病的频率变化中所起的作用。

研究疾病年龄分布可以分析疾病不同年龄分布的差异,有助于深入探索致病因素,为病因研究提供线索;可帮助提出重点保护对象及发现高危人群,为今后有针对性地开展防制工作提供依据。

### (二)性别分布

人群中男女性别不同,其发病率、患病率及死亡率有差异,以此可探索致病因素。

疾病在男女间存在差异,其原因如下。

1. 男女两性暴露或接触致病因素的机会不同。如血吸虫病、野鼠型出血热、钩端螺旋体病、森林脑炎等传染病,男性高于女性。这主要由于暴露机会的不同。男女职业中毒发病率之所以不同,与妇女较男性有更少的机会从事一些危险性很大的职业有关。云南个旧市锡矿为肺癌高发区,男女之比为13.23:1,而云南宣威地区则为0.91:1。前者因为矿工暴露原因,而后者可能与燃煤污染有关。

2. 两性的解剖、生理特点及内分泌等生物性因素有差异。乳腺癌、胆石症、胆囊炎等的发病率女性大于男性,其原因可能与此有关。

3. 两性生活方式、嗜好不同。如一些癌症如肝癌、膀胱癌、胃癌、肺癌等的死亡率男性高于女性,可能与此有关。

### (三)职业分布

许多疾病的发生与职业有密切关系。职业与疾病的关系表现在职业环境对人体的影响中,职业环境由物理的、化学的和生物的三方面因素组成,这些因素对暴露于该工作环境下的人员健康有危害。比较不同职业人群发病率的差别,是从与发病率有关的职业因素中寻找可能病因的好方法。疾病的职业分布,取决于人们与致病因子接触的机会。例如长期从事碎石作业,由于暴露于二氧化硅,而易患硅肺病(矽肺病)。接触化学物质如联苯胺的工人易患膀胱癌。体力劳动少的职业人群,易患冠心病等。常年接触牛羊的牧民、兽医、皮毛加工人员,易患布鲁菌病和炭疽。在热带丛林作战的部队指战员易被蚊、蠓、恙虫叮咬,而易患疟疾、恙虫病及皮炎。从事化验室工作和口腔科、血库的工作人员易感染乙型肝炎。以上均说明职业与疾病的密切关系,故需要加强劳动保护措施。正在受到重视的职业流行病学,就是研究职业与疾病关系及预防职业病措施的一门学科。

### (四)民族和种族

不同种族和民族的人群发生的疾病种类的频率均有差异。不同种族人群包含着许多因素,如遗传因素、地理环境、宗教信仰、生活习惯、卫生水平和文化素质不同,这些因素均影响疾病的发生与流行状况。马来西亚有三种种族,其高发癌症不同,马来人患淋巴癌较多,印裔患口腔癌多,而华人则以鼻咽癌和肝癌较多。美国黑种人和白种人的发病率和死亡率有很显著的区别。黑种人多死于高血压性心脏病、脑血管意外、结核、梅毒、犯罪和意外事故,而白种人的死亡率比较高的是血管硬化性心脏病、自杀和白血病,另外,宫颈癌在黑种人中显著多发,乳腺癌在白种人中特别多。

### (五)行为分布

近年来关于不良生活方式对人类健康与疾病的研究,日益受到流行病学和公共卫生专家的重视,认识到诸如吸烟对健康的危害性。吸烟是人类癌症已被公认的最重要原因之一,已有大量的研究证明吸烟者的肺、喉、咽、食管、胃、肝、胰腺、膀胱等癌的死亡率均高于不吸烟者,而且有剂量-效应关系,戒烟5~10年的发病率可下降到不吸烟者的水平。同时也有研究提示冠心病、慢性阻塞性肺疾病、消化性溃疡也与吸烟有关。艾滋病与不良的性行为及吸毒有关。美国艾滋病的传播主要是男性同性恋接触及双重性接触,约占全部病例72%。我国的艾滋病传播主要为吸毒及双重性接触。

## 二、时间分布

探讨人群与地区分布不能离开时间因素,当考虑流行病学各频率指标时,都必须结合时间这个前提,来判断每项指标的意义。疾病的时间分布是不断变动的,主要表现为以下4种类型。

### (一)短期波动

短期波动(rapid fluctuation)有时也称时点流行或暴发。疾病集中在一个集体或固定人群中,短时间内发病数突然增多,称为短期波动。它多是由于许多个体在短期内接触同一致病因子而引起,由于潜伏期不同,发病有先有后。大多数病例发生时间在该病的最短和最长潜伏期之间(即常见潜伏期),发病高峰与常见潜伏期基本一致。因此,可从发病曲线高峰来推算暴露时间,从而找出传染源及传播途径,即造成短期波动的原因。常见的疾病有食物中毒、甲型肝炎、伤寒、细菌性痢疾等。疾病的短期波动对社会及部队影响大,应不失时机地进行调查,判明原因,及时采取防疫措施。

### (二)季节性

疾病在每年的一定季节内发病率升高,称季节性(seasonal variation)。影响季节性的原因比较复杂,不同疾病、不同地区季节性不同。受自然、社会因素的影响,如气候条件、媒介昆虫、野生动物、家畜生长繁殖及生活、生产、风俗习惯、卫生水平影响。目前有些疾病的季节性原因尚不清楚。由于全年病例中绝大多数发生在流行季节,因此,弄清造成季节性升高的原因,能更有效地采取防治措施。

季节性特点有以下几种。

1. **严格的季节性** 病例只集中在一年的少数几个月份,其他月份则无病例发生。虫媒传染病有严格的季节性,其原因是媒介节肢动物的寿命、活动力、密度、吸血频率、体内病原体的发育和致病力等,均受温度、湿度的影响,如疟疾、流行性乙型脑炎。

2. **发病的季节性升高** 许多疾病全年都有病例发生,但在一定季节内发病率升高。如麻疹、流行性脑脊髓膜炎、细菌性痢疾、霍乱和钩端螺旋体病等,主要由于该季节存在的某些因素有利于该病的传播。如寒冷季节呼吸道黏膜抵抗力下降,人们多在室内活动,增加了空气飞沫传播感染性疾病的机会,同时,病原体在外界存活时间延长,因此呼吸道传染病在冬春季发病率升高。

非传染病也有季节性升高的表现,如花粉引起的支气管哮喘多发生在春夏之交,脑血管意外多发生在冬季。冠心病的发病率和死亡率均有季节性升高倾向,北京地区急性心肌梗死的死亡多发生于11月至1月及3月至4月,与国外报道的冬、春季两个高峰相一致。

### (三)周期性

一些传染病若干年发生一次流行,并具有规律性,称为疾病的周期性(periodicity)。流行性感冒的流行,从历史上看,一般每隔10~15年大流行1次。麻疹在我国大中城市中,以前几乎每隔1年发生1次流行,1965年推行麻疹疫苗以后,其周期性消灭了。形成周期性的原因,主要由于易感人口的积累或病原体抗原发生明显的变异。

疾病周期性常见的原因:多见于人口密集、交通拥挤的大中城市,存有足够数量的易感人群;传播机制容易实现的疾病,人群受感染的机会较多,只要有足够数量的易感者疾病便可迅速传播;可形成稳固的病后免疫的疾病,一度流行后发病率可迅速下降;周期性的发生还取决于易感者积累的速度及病原体变异的速度。传染病流行的间隔时间取决于下列几方面因素:前一次流行后所遗留下的易感者人数的多少,新的易感者补充积累的速度,人群免疫持续时间的长短。

### (四)长期变异

在一个相当长的时间内,通常为几年或几十年或更长时间内,疾病的频率、感染类型、病原体种类及宿主,随着人们生活条件改变、医疗技术的进步和自然条件的变化而发生显著变化,称为长期变异(secular variation)。随着医疗保健水平的提高和经济的发展,中国的疾病模式发生了转变,从1991年到2000年,慢性病和意外伤害(如支气管肺癌、肝癌,乳腺癌、脑血管病、冠心病、糖尿病及交通伤害)的死亡率均呈上升趋势。肺癌和冠心病等6种慢性病占总死亡的35.76%。预计在21世纪,中国人群的疾病模式将继续向发达国家的疾病模式过渡,即一方面传染病及母婴疾病的死亡率继续下降,但由于中国受到经济、医疗水平的限制,这类疾病仍然是一个潜在的危险;另一方面,慢性病和意外伤害将成为严重的公共卫生问题。

## 三、地区分布

疾病的发生往往受地区的自然环境和社会条件的影响。因此,研究疾病地区分布常可对疾病的病因、流行因素等提供线索,以便制订防制对策。研究疾病地区分布的方法,需根据实际情况,做出疾病标点地图、地区分布图或传播蔓延图,也可按不同地区计算其发病率、死亡率或患病率等。如果进行地区间比较,需要进行率的标准化。

流行病学中的"地区"是指人们居留的空间。在世界范围内可按国家或洲划分地区;在一个国家内可按行政区划分,如省、地区、县或乡划分;部队可按驻地划分不同单位;也可根据不同地理条件划分为山区、平原、湖泊、森林、草原及其他不同自然环境因素来描述分布。

疾病在不同地区分布不同,而且是不断变动的。形成疾病地区分布差异的原因是很复杂的,一般来说主要有以下几方面的原因,分析时应全面考虑。①环境因素,包括地理位置、地形(如平原、山区、荒漠、林区、沼泽地、海拔高度等)、环境条件(如水源、土壤中的微量元素、疾病的中间宿主和媒介昆虫等),以及气象因素(如温度、湿度、降雨等);②人群组成的社会文化背景,如生产、生活、政治、交通及文化水平等因素;③人群的风俗习惯;④人群的遗传特征。

### (一)疾病在国家间与国家内的分布

有些疾病呈世界性分布,如流行性感冒、病毒性肝炎、细菌性痢疾等传染病和肿瘤、心血管疾病、遗传性疾病等非传染病。但在不同国家间分布不均匀。有些疾病只见于一定地区,如黄热病分布与埃及伊蚊分布一致,主要见于非洲和南美洲。一些癌症发病较稳定的地区,又分为高发区和低发区。如妇女乳腺癌分布在北欧、北美的国家较多,而亚、非国家则较少。以上分布差异的原因是复杂的,其中膳食的组成可能与乳腺癌发病关系较大。据调查证明,脂肪摄入量多的国家乳腺癌发病较多,反之则少。

疾病在一个国家内的分布也有差别。我国疆域辽阔,人口众多,南、北气温相差悬殊,各民族地区和杂居地区兼备,人民生活习俗和卫生文化水平差异明显。我国疾病的地区分布差异很大,如血吸虫病,分布在长江流域及其以南的13个省、市、自治区,长江以北少见,其原因是北方缺乏钉螺繁殖条件。非传染病如高血压病,我国北方发病高于南方,城市高于农村;食管癌也是北方高于南方。北方以太行山脉地区的山西、河北、河南交界处为中心,其食管癌的死亡率最高,周围地区逐渐降低,河南林县食管癌死亡率为111.32/10万,范县是边缘地带,其死亡率为17.03/10万,两个县相差6.46倍。还有地方性甲状腺肿、氟骨病、克山病、大骨节病等,都呈一定的地方性分布。

地区分布资料对于探讨病因是很有用处的。例如,我国是世界上肝癌高发地区之一,90%以上高发县集中在东南沿海地区,特别是某些海滨及岛屿上的居民。经几十年的调查研究,明确提出饮用不洁水是肝癌发生的一个重要因素,而引起国内外学术界重视。即使同一高发县,也存在高、低发病区极为清楚的界线,有的仅一条公路相隔,肝癌发病率却相差6~7倍。经调查,高发区居民以饮用污染严重的塘水为主,比饮用浅井水和深井水者高6倍和12倍。

### (二)疾病的城乡分布

许多疾病在地区分布上表现出明显的城乡差异。这与城乡间各种环境因素、人们生活习惯等不同有密切关系。农村卫生设施差,医疗条件落后,所以某些传染病容易发生与流行,如血吸虫病、疟疾、钩体病等发病率农村明显高于城市。一些地方性疾病如地方性甲状腺肿、大骨节病等发病率也是农村多于城市。城市人口数量多,居住拥挤,交通方便,一些呼吸道传染病易于发生及传播,如城市常有流感、流脑、百日咳等散发或流行。由于城市和农村居民生活水平、饮食营养、环境状况和生活方式等诸多因素的不同,城市和农村一些慢性病的发生率和死亡率明显不同。

### (三)关于地区分布的几个术语

1. **地方性疾病** 有些疾病经常存在于某一地区或某一人群时,不经外界传入,称为地方性疾病(endemic diseases),如地方性甲状腺肿、氟骨病、克山病、大骨节病等。

2. **自然地方性疾病** 一些疾病之所以能在一个地区存在,与该地区的自然环境的关系密切,称为自然地方性疾病(natural endemic diseases),如疟疾、丝虫病、钩虫病等。

3. **自然疫源性疾病** 一些疾病的病原不依赖于人体而依靠自然界野生动物绵延繁殖,呈自然疫源性,只有在一定条件下才传染人,称为自然疫源性疾病(natural focal diseases),此种疾病所在地区称为自然疫源地(natural focus),如某些动物传染病——鼠疫、森林脑炎、莱姆病、蜱传回归热等,属自然疫源性疾病,这些病所在地区称自然疫源地。部队在自然疫源地训练、作战时有可能受到感染。

4. **输入性传染病** 又称外来性疾病。凡本国不存在或已经消灭的传染病,由国外传入时,称为输入性传染病(imported infectious diseases),例如,中华人民共和国成立后我国已无登革热,1978年发生的流行,就是由东南亚华侨回国探亲输入的。

## 四、疾病的人群、地区、时间分布的综合描述

在流行病学研究实践中,常需要综合描述、分析疾病在人群、地区和时间的分布情况,这样才能全面获得有关病因线索和流行因素的资料。

### (一)地区和年龄或时间分布的综合分析

在流行病学研究中,常需要根据研究目的和实际需要选用时间、空间和人群的组合形式对分布资料进行综合分析。20世纪40—50年代,我国在黑热病调查研究中发现,黑热病分布在长江以北,波及14个省、自治区。但各地患者年龄分布有显著差别,如江苏省10岁以下者占33.9%,11~20岁占28.9%,20岁以上者占37.2%。婴儿很少感染,成年患者较多。而甘肃省10岁以下占95%,婴儿占病人总数的5.1%,成人极少感染。山东、河北、陕西等省患者年龄分布介于江苏、甘肃省两种类型之间。黑热病在世界各地分布大致可分为地中海型和印度型。在地中海和中亚地区,黑热病主要是婴儿和幼儿的疾病,成人很少感染,故有婴儿利什曼病的名称,犬是该型病一个重要的传染源。在印度则不同,患者大多为年龄较大的儿童和青年,婴儿极少感染。犬不起主要传染源作用。我国江苏省等华东地区与之相似,符合印度型。西北地区的甘肃等省,犬的感染率较高,有的达到6.7%,因此与地中海型相似。总之,通过黑热病年龄和地区分布综合分析,明确了我国黑热病的类型,为防治本病提供了科学依据。

**(二)移民流行病学**

移民流行病学(migrant epidemiology)就是利用三间分布的综合描述,来探讨病因的一种方法。移民由于居住地的迁移,致使气候条件、地理环境等自然因素出现明显变化,同时其生活方式、风俗习惯等许多社会因素方面也与当地居民存在很大差异,因此可对疾病造成影响。对移民疾病分布特征的研究,不仅是时间、地区和人群三者的结合研究,而且也是对自然因素、社会因素的全面探讨。

移民流行病学通过观察疾病在移民、移民国当地居民及原居地人群间的发病率、死亡率的差异,并从其差异中探讨病因线索,区分遗传因素或环境因素作用的大小。移民流行病学常应用以下原则。

1. 若某病发病率和死亡率的差别是由环境因素造成,则该病在移民人群中发病率或死亡率与原居住国的人群不同,而接近于移居国的发病率或死亡率。

2. 若该病的发病率或死亡率是由遗传因素起作用,则移民与原居住国人群的发病率或死亡率接近,而不同于移居国。

具体应用时,应考虑移民人群生活条件改变的程度及原居住国和移居国的医疗卫生水平。

中国是鼻咽癌的高发区,中国人移居美国后,环境发生了变化,但世界各地华侨的鼻咽癌发病率均高于当地各民族的发病率,而且在国外出生的华侨也比当地人或其他民族的移民发病率高,鼻咽癌高发特征仍保留至下代,因此遗传因素值得考虑。

移民流行病学能为我们提供有关乳腺癌发生的种族和地域差异的信息。在美国的亚洲、西班牙和印度移民的乳腺癌发生率明显低于白种人(非西班牙人)。1973—1986年,在美国出生的华裔及日裔的乳腺癌发病率比美国出生的白种人低近25%。然而人们也发现同一种族的人群因为居住地域的不同,其乳腺癌的发生率有着明显的差异。以华人为例,同居住在中国大陆、新加坡、中国香港的华人妇女相比,居住在美国的华人妇女的年发病率要高2倍。而日本移民到美国夏威夷或加利福尼亚后,第一代移民乳腺癌发病率比日本本土大为增加,第二代移民则接近美国白种人的发病水平。因此乳腺癌发病的地域差别并不完全与遗传易感性有关,同时还受环境因素的影响,尤其与早期的生活经历有关。

进行移民流行病学结果的分析解释时,还应注意考虑移民移居他地的原因及移民本身的人口学特征,如年龄、职业、文化水平、社会经济状况、种族和其他人口学因素及其工作条件、生活环境的变化是否和非移民相同,这些均会影响到流行病学的研究结果。

(刘庆云　袁　帅　李亚斐)

## 思 考 题

1. 发病率与患病率有何联系和区别?使用发病率时应注意什么?
2. 死亡率和病死率有什么不同?
3. 某地人口及其年龄、性别构成稳定,经3年观察,某病发病率逐年下降而患病率略有升高,可能是什么原因?
4. 疾病分布呈现周期性的原因是什么?周期间隔时间长短取决于哪些因素?
5. 疾病分布出现长期变异的原因是什么?

## 参 考 文 献

[1] 詹思延.流行病学.7版.北京:人民卫生出版社,2012.
[2] 曾光.现代流行病学.北京:气象出版社,2004.
[3] 叶临湘.现场流行病学.北京:科学出版社,2003.
[4] 王建华.流行病学.6版.北京:人民卫生出版社,2004.
[5] Gordis L. Epidemiology. Philadelphia:WB Saunders Company,2004.
[6] 沈洪兵,齐秀英.流行病学.北京:人民卫生出版社,2013.
[7] Ahrens W,Pigeot I. Handbook of Epidemiology. Springer,2005.
[8] Rothman KJ, Greenland S, et al. Modern Epidemiology. 3rd ed. Philadeliphta:Lippincott Williams & Wilkins,2008.

# 第 18 章
# 病因及病因推断

> 【学习目的与要求】
> 树立流行病学的病因概念,了解病因模型和因果关联的方式;理解病因推理方法;掌握病因的定义及病因的研究方法,掌握病因推断的方法和标准。

病因(cause of disease)问题是一切医疗实践活动的重要理论基础,它在医学研究领域始终占有重要地位。了解疾病是如何发生的,探讨疾病的病因也是流行病学的主要任务之一。随着相关学科的发展和医学模式的转变,人们对病因的认识也在不断发展。流行病学从宏观和群体的水平,运用独特的研究方法及因果推论的理论与技术研究病因,对预防医学和临床医学实践均有重要的指导作用。

## 第一节 关于病因的学说

### 一、Koch 法则

意大利学者 Fracastora 最早于 16 世纪提出了"特异的疾病与特异的'传染物'有关",这是特异病因论的开始。到 19 世纪提出了"活的传染物"的概念。随着微生物学的发展,德国学者 Robert Koch 等于 1884 年提出了确定病原菌的 Koch 法则,其主要内容是:①在相同的疾病患者中均能分离出同一种病原菌,但不能在其他疾病患者或健康人中找到;②必须能在患者中分离该病原菌,并能获得纯培养;③这种纯培养接种于易感动物能引起典型疾病;④能从这种实验感染的动物中重新分离出相同的病原菌。第一个被证实符合这些原则的疾病是炭疽。Koch 法则在病因发展史上有过重大作用,至今仍是新发传染病致病微生物病因推断的主要依据。但是在以后的疾病防治实践中,人们发现对于非传染性疾病的病因,难以用 Koch 法则进行解释。这些疾病病因复杂,与诸多因素有关。为此一些学者不断提出新的疾病病因学说,逐渐形成和建立多病因学说,即现代流行病学的病因观。

## 二、流行病学三角

流行病学三角（epidemiological triangle）即疾病发生的三角模式（图18-1）。该模型将机体与环境作为一个整体来考虑，考虑引起疾病发生的致病因子、宿主和环境三个要素。在正常情况下，三要素相互作用保持动态平衡，机体处于健康状态。如果三要素之间平衡被破坏，就会导致疾病发生。流行病学三角模式对病因的解释明显优于单病因学说，对解释致病因子明确的疾病（如传染病和寄生虫病）比较好。三角模式将病因、宿主、环境截然分开，并强调三者处于同等地位，显然也有不妥之处。

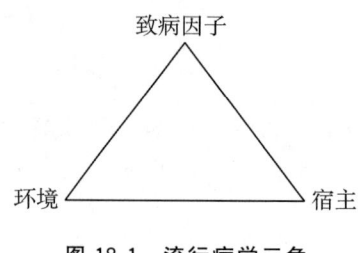

图18-1　流行病学三角

## 三、轮状模型

20世纪80年代，人们又提出了疾病的轮状模型（wheel model）（图18-2），该模型强调了环境与宿主的密切关系，机体占据轮轴的位置，其中强调遗传物质的重要性。环境因素占据轮子的外围，分为生物环境、理化环境和社会环境。机体内环境与外环境互相作用，打破平衡，疾病就会发生或流行。该模型强调环境的多样性及机体内有遗传因子，轮子的各部分所占比例可以变化，显然比三角模式更接近于疾病发生的实际情况，有利于疾病病因的探索及疾病的防治。

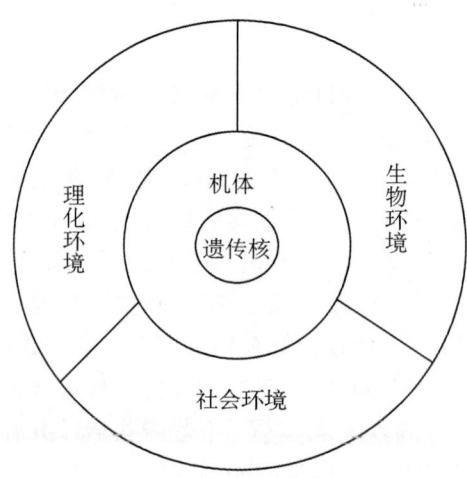

图18-2　轮状模型

## 四、疾病因素模型

疾病因素模型将致病因素分为致病机制的近因和外围的远因(图18-3)。外围的远因包括社会经济因素、生物学因素、环境因素、心理行为因素和卫生保健因素。流行病学的危险因素主要是指外围的原因,其中一个或多个因素不存在时,疾病发生的概率就会下降,该模型充分反映了疾病发生的多因性。例如,结核杆菌仅是结核病发病的直接近因,但是结核病的发生除特异病原,并有一定毒力及数量外,还需具备特异病原进入宿主的条件(即间接原因),如居住拥挤、生活卫生习惯不良,以及机体抗病能力低下如缺乏免疫力、营养不良或极度疲劳等(图18-4)。

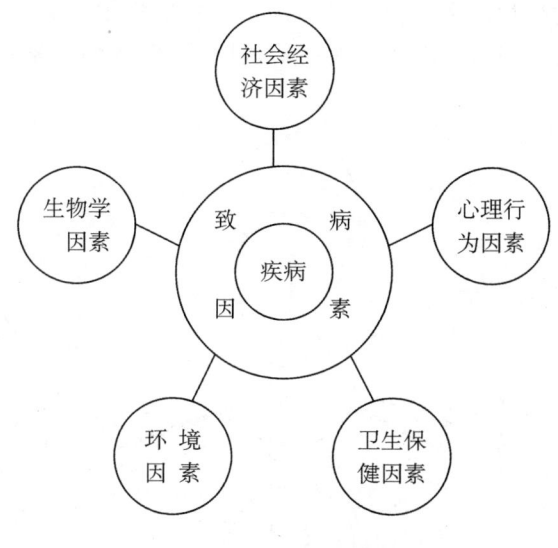

图 18-3　疾病因素模型

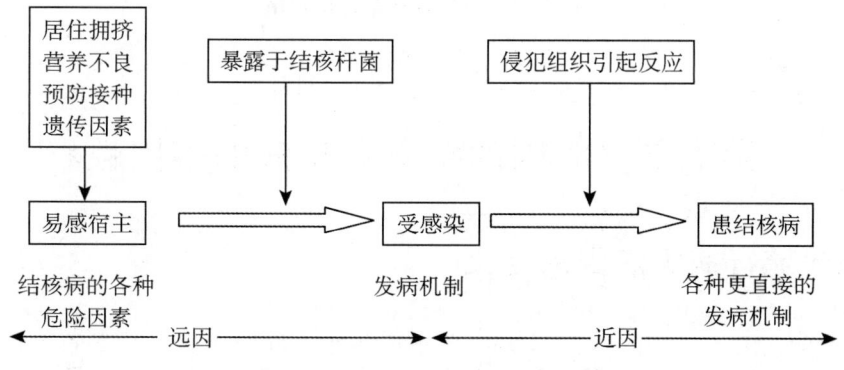

图 18-4　结核病的病因模式图

病因学研究和发病机制的认识总是从直接到间接,从远因到近因,层层深入的过程。从预防和治疗的实际意义看,有效的防制措施不一定非要等待终极的直接病因被找到才行,许多间接病因(远因)对防制也十分有效。只有将疾病的直接病因和间接病因结合起来,同时采用宏观和微观的研究方法,才能深入阐明真正的病因。

### 五、病因网络模型

不同的病因因素或危险因素可以单独作用影响疾病的发生,也可以形成病因链(chain of causation),按一定的作用机制表达其致病作用。多个病因链交错连接起来就形成一张病因网(web of causation),这就是病因网络模型。例如,肝癌的病因网络(图 18-5)可看成乙肝病毒感染、黄曲霉毒素污染食品和饮水中的藻类毒素三个主要病因链交错形成。病因网络模型提供因果关系的完整路径,能够清晰地表达疾病的病因,要对病因做系统探索,就必须建立病因网络。

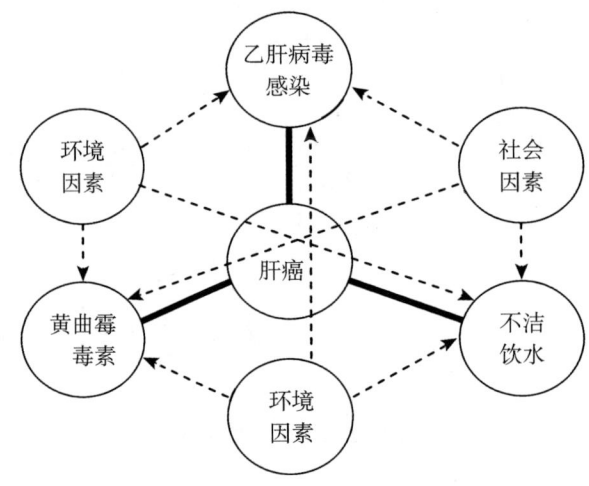

图 18-5　肝癌发病的病因网络

## 第二节　病因的定义和疾病的多因性

### 一、现代流行病学病因的定义

流行病学的病因(causation of disease)是指那些使人群发病概率升高的因素其中某个或多个因素不存在时,人群疾病的发生频率就会下降。

现代流行病学的病因观承认各事物之间的相互联系,不论因素与疾病之间的联接方式如何,与疾病发生有关的所有因素均可看作是疾病的病因,这就充分强调了疾病的多因性。了解疾病的多因性对疾病流行的控制和预防具有重要的指导意义,有利于人们在诸多病因的链条或网络中,选择实际可行的关键环节采取措施,达到控制和预防疾病的目的。这些措施包括作用于外环境的某个因子(如防止水源受到污染,讲究饮水卫生,就可以使伤寒发病率大大下降),或改变机体的状况(如预防接种),或改变某种行为(如吸烟、饮酒、运动及饮食等)。

## 二、病因分类

### (一)按致病因素作用分

现代逻辑学认为,必需病因,也称必要病因,是指在某种疾病的发生中占主导地位的因素,这种因素缺乏,疾病就不可能发生,这在传染性疾病中尤为明显。例如伤寒杆菌为肠伤寒的必要因素,没有这种杆菌的感染,就不会引起伤寒病。充分病因,是指有该病因存在,必定导致疾病发生。对充分病因的理解,必须明确对绝大多数疾病而言,充分病因的组成因素不是一个,而是一组。特别是慢性非传染性疾病,其充分病因并未完全明了,一般只证实或初步证实了充分病因中的一个或几个因素。目前认为,大多数的慢性非传染性疾病,可能有多组充分病因。各组充分病因的组成因素不同,但均能导致该疾病,因而这些疾病就可能没有必需病因。如目前认为,高脂血症是高血压病的一个病因,但有的高血压患者的血脂并不高,提示导致这部分患者发生高血压病的充分病因中可能不包括高血脂。

### (二)按来源分

1. 宿主方面　遗传因素(genetic factor)是来自宿主方面最重要的病因之一。除典型的单基因遗传疾病外,目前认为有许多慢性非传染性疾病与多基因遗传有关。另外,与疾病发生有关的宿主因素还有年龄、性别、体质、心理、行为因素及免疫状况等。

2. 生物因素　生物因素(biological factor)是指能引起疾病的细菌、病毒及其他病原微生物、寄生虫、有毒动植物、动物传染源和媒介节肢动物等因素。大多生物致病因素引起的疾病为传染性疾病。近年来许多研究表明,某些慢性非传染性疾病如肝癌、鼻咽癌、宫颈癌、糖尿病等的发生也与生物性致病因子有关。

3. 理化因素　理化因素(physical and chemical factor)包括化学因素(营养、天然有毒动植物、化学药品、微量元素、重金属等)和物理因素(包括气象、地理、水质、大气污染、噪声、振动、电离辐射等)。例如,长期、大剂量暴露于日光,可以诱发皮肤癌。从事X线照射的医师,患白血病的危险性增加。现已表明有数千种化学物质有明显或潜在的致病作用,其中有数十种可诱发癌症,如多环芳烃类化合物等。

4. 社会因素　社会因素(social factor)与多种疾病有关,社会因素的改变可为某些疾病的发生创造条件,常较其他因素更易引起疾病。社会因素包括人口因素(密度、结构、家庭等)、政治经济(政策、劳动就业、社会资源配置、福利、交通、战争、自然灾害等)和文化习俗(教育文化、饮食习惯、宗教、民风民俗等)。

## 第三节 病因研究与因果推论

### 一、病因研究的过程和方法

流行病学研究病因的方法一般是调查、观察—假设、推论—实验、分析,再观察、再假设、再推论、再验证,直至弄清疾病的因果关系。病因研究首先是依靠描述性研究探索流行因素,运用逻辑推理提出病因假说,然后选用病例对照研究或队列研究对病因假说进行检验,有时还需要试验研究进一步证实假说,病因研究的步骤见图 18-6。

#### (一)建立假设

提出假设是病因研究的起点。流行病学通过研究疾病的三间分布,可从疾病在人群中的分布特征提出病因线索。临床的个案病例报道和系列病例分析亦属描述性研究的范畴,它常是临床医师提出病因假设的重要途径。例如,美国《癌症》杂志 1977 年发表了一例口腔癌患者的病历报告。患者是一名 22 岁的男性,患口腔黏膜鳞状细胞瘤。此患者过去不吸烟,不饮酒,口腔卫生状况良好,无口腔溃疡史,家族史无异常,只有可疑的职业暴露史,从 8 岁起就开始做缠绕电线的工作,在工作中养成了用嘴咬电线外壳的塑料包线的习惯,有时也咬其他塑料,每天咬塑料 7~8h。当时已有关于聚氯乙烯是可疑致癌物的报道,该患者对聚氯乙烯有 14 年的暴露史,于是作者提出聚氯乙烯可能是口腔癌的危险因素的假说。

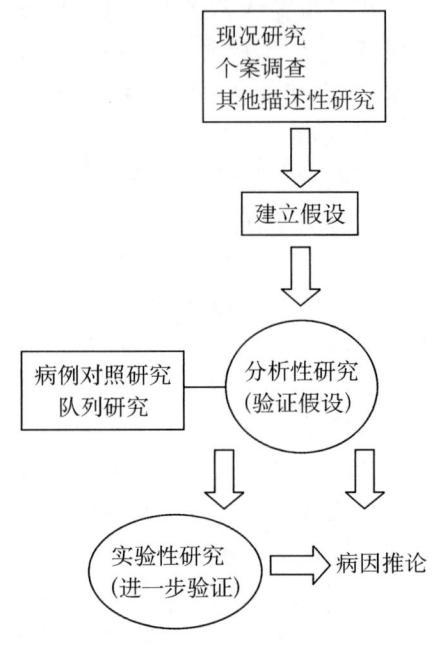

图 18-6 病因研究步骤

基础医学研究通常采用动物实验,便于采取干预措施,其研究结果可为临床病因学研究提供基础。如临床观察发现,并非所有窒息的患儿均发生脑瘫,部分脑瘫患儿无明显窒息史;动物实验研究发现,单独给予亚临床剂量的内毒素并不引起脑损伤,单独轻度的窒息也不引起脑损伤,当两者联合作用时引起明显的脑损伤,提示亚临床感染是导致脑瘫的发病因素之一。

根据描述性流行病学研究、临床资料和基础医学研究提供的病因线索建立病因假设时,必须立足于客观资料,根据相关的医学知识进行综合的推理。在形成病因假设的思维、分析和推理中,常应用 19 世纪著名哲学家 J. S. Mill 的逻辑推理方式(Mill's canons)。

1. 求异法  求异法(差异法)(method of difference)即同中求异,是指在事件发生的不同情况之间(如对群体而言,发病率高与低之间;对个体而言,发病者与不发病者之间)寻找不同的线索。如肺癌发病率高的人群与发病率低的人群的吸烟率不同,因而提出吸烟可能是肺癌的病因假设。又如 A、B 两队肠道传染病发病率显著不同,两队条件基本相同,但 A 队饮消毒水,B 队饮未消毒水,则可假设饮水消毒与否与该病流行有关。

2. 求同法　求同法(method of agreement)是指在相同事件(如患同种疾病)之间寻找共同点。如在一次食物中毒的暴发调查中,若发现所有有中毒表现者均吃过某种食物,则该食物就可能是导致该次暴发的污染食物。

3. 共变法　共变法又称相偕变异法(method of concomitant variation)。如果某因素出现的频率或强度发生变化时,某疾病发生的频率与强度也随之变化,则该因素很可能是该病的病因。如温州散发性脑炎的调查表明,这种散发性脑炎的发生率与该地咪唑类驱虫药驱虫净(TMS)的销售情况一致。因而提出这种驱虫药可能与这种脑炎有关。又如某传播媒介的季节消长与某病发病季节消长平行,则可假设某传播媒介与某病流行有关。

4. 类推法　类推法(method of analogy)是当一种病因未明疾病的分布与另一种病因已清楚的疾病的分布相似时,则推测这两种疾病的病因可能一致。如非洲的 Burkitt 淋巴瘤的分布与黄热病的分布相一致,因而推测 Burkitt 淋巴瘤可能也是一种由埃及伊蚊传播的病毒性疾病。

5. 排除法　在临床诊断及暴发原因的调查中,常用排除法(method of exclusion)进行逻辑推理,帮助形成假设。某病流行因素有几个可能,逐一分析排除,可初步提出最可能的因素。如某病因不明的传染病流行,排除了接触、虫媒、肠道传播,则可假设为呼吸道传播。

(二)验证假设

常用的验证病因假设的流行病学研究方法有病例对照研究、队列研究和实验流行病研究。病例对照研究可以不受疾病频率的限制,容易找到研究对象,在短时间内可以得到结论,但只能确定两事件是否存在联系,但不能确定是否为因果关系。队列研究是有对照的前瞻性病因研究,可以直接计算发生率、相对危险度,并可观察因和果的时间顺序,所获得的病因学结论是十分有价值的。但此种方法只能用于发生率较高的疾病,所花费的研究时间、人力和物力较多。无论是通过流行病学,还是通过实验医学或临床医学研究方法获得的病因假设,最终仍须回到人群中,用实验流行病学的方法进行验证。

应用描述、分析、实验流行病学的方法研究病因,是流行病学病因研究的三部曲。如在长时间的吸烟与肺癌关系的研究中,先后应用了描述性研究(包括现况研究和生态学研究)、分析性研究(包括病例对照研究和队列研究)和实验性研究,是巧妙运用流行病学方法探讨慢性病病因的范例。病因学研究的基本程序表明,病因的确定是一个很复杂的论证、推理的过程,需要从个体扩大到群体研究,采用合理的设计方案,在做好宏观研究的基础上亦要与基础医学的微观研究相结合,才能有完整的病因学研究结果。

## 二、病因推论的基本步骤

流行病学在探讨病因时,常需要确定因素与疾病是否有关联。所谓关联(association)是流行病学上的一个术语,指两个或两个以上事件或变量间有无关系。有关联并不一定是因果关系,两个事件或两个变量间有统计学关联,也只能说明它们在数量上的依存程度,同样不一定是因果关系。因此,当有关联时,判断关联的性质是至关重要的。

因果推断不能单凭经验主观判断,而是需要大量的流行病学资料,需要严密的推理,需要排除抽样误差、假关联和间接关联的可能,同时根据各种实验检查结果和公认的医学理论,才能进行因果关系的推论。因果推断的通常步骤如下（图18-7）。

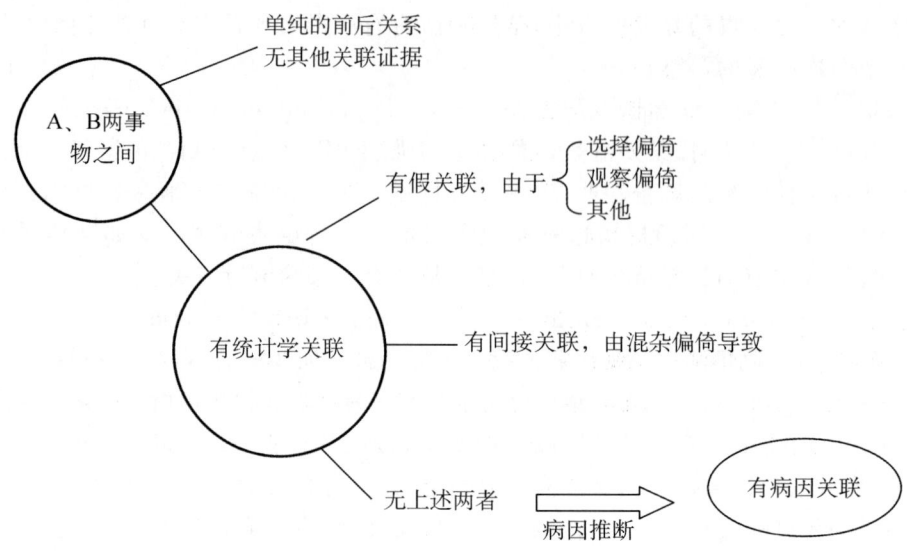

图 18-7　病因推断的基本步骤示意图

1. 确定两事件间是否存在统计学上的联系　绝大多数的病因学研究均为抽样研究，抽样研究则不可避免地存在抽样误差。因此，当看到某因素与某疾病存在关联时，首先要排除抽样误差的可能。为此，须做统计学假设检验。做统计学假设检验时，还要注意被比较的两组的均衡可比性。

2. 判断两事件间统计学关联的性质，排除虚假关联和间接关联　有了统计学的联系不一定就是因果联系。统计学检验在一定程度上解释了随机误差（random error）的影响，但是并不能处理系统误差（systematic error）。系统误差，又称为偏倚（bias）。在流行病学中，偏倚指在研究的各个环节，包括研究设计、实施、分析和推断过程中存在的各种对暴露因素与疾病关系的错误估计，系统地歪曲了两者间的真实联系。偏倚的种类一般可分为选择偏倚（selection bias）、信息偏倚（information bias）和混杂偏倚（confounding bias）三大类。前两者可导致虚假关联（spurious association），而后者则可引起间接关联（indirect association）。虚假关联和间接关联都不是真实的因果关联，在因果推断时要注意鉴别。如有学者用病例对照研究方法探讨冠心病与喝咖啡的关系，选择同一医院的非冠心病的其他慢性病患者为对照，结果冠心病组喝咖啡的量和次数显著大于对照组，提示喝咖啡可能是冠心病的一个原因。但进一步调查显示，这些慢性病患者较急性病患者或正常人喝咖啡少，提示该研究所选的对照组不是全部非冠心病病例的一个无偏样本，而可能包含了严重的选择性偏倚，从而导致了喝咖啡与冠心病有关的"虚假关联"结果。因此，判断结果时，要仔细分析研究设计，了解所用方法是否正确，是否有偏倚存在的可能。如果怀疑有偏倚存在，则应尽可能进行调整和控制。只有在确信方法正确，各种可能偏倚均已得到有效控制的条件下，才能排除虚假关联的可能性。

间接关联又称为继发关联（secondary association），通常指由混杂偏倚所导致的关联。混杂偏倚（confounding bias）指在流行病学研究中，在估计暴露与疾病之间的联系时，受一个或者多个既与所研究的疾病有密切关系，又与暴露因素有密切关系的潜在危险因素的影响，从而歪曲（高估或低估）了所研究因素与疾病之间的真实联系。引起混杂偏倚的因素称为混杂因素（confounding factor）。作为潜在混杂因素必须具备三个特征：①混杂因素必须是所研究疾病的危险因素；②混杂因素必须与所研究的暴露因素存在统计学联系；③混杂因素不应是暴露因素与疾病因果链中的一个中间环节。当潜在混杂因素在研究组之间分布不均衡时，才能起到混杂作用，产生混杂偏倚。例如公共卫生不好地区个人卫生习惯差的人群都易患伤寒和痢疾，伤寒发病率高、痢疾发病率也高，存在统计学联系，这种联系是间接联系，是由卫生习惯差这一混杂因素引起的，因而伤寒和痢疾不能互为病因。又如年龄与白发有关，与癌症也有关，则白发多、癌症也多，不能说白发为癌症之因。

3. 检验是否符合因果联系的判断标准　在排除了抽样误差、虚假关联及继发关联的可能性后，两事件间的关联才有可能是因果关联，可以用因果联系的判断标准进行病因推导。

4. 进行科学的概括与抽象，做出判断　根据以上过程，结合其他资料和现有知识进行科学的概括、推理，做出是否为因果关系的判断。

## 三、因果联系的判断标准

有因果联系才有可能是病因，要断定是否有因果联系应看是否符合下列条件或标准，符合的条目越多，因果联系的可能性越大。随着流行病学的发展，判断疾病病因的标准也在不断地变化。Hill 在 1965 年皇家医学会职业医学分会上总结提出的标准是目前世界公认的因果关系判断标准。将 Hill 标准中的合理性和一致性合并，列举如下。

1. 关联的时间顺序　关联的时间顺序（temporality of association）强调有因才有果。"因"一定先于"果"，这在病因判断中是必需的。关于因素与疾病出现的时间顺序，在前瞻性队列研究中容易判断，但在病例对照研究或现况研究中则常常难以判断。如在一次肝癌的现况研究中，发现肝癌患者的 HBsAg 阳性率明显高于非肝癌患者，但该结果不能提示是先有乙肝病毒感染而后有肝癌，还是先有肝癌而后有乙肝病毒感染。因此，无法明确其因果关联。

2. 关联的强度　评价关联的强度（strength of association）主要指标是相对危险度（RR），在病例对照研究中可用比值比（OR）表示。如果某因素与某疾病的关联强度越强，则间接关联和假关联的可能性越小，误判的可能性就越小，成为因果关联的可能性越大。但这里有两点值得注意：①并非弱的关联就一定不是病因，只是这时更需要考虑偏倚或混杂作用的可能性，做因果判断时要更慎重；②在做因果关联判断时，并没有公认、明确的关联强度的界值。

3. 关联的可重复性　关联的可重复性（consistency of association）是指某因素与某疾病的关系在不同时间、不同地点、由不同学者用不同的研究方法进行研究均可获得相同的结果。重复出现的次数越多，因果推断越有说服力。但应指出的是，由于某些疾病的多因性，同种疾病在不同地区其主要病因可能不同，因此，当不同的研究结果有差异时，要慎重考虑其原因。

4. 剂量-反应关系　如果观察到随着某因素暴露剂量的增加，人群发生某病的危险性增加,因果关联的强度增大,则称该因素与该疾病之间存在剂量-反应关系(dose-response relationship)。此时该因果关系成立的可能性就较大。但应该注意到,有些因素的生物学效应存在剂量-反应关系,而有些则表现为"全有"或"全无"的形式。因此,当不存在剂量-反应关系时,不能否认因果关系的存在。

5. 关联的特异性　严格的特异性(specificity of association)是指病因与疾病有严格的对应关系,即某因素只能引起某疾病,而某疾病只能由某因素引起。这种严格的特异性一般只适用于传染病,而对大多数非传染病的病因而言,特异性并不明显。当关联具有特异性时,即可加强病因推断的说服力,但当不存在特异性时,亦不能因此而排除因果关联的可能,因一种病可由多因引起,一因可引起多种病。

6. 关联的合理性　关联的合理性(plausibility of association)是指某因素作为某病的病因,在科学上应"言之有理",即要求能用现代医学理论进行解释。致病因素与疾病的关系若能在生物学上得到解释,则加强了其作为病因的可能性。但现有的知识理论总有其局限性,因此,看似不合理的因果关系也不一定不成立,不宜急于否定,随着科技的发展将来也许能得到合理的解释。Hill 提到关联的一致性(coherence)标准,指因果关系的解释不应当与已知的该疾病自然史和生物学特征相矛盾,也可视为关联的合理性。

7. 实验证据　如果有实验流行病学的证据,无疑是对因果关系的有力支持,但实际常不能允许做对人有害的试验流行病学研究。可用致病因子敏感的动物进行实验,但动物敏感的因素人不一定敏感,动物敏感的剂量可能与人不同,动物的思想感情及彼此关系和生活习惯等都与人不同,故动物实验结果虽可增加因果关系证据的分量,但不应作为肯定证据。在人群中进行干预试验或预防性试验是可行的,如在随机分组人群中采取去除或对抗致病因素的措施,若其发病率与未采取此措施的人差异具有统计学意义,则是对因果关系很有力的证据。

因果关系的判断是复杂的,在上述 7 条标准中,关联的时间顺序是必须满足的;关联的强度、关联的可重复性、剂量-反应关系有非常重要的意义。在因果关系的判断中,并不一定要求 7 条全部满足,满足的条件越多,则其关系成立的可能性越大,误判的可能性就越小。但当满足的条件较少时,并不能因此排除因果联系。另外,在因果关联的推论中也要认真考虑研究设计的科学性与合理性,以此判断研究结果的可靠性,当不同的研究结果出现矛盾时,尤其要考察彼此的研究设计。同时应当掌握尽可能多的流行病学证据,具备所研究问题有关的其他学科知识,结合上述标准综合考虑,再慎重地做出因果关系的结论。

## 四、病因判断标准应用举例

自 20 世纪初,许多学者对肺癌的病因进行了深入细致的调查和研究,认定了吸烟是肺癌最危险的因素。其病因判断的条件归纳见表 18-1。

表 18-1　吸烟和肺癌之间病因判断的条件

| 病因判断标准 | 实　例 |
|---|---|
| 关联的时间性 | 吸烟在前,发病在后,潜伏期几年至几十年,常见潜伏期在 30 年左右 |
| 关联的强度 | 如在吸烟与若干种疾病的关联的研究中发现,吸烟与肺癌的 RR 值达 9~10,而吸烟与急性心肌梗死的 RR 值约为 2,因而提示吸烟与肺癌的因果关联成立的可能性较吸烟与急性心肌梗死的因果关联成立的可能性大 |
| 关联的可重复性 | 经过 30 多次的回顾性调查,7 次前瞻性调查,虽然调查的环境、人员和方法不尽相同,但所有的研究均有相似的结果 |
| 剂量-反应关系 | 吸烟量和时间与肺癌发病的危险和死亡率高低一致,而且戒烟的年限越长,死于肺癌的概率越小,吸烟与肺癌呈现明显的剂量-反应关系 |
| 关联的特异性 | 吸烟除引起肺癌外,还可引起膀胱癌、口腔癌、心肌梗死及胃溃疡等。但是在吸烟与各种疾病的关系中,与肺癌的关联强度最大,而且多数资料表明,两者的关系主要表现在吸纸烟(非雪茄和烟斗)与支气管鳞状上皮癌(非腺癌或其他癌)之间的关系。因此,可认为两者存在一定的特异性 |
| 关联的合理性 | 从香烟的烟雾及焦油中找到苯并芘、砷等 25 种致癌物,吸烟只引起支气管上皮鳞癌,不引起肺腺癌,这已得到病理学的证明 |
| 试验证据 | 戒烟的干预试验显示,戒烟年限越长,肺癌的发病率越低,而且动物实验也有成功的证据 |

(刘庆云　袁　帅　李亚斐)

## 思 考 题

1. 从疾病因素模型来看,流行病学研究的危险因素多为哪一层次的病因?特点是什么?请简要举例阐述研究该层次病因的意义。
2. 了解疾病发生的多因性对疾病的预防有何意义?
3. 病因推论的基本步骤是什么?
4. 因果推断的标准是什么?

## 参 考 文 献

[1] 詹思延.流行病学.7 版.北京:人民卫生出版社,2017.
[2] 曾光.现代流行病学.北京:气象出版社,2004.
[3] 王建华.流行病学.6 版.北京:人民卫生出版社,2004.
[4] Gordis L. Epidemiology. Philadelphia:WB Saunders Company,2004.
[5] 沈洪兵,齐秀英.流行病学.北京:人民卫生出版社,2013.
[6] Ahrens W,Pigeot I. Handbook of Epidemiology. New York:Springer,2005.
[7] Rothman KJ,Greenland S. Modern Epidemiology. Philadephia:Lippincott Williams & Wilkins,2008.

# 第 19 章
# 描述性流行病学研究方法

【学习目的与要求】
　　了解描述性流行病学研究方法的分类、用途及特点；掌握个案调查、现况研究、生态学研究的概念、设计、实施步骤，以及常见的偏倚和控制方法。

　　描述性研究（descriptive study），又称为描述性流行病学（descriptive epidemiology），是流行病学研究方法中最基本的类型。可利用常规监测记录或通过专门调查获得的数据资料，按照不同地区、不同时间及不同人群特征分组，描述人群中疾病及其相关因素的分布情况，经比较分析，获得疾病三间分布的特征，进而提出病因假设和为进一步研究提供线索，它是分析性研究的基础，在揭示暴露和疾病的因果关系的探索过程中是最基础的步骤。描述性研究还可用来确定高危人群，评价公共卫生措施的效果等，它既是流行病学研究工作的起点，也是其他流行病学研究方法的基础。描述性流行病学方法包括个案调查、现况研究、生态学研究、病例报告、疾病监测、历史资料分析、随访研究等方法，以下着重介绍前三种方法。

## 第一节　个案调查

　　个案调查（case investigation）是指对个别发生的病例和病例的家庭、班组、房室及周围环境所进行的流行病学调查。个案调查无对照人群的资料，不易分析各种因素与发病的关系，一般只能提供发病原因线索和积累发病资料，不能得出病因结论。

### 一、调查目的与应用

　　1. 疫源地的处理　　对于急性和重要的传染病，即使发生单个传染病病例时，也应对疫源地进行调查。调查的目的是从了解单个病例发生的原因着手，采取相应防疫措施，降低传染病的发病率。

　　2. 总结某疾病分布特点　　通过经常性个案调查所获得的资料，可以总结某疾病在人群中分布的特征，例如总结一年来艾滋病个案调查资料，结合当地人口资料来分析某地艾滋病分布的特征。

3. 对基本控制的疾病进行监测　某疾病如果已经基本控制或局部消灭,当又发现病例时,即应当做个案调查,以便决定是新病例或是老病例,是输入性病例或者是本地病例,分析病例发生的条件,以便进一步采取措施。

4. 特殊病例的调查　某些特殊病例,例如不明原因的严重病例或预防接种后发生较严重反应者,有时虽然只是1~2例,亦需进行个案调查,以便收集有关资料进行初步分析。

## 二、调查方法和步骤

在进行此类调查时,工作人员应当迅速通过检索已有的数据资料,了解该社区、单位及其附近地区在过去和近来有关该病的流行情况,然后携带必要器材,如体检、化验及标本采集用具和必要的药品到现场进行调查。

1. 询问座谈　询问座谈对象为患者和患者家属、同事、邻居、单位负责人,以及了解情况的有关人员。询问座谈内容:发病和治疗经过,现在病情,最长与最短潜伏期间,发病前后的有关生活、生产劳动及交往情况。通过提问,尽量为寻找发病原因提供线索,如从何而来?又传给谁?周围还有哪些人患病?哪些人没患病?为什么如此?现已采取哪些措施?

2. 查看现场　根据不同的病种及了解的情况,有重点地查看饮食、饮水、居住和劳动的条件,有关传播媒介与鼠类的滋生,家畜、家禽的饲养管理情况,以及施放的危害物品和施放的危害物品场所情况,并判断与该病发生或流行的关联程度,估计病原因子或有害理化因子可能散播的范围,对施放的危害物品及场所拍摄照片或进行录像。

3. 样本检验　对患者、可能的传染源、接触者及传播媒介应立即进行必要的检查或检验,现场不能进行的检测或检查,应采取标本(血、粪便、呕吐物、鼻咽分泌物、脓、食品和水等),带回实验室检查。在人为生物恐怖攻击事件中,可疑被污染物(空气、树叶、泥土、用品、水和食物等)的样本采集要特别注意避免再污染发生,要妥善运送,带回实验室检查。

4. 检查资料　查阅患者的病历、门诊登记、请假单、化验单、疾病登记、死亡报告,以便进一步确诊病例,而且应尽量避免漏诊和误诊,因为这些措施有助于找出发病原因。

5. 提出措施　条件可能时,应立即执行必要的治疗及预防措施。如卫生宣传教育,患者的救治隔离,环境的消毒,周围人群的药物预防等。

6. 继续观察　一次调查不一定完善,接触者可能发病,所采取的治疗、预防措施的效果也应不断观察,因此,相关的调查应当连续进行,直至疫源地无传染性,即患者痊愈或隔离,并终末消毒,所有接触者已经过一个最长潜伏期而未发病。

7. 提交调查报告　根据调查的目的及获得的调查检测资料,对个案调查做出小结,描述重要的调查和分析资料,回答相应的问题。

## 三、个案调查的特点

个案调查一般无对照人群的资料,不易分析各种因素与发病的关系,一般只能提供发病原因线索和积累发病资料,不能得出病因结论。

## 第二节 现况研究

现况研究(prevalence study)是研究特定时间与特定空间内人群中的有关变量与疾病或健康状况的关系。由于所获得的资料是某一特定时间上收集的,好似时间的一个横断面,故又称横断面调查(cross-sectional study)。

### 一、现况研究的特点

1. 现况研究在时序上属于横断面研究,现况研究在设计实施阶段一般不设立对照组,往往根据研究目的确定研究对象,然后查明该研究对象中每一个体在某一时点上的暴露和疾病状态,最后在资料分析阶段,根据暴露的状态或是否患病进行比较,或者探讨这一时点上不同变量之间的关系。

2. 不能得出有关因果关系的结论。由于所调查的疾病或健康状况与某些特征或因素是同时存在的,即在调查时因与果并存,不能确定疾病或健康状况与某些特征或因素的时间顺序,故在现况调查中常进行相关性分析,只能为病因研究提供线索。

3. 一般不用于病程比较短的疾病。因为现况调查是在短时间内完成的,如果所调查疾病的病程过短,在调查期间,有许多人可能已经痊愈或死亡,这样的研究纳入的对象往往是存活期长的患者,在这种情况下,经研究发现与疾病有统计学关联的因素可能是影响存活的因素,而不是影响发病的因素。

### 二、现况研究的类型和用途

#### (一)现况调查的种类

现况调查可根据研究目的选择不同的调查对象。可以采用某地区普查或抽样调查,如调查有代表性的人群来估计全体,或调查某职工人群、某少数民族、某特殊生活习惯人群或某些不同地理结构地区的人群等。

1. **普查** 普查(census)是指对特定时间、特定范围人群的全面调查。特定时间应该较短,甚至指时点,可以是1~2d或1~2周,大规模普查不宜超过2~3个月,不宜太长。特定范围指某个地区或某种特征的人群。

普查能发现人群中几乎全部病例,使其能及早得到治疗。普查的资料能较全面地描述疾病的分布与特征,为分析病因提供线索。普查不适用于发病率很低、尚无简单易行诊断方法的疾病。

2. **抽样调查** 抽样调查(sampling survey)是指调查某人群中一部分有代表性的样本人群,根据这种调查结果可估计出该人群某病的患病率或某些特征的情况。这是以小窥大,以样本估计总体的调查方法。其优点是省时、省人力与物力,因调查范围小,工作容易仔细进行。缺点是设计、实施与资料分析比较复杂,不适用于个体变异过大的材料。

(1)单纯随机抽样(simple random sampling):这是最简单的随机抽样,抽样前应有一份研究对象的总名单。在该名单中对每个个人或单位均编号。然后决定样本大小,根据样本大小利用随机数字抽取研究对象。例如从1850人中随机抽取300人以了解睡眠障碍。先将1850人编号,于随机表上取300个4位数,大于1850者或重复者弃去,再按顺序补充,到300个即止。

(2)系统抽样(systematic sampling):先决定按什么样的比例抽样及从哪个单位开始抽起,例如总体有250 000个单位,决定抽取1000个单位,则比例为凡250个中抽1个。可从1~250中随机抽出1个作起点,以后每隔250号再抽1个,直至抽满为止。

(3)分层抽样(stratified sampling):是指先将欲调查的总体按不同特征,例如,性别或疾病的严重性等分成不同层次,在各层做随机抽样。分层抽样不但减少由各层特征不同而引起的抽样误差,而且对各层情况有清晰的了解,在不同层里抽样的比例可以不同,例如对单位很少的层次抽样的比例可以大些。

(4)整群抽样(cluster sampling):是指从要调查的总体抽出一群体(如城市的某个街道、地区某些住宅或某特殊人群)的抽样方法。当从许多群体中抽出一些样本群体,而对样本群体的对象全部进行调查称为整群一级抽样。若对每个群体再随机抽取其中的个体做调查时,称整群二级抽样。分级还可以是二级以上,称为多级整群抽样。例如先从某市抽出若干街区,这些街区里各抽若干居屋,再从各居屋中抽查若干对象等。

整群抽样比单纯随机抽样的抽样误差要大。因此,抽样时应当多抽几个小的整群,这样的结果比少抽一些大的整群更接近总体。

整群抽样的顺应性较高,在实际工作中易于执行,而且可以特别了解某种特殊群体的情况,例如调查因吸毒而导致的艾滋病毒携带情况,因此在流行病学调查中应用率很高。

**(二)现况调查的用途**

1. 了解疾病或健康的人群分布。
2. 弥补疾病监测和常规登记报告的不足。
3. 考核防制措施的效果:在大规模防制前后,分别做现况调查,根据患病率差别的比较,可以评价该防制措施的效果。
4. 提供病因研究线索:了解人群的某些特征与疾病或健康状态之间的联系,以逐步建立病因假设。

## 三、现况研究的设计与实施

在现况调查中所遇到的问题可能是复杂多样的,所以现况调查的实施要遵循科学的研究程序,对调查中的每个环节都要进行周密的设计和推敲,只有遵循科学研究共同的规范、程序,调查结果才能经得起检验。而且只有在按照相同程序的前提下,调查的结果才有可能相互比较,共同的程序提供了比较的准绳。

**(一)调查对象的选择**

研究对象的确定以研究目的而定。如果是进行普查,研究设计是比较简单的,全部纳入对象人群即可;如果进行抽样调查,设计就相对复杂,要求被纳入的对象具有被研究人群的代表性。代表性包括人群的地区范围、经济状况、民族、职业、生活习惯等特征。

从理论上讲,研究对象的代表性与研究质量相关,因此,代表性越高越好。但在实际中,由于现场条件的限制,高要求的水平会增加工作难度,因此,在实践中一般根据实际条件,对代表性的主要指标进行严格的要求即可。

### (二)抽样调查的样本估计

在抽样调查时,尽管使用了随机抽样的方法,随机样本与总体仍存在差异,此差异称抽样误差。抽样误差计算公式为:

$$\sigma_{\bar{x}} = \frac{\sigma}{\sqrt{N}} \qquad (式19-1)$$

式中 $N$ 为样本大小;$\sigma$ 为标准差;$\sigma_{\bar{x}}$ 为标准误。

样本量大小是设计抽样调查必须考虑的问题。样本过大,浪费人力、物力,而且因工作量过大,造成调查不细致;样本不足,可导致样本代表性不够,使结果出现偏倚。样本大小主要取决于两个因素:①预期现患率或阳性率。其高则样本可以小些,相反,则需要较大样本。②对调查结果精确性的要求。调查设计时,要求精确性越高,即容许误差越小,则样本要大,相反则小。

计量资料可用以下公式进行计算:

$$N = 4s^2/d^2 \qquad (式19-2)$$

式中 $N$ 为样本含量;$s$ 为总体标准差的估计值;$d$ 为容许误差。

对于计数资料可按下式计算样本大小:

$$N = t_\alpha^2 pq/d^2 \qquad (式19-3)$$

$N$ 为样本大小,$p$ 为样本预期现患率或阳性率,$q = 1-p$,$t_\alpha$ 为自由度为无限大时的 $t$ 值,$t_{0.05} = 1.96 \approx 2$,$d$ 为样本现患率或阳性率与总体的差异。

例如:某学校有 1 万余名学生,现需估计全校学生的网络成瘾症状况。通过资料检索,同类学校的现患率为 10%,现采用抽样调查,分别要 $d=0.2p$、$0.15p$、$0.1p$,计算所需调查人数如下。

$d=0.2p, p=0.1, q=1-0.1=0.9, N=2^2 \times 0.1 \times 0.9/(0.2 \times 0.1)=900(人)$

$d=0.15p, p=0.1, q=1-0.1=0.9, N=2^2 \times 0.1 \times 0.9/(0.15 \times 0.1)=1600(人)$

$d=0.1p, p=0.1, q=1-0.1=0.9, N=2^2 \times 0.1 \times 0.9/(0.1 \times 0.1)=3600(人)$

从以上可见,不同容许误差,调查人数有很大区别,上述公式适用于二项分布性质的资料,阳性率在 20%~80% 时适用此公式计算样本含量。若阳性率小于 20% 或大于 80%,则可用下式计算样本含量,其中反三角函数的值用角度表示。

$$N = \left\{ \frac{57.3 \times t_\alpha}{\sin^{-1}[d/\sqrt{p(1-p)}]} \right\}^2 \qquad (式19-4)$$

例如,某地区阳性率为 0.4%,现拟调查邻近地区阳性率,要求误差为 0.04%,$\alpha=0.05$,问应调查多少人数。

$$t_{0.05} = 1.96 \approx 2, d = 0.0004, p = 0.004$$

$$N = \left\{ \frac{57.3 \times 2}{\sin^{-1}[0.0004/\sqrt{0.004(1-0.004)}]} \right\}^2 = 99\,668(人)$$

在总体样本量确定后,分层随机抽样的样本含量估计也需要通过计算获得。

例如:某地区 10 万人学生($N$),分为 3 层(高、中、小学),每层人数($N_i$)及过去的阳性率($p_i$)如表 19-1 所示。现共抽出 1000 人($n$),问每层应抽多少人($n_i$)?

表 19-1　某地某病分层随机抽样表

| 层次 | 人数($N_i$) | 过去患病率($P_i$) | $\sqrt{q_i p_i}$ | $N_i\sqrt{q_i p_i}$ | $nN_i\sqrt{q_i p_i}$ | $n_i$ |
|---|---|---|---|---|---|---|
| 1 | 60 000 | 0.004 | 0.063 | 3786 | 3 786 000 | 578 |
| 2 | 10 000 | 0.002 | 0.0447 | 447 | 447 000 | 68 |
| 3 | 30 000 | 0.006 | 0.0772 | 2316 | 2 316 000 | 354 |
| 共计 | 100 000 |  |  | 6549 | 6 549 000 | 1000 |

$$q_i = 1 - p_i \tag{式 19-5}$$

$$n_i = nN_i\sqrt{p_i q_i} / \sum N_i\sqrt{p_i q_i} \tag{式 19-6}$$

即每层分别抽 578、68 及 354 人。

### (三)调查方式和内容

**1. 调查方式**　现场调查的方式主要包括资料查询、询问、现场查看和样本检测等,应当根据调查的目的具体选用。

(1)资料查询:一些调查研究所需要的人口资料、疾病(健康事件)资料、环境暴露资料和信息可以通过资料检索、查询获得。但值得注意的是资料的来源必须可靠并且完整。可靠是指必须真实,资料完整是指所收集的资料应当是相对整齐,不能漏项、缺失,否则会影响后期的分析结果。

(2)询问:询问是现况调查非常重要的采集信息步骤,一些新的现象和问题的信息往往在这一阶段被获得。询问的方式包括座谈访问、面对面问答和电话访问。询问对象包括患者、患者家属、同事、邻居、单位负责人等。为使信息的收集完整、便于整理和归纳,一般要使用调查表进行填写。

(3)查看现场:根据不同的健康问题,在调查中要有重点地查看相关环境状况。如饮食、饮水、居住和劳动的条件,有关传播媒介与鼠类的滋生,家畜、家禽的饲养管理情况,以及危害物品暴露场所等情况。察看过程中可采用填表登记、录像、照相等方式记录信息。

(4)样本检验:根据调查目的,调查对象的生物样本(如血、尿液、粪便、呕吐物、鼻咽分泌物、脓液等采样)和相关环境采集样本(如食品、水、空气、树叶、泥土、用品等的采样)必须进行检验和实验室分析。可以采用现场立即检测或带回实验室检测的方法。

**2. 调查内容**　调查内容与调查的目的和对象紧密相关。调查内容是否正确、科学,决定调查的成功与否。在设计调查内容时应当结合广泛的文献检索、研究小组讨论和专家咨询,设置的内容既要全面,又要精简扼要。由于现况调查涉及的调查样本量大,故调查内容不能过细,否则会增加工作量,使细致度降低。

(1)诊断标准问题:在现况调查中,对疾病(或健康事件)的确认一定要有严格的标准,否则会使信息错误,降低工作质量,甚至导致结果错误。一般采用国内外公认的标准(金标准)进行确定。如果还没有标准,也可采用同行公认标准。

(2) 调查表问题：在现况调查中，调查是重要的信息记录工具，调查表的设计直接关系到调查的质量，因此是重要的设计内容。调查表一般包括三个部分：一般特征部分、临床特征（或健康问题特征）部分、流行病学调查部分。

一般特征部分：是采集调查对象的常规特征，包括姓名（或编号）、性别、年龄、职业、居住地、婚否、民族、文化程度、经济水平等。

临床特征（或健康问题特征）部分：是采集与健康事件直接相关的信息，如发病时间、主要症状、体征、病程、与诊断有关的实验室检查结果等。如果研究的健康事件是心理健康问题，其采集信息则包括各种心理量表的评分和专业评价等内容。

流行病学部分：此部分涉及重要的调查内容，根据调查目的不同可设置不同的调查项目。要求全面，但要简明扼要。如在网络成瘾症的调查中即包括调查对象个人心理行为特征（如逃学、焦虑、沮丧等）、同伴行为特征（逃学、进网吧次数、打架行为等）、家庭情况（父母婚姻状况、父母受教育程度、酗酒行为等）、社区特征（网吧数、治安、健身场所等）。

在调查表的各部分项目中，将要体现精简扼要，又要准确、科学，尽量使纳入信息准确、标准。如选用研究同行公认的指标，选用灵敏度和特异度高的指标，尽量选用定量指标。

### （四）资料的整理分析

现况调查数据的整理分析是非常重要的工作步骤，涉及以下内容。

1. 检查与核对原始资料　进入资料分析之前，应当详细对资料的准确性、完整性进行检查，对于缺失的资料要进行及时的填补、修正，纠正错误。如果无法弥补，即对调查资料进行删除。

2. 分组归类　按设计所定的标准，将资料齐全的调查对象资料进行分组归类，记录相关数据。在归类和信息记录中可采用计算机软件录入信息，不但可以快速分类，还利于分析图表和统计检验结果的深入进行。

3. 三间分布描述　根据录入数据和分组情况，制作统计图表，将原始资料分组进行比较，了解疾病或某种状况在不同地区、不同时间及不同人群组中的分布特征。

根据调查指标的特点，现况调查相关数据可采用 $t$ 检验、$F$ 检验、$\chi^2$ 检验等方法进行统计学分析。如果调查涉及多种影响因素，要进行多因素相关的统计分析，如多因素 logistic 回归分析。

## 四、现况研究的常见偏倚及其控制

### （一）选择偏倚

现况调查中可能发生的选择偏倚如下。

1. 无应答偏倚（non-response bias）　调查对象不合作，或因种种原因不能或不愿意参加，由于这些人的身体素质、暴露状况、患病情况、嗜好等可能与应答者不同，由此产生的偏倚称为无应答偏倚。如应答率低于80%就称为难通过调查结果来估计整个研究对象群体的现况。

2. 选择性偏倚　在调查过程中没有严格按照随机化原则抽样或主观选择研究对象，从而导致样本偏离总体的情况。如根据出院号来随机抽样时，任意变换抽样方法，改用入院号等其他方法来抽样；被抽中的调查对象没有找到，而随便找其他人代替，从而可能破坏了调查对象的同质性。

3. 幸存者偏倚　在现况调查中调查对象均为幸存者,无法调查死亡的对象,因此不能全面反映实际情况,带有一定的局限性和片面性。

**(二)信息偏倚**

信息偏倚主要发生在观察、收集资料及测量等实施阶段。现况调查中可能发生的信息偏移如下。

1. 调查对象引起的偏倚　询问调查对象有关问题时由于种种原因回答不准确从而引起偏倚(如报告偏倚);调查对象对过去的暴露史等回忆不清,由其家属代替回忆,特别是健康的调查对象由于没有患病的经历,而容易将过去的暴露情况等遗忘而导致回忆偏倚。

2. 调查员偏倚　调查员有意识地调查具有某些特征的对象而不重视或马虎调查其他不具备某些特征的对象,而导致调查偏倚。如对肺癌患者再三询问其吸烟史,对健康者则不然。

3. 测量偏倚　指测量工具、检验方法不准确,检验技术操作不规范等,或工作粗心而导致测量偏倚。

为保证现况调查的质量,防止偏倚的产生,必须在调查实施过程中进行质量控制,主要的质量控制措施有:①抽取研究对象时,严格遵守随机化原则;②应答率一般应高于80%;③进行预调查;④统一培训调查员;⑤调查或检查方法标准化且前后一致;⑥调查后抽样重测等。

## 第三节　生态学研究

### 一、生态学研究的概念与特点

生态学研究(ecological study)是以群体为观察、分析单位,描述不同人群中某因素暴露情况与疾病的频率,分析该因素与疾病关系的描述性研究方法。其与其他研究的区别是不以个体为观察分析单位。在收集资料时只掌握研究因素和疾病等结局变量的暴露比例和病例数,而不知道暴露者和非暴露者的具体数值。在分析中以暴露比例为自变量,以疾病频率作为因变量,分析因素与疾病之间的关系。

### 二、生态学研究的类型与用途

**(一)生态比较研究**

生态比较研究(ecological comparison study)是生态学研究中应用最广泛的一种方法。观察不同人群或地区某种疾病或健康状况的分布,然后根据同一时期,不同地区或人群疾病或健康状况分布的差异,探索差异产生的原因,提出病因假设。

生态比较研究更常用来比较不同人群中某因素的平均暴露水平和某种疾病或健康状况频率之间的关系,了解这些人群中暴露因素的频率或水平,比较不同暴露水平的人群中疾病或健康状况的频率,从而为病因探索提供线索;生态比较研究也可应用于评价社会设施、人群干预及在政策、法令的实施等方面的效果。例如,产棉区男性患不育症的频率明显高于非产棉区,提示棉花生产与不育症的发生有关,进一步研究发现棉籽油的销量与不育症的发生有关,这些生态学研究为确定棉酚在男性不育症发生中的病因研究提供了线索。

### (二)生态趋势研究

生态趋势研究(ecological trend study)是连续观察平均暴露水平的变化(或者给予干预)和一个群体中某种疾病或健康状况频率变化的关系,了解其变化趋势,通过比较暴露水平变化前后疾病或健康状况频率的变化情况,判断该暴露与某种疾病或健康状况的联系。它是先将一个地区的预定调查人群按年龄、出生年代等时间变量分成不同的群组,然后调查各人群疾病或健康状况频率的变化和某些因素的变化情况,以探索疾病或健康状况与这些因素及时间是否相关。

生态学研究在应用中也常将比较研究和趋势研究两种类型结合起来,观察在几组人群中平均暴露水平的变化与某种疾病或健康状况频率之间的关系,以减少混杂因素的影响,提高生态学研究的准确性。

生态学研究的主要用途

(1)提供病因线索,产生病因假设:通过对人群中某种疾病或健康状况的频率与某因素的暴露状态的研究,提供病因线索,从而为病因学假设的建立提供依据。例如,生态学研究发现,大肠癌在发达国家比发展中国家更常见,促使人们考虑饮食习惯和环境污染是否与大肠癌发病有关。

(2)评价干预实验和现场实验的效果:在某些情况下,如果不是直接控制危险因素,而是通过综合方式(如健康教育、健康促进等)减少对危险因素的暴露,对此干预措施的评价只需在人群水平上进行,则生态学研究更为合适,通过描述人群中某种(些)干预措施的实施状况及某种疾病或健康状况频率的变化,做进一步比较和分析,对干预措施进行评价。例如,在某人群中推广低钠盐摄入,然后比较推广前后人均钠盐摄入水平的变化与人均血压值的变化趋势,以评价低钠盐干预的效果。

(3)监测:估计某种疾病或健康状况的流行趋势,为制订疾病预防与控制的对策和措施提供依据。

## 三、生态学研究的优点和局限性

### (一)优点

生态学研究的用途与现况研究近似,其主要的优点如下。
1. 可利用常规资料和现成资料,节省人力、物力和时间。
2. 有些病因研究目前只能用生态学研究的方法,如空气污染与疾病的关系探索,暴露变量范围较小的病因研究问题。
3. 适合于群体干预措施评价。
4. 在研究初期快速提供方向性信息。

### (二)主要局限性

1. 由于无法控制混杂因素,容易产生生态学偏倚(ecologic bias),造成虚假联系。

2. 由于收集信息多属于宏观数据,不能获得深入、细致的内容,因此在评价疾病程度、时间关系、暴露水平等指标时准确性较低,使其结果的论证强度有限。因此,生态学研究的结果需要与进一步的描述性研究和分析性研究结果进行综合对比。

(许　斌　潘珂利)

### 思考题

1. 现况研究中的主要偏倚及控制方法是什么?
2. 普查和抽样调查的特征是什么?
3. 生态学研究的主要用途是什么?
4. 请设计现况调查的实施方案,以了解某单位工作人员脂肪肝的患病状况。

### 参 考 文 献

[1] 詹思延.流行病学.7版.北京:人民卫生出版社,2017.
[2] 李立明.流行病学研究进展(第10卷).北京:北京医科大学出版社,2002.
[3] Beaglehole R,Bonita R,Kjellstrom T. Basic Epidemiology. Geneva:World Health Organization,2007.
[4] Brownson RC,Petitti DB. Applied Epidemiology. 2nd ed. New York:Oxford University Press,2006.

# 第 20 章 筛 检

【学习目的与要求】
了解筛检的目的意义、筛检的类型、筛检中的偏倚；掌握筛检的概念、评价方法和常用指标，以及提高筛检收益的方法。

筛检通常是应用简便易行的方法从人群中区分有病与无病的过程，应用筛检可以早期发现、治疗患者，达到早期诊断与治疗的目的。在健康人群中开展某种疾病或健康危险因素的筛检，确定疾病的高危人群，并通过采取干预措施，减缓或阻止疾病的发生和发展，降低疾病的发病率，对疾病的一级或二级预防具有重要意义。同时，其早期对疾病人群的发现也有利于疾病自然史的研究。在对人群开展筛检试验时特别要注意人群的顺应性和工作效益，要根据实际情况充分做好研究设计。

## 第一节 概 述

### 一、筛检的概念

筛检（screening）是运用快速、简便的试验、检查或其他方法，将健康人群中那些可能有病或有缺陷、但表面健康的人，同那些可能无病者鉴别开来。筛检不是诊断性的，阳性者或可疑阳性者应当指定就医，获得进一步诊断和必要的治疗，因此筛检是一个连续的过程。

筛检试验（screening test）是用于识别外表健康的人群中可能患有某疾病的个体或未来发病高风险的个体的试验方法。需要注意的是，筛检试验不是确诊试验，只是一个初步检查，筛检试验阳性者必须进一步确证。一项好的筛检试验应该具备以下 5 个特征：①简便易学。操作者容易学习掌握，即使非专业人员通过学习也会操作。②结果快速。通过该试验能很快获得筛检结果。③试验安全。该试验不会对受试者带来任何伤害。④可接受性。该试验在受试人群中容易推广接受。⑤价格低廉。评价人群筛检试验的一个重要指标是成本效益比，相同条件下价格越低，成本效益分析越好。

## 二、筛检的类型

1. 按筛检项目的数量　筛检可以分为单项筛检(single screening)和多项筛检(multiple screening)。单项筛检是指用一种筛检试验进行筛检,如采用甲胎蛋白(AFP)筛检普通人群的肝癌。多项筛检是指同时使用多项筛检方法进行筛检,可以同时筛查一个或多个疾病。如同时进行胸部X线摄片,血样、尿样检测等,发现可疑肺结核,然后再进一步检查并做出明确诊断。

2. 按筛检对象的范围　筛检可以分为选择性筛检(selective screening)和整群筛检(mass screening)。选择性筛检是根据流行病学特征选择高危人群进行筛检。如对某化工厂工人进行肺癌等恶性肿瘤的筛检。整群筛检类似流行病学中的普查,是指对一定范围内人群的全体进行普遍筛检。如对城市40~69岁中老年群体进行恶性肿瘤的筛检。

## 三、筛检实施的原则

一项筛检工作实施前,需要仔细考虑筛检实施的有关标准。以下就一些筛检试验的共性原则,如维持研究结果的科学性、准确性、可信性及实用性等原则做一概括的介绍。

1. 医德与伦理学原则　医学研究是以人为研究对象,涉及人道主义与伦理学的要求。原则上讲,科学研究必须捍卫受试者的人权和健康,受试者的利益高于一切。不允许用人来做试验性研究,筛检方法的研究也必须先对筛检试验的利弊作用有比较全面的了解后才能进行人群试验。而且一切试验措施均需要得到受试者同意后才能进行。当研究目的、研究方法与受试者利益发生冲突时,应当无条件地维护受试者利益,不惜降低研究的论证强度或改变研究目的。

2. 社会性原则　筛检工作与其他任何科研活动一样,是一项社会性的事业。筛检试验与社会整体是相互作用和牵连的,尤其是其面对的是该地区一定时期内重大公共卫生问题。因此,筛检方法的发现和进步将对社会产生重大影响;同样,筛检工作内容和结果也必须得到社会和同行的承认、支持才称得上成功。具体而言,简便易行、有较高的成本效益比是评价筛检试验的重要指标。

3. 科学性原则　虽然科学界极力提倡和鼓励科学创新和发挥研究者个人的决策能力与特色,但科研活动必须遵守科研工作者广泛遵从的科研道德、具体研究领域的科研设计标准和原则,使同行相互充分理解并认同。具体而言,筛检试验应该充分阐明所筛检疾病的自然史、筛检指标对应的临床症状或体征、筛检试验的预防效果及不良反应等。

# 第二节　筛检试验的评价

筛检试验的设计首先必须确立标准诊断方法;其次是选择研究对象,根据标准诊断将研究对象区分为"有病"和"无病"两组;最后用待研究的诊断试验同步、盲法测定所有研究对象,将获得的结果与标准诊断比较,应用某些指标来评价该试验的诊断价值。为了减少偏倚,在评价中应实行盲法的原则。

## 一、确定金标准

金标准(gold standard)是当前临床医学界公认的标准诊断方法,是区分"有病"与"无病"的依据,包括病理学诊断、外科手术发现、特殊影像诊断、临床综合诊断标准及长期临床随访所获得的肯定诊断。如诊断冠心病的金标准是冠状动脉造影,诊断肾炎的金标准是肾活检,诊断胆结石的金标准是手术所见。但在实际应用中,不是所有疾病都能找到金标准,应注意有些疾病诊断的金标准是相对的,随着医学的发展和对疾病认识的加深,不同研究目的所采用的金标准也可能不同,如在临床研究中,铁缺乏的金标准应该是组织储存铁的缺乏,应以骨髓活检铁染色来明确有无储存铁的缺乏和消失,但如果某试验是用来进行人群缺铁的筛选,对其评价就不能在人群中以骨髓活检作为金标准,因为缺乏可行性,因此,在大规模的人群研究中,可采用铁剂治疗反应作为替代金标准。金标准的选择及其可靠性直接影响到对诊断性试验的评价,对同一组对象,用不同的金标准可能得出不同的配对四格表和不同的结论。

## 二、选择研究对象

筛检试验的研究对象包括被金标准确诊的病例组和由金标准证实无该病的对照组。为保证筛检试验具有临床价值,研究对象应为临床某病的疑诊病例,病例组应包括各种临床类型的病例,如不同病期、不同程度、典型与非典型病例等;对照组应包括相当比例的易于与该病混淆的其他病例。选择研究对象是要注意两组内各种临床类型的构成比例应尽可能符合目标人群的实际情况。如果病例组重型病例的比例较多,则灵敏度偏高;如果对照组中难鉴别的病例比例偏高,则误诊率会偏高。另外,不应选择正常人作为对照组。如果选择正常人作为对照组,会提高筛检试验的特异度,影响研究结果的真实性。例如评价淀粉酶用于诊断急性胰腺炎的价值时,对照组应包括具有腹痛症状的所有急腹症的患者,结果才与临床的实际情况相符;如果对照组均为正常人,那么会过高估计试验的特异度。

## 三、估计样本含量

筛检试验的样本含量计算公式如下。

$$n_1=\frac{u_a^2 \text{Sen}(1-\text{Sen})}{\delta^2} \quad n_2=\frac{u_a^2 \text{Spe}(1-\text{Spe})}{\delta^2} \quad \text{(式 20-1)}$$

式中 $n_1$ 为病例组样本量估计值,$n_2$ 对照组样本量估计值,Sen 为灵敏度,Spe 为特异度,$\delta$ 为允许波动的范围(允许误差),$\alpha$ 为第一类错误的概率,$u$ 值由 $u$ 界表查得。一般用于筛选试验的灵敏度要求较高,用于肯定诊断的试验都要求特异度较高,灵敏度、特异度的估计值应通过查阅文献或预试验获得。

例:应用检测血清肌酸磷酸激酶(CPK)的阳性结果(≥80U)诊断心肌梗死,据初步试验资料可知,灵敏度为 90%、特异度为 85%,设 $\alpha=0.05,\delta=0.08$,求样本大小。

$\alpha=0.05,\delta=0.08,u_{0.05}=1.96,\text{Sen}=0.9,\text{Spe}=0.85$

病例组样本量 $n_1 = \dfrac{1.96^2 \times 0.9 \times (1-0.9)}{0.08^2} = 54$

对照组样本量 $n_2 = \dfrac{1.96^2 \times 0.85 \times (1-0.9)}{0.08^2} = 77$

该诊断试验需要观察有心肌梗死病例54例,无心肌梗死病例77例。

当待评价筛检试验的灵敏度或特异度<20%或>80%时,样本率呈偏态分布,需要对率进行转换并使用如下公式。

$$n = \left[ 57.3 u_a / \sin^{-1}(\delta / \sqrt{p(1-p)}) \right]^2 \qquad (式\ 20\text{-}2)$$

## 四、确定临界值

评价筛检试验时,需要把筛检人群按试验结果的阳性和阴性进行分类。但大多数筛检试验,特别是实验室诊断多为生理性连续指标,需要选择一个(或多个)区分正常与异常的临界值(cut-off point)将定量测定的数据转换成阳性与阴性两类定性结果,将观察对象分为病例组和对照组。临界值水平的选择直接影响到灵敏度和特异度等评价指标,选择临界值水平主要取决于诊断试验的目的及漏诊和误诊利弊的权衡。目前,采用ROC曲线法确定临界值是较为理想的方法。

正常参考值的计算可用正态分布法及百分位数法。要求资料必须来源于健康人的检测结果,同时要注意不同人种、地区、性别、年龄和不同的检测方法等对参考值的影响。正态分布法要求资料呈正态分布,且样本含量要大(至少在100例以上),以保证样本的代表性和结果的稳定性。资料呈偏态分布时,要求使用百分位数法。区分正常与异常的界点可根据变量的临床意义选取正常参考值范围的双侧、单侧上限或单侧下限。

## 五、采用同步盲法

筛检试验是一种观察性研究,在整理资料时才按金标准对患者进行分组。如果由了解前一试验结果的人判断后一试验结果,则会发生判断倾向性,使两种方法的一致性增高。当评估试验的医师了解受试者是病人,就会潜意识地寻找可能存在的阳性结果。相反,如果知道受试者不是病人,则可能放弃仔细寻找阳性信息的机会,使可能存在的阳性信息被遗漏,从而导致灵敏度和特异度高于真实值。因此,为了避免偏倚对评价指标真实性的影响,要求采用同步盲法,让所有受试病人同时接受诊断试验和金标准方法,由不知另一试验结果的人独立、客观地对诊断试验或金标准结果做出判断。

# 第三节 筛检试验的评价指标

按照诊断试验的设计方案,分别用金标准和某诊断试验方法对研究对象进行检查,将结果列成配对四格表(表20-1),计算各项评价指标。

表 20-1　筛检试验配对四格表

| 某筛检试验检测结果 | 金标准 | | 合计 |
|---|---|---|---|
| | 有病 $D_+$ | 无病 $D_-$ | |
| 阳性 $T_+$ | a | b | a+b |
| 阴性 $T_-$ | c | d | c+d |
| 合计 | a+c | b+d | N |

注：a 为金标准确定有病而筛检试验检测结果阳性，即真阳性（实际患病且被筛检试验筛检为患者）；
b 为金标准确定无病而筛检试验检测结果阳性，即假阳性（实际未患病且被筛检试验筛检为患者）；
c 为金标准确定有病而筛检试验检测结果阴性，即假阴性（实际患病且被筛检试验筛检为非患者）；
d 为金标准确定无病而筛检试验检测结果阴性，即真阴性（实际未患病且被筛检试验筛检为非患者）

## 一、真实性评价指标

### （一）灵敏度与特异度

1. 灵敏度（sensitivity，Sen 或 Se）　灵敏度是实际患病且被筛检试验判定为患者的概率，即患者被判定为阳性的概率，又称真阳性率。它反映检出患者的能力，该值愈大愈好。灵敏度（Sen）估计值及标准误 SE(Sen)计算公式：

$$\mathrm{Sen}=P(T_+/D_+)=\frac{a}{a+c} \qquad SE(\mathrm{Sen})=\sqrt{\frac{ac}{(a+c)^3}} \qquad （式 20-3）$$

2. 特异度（specificity，Spe 或 Sp）　特异度是实际未患病而被筛检试验判定为非患者的概率，即非患者被判定为阴性的概率，又称真阴性率。它反映鉴别非患者的能力，该值愈大愈好。特异度（Spe）估计值及标准误 SE(Spe)计算公式：

$$\mathrm{Spe}=P(T_-/D_-)=\frac{d}{b+d} \qquad SE(\mathrm{Spe})=\sqrt{\frac{bd}{(b+d)^3}} \qquad （式 20-4）$$

3. 误诊率（mistake diagnostic rate，$\alpha$）　误诊率表示实际未患病但被筛检试验判定为患者的概率，即非患者被判定为阳性的概率，又称假阳性率。它反映非患者被错误判定的可能性。计算公式：

$$\alpha=\frac{b}{b+d}=1-\mathrm{Spe} \qquad （式 20-5）$$

4. 漏诊率（omission diagnostic rate，$\beta$）　漏诊率又称假阴性率，表示实际患病但被试验判定为非患者的概率（患者被诊断为阴性的概率）。它反映患者被错误判定的可能性。计算公式：

$$\beta=\frac{c}{a+c}=1-\mathrm{Sen} \qquad （式 20-6）$$

### （二）预测值

1. 阳性预测值（positive predict value，+PV 或 $PV_+$）　筛检结果阳性者确为患者的概率。+PV 及其标准误 SE(+PV)的计算公式为：

$$+\text{PV} = \frac{a}{a+b} \qquad SE(+\text{PV}) = \sqrt{\frac{ab}{(a+b)^3}} \qquad \text{(式 20-7)}$$

2. 阴性预测值(negative predict value，$-$PV 或 $PV_-$) 筛检结果阴性者确为非患者的概率。$-$PV 及其标准误 $SE(-PV)$ 的计算公式为：

$$-\text{PV} = \frac{d}{c+d} \qquad SE(-\text{PV}) = \sqrt{\frac{cd}{(c+d)^3}} \qquad \text{(式 20-8)}$$

### (三)似然比

1. 阳性似然比(positive likelihood ratio，$+$LR 或 $LR_+$) 阳性似然比是真阳性率与假阳性率之比，即正确判断为阳性的可能性是错误判断为阳性的可能性的多少倍。$+$LR 数值越大，提示能够判定患有该病的可能性越大。

$$+\text{LR} = \left(\frac{a}{a+c}\right) / \left(\frac{b}{b+d}\right) = \frac{\text{Sen}}{1-\text{Spe}} \qquad \text{(式 20-9)}$$

2. 阴性似然比(negative likelihood ratio，$-$LR 或 $LR_-$) 阴性似然比是假阴性率与真阴性率之比，即错误判断为阴性的可能性是正确判断为阴性的可能性的多少倍。$-$LR 数值越小，提示能够否定患有该病的可能性就越大。

$$-\text{LR} = \left(\frac{c}{a+c}\right) / \left(\frac{d}{b+d}\right) = \frac{1-\text{Sen}}{\text{Spe}} \qquad \text{(式 20-10)}$$

### (四)综合评价指标

1. 正确率(accuracy，Acc 或 $\pi$) 正确率又称总符合率或一致率，表示观察结果与实际结果的符合程度，反映正确患者与非患者的能力。Acc 及其标准误 $SE(Acc)$ 的计算公式为：

$$\text{Acc} = \frac{a+d}{n} = \frac{a+c}{n}\text{Sen} + \frac{b+d}{n}\text{Spe} \qquad SE(\text{Acc}) = \sqrt{\frac{(a+b)(b+c)}{N^3}} \qquad \text{(式 20-11)}$$

正确率是灵敏度与特异度的加权平均。在很大程度上依赖受试人群的患病率。例如受试人群的患病率为 5%，将所有样本筛检为阴性，也可有 95% 的正确率；其次，它没有揭示假阴性和假阳性错误诊断的频率，相同的正确率可能有截然不同的假阴性和假阳性。两个正确率比较时，用下式计算 $u$ 值。

$$u = \frac{\text{Acc}_1 - \text{Acc}_2}{\sqrt{SE^2(\text{Acc}_1) + SE^2(\text{Acc}_2)}} \qquad \text{(式 20-12)}$$

2. Youden 指数(Youden index，YI) Youden 指数反映筛检试验真实性的综合指标。YI 及其标准误 $SE(YI)$ 的计算公式为：

$$\text{YI} = 灵敏度 + 特异度 - 1 = \text{Sen} + \text{Spe} - 1 \qquad SE(\text{YI}) = \sqrt{\frac{ac}{(a+c)^3} + \frac{bd}{(b+d)^3}}$$

$$\text{(式 20-13)}$$

YI 的值为 $-1 \sim 1$，其值越大，说明筛检试验的真实性越好，当 YI$\leqslant 0$ 时，筛检试验无任何人群应用价值。2 个 Youden 指数比较时，用下式计算 $u$ 值。

$$u = \frac{\text{YI}_1 - \text{YI}_2}{\sqrt{SE^2(\text{YI}_1) + SE^2(\text{YI}_2)}} \qquad \text{(式 20-14)}$$

3. 比数积(odd product, OP) 比数积表示患者中筛检阳性数、阴性数之比与非患者中筛检阴性数、阳性数之比的乘积,即筛检正确数与筛检不正确数之比,也称优势比。OP 是灵敏度与特异度的综合指标。其值越大,则筛检价值越高。计算 OP 时要求 $a$、$b$、$c$、$d$ 全不为 0。计算公式为:

$$OP = \frac{a}{c} \times \frac{d}{b} = \frac{ad}{bc} = \frac{\text{Sen}}{1-\text{Sen}} \times \frac{\text{Spe}}{1-\text{Spe}} \quad \text{(式 20-15)}$$

## 二、可靠性评价指标

可靠性又称为信度或可重复性,是指筛检试验在完全相同的条件下,进行重复操作获得相同结果的稳定程度。可靠性主要是检测随机误差的大小。其评价指标在计量资料用标准差和变异系数表示,在计数资料可用观察一致率和卡帕值(Kappa)表示。

1. 标准差和变异系数(coefficient variance, CV) 其值越小,表示筛检试验的重复性越好,则精密度越高。计算公式为:

$$变异系数(CV) = (标准差/算数均数) \quad \text{(式 20-16)}$$

2. 符合率与 Kappa 值 符合率(agreement, consistency rate)又称一致率,是诊断试验判定的结果与标准诊断的结果相同的数占总受检人数的比例。Kappa 值即内部一致性系数(inter-rater, coefficient of internal consistency),是作为评价判断的一致性程度的重要指标。取值为 0~1。Kappa≥0.75 说明两者一致性较好;0.75>Kappa≥0.4 说明两者一致性一般;Kappa<0.4 说明两者一致性较差。

$$一致率 = \frac{A+D}{A+B+C+D} \times 100\% \quad \text{(式 20-17)}$$

$$\text{Kappa} = \frac{N(A+D) - (R_1C_1 + R_2C_2)}{N^2 - (R_1C_1 + R_2C_2)} \quad \text{(式 20-18)}$$

## 第四节　筛检效果的评价

筛检主要是用于早期发现病人或高危个体,达到疾病一级预防的目的。常规对筛检效果的评价从生物学效果和社会经济学效益等方面进行评价。主要内容有筛检收益、生物学效果评价、卫生经济学评价等。

## 一、筛检收益

收益即收获量(yield),指经筛检后能使多少原来未发现的病人得到诊断和治疗。为了提高筛检收益,应尽可能多地从人群中发现无症状病人,通常采取下列方法。

1. 选择高危人群进行筛检 有些疾病在某些人群中有较高的患病率,在这些高危人群中开展筛检,所获得的收益比在一般人群要高得多。这种选择性筛检既可发现较多病人,又可提高阳性预测值,进一步增加筛检收益。

2. **选用高灵敏度的筛检试验** 一项筛检试验如灵敏度过低,只能筛出少量病人,其收益依然是低的,也限制了其在人群中的应用。

3. **采用联合试验** 由于同时具有很高灵敏度和特异度的筛检试验不多,因此,需要采用联合试验的方法提高灵敏度和特异度,从而提高筛检水平。筛检试验的联合方式包括平行试验(parallel test)和系列试验(serial test)两种。

(1)平行试验又称并联试验,是同时做几种筛检目的相同的试验,只要有一个试验阳性,就可以判定患有某种疾病。平行试验与每种单项试验相比,提高了灵敏度,同时提高了误诊率。当面临需要一种很灵敏的试验,而缺乏单一的高灵敏试验时,可采用两项或两项以上不太灵敏的试验作为平行试验。

(2)系列试验又称串联试验,是设计一系列试验,决定哪一项试验先做,哪一项试验后做,只有全部试验均为阳性才能诊断患有某种疾病。系列试验提高了特异度,但降低了灵敏度,增加漏诊机会,主要用于慢性病的筛检,患者急需确诊,或是某种试验昂贵或具有创伤危险性。一般先从简便、安全、经济的诊断方法开始,然后依次逐个进行,只要出现阴性结果即可停止进行,下否定性的诊断,认为有可疑时,再进一步做昂贵或创伤性检查。当临床医师所用的各单项试验特异度都不高时,适用系列试验。系列筛检试验如何排列先后顺序,要结合专业知识全面考虑。

## 二、生物学效果的评价

筛检试验的生物学效果评价常见指标有病死率、死亡率和生存率,通过比较筛检与未筛检人群的上述指标的差异,评价筛检试验的效果。一般而言,经筛检的群体的病死率或死亡率低于未经筛检的群体,或经筛检的群体的生存率高于未经筛检的群体,提示筛检的生物学效果较好。需要注意的是,使用上述指标时,应考虑时间性,否则比较的意义不大。

## 三、卫生经济学效果的评价

卫生经济学分析当中常用的三种方法分别是成本-效果分析、成本-效益分析和成本-效用分析。

1. **成本-效果分析(cost-effectiveness analysis)** 它指分析实施筛检计划投入的费用与获得的生物学效果(发病率、病死率、生存率等)。先要把跟筛检有关的直接和间接成本进行归集,估计每个病例的平均筛检成本,结合其生物学效果,并以此计算成本效果的比例。

2. **成本-效益分析(cost-benefit analysis)** 它指通过比较筛检投入的全部成本和获得的经济效益来评估筛检试验的一种方法。寻求在项目决策上如何以最小的成本获得最大的收益,进而评估筛检在人群中的应用价值。

3. **成本-效用分析(cost-utility analysis)** 它指分析实施筛检计划投入的费用与获得的生命质量的改善。

## 第五节　筛检评价中常见偏倚

1. **领先时间偏倚**　领先时间偏倚(lead time bias)是指由筛检试验领先时间导致的偏倚。领先时间是指筛检发现病例的时间领先于病人出现临床症状得到诊断这一期间。通常评价筛检试验的生物学效果时常用到生存时间的延长,而这种筛检诊断时间和临床诊断时间之差被解释为因筛检而延长的生存时间。这种表面上延长的生存时间,实际是筛检导致诊断时间提前所致的偏倚。

2. **病程长短偏倚**　病程长短偏倚(length bias)是指某些慢性病如恶性肿瘤,其某些病理类型常有较长的临床前期且恶性程度低,而另一些病理类型临床前期时间较短且恶性程度高。前者被筛检到的机会较后者大且生存期更长,从而产生筛检者要比未筛检者生存时间长的假象。

3. **志愿者偏倚**　志愿者偏倚(volunteer bias)是指因筛检参加者与不参加者之间在某些特征上的不一致(如文化水平、经济条件等),使得通过筛检发现的病例的预后较临床期确诊病例的预后好。而这种预后好可能是具备上述特征的人有更好的医疗依从性,这样会对存活时间产生影响,从而引起偏倚。

(张　耀　向　颖　熊鸿燕)

### 思考题

1. 筛检试验主要从哪些方面进行评价?
2. 筛检中常见偏倚应如何控制?

### 参 考 文 献

[1] 詹思延.流行病学.7版.北京:人民卫生出版社,2012.
[2] 沈洪兵.流行病学.北京:人民卫生出版社,2013.
[3] 熊鸿燕.医学科研方法-设计、测量与评价.重庆:西南师范大学出版社,2005.

# 第 21 章

# 病例对照研究

【学习目的与要求】
了解病例对照研究的类型、用途和特点;掌握病例对照研究的基本原理、设计和实施、资料分析方法、常见偏倚和控制方法及其优缺点。

病例对照研究(case-control study)是流行病学最常用、最经典的一种分析性研究方法。早在 19 世纪 40 年代,Louis 就提出病例对照研究的概念。20 世纪中叶以来,病例对照研究的理论方法日臻完善,应用日益普遍。随着统计学、计算机科学的发展与应用及与其他学科的相互渗透,极大地丰富了病例对照研究的内容,在经典的病例对照研究基础上衍生出若干新的方法。近年来,从疾病危险因素的筛选到健康状态影响因素的研究,从宏观的暴露因素分析到微观的生物标志与疾病或健康状态关系的探讨,病例对照研究越来越显示出其独特的优势,在病因及流行因素的探索、临床疗效评价、疾病预后研究及干预措施与效果评价等方面得到了广泛应用。

## 第一节 概 述

### 一、病例对照研究的基本原理

病例对照研究的基本原理是按照设计要求,根据是否患有所要研究的某种疾病或出现研究者所感兴趣的卫生事件,将研究对象分为病例组和对照组,通过询问、实验室检查或核查病史,收集两组人群过去某些因素暴露的有无和(或)暴露程度,以比较病例组与对照组暴露比例或暴露程度的差异(图 21-1)。如果病例组的暴露比例$[a/(a+c)]$与对照组的暴露比例$[b/(b+d)]$差异有统计学意义,则认为这种暴露与所研究疾病存在统计学关联,进而在估计各种偏倚对研究结果影响的基础上,分析暴露与疾病的关联强度。

病例对照研究中的所谓"病例"可以是某疾病的患者,或某种病原体的感染者,或具有某特征事件(如健康、有效、痊愈、死亡、药物不良反应等)的人,对照可以是未患该病的其他病人,或不具有所感兴趣的事件的个体或健康人。"暴露"是流行病学所使用的术语,是指曾经接触过

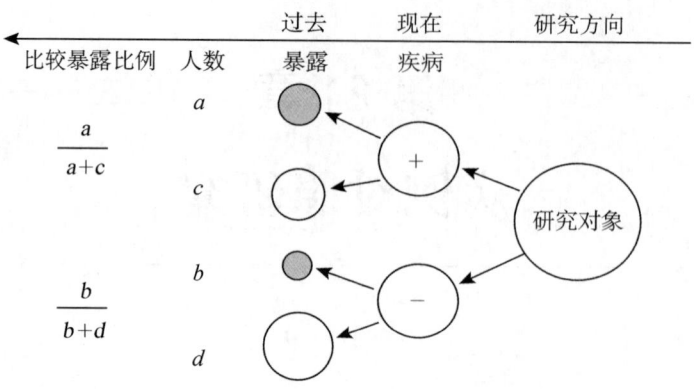

图 21-1 病例对照研究基本原理示意图

某种研究因素或具备某种特征,如接触过某化学物质或物理因素,食用或饮用过某食品、饮料和药物,具有性别、年龄、职业、身高、体重的某种特征,处于什么疾病状态,从事何种体力劳动等。

## 二、病例对照研究的特点

病例对照研究有以下几个基本特点。

1. **属于观察性研究方法** 研究者不给被研究对象任何干预,也不能主动控制研究因素的变化,而只是客观地收集研究对象的过去暴露情况,这是分析流行病学的共有特点。

2. **设立对照组** 对照组是由未患所研究疾病的人组成,供病例组作对照用。

3. **观察方向是由果及因** 其研究方向是回顾性的,在研究疾病与暴露因素的先后关系时,是先有结果,再由结果推论病因。

4. **论证强度** 因受回顾性观察的限制,只能推测判断暴露与疾病是否有关联,而且只限于统计学上的关联,不能确定暴露因素与疾病的因果关系。

## 三、病例对照研究的用途

1. **广泛地探索疾病的可疑危险因素** 如在冠心病的病因研究中,在病因尚不明确的阶段,可广泛地从机体内外诸多因素中筛选可疑的危险因素,包括家族遗传史、个人患病史、饮食、吸烟、饮酒、体力活动情况及职业史、经济情况和居住地区等,从以上因素中探索可能的致病因素。

2. **初步检验病因假说** 经过描述性研究形成的病因假说,可以利用精心设计的病例对照研究加以检验。例如,对吸烟是肺癌的病因假说,可对病例组(肺癌)与对照组(非肺癌),调查他们过去吸烟量、吸烟年限、吸烟方式、吸烟种类或戒烟历史、被动吸烟等有关吸烟的暴露情况,以验证吸烟与肺癌有关联的假说。

3. **为队列研究提供明确的病因线索** 利用病例对照研究提供的或初步检验的病因假设的结果,可进一步进行队列研究及实验流行病学的现场研究,以便进一步研究病因假说。

4. 研究健康状态等事件发生的影响因素　将研究扩大到与疾病和健康状态相关的医学事件或公共卫生事件,如进行意外伤害、老年人生活质量、中学生问题行为、肥胖与超重等相关因素的研究,为制订相应卫生决策提供依据。

5. 疾病预后因素的研究　同一疾病可有不同的结局。将发生某种临床结局者作为病例组,未发生该结局者作为对照组,进行病例对照研究,可以分析产生不同结局的有关因素,从而采取有效措施,改善疾病的预后,或者对影响预后的因素做出正确的解释。

6. 临床疗效影响因素的研究　同样的治疗方法对同一疾病的治疗可有不同的疗效反应,将发生和未发生某种临床疗效者分别作为病例组和对照组进行病例对照研究,以分析不同疗效的影响因素。

## 四、病例对照研究的研究类型

按照研究设计可将病例对照研究分为非匹配病例对照研究和匹配病例对照研究两大类。此外在经典的病例研究基础上,根据实际的工作需要,又产生了病例对照研究的衍生类型。

1. 非匹配病例对照研究　即病例与对照不匹配,在设计所规定的病例和对照人群中,分别抽取一定数量对象,对于病例和对照之间的关系不做限制和规定,不要求对照组与病例组在某些分布特征方面类似。

2. 匹配病例对照研究　匹配(matching)又称作配比,就是要求对照组在某些因素或特征上与病例组保持类同,目的是进行两组比较时排除匹配因素的干扰,是一种限制手段。如以年龄做匹配因素,在分析比较两组资料时,可免除由于年龄差异而引起发病率高低的影响,因而可以更清楚地说明其他因素与疾病的关系,能增加分析时的流行病学检验能力或流行病学效率。匹配分类可分为成组匹配和个体匹配两种。

(1) 成组匹配(category matching):也称为群体匹配或频数匹配(frequency matching)。在选取对照时,按所要求的匹配因素,在比例上与病例组一致。如病例组中男女各半,各年龄组分布均匀,而对照组中人群也是如此。

(2) 个体匹配(individual matching):以病例和对照的个体为单位进行匹配称为个体匹配,又称配对(pair matching)。如病例与对照以 1:1、1:2、1:3…1:M 比例配对。1:1配对最为常用。若病例较少,而对照易得时,可以 1:2、1:3、1:4配对,由 Pitman 效率递增公式 $2R/(R+1)$ 可知,随着 $R$ 值的增加效率也在增加,但增加的幅度越来越小。由于超过1:4匹配时研究效率提高不明显且增加工作量,因此不建议采用。

3. 病例对照研究的衍生类型　病例对照研究的衍生类型包括巢式病例对照研究(nested case-control study)、病例-队列研究(case-cohort study)、单纯病例研究(case-only study)、病例交叉研究(case-crossover design)、病例-时间-对照设计(case-time-control design)等类型。本教材重点介绍巢式病例对照研究。

巢式病例对照设计又称为队列内病例对照设计(case-control study within cohort),是在1977 年 Thomas 等探索、建立的一种改良的病例对照研究方法。在病因研究的实际工作中,有时所研究疾病的发生很稀少,如果要进行队列研究,就要求所考察的队列样本量要很大。在这种状态下,队列的随访、暴露资料的收集、发病或死亡资料的登记等方面都比病例对照研究复杂得多。如果再加上需要采集研究对象的血、尿等样品,检测指标的费用昂贵,队列研究就将耗费巨大的人力和物力,甚至研究的质量也难以保证。巢式病例对照设计是在队列研究的基础上开展病例对照研究。其基本思想是将病例对照研究与队列研究的设计思路重新组合。与传统的病例对照研究一样,研究对象为病例和对照。与传统的队列研究一样,首先根据研究目的确定一组人群作为研究队列,对整个队列进行随访观察。随访一段事先规定好的时间,将发生在该队列内的某病(即所要研究的疾病)的新发病例全部挑选出来,组成病例组,同时在队列中随机抽样,为每个病例选取一定数量的研究对象作为对照组。然后分别抽出病例组和对照组的相关资料及生物标本进行检查、整理,最后按病例对照研究的分析方法进行资料的统计分析和推论。巢式病例对照研究的设计原理见图21-2。

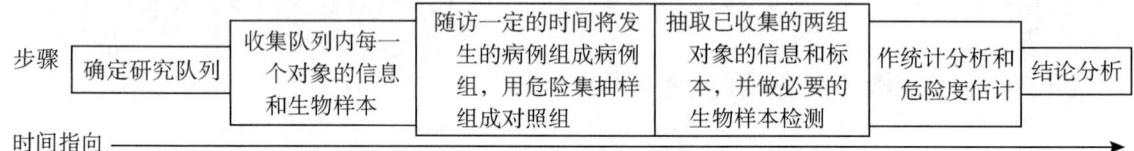

图 21-2　巢式病例对照研究的设计原理

同样,对照的选择也是巢式病例对照研究成功的关键。对照应为在其对应的病例发病时尚未发生相同疾病的人,这种方法被称为危险集抽样,即某病例发病时所有未患病者组成一个危险集,然后用随机抽样或配比的方法在危险集中为该病例选取对照。需要指出的是,运用危险集抽样时,某研究对象在某时点上被选为对照,之后该对照也可能成为病例,或者还可能再次被选为对照。巢式病例对照研究中对照的选择也有不匹配和匹配两种形式,绝大多数巢式病例对照研究都选用匹配对照。

与传统的病例对照研究相比,巢式病例对照研究有以下优点:①病例与对照来自同一队列,因此降低了效应估计时的选择偏倚且可比性好;②暴露资料是在疾病诊断前收集的,如果研究结果显示暴露与疾病存在关联,那么该关联与因果推断的时间顺序相符合,而且回忆偏倚小或可以避免,因果联系的推断更有力;③统计效率高于病例对照研究,而且可以计算疾病频率;④比队列研究节约人力、物力和财力;⑤可用于罕见病的研究。其缺点:①效率比队列研究略低;②其探索病因的能力依赖于回顾性地评价研究因素水平的能力,这可能会导致测量偏倚。

采用巢式病例对照研究的适宜情况是:①在前瞻性队列研究的随访开始后又出现了一种新的病因假设,而这种因素未被测量或者测量队列中每个成员的暴露水平太昂贵时。②在研究某些生物学前体(biologic precursors)与某些疾病的联系时。因为生物学前体的检测费时费钱。

## 第二节　病例对照研究的设计和实施

同流行病学其他研究方法一样,病例对照研究的实施步骤主要包括:提出科学假设,制订研究计划,收集和分析资料,总结并提交研究报告。进行病例对照研究,首先要制订严谨而科学的研究方案,其主要内容包括:明确研究目的、确定研究类型、确定研究因素、选择研究对象、估计样本含量、确定资料收集与分析方法和预期分析指标、质量控制,以及组织计划与经费预算等。在病例对照研究的设计与实施中,特别应关注以下内容。

## 一、确定研究目的与类型

研究目的的确定是制订研究计划的核心和指导思想。根据疾病发生的特点、既往研究的结果或临床工作中需要解决的问题,结合文献复习,提出明确的研究目的。

研究类型的选择可以考虑以下方面:①根据研究目的进一步确定适宜的研究类型,例如,研究目的是广泛探索疾病的危险因子,可以采用不匹配或频数匹配的病例对照研究方法;②根据病例的数量选择研究类型,如果所研究的是罕见病,或所能得到的符合规定的病例数很少,则选择个体匹配方法;③以较小的病例样本量获得较高的检验效率,可选 1:$R$ 的匹配方法,$R$ 值越大,效率越高(但不宜超过 4);④根据对照与病例在某些重要因素或特征方面的可比性要求,比如病例的年龄、性别构成特殊,随机抽取的对照组很难与病例组均衡可比,可优先考虑采用个体匹配。

## 二、确定研究因素

1. 研究因素的确定　根据研究目的或具体目标确定研究因素(或变量),即为暴露因素,是指真正的致病因子或可能与患病有关的因素,尽可能保证"精而全",即与目的有关的变量绝不可少,与目的无关的变量一个也不纳入。如环境因素有与生物的、化学的、物理的有害物质接触,也包括保护因子或某些因子的缺乏等;个体因素包括生活方式、行为、免疫、遗传等。一般可通过描述性研究、不同地区和人群中进行的病例对照研究、临床观察或其他学科领域提出的研究线索等来确定研究因素。

2. 研究因素的规定　研究因素一旦确定以后,必须对每项研究因素的暴露或暴露水平做出明确而具体的规定。尽可能采取国际或国内统一的标准,以便交流和比较,如吸烟规定为每天吸烟至少 1 支且持续 1 年以上,否则不视为吸烟。涉及某些生物学指标的测定方法、结果判断等,均应有明确统一的标准。研究者也可根据实际情况做出具体的、操作性较强的规定。

3. 研究因素的收集　病例对照研究将所确定的研究因素归纳于调查表中,每个研究对象的暴露及疾病的信息均应准确记录于调查表,病例和对照须采用相同的调查表。除死亡病例外,一般由研究对象本人来回答有关问题,并要求调查者采用同等认真的态度对病例组和对照组的暴露因素进行测量和收集。研究因素的收集方法主要有面访、电话访问、信访、查阅记录、现场观察及环境和人体生物学材料的检测等。收集的资料是否准确影响研究结果的真实性。

## 三、确定研究对象

病例对照研究的研究对象包括患有所研究疾病的病例和未患该病的病例对照,对照的选择在整个研究中尤为关键。

### (一)病例的选择

1. 选择原则　病例对照研究中的病例是指患有所研究疾病且符合研究入选标准的人。病例选择的基本原则有两个。①代表性:选择的病例应足以代表产生病例的靶人群中的全体病例。②诊断明确:必须对所研究疾病的诊断标准做出明确的规定,所有病例都应符合严格的诊断标准。疾病的诊断标准应客观、具体、可操作性强,尽可能按国际及国内统一标准执行,以便与他人的工作比较。对于无明确诊断标准的疾病,可根据研究的需要制定明确的定义。此外,为了控制非研究因素对结果的干扰,可对研究对象的某些特征(如性别、年龄、民族等)做出规定或限制。

2. 病例类型　病例的类型一般包括新发病例(incidence)、现患病例(prevalent case)和死亡病例(death case)。不同病例的选择各有优缺点:选择新发病例的优点在于,由于病例患病的时间较短,对有关暴露的回忆比较清楚,提供的信息较为准确可靠,并可避免因临床预后的不同而引起选择偏倚,但收集新发病例花费时间长,费用大,尤其是发病率低的疾病;现患病例的收集需要时间较短,但现患病例对暴露史的回忆因患病时间较长而易发生偏差,难以区分暴露和疾病的时间顺序,而且容易掺入疾病迁延及存活的因素;选择死亡病例进行研究,费用低,出结果快,得出的信息对进一步深入研究有一定的帮助,但因暴露情况是由询问亲属或其他人,或经查阅历史资料和记录获得,故所获资料准确性较差。一般认为,如果条件许可应尽可能选择新发病例。

3. 病例来源　病例既可以来自医院,即以医院为基础(hospital-based),也可以来自社区,即以社区为基础(community-based)。①从一个或多个医院门诊、住院病人来源的病例,此来源比较容易实现,但易产生偏倚;②最好来自一定人群的普查或抽样调查中查出的所有病例,或从特定社区选择所有确诊的病例,此来源样本的代表性好,但实际执行较困难;③选自一定地区一定时期的病例报告或死亡报告,但要注意诊断的准确性和漏诊问题。

### (二)对照的选择

1. 选择原则　对照的选择是否恰当是病例对照研究成败的关键之一。对照必须是未患所研究疾病的人,即按照所研究疾病的诊断标准判定的非患者。选择对照应遵循代表性原则,即所选择的对照应能代表目标人群暴露的分布情况,最好是全人群的一个无偏样本,或是产生病例的靶人群中全体未患该病人群的一个随机样本,以保证对照与病例具有可比性。如研究吸烟与肺癌,不应选慢性支气管炎病人做对照。

2. 对照形式　选择对照时主要采取匹配与非匹配两种方式。匹配的目的主要是提高研究效率,其次是控制混杂因素的干扰。因此,在条件许可时尽可能采取匹配的方式选取对照。如果病例和对照的来源都较充分,则以配对为佳;如果病例少而对照相对易得,则可采用一个病例匹配多个对照的办法。匹配因素应当根据研究的疾病而定,并不是越多越好。欲作为病因探索的因素不可作为匹配因素。匹配变量必须是已知的混杂因素(confounding factor),或至少有充分理由怀疑的混杂因素,否则不应匹配。如果将不起混杂作用的因素作为匹配变量进行匹配,企图使病例与对照尽可能一致,不仅会丢失某些重要信息,而且会增加选择对照的难度和工作量,这种情况被称为匹配过头(over-matching)。比如,在研究吸烟与心血管疾病关系时,将血脂水平这一研究因素(吸烟)与疾病(心血管疾病)因果链上的中间环节进行匹配,将低估或忽略吸烟与心血管疾病的关联性。总之,不符合混杂因素特征的变量不应用来匹配。

3. 对照来源

(1)同一或多个医疗机构(多为医院或门诊部)中诊断的其他病例。此来源方便、资料可靠,但易产生选择性偏倚。

(2)病例的邻居或所在同一居委会、住宅区内的健康人或其他病人。

(3)社会团体人群中非该病病人或健康人群中抽样。

(4)病例的配偶、同胞、亲戚、同班同学或同事等。此来源易使病例和对照达到均衡,但如果研究的因素属于生活习惯、膳食、遗传等,不宜用此种对照,因为亲属、配偶、兄弟姊妹大多生活习惯、饮食、遗传相同。

(5)社会人口的非该病病例或健康人群的抽样。

以上以第5种来源最好,接近于全人口的代表性样本;第1种来源使用最多;在实际调查中常同时选用第1、5两种对照,如研究结果一致,则增强评价效果。

## 四、估计样本量

病例对照研究适用于少发疾病的病因研究,往往从医疗机构和社区中选取全部病例,所以一般不存在抽样问题。如在不匹配、成组匹配或某些个体匹配中,选择病例与对照时,需要抽取样本时,其抽样方法可用单纯随机抽样、系统抽样方法。

### (一)样本含量大小的取决因素

样本含量大小于取决于以下四个数值。

1. 欲研究因素在对照人群中的估计暴露率($P_0$)。
2. 估计该因素暴露的比值比(OR)。
3. 第一类错误的概率$\alpha$或准确度($1-\alpha$)。
4. 第二类错误的概率$\beta$或把握度($1-\beta$)。

### (二)计算样本含量可用查表法或计算法

1. 查表法　按表21-1查出所需样本量,十分简便,宜多利用。

表 21-1　病例对照每组样本数(非匹配的,两组人数相等,$\alpha=0.05, \beta=0.10$)

| OR | $P_0$ | | | | | | |
| --- | --- | --- | --- | --- | --- | --- | --- |
| | 0.01 | 0.1 | 0.2 | 0.4 | 0.6 | 0.8 | 0.9 |
| 0.1 | 1420 | 137 | 66 | 31 | 20 | 18 | 23 |
| 0.5 | 6323 | 658 | 347 | 203 | 176 | 229 | 378 |
| 2.0 | 3206 | 378 | 229 | 176 | 203 | 347 | 658 |
| 3.0 | 1074 | 133 | 85 | 71 | 89 | 163 | 319 |
| 4.0 | 599 | 77 | 51 | 46 | 61 | 117 | 232 |

(续 表)

| OR | $P_0$ | | | | | | |
|---|---|---|---|---|---|---|---|
| | 0.01 | 0.1 | 0.2 | 0.4 | 0.6 | 0.8 | 0.9 |
| 5.0 | 406 | 54 | 37 | 35 | 48 | 96 | 194 |
| 10.0 | 150 | 23 | 18 | 20 | 31 | 66 | 137 |
| 20.0 | 66 | 12 | 1 | 14 | 24 | 54 | 115 |

2. 计算法　在病例组与对照组人数相等、但不匹配时,可用下列公式计算样本含量。

$$N=\frac{2\bar{q}\bar{p}+(z_\alpha-z_\beta)^2}{(p_1-p_2)^2}$$ （式 21-1）

式 21-1 中 $N$ 为病例组或对照组样本含量,$Z_\alpha$、$Z_\beta$ 可从表 21-2 查出。$p_1$、$p_0$ 为估计两组某因素的暴露率。$p_1=\frac{OR\times p_0}{1-p_0+OR\times p_0}$,$q_0=1-p_0$,$q_1=1-p_1$,$\bar{p}=(p_0+p_1)/2$,$\bar{q}=1-\bar{p}$。

表 21-2 标准正态分布的分位数表

| $\alpha$ 或 $\beta$ | $Z_\alpha$（单侧检验） | $Z_\alpha$（双侧检验） |
| | $Z_\beta$（单侧和双侧） | |
|---|---|---|
| 0.010 | 2.326 | 2.576 |
| 0.020 | 2.058 | 2.326 |
| 0.025 | 1.960 | 2.242 |
| 0.050 | 1.645 | 1.960 |
| 0.100 | 1.282 | 1.645 |
| 0.200 | 0.842 | 1.282 |

举例:一次吸烟与肺癌关系的研究。已知一般人群中有吸烟史的人所占比例为 20%（$p_0$）,比值比为 2(OR),设 $\alpha=0.05$（单侧）,$\beta=0.1$,求样本量($N$)。

$p_0=0.2$,$p_1=2\times 0.2/(1-0.2+2\times 0.2)=0.333$,$q_0=1-0.2=0.8$,$q_1=1-0.333=0.667$

$\bar{p}=(0.2+0.333)/2=0.267$,$\bar{q}=1-0.267=0.733$,$Z_\alpha=1.96$,$Z_\beta=1.282$

$$N=\frac{(1.96\sqrt{2\times 0.267\times 0.733}+1.282\sqrt{0.2\times 0.8+0.333\times 0.667})^2}{(0.333-0.2)^2}=230$$

即每组需 230 人,查表 21-2,$N=229$,与计算法相接近。

利用上述方法求得的样本量是设想研究单一暴露因素,但研究中往往同时探索多个因素,而每个因素有各自的 OR 及 $p_0$ 值,从理论上讲,估计样本含量时,应以它们中最小的 OR 值最适宜的 $p_0$ 为准。

3. 1:1 配对样本含量估计　由于个体配对时,病例与对照暴露情况不一致的对子数比较才有意义,因而样本量估计就是建立在这个基础上。可参照下面公式。

$$m=\frac{[Z_\alpha/2+Z_\beta\sqrt{p(1-p)}]^2}{(p-1/2)^2} \quad (\text{式 21-2})$$

$$p=\frac{OR}{1+OR}\approx\frac{RR}{1+RR} \quad (\text{式 21-3})$$

$m$ 为需要结果不一致的对子数,令 $p_e$ 为配对结果表现为暴露与非暴露不一致对子数出现的概率,$M$ 为需要的总对子数,则

$$p_e\approx p_0q_1+p_1q_0 \quad (\text{式 21-4})$$

$$M=m/p_e\approx m/(p_0q_1+p_1q_0) \quad (\text{式 21-5})$$

$$q_1=1-p_1 \quad q_0=1-p_0$$

举例:研究口服避孕药与婴儿先天心脏病的关系,1:1配对,需要多少样本量?
设 $\alpha=0.05$(双侧),$\beta=0.1$

对照组暴露率 $p_0=0.3$,估计 $OR=2$,$p=\dfrac{OR}{1+OR}=\dfrac{2}{1+2}=2/3$

$$p_1=0.3\times 2/[1+0.3(2-1)]=0.46$$

$$m=\frac{[1.96/2+1.282\sqrt{2/3(1-2/3)}]^2}{(2/3-1/2)^2}=90$$

$$M\approx\frac{90}{0.3\times 0.54+0.46\times 0.7}=186,\text{即 186 对}$$

## 五、收集资料

**1. 设计调查表** 根据调查内容,制订调查表。调查表应包括如下内容。

(1)一般项目,如姓名、性别、年龄、职业、居住地、婚否、民族、文化程度、经济水平等。

(2)暴露因素:即研究因素,宁可多调查几个因素,以免将真正发病因素漏掉。最好将暴露因素定量分级,如吸烟为暴露因素,分为不吸烟、吸烟、吸什么烟、开始吸烟年龄、吸烟年数、平均每天吸的支数、每天最多吸几支、深吸或浅吸、戒烟年龄及戒烟年数,以便分析该因素与患病的剂量-效应关系。如果是通信用调查表,调查的提问要易懂。

**2. 调查方法** 调查要有良好的组织工作,可用通信、访问或电话的方式,结合查阅记录资料,如医疗记录、工作记录、化验记录等。最好以盲法进行调查,即调查者和被调查者都不知道谁是病例组或谁是对照组。两组调查内容相同,调查时间相近,不要先调查病例组,然后再调查对照组。一个调查者,不仅要调查病例组,也要调查对照组。调查员要经过培训,遵守一定的规定,调查技术熟练程度相差不大。

## 六、分析资料

流行病学资料的整理分析的程序及方法和统计学相似,但偏重于暴露因素的效应估计和因果关联的分析。一般整理、分析的大致步骤为:①检查、核对调查资料:对获得的资料进行检查、核对、纠正、归纳和编码。保证资料的完整性和尽可能高质量。②整理资料:按病例组与对照组分别将编码的原始资料输入计算机,使原始资料系统化、条理化,在此基础上计算各项指

标,描述分布特征。不用计算机时,先设计整理用表,手工计数填表。③分析暴露因素与疾病的联系:即病例组与对照组的暴露率差异是否有统计学意义,一般用$\chi^2$检验。再求暴露因素与患病的联系强度,即比值比(odds ratio,OR),及 OR 的 95% 可信限。④分析并控制混杂因素:若怀疑存在混杂因素时,则应按混杂因素进行分层分析(stratified analysis)或计算标准值比,如 SMR,必要时可进行多因素回归分析。

具体到实际应用中,对收集资料的分析主要分为描述性分析和推断性分析两大部分。

## (一)描述性分析

1. 研究对象的一般特征描述　对病例组和对照组的一般特征进行描述,如性别、年龄、职业、居住地、疾病临床类型等特征在两组的分布情况,一般以均数或构成比表示。

2. 均衡性检验　在描述性分析的基础上,对病例组和对照组的某些基本特征进行均衡性检验。常采用 $t$ 检验、方差分析、$\chi^2$ 检验等,以评价两组的可比性。对两组间差异确有统计学意义的因素,在后续分析时应考虑其对研究结果可能的影响并加以控制。

## (二)推断性分析

1. 非匹配或成组匹配设计资料的分析

(1)先按暴露因素整理成四格表形式:如表 21-3。

表 21-3　病例对照研究资料

| | 疾病 | | 合计 |
|---|---|---|---|
| | 病例 | 对照 | |
| 有暴露 | $a$ | $b$ | $a+b$ |
| 无暴露 | $c$ | $d$ | $c+d$ |
| 合 计 | $a+c$ | $b+d$ | $N$ |

(2)进行暴露与疾病关联性分析:检验病例组某因素的暴露率或暴露比例$[a/(a+c)]$与对照组$[b/(b+d)]$之间的差异是否具有统计学意义。如果两组某因素暴露率差异有统计学意义,说明该暴露与疾病存在统计学关联。检验此假设一般采用四格表$\chi^2$检验(详见统计学教材)求 $P$ 值。

$$\chi^2 = \frac{(ad-bc)^2 N}{(a+b)(c+d)(a+c)(b+d)} \tag{式 21-6}$$

(3)进行关联强度分析:关联强度(strength of association)分析的目的是推断暴露因素与疾病关联的密切程度,是病因学研究中资料分析的核心内容。相对危险度(RR)为表示关联强度最常用的指标,是暴露组发病率或死亡率与非暴露组发病率或死亡率之比。因病例对照研究中无暴露组和非暴露组的观察人数,不能计算发病率或死亡率,故不能求得 RR 值,但可通过计算比值比(odds ratio,OR)来近似估计 RR 值。

OR 是指病例组某因素的暴露比值与对照组该因素的暴露比值之比,反映了病例组某因素的暴露比例为对照组的若干倍。

$$OR = \frac{病例组暴露率比值}{对照组暴露率比值} = \frac{a/(a+c)}{c/(a+c)} \Big/ \frac{b/(b+d)}{d/(b+d)} = \frac{ad}{bc} \qquad (式 21\text{-}7)$$

OR 值的意义见表 21-4。

表 21-4　OR 值在暴露与疾病关联上的意义

| OR(RR)值 | 意义 |
| --- | --- |
| 0～0.3 | 高度保护 |
| 0.4～0.5 | 中度保护 |
| 0.6～0.8 | 微弱保护 |
| 0.9～1.1 | 无影响 |
| 1.2～1.6 | 微弱有害 |
| 1.7～2.5 | 中度有害 |
| ≥2.6 | 高度有害 |

(4) 估计 OR 的可信区间：上面计算出的 OR 表示一个点的估计值，即用一次研究的样本人群所计算的一次 OR，而未顾及抽样误差。这一缺陷可用区间估计来弥补，即按一定的概率(可信度)来估计总体的 OR 在哪个范围，这个范围称为 OR 可信区间。其上、下限的数值称可信限，通常用 95% 的可信限。用 Miettinen 法，OR 95% 可信限 = $OR^{(1\pm Z/\sqrt{\chi^2})}$。Z 为 1.96(双侧)。

举例：在某地区有男性 85 万人，1 年半内共诊断膀胱癌病例 507 例，从中随机抽样调查 375 例。以病人同年龄组的男性为对照，调查制革、染料、化工等职业与患膀胱癌的关系。见表 21-5。

表 21-5　某些职业与膀胱癌的关系

| 可疑致癌职业史 | 病例人数 | 对照人数 | 合计 |
| --- | --- | --- | --- |
| 有 | 118($a$) | 69($b$) | 187($a+b$) |
| 无 | 257($c$) | 299($d$) | 556($c+d$) |
| 合计 | 375($a+c$) | 368($b+d$) | 743($N$) |

$$\chi^2 = \frac{(118\times299 - 69\times257)^2 \times 743}{187\times556\times375\times368} = 15.92 \qquad df=1 \qquad P<0.01$$

$$OR = \frac{118\times299}{69\times257} = 1.99$$

OR 95% 可信限 = $1.99^{(1\pm1.96/\sqrt{15.92})}$ = 1.42, 2.79 ($OR_L$, $OR_R$)

结论：男性可疑致癌职业史与患膀胱癌的危险性有统计学关联。说明制革、染料、化工等职业的男性患膀胱癌的危险性为其他男性的 1.99 倍，有 95% 把握说，制革、染料、化工工作患膀胱癌的危险性是其他人的 1.42～2.79 倍。

2. 个体匹配设计资料的分析　以 1:1 个体配对研究为例，配对资料的整理表和分析指标的计算公式略有不同(式 21-8)，以下以实例予以说明。

$$\chi^2 = \frac{(|b-c|-1)^2}{b+c}, OR = b/c \qquad (式 21-8)$$

举例:研究使用雌激素与患子宫内膜癌的关系。用317位病人,并按诊断年份及年龄选择317个对照,配成317对,如表21-6。

表 21-6 使用雌激素和患子宫内膜癌的关系配对调查

| 项目 | | 对照组用雌激素 + | 对照组用雌激素 − | 合计 |
|---|---|---|---|---|
| 病例组 | + | 39($a$) | 113($b$) | 152($a+b$) |
| 用雌激素 | − | 15($c$) | 150($d$) | 165($c+d$) |
| 合计 | | 54($a+c$) | 263($b+d$) | 317($N$) |

$$\chi^2 = \frac{(|113-15|-1)^2}{113+15} = 73.51 \quad df=1 \quad P<0.01$$

$$OR = 113/15 = 7.5$$

说明使用雌激素与患子宫内膜癌有关。使用雌激素患子宫内膜癌的危险性是不使用雌激素的7.5倍。

对于配对资料,分析时不应将对子拆开,不应按成组资料分析,因为会使效率降低。

配对资料 OR 的可信限计算公式与成组资料相同,$OR_R, OR_L = OR^{(1 \pm X/\sqrt{\chi^2})}$。按上述例子,计算 OR 95%可信限。95% $OR_R, OR_L = 7.5^{(1 \pm 1.96/\sqrt{\chi^2})} = 7.5^{(1 \pm 0.2286)} = 4.73, 11.89$。说明有95%把握说,使用雌激素妇女患子宫内膜癌的危险性是其他人群的4.73~11.89倍。

3. 分级分析 病例对照研究中,往往在收集暴露有无的同时,经常可以获得某因素不同暴露水平的资料,需进行资料的分级分析。

(1)分级分析模式:分级分析是将不同暴露水平的资料由小到大或由大到小分成多个有序的暴露等级,不同水平的暴露分别与无暴露或最低水平的暴露做比较,以分析暴露与疾病或其他卫生事件之间是否存在剂量-反应关系(dose-response relationship),以增加因果关联推断的依据。通常将资料整理为 $2 \times k$ 列联表(表21-7)。

(2)病例组与对照组暴露水平分布的检验:用 $R \times C$ 列联表 $\chi^2$ 检验。

举例:1956年 Doll 和 Hill 发表的男性吸烟与肺癌关系的研究数据见表21-8。经过检验,$\chi^2 = 43.15, df=3, P<0.001$,说明男性肺癌组和对照组吸烟量分布的差别有统计学意义。

表 21-7 病例对照研究分级资料整理表

| 项目 | 暴露分级 | | | | | | 合计 |
|---|---|---|---|---|---|---|---|
| | 0 | 1 | 2 | 3 | 4 | …… | |
| 病例 | $a_0(=c)$ | $a_1$ | $a_2$ | $a_3$ | $a_4$ | …… | $m_1$ |
| 对照 | $b_0(=d)$ | $b_1$ | $b_2$ | $b_3$ | $b_4$ | …… | $m_0$ |
| 合计 | $n_0$ | $n_1$ | $n_2$ | $n_3$ | $n_4$ | …… | $t$ |

表 21-8　男性每日吸烟的支数与肺癌的关系

| | 每日吸烟支数 | | | | |
| --- | --- | --- | --- | --- | --- |
| | 0 | 1～ | 5～ | 15～ | 合计 |
| 病例 | 2($c$) | 33($a_1$) | 250($a_2$) | 364($a_3$) | 649($m_1$) |
| 对照 | 27($d$) | 55($b_1$) | 293($b_2$) | 274($b_3$) | 649($m_0$) |
| 合计 | 29($n_0$) | 88($n_1$) | 543($n_2$) | 638($n_3$) | 1298($t$) |
| $\chi^2$ | | 9.74 | 17.17 | 28.18 | |
| OR | 1.0 | 8.10 | 11.52 | 17.93 | |
| OR 95%CI | | 2.18～30.13 | 3.62～36.68 | 6.00～48.90 | |

计算各个暴露水平的$\chi^2$、总 OR 及 OR 95%可信区间通常以不暴露或最低水平的暴露为参照。本例以不吸烟为参照,各吸烟水平分别与不吸烟状态比较,其$\chi^2$、OR 及 95% CI 的计算同非匹配或成组匹配设计资料的分析的公式,结果见表 21-8。结果提示,各级的 OR 值随着吸烟量的增加显示递增趋势,呈现明显的剂量反应关系($\chi^2$趋势=40.01,df=1,$P<0.01$)。$\chi^2$趋势检验可用来检验剂量-反应关系是否具有统计学意义。

4. 分层分析　分层分析(stratification analysis)是把病例组和对照组按不同特征(一般为可疑的混杂因素)分为不同层次,再分别在每一层内分析暴露与疾病的关联强度,从而可以在一定程度上控制混杂因素对研究结果的影响。分层分析时,将资料整理为表 21-9 形式。

表 21-9　病例对照研究分层分析模式

| 暴露 | $i$ 层 | | |
| --- | --- | --- | --- |
| | 病例 | 对照 | 合计 |
| 有 | $a_i$ | $b_i$ | $n1_i$ |
| 无 | $c_i$ | $d_i$ | $n0_i$ |
| 合计 | $m1_i$ | $m0_i$ | $t_i$ |

举例:某学者进行了一次食管癌发病因素的病例对照研究,共调查食管癌病人 200 例,社区人群对照 776 例。其中饮酒与食管癌的关系分析结果见表 21-10。

表 21-10　饮酒与食管癌关系的病例对照研究资料分析

| 饮酒史 | 病例 | 对照 | 合计 |
| --- | --- | --- | --- |
| 有 | 164 | 397 | 561 |
| 无 | 36 | 379 | 415 |
| 合计 | 200 | 776 | 976 |

$\chi^2=61.88, P<0.001, OR=4.35(3.02～6.27)$

结果提示，饮酒与食管癌有关联，可能是食管癌的危险因素。

据以往研究，吸烟也是食管癌发生的危险因素，而吸烟与饮酒关系密切。因此，研究者怀疑吸烟可能是饮酒与食管癌关系研究中的一个混杂因素。故按照是否吸烟分层后，再进一步分析饮酒与食管癌的关联（表21-11）。

表21-11 按吸烟与否分析饮酒与食管癌的关系

| 饮酒史 | 不吸烟 | | | 吸烟 | | |
|---|---|---|---|---|---|---|
| | 病例 | 对照 | 合计 | 病例 | 对照 | 合计 |
| 有 | 62 | 207 | 269 | 102 | 190 | 292 |
| 无 | 16 | 241 | 257 | 20 | 138 | 158 |
| 合计 | 78 | 448 | 526 | 122 | 328 | 450 |

计算各层资料的OR：

$OR_1 = (62 \times 241)/(207 \times 16) = 4.51$

$OR_2 = (102 \times 138)/(190 \times 20) = 3.70$

各层OR的计算结果出现不同情况及分析方法：①当各层间OR接近或一致，即经齐性检验（homogeneity test）差异无统计学意义时，应计算总$\chi^2$、总OR及OR 95% CI，以分析和判断可疑混杂因素是否起混杂作用。②当各层间的OR相差较大，即经齐性检验差异有统计学意义时，提示各层资料不属同质资料，不宜计算总$\chi^2$和总OR，而应进一步分析分层因素与暴露因素间的交互作用（interaction）。齐性检验常用Woolf齐性检验法，具体计算方法参照有关书籍。

本例两层OR值尽管有一定差异，但经齐性检验结果差异无统计学意义（$\chi^2_w=0.25$，df=1，$P>0.05$)，说明两层资料是同质的(homogeneous)，故需计算总$\chi^2$与总OR。

计算总$\chi^2$、总OR及OR 95% CI，总$\chi^2$和总OR的计算常用Mantel-Haenszel提出的计算公式，分别以$\chi^2_{MH}$和$OR_{MH}$表示。

$$\chi^2_{MH} = \left[\sum_{i=1}^{i} a_i - \sum_{i=1}^{i} E(a_i)\right]^2 \Big/ \sum_{i=1}^{i} V(a_i) \qquad (式21-9)$$

式中$E(a_i)$为$a_i$的理论值，即$= \sum_{i=1}^{i} E(m_{1i}n_{1i}/t_i)$

$V(a_i)$为$a_i$的方差，$\sum_{i=1}^{i} V(a_i) = \sum_{i=1}^{i} \dfrac{m_{1i}m_{0i}n_{1i}n_{0i}}{t_i^2(t_i-1)}$

$OR_{MH}$的计算公式为：

$$OR_{MH} = \dfrac{\sum_{i=1}^{i} a_i d_i / t_i}{\sum_{i=1}^{i} b_i c_i / t_i} \qquad (式21-10)$$

$OR_{MH}$的95%可信区间的计算可用Miettinen法或Woolf法公式。

本例对表21-11资料计算如下：

$$\sum a_i = 164, \sum E(a_i) = 119.05, \sum V(a_i) = 36.94$$

$$\chi^2_{MH} = (164 - 119.05)^2 / 36.94 = 54.70, \nu = i - 1 = 2 - 1 = 1, P < 0.01$$

$$OR_{MH} = 59.69 / 14.74 = 4.05, OR\ 95\%\ CI = 2.80 - 5.87$$

上述分析可见，按照吸烟分层后仍显示饮酒与食管癌之间的联系有统计学意义，分层后总 OR=4.05，与分层前的粗 OR(4.35)有一定差别，说明吸烟对饮酒与食管癌的关联产生了弱的混杂效应，吸烟夸大了饮酒与食管癌的关联强度。

5. 多因素分析　病例对照研究往往涉及的研究因素较多，需要从多个因素中筛选出对疾病影响的重要因素。前述有关暴露与疾病关联强度的分析多为单因素分析，分层分析虽能分析一个以上因素，但分层较多时，各层例数可能会很少，不能满足统计分析的需要，使其应用也受到限制。因此，用简单的单因素分析及分层分析方法不可能对多个因素与疾病的关联进行判断，也不可能同时对多个混杂因素加以控制。一些多因素分析方法，如多元线性回归分析、logistic 回归分析、Cox 回归分析、主成分分析及因子分析等，被广泛应用于病例对照研究中，以探讨多个因素与疾病间的关联及控制混杂因素。病例对照研究的多因素分析较常用的是 logistic 回归模型，其中，条件 logistic 回归模型可进行匹配病例对照研究资料的多因素分析，非条件 logistic 回归模型可进行非匹配或成组匹配病例对照研究资料的多因素分析。

## 第三节　病例对照研究常见偏倚及其控制

病例对照研究在设计、实施、资料分析乃至推论的过程中都可能会受到多种因素的影响，使研究结果系统偏离了真实情况，即产生了偏倚(bias)。常见的偏倚有选择偏倚、信息偏倚和混杂偏倚。偏倚的存在歪曲了研究因素与疾病的关系，甚至得出完全错误的结论。一项完全没有偏倚的研究很难做到，但可以通过严谨的设计和细致的分析以识别、减少和控制偏倚。

### 一、选择偏倚

选择偏倚(selection bias)主要产生于研究的设计阶段，是由于研究对象的选择不当造成的，即入选的研究对象与未入选的研究对象在某些特征上存在差异而引起的误差。在病例对照研究中，主要表现为病例不能代表目标人群中病例的暴露特征，或对照不能代表目标人群的暴露特征。

1. 常见的选择偏倚

(1)入院率偏倚(admission rate bias)：也称为伯克森偏倚(Berkson bias)。在以医院为基础的病例对照研究中常发生这种偏倚。当利用医院病人作为病例和对照时，由于所选的对照仅是某种或某些疾病病人中的一部分，而不是目标人群的随机样本，病例也只是该医院或某些医院的特定病例，而且由于医院的医疗条件、病人的居住地区及社会经济文化等多方面因素的影响，病人对医院及医院对病人都有一定的选择性，因此作为病例组的病例也不是全体病人的随机样本。特别是因为各种疾病的入院率不同极易导致病例组与对照组在某些特征上产生系统误差。

(2) 现患病例-新发病例偏倚(prevalence-incidence bias)：也称为奈曼偏倚(Neyman bias)。病例对照研究中的研究对象如果选自现患病例，特别是病程较长的现患病例，所得到的暴露信息可能与存活有关而与发病无关，或者是由于疾病而改变了原有的一些暴露特征(如生活习惯)，与新发病例所提供的暴露信息有所不同，其结果可能将存活因素等作为疾病发生的影响因素，夸大或缩小了研究因素与研究疾病的真实关系。

(3) 检出症候偏倚(detection signal bias)：也称为暴露偏倚(unmasking bias)。某因素虽不是病因，但其存在有利于某些体征或症状出现，病人常因这些与疾病无关的症状而就医，从而提高了早期病例的检出率，致使过高地估计了暴露程度，而产生系统误差。

2. 选择偏倚的控制　减少选择偏倚关键在于严密科学的设计。制定严格的研究对象选择条件，研究时尽可能选人群病例和人群对照。如进行以医院为基础的病例对照研究，最好能在多个医院选择一定期间内连续观察的某种疾病的全部病例或其随机样本，在与病例相同的多个医院选择多病种对照，有条件时在人群中再选择一组对照；尽可能选择新发病例。

## 二、信息偏倚

信息偏倚(information bias)或称为观察偏倚(observation bias)、测量偏倚(measurement bias)，主要发生于研究的实施过程中。这种偏倚是在收集整理信息过程中由于测量暴露与疾病的方法有缺陷而造成的系统误差。

1. 常见的信息偏倚

(1) 回忆偏倚(recall bias)：由于研究对象对暴露史或既往史回忆的准确性和完整性存在系统误差而引起的偏倚。病例对照研究主要依据研究对象对过去暴露史的回忆而获取信息，因此这种偏倚是病例对照研究中最常见和最严重的偏倚之一。多种因素均可导致回忆偏倚，如病程、所发生事件的重要性、调查者的询问方式、询问技巧等。

(2) 调查偏倚(investigation bias)：可来自调查者或调查对象。调查者对病例与对照调查时，自觉或不自觉地采取不同的询问方式(方法、态度、广度、深度等)收集信息，产生的这种系统误差称诱导偏倚(inducement bias)；研究对象因某种原因有意报告非真实信息将导致报告偏倚(report bias)；对暴露情况及诊断结果划分发生错误则会引起错分偏倚(misclassification bias)。

2. 信息偏倚的控制　主要通过提高测量的准确性和可靠性。严格定义诊断标准及暴露，并规范执行；严格培训调查员，最好采用盲法调查，尽量采用客观的方法来获取信息。调查项目繁简得当、问题明确、指标客观，调查者询问方式适当、态度认真、气氛融洽及被调查者心态平和等都是减少或避免信息偏倚的有效方法。通过随机抽取一定比例的研究对象进行重复调查而进行质量控制，也是减少信息偏倚的方法。

## 三、混杂偏倚

疾病的发生是多因素综合作用的结果，因素与因素、因素与疾病之间的作用是非常复杂的。当探讨研究因素与某种疾病的关系时，某个既与疾病有关联又与暴露有关联的因素可能掩盖或夸大了研究因素与研究疾病之间的关系，这就产生了混杂偏倚(confounding bias)。在病例对照研究中常涉及众多研究因素，混杂偏倚的产生在所难免。通常在研究的设计阶段，可用随机化、限制和匹配的方法来控制混杂偏倚的产生;在资料的分析阶段,可用标准化、分层分析及多因素分析的方法分析和控制混杂偏倚。

## 第四节 病例对照研究的优点和局限性

### 一、病例对照研究的优点

1. 因为需要的样本量少,故特别适用于罕见病的研究,往往是罕见病检验病因的唯一研究方法。适于研究一些新出现的或原因不明的疾病,能广泛地探索其影响因素,有助于迅速进行公共卫生干预。
2. 与队列研究相比较,省时、省钱、省人力,并易于组织实施,可较快得出结果。
3. 此法既可检验有明确假设的危险因素,又可广泛探索尚不够明确的众多因素,且失败机会少。
4. 不仅应用于病因的探讨,也可用于研究药物不良反应、疫苗免疫学效果的考核及暴发调查。

### 二、病例对照研究的局限性

1. 容易产生偏倚:如通过回忆得到的资料,可靠性稍差,易产生偏倚;选择研究对象时,难以避免选择性偏倚;混杂因素的影响较难控制;暴露与疾病的时间先后,有时难以判断。
2. 大多不能计算发病率或死亡率,故只能计算相对危险度(relative risk RR)的估计值 OR。
3. 只能初步检验病因假说或提出病因线索,不能得出暴露与某病的因果关系。
4. 不适用于研究人群中暴露比例很低的因素,因为需要的样本大。

(袁 帅 刘庆云 李亚斐)

### 思考题

1. 什么是病例对照研究?其特点是什么?
2. 病例对照研究的主要偏倚及控制方法是什么?
3. 请设计病例对照研究的设计方案,以验证"食用胡萝卜与视力有关联"的假设。

### 参考文献

[1] 詹思延.流行病学.7版.北京:人民卫生出版社,2012.
[2] Gordis L. Epidemiology. Philadelphia:WB Saunders Company,2004.
[3] 沈洪兵,齐秀英.流行病学.8版.北京:人民卫生出版社,2013.
[4] Ahrens W,Pigeot I. Handbook of Epidemiology. Springer,2005.
[5] Rothman KJ,Greenland S,et al. Modern Epidemiology. Lippincott Williams & Wilkins,2008.

# 第 22 章

# 队列研究

> 【学习目的与要求】
> 了解队列研究的类型、用途和特点;掌握队列研究的基本原理、设计和实施、资料分析方法及队列研究的优缺点,掌握队列研究常见偏倚及控制方法。

队列研究(cohort study)也称为群组研究或定群研究,属于前瞻性研究,它同病例对照研究一样,属于分析性流行病学研究方法。队列研究可以直接观察到人群暴露于危险因素的情况及其结局,从而确定危险因素与疾病的因果关系,故其论证强度高于病例对照研究,可以进一步检验病因假设和防制效果评价,是一种介于病例对照与流行病学实验研究之间的方法。

## 第一节 概 述

### 一、定义及有关概念

队列研究是指将特定人群按暴露和未暴露于某因素(危险因素、致病因素或保护因素)分为两组,然后追踪观察一定时间后,比较两组发病或死亡的结局,从而判断暴露因素与疾病是否存在关联及关联强度的一种研究方法。

**(一)分类**

按研究对象来源及进入队列时间可分为如下几类。

1. **同期同群体队列研究** 即研究对象的两组样本来自同一群体,同期进行追踪观察。此类研究的论证强度较高。

2. **不同群体同期队列研究** 即研究对象来自不同群体,但同期进行追踪观察。在这类研究中,由于不同群体的暴露因素差异较大,样本组间可比性较差,其论证强度低于同群体队列研究。

3. **不同群体不同时期队列研究** 即两组样本来自不同群体,而且观察时期不同。这类研究中两组样本的可比性更差,故其论证强度又低于不同群体同期队列研究。

**4. 历史性队列研究** 根据过去已有记载的资料做出队列组成及分组,研究时结局已经产生,可不再观察。如果既要应用历史队列的结果,又要继续(从现在开始)随访至将来,这种研究称双向性队列研究。此类研究的缺点是前期资料的可靠性受到一定影响,容易产生回忆偏倚,使研究结果可靠性降低。因此,历史性队列适用于历史记录完整或可以通过一定措施、手段弥补的情况。队列研究的模式如图 22-1 所示。

队列人群可分为两种形式:一种称为固定队列,是指研究对象都在一个固定时间或一个短期之内进入队列,并对他们随访观察,直至观察期终止,不再加入新成员;另一种称为动态人群,即根据某时期确定的队列后,可以随时增加新的观察对象。

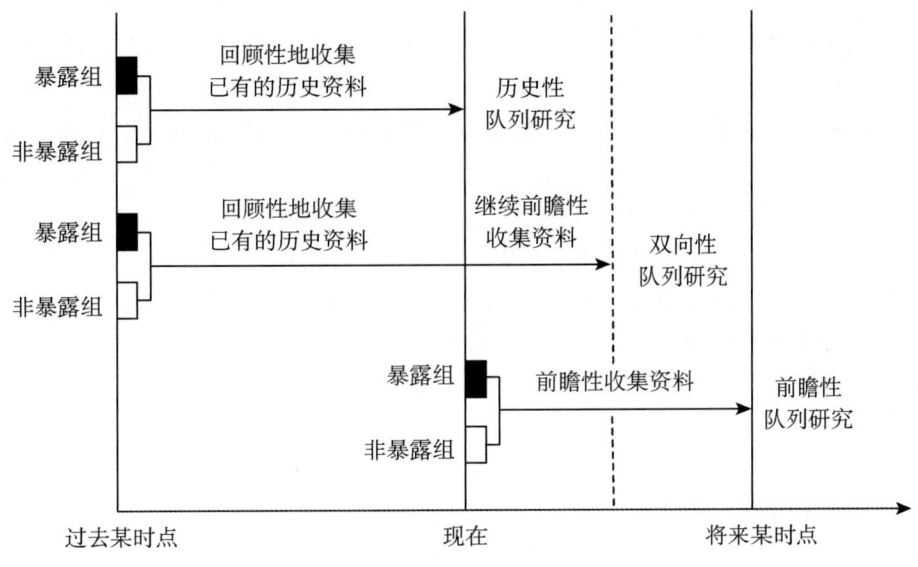

图 22-1 队列研究模式

## (二)设计模式

同期同群体队列研究设计模式如下(图 22-2):

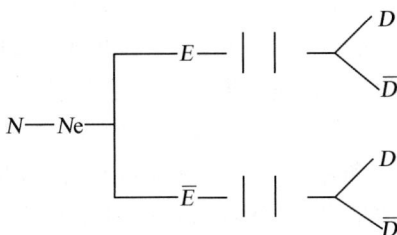

图 22-2 队列研究设计模式

$N$ 为总体人群;$Ne$ 为纳入对象(合格研究对象);$E$ 为暴露组;$\bar{E}$ 为非暴露组,——||——为随访观察时间;$D$ 为病人;$\bar{D}$ 为非病人

队列资料整理模式见表 22-1。

表 22-1　队列研究资料整理模式表

| 队列 | 发病人数($D$) | 未发病人数($\bar{D}$) | 合计 | 发病率 |
|---|---|---|---|---|
| 暴露组($E$) | $a$ | $b$ | $a+b$ | $a/(a+b)$ |
| 非暴露组($\bar{E}$) | $c$ | $d$ | $c+d$ | $c/(c+d)$ |
| 合计 | $a+c$ | $b+d$ | $N$ | |

比较 $a/(a+b)$ 与 $c/(c+d)$，若 $a/(a+b)$ 显著大于 $c/(c+d)$，则认为某暴露因素与发病有关联，甚至为因果关联。

## 二、队列研究的特点

1. 属于观察法　暴露因素不是人为给予，而是客观存在，研究者不主动控制研究因素，这一点与流行病学实验研究不同。

2. 设立了对照组　对照组即非暴露组。与描述流行病学不同，队列研究设计了有可比性的对照进行研究。对照组可以同暴露组来自同一人群，也可来自不同人群。

3. 由因及果地进行病因推论　在探索暴露因素与疾病发生先后的关系上，先确定其危险因素，再纵向观察其发生结果，这一点与实验研究方法是一致的。

4. 其他　能计算发病率或死亡率，从而求出危险程度，即相对危险度（relative risk, RR）和归因危险度（attributable risk, AR）。

## 三、队列研究的用途

1. 检验病因假设　经过病例对照研究初步探索或检验的病因假设，可用队列研究进一步验证。通常一次队列研究只检验一种暴露因素与一种疾病的因果关联。但有时也可同时检验一种因素与多种疾病的关联，如吸烟与肺癌，同时与慢性支气管炎、心脏病的关联。检验多个假设的研究设计与资料分析相对比较复杂。

2. 评价治疗和预防的效果　队列研究的暴露组可以暴露于某一自发选择的有治疗或预防作用的因素下，与非暴露组比较，可以评价其保护因素的防治效果。如研究吸烟与肺癌的关系时，有一部分吸烟者自动戒烟或减少吸烟剂量，一定时间后，比较戒烟（或减少吸烟剂量）人群和不戒烟人群肺癌的发病率，即可验证吸烟与肺癌的关系。

3. 描述疾病的自然史　疾病自然史是指疾病自然发生、发展的全过程，包括起病到痊愈或死亡。疾病自然史是基础医学和临床医学的重要研究内容，是医务工作者认识疾病、掌握预后、正确指导临床实践的理论基础。队列研究可以弥补临床研究的不足，系统地同时观察、分析个体或群体的疾病自然史。

## 第二节　队列研究的设计和实施

队列研究设计、实施较为复杂，难度较大，故要事先周密考虑以下因素：拟检验的因素是否明确;所研究的疾病的发病率或死亡率不宜太低,如不低于5‰;有无把握获得足够观察人群暴露、非暴露资料,能否长期随访并获得可靠完整的资料;是否有明确规定的结局变量,以及获得结局变量的手段是否简便可靠;有无足够的人力、物力和时间,保证长期随访工作;历史性队列需考虑历史资料的完整可靠。

## 一、实施步骤

1. 确定研究目的　队列研究的目的通常是进一步验证经病例对照研究初步探索或检验的病因假设和评价某项防治措施的效果。

2. 拟订研究计划　研究计划包括确定研究因素和暴露组与非暴露组来源、要求及两组的划分,样本大小、调查内容、时间及调查分析方法,可能发生的偏倚及其控制方法,调查员的培训、器材的准备、预期结果等。

3. 追踪观察——随访　随访的目的是收集资料,这关系到研究的成败。记录暴露因素及暴露程度,观察两组的发病日期、诊断日期,用国内或国际统一诊断标准核实诊断。如果死亡,也要核实死亡诊断、死亡日期、地点和死因。登记人口迁移、外出、返回及出生等。追踪结局不仅限于发病和死亡,还可以同时收集各种化验结果和多种结局资料,如血清抗体的滴度、血脂、尿糖等。在队列研究中,非预定结局的疾病、死亡的信息也要收集。此外,基础资料(信息本底)和与产生混杂有关的因素也要注意收集。规定收集资料间隔时间,要多次收集。在收集资料中,研究者易带主观的偏性,最好用单盲或双盲法追踪。

在追踪观察中注意保证质量,建立收集资料人员的严密组织系统,严守规定的制度。注意抽样检查调查结果的一致性,最后实行资料的核查验收制度。

4. 核对、整理、统计与分析资料　将调查资料认真核对整理,计算以下指标:计算人年数(person year)、发病率(死亡率)及其两组间差异是否显著、相对危险性(RR)、归因危险性(AR)、人群归因危险性(population attributable risk,PAR)及标化死亡比(SMR)等。

5. 其他　撰写研究报告(论文)。

## 二、研究因素的确定

队列研究中研究因素的确定思路和病例对照研究是基本一致的,不同之处在于队列研究中的研究因素常常较为单一,不似病例对照中比较广泛。研究因素在队列研究中常称暴露因素或暴露变量,在研究中要经过慎重确定、定义及如何测量等。

## 三、结局的确定

结局变量也称结果变量,简称结局。结局是指观察中出现了预期结果的事件,如观察一个人群,预先规定出现了肺癌即为每个人的结局。结局就是队列研究观察的终点,它与整个研究的终点不是一个概念。结局变量的确定除应给出明确而统一的疾病标准以便严格遵守外,还要注意一种疾病往往有多种表现:轻型和重型;不典型和典型。队列研究的优点之一是可以同时收集到多种结局资料。

## 四、研究对象的选择

### (一)暴露组的选择

1. 要求　暴露组必须处于所研究的暴露因素之中,并对所研究因素有较高的暴露率或特殊的暴露史或某种特殊职业暴露,如研究联苯胺的致癌作用,可选择染料工人为暴露组;研究放射线与白血病的关系,可选择接受放射治疗的人群为暴露组。而且所选被研究的人群流动性小而稳定,愿意合作。所研究的病有较高的发病率或死亡率,同时便于观察。

2. 来源

(1)一定地区或单位内具有一定特征的全部人口或其样本:例如一个区、镇、乡或工厂、机关、团体的全部人口,或从其中抽选一定年龄或职业的人群做研究对象。如从某市教师人群中,选择吸烟和不吸烟人群作为吸烟与肺癌队列研究对象。

(2)暴露于某特殊因素的人群:其暴露率高,所需样本小,易发现暴露与患病之间的关联。例如,研究杀虫药与患病的关联,选择制造或使用某杀虫剂的工人或农民,他们有较长时间接触史。

(3)有关因素的职业人群:如研究某职业人群中肺癌的病因,可选石棉工人、炼焦工人或锡矿工人。

(4)国外经常使用医疗或人寿保险的人群为队列研究对象:因有详细可靠的记录,如健康检查记录、治疗、诊断、化验、痊愈及死亡记录,有利于追踪观察。

### (二)非暴露组的选择

1. 要求　非暴露组(对照组)的基本要求是有尽可能高的可比性,除了所研究的因素外,非暴露组与暴露组的主要特征及可能的混杂因素,如年龄、性别、地区、民族、文化水平等应一致,并进行组间均衡性检验,做到齐同对比。

2. 来源

(1)内对照:在同一对象的人群中,将其中暴露于所研究因素的对象作为暴露组,其余为非暴露组。也就是在选定的一群研究对象内部形成了对照组,而不另外去找,这样比较容易。它可以无误地反映研究对象的发病率情况;也可在同一人群中,按暴露水平不同,分成若干档次,以最低档次人群为对照组,如人的血压、血清胆固醇及尿糖含量,以及水中氟含量、蔬菜中硝酸盐含量等都可这样做。

(2)外对照:也称为特殊对照。以一特殊人群为暴露组,以另外一人群作为非暴露组。如研究放射线的致病作用时,以放射医生为暴露组,另找其他科不接受放射线的医生作为对照组(外对照)。

(3)多重对照:可有几种非暴露人群同时作对照组。分析时分别与暴露组比较,这样更增加结论的可靠性,减少可能产生的偏倚。

## 五、样本大小估计

队列研究因观察时间较长,难免发生失访。因此在估计样本量时,预先估计一下失访率,以扩大样本量,防止在研究后阶段因数量不足而影响结果分析。通常以 10% 估计失访率,故需增加 10% 实际样本量。

样本量计算公式同病例对照研究样本含量公式。也可用查表法。不过 $p_0$ 为非暴露组估计发病率。$p_1$ 为暴露组发病率。

举例:研究孕妇服某药物与其婴儿先天性心脏病关系。若已知非暴露组(未服药组)其婴儿先天性心脏病发病率 $p_0=0.008$(双侧),$\alpha=0.05,\beta=0.10$,则能查出相对危险性(RR)= 2.2,所需样本量计算如下:

$q_0=1-0.008=0.992 \quad p_1=\mathrm{RR}\cdot p_0=2\times 0.008=0.016$

$q_1=1-0.016=0.984 \quad \bar{p}=(0.008+0.016)/2=0.012$

$\bar{q}=1-0.012=0.988 \quad Z_\alpha=1.96 \quad Z_\beta=1.282$

$$N=\frac{(Z_\alpha\sqrt{2\bar{p}\bar{q}}+Z_\beta\sqrt{p_0q_0+p_1q_1})^2}{(p_1-p_0)^2}$$

$$=\frac{(1.96\times\sqrt{2\times 0.012\times 0.988}+1.282\times\sqrt{0.008\times 0.992+0.016\times 0.984})^2}{(0.016-0.008)^2}$$

$=3892$

即每组各需 3892 人,考虑失访可能性,尚须加 10% 样本量,故实验所需样本量为 $(1+0.1)N=1.1\times 3892=4282$。

## 六、资料来源与随访

1. **基线资料收集** 主要通过查阅记录和档案及现场询问或检查获得研究对象的基础信息、暴露史、疾病史及其他有关测量资料。

2. **随访调查** 通过对研究对象的人口变动和疾病发生情况进行随访,结合常规及特殊检查获得相关资料。如果研究疾病的暴露因素是环境中的某些物理、化学、气象等因子或其他有关因素,则须对上述因素进行定期监测,获得上述因素暴露水平的数据。

3. **观察终点和终止时间**

观察终点是指研究对象出现了预期的结果,达到了这个观察终点,不再对其继续随访。如观察限定的结局是冠心病或肝癌死亡,但研究的对象患了高血压病,该对象就不能视为已达观察终点,而应继续进行追踪。又如,某对象猝死于脑卒中,不能对其继续随访,也不能作为到达观察终点对待,应看作是失访。

观察终止时间是指整个研究工作观察的截止时间。不同的研究观察的终止时间不同,其决定因素是暴露因素作用于人体至产生疾病结局的时间。在遵循上述原则的基础上尽量缩短观察期,以节省人力、物力,减少失访。

## 七、资料统计分析

与病例对照研究数据的整理分析步骤基本一样,但着重于率的计算,特别是人年龄的计算、暴露组与对照组率差的显著性检验及计算暴露因素与发病关联的各项指标等。

1. 人年的计算　队列研究计算发病率或死亡率的分母有两种方法。一是若研究对象比较固定,观察期间无明显变化,则可用暴露人群或非暴露人群数作分母即可;二是研究对象不太固定,由于加入或退出队列时间不同和失访或死亡发生,使人口数不断变化,则分母须用暴露人年。由此计算的发病率也称为发病率密度(incidence density)。

$$暴露人年 = 暴露人数 \times 暴露年数 \qquad (式22\text{-}1)$$

100人暴露1年则暴露人年数为100。若某人从1970年2月1日开始加入队列,至1984年12月12日死亡,则此人至1984年底暴露人年数为14;从1984年2月1日至12月12日共暴露9个月12天,相当于 $9/12+12/365=0.75+0.03=0.78$ 人年,此人共暴露14.78人年。

队列人数多时,常将暴露期间分成若干小段,根据各小段进入人口数计算该月暴露人月数,并将每月增加及发病、死亡或迁出而减少者均按暴露半个月计算,则暴露人年计算如表22-2。

表22-2　暴露人年计算方法

| 月份 | 月初人口(A) | 月内减去人口(B) | 月内加入人口(C) | 暴露"人月"数(A+C)/2-B/2 |
|---|---|---|---|---|
| 1 | 80 | 8 | 14 | 83 |
| 2 | 86 | 2 | 10 | 90 |
| 3 | 94 | 0 | 9 | 98.5 |
| 4 | 105 | 3 | 17 | 112 |
| 5 | 119 | 4 | 29 | 130 |
| 6 | 141 | 11 | 22 | 146.5 |
| 7 | 152 | 9 | 8 | 151.5 |
| 8 | 151 | 14 | 5 | 146.5 |
| 9 | 142 | 3 | 11 | 146 |
| 10 | 150 | 6 | 18 | 156 |
| 11 | 162 | 7 | 13 | 156 |
| 12 | 168 | 1 | 9 | 172 |
| 合计 | 1550 | 68 | 165 | 1588 |

注:月内减少人口(B)包括发病、死亡及迁出人口

$$平均暴露"人年"数 = \sum \frac{[(A+C)/2 - B/2]}{12} = \frac{1588}{12} = 132$$

2. 相对危险度计算　相对危险度(relative risk,RR)又称危险比(risk ratio,RR)或率比(rate ratio,RR),它是反映暴露与发病(死亡)关联强度的指标,公式如下。

$$RR = \frac{暴露组的发病率(或死亡率)}{未暴露组的发病率(或死亡率)} = \frac{a/(a+b)}{c/(c+d)} \qquad (式22\text{-}2)$$

RR表明暴露于某危险因素的人群中疾病的发病或死亡危险是未暴露于该危险因素的人群中发病或死亡危险的多少倍。RR值说明的关联强度同OR值。

以上求出的RR是估价暴露与疾病关联的一个点的估计值,是一个样本值。若用以估计此值的总体范围,应考虑到抽样误差的存在,故用区间估计,以便按一定概率(通常为95%)来估计总体范围。计算方法同OR的95%可信限。

3. 归因危险度　归因危险度(attributable risk, AR)：又称为特异危险度或超额危险度。
AR＝暴露组发病率(或死亡率)－非暴露组发病率(或死亡率)＝$a/(a+b)-c/(c+d)$

(式22-3)

AR 表明暴露于某危险因素的人群与未暴露于某危险因素的人群发病(或死亡)危险相差的绝对值，即危险特异地归因于某暴露因素的程度。RR 与 AR 同为估计危险度指标，彼此关系密切，见表22-3。

表22-3　吸烟者与非吸烟者死亡与不同疾病的 RR 与 AR

| 疾病 | 吸烟者<br>(1/10万人年) | 非吸烟者<br>(1/10万人年) | RR | AR<br>(1/10万人年) |
| --- | --- | --- | --- | --- |
| 肺癌 | 48.33 | 4.49 | 10.8 | 43.84 |
| 心血管疾病 | 294.67 | 169.54 | 1.7 | 125.13 |

从表22-3可见，吸烟对每个受害者来说，患肺癌的危险性比患心血管病的危险大得多。但就整个人群来看，吸烟引起的心血管疾病的死亡率比肺癌高，前者有病因学意义，后者更具有疾病预防和公共卫生上的意义。RR 是反映某危险因素对个体作用大小的指标，说明暴露于危险因素对个体来说比未暴露情况下能增加相应疾病(或死亡)发生的危险是多少倍；AR 则是反映某危险因素对人群作用大小的指标，表明暴露于某危险因素比未暴露于某危险因素情况下，增加超额疾病的数量，如暴露因素消除，就可减少这个数量的疾病。

AR%(归因危险度百分比)计算为：

$$AR\% = [AR/a(a+b)] \times 100\% = [(RR-1)/RR] \times 100\%$$ (式22-4)

AR 是指暴露人群中发病归因于暴露成分占全部病因的百分比。按表22-4的例子，计算为：

$$AR\% = \frac{48.33 - 4.49}{48.33} \times 100\% = 90.7\%$$

说明吸烟者中的肺癌并不是100%由吸烟者所致，而是90.7%归因于吸烟。

PAR(人群归因危险度)(population attributable risk, PAR)与 PAR%(人群归因危险度百分比)：人群归因危险度又称人群特异危险度，PAR＝全人群发病率或死亡率－非暴露者发病率或死亡率。

假设全人群肺癌死亡率为0.000 5，非暴露者肺癌死亡率0.000 176，则 PAR＝0.000 5－0.000 176＝0.000 324，说明人群中因吸烟所致的肺癌死亡率为0.032 4%。

AR 是用研究样本计算出来的，PAR 是代表目标人群的归因危险度：

$$PAR\% = \frac{\text{全人群发病率或死亡率} - \text{非暴露者发病率或死亡率}}{\text{全人群发病率或死亡率}} \times 100\%$$ (式22-5)

用以上假设计算：

$$PAR\% = \frac{0.0005 - 0.000176}{0.0005} \times 100\%$$

$$= \frac{0.000324}{0.0005} \times 100\%$$

$$= 64.8\%$$

说明人群中死于肺癌者有64.8%是由吸烟引起的。

4. 标准化死亡比　对大量人群进行队列研究时,暴露组与非暴露组的人群在年龄构成上可能存在一定差别,在此情况下进行率的比较,要进行标化处理,计算标准化死亡比(standardized mortality ration,SMR)。

## 第三节　队列研究常见偏倚及其控制

1. 选择偏倚　选择偏倚主要是研究对象选择的偏倚,即研究人群不能代表目标人群。由于暴露组与非暴露组划分时分级不明确或执行不严或在观察过程中暴露与否及其程度发生改变,而未及时发现,或者早期病人,如肿瘤分组时未能发现等,都造成选择性偏倚,而降低关联强度。控制选择性偏倚必须严格按规定的标准选择研究对象。

2. 失访偏倚　由于队列研究时间较长,其间难免有研究对象变动,如迁出、外出、不合作或死亡,而造成失访。一般失访人数不宜大于5%。失访后与未失访组的主要特征经$\chi^2$检验不应有显著差别,否则偏倚太大,故应尽量减少失访人数。

3. 测量偏倚或信息偏倚　在观察中,通过测量以取得暴露或结局信息时,所出现的系统误差或偏性,称为信息偏倚。由于检测方法不当,仪器不灵敏,技术不熟练,测量不准确;或诊断标准不统一、医师掺杂主观意愿,致使发病者未能确诊或误诊,造成此种偏倚。提高测量的精确性及诊断标准和诊断技术,防止测量偏倚。

4. 混杂偏倚　详见病例对照研究章节。

## 第四节　队列研究的优点和局限性

### 一、优点

1. 资料由研究者前瞻性获得,比回忆可靠,偏倚少,因果现象的时间顺序合理。
2. 可以获得两组人群的发病率或死亡率,可计算RR和AR等反映疾病危险关联的指标,可以充分而直接地分析病因的作用,论证强度高。
3. 可估计全体人群的发病率或死亡率,不同地区人群可以比较。
4. 有助于了解人群疾病的自然史,有时还可获得多种预计以外疾病的结局资料。
5. 较适于研究常见病的病因,因所需样本不必太大。

### 二、局限性

1. 不适于发病率很低的疾病的病因研究,因它需要样本量最大,难以达到。
2. 需随访很长时间,容易失访并易改变暴露水平而产生偏倚。
3. 研究费时,费人力与财力,组织工作难。
4. 设计科学性要求严密,资料收集分析难度大,特别是暴露人年计算繁重。

5. 每次只能研究一个或一组因素，不适于多种病因研究；若得不出预期结果，则损失大。

（张　耀　熊鸿燕　王太武）

## 思考题

1. 什么是队列研究？其特点是什么？主要偏倚及控制方法是什么？
2. 病例对照研究与队列研究的区别是什么？
3. 请设计队列研究的实施方案，以验证"吸烟与肺癌发病相关性"的假设。

## 参考文献

[1] 沈洪兵. 流行病学. 北京：人民卫生出版社，2013.
[2] 詹思延. 流行病学. 7版. 北京：人民卫生出版社，2017.
[3] Beaglehole R, Bonita R, Kjellstrom T. Basic Epidemiology. World Health Organization, 2007.
[4] Brownson RC, Petitti DB. Applied Epidemiology. 2nd ed. Oxford University Press, 2006.

# 第 23 章
# 实验流行病学

【学习目的与要求】
了解实验流行病学的主要类型、用途和特点;掌握临床试验、现场试验和社区试验的概念及设计与实施,掌握实验流行病学常见偏倚及其控制方法。

在医学研究中,可根据研究对象的属性把实验性研究分为基础性实验(以分子、细胞、器官等为研究对象)、动物实验和人群实验。以人群为研究对象,以医院、社区、工厂、学校等现场为"实验室"的实验性研究称为实验流行病学(experimental epidemiology),或称为流行病学实验(epidemiological experiment)。因为在研究中施加了人为的干预因素,因此也常被称之为干预性研究(intervention study)。实验流行病学是流行病学研究的主要方法之一。

## 第一节 概 述

### 一、概念和基本原理

流行病学实验是指研究者将研究对象随机分为实验组和对照组,对其人为地施加或减少某种处理因素,然后追踪随访一定时间后,比较两组人群的结局及效应上的差异,从而验证假设或判断干预效果(图 23-1)。

### 二、基本特点

流行病学实验与描述性研究和分析性研究不同,主要有以下 4 个特点。

1. 属于前瞻性研究。干预措施在前,干预效果在后。
2. 有人为的干预措施,因此又称干预实验,这是与观察性研究的一个根本

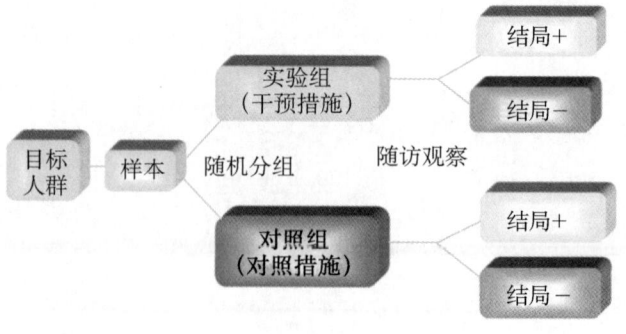

图 23-1 实验流行病学原理

不同点,且容易产生医学伦理学问题。

3. 严格遵循平行对照,这样所得结果才能归结于是否与人为干预措施有关。

4. 由于实验对象是人,要求实验对象的选择及实验方法都要有严格条件限制,且对象要求有良好的依从性。

### 三、主要用途

实验流行病学的应用范围日益广泛,其主要用途有4个方面:①预防措施的效果与安全性评价;②评价某种新药、新方法或新制剂的效果;③探讨疾病的病因;④医疗保健措施质量成本-效果、成本-效益评价。

### 四、主要类型

根据不同的标准有不同的分类。目前常用的是根据研究场所划分为如下三类。

1. 临床试验(clinical trial)  主要以患者为研究对象,研究结果主要是用于评价药物或者新疗法的治疗效果。

2. 现场试验(field trial)  在某一特定的环境下,以自然人群为研究对象,常用于评价疾病预防措施的效果。

3. 社区试验(community trial)  以社区人群整体为干预单位,常用于评价不易落实到个体的干预措施的效果。

## 第二节 临床试验

### 一、概念

临床试验是以患者为研究对象,按照随机的原则分组,评价临床各种治疗措施有效性的方法。

### 二、目的

1. 对新药进行研究。
2. 对目前临床上应用的药物或治疗方案进行评价,从中找出一种最有效的药物或治疗方案。

### 三、临床试验的分期

Ⅰ期临床试验:Ⅰ期临床试验是在一个小组(10～30例)患者身上进行临床药理学和人体安全性评价,观察人体对药物的耐受程度和药物代谢动力学,确定安全剂量范围,观察药物的不良反应等,为制订给药方案提供依据。

Ⅱ期临床试验:应用100～300例患者作研究对象,以随机对照盲法试验设计评价药物的有效性、适应证和不良反应,推荐临床用药剂量。

Ⅲ期临床试验:多中心(>3)的随机对照试验,研究对象1000～3000人,进一步确定有效性、适应证、药物间的相互作用,监测不良反应,同标准疗法比较。

Ⅳ期临床试验:新药被批准上市后开展的进一步研究,监测、观察不同人群用药效果、药物的新的适应证、药物间的相互配伍及疗效,并观察药物的远期或罕见的不良反应。

## 四、特点与原则

1. 具有实验性研究的特性,区别于观察性研究,不是置身事外的纯粹观察。
2. 研究对象具有特殊性。研究适用于特定的人群,对疾病的严重程度、病变部位、病变范围大小、分级及分期具有一定要求。
3. 需要符合医学伦理学要求。
4. 要科学评价临床疗效。研究者要对试验效果从真实性、重复性和实用性三方面进行综合、客观的评价。

## 五、设计与实施

实验流行病学研究必须有严谨、科学的实验设计和客观、合理的数据分析,方可得到可靠、科学的实验结果。

### (一)确定实验目的

临床试验研究方法可用于多种医学课题的研究,可根据具体研究目的而定。实验研究的目的必须明确,且每个研究现场尽量解决一个研究目的,以免分散研究力量,确保研究任务的顺利完成。

### (二)确定研究对象

确定目标人群(N),即根据实验组和对照组所得实验结果推论的总体人群,N可以为社会全体人群,也可以具体到某地区、单位,甚至可以是某性别、某年龄组;再从N中确定有代表性的研究对象(Ne),即指符合研究要求条件的人群;再将Ne随机分成实验组及对照组。选择研究对象时应制订出严格的入选标准(inclusion criteria)和排除的标准(exclusion criteria),并且注意以下几个问题:①研究对象要具有代表性;②选择依从性较高的人群;③符合伦理学原则。

如为某种药物的临床试验,其试验对象应选该药物所治疗的某种疾病的病人;如果是病因实验研究,选择研究对象要求从预期发病率较高的人群中选择;如果是评价某项预防措施效果,如评价某种疫苗效果要求在该病高发区进行。

### (三)对照的选择

要正确评价干预措施的效应,必须采用严密的、合理的对照设计,由此来控制偏倚,使研究者有可能做出正确评价,常用的对照有标准对照、安慰剂对照、空白对照、相互对照和自身对照等。

1. 标准对照(standard control)　与目前临床公认的、疗效肯定的标准疗法作为对照,阳性对照。

2. 安慰剂对照(placebo control)　用一种对自然病程不产生任何影响的安慰剂作对照。

3. 空白对照(blank control)　未加任何对照药物的对照组称空白对照。

4. 相互对照(mutual control)　两种处理或同一处理不同剂量、不同给药途径间的对照。

5. 自身对照(self-control)　同一受试对象试验前后做两次不同的处理,也称同体比较。

### (四)样本量

1. 实验性研究的样本量决定于4个因素
(1)某病在一般人群中发生率大小:小者需要样本量大,反之则小。
(2)实验组、对照组比较数值差异的大小:差异小样本量大,反之则小。
(3)检验的显著性水平$\alpha$、$\beta$大小:$\alpha$、$\beta$定得越小,需样本量大,反之则小。
(4)单侧或双侧检验。

2. 计量资料　当流行病学实验的评价指标是非连续变量(如发病率、感染率、阳性率、死亡率、病死率等)时,可按下列公式计算样本量:

$$N = \frac{(Z_\alpha \sqrt{2\bar{p}\bar{q}} + Z_\beta \sqrt{p_0 q_0 + p_1 q_1})^2}{(p_1 - p_0)^2} \quad \text{(式 23-1)}$$

$N$为一组样本量;$p_0$为对照组发生率,$p_1$为实验组发生率;$\bar{p}=(p_0+p_1)/2$
$Z_\alpha$为$\alpha$水平相应的标准正态差。
$Z_\beta$为$\beta$水平相应的标准正态差。

3. 计量资料　当流行病学实验的评价指标是连续变量(如身高、体重、血压、血脂、血糖和胆固醇等)时,按下列公式计算样本量。

$$N = \frac{2(Z_\alpha + Z_\beta)^2 \sigma^2}{d^2} \quad \text{(式 23-2)}$$

$N$为一组样本量,$Z_\alpha$为$\alpha$水平相应标准正态差,$Z_\beta$为$\beta$水平相应的标准正态差,$\sigma$为估计标准差,$d$为连续变量之差。

### (五)随机分组

确定研究对象的样本量之后,应采取随机分配(randon allocation)方法将研究对象分配到实验组与对照组。

随机分配可以保证使已知和未知的混杂因素在两组均衡分布,从而提高两组的可比性。随机分配的方法很多,通常选用的方法有:简单随机分组(如随机数字表、随机排列表、抽签、抛硬币等)、区组随机、分层和整群随机分组等分配方法。

研究对象分组后,按照实验设计,对实验组针对某种待验证病因接受干预措施(即预防或治疗),对照组给予安慰剂或某种标准处理,然后随访观察。

### (六)应用盲法

实验流行病学研究结果的真实性往往受控于研究者和研究对象双方主观因素的影响,从而会出现信息的偏倚,盲法试验避免了来自研究对象及研究者的主观偏见而产生的偏倚,故在研究的实施中应采用盲法(blindness)。盲法是相对开放试验而言,开放试验中研究者与研究对象都了解分组情况,从而易产生偏倚。但有些试验是可以用开放试验的,如新的手术方法,以可以测量的血压、血脂、血糖等为指标的研究等。常用盲法有以下三种(表23-1)。

表23-1 盲法分类表

| 盲法 | 设盲对象 | | |
|---|---|---|---|
| | 受试者 | 观察者 | 结局评估或数据分析者 |
| 不盲 | × | × | × |
| 单盲 | √ | × | × |
| 双盲 | √ | √ | × |
| 三盲 | √ | √ | √ |

1. 单盲 单盲(single blind)即研究对象盲。研究对象不知道自己属哪一组,只有研究者知道分组情况,即知道每个研究对象接受的是实验处理还是对照处理。单盲法可以更好地观察、了解研究对象,可以及时处理意外情况,保障研究对象的安全。但研究者对实验组和对照组可以有自觉不自觉的偏见,如重视实验组,轻视对照组,喜欢阳性结果,使两组处理不均衡,结果不真实,产生选择偏倚、信息偏倚等。

2. 双盲 一线研究者和研究对象都不知道分组情况,即都不知道谁接受实验措施,谁接受对照处理,而由第三者来执行整个试验,双盲(double blind)法多用于某种药物的临床治疗试验研究。采用双盲法,可以避免研究者及研究对象的主观因素带来的偏倚。但方法复杂,较难实行,必须事先严密设计,认真执行,防止失密。

3. 三盲 三盲(triple blind)是一线研究者、研究对象、资料收集和数据分析人员均不知道实验组和对照组的分组情况,能更好地避免偏倚。

## 六、资料收集与分析

### (一)观察期限的设定

根据实验目的、干预时间和效应(结局事件)出现的周期等,规定研究对象开始观察、终止观察的日期。一般而言,临床试验观察期限较短,现场试验和社区试验观察期限较长;传染病观察期限较短,慢性病观察期限较长。比如一般传染病或者疫苗的预防效果要观察一个流行季节,而药品的治疗效果观察时间相对较短,数月或者更短,但是对于慢性病来讲(癌症、心脑血管疾病等)观察时间则为几年甚至数十年。

研究对象易变动不稳定时,在观察期间内,要保证能获得试验组与对照组显示明显差别的足够数量的病例数。要明确观察多少"人年"。

### (二)随访

随访次数及随访中应进行的工作,事先要有安排。随访次数和随访间隔时间,视疾病潜伏期长短和随访期长短而定。随访中应进行的工作涉及两方面问题：一方面是在研究对象中及时发现并诊断患者，并了解其活动情况，采集标本做诊断试验，进行准确无误的登记；另一方面，每次随访注意了解有无死亡、迁出或因某种原因终止试验者并及时予以登记。例如，乙肝疫苗现场试验，可安排10次随访。开始头3个月每月随访1次，以后每3个月1次。每次要采血，检测乙型肝炎有关指标并了解肝炎症状、体征、生化及血清学变化。如果发现有ALT升高，并有症状者，应及时进行临床诊断治疗。最后一次采血时间作为试验结束时间。在随访中，对于预防、治疗或疫苗注射，必须送药到手，并观察服药和注射情况，注意有无药物反应，做好记录。

在试验性研究中，给予干预措施后，需要对研究对象进行随访，收集与治疗措施的疗效和安全性有关的资料。在理想的情况下，所有进入临床试验的对象都应完成规定的治疗程序，这样对临床试验各组结果的比较才能提供所考核治疗疗效的真实信息。但是，实际上却会由于各种原因，造成研究对象不能完成治疗而退出研究。

退出(withdrawal)是指随机分组后研究对象离组，只要没有完成方案所规定的观察周期的受试者，无论何时何因，均为退出病例。退出有以下几种情况。

1. **不合格**(ineligibility)　入选后剔除，即不符合纳入标准的病例，或在随访中发现患者存在排除标准的问题。这部分病例不能进入疗效分析。

2. **不依从**(noncompliance)　研究对象在随机分组后，不遵守研究方案所规定的要求。

3. **失访**(loss to follow-up)　研究者在研究过程中与患者失去联系均可视为失访病例。原因有患者迁移、或死于与研究疾病无关的其他疾病等。

退出病例过多，将对研究结果的可靠性造成一定的影响。对退出病例资料收集不能马虎。研究对象退出后，研究者应采取登门、电话、信件等方式，尽可能与受试者联系询问退出理由，记录最后一次服药时间，完成所能完成的评估项目。研究者应详细记录退出研究的主要原因。对退出病例的数据应做适当的统计分析。

### (三)观察指标及终点的选择

疗效衡量指标必须在设计方案中有明确的定义和可靠的依据。

1. **主要指标**　主要指标(primary outcome)又称主要终点，是与试验目的有本质联系的，能确切反映治疗措施有效性或安全性的观察指标。通常主要指标只有一到两个。主要指标应根据试验目的选择易于量化、客观性强、重复性高，并在相关研究领域已有公认的标准。主要指标必须在研究设计时就确定下来，并用于样本量的估计。

现代临床流行病学和循证医学非常强调以满意终点作为疗效衡量的主要指标，即治疗对病人预后的影响、对疾病重大事件及死亡率的影响，包括有效寿命、总死亡率、疾病重要事件、生活质量、卫生经济学指标(成本-效益比)等。例如，评价心血管事件的主要指标通常包括：心血管病死亡、非致死性心肌梗死、非致死性卒中、全因死亡、心力衰竭住院、心脏性猝死等。观察这类指标的研究所需样本量大，研究耗时长，费用高，难度较大。但这些指标能直接反映患者是否受益。

2. **次要指标**　次要指标(secondary outcome)是指与研究目的相关的辅助性指标。在设计时，也需明确次要指标的定义，并对这些指标在解释研究结果时的作用及相对重要性加以说明。次要指标数目也应当是有限的，并且能回答与试验目的相关的问题。例如，临床治疗卒中的最终目标是降低病死率和残障率,改善生存质量,故目前国际上缺血性卒中治疗试验常用死亡率或功能水平指标(残障用 Barthel 指数或 Rankin 量表测定)作为主要疗效指标,而病理水平(如实验室、影像学指标)和病损水平(如各种神经功能缺损量表)可作为次要疗效指标。

3. 替代指标　替代指标(surrogate outcome)又称中间指标,是指在不可直接测定临床效果时,用于间接反映临床效果的观察指标。替代指标能否正确反映防治措施的真实疗效(即能否替代主要指标)取决于:①替代指标与试验目的在生物学上相关性的大小;②替代指标对临床结果预后判断价值的流行病学证据;③从临床试验中获得的治疗措施对替代指标的影响程度与治疗措施对临床试验结果的影响程度相一致的证据。例如,在心血管疾病防治的临床试验中常用的替代指标有血压、血脂、左心室肥厚、左心室射血分数、动脉粥样硬化程度及各种心律失常的发生率等。观察这类指标的研究需要的病例数相对较少,观察周期短,易测定,在一定程度上也可反映治疗的效果。但是,替代指标毕竟不能完全代替主要指标。替代指标不是以满意终点为评价目标的,无法评价该药物或疗法对病人的远期影响及死亡率如何。因此,使用替代指标,有一定风险,有时可能会导致错误的结论。

## 七、资料分析

在资料整理时可以根据研究对象的依从性进行分组并分析。例如,一项随机对照干预试验有以下4种结果见表23-2,可进行以下3种结局分析。

表 23-2　结局情况分类表

| | 治疗结局 | | | |
|---|---|---|---|---|
| | A 治疗 | | B 治疗 | |
| 实际依从情况 | 未完成 A 治疗或改为 B 治疗 | 完成 A 治疗 | 完成 B 治疗 | 未完成 B 治疗或改为 A 治疗 |
| 资料整理后分组 | ① | ② | ③ | ④ |

1. 意向性分析[intention-to-treat(ITT)analysis]　比较①组+②组与③组+④组。它反映了原来实验意向干预的效果。如 A 干预措施确实有效,该种分析往往会低估其效果。

2. 遵循研究方案分析[per-protocol(PP)analysis]　比较①组和③组,而不分析②组和④组。它只对实验依从的人进行分析,能反映试验药物的生物效应,但由于剔除了不依从者,可能高估干预的效果。

3. 接受干预措施分析　比较①组+④组和②组+③组。它是对接受了实际干预措施者进行分析。但因为比较的对象非随机分组,可能存在选择偏倚。

**常用分析指标**

1. 相对危险度　相对危险度(relative risk,RR)对两组患者进行比较,疾病不良结果事件发生的相对概率。RR<1,说明治疗能使不良结果事件的危险度降低;如果 RR>1,则反而增加不良结果事件的危险度。

$$RR = EER/CER$$

RR 的 $1-\alpha$ 可信区间：$\exp\{\ln[RR \pm u\alpha SE(\ln RR)]\}$

$$SE(\ln RR) = \sqrt{\frac{1}{a} + \frac{1}{c} - \frac{1}{n_1} - \frac{1}{n_2}} \qquad (式23\text{-}3)$$

$a$ 和 $c$ 分别为试验组和对照组的发生不良结果事件的例数；$n_1$ 和 $n_2$ 分别为试验组和对照组的例数。

2. **相对危险度减少** 相对危险度减少（relative risk reduction，$RR_R$）是指与对照组相比，治疗组疾病不良结果事件减少的百分比。通常 $RR_R$ 在 25%～50% 或以上，方有临床意义。

$$RR_R = (CER - EER)/CER \times 100\% = (1 - RR) \times 100\%$$

式中 $RR_R$ 的可信区间可由 $1-RR$ 的可信区间得到，即 $1 - \exp[\ln(RR \pm u\alpha SE(\ln RR)]$。

3. **绝对危险度减少** 绝对危险度减少（absolute risk reduction，ARR）是对照组与治疗组不良事件发生率之间绝对差值，以百分比表示。其值越大，临床效果的意义越大。

$$ARR = (CER - EER) \times 100\% \qquad (式23\text{-}4)$$

ARR 的标准误：
$$SE = \sqrt{\frac{p_1(1-p_1)}{n_1} + \frac{p_2(1-p_2)}{n_2}} \qquad (式23\text{-}5)$$

$p_1$ 和 $p_2$ 分别为试验组和对照组的不良结果事件发生率，$n_1$ 和 $n_2$ 分别为试验组和对照组的例数。

ARR 的 $1-\alpha$ 可信区间：$ARR \pm u\alpha SE$

4. **需要治疗的人数** 需要治疗的人数（number needed to treat，NNT）是指在一定的观察时间内，用某一防治措施需要处理多少患者，以防止 1 次不利结局的发生。为 ARR 的倒数。

$$NNT = 1/ARR \qquad (式23\text{-}6)$$

还可以推出：
$$NNT = 1/(RRR \times CER) \qquad (式23\text{-}7)$$

NNT 的可信区间：为 ARR 的可信区间的倒数。

NNT 这一指标具有最为常用，具有直观易懂，操作方便，更贴近医师和患者的思维特点，可指导个体患者的临床决策等优点。NNT 除了用于对防治效果的直接评价外，也可以对措施的经济价值进行分析，从而更好地指导临床决策和公共卫生项目最佳干预策略的选择。NNT 数量少，即防止发生每一事件的花费少，疗法的临床价值就越大。

## 八、常见偏倚及其控制

除了常见的选择偏倚、信息偏倚和混杂偏倚外，临床防治研究还可能存在以下偏倚。

### (一)安慰剂效应

出现于无治疗效能的安慰剂对照组中的效果称为安慰剂效应（placebo effect）。它是一种非特异性效应，可以由环境、心理等多种因素引起，包括正面和负面效应，后者即不良反应。这种效应亦可发生于治疗组中，我们可以通过比较确定治疗组中特异性及非特异效果的比例，以除去非特异性影响而确定防治措施的价值。

## (二)沾染和干扰

沾染和干扰是最常发生于防治性研究中的两类偏倚。

当对照组患者接受了试验组的治疗措施称为沾染(contamination)。如对照组患者发现观察组患者与其服用的药物不同而显示较好疗效时,会主动去寻求服用治疗药物。亦可因观察者无意地给予对照组患者治疗措施而发生沾染。沾染的发生会缩小了两组疗效的差异,直接影响结果的评价。

干扰(co-intervention)是指试验组另外接受了与试验措施类似效果的治疗,人为地扩大了两组的差异,使结果偏离真实情况。此种情况可能由于患者治疗心切,多方求医,同时接受了几种治疗措施。此种情况也可以发生于非盲法对照试验中有意无意地对试验组患者加强指导、咨询、帮助,导致增加了直接影响最终结局的结果,造成效应扩大。

沾染和干扰的控制有赖于加强管理,要做好宣传,得到受试对象通力合作。另外,盲法的应用也可有效避免沾染和干扰的发生。

## (三)霍桑效应

在治疗性研究中,研究者对自己感兴趣的研究对象较对照者往往更为关照和仔细,而被关照的患者对研究人员又极可能报以过分的热情,从而对治疗反应报喜不报忧,这种人为地引起了夸大客观效果的现象,称为霍桑效应(Hawthorne effect)。防止霍桑效应最有效的办法有赖于盲法设计和应用。

## (四)向均数回归现象

有些测试的指标,如血压或某些生化指标在初试时有些患者可以在异常水平,然而,在未干预或无效治疗的条件下复试,可能有些恢复到正常水平。这种现象表明两次测试值(高或低)都在向着均值的上或下浮动,这或许属生理性的波动,并非干预的结果。向均数回归现象(regression to the mean)可以造成误认为治疗有效的假象。克服的办法是可以采取对同一个体的有关测试指标进行不同时间的多次测定,取均值以排除其干扰。

## (五)依从性

依从性(compliance)是指病人按研究要求对治疗措施的依从程度。全面认真地执行治疗措施者称为依从性好;反之,则是不依从(non compliance)或依从性不好。在研究中,患者的依从性好,结果就比较真实可靠。

# 第三节 现场试验和社区试验

## 一、概念

现场试验和社区试验均是以现场环境下的人群作为研究对象、在现场环境下进行的干预研究,但前者接受干预措施的基本单位是个人,后者接受干预措施的基本单位是整个社区,或某一人群的各个亚人群。也有学者把两者统称为"现场试验"。这两种方法常用于对某种预防措施或方法的效果进行评价。现场试验与临床试验的不同点在于,其研究对象是一般自然人群,需到社区"现场"(工作场所、家庭、部队、学校等)开展研究。

## 二、目的

1. 评价疫苗、药物或其他措施预防疾病的效果。
2. 评估病因和危险因素。主要通过干预危险因素的暴露、观察干预对预防疾病或促进健康的效果来评估病因或危险因素。例如,通过评估戒烟对预防肺癌发病的效果来验证吸烟与肺癌的因果关系,等等。
3. 评价卫生服务措施的质量。
4. 评价公共卫生策略。

## 三、设计类型

1. 随机对照试验(randomized controlled trial,RCT) 随机对照试验指以个体为干预单位的随机分组的现场试验。例如,评价流感疫苗对流感的预防效果,可采用随机对照试验设计。现场随机对照试验设计基本原则同临床随机对照试验。

2. 整群随机对照试验(cluster randomized trial) 在以群组为单位的研究中,如果采用随机分组方法,称为随机群组试验。对于一些行为或环境暴露的干预研究,有时采用群组随机对照试验比个体随机对照试验合适,因为在同一个小环境中,成员之间行为相互影响或受到同样环境因素的影响。例如,为了评价儿童刷牙对预防龋病的效果,可以以家庭为干预单位进行群组随机试验。与个体随机试验相比,整群随机试验的设计更复杂,要获得相当的统计检验效能需要更多的受试者,分析也更复杂。

3. 类实验 类实验是不能做到随机分组或没有平行对照的实验。由于社区试验中干预措施分配的单位是群体,而且常常对象多,范围广,较难做到随机分配,因此常属于类实验。

## 四、设计和实施

1. 结局变量的确定 现场和社区试验的主要结局变量通常为减少发病或死亡,但也通常包括中间结局变量,如疫苗的抗体反应、危险行为的改变等。在社区试验中,一般需要考虑结局是否具有公共卫生意义,能否达到满意程度,以及是否能被准确记录。在健康危险行为的干预试验中,还要注意健康效应的滞后性,因此评价行为改变这个直接效应也是非常重要的。

2. 资料收集 由于现场试验和社区试验样本量大,所以常不能像临床试验那样做精细的随访记录,而需建立社区登记系统来收集结局的资料,如发病率或死亡率资料。

3. 减少失访 因为样本量大,现场范围广,现场试验比临床试验更容易存在失访问题。因此在估计样本量时可适当增加一定的数量,选择现场及人群也要考虑到便于随访的问题,而且要充分做好宣传动员工作,争取社区和受试者的配合。

4. 避免组间"沾染" 现场试验和社区试验不像临床试验那么容易掌握受试者的行为,现场的情况很复杂,受试者行为受很多因素影响,因而容易发生"串组"的问题,即对照组也采用了与试验措施相同的措施。例如,在高血压的行为干预试验中,对照组个体知道自己的血压高时,可能主动寻求医疗保健知识和服务。另外,对照组个体还可以通过其他各种途径(大众传媒或社会网络等)得到有关信息,从而自发改变行为。如果各组行为改善的实际状况接近,其健康效应也就可能没有差异了。

### 五、常见偏倚及其控制

1. 失访偏倚　因为样本量大,现场范围广,现场试验比临床试验更容易存在失访问题。选择较为稳定的人群作为研究对象,要充分做好宣传动员工作,争取社区和受试者的配合。

2. 避免沾染　现场试验和社区试验不像临床试验那么容易掌握受试者的行为,现场的情况很复杂,受试者行为受很多因素影响,因而容易发生"串组"的问题。加强监督和教育,引导研究对象自觉遵守分组原则,避免沾染。

3. 混杂偏倚　可采用匹配措施,在资料分析时可以采用分层分析、标准化或多因素分析等方法控制混杂。对自身前后对照的类实验资料,要注意可能存在时间效应偏倚。

## 第四节　实验流行病学研究的优点和局限性

### 一、优点

1. 研究者根据实验目的,预先制定实验设计,能够对选择的研究对象、干预因素和结果的分析判断进行标准化处理。

2. 按照随机化的方法,将研究对象分为实验组和对照组,做到了各组具有相似的基本特征,提高了可比性,减少了偏倚。

3. 试验为前瞻性研究,在整个试验过程中,研究者直接观察和测定研究对象的反应和结局,并将实验组和对照组同步进行比较,最终能做出肯定性的结论。

### 二、局限性

1. 实验设计和实施条件要求高、控制严、难度较大,但在实际工作中有时也难以完全按照设计要求实施。

2. 有时受干预措施适用范围的约束,所选择的研究对象代表性不够,以致会不同程度地影响实验结果推论到总体。

3. 研究人群数量较大,实验计划实施要求严格,随访时间长,因此依从性不易保证,影响实验效应的评价。有时可涉及医德问题。

(马翔宇　邹　娜　吴　龙)

## 思考题

1. 什么是实验流行病学？其特点是什么？
2. 实验流行病学的主要偏倚及控制方法是什么？
3. 实验流行病学研究中随访的内容应包括哪些？
4. 为什么临床试验须遵循"随机化分组"原则？

## 参 考 文 献

[1] 詹思延.流行病学.7版.北京:人民卫生出版社,2012.
[2] 陈清.流行病学.北京:北京大学医学出版社,2013.
[3] Beaglehole R,Bonita R,Kjellstrom T. Basic Epidemiology. World Health Organization,2007.
[4] Brownson RC,Petitti DB. Applied Epidemiology,2nd ed. Oxford University Press,2006.
[5] 任涛,詹思延,沈霞.流行病学研究中的偏倚与混杂.中华流行病学杂志,2004.
[6] Mark Woodward. Epidemiology:Study Design and Data Analysis,3rd ed. CRC Press,2013.

# 第 24 章

# 传染病流行病学

> 【学习目的与要求】
> 了解传染病流行病学的重要性;理解 21 世纪传染病新的流行特点、传染病的感染过程及感染谱;掌握传染病流行过程的基本环节、传染源、疾病监测、检疫等基本概念;掌握通过呼吸道、食物、饮水途径传播疾病的流行病学特点;掌握传染病的预防和控制主要措施。

传染病流行病学(infectious disease epidemiology)是研究传染病在人群中发生、发展及分布规律和影响分布的因素,并制定预防、控制和消灭传染病的对策与措施的科学。

传染病流行病学在维护人类健康中起到了重要作用,自 1854 年,John Snow 对伦敦霍乱流行进行开创性的流行病学工作以来,传染病流行病学已经取得巨大的进展。尤其是在 20 世纪中后叶,由于各种有效的疫苗、抗生素、消毒和杀虫等措施的应用,以及免疫计划的实施和推行、医疗卫生条件的改善,一些传染病作为病种(如天花、雅司病、脊髓灰质炎、麻风、麦地那龙线虫病等)已经或即将被消灭,一些常见的传染病、寄生虫病的发病率和病死率在世界各国也都有不同程度的下降,疾病谱和死亡谱亦显示慢性非传染病排列在传染病之前。但当前传染病仍是全世界第二位死因(美国第三位死因)及导致暂时丧失健康的第一位原因,仍是世界上未成年人的首要死因。尤其 20 世纪 80 年代后,众多有利于传染病的流行因素的存在,如生态及环境变化、人口特征与行为、国际旅行和商业、食物供应全球化、输血及器官组织移植、公共卫生措施的失败等,传染病疫情重新抬头,且呈现出明显全球化趋势。WHO 总干事中岛宏博士在《1996 年世界卫生报告》中就告诫说:"我们正处于一场传染性疾病全球危机的边缘,没有哪一个国家可以免受其害,也没有哪一个国家可以对此高枕无忧。"2002 年至 2003 年的严重急性呼吸综合征(SARS)、2014 年登革热和埃博拉出血热疫情等更是为人类敲响了警钟,传染病仍是 21 世纪各国主要公共卫生问题,其防治工作的形势更为复杂、艰巨。

从部队监测的疾病的发病谱和发病率看,传染病总的发病率呈现下降趋势,但年平均发病率维持在 2% 以上,传染病依旧是部队平时、战时非战斗减员的主要原因之一,因此,传染病的防控工作仍旧是部队卫生工作的重点。

# 第一节 21世纪传染病的流行特征

由于科学技术的进步,社会和环境因素的改变,对传染病有了进一步的认识,21世纪传染病出现了许多新的特征。

## 一、新发现的传染病和病原体不断出现,部分新传染病已在全球流行

随着分子生物学理论和技术的发展,人类对传染病有了更深入的认识和了解,自1975年至2003年,新发现约40多种新传染病病原体(表24-1),并且部分传染病已经在全球呈流行趋势(如AIDS、O139霍乱等),严重威胁人类健康,对全球形成新的威胁。

表24-1 1975-2003年新发现的传染病的病原体及其所致疾病

| 发现年代 | 病原体 | 所致疾病或主要症状 |
| --- | --- | --- |
| 1975 | 细小病毒B19 | 5号病,慢性溶血性贫血中的再障危象 |
| 1976 | 隐孢子虫 | 隐孢子虫病,急性小肠结肠炎 |
| 1977 | 埃博拉病毒 | 埃博拉出血热 |
| 1977 | 嗜肺军团菌 | 军团菌病 |
| 1977 | 汉坦病毒 | 肾综合征出血热 |
| 1977 | 空肠弯曲杆菌 | 空肠弯曲菌肠炎 |
| 1977 | 丁型肝炎病毒 | 丁型肝炎 |
| 1980 | 人嗜T淋巴细胞病毒Ⅰ型 | T细胞淋巴白血病 |
| 1981 | 金黄色葡萄球菌毒素 | 中毒性休克综合征 |
| 1982 | 大肠埃希菌O157:H7 | 出血性结肠炎 |
| 1982 | 伯氏疏螺旋体 | 莱姆病 |
| 1982 | 人嗜T淋巴细胞病毒Ⅱ型 | 毛细胞白血病 |
| 1983 | 人免疫缺陷病毒(HIV) | 艾滋病 |
| 1983 | 幽门螺杆菌 | 消化性溃疡 |
| 1986 | 环孢子球虫 | 环形孢子虫病 |
| 1988 | 人疱疹病毒6型(HHV-6) | 突发性玫瑰疹 |
| 1989 | 查菲欧利希体 | 人欧利希病 |
| 1989 | 丙型肝炎病毒 | 丙型肝炎 |
| 1990 | 戊型肝炎病毒 | 戊型肝炎 |
| 1992 | O139霍乱弧菌 | O139霍乱 |
| 1992 | 巴尔通体 | 猫抓病,杆菌性血管瘤病 |
| 1993 | Sin nombre病毒 | 急性呼吸窘迫综合征 |
| 1993 | 家兔脑胞内原虫 | 弥漫性疾病 |
| 1994 | 人粒细胞埃立克体 | 人粒细胞埃立克体病 |
| 1994 | Sabia病毒 | 巴西出血热 |
| 1994 | 马麻疹病毒 | 间质性肺炎、无菌脑膜炎 |

(续　表)

| 发现年代 | 病原体 | 所致疾病或主要症状 |
| --- | --- | --- |
| 1995 | 人疱疹病毒-8 | AIDS 卡波西肉瘤 |
| 1995 | 庚型肝炎病毒 | 庚型肝炎 |
| 1996 | 牛海绵状脑病毒 | 牛海绵样脑病、克雅病 |
| 1997 | TT 病毒 | TTV 肝炎 |
| 1999 | 尼巴病毒 | 病毒脑炎 |
| 1999 | SEN 病毒 | SEN 病毒性肝炎 |
| 2002 | 冠状病毒 | SARS |
| 2003 | H5N1 | 高致病性禽流感 |

根据新发现的传染病存在历史及被发现过程，可将其分为三类：

第一类：疾病本身早已为人所知存在，以前未被认为是传染病，如消化性溃疡、T 细胞淋巴白血病、突发性玫瑰疹等。

第二类：疾病在人间早已存在或可能早已存在，但最近才被发现和认识，如莱姆病、戊型肝炎、丙型肝炎等。

第三类：疾病以往在人间可能不存在，确实是新出现的传染病，如 AIDS、O139 型霍乱、SARS 等。

由于人类对大多数新发现的传染病尚无充分的认识和研究，目前缺乏有针对性的有效预防和治疗手段，部分新传染病（如 AIDS 等）已经在全球迅速传播，对人类的健康和生命构成严重危害。

## 二、一些曾经被有效控制的传染病又死灰复燃

20 世纪中叶，抗生素、疫苗、消毒和杀虫措施等的应用，以及免疫计划的实施和推行、医疗卫生条件的改善，很多传染病尤其烈性传染病的发病率和病死率得到有效控制，但目前由于多方面的原因（如政策导向、预防措施失败、对传染病的重视程度下降及有利于传染病发生流行因素等），导致很多本已经控制较好的传染病疫情重新抬头。

自 20 世纪 50 年代后，世界各地及我国的鼠疫发病率均有明显下降，但由于种种原因，从 1980 年开始世界范围内鼠疫发病率呈逐步上升趋势。近年在非洲、北美洲、亚洲和拉丁美洲的一些国家和地区常有鼠疫小流行或暴发。一些国家和地区在鼠疫沉寂几十年后死灰复燃，我国云南省鼠疫静息了 30 多年后于 1983 年又出现鼠间鼠疫大流行；印度沉寂 30 年的鼠疫于 1994 年在苏拉特、孟买等大、中城市暴发，疑似病例 5150 人，数百人死亡。

由于控蚊措施失败，在拉丁美洲重新出现古典型登革热，1995－1996 报道病例超过 50 万。东欧由于预防接种失败已导致白喉、脊髓灰质炎流行。由于预防接种的疏忽，导致拉丁美洲和非洲撒哈拉地区黄热病暴发，1987－1991 年报道病例 18 735，死亡 4522 例。

由于人口增加、污水排放、供水不足，导致 100 年内无霍乱病例报告的拉丁美洲在 1991 年出现暴发疫情，秘鲁在 1991 年发病人数超过 32 万，死亡约 3000 人；1996 年，拉丁美洲报告病例超过 140 万。1992 年，O1 群霍乱引起第 7 次霍乱大流行，68 个国家报道病例 46 1783，死亡

8027例。

再如性传播疾病,近20年,全球亦呈明显上升趋势。在西欧,1980—1991年,淋病发病率已降到20/10万,但1995—1997年发病率增长32%~35%。新中国成立后,通过各种措施,将性病发病率已经控制到极低的水平,据中国疾病预防控制中心(CDC)的数据,近20年来,我国性传播性疾病(包括梅毒、淋病、软下疳、性病性淋巴肉芽肿、腹股沟肉芽肿、尖锐湿疣、非淋菌性尿道炎、艾滋病)报道的发病率每年以20%~30%的速度增加。专家估计,CDC的患病统计人数仅占实际患病人数的10%左右。

### 三、对抗生素耐药的病原性细菌、病毒和寄生虫日益增多并扩散

由于抗生素的不规范应用、病原体进化、自然选择等因素使当前耐药传染病不断增加和扩散,直接导致抗生素的使用寿命缩短,使感染者的死亡危险性加大,疾病的流行时间延长,极大地浪费卫生资源。如果发生多重耐药性,人类面临的情况将会与抗生素诞生前的年代相似,成为控制传染病的一重大障碍。

当前传染病病原体耐药性逐年严重,如湖南省对霍乱弧菌耐药监测发现,在1997年霍乱弧菌对复方新诺明、四环素、红霉素耐药率分别为5.8%、2.9%和2.9%,但2005年耐药率分别达到75.61%、100%、97.56%。2004—2006年对大肠埃希菌耐药性监测发现,对临床常用18种抗生素的耐药率为7%~89%,但每种抗生素的耐药率均呈逐年上升趋势。1994—1997年WHO/IUATLD在35个国家和地区统计表明:结核病的初始耐药率为9.9%(2%~41%),获得性耐药率为5.3%~100%,耐多药率为0~54%,耐药(耐多药)结核病的蔓延成为结核病疫情快速回升的主要原因之一,成为控制结核病的主要障碍。

### 四、人为传染病的威胁在增加

利用生物技术改变现有病原微生物的生物学特性(如抗原性改变、抗药性增加等),形成新型病原体,一旦在战争中被使用或被用于生物恐怖活动,将对人类造成极大威胁。

### 五、少数传染病将得到控制并最终消灭

继天花消灭后,在WHO下成立了一个国际消灭疾病特别工作组(international task force for disease eradication,ITFDE)。这个工作组1989—1992年曾多次开会讨论下一步消灭病种的选择问题。工作组从94种传染病中筛选出29种作为消灭的候选对象,最后确定6种病作为消灭疾病的候选病种,即:脊髓灰质炎、麦地那龙线虫病、淋巴丝虫病、腮腺炎、风疹、绦虫病。工作组认为前两种病(即脊髓灰质炎和麦地那龙线虫病)"可以消灭",后4种病(淋巴丝虫病、腮腺炎、风疹、绦虫病)"可能消灭"。相信通过国际合作和努力,采取疫苗预防、治疗病人等综合措施,以上传染病在不久的将来也会像天花一样被控制直至消灭。

### 六、传染病全球化趋势明显

传染病问题向来就不只是某个地区、某个种族或某个国家的事情,而具有全球性。由于交通的便利、商贸、国际旅游、食品供应全球化等因素导致传染病全球化趋势更加明显。传染源从一个国家到达另一个国家,所需要的时间往往比传染病的潜伏期还要短,频繁的人口流动使得传统的隔离方式根本无法生效,也使得一国暴发的传染病会迅速地传播到其他地区。WHO 在《2007 年世界卫生报告》指出,每年有超过 20 亿人乘飞机旅游,"在某一地区暴发或传播的疾病,在短短几个小时后极有可能会威胁到另一地区的人们"。近年 SARS 和禽流感的全球暴发,使这一认识得到广泛认同,传染病全球化推动了国际卫生合作,使传染病的防治前所未有地依赖国际合作。

## 第二节 传染病的感染过程及感染谱

感染过程是指病原体进入宿主机体后,与机体相互作用的过程,受宿主和病原体自身等因素影响,感染的结局(感染谱)差异较大,其中出现临床症状、体征者称为传染病病例。了解感染过程和结局对于传染病的防治有一定意义。

### 一、病原体

传染病的病原体包括所有微生物学种类,不同种类和型别的病原体有其特异的病原学特性(请参考微生物学、寄生虫学、病毒学及免疫学教材等),其引起的感染过程也存在明显差异。了解与传染病流行病学相关病原体的特征,对于疾病防治有一定帮助。

病原体的致病力(pathogenicity)、毒力(virulence)和传染力(infectivity)是影响疾病发生和传播的重要因素。病原体的致病力是病原体引起宿主患病的能力,通常以病原体引起疾病的具有临床症状的病例数与暴露于病原体的人数之比来测量。病原体毒力表明疾病发生后的严重程度,通常以严重病例数或致死数与所有病例数之比来测量。传染力是指病原体在宿主机体内定居、繁殖,引起感染的能力;病原体的感染量(infective dose)和续发率(secondary attack rate)是反映病原体传染力的重要指标。病原体的感染量是指病原体引起易感机体感染所需的最小剂量。不同病原体的感染量差异较大,如痢疾杆菌只需 5~10 个即可引起易感者感染,而伤寒杆菌则需要 100 个以上。一个家庭、一个病房、托儿所一个小班或部队一个班内等,发生传染病时,继首发病例后,在最短至最长潜伏期之间发病的病人为续发病例(二代病例),以续发病例数为分子,以首发病例的易感接触者总数为分母,以百分数表示,称为续发率。

通常病原体侵入宿主的机体有相对特异的途径(如消化道、呼吸道、皮肤、黏膜、血液等),同时在机体内有较恒定生长、繁殖的器官或部位(如胃、肠、肺等),病原体进入机体并在一定部位开始生长和繁殖,即机体出现该病原体的感染,若病原体繁殖代谢破坏超过了机体生理代偿,则出现临床症状和体征。其中能够排除大量病原体的部位对于疾病传播有较大意义,了解病原体的感染途径和感染部位对于传染病有针对性的预防和治疗有重要指导意义。

## 二、感染谱

宿主机体感染病原体后,所产生的结局受多方面的因素影响,如机体一般状况、感染病原体的种类、数量、免疫状况及环境因素等,其范围可以从隐性感染到严重的临床症状或死亡(图24-1)。宿主机体对病原体反应的轻重程度称为感染谱(spectrum of infection),又称感染梯度(gradient of infection)。传染病的感染谱差异明显影响传染病的流行特征和相应的预防控制疫情措施。不同传染病具有不同的感染谱,一般可概括为以下三大类。

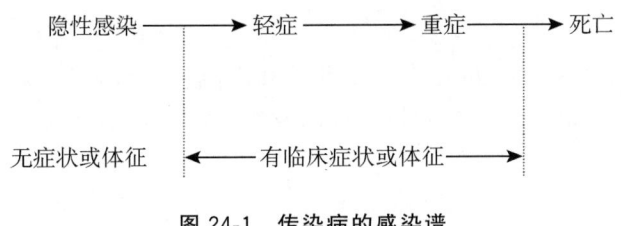

图 24-1 传染病的感染谱

1. **以隐性感染为主** 部分传染病病原体感染宿主机体后,在其体内生长繁殖,并可排出来引起其他宿主感染,但其中隐性感染者所占比例远远大于显性感染者,如结核病、流行性脑脊髓膜炎、脊髓灰质炎和 AIDS 等,通常在流行病学上把这种感染状态称为"冰山"现象(iceberg phenomenon,iceberg concept)。其中所能观察到有明显症状与体征的病人如同冰山外露于海面上的尖顶部分,而感染的绝大部分在临床上无法观察到,如同隐于海平面之下庞大的山体。如 AIDS 感染谱的"冰山"现象(艾滋病病例:ARC:HIV 感染者的比例大致为1:10:100)。

由于隐性感染者能向外界排出病原体,具有传染性,但自身无临床症状和体征,需要大规模的流行病学调查、实验室检查才能发现感染者,对于该类传染病疫情控制较难。

2. **以显性感染为主** 宿主感染病原体后,多数出现明显临床症状,即大多数呈显性感染,而隐性感染只有一小部分。其中少数有严重症状或导致死亡,如麻疹、水痘等。显性感染为主的传染病易于发现大多数传染源,采取早期隔离治疗传染源,对于疫情的控制效果明显。

3. **大部分感染者以死亡为结局** 少数传染病一旦感染发病,无有效治疗措施,绝大部分感染者呈现严重临床症状,最终死亡,如狂犬病等。以死亡为结局的传染病病死率高,影响该病的死亡率,对患者个体危害性大。

## 第三节 传染病的流行过程

病原体从已受到感染的人或动物排出,在外环境经历一定历程与途径,侵入易感者体内形成新的感染,并不断发生、发展,传染病才能在人群中传播和流行,这个过程称为传染病的流行过程。传染源、传播途径和易感人群是构成传染病流行过程的生物学基础,是流行过程的三个基本条件(环节),它们必须密切联系、相扣成环,并在自然因素与社会因素作用下,传染病才能在人群中得以流行(图24-2),采取措施切断三个基本环节的联系,控制影响三个环节的自然和社会因素,传染病在人群中的发生和流行就会得到控制。

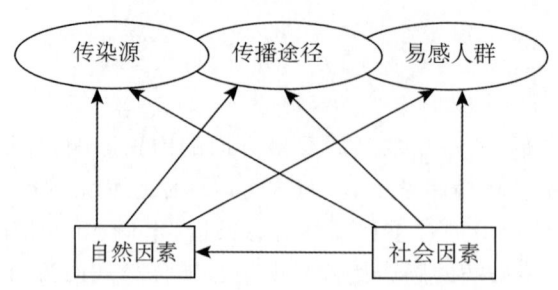

图 24-2 传染病流行的生物学基础

熟悉和掌握传染病流行过程的三个基本环节和影响流行过程的两因素,是正确制定防疫对策与措施的理论基础,对于预防控制传染病的发生与流行有十分重要的意义。

## 一、传染源

**(一)传染源的概念**

传染源(source of infection,resevoir)是指体内有病原体生长、繁殖,并能排出病原体的人和动物。根据该定义,作为传染源必须具备的条件是:①必须是人或动物;②且人或动物体内病原体能生长、繁殖;③能排出病原体。据此可避免将受到病原体污染的水、食物、土壤等的传播媒介作为传染源。

**(二)传染源的类型及其流行病学意义**

不同类型的传染源在流行过程中的流行病学意义不一样,了解传染病的传染源种类有助于提高采取防治措施的针对性和有效性。通常传染源包括传染病患者、病原携带者和受感染的动物三种类型,判断它们的传染源流行病学意义大小主要依据:① 传染源排出病原体的特征,如数量、传染力和感染力等;② 传染源活动范围、卫生习惯、接触易感者的数量等;③ 被接触者的卫生习惯、免疫状态等。各类传染源的流行病学意义分叙如下。

1. 传染病患者　传染病患者通常是最主要的传染源,有些传染病如天花、麻疹、水痘等患者则是唯一传染源。传染病患者各期病程和不同病情作为传染源意义不一样。

(1)患者各病期的流行病学意义

①潜伏期(incubation period):自病原体侵入机体至最早出现临床症状这段时间称为潜伏期,是传染病重要流行病学特征之一。有的传染病患者潜伏期内不排出病原体,因此不具有传染性,有的传染病患者于潜伏期末可排出病原体而具传染性,如流行性感冒、麻疹、病毒性肝炎、霍乱等。通常各种传染病有较固定的潜伏期,短至数小时者(如葡萄球菌引起的食物中毒潜伏期为 2~4h),长的可达数月,甚至数年(如麻风病、狂犬病等)。同一种疾病不同病例潜伏期亦有长短,但在一定范围内变动。了解传染病的潜伏期有以下流行病学意义。

a. 潜伏期的长短能够影响疾病的流行特征:一般潜伏期较短的传染病流行趋势往往十分迅猛,很快即达高峰,常呈暴发型,表现为来势猛,平息快,如流行性感冒等;而潜伏期长的传染病的流行持续较久。

b. 根据潜伏期可判断患者受感染的时间：发病时间往前推一个最长或最短潜伏期,可判断病例可能感染时间（暴露时间）,据此可进一步判断可能的传染源和传播途径。

c. 根据潜伏期的长短确定接触者的检疫期限：一般检疫期限为常见的潜伏期增加 1~2d。对危害严重的传染病的留验或检疫时间需按最长潜伏期来确定。

d. 根据潜伏期可确定免疫接种的时间：如麻疹的易感接触者,只有在潜伏期最初 5d 内实施被动免疫效果才最佳。

e. 根据潜伏期评价某项预防措施的效果：如实施某项预防措施以后,经过一个潜伏期后发病数下降,则认为可能与该预防措施有关。

潜伏期计算方法：主要依据暴发时,由于其同源性感染且暴露时间相同,可精确计算其各患者出现最早症状的时间,通过几何平均数求得其平均潜伏期,最早与最晚发病者分别距暴露时间点即为最短或最长潜伏期。此外,平均潜伏期以中位数也可表示,一般不用算术平均数,因潜伏期大多呈偏态分布,少数潜伏期长者,对计算平均潜伏期影响大。

②临床症状期（clinical stage）：临床症状期是指出现该病特异性症状和体征的时间。通常在该期间病原体在体内繁殖最多,一般该病期内患者症状（如咳嗽、喷嚏、腹泻等）明显,有利于排出大量病原体而具较强的传染性,因此本期患者是重要传染源,若发现和隔离治疗不及时,其传染源意义较大。部分传染病（如病毒性甲型肝炎、麻疹、水痘、百日咳等）临床症状出现不久,就中止向外排出病原体,其传染源作用就明显下降。同时,本期患者的传染源作用还取决于病情和活动范围等的特点,如轻型、不典型的患者,常因诊断不易,不能早期发现而未给予隔离与治疗,可自由活动,其传播作用就大;若患者从事饮食、饮水和保育工作,其流行病学意义就很大。而重症患者,一般需卧床,隔离治疗较易做到,其传染源作用就受到了限制,但需人护理,若隔离和探视制度不严格、执行不力,仍可导致传播。慢性患者排菌时间较长,如肺结核、慢性菌痢、慢性活动性肝炎等,由于可不断地或间歇性地排出病原体,对周围人群的危害时间较长,且行动自如,管理较难,传染源作用亦较大,应给予必要的重视。

③恢复期（convalescent stage）：在此期患者临床症状消失,机体产生免疫力,传染性逐渐减弱乃至消失,如天花、麻疹、甲型肝炎恢复期的患者不再是传染源。但有些传染病如菌痢、伤寒、白喉、乙型肝炎等在症状消失后仍可排出病原体,有的持续时间较长,甚至终身,而成为病后携带者,如慢性伤寒带菌者。这些恢复期患者其传染源作用不可忽视。

④传染期（infection period）：指病人能排出病原体的整个时间。传染期的长短因病而异,可通过病原学检验和流行病学调查来确定。传染期短的疾病其续发病例呈簇状出现,每簇病例之间的间隔相当于该病的潜伏期。传染期长的疾病,续发病例常陆续出现,持续时间较长。根据传染期可确定传染病的隔离、消毒的期限,并为追溯接触者或传染源,判断传播途径提供科学依据。

(2) 不同临床类型患者作为传染源的流行病学意义：根据患者的临床表现和病程长短,可把患者分为典型、非典型、急性、慢性,这些临床类型的患者,作为传染源的意义是不同的,简述如下。

①急性典型患者：其特点是排出病原体次数多、数量大、传染性强,故是重要的传染源,但是由于症状典型,易被发现而被隔离,且症状明显病情较重,常需卧床休息活动范围有限,故在一定程度上减弱了其传染源作用。

②急性非典型患者(主要为轻型患者)：此类患者往往数量多，症状轻而不典型，极易发生误诊与漏诊，容易疏于管理，行动如常，故往往是重要传染源。

③暴发型患者：由于病情危重，常需抢救，活动甚少，如暴发型菌痢，故其传染源意义不大。

④慢性患者：如结核病、慢性菌痢、慢性乙型肝炎等可长期排出病原体，活动又如常，管理较困难。常是构架两次流行间的桥梁和病原体得以在人间保存的宿主，故须予以特别的注意，尤其是不得从事某些易于传播病原体的职业，并对其进行定期的体检，严防传播。

2. 病原携带者(carrier)　指没有任何症状，但能排出病原体使他人感染者，故只能借助于病原学检验，才能发现与确定，病原携带者是一个统称，因其所带的病原体不同而相应地称带菌(细菌)者、带病毒者、带虫(寄生虫等)者。传染病的急性、慢性与隐性感染者均可转变成病原携带者，它是病原体的致病作用与机体的抵抗力处于相对的暂时的平衡状态。病原携带者排出病原体数量比病人少，但携带者因缺乏症状而不易被发现，且能自由活动，有时可成为重要的传染源，甚至引起疾病的暴发，一般可分为潜伏期、恢复期及健康病原携带者三种。

(1) 潜伏期携带者(incubatory carrier)：指感染后至临床症状出现前已能排出病原体的人，有学者认为是传染病的前驱期。如麻疹、水痘、百日咳、霍乱、伤寒、菌痢、甲型肝炎等多种传染病，实质上多属于传染病患者的前驱期携带。

(2) 恢复期病原携带者(convalescent carrier)：指临床症状消失后仍能排出病原体的人，如白喉、伤寒、乙型病毒性肝炎。多数传染病人在恢复期病原携带状态持续时间较短，携带者持续 3 个月以内，称暂时病原携带者(transitory carrier)，可视为疾病尚未痊愈。超过 3 个月称慢性病原携带者(chronic carrier)，有的可持续多年甚至终生。我军慢性携带者以菌痢和伤寒较多见，曾有引起这些疾病暴发或流行的报道，故应加强对慢性病原携带者的检出与管理工作，并做好健康教育。

(3) 健康携带者(health carrier)：是指没有某种传染病病史，但能排出病原体者。多为隐性感染的结果，一般只能用试验方法证实，但隐性感染不一定均为健康病原携带者。其特点是：携带时间短，排病原体数量少，所以作为传染源意义不大，但有些传染病如流脑、白喉、猩红热、百日咳、霍乱、乙型肝炎等传染病，由于健康携带者的数量甚多，其传染源的作用就不应忽视。

病原携带者其传染源作用的大小，取决于排出病原体数量的多寡、携带时间的长短、携带者所从事的职业、个人卫生知识水平与习惯、社会活动范围与频率、环境卫生及卫生防疫措施等诸因素。部队中对从事饮食、饮水及托幼工作的人员要注意是否有病原携带者，尤其是慢性携带者存在与否。对病原携带者的检出和管理，不应凭一、二次检验结果而判定是否处于携带状态，因携带者有间歇排病原体现象，而检验技术和方法的特异性、敏感性影响也较大，故在实际卫生防疫工作中应给予多次反复检查，便于做出准确判断与严格管理。

### (三) 动物传染源(animal reservoir)

目前已证实以动物为主要传染源的疾病有 200 余种，人感染以动物为主要传染源的疾病称为人畜共患病(anthropozoonosis)，对人有重要意义的约 90 种。

人类与动物间相互感染的传染病存在下述四种情况。

第一类是人类特有，但动物可感染的传染病：疾病一般在人群中传播，病原体在人间的流行过程中实现其种族延绵，在特殊情况下可使动物感染发病，但动物是传染的生物学死角或盲端,如人型肺结核、阿米巴痢疾等。

第二类是动物特有,人可以感染的传染病:病原体主要在动物中保持延续,在个别情况下波及人间使人感染发病,但人是传染的生物学死角或盲端,如鼠疫、钩体病、病毒性出血热、森林脑炎等。

第三类是人畜共患的传染病:病原体可寄生于人,也可寄生于动物,且均可独立实现其种族的延绵,如血吸虫病。

第四类是真正人畜共患病:病原体必须以人和动物分别作为终宿主和中间宿主,病原体在人与动物间的流行过程有严格的衔接性,且相互依赖缺一不可,例如牛绦虫病、猪绦虫病等。

第二、三类中受感染动物均可起传染源作用,其传染病学意义大小,主要取决于人们与受感染动物及其排泄物、分泌物和动物产品接触机会、频度与密切程度,以及作为传染源动物的种类、密度与感染情况有关。

可作为传染源的动物与其相应可传播的传染病举例如下。

1. 家畜与家养动物

牛、绵羊:炭疽、布氏杆菌病、钩体病、血吸虫病。

山羊:布鲁菌病、血吸虫病。

马、驴、骡:炭疽、狂犬病、马鼻疽病、放线菌病等。

骆驼:炭疽、狂犬病、鼠疫、乙型脑炎。

猪:钩体病、乙型脑炎、布鲁菌病、旋毛虫病、绦虫病、空肠弯曲菌肠炎。

犬:狂犬病、黑热病、钩体病、蜱传斑疹伤寒、棘球蚴病。

猫:弓形虫病、空肠弯曲菌肠炎。

2. 野生哺乳动物　受地理、气象因素影响较大,野生哺乳动物只存在于一定地区,其所传播的传染病表现有严格地区性和明显的季节性特点,多为自然疫源性传染病。

野兽:如狼可传播狂犬病、钩体病。

鼠类:鼠疫、钩体病、流行性出血热、弓形虫病、狂犬病、野兔热、鼠咬热、莱姆病等。

3. 鸟类　乙型脑炎、森林脑炎、鸟疫、空肠弯曲菌肠炎。

4. 吸血节肢动物——附加传染源(additional reservoir)　病原体可经卵传给子代而起传染源的作用。蜱:森林脑炎、蜱传回归热;螨(革螨与恙螨):森林脑炎、流行性出血热、恙虫病。

受染动物将传染病传给人的主要原因有:①被患病动物咬舐所致如狂犬病;②饲养或护理病畜受到感染如炭疽、布鲁菌病;③接触被感染动物污染的水或土壤,如血吸虫病、钩体病、钩虫病;④吸血昆虫的叮咬,如恙虫病、森林脑炎、鼠疫;⑤宰杀动物或加工处理畜产品,如布鲁菌病、炭疽;⑥食用病畜的肉和乳,如结核病、绦虫病。

## 二、传播途径

### (一)基本概念

病原体作为维持一个生物种的存在,需要适应在宿主机体的一定部位发育、繁殖,并且也适应在宿主机体外的自然条件下暂时存活,尔后再侵入下一个新宿主,循此世代绵延,这整个过程在流行病学中称为传播机制(mechanism of transmission)。传染病的传播机制可概括为三个阶段:①病原体自宿主机体排出;②病原体停留在外界环境中;③病原体侵入新的易感宿主体内。病原体由传染源体内排出后,在侵入新的宿主之前,在外界所经历的路径谓之传播途径(route of transmission),而在外界参与病原体传播的各种物体,则称之为传播因子或传播媒介,如水、食物、空气、日用品、土壤、节肢动物等。

### (二)传播途径及其流行病学特征

通常传染病有其主要传播途径,经不同途径传播的传染病可表现出完全不同的流行特征;但同种传染病可通过不同的途径传播,如炭疽可经皮肤、消化道、呼吸道传播。即使同种传播途径在不同的时间、地区和人群中可表现出不同的流行特征。

掌握和了解各个传染病可能的传播途径和各种途径传播所引的流行特征,在流行或暴发已经发生时,可根据流行特征来判断本次流行或暴发是经何途径实现的,以便及时采取针对性的切断传播途径措施,制止其蔓延及扩散。也可通过传播途径推断出流行病学特征,以便快速、有针对性地采取防控措施。

按空间可将传播方式分为三种类型。①水平传播(horizontal transmission):多数传染病属此类,即传染病在人群中,个体与个体或群体间以水平方式进行传播。②垂直传播(vertical transmission):某些传染病的病原体在产前、产中及产后通过母体传递给子代的传播方式。③"Z"型传播:即水平传播和垂直传播两种方式互相交叉出现或并存的传播。

传播途径按具体传播媒介,可分为空气传播、水媒传播、食物媒传播等,主要传播途径及其流行特征如下。

1. 空气传播(air-borne transmission)  呼吸道传染病主要依靠三种类型的微粒传播,即飞沫、飞沫核和尘埃。

(1)飞沫传播(droplet transmission):当呼吸道传染病患者或病原携带者大声说话、咳嗽、喷嚏时,含大量病原体的飞沫经口、鼻,随气流喷出体外,此时,若有易感者在现场,易被易感者直接吸入而造成感染,称之为飞沫传播,此种传播多发于 1.5~2m 的近距离内,由于其不借助于任何媒介物参与,故可属于直接接触的传播方式。病原体抵抗力较弱的呼吸道传染病如流行性感冒、流行性腮腺炎、麻疹、流行性脑脊髓膜炎等,主要通过此种传播方式传播。

(2)飞沫核传播(droplet nucleic transmission):若飞沫飘浮于空气中,表层水分被蒸发而形成由蛋白质所包绕的干外壳,内含有病原体,称为飞沫核,此核直径为 $2~10\mu m$,可在空气中飘浮较长时间并随空气流动飘至较远的距离,当易感者吸入此种飞沫核而导致感染时,称为飞沫核传播,病原体抵抗力较强的呼吸道传染病如白喉、猩红热、结核病等均可经此方式传播。

(3)尘埃传播(dust transmission):传染源排出的分泌物(痰和较大的飞沫)散落于地面或物体表面干燥后变成为尘埃,由于人们的活动(如清扫、走动等)和起风(包括机动车辆行驶引起的气流)等的作用,使尘埃被扬起,此时,易感者吸入此种带有病原体的尘埃引起的感染,称为尘埃传播。耐干燥的结核杆菌、炭疽杆菌等可借此方式传播。

经空气传播的呼吸道传染病流行特征:①多数传染病表现有季节性升高,以冬季多见;②传播途径易于实现,儿童时期常患,病后免疫力持久的传染病更是如此;③发病与居住条件的拥挤程度有关,一般有明显的城乡差别;④传播迅速、广泛,发病率高,若社会免疫屏障低时易形成流行、大流行、暴发等多种流行形式;⑤由于病后免疫持久或病原体变异的关系而有周期性表现,如麻疹、流行性感冒等。

2. 水媒传播（water-borne transmission）

（1）饮用水传播：是肠道传染病的主要传播方式之一，饮用水源被污染原因很多，如含有病原体的粪便、垃圾、污水、生活废水直接排入水源；或因雨水（尤其是暴雨、洪水冲刷地面）、融雪水冲入水源；经破裂的自来水管渗入集中式给水系统等。

①影响饮用水传播的因素如下。a. 病原体的种类及存活条件：主要与病原体在水中存活时间、水温、pH、所含有机物成分与数量等有关。b. 污染的程度：水体污染程度又受众多因素的影响，如取水地点与污染地址的距离；水体面积、体积、流动与否，污染的频度等。c. 供水范围：集中式供水如受到污染危害甚大，如 1955 年 12 月—1956 年 1 月印度德里市集中式给水引起的水型戊型病毒性肝炎流行，病例数达 9.7 万例，其中黄疸患者达 29 300 例。d. 饮用前是否消毒：如某部队自办的水塔自来水受到病原菌一次性污染，由于疏于警惕，未予以消毒又值炎热的夏秋季，引起菌痢水型暴发，发病率达 13.6%，遍及部队的 21 个伙食单位。e. 洪水：如遇洪水泛滥，洪水冲击、淹没化粪池、粪缸、上下水道、垃圾堆等，可使水源受到严重污染，若防疫措施不力，易引起肠道传染病流行。

②经饮用水引起传播的流行特征如下。a. 患者年龄特征为：吃母乳的婴儿外，发病无年龄、性别、职业的差异。b. 患者地区分布特征：与供水范围一致，即患者有饮用同一水源史。c. 若水源系一次性受到严重污染，可呈暴发或流行的态势；若系经常性受到污染，病例可终年连绵不断，发病呈地方性或集簇性的特点。d. 水源经消毒净化或停止使用后，暴发或流行即可平息。

（2）疫水传播（infected water-borne transmission）：地面水为经表皮侵袭（侵袭力较强）的传染病的病原体所污染，谓之为疫水，而人们在疫水中劳动、游泳、洗澡、嬉水时，病原体经皮肤、黏膜而侵入机体造成感染则谓疫水传播，血吸虫病、钩体病等主要经疫水传播。

其流行特征有下列几点：①患者有接触疫水史；②发病有一定的地区性和季节性，患者多见于水网地区、雨季、收获季节；③患者具有一定的职业特征，如血吸虫病多见于渔民和农民或部队游泳和泅渡训练及抗洪抢险等接触疫水的人群中；④当大量易感者进入疫区并与疫水有接触时，可引起暴发；⑤对疫水采取洁治措施或加强个人与集体的防护措施后，可控制发病。

3. 食物媒传播（food-borne transmission） 所有肠道传染病、某些寄生虫病和个别呼吸道传染病如结核、白喉可借被病原体污染的食物而传播。传播病原体的食物媒介种类很多，以各种肉类、乳类、蛋类、瓜果、蔬菜和罐头食品较为常见。

食物被病原体污染的主要原因有两个方面。

（1）食物本身带病原体：如感染绦虫的牛肉、猪肉，患炭疽的牛肉、羊肉，患结核、布鲁杆菌病乳牛的奶；感染沙门菌的家畜肉和家禽的蛋；被甲型肝炎病毒污染而携带病毒的毛蚶等贝类水生动物，在未充分煮熟或生食时可被感染而发病。1988 年春上海市的甲型肝炎暴发，就是生吃或半生吃了携带甲型肝炎病毒的毛蚶所致。

（2）食物在生产、加工、运输、贮存和销售的每个环节中均可被污染，常见原因有：①手被污染后接触食物，或在食品加工过程中砧板、切刀等生熟不分的混用致使食物受到污染；②用污染的水洗涤水果、蔬菜、食具等受到污染；③以含有病原体的鲜粪施肥灌溉供生吃的瓜菜；④由机械性携带病原体的昆虫（如蝇、蟑螂等）与鼠及其排泄物污染食物；⑤经空气、飞沫、尘埃等污染食物。

影响食物传播的因素：①食物的性质：以富含蛋白质的食物为最重要，其次含淀粉多食物所占比重亦较大。它们不仅可供病原体存活,且营养丰富,病原体尚可在其上繁殖。②污染的机会多寡。③污染的程度轻重。④饮食习惯:如喜爱生食或半生食者,若遇食物被病原体污染就易感染,如半生食生鱼粥易感染华支睾吸虫。⑤食品的生产、加工、运输和贮存方式:在这些环节中均可遭到污染,唯受染的概率和程度上有差异。

经食物传播的传染病流行特征:①患者均有进食污染食物的病史,未吃者不发病。②患者的空间分布与食物供应范围一致。作为集体生活的部队,常见患者分布于同一伙食单位而常呈食堂集中现象。③患者在年龄、性别和职业上无差异。④流行类型:与食物被污染的频度和程度及被污染食物的供应量有关,如一次性严重性污染常呈暴发态势,如细菌性痢疾食物型暴发、细菌性食物中毒等,当食物型暴发时不仅病例多,且症状亦较重。⑤停止进食污染食物或采取相应的其他措施后,发病即告停息。如一次进食污染的食物随食物吃完,暴发也就停止。若是具有接触性传播的传染病,当暴发或流行时措施不力或不及时,则可出现"拖尾"现象,如菌痢、伤寒等。

4. 接触传播(contact transmission)

(1)直接接触传播(direct contact transmission):多系病原体从传染源经接触方式直接传递到易感者的传播方式,主要发生于性传播性疾病和狂犬病、鼠咬热、猫抓热等少数动物性传染病,也有学者将飞沫传播列属于此种传播方式。

(2)间接接触传播(indirect contact transmission):多指间接地接触了被病原体污染的物体所导致的传播,其中以手和日用品所起作用最大。间接接触传播可传播多种肠道传染病如菌痢、病毒性肝炎、伤寒、霍乱等,也可传播少数呼吸道传染病如结核、白喉等,以及个别的皮肤传染病如疥疮等。间接接触传播是我军肠道传染病传播的主要方式。

间接接触传播的流行特征有:①病例散在性发生,与传染源接触频度高者多发,可形成聚集性(家庭内、同班组、同室、传染源周围);②流行过程缓慢,全年各月均可发病,无明显的季节性高峰;③个人卫生习惯不良,卫生条件与设施差的地区和单位发病较多;④经严格消毒措施和加强传染源管理及注意个人卫生,可减少本类型传播。

5. 医源性传播(medical transmission or iatrogenic transmission) 多指在医疗单位内,医务人员在诊疗患者时使患者发生的感染。主要是诊疗时,未严格执行必要的规章制度,使用的器械如针头、针筒、穿刺针、导尿管、采血器等被污染,而传播某些传染病。医学实验室感染也属于医源性传播。

医源性传播还包括由于药品、生物制品受到污染而使用时未被发觉所导致的传播,以及器官移植时引起的传播,此类传播相对少见。

6. 虫媒传播(insect-borne transmission) 亦称媒介节肢动物传播(arthropod-borne transmission),有以下两种传播方式。

(1)机械性传播(mechanical transmission):蝇、蟑螂携带肠道传染病的病原体,在它们体表或体内均不发生发育增殖,一般仅存活2~5d,它们在觅食时通过接触、反吐或随粪便排出所携带的病原体而污染食物与食具,当人们在摄食这些被污染的食物或使用这些食具时而被感染。机械性传播还有一种形式是媒介节肢动物的口器被病原体污染,当污染的口器插入人体皮肤,病原体随之进入人体而感染发病,如厩螫蝇可传播炭疽与破伤风。

(2)生物学传播(biological transmission):即经吸血节肢动物传播,是指病原体进入吸血节肢动物体内后,在其体腔或肠腔内经过发育、增殖后才能感染易感者。病原体进入节肢动物后两者的关系可表现为:有的经过增殖但不发育如跳蚤与鼠疫杆菌、蚊虫与乙型脑炎病毒;有的经过发育但不增殖,如蚊虫与微丝蚴;有的既发育又增殖如疟原虫与按蚊,且疟原虫的有性生殖阶段就是在蚊体内完成的。无论此三种形式中的何种,均是完成生活周期所必需的,因此,需要一定时间节肢动物才具有传染性,这段时间称为外潜伏期(extrinsic incubation period)。

生物性的传播方式也有下列三种表现:①吸血节肢动物叮咬易感者的皮肤时,口器接种病原体于易感者体内,此类形式较多见,如疟疾、丝虫病、恙虫病、鼠疫、乙型脑炎、森林脑炎等均属此类。②吸血节肢动物叮咬易感者皮肤后,因抓痒导致皮肤破损而侵入人体。如虱传斑疹伤寒中在虱叮咬吸血时排出粪便,人抓痒时虱粪中的立克次体即经破损皮肤而侵入人体。而虱传回归热则是虱体腔内的螺旋体随虱体破碎由体液排出经破损皮肤(亦为抓痒所致)而侵入人体。③被易感者吞食后而感染,如含复孔绦虫早蚴期(拟囊尾蚴)的跳蚤被人、犬、猫等吞食后,拟囊尾蚴便在这些宿主体内发育成成虫而致感染发病,此方式传播的病种少,机会也少。媒介节肢动物的生物学传播能力取决于节肢动物的形态与生态特点,如活动能力、嗜血习性与频度、繁殖速度、滋生栖息场所、季节消长等诸多因素。吸血节肢动物可传播的疾病种类较多,除鼠疫、疟疾、丝虫病、斑疹伤寒、回归热、恙虫病等外,尚可传播 200 余种虫媒病毒传染病。而且节肢动物对某些传染病如蜱传的森林脑炎、恙虫传播的恙虫病等能将病原体传给子代,使子代具有先天传染性,称为子(或隔)代传播,这些节肢动物并可作为传染源,为区别真正意义的传染源,谓之附加传染源。

虫媒的生物学传播的流行特征:①有较严密的地方性,病例地区分布与吸血节肢动物的地理分布相一致。②常有明显的季节性,与吸血节肢动物季节消长相关。③一般有明显的职业特点,如森林脑炎多见于林区尤其是伐木工作者。④发病年龄上有差异,老疫区由于成年人已具免疫力故病例多见于儿童;而新迁入疫区者常易感染发病。新涌现出或开发处女地而出现的疫区则发病无年龄上的差异。⑤发病开始时间与高峰时间在主要传播媒介开始活动与密度高峰之后,约该病潜伏期加病原体在节肢动物发育繁殖所需的时间即外潜伏期之和。⑥控制媒介节肢动物后,发病可明显下降。

7. 土壤传播(soil-borne transmission) 土壤受病原体污染机会甚多,如传染源的排泄物、分泌物的排放污染,埋葬传染病死亡的人、畜尸体等,以及暴雨、洪水冲刷使贮粪池、缸等溢出均可使土壤受污染。土壤受污染后,一则可保存病原体,如炭疽、破伤风、气性坏疽和肉毒杆菌等的芽胞可较长时间存于土壤中;肠道传染病病原体也可暂时或较久地存在于土壤中。二则给某些寄生虫卵提供发育条件,如钩虫、蛔虫及鞭毛虫等。部队在训练、作战、农副业生产、国防施工中经常接触土壤,如有皮肤破损、战伤就易受到感染。土壤传播传染病意义的大小,既取决于病原体在土壤中存活能力,也取决于易感者与土壤接触的机会和频度,以及个人的卫生习惯等,如皮肤破损者接触土壤易感染破伤风与气性坏疽,儿童玩土壤易感染蛔虫,赤足下地劳作易感染钩虫等。

以上七种传播途径,因病原体是在人与人或人与宿主动物间传播,称之为水平传播(horizontal transmission),是传染病的主要传播方式。

8. 垂直传播(vertical transmission) 即病原体由上一代(母代)的传染源传递至下一代(子代)易感者的传染方式,又称围生期传播或母婴传播。垂直传播又可分为下列几种方式。

(1)胎盘传播:系指感染的孕妇,病原体经胎盘的血流使胎儿受感染,多见于妊娠 1~4 个月的孕妇,病毒可通过胚胎时期的胎盘屏障,细菌则不能,故引起胎盘传播的多系病毒性传染病,如风疹、腮腺炎、麻疹、水痘、病毒性肝炎、流行性感冒、巨细胞病毒及某些虫媒病毒传染病,现已证实,孕妇患风疹,可使胚胎受损导致畸形。而至胎儿期时,不仅病毒,而且某些细菌与原虫也可通过胎盘屏障,此时除上述病毒外,还可感染结核、伤寒、副伤寒、布鲁菌病、钩体病及野兔热等传染病。

(2)上行性传播:系指病原体经孕妇阴道由子宫口到达绒毛膜或胎盘,导致胎儿感染,经此传播的病原体有葡萄球菌、链球菌、肺炎球菌、白念珠菌和单纯疱疹病毒、巨细胞病毒等,可使胎儿的呼吸道、胃肠道、眼结膜(或皮肤)受到感染。

(3)分娩时引起的传播:若产妇产道严重污染,于分娩时胎儿就可能被感染,如淋球菌、结膜炎包涵体、疱疹病毒等可经此方式传播。

在妊娠、产程及产后经喂乳或密切接触由母亲传给婴儿统称为母婴传播或围生期传播,孕妇如感染 AIDS 病毒(HIV),可经子宫内、分娩时、产后致胎儿和新生儿感染,构成了儿童 AIDS 病例的主要感染方式。森林脑炎、恙虫病的传播媒介节肢动物和流行性出血热的带病毒的鼠也可将病原体传递给子代,使子代也具有传染源作用,同样属于垂直传播。

水平传播与垂直传播相互交叉交替出现的传播称为"Z"型传播,如乙型肝炎病毒、HIV 等的传播。

## 三、人群易感性

人群作为一个整体对传染病容易感受的程度称为人群易感性。对某传染病病原体有感受性的人群称之为易感人群(susceptible herd),而对此病原体侵入和传播有抵抗力的人群则称为免疫群体或人群免疫性(herd immunity),群体对某种疾病的易感性取决于组成该人群中易感人群和免疫群体所占的比例大小。易感性对流行过程有一定影响,如一个集体人群对某传染病全为易感者,一旦有该病的传染源输入,又具备传播条件时,则可引起该病的流行甚至暴发;如果该集体中有部分免疫者,则流行过程表现为另一种形式,多以散发或小规模流行,一般不致造成暴发,流行强度与规模的不同是显而易见的。流行过程在强度上可表现为散发、暴发、流行或大流行;流行过程在空间上可表现为地方性、外来性、自然疫源性等,详见有关章节的描述。

通过人工免疫途径,提高群体免疫水平,是控制乃至消灭传染病流行极重要的措施,例如,全球消灭天花和即将消灭的脊髓灰质炎,人工自动免疫起了重要的作用。就个体免疫而言,尚有胎传(先天)免疫、病后免疫和分次免疫。胎传免疫是指母亲的抗体经胎盘传给胎儿,或经母乳传给婴儿,使 6 个月内的婴儿对麻疹、猩红热等传染病不易感。有众多传染病,如麻疹、伤寒、流行性出血热等在病后可获得持久而稳固的免疫力,即病后免疫,通常不会出现二次患病。所谓"分次免疫"是指易感者并未患过有明显临床症状的传染病,但对该传染病病原体有足够的抵抗力,是因受到该病原体小剂量多次的接触或毒力不足以引起临床症状所致,隐性感染就属此列。

由于人群易感性对某些传染性疾病的预防对策与措施甚为重要,因此需要予以监测,常依靠血清学的方法检测人群中抗体水平,来确定其易感性高低。人群易感性高低受下列因素影响。

1. **影响人群易感性升高的主要因素**

(1)易感人口的迁入:如社会上婴儿的出生,6个月以上未经人工免疫婴幼儿积累,使之对许多传染病易感,致使人群易感性升高;人口的快速、大范围流动,居民迁入疫区,因缺乏疫区中某种传染病的免疫力,导致疫区人群易感性升高;部队每年有大批来自祖国各地新兵入伍,来自边远偏僻地区的新兵,对到达新地区的某些传染病缺乏免疫,使部队中诸如流行性腮腺炎、流行性脑脊髓膜炎、乙型脑炎、疟疾等传染病的易感者增多,使流行机会趋增。

(2)免疫人口的减少:社会上老年人口的自然死亡,病后或人工免疫后免疫力自然消退,部队每年老兵复员,均可使免疫人口减少,导致人群易感性增加。

(3)病原体发生变异:病原体抗原发生变异,类似于出现了一个新的病种的病原体,人群普遍缺乏免疫力,从而使人群易感性升高。

2. **影响人群易感性降低的主要因素**

(1)预防接种:按免疫程序有计划地对易感人群进行预防接种,以提高人群的免疫力,是降低人群易感性最重要的措施,如"五苗防七病""十四苗防十五病"的扩大免疫计划的实施,使这些疾病的发病率大为下降。今后传染病的预防、控制直至消灭的过程中,预防接种以提高人群免疫力乃是最基本的对策与措施。

(2)患病或隐性感染后免疫人口增多,绝大多数传染病于病后或隐性感染后会获得一定的免疫力,形成免疫人群,从而降低人群易感性。

(3)人群一般抵抗力提高(如全民健身计划、合理营养等),能有助于人群增强体质使易感性降低。

## 四、影响流行过程的因素

传染病流行过程中必须具备的三个基体条件,同时还需在自然因素和社会因素的作用下,才能互相连接、协同起来起作用,而自然因素和社会因素也只有通过三个基本条件,才能影响流行过程的全貌。

### (一)自然因素对流行过程的影响

影响流行过程的自然因素(natural factor)很多,其中最主要的是气候与地理因素,其他如地质、水文、土壤、动植物等因素。自然因素对不同传染病的流行过程影响不尽相同,多通过对三个基本环节直接作用达到影响流行过程的目的,其中对虫媒传染病、自然疫源性疾病和寄生虫病影响最大。

1. **对传染源的影响** 自然因素可影响宿主(尤其动物)的分布、活动区域和繁殖周期,乃至代谢和体温,同时也影响病原体及其在宿主体内的发育和繁殖周期,因此,自然因素对以动物为主要传染源的自然疫源性疾病影响最为明显。如以黄鼠与旱獭为传染源的鼠疫,黄鼠与旱獭分布栖息于一定的地理环境中,且需冬眠,其出蛰入蛰、活动、交配、繁殖、觅食和分居做巢等均有严格的季节性,因此,鼠间鼠疫有严格时间性,也就决定了人间鼠疫的季节性和地方性。对人作为传染源的传染病,自然因素不及对动物传染病作用明显。

2. **对传播途径的影响** 自然因素对虫媒传播的传染病影响最为显著,地理与气象因素决定了媒介节肢动物的分布、繁殖、栖息、季节消长、活动、吸血等诸多生态习性,又影响到病原体在其体内的发育繁殖,如传播疟疾的按蚊,夏秋季滋生繁殖快、密度高、活动与吸血能力强,而当温度在25～30℃时,疟原虫在按蚊体内发育繁殖快,因此决定了疟疾具有地区性、季节性的分布特点。

气温和气湿可以影响病原体在外界存活时间,如高温、干燥,若再加上光照等可加速依附在各种非生物媒介上病原体的死亡。而冰中的伤寒杆菌可越冬,钩虫的虫卵则需在温暖潮湿的土壤中完成其发育而具感染性,从而决定了传染病的地区与季节分布。

雨量对传播途径影响也很明显,如暴雨冲刷地面导致水源粪便污染,易引发肠道传染病的传播发病,洪涝则可造成钩体病的暴发。

3. 对易感人群的影响　自然因素对易感人群的影响不及影响传染源与传播途径明显。主要影响人们的生活习惯与行为,从而影响受染机会,如夏季天气炎热,人们喜吃冷饮、瓜果、凉菜因而易发生经食物传播的肠道传染病。冬季天气寒冷,人们室内活动多,互相接触密切,加上气温的骤变引起上呼吸道黏膜血管收缩,使局部缺血,降低抵抗力,故在冬季易患呼吸道传染病。

### (二)社会因素对流行过程的影响

社会因素(social factor)包括人类生产、生活条件,医疗卫生状况,经济、文化、宗教信仰、风俗习惯、生活方式、人口密度、人口移动、职业、社会动荡和社会制度等。社会因素对传染病流行过程的影响是十分明显的,不仅直接作用于三个环节影响流行过程,而且还可作用自然因素间接影响流行过程。

1. 对传染源的影响　如卫生防疫机构和传染病院(科)建立,《传染病防治法》的颁布与实施,保证了传染源及时地隔离和治疗,对有效地预防和控制传染病流行起到积极作用。又如许多部队于早春时对餐饮管理人员等实施肠道菌检查,有利于早期发现和管理传染源,减轻了肠道传染病发病和流行的可能性。对献血员筛检HBsAg、疟原虫等有助于防止受血者感染乙型肝炎和疟疾等。凡此,起到了控制和消除传染源的作用。

2. 对传播途径的影响　影响明显,如以"除四害、三管一灭、五改"为中心爱国卫生运动在我国的蓬勃开展,对切断传播途径、控制某些传染病的传播发病与流行起了十分积极的作用。卫生设施和文化知识水平对传染病流行影响明显,尤其是经粪-口传播的肠道传染病,如饮用水质的改善,《食品卫生法》的颁布实施对预防与控制菌痢、伤寒、霍乱等均是有力措施。

某些职业的生产活动易感染一些相应的传染病。如渔、农民易感染血吸虫病、钩体病;伐木工人易感染森林脑炎;牧民易感染布鲁菌病。

风俗习惯可影响某些传染病的发生和流行,如生吃或半生吃某些水产品如鱼、蟹、蝲蛄、毛蚶等,可引起肺吸虫、华支睾吸虫和甲型肝炎等的感染和流行。

3. 对人群易感性影响　社会的预防措施尤其是预防接种是最活跃也是影响最明显的措施,由于全民种痘和定期种痘,消灭了天花,而脊髓灰质炎亦将在我国被消灭。

社会动荡是引起传染病流行的一个重要因素,战争与灾荒条件下,人口大量流动,日常生活与卫生制度难以维持,常可引起传染病的流行,如1966—1967年由于人口流动,引发了流脑在我国的广泛流行。

经济发展、生活水平提高、营养条件的改善、环卫设施的完备等,使人们的体质增强,对诸多疾病包括传染病有了非特异性抵抗力。然而价值观念和精神文明又是影响疾病包括传染病发病与传播的另一重要因素。工业发达国家,依靠其经济实力和良好的卫生设施,使传染病的防治达到一定的水平,传染病的发病率降至较低的标准,但性道德、性解放、性伦理失衡,社会的吸毒和性乱等,致使自1981年美国确诊首例AIDS以来,仅三十几年间,AIDS已经在全球流行。

## 第四节 疫源地与流行过程

### 一、疫源地

1. 疫源地的定义　疫源地(epidemic focus)系指传染源向四周撒播病原体所能波及并可能引起新感染的范围,或传染源向外播散病原体所能达到的地区与范围。疫源地是流行过程的基本单位。

2. 疫源地的分类
(1)疫点(epidemic spot):是指单个疫源地或较少的疫源地,一般一个传染源及其病原体所达到的范围就可构成一个疫源地(疫点),但一个疫源地可存在一个以上的传染源。
(2)疫区(epidemic area):是指若干个疫源地连成片或较大范围疫源地。

3. 确定疫源地范围的条件　疫源地范围也是实施防疫措施的范围,主要依据以下三条。
(1)传染源的活动范围:隔离的传染源活动范围局限,其排出的病原体污染范围相对较小;而可自由活动的传染源及其排出的病原体污染范围相对较广,疫源地范围就大。
(2)传播途径的特点:不同传播途径的实现和传播速度等的差异,导致疫源地范围也不一样。如经水或食物途径传播的疫源地范围局限于病原体污染的水或食物分布区域;而呼吸道传染病由于通过易于实现的空气途径、虫媒传染病通过活动能力强的医学昆虫(尤其如可飞的蚊子等),其疫源地范围较之肠道传染病的疫源地要大。
(3)周围人群的免疫状态:如周围多为免疫人群,形成了社会免疫屏障,相比较于周围多为易感者,其疫源地就局限得多。

4. 疫源地消灭的条件
(1)传染源已被移走(住院隔离治疗、死亡、迁居),或传染期已过或治愈。
(2)经消毒或杀虫等措施后,传染源排放到外界的病原体已消灭。
(3)经该病的最长潜伏期后,所有易感的接触者中未再发生新的病例。
若达到了上述三个条件,针对疫源地所采取的防疫措施可宣告结束。

### 二、流行过程

流行过程(epidemic process)的概念或定义,可从下面三个角度来理解。
1. 病原体更换宿主过程。
2. 传染病在人群中不断发生、传播、蔓延并引起流行过程。此定义有局限性,一般仅适用于患者为唯一传染源:即临床上全为显性感染的传染病例如天花、麻疹、虱媒斑疹伤寒和虱媒回归热等数种传染病。

3. 一系列互相联系、相继发生的疫源地的过程，即任何一个新的疫源地均是由上一个疫源地发展而来，同时又是后面新发生疫源地的基础。此定义较常用、广用。依此看，疫源地是流行过程的基本单元。只有了解并熟悉流行过程，才可能有针对性地采取防疫措施。如疫源地一旦消灭了，流行过程即告中断。

流行过程所表现的形式因传染病病种不同而有很大差异，如麻疹等被感染者是显性病例，可从一系列的新病例相继发生中，清晰地显示其流行过程的全貌（图 24-3），而脊髓灰质炎等隐性感染者显著高于显性病例，故难以从有明显症状的患者中看出其流行过程的全貌，因此，只有查清隐性感染者方可看清流行过程的全貌，而且隐性感染者也是传染源，也可形成疫源地（图 24-4）。

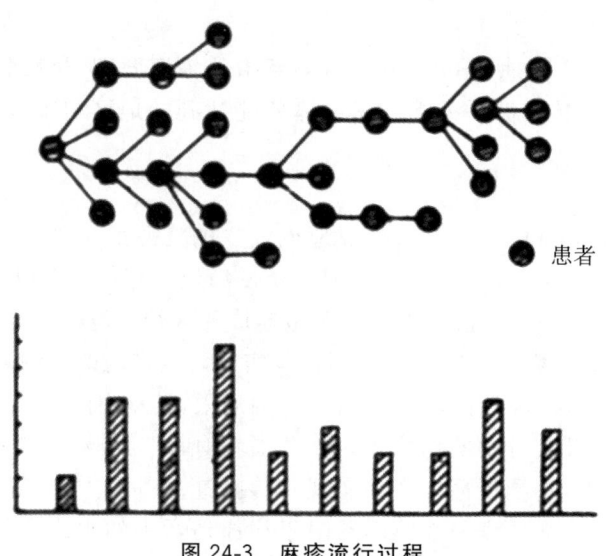

图 24-3　麻疹流行过程

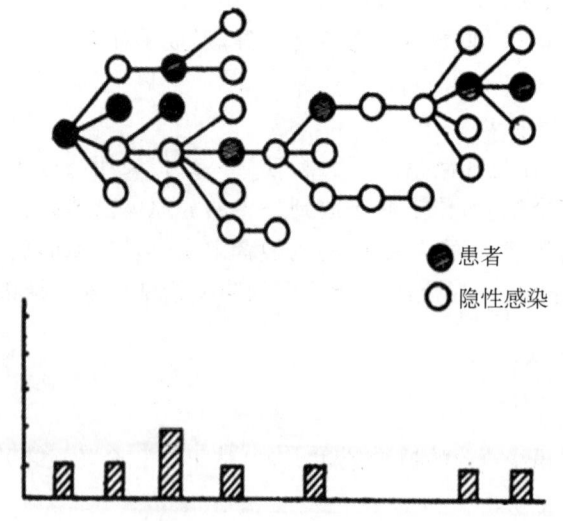

图 24-4　脊髓灰质炎流行过程

若人群中有一定数量免疫者存在,对流行过程有一定影响,如一个集体人群对某传染病全为易感者,一旦有该病的传染源输入,又具备传播条件时,则可引起该病的流行甚至暴发,如果该集体中有部分免疫者,则流行过程表现为另一形式,多以散发或小规模流行,一般不至于造成暴发,流行强度与规模的不同是显而易见的。流行过程强度上可表现为散发、暴发、流行或大流行,流行过程在空间上可表现为地方性、外来性、自然疫源性等,详见有关章节的描述。

## 第五节 传染病的预防和控制

传染病的预防和控制的全部工作分两大部分,即传染病的监测、预测和预防策略、控制措施及实施。两者相辅相成。传染病监测和预测能提供疾病流行态势,为及时地采取预防控制措施提供依据,并可判断措施的效果。传染病有效的预防和控制措施是建立在对该传染病流行特点和流行过程充分了解,以及完整的疾病监测和预测的基础上的。

随着生物-心理-社会生物医学模式的发展,相关法律法规的健全和实施,我国传染病防制工作由卫生行政管理步入法制管理的轨道。传染病防治应严格按照《中华人民共和国传染病防治法》《中华人民共和国国境卫生检疫法》《突发公共卫生事件应急条例》《中国人民解放军传染病防治条例》等法律法规开展相关工作。

### 一、传染病的防治原则

国家对传染病防治实行预防为主、防治结合、分类管理、依靠科学、依靠群众的方针。防治传染病流行的策略思想是基于传染病流行过程理论,即管理和治疗传染源、切断传播途径、保护易感人群、控制影响传染病发生和流行的因素,在采取相关措施时应遵循以下原则。

#### (一)预防为主,防治结合

"预防为主,防治结合"是我国卫生工作的重要指导思想,该方针政策为我国的传染病防治做出巨大贡献。当前应在传染病监测信息指导下重视预防为主的观念,积极主动开展传染病的系列预防工作。

#### (二)领导、群众、卫生人员三结合

传染病的发生和流行,涉及社会多方面,同时具有一定政治影响,应引起高度重视。部队各级领导应重视传染病的防治,加强领导,组织专业人员和广大官兵研究和解决卫生防疫工作中的问题,是卫生防疫工作的根本保证。专业卫生人员是部队传染病防治的中坚力量,必须深入部队,掌握部队疫情动态,了解卫生防疫中的薄弱环节,及时向领导请示汇报,提出卫生防疫工作的意见,并做好对基层卫生防疫工作的技术指导。广大官兵是各项防疫措施的执行者,应通过各种形式提高他们的卫生防病意识,加强卫生防疫知识水平,自觉遵守各项卫生制度,是卫生防疫工作的基础。

## （三）军民结合

传染病流行时,部队和地方人群互相影响,故部队卫生防疫工作必须与地方卫生防疫工作密切配合,互通疫情、互相利用卫生资源,共同做好地区的卫生防疫工作。

## （四）综合措施与重点措施相结合

传染病的防治必须依靠管理传染源,切断传播途径,保护易感人群的综合措施,但不同传染病的流行特点和流行过程不一样,应根据传染病的特点强调重点措施,重点实施易控制传染病发生和流行的措施,如细菌性痢疾是消化道传播的疾病,其传染源不容易发现,人群易感性高,采取管理、治疗传染源和保护易感人群的措施不容易实施,但管理好食物卫生,即切断传播途径是经济、有效、易行的措施,因此可将此作为菌痢防治的重点措施,重点措施要因病、因时、因地而异。如预防细菌性痢疾,流行季节以切断传播途径为重点措施,而在非流行季节则以管理慢性患者与带菌者为重点措施;预防疟疾在居住区以灭蚊为主,而在野外训练、施工时多以防蚊和预防服药为主。在卫生防疫工作中要使综合措施与重点措施有机地结合起来,才能使卫生防疫工作取得显著的、事半功倍的效果。

# 二、疾病监测与疫情预报预测

疾病监测又称疾病监察（surveillance of diseases）,是长期、连续地收集和系统地收集、核对、分析疾病的动态分布和影响因素的资料,并将信息及时上报和反馈,以便及时采取干预措施并评价其效果的活动。监测的目的是为了预防和控制疾病,减少发病和死亡。随理论技术和方法的发展及疾病监测发展的需要,疾病监测的范围从传染病扩展到非传染病、卫生事件,监测内容从传染病的预防控制扩展到非传染病的防治、身心疾病的影响因素探究、自然或人为卫生事件发现与应对等,因此,西方国家也有将其称为"公共卫生监测"（public health surveillance）。

公共卫生监测的最后一个环节是把监测结果应用于疾病预防和促进人民健康中。因此,监测的功能被概括为收集、分析、反馈和利用（图24-5）。

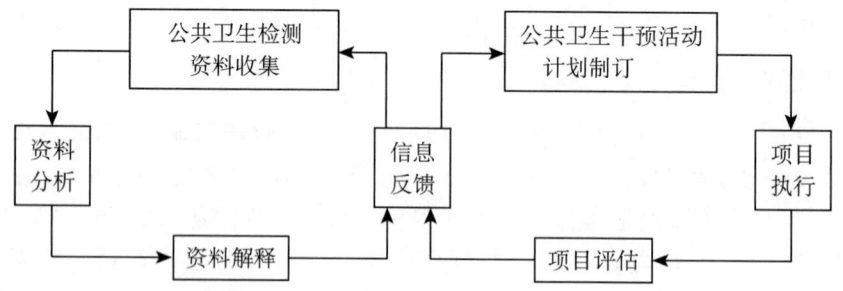

图 24-5　公共卫生监测与公共卫生干预的关系

### (一)疾病监测的种类

**1. 按监测的疾病种类分类**

(1)传染病监测:不同国家、地区规定的监测的传染病病种有所不同。国际要求监测的传染病包括鼠疫、霍乱、黄热病等国际检疫的传染病和WHO规定的疟疾、流行性感冒、脊髓灰质炎、流行性斑疹伤寒、流行性回归热等传染病。我国根据自己的情况增加了登革热和艾滋病。我国于2004年12月1日执行新的《中华人民共和国传染病防治法》,规定传染病分为甲类、乙类和丙类三类共37种,实行分类分级管理。

(2)非传染病监测:随着疾病谱的变化,许多国家已将恶性肿瘤、心血管疾病、出生缺陷、药物反应、职业病和流产及吸烟与健康等非传染病纳入监测,监测内容因地而异。我国部分监测点已开展了对慢性病如高血压、冠心病和部分肿瘤等的监测。

**2. 按监测方式分类**

(1)被动监测(passive surveillance)是指以病例为基础,将在临床确诊的个案传染病病例及相关情况报到相应的疾病监测组织,最后汇集、分析所有病例报告信息的疾病监测。我国法定传染病疫情报告为主要内容的传染病监测系统及WHO组织的全球传染病报告系统就是被动监测。

不同传染病的感染谱存在明显差异,一般症状典型、病情较重的传染病病例才就诊,因此,显性感染病例多的病种(如麻疹、病毒性肝炎等)在被动监测中可能发现更多,而症状轻、隐性感染比例大的传染病,因不到医院就诊而"漏报",因此利用被动监测的数据应注意这种误差。

(2)主动监测(active surveillance)是指根据需要,专门组织针对某些疾病进行资料收集分析,或利用现有机构在原有基础上尽量收集分析更多的疾病相关信息。我国的疾病漏报调查就是典型的主动监测。

### (二)传染病监测

传染病监测是目前开展最广泛的监测,是对人群传染病发生、分布及其影响因素,将信息及时传递给相关机构和个人,以及时采取预防控制传染病的措施,同时对措施的防治效果进行评估,为改进措施提供依据。

**1. 传染病监测系统** 我国传染病检测体系实际上是由一个主系统和多个专项系统构成。

(1)法定传染病报告系统:法定传染病报告系统是我国传染病疫情监测系统的主体,是最重要、最基本的传染病宏观监测系统。我国法定的传染病疫情报告及反馈系统建于1950年,1990年1月1日起开始执行的传染病为主的四卡、四册登记报告制度,即出生报告卡、册,死亡报告卡、册,甲、乙、丙类传染病报告卡(附录A)、册,以及计划免疫报告卡、册。目前已建立起国家的法定传染病监测系统、以医院为基础的监测系统,以实验室为基础的监测系统和以人群为基础的监测系统。2003年的SARS促进了传染病监测系统的完善和加强,实现了网络疫情的直报,传染病监测个案信息通过网络直接报告至中国疾病预防控制中心的数据中心,但管理分为国家、省级、地市级、县级和乡镇级,各级疾病预防控制中心与同级的卫生行政部门进行信息的通报与反馈,大大提高了疫情传递的时效性、监测资料的完整性和准确性,以及传染病暴发的早期觉察能力(图24-6)。

(2)专项疾病监测系统:目前我国有多项专项疾病监测系统。

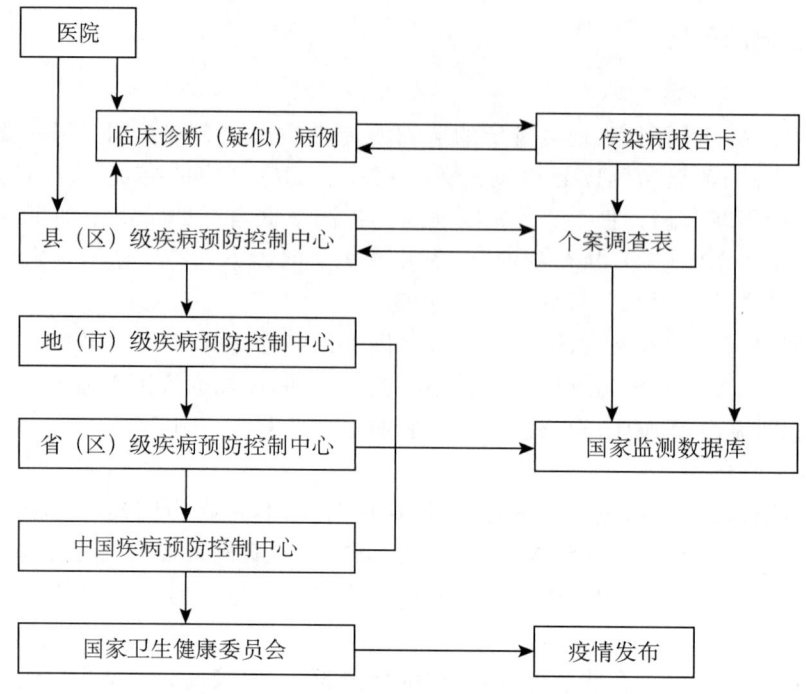

图 24-6　我国传染病疫情网络直报系统

①自然疫源地监测系统：我国在自然疫源地地区，设立有专门的防治机构，在局部地区开展疾病监测，包括病例报告、人群血清学监测及媒介医学动物昆虫种类、密度和感染情况等的监测，根据监测信息进行预报预警，指导防疫措施的开展。

②重要疾病监测系统：如艾滋病监测系统、性病监测系统及肺结核、鼠疫和流感/禽流感等监测系统，这类监测系统是在各自的重点发病地区、重点人群中进行相关监测，以早期发现病例和早期诊断治疗。

(3) 哨点医院监测系统：是指为了早期发现病例和疾病流行苗头，在一定地区指定一些医院或诊所，对特定疾病或症状进行监测。

2. 监测内容　传染病主要监测内容如下。

(1) 监测人群的基本情况：即了解人口出生、死亡、生活习惯、经济状况、教育水准、居住条件和人群流动的情况。

(2) 监测传染病在人、时、地方面的动态分布，包括做传染病漏报调查和亚临床感染调查。

(3) 监测人群对传染病的易感性。

(4) 监测传染病、宿主、昆虫媒介及传染来源。

(5) 监测病原体的型别、毒力及耐药情况。

(6) 评价防疫措施的效果。

(7) 开展病因学和流行规律的研究。

(8) 传染病流行预测。

3. 监测信息的应用

(1) 资料分析：相关单位综合监测信息，进行资料的整理分析，包括疾病的自然史，疾病变化的趋势,影响疾病分布的因素,确定该病流行的薄弱环节,评价采取的对策和措施效果(包括防治效果和经济效益),修改和完善对策及措施,使疾病控制的工作质量得以提高。

(2)监测信息的流通:监测信息包括数字报告和病例报告两种。数字报告是指发病与死亡的数目;病例报告包括年龄、性别、住址、发病时间、住院时间、实验室检查结果、病原分型和预后等。

监测信息通过指定单位向外发布,包括纵向流通和横向流通。自2003年SARS疫情后,我国更加重视信息横向流通。WHO定期将各方面资料加以整理、分析、评价、综合、编印成 *Weekly Epidemiological Records*(《疫情周报》)和多种刊物向世界各地发送。国内有中国预防医学科学院编辑出版的周刊《疾病监测》,反映全国传染病的发病和死亡资料及疫情动态,交流各地疾病监测工作的经验。信息流通使应该了解信息的人能及时了解到,便于及时提出主动监测方案,或对重要疫情做出迅速反应,也有利于科研人员明确工作重点和研究方向,进一步开放利用信息,使信息产生最大效益。

(3)疫情预测:是在长期的疾病监测资料的基础上,掌握传染病的流行规律及其影响因素后,再用流行病学理论和方法进行分析,判断将要发生的传染病的流行规模、强度、趋势和可能受感染的人群等情况,从而预先采取措施控制传染病的发生和流行。

**4. 评价措施及考核防治效果** 根据效果和经济效益的评价,提出进一步改进措施,以便更好地预防和控制疾病。

(1)防治措施效果:评价所制订的对策是否正确,所采取的措施是否有效。一般以采取防治措施后,该病的发病率、死亡率等是否明显下降为指标。

(2)经济效益的评价:一般以成本-效益比值评价卫生工作。

计算方法:

成本-效益比值＝成本(费用):效益

成本(费用):指用于卫生事业的投资(支出、消耗),包括人力、物力、财力。

效益:开展某项卫生事业所得的效益,即因开展该项事业而达到节省开支的金额。

## 三、针对流行三个基本环节的措施

### (一)针对传染源的措施

**1. 防止传染源进入的措施** 为防止传染源由国外传入和由国内传出,必须根据我国对外政策及《中华人民共和国国境检疫法》和《中华人民共和国检疫条例实施细则》所规定的各项办法,在一个国家国际通航的港口、机场、陆地边境和国界江河的进出口岸设立国境检疫机关,对可能传播检疫传染病的进出国境人员、动物等进行必要的医学检查和卫生处理。

为防止传染病在地区间的传播,应强化对流动人员的疾病监测工作,对来自疫区的人员应按相关规定进行必要的检疫和卫生整顿。

**2. 检出和管理部队内部潜在的传染源** 一定条件下部队内部潜在传染源可成为部队内传染病流行的起因,并起着流行季节间的桥梁作用。所以,必须及时予以检出并加以严格管理,同时做好健康教育工作。部队内潜在传染源是某些传染病的慢性、迁延性患者与病原携带者,如慢性细菌性痢疾患者、慢性肺结核患者、HBsAg携带者等。

(1)常见为细菌性痢疾、病毒性乙型肝炎及肺结核的慢性患者。对某治愈归队的患者应予以登记和随访,必要时进行病原学和血清学检查。一旦发现有临床症状或培养阳性时,应及时隔离治疗。

此类慢性患者不得从事与饮食和饮水有关工作及托幼机构工作,有乙肝病史者一律不得供血。

(2)病原携带者:意义较大者主要是细菌性疾病、病毒性乙型肝炎、伤寒和疟疾的病原携带者。应及时予以检出与管理,以减少传播机会与可能。

3. 对患者的措施

(1)早期发现与管理患者:许多传染病的患者早期有传染性,如流行性感冒、流行性腮腺炎、菌痢等。有些传染病患者潜伏期末就有传染性,如甲型肝炎、麻疹、霍乱等。因此,早期发现与诊断并管理好传染病患者是很重要的,可及时采取措施,以防止其传播与蔓延。

发现方法有:①健康教育,发动群众自报互报;②定期体检;③门诊与巡诊;④对外出归队与来队家属进行医学观察。

(2)传染病的报告和登记:传染病报告(notification of infectious disease)又称疫情报告,是指对法定传染病(notifiable disease)诊断或疑似诊断后迅速向卫生防疫机构报告。且必须及时、全面、准确,以便于防疫部门及时掌握疫情并与友邻地区等交流疫情,适时采取预防措施的重要手段,不得隐瞒与谎报。

我国于2004年12月1日执行的新《中华人民共和国传染病防治法》,规定的传染病分为甲类、乙类和丙类。

甲类传染病是指:鼠疫、霍乱。

乙类传染病是指:传染性非典型肺炎、艾滋病、病毒性肝炎、脊髓灰质炎、人感染高致病性禽流感、麻疹、流行性出血热、狂犬病、流行性乙型脑炎、登革热、炭疽、细菌性和阿米巴性痢疾、肺结核、伤寒和副伤寒、流行性脑脊髓膜炎、百日咳、白喉、新生儿破伤风、猩红热、布鲁菌病、淋病、梅毒、钩端螺旋体病、血吸虫病、疟疾。

丙类传染病是指:流行性感冒、流行性腮腺炎、风疹、急性出血性结膜炎、麻风病、流行性和地方性斑疹伤寒、黑热病、棘球蚴病(包虫病)、丝虫病,除霍乱、细菌性和阿米巴性痢疾、伤寒和副伤寒以外的感染性腹泻病。

上述规定以外的其他传染病,根据其暴发、流行情况和危害程度,需要列入乙类、丙类传染病的,由国务院卫生行政部门决定并予以公布。

对乙类传染病中传染性非典型肺炎、炭疽中的肺炭疽和人感染高致病性禽流感,采取本法所称甲类传染病的预防、控制措施。其他乙类传染病和突发原因不明的传染病需要采取本法所称甲类传染病的预防、控制措施的,由国务院卫生行政部门及时报经国务院批准后予以公布、实施。

省、自治区、直辖市人民政府对本行政区域内常见、多发的其他地方性传染病,可以根据情况决定按照乙类或者丙类传染病管理并予以公布,报国务院卫生行政部门备案。

执行职务的医疗保健人员、卫生防疫人员为责任疫情报告人,报告人可按当时当地具体情况,可用口头、电话、电报与书面、传真、网络直报等方式报告疫情。凡漏报、误报者均须及时补报和纠正报告。

对甲类传染病、传染性非典型肺炎和乙类传染病中艾滋病、肺炭疽的病人,病原携带者或疑似病人,城镇应于2h内、农村应于6h内通过传染病疫情监测信息系统进行报告。对其他乙类传染病病人、疑似病人和伤寒副伤寒、痢疾、梅毒、淋病、乙型肝炎、白喉、疟疾的病原携带者,城镇应于6h内、农村应于12h内通过传染病疫情监测信息系统进行报告。对丙类传染病和其他传染病,应当在24h内通过传染病疫情监测信息系统进行报告。

在上报时应同时报出传染病报告卡。出现漏报、误报等应及时补报或更正。

(3)患者的隔离与治疗

①隔离(isolation):是指将处于传染期内的患者安置于一定的场所,使其不与健康者或其他患者接触,目的是防止患者向外界传播病原体或受其他病原体感染,并便于集中消毒和使患者得到合理治疗,故是控制传染病传播蔓延的一项重要措施。

隔离措施效果因病而异。有的传染病患者为唯一传染源,如流行性斑疹伤寒和回归热等早隔离加灭虱可有效控制传播蔓延;有些传染病由于早期有传染性,轻型患者、病原携带者所占比例大,单靠隔离难以完全控制传播,但因时因地制宜采取适当隔离措施仍然必要;一些传染病,如人畜共患病,由于人间不存在人-兽间存在的传播条件,在人间进入传播的死胡同,则可不必予以隔离。

隔离方式也因病而异。甲类传染病原则上以就地隔离为主,一般情况下严禁后送或远途转送;而乙类传染病,一般送卫生队以上医院隔离,若发生大批患者时,可在单位内就地隔离;儿童呼吸道传染病则可按病情采取家庭隔离。但无论采取何种隔离方式,都必须严格遵守隔离制度,严防向外界传播或发生交叉感染。为此,对患者就诊、入院出院、后送、探视、运送工具、患者排泄物和分泌物消毒与尸体处理等,均需有完善制度,并严格遵照执行。

②治疗:在确诊后,患者应得到早期、合理的特效治疗,从而有利于尽早治愈,减少并发症与降低病死率,又能及早中止其传染源作用,防止成为慢性患者或慢性病原携带者。

4. 对接触者(contact)的管理措施　对曾与传染病患者有过有效接触并可能受到感染的人或来自疫区者应实行检疫(quarantine)。检疫是指对接触者所采取的措施,其目的在于防止已处于潜伏期的接触者成为传染源向外传播病原体,同时给予适当的治疗或处理,防止发病或减轻病情,有利于早诊断、早隔离与早治疗。接触者有两种类型,一是与患者同时接触传染源,另一是患者病后曾与之有过接触的人,平时往往注意后一类,因此军医在诊疗过程中发现患者,应仔细询问患者及有关人员,仔细查明二类接触者,并予以检疫。

(1)检疫方式:按传染病的性质与流行规模,可分为下列三种。

①医学观察(medical observation):对乙、丙类传染病患者的接触者,每天必须巡诊,询问与查体温等,了解有无发病症候,如有早期症状出现,立即予以隔离。在医学观察期间,可照常参加日常活动,行动不受限制。

②留验(modified quarantine):对甲类传染病及乙类传染病中的肺炭疽的有效接触者予以隔离于专门场所,限制其活动,不许接触其他人员,其他人员也不得进入隔离场所,并进行医学观察。对于乙类传染病中的艾滋病患者应予以类同甲类传染病实施的强制性管理,但对其接触者甚至已感染HIV者,并不须留验,因其传播途径比较特殊,且潜伏期长。但对接触者仍应实施管理措施,如健康教育和道德教育,做到洁身自好,不得做献血员等,并对其进行监察与检验等措施。

③集体检疫(mass quarantine):又称集体留验。受检疫单位全体人员均不得与外单位人员接触,同时也不准向该单位补充或由该单位调出人员。在集体检疫期间,除对全体人员进行医学观察外,仍可在单位内进行日常活动。部队若发生甲类或当乙类、丙类传染病暴发或流行

时,经部队首长批准,发病单位可实施集体检疫。

(2) 检疫措施:在检疫期内,对接触者除进行医学观察与必要的病原学、免疫学检验外,尚可按传染病性质进行卫生处理与整顿。如洗澡、换衣、灭虱、消毒等,以及自动或被动免疫、预防服药和健康教育等。

(3) 检疫期限:一般自最后接触之日起,相当于该病最长潜伏期。但可按具体情况缩短或延长。如接触者已接受过自动或被动免疫,应适当延长检疫期;若确实证明接触者未受传染或具有充分的免疫力,则提前终止检疫。而当集体检疫人员中又发生患者时则其余人员需从患者隔离之日起,再延长一个检疫期。

(4) 国境检疫与交通检疫:国境卫生检疫(frontier health quarantine)是指国家卫生检疫机关依照有关法规,对出入境人员、交通工具、货物、行李等实施医学卫生检查和卫生处理,防止传染病由国境传入或传出,以保护人民健康和国家安全。我国于1986年颁布了《中华人民共和国国境卫生检疫法》,1989年原卫生部又发布了对该法规的《实施细则》。目前我国对外开放口岸设有100多个国境卫生检疫机构,卫生检疫机构有明确的职责,按《国境卫生检疫法》与国家有关卫生法规,严格执行。

国际卫生条例是一项国际协议,其目的是最大程度确保不发生传染病的世界性流行,并尽可能少地干扰国际贸易、旅游和交通,该条例规定的检疫传染病有鼠疫、霍乱、黄热病;同时还规定了国际监测的传染病有流行性感冒、脊髓灰质炎、流行性斑疹伤寒、流行性回归热、疟疾,我国还规定了登革热和艾滋病。

我国按国际卫生条例规定的国际检疫传染病及其检疫期是:鼠疫6d,霍乱5d,黄热病6d。

国境卫生检疫若按口岸的性质可分海港、航空和陆地边境三种类型的检疫;若按检疫本身性质则又分入境检疫与出境检疫、传染病监督和卫生监督三种形式,各具各自的检疫内容和要求。

交通卫生检疫:又称国内卫生检疫。主要是防止甲类传染病或其他危害严重的传染病在国内的传播扩散,如1985年我国原铁道部与原卫生部联合制定的《铁路交通检疫管理办法》即为一例,其工作性质与内容似于国境卫生检疫。

各传染病的潜伏期、传染期、隔离期和检疫期见本章后附录B。

5. 对动物传染源的措施　根据疾病的性质和动物的经济价值等情况,采取不同措施。对有经济价值的家畜如牛、马、羊、猪等可采取隔离治疗措施。但对凡患炭疽、鼻疽和牛海绵状脑病(即疯牛病)等传染病的家畜,一律急宰并焚化或深埋(2m以上),严禁宰杀后食用或用其皮毛。对不属保护的野生动物,尤其鼠类则采取杀灭措施。

**(二) 切断传播途径的措施**

目的是消除处于外环境中传播媒介上的病原体和传播病原体的媒介节肢动物,以达到阻断病原体进入人体的要求。主要内容为卫生管理和消毒、杀虫等措施。消毒、杀虫有专门章节叙述,此处仅简介卫生管理措施。

加强卫生管理是切断传染途径中具重要意义的措施。由于各种传染病各自具有其特有的传播途径,故卫生管理也因病而异。如对肠道传染病预防,主要在于严格执行个人卫生制度,加强饮水和食品的卫生管理和及时处理各种污染物等;而呼吸道传染病预防主要是搞好营房卫生、室内常通风换气等;对虫媒传染病预防主要搞好环境卫生,消火蝇蚊滋生地等措施。卫生管理实质上也是行政管理的一项重要内容,并要努力严格执行国家和军队的有关卫生法规,使之在预防与控制传染病中发挥作用。

**(三)保护易感人群的措施**

保护易感人群的措施主要有两方面:①非特异性预防,如实施全民健身计划、坚持体育锻炼、合理营养、保护环境与规律的生活作息制度等非特异性的增强体质措施,使机体更能适应外环境和抵御疾病侵袭的能力。②特异性预防,以使机体产生特异性免疫力和其他一些特异性的防护措施,如预防服药等,现将特异性预防措施分叙如下。

1. 免疫预防(immunoprophylaxis) 是指利用生物免疫制品(biologic immunization product)(抗原或抗体)来提高个体和人群免疫水平的一种特异性的预防措施,也是抵御敌军生物武器的重要举措。免疫预防在控制与消灭传染病中发挥着重大作用,如天花已被消灭,以及脊髓灰质炎即将消灭,麻疹、百日咳、白喉等发病率和病死率的大幅度下降,这就是证明。但预防接种在不同传染病中的地位和作用是不相同的,其取决于诸多因素,如病后是否能产生稳固、持久的免疫力,病原体是否经常处于变异之中,疫苗是否容易获得(生产),疫苗的质量与传染病的特性等。因此,除某些呼吸道传染和个别肠道传染病可作为主导措施外,其余多数传染病仍需依靠综合措施进行预防与控制。

预防接种的实施包括计划免疫(programme on immunization,PI)和应急预防接种。

(1)计划免疫接种:计划免疫是国家有计划、有组织、科学地使用生物制品(抗原或抗体),对儿童按照一定免疫程序实施的预防接种,以预防相应儿童传染病,提高人群免疫能力,达到控制以至最终消灭相应传染病的目的。1974年,WHO吸收了已在被消灭中的天花及麻疹、脊髓灰质炎等预防与控制的经验,提出了扩大免疫计划(expanded program on immunization,EPI),以预防和控制白喉、百日咳、破伤风、麻疹、脊髓灰质炎、结核病等,并要求各成员国坚持该计划。

自20世纪80年代初期,我国制定了《全国计划免疫工作条例》,开始实施计划免疫,卡介苗、脊髓灰质炎疫苗、百白破三联疫苗、麻疹疫苗等被列入儿童计划免疫,分别预防结核、脊髓灰质炎、百日咳、白喉、破伤风和麻疹等,即"四苗防六病";1992年初我国又将乙型肝炎疫苗列入计划免疫管理("五苗防七病");原国家卫生部2007年12月制定了《扩大国家免疫规划实施方案》,规定在现行全国范围内使用的乙肝疫苗、卡介苗、脊髓灰质炎疫苗、百白破疫苗、麻疹疫苗、白破疫苗6种国家免疫规划疫苗基础上,将甲肝疫苗、流脑疫苗、乙脑疫苗、麻腮风疫苗纳入国家免疫规划,对适龄儿童进行常规接种。在重点地区对重点人群进行出血热疫苗接种;发生炭疽、钩端螺旋体病疫情或发生洪涝灾害可能导致钩端螺旋体病暴发或流行时,对重点人群进行炭疽疫苗和钩体疫苗应急接种。通过接种上述疫苗,预防乙型肝炎、结核病、脊髓灰质炎、百日咳、白喉、破伤风、麻疹、甲型肝炎、流行性脑脊髓膜炎、流行性乙型脑炎、风疹、流行性腮腺炎、流行性出血热、炭疽和钩端螺旋体病15种传染病(表24-2)。随着科技经济的进步,计划免疫将不断扩大其内容。

(2)应急预防接种(contingency vaccination,CV):是指在传染病暴发或预测可能有传染病流行或大量的外来人口进入或外来传染源进入某一区域时,对一定的人群采取的一种紧急预防接种措施,以在短期内提高易感人群对某病的免疫水平,达到预防、控制或终止某病传播蔓延的目的,是遏制传染病的传播蔓延的一项十分重要的应急干预措施。应急预防接种强调快速,

表 24-2 扩大国家免疫规划疫苗与预防疾病对应表

| | 疫苗种类 | 预防传染病种类 | 备注 |
|---|---|---|---|
| 1 | 乙肝疫苗 | 乙型病毒性肝炎 | 原免疫规划疫苗 |
| 2 | 卡介苗 | 结核病 | 原免疫规划疫苗 |
| 3 | 脊灰减毒活疫苗 | 脊髓灰质炎 | 原免疫规划疫苗 |
| 4 | 百白破疫苗(基础) | 百日咳、白喉、破伤风 | 新疫苗替换 |
| 5 | 白破疫苗(加强) | 白喉、破伤风 | 原免疫规划疫苗 |
| 6 | 麻疹疫苗 | 麻疹 | 原免疫规划疫苗 |
| 7 | 麻腮风联合疫苗(麻风、麻腮联合疫苗) | 麻疹、风疹、流行性腮腺炎 | 新加入疫苗 |
| 8 | 乙脑减毒活疫苗 | 流行性乙型脑炎 | 新加入疫苗,原有 16 个省纳入免疫规划,现扩大至全国范围 |
| 9 | A 群流脑疫苗(基础) | 流行性脑脊髓膜炎 | 新加入疫苗,原有 14 个省纳入免疫规划,现扩大至全国范围 |
| 10 | A+C 群流脑疫苗(加强) | 流行性脑脊髓膜炎 | 新加入疫苗 |
| 11 | 甲肝减毒活疫苗 | 甲型肝炎 | 新加入疫苗 |
| 12 | 出血热双价纯化疫苗 | 出血热 | 新加入疫苗 |
| 13 | 炭疽减毒活疫苗 | 炭疽 | 新加入疫苗,疫情控制储备疫苗 |
| 14 | 钩体灭活疫苗 | 钩端螺旋体病 | 新加入疫苗,疫情控制储备疫苗 |

接种对象范围较宽,常是整个人群或在一特定人群中针对预防某种疾病进行单一疫苗一次性接种。

应急接种按接种面可分普种和重点接种,从接种方式上看还有环状接种。应急预防接种的疫苗必须是接种后产生免疫力快的疫苗(即对机体起保护作用的时间应短于该病的潜伏期)。另外,应注意选择对潜伏期病人注射后没有危险的疫苗,如麻疹疫苗、小儿麻痹糖丸、白喉类毒素、百日咳疫苗。而乙脑疫苗、卡介苗一般不用于应急预防接种,疫苗使用不当可引起发病或加重病情。常用应急预防接种生物制品见表 24-3。

(3)免疫种类

①自动免疫(active immunization):是指用病原微生物或其代谢产物制成生物免疫制品(抗原)经过口服、划痕或注射等方式接种于人体,使之产生特异性免疫,是免疫预防的主体部分。自动免疫的生物制品有下列数种:

a.活菌(疫)菌:由免疫力强而毒力弱的活细菌(病毒)株制成。优点是能在体内繁殖,类似于机体发生一次轻型感染。接种剂量小、接种次数少,一次成功接种可产生较持久的免疫力,如鼠疫、卡介苗、麻疹、脊髓灰质炎等菌(疫)苗。

b.死菌(疫)苗:将免疫原性强的细菌(病毒)灭活后制成,亦有将菌株成分提取后制成。一般必须多次接种后才能产生较持久的免疫力,还须定期加强接种,以维持较长时间的免疫力,如伤寒、副伤寒、霍乱、流行性脑脊髓膜炎、乙型脑炎、狂犬病等的菌(疫)苗。

c.类毒素:将细菌毒素加醛去毒而成为无毒,但仍保留免疫原性的生物制剂,需多次接种

表 24-3　常用应急预防接种生物制品

| 疫苗名称 | 接种对象 | 接种时间 |
| --- | --- | --- |
| 甲型肝炎疫苗 | 流行地区居民及威胁性职业人群 | 流行期 |
| 脊髓灰质炎疫苗 | 7岁以上儿童 | 流行期 |
| 伤寒疫苗 | 流行地区居民及威胁性职业人群 | 流行期 |
| 痢疾疫苗 | 流行地区居民及威胁性职业人群 | 流行期 |
| 霍乱疫苗 | 流行地区居民及威胁性职业人群 | 流行期 |
| 流行性感冒疫苗 | 1岁以上健康人群 | 流行期前 |
| 流行性脑脊髓膜炎疫苗 | 6个月至15岁儿童 | 流行期前 |
| 麻疹疫苗 | 8个月至12岁儿童 | 流行期 |
| 流行性腮腺炎疫苗 | 易感人群 | 流行期 |
| 水痘疫苗 | 1岁以上的密切接触者 | 流行期 |
| 白、破二联疫苗 | 5～14岁儿童 | 流行期 |
| 肾综合征出血热疫苗 | 疫区易感人群 | 流行期 |
| 钩端螺旋体疫苗 | 疫区接触疫水人群 | 流行期 |
| 鼠疫疫苗 | 疫区人群及进入疫区人员 | 流行期 |
| 狂犬病疫苗 | 暴露者 | 暴露后 |
| 破伤风抗毒素 | 暴露者(有开放性伤口者) | 暴露后 |

和适时加强注射才能产生较好免疫效果,如白喉、破伤风、肉毒中毒等类毒素。

②被动免疫(passive immunization):以含抗体的血清或其制剂接种于人体,使其立即获得现成的抗体而受到免疫保护的方法,因免疫持续时间短,主要是在有疫情时应急使用。使用时要注意变态反应。常用有免疫球蛋白,包括人血、胎盘血、γ-球蛋白,针对某种传染病的特异免疫球蛋白,如高效价的乙型肝炎免疫球蛋白等。

免疫血清:包括抗菌、抗病毒和抗毒素血清,如白喉抗毒素、破伤风抗毒素、抗狂犬病血清等。

③被动自动免疫(passive-active immunization):是在有疫情时用于保护婴幼儿及体弱者的一种免疫方法,兼有被动及自动免疫作用,但只有少数传染病具有此种免疫制品和方法,如白喉和破伤风毒素,使用同时接种它们的类毒素,既可使被接种者迅速获得保护,又可产生较持久的免疫力。接种乙肝疫苗的同时加注乙肝免疫球蛋白,也属于被动自动免疫。

常用预防接种制剂及使用方法见本章后附录C。

(4)预防接种注意事项:预防接种应该严格按照国家规定的相应法律法规进行,如《预防接种后异常反应和事故的处理试行办法》(1980年),《全国计划免疫工作条例》(1982年),《预防接种不良反应监测管理办法》(1999年),《计划免疫技术管理规程》(1998年),《疫苗流通和预防接种管理条例》(2005年)等。

①免疫制品保存、运输与使用中的冷链系统。免疫生物制品即菌(疫)苗生产后的保存、运

输和使用各环节,为维护其免疫效果和合理效价不受损失,均需要连续地保持在冷的条件下,此一保冷系统称之为冷链系统(cold chain system)或简称 t 冷链。目前,我国 31 个省、市、自治区 95％县(区)已基本完成冷链系统的装备。

为保证冷链系统各环节的保冷质量,尚设置一监测系统,以对冷链系统温度进行监测,为改进完善冷链系统提供依据,也是评价冷链系统工作状态的重要指标。其主要内容为运输与贮存时间的温度监测等。冷链与其监测系统的建立,使我国绝大多数地区每年能开展 4~6 次接种,从而促进了我国免疫预防工作的开展并保证接种质量。

②接种要明确对象,突出重点人群和职业人群,如畜牧人员要接种布鲁菌苗。接种时要注意全程足量,不然达不到免疫目的;接种时要严格时间要求,如一般在该传染病流行季节前 1~2 个月完成,但要注意乙型肝炎和"脊灰"流行期间不宜接种百日咳菌苗。乙型脑炎流行期间也禁用乙型脑炎疫苗,避免激发潜在的感染而发病;要有一定的机构负责,诸如制订计划、培训人员、组织实施,并做好登记建卡工作;接种室(场所)等准备。严格消毒与无菌操作,检出禁忌证者,确保接种安全。

③接种反应的观察与处理。生物免疫制剂对人体来说是一种异物,经接种后刺激机体产生一系列反应,称为预防接种反应。按反应性质分为下列三种反应。

a.正常反应:亦称一般反应,由免疫制品刺激机体引起。鉴于免疫制品的性质不同,接种途径各异,引起反应的部位及强度也不同。若注射接种后 24h 在局部发生红、肿、热、痛现象,偶尔有局部淋巴结肿痛、全身发热、寒战、头痛、恶心、呕吐、腹泻等症状。根据局部与全身反应的强度不一,可分三型,见表 24-4。

表 24-4 正常反应型的程度指标

| 反应类型 | 局部反应 | 全身反应 |
| --- | --- | --- |
| 弱反应 | 红肿硬块<2.5cm,2d 内消失 | 体温 37.1~37.5℃ |
| 中反应 | 红肿硬块 2.5~5.0cm | 体温 37.6~38.5℃ |
| 强反应 | 红肿硬块>5cm,局部淋巴结肿大 | 体温 38.6℃以上 |

正常反应一般均较轻而短暂,不须做任何处理,适当休息后即可消失。若局部反应较重,可热敷,并防感染。但接种卡介苗等后的局部反应严禁热敷,但须加强护理,防止破溃、感染化脓。全身反应较重者,可对症处理。

b.异常反应:少数人接种有晕厥、过敏性休克、皮疹、血清病、变态反应性脑脊髓膜炎和神经性水肿等反应或并发症。由于反应较严重,必须及时抢救、治疗。其发生原因多由生物免疫制品质量不好、灭活、减毒不够、杂菌污染等。此多为差错或事故所致,故应认真负责生产符合要求的生物免疫制品,加强接种前体格检查,严格掌握禁忌证,认真按照说明书的规定进行接种。

c.偶合病:与预防接种无关,只是时间上巧合而误认为接种免疫生物制品所致,如某些传染病潜伏期时接种免疫生物制品,可能出现发病时间上的偶合。遇到这种情况时,要请有经验的医生做出有依据的诊断,并做好解释教育工作。

④效果评价。预防接种后应从免疫学和流行病学两方面进行效果评价。

a.免疫学评价:主要是测定预防接种后人群抗体的阳转率。用抗体平均滴度和抗体持续时间来表示。抗体平均滴度如在接种前、后有4倍以上的增长,即可评价为有效。

b. 流行病学评价:主要有两种方法:一是长期资料的流行病学分析;另一是现场实验即在现场人群中比较接种组与对照组在一定时期内传染病的发病率的差异。前者属回顾性调查方法,需长期且在较大的行政区域(如一个城市或专区)的流行病学资料,故其使用比较受限制。后者是前瞻性研究,是比较常用的方法,并可与免疫学评价结合进行。

c. 现场实验法:在工作、劳动(训练)与生活条件基本相同的人群中,按随机的原则分成接种组与对照组。除是否接种免疫制品外,凡可影响发病率的各项因素,两组均要相同或近似,并采用盲法观察。实验开始后,对两组成员进行一定时间的观察,并采取相同措施,搞好防疫工作同时,观察和登记两组发病人数,诊断标准要统一,发现病人方法和观察者诊断水平要均衡。实验结束后,以两组发病率差别来评价预防接种的效果。效果评价指标常用的为保护率(protection rate,亦称保护效价)和效果指数(efficiency index)。

$$保护率(保护效价) = \frac{对照组发病率 - 接种组发病率}{对照组发病率} \times 100\% \quad (式 24-1)$$

$$效果指数 = \frac{对照组发病率}{接种组发病率} \quad (式 24-2)$$

当保护率<50%或效果指数>2时,一般认为试验的免疫制品或方法无实用价值。

2. 药物预防　对某些传染病的接触者或可能受感染人群,使用抗生素、化学药物、中草药及其他制剂(如干扰素),以预防或减少传染病的发生与蔓延。药物预防多用于传染病流行时,或在特殊环境下的一种应急措施。有时由于某些传染病无特异性预防方法而采用药物预防,如乙胺嘧啶、氯喹等药物预防疟疾;用金刚烷胺、板蓝根等预防流感;当流行性脑脊髓膜炎流行时对密切接触者予以服用磺胺嘧啶、长效磺胺;当霍乱流行时密切接触者服用多西环素或四环素等。

尽管药物预防可取得一定的效果,但由于药物效果不持久或不确切,而病原体易产生耐药性,故对于抗生素和化学药物不可滥用于预防措施之列,尤其不能以"全民服药"进行预防。

3. 其他防护措施　如在传染病流行季节对易感者可采取一定的保护措施,以防止受到病原体侵袭,如使用蚊帐或驱避剂防蚊叮咬,保护人体不至于感染蚊媒传染病。进入可能有血吸虫的尾蚴疫水之前,在与水可能会接触的皮肤涂防尾蚴剂,以预防血吸虫的感染。对一些以鼠为传染源的传染病如流行性出血热,在其疫区的住宅周围建防鼠的沟、墙、坎乃至水渠,以防鼠入侵住宅区室内,也可起到减少感染的机会。

## 附录A 中华人民共和国传染病报告卡(2005年1月1日起实施)

卡片编号： 报卡类别：1. 初次报告　2. 订正报告

| |
|---|
| 患者姓名*：　　　　　　　(患儿家长姓名：　　　　) <br> 身份证号：　　　　　　　性别*：男　女 <br> 出生日期*：　　年　月　日(如出生日期不详,实足年龄：　　年龄单位：岁　月　天) <br> 工作单位：　　　　　　联系电话： <br> 病人属于*：　　本县区　　本市其他县区　　本省其他地市　　外省　　港澳台　　外籍 <br> 现住址(详填)*：　　省　　市　　县(区)　　乡(镇、街道)　　村　　(门牌号) <br> 患者职业*： <br> 幼托儿童、散居儿童、学生(大中小学)、教师、保育员及保姆、餐饮食品业、商业服务、医务人员、工人、民工、农民、牧民、渔(船)民、干部职员、离退人员、家务及待业、其他(　　)、不详 <br> 病例分类*：(1)疑似病例、临床诊断病例、实验室确诊病例、病原携带者 <br> 　　　　　　(2)急性、慢性(乙型肝炎、血吸虫病填写) <br> 发病日期*：　　年　月　日(病原携带者填初检日期或就诊时间) <br> 诊断日期*：　　年　月　日 <br> 死亡日期：　　年　月　日 |
| 甲类传染病*： <br> 鼠疫、霍乱 |
| 乙类传染病*： <br> 传染性非典型肺炎、艾滋病、病毒性肝炎(甲型、乙型、丙型、戊型、未分型)、脊髓灰质炎、人感染高致病性禽流感、麻疹、流行性出血热、狂犬病、流行性乙型脑炎、登革热、炭疽(肺炭疽、皮肤炭疽、未分型)、痢疾(细菌性、阿米巴性)、肺结核(涂阳、仅培阳、菌阴、未痰检)、伤寒(伤寒、副伤寒)、流行性脑脊髓膜炎、百日咳、白喉、新生儿破伤风、猩红热、布鲁菌病、淋病、梅毒(Ⅰ期、Ⅱ期、Ⅲ期、胎传、隐性)、钩端螺旋体病、血吸虫病、疟疾(间日疟、恶性疟、未分型) |
| 丙类传染病*： <br> 流行性感冒、流行性腮腺炎、风疹、急性出血性结膜炎、麻风病、流行性和地方性斑疹伤寒、黑热病、棘虫蚴病、丝虫病,除霍乱、细菌性和阿米巴性痢疾、伤寒和副伤寒以外的感染性腹泻病 |
| 其他法定管理及重点监测传染病： |
| 订正病名：　　　　　　　　　　　　退卡原因： <br> 报告单位：　　　　　　　　　　　　联系电话： <br> 报告医生：　　　　　　　　　　　　填卡日期*：　　年　月　日 |
| 备注： |

注：*为必填项

附录 B  主要急性传染病的潜伏期、隔离期与接触者观察期

| 病名 | | 潜伏期 | | 隔离期 | 接触者观察期 |
|---|---|---|---|---|---|
| | | 常见 | 最短-最长 | | |
| 病毒性肝炎 | 甲型肝炎 | 30d | 15～45d | 自发病日起隔离3周 | 密切接触者检疫45d,每周检查1次ALT,以便早期发现 |
| | 乙型肝炎 | 60～90d | 45～160d | 急性期应隔离至HBsAg阴转,恢复期仍不阴转者,按HBsAg携带者处理,慢性肝炎病人应调离接触食品、自来水或幼托工作。HBsAg携带者可做HBeAg、抗-HBcIgM及HBV-DNA检查,以确定是否有HBV复制,如属阳性应按慢性肝炎处理,不能献血 | 急性肝炎的密切接触者应医学观察45d。幼托机构发现病人后观察期间,不办理入托、转托手续。疑诊肝炎的幼托和饮食业人员应暂停原工作 |
| | 丙型肝炎 | 50d | 15～160d | 急性期隔离至病情稳定 | 同乙型肝炎 |
| | 丁型肝炎 | 同乙型 | | | |
| | 戊型肝炎 | 40d | 10～60d | 自发病日起隔离3周 | 同甲型肝炎 |
| 流行性乙型脑炎 | | 10～14d | 4～21d | 隔离至体温正常为止 | 接触者不检疫 |
| 脊髓灰质炎 | | 7～14d | 3～35d | 隔离40d,第1周为呼吸道及消化道隔离,第2周以后为消化道隔离 | 密切接触者医学观察20d,观察期间可应用活疫苗进行快速免疫 |
| 狂犬病 | | 20～90d | 10d至1年以上 | 病程中隔离治疗 | 接触病人者不检疫,被狂犬或狼咬伤者应进行医学观察,观察期间应注射免疫血清及狂犬病疫苗 |
| 流行性感冒 | | 1～3d | 数小时至4d | 退热后2d | 大流行时,集体单位进行检疫,出现发热等症状者应早期隔离 |
| 麻疹 | | 8～12d | 6～21d | 发病之日起至出疹后5d | 密切接触的儿童应检疫21d,如接受过被动免疫者应检疫28d |
| 水痘 | | 14～16d | 10～21d | 隔离至脱痂为止,但不得少于发病后2周 | 医学观察21d |
| 流行性腮腺炎 | | 14～21d | 8～30d | 从发病日起至腮腺肿大完全消退(约3周) | 成人一般不检疫,但幼儿园、托儿所及部队密切接触者应检疫3周 |

(续 表)

| 病名 | 潜伏期 | | 隔离期 | 接触者观察期 |
|---|---|---|---|---|
| | 常见 | 最短-最长 | | |
| 流行性出血热 | 14d | 7~46d | 隔离至退热 | 不检疫 |
| 登革热 | 6d | 5~8d | 起病后7d | 不检疫 |
| 传染性单核细胞增多症 | 10d | 5~15d | 隔离至症状消失 | 一般不检疫 |
| 黄热病 | 3~6d | 3~13d | 发病之日起1周 | 医学观察2周 |
| 流行性斑疹伤寒 | 10~12d | 5~23d | 彻底灭虱后,隔离至体温正常后12d | 密切接触者应进行灭虱,并检疫观察15d |
| 恙虫病 | 10~12d | 4~21d | 不隔离 | 不检疫 |
| 伤寒、副伤寒甲、乙 | 伤寒:10~14d | 7~23d | 体温正常后15d解除隔离,或症状消失后第5天起间歇送粪便培养2次,阴性后解除隔离 | 伤寒医学观察23d,副伤寒为15d,从事饮食业人员观察期间应送粪便培养1次,阴性者方可工作 |
| | 副伤寒:8~10d | 2~15d | | |
| 细菌性痢疾 | 1~3d | 数小时至7d | 临床症状消失后1周或2次粪便培养阴性解除隔离 | 医学观察7d,饮食业人员观察期间应送粪便培养1次,阴性者方可工作 |
| 霍乱 | 1~3d | 数小时至7d | 腹泻停止后6d,隔日大便培养连续3次阴性,解除隔离 | 密切接触者或疑似患者应留验5d,并连续送粪便培养3次,若阴性可以解除隔离观察 |
| 布氏杆菌病 | 14d | 7d至1年以上 | 临床症状消失后解除隔离 | 不检疫 |
| 鼠疫 | 腺鼠疫:2~5d | 1~8d | 肺鼠疫隔离至淋巴肿痊愈,在临床症状消失后,痰连续培养6次阴性才能解除隔离 | 检疫9d |
| | 肺鼠疫:1~3日 | 数小时至3日 | | |
| 炭疽 | 1~5h | 12h至12d | 皮肤炭疽隔离至创口痊愈、痂皮脱落其他类型患者症状消失后,分泌物或排泄物连续培养2次阴性后取消隔离 | 密切接触者医学观察8d |
| 白喉 | 2~4d | 1~7d | 症状消失后,连续2次鼻咽分泌物培养阴性 | 医学观察7d |
| 百日咳 | 7~10d | 2~30d | 发病后40d或出现痉咳后30d | 医学观察21d |

(续 表)

| 病名 | 潜伏期 | | 隔离期 | 接触者观察期 |
| --- | --- | --- | --- | --- |
| | 常见 | 最短-最长 | | |
| 猩红热 | 2～3d | 1～7d | 症状消失后咽拭子培养3次阴性,可以解除隔离。一般不少于病后1周 | 医学观察7d |
| 流行性脑脊髓膜炎 | 3～4d | 数小时至10d | 症状消失后3d,但不少于病后7d | 医学观察7d |
| 钩端螺旋体病 | 10d | 2～8d | 隔离至症状消失 | 不检疫 |
| 回归热(虱传) | 7～8d | 2～14d | 彻底灭虱后或体温正常后15d解除隔离 | 不检疫,彻底灭虱后接受医学观察14d |

(彭伟,1989)

### 附录C 常用生物制品及其使用方法

| 制品名称 | 性质 | 接种对象 | 接种剂量和方法 | 免疫期与复种 | 保存和有效期 |
| --- | --- | --- | --- | --- | --- |
| 脊髓灰质炎糖丸活疫苗 | 活/自/病毒 | 2个月至7岁其他年龄亦可 | 初服者采取单价疫苗,按Ⅰ→Ⅲ→Ⅱ型顺序口服,间隔1个月;也可先服Ⅰ型,1个月后同时服Ⅱ、Ⅲ | 免疫期3年以上,第2年、第3年及入小学时各服1全程 | 30～32℃保存2d,20～22℃保存12d,2～10℃保存5个月,-20℃有效期2年 |
| 麻疹活疫苗 | 活/自/病毒 | 主要为8个月以上的易感儿童 | 皮下注射0.2ml | 免疫期4～6年以上,一般无需复种 | 保存于2～10℃,液体疫苗有效期2～3个月,冻干疫菌有效期1年,开封后应在1h内用完 |
| 流行性乙型脑炎疫苗 | 死/自/病毒 | 6个月至10岁儿童 | 初种全程皮下注射2次,每次0.25ml,相隔7～10d,6～12月龄,每次0.25ml,1～6岁,每次0.5ml,7～15岁,每次1ml | 免疫期1年,第2年起每年加强注射1次,剂量同左 | 保存于2～10℃,有效期1年,25℃以下存放,有效期1个月 |
| 甲型流行性感冒活疫苗 | 活/自/病毒 | 主要为健康成年人 | 1ml疫苗加4ml生理盐水,混匀后喷入鼻内,每鼻孔约0.25ml | 免疫期6～10个月 | 2～10℃,液体疫苗有效期4个月,冻干疫苗有效期1年 |

(续　表)

| 制品名称 | 性质 | 接种对象 | 接种剂量和方法 | 免疫期与复种 | 保存和有效期 |
|---|---|---|---|---|---|
| 乙型肝炎疫苗 | 死/自/抗原 | HBsAg阳性母性所产新生儿及未感染过乙肝的医护人员或密切接触者 | 新生儿出生后24h内注射30μg,以后于1个月、6个月分别注射20μg。成人:0、1个月、6个月各注射30μg | 免疫期5年,每5年加强注射1次 | 2~8℃有效期2年 |
| 森林脑炎疫苗 | 死/自/病毒 | 重点使用于本病流行地区人群 | 皮下注射2次,相隔7~10d,2~6岁每次0.5ml,7~10岁每次1ml,11~15岁每次1.5ml,16岁以上第1次2ml,第2次3ml | 免疫期1年,每年加强注射1次,除16岁以上为3ml外,其他年龄每次剂量同初种 | 2~10℃有效期1年;25℃以下,有效期1个月 |
| 狂犬病疫苗 | 死/自/病毒 | 被狂犬或其他患狂犬病动物咬伤、抓伤 | 轻度咬伤者于当日、第7天和第14天各肌内注射21ml。重度咬伤者于当日,第3、7、14和30天各肌内注射2ml,5岁以下儿童1ml,2岁以下0.5ml | 全程免疫后3个月内再次被狂犬咬伤,一般不必再注射疫苗;全程免疫后3~6个月再度被咬伤,应加强注射2次,间隔1周,剂量同左;注射6个月后再被咬伤,则需再次全程免疫 | 2~10℃,有效期3个月 |
| 冻干黄热病疫苗 | 活/自/病毒 | 出国到黄热流行地区的人员 | 以无菌生理盐水5ml溶解后,皮下注射0.5ml 1次 | 免疫期10年 | -20℃有效期1年半,2~20℃有效期6个月 |
| 流行性斑疹伤寒疫苗 | 死/自/立克次体 | 重点使用于本病流行地区人群 | 皮下注射3次,相隔5~10d,15岁以上0.5ml、1.0ml、1.0ml,15岁以下0.3~0.4ml、0.6~0.8ml、0.6~0.8ml | 免疫期1年,每年加强注射1次,剂量同第3针 | 2~10℃,有效期1年 |

（续　表）

| 制品名称 | 性质 | 接种对象 | 接种剂量和方法 | 免疫期与复种 | 保存和有效期 |
|---|---|---|---|---|---|
| 钩端螺旋体 | 死/自/螺旋体 | 流行地区7~60岁的人群，以及进入该地区的人员 | 皮下注射2次，相隔7~10d，剂量1.0ml、2.0ml；7~13岁用量减半 | 免疫期1年，每年加强注射2次，剂量同初种 | 2~10℃。有效期1年半 |
| 卡介苗 | 活/自/细菌 | 初生婴儿及结核菌素试验阴性的儿童 | 1. 口服法：只限于2月龄以下儿童，出生后第3天即可服用，每次1ml，隔天1次，连服3次<br>2. 皮上划痕法：1岁以下健康儿童为主要对象。消毒皮肤后，滴上菌苗2~3滴，用消毒缝针做"十"字或"井"字形划痕，每痕长1cm<br>3. 皮内注射法：1岁以上儿童，皮内注射0.1ml | 免疫期3~4年，在3~4岁，7~8岁及10~12岁各做结核菌素试验，阴性者复种 | 2~10℃，液体菌苗有效期6周，冻干菌苗有效期1年 |
| 百日咳 | 死/自/细菌 | 3个月至6岁儿童 | 皮下注射3次，0.5ml、1.0ml、1.0ml，相隔3~4周 | 免疫期1~2年，以后每1~2年注射1次1ml | 2~10℃，有效期1年半 |
| 霍乱菌苗 | 死/自/细菌 | 根据疫情安排，重点为环境卫生及饮食业工作人员、医务人员及水上居民 | 皮下注射2次，相隔7~10d，6岁以下0.2ml、0.4ml；7~14岁0.3ml、0.6ml；15岁以上0.5ml、1.0ml | 免疫期3~6个月，每年加强注射1次，剂量同第2针 | 2~10℃，有效期1年半 |
| 伤寒、副伤寒甲、乙三联菌苗 | 死/自/细菌 | 重点使用于部队、港口、铁路沿线工地、环境卫生及饮食业工作人员 | 皮下注射3次，相隔7~10d，1~6岁0.2ml、0.3ml、0.3ml；7~14岁0.3ml、0.5ml、0.5ml；15岁以上0.5ml、1.0ml、1.0ml | 免疫期1年，每年加强注射1次，剂量同第3针 | 2~10℃，有效期1年半 |

（续　表）

| 制品名称 | 性质 | 接种对象 | 接种剂量和方法 | 免疫期与复种 | 保存和有效期 |
| --- | --- | --- | --- | --- | --- |
| 霍乱、伤寒、副伤寒甲、乙四联菌苗 | 死/自/细菌 | 同上 | 同上 | 同上 | 同上 |
| 布鲁杆菌菌苗 | 活/自/细菌 | 畜牧、皮革、屠宰工作人员及兽医实验室、疫区防疫卫生人员等。布氏菌素阳性反应者可不接种 | 皮上划痕法：儿童滴1滴，划1个1～1.5cm长的"井"字；成人滴2滴，划2个"井"字，2滴相距2～3cm，严禁注射 | 免疫期1年，每年接种1次 | 2～10℃，有效期1年 |
| 鼠疫菌苗 | 活/自/细菌 | 重点使用于本病流行地区人群 | 皮上划痕法：剂量每人0.05ml，划痕长1～1.5cm，2～6岁划1个"井"字，7～13岁划3个"井"字，相隔2～3cm，严禁注射 | 同上 | 同上 |
| 炭疽菌苗 | 活/自/细菌 | 本病常发地区人群、牧民，屠宰、皮毛、制革人员及兽医 | 皮上划痕法：滴2滴菌苗，相距3～4cm，每滴做"井"字划痕长1～0.5cm | 同上 | 2～10℃，有效期2年，25℃以下暗处，有效期1年 |
| 吸附精制白喉类毒素 | 活/自/细菌 | 6个月至12岁儿童 | 初种肌内注射2次，每次0.5ml，相隔4～8周 | 免疫期3～5年，第2年加强注射1次0.5ml，以后每3～5年注射1次，0.5ml | 25℃以下暗处，不可冻结，有效期3年 |
| 吸附精制破伤风类毒素 | 自/类毒素 | 发生创伤机会较多的人群 | 基础免疫全程3次分2年完成，第1年注射2次，0.5ml、0.5ml，相隔4～8周0.5ml，第2年1次，0.5ml，均肌内注射 | 免疫期5～10年，加强注射一般每10年注射1次0.5ml | 25℃以下暗处，不可冻结，有效期3年半 |

（续　表）

| 制品名称 | 性质 | 接种对象 | 接种剂量和方法 | 免疫期与复种 | 保存和有效期 |
| --- | --- | --- | --- | --- | --- |
| 百日咳、白喉、破伤风类毒素混合制剂（百、白、破混合制剂） | 死/自/细菌和类毒素 | 6个月至6岁儿童 | 全程免疫分2年皮下注射4次，第1年3次，0.25ml、0.5ml、0.5ml，相隔4～6周，第2年1次0.5ml | 免疫期同单价制剂，全程免疫后根据情况用百日咳菌苗或百、白混合制剂或白、破二联类素加强免疫 | 2～10℃，有效期1年半 |
| 精制白喉抗毒素 | 被/抗毒素 | 1. 白喉患者 2. 4年内未做过白喉类毒素全程免疫而与白喉患者密切接触者 | 治疗：依病情决定 预防：1次皮下或肌内注射1000～2000U，可与类毒素联合使用，同时分两处皮下注射 | 免疫期3周 | 2～10℃，液状制品有效期2～3年，冻干制品3～5年 |
| 精制破伤风抗毒素 | 被/抗毒素 | 1. 破伤风病人 2. 受伤后有发生破伤风可能者 | 治疗：首次肌内或静脉注射5万～20万U，儿童与成人量同，新生儿24h内注射2万～10万U 预防：1次皮下或肌内注射1500～3000U，儿童与成人量相同 | 免疫期3周 | 2～10℃，液状制品有效期3～4年，冻干制品5年 |
| 多价精制气性坏疽抗毒素 | 被/抗毒素 | 受重伤而有发生气性坏疽可能者 | 预防：1次皮下或肌内注射1万U 治疗：依病情决定 | 免疫期3周 | 同上 |
| 精制肉毒抗毒素 | 被/抗毒素 | 肉毒中毒患者或与患者食过同样食物的人 | 预防：1次皮下或肌内注射每型各1000～2000U 治疗：依病情决定 | 免疫期3周 | 同上 |
| 精制抗狂犬病血清 | 被/免疫血清 | 被动物严重咬伤者 | 皮试阴性后使用，成人剂量20ml，半量做局部伤口处注射，半量肌内注射；或于咬伤后72h内肌内注射；儿童剂量0.5～1.5ml/kg | 同上 | 同上 |

（续　表）

| 制品名称 | 性质 | 接种对象 | 接种剂量和方法 | 免疫期与复种 | 保存和有效期 |
|---|---|---|---|---|---|
| 乙型肝炎免疫球蛋白 | 被/免疫球蛋白 | HBsAg 阳性母亲所产新生儿，未感染过乙型肝炎的医护人员及密切接触者 | 新生儿：出生后 24h 内及 2 个月龄各肌内注射 1 次，每次 1ml<br>成人：接触后立即肌内注射 5ml（100U/ml） | 免疫期 2 个月 | 2～10℃，有效期 2 年 |
| 人丙种球蛋白 | 被/球蛋白 | 丙种球蛋白缺乏症患者，甲型肝炎或麻疹密切接触者 | 治疗丙种球蛋白缺乏症：每次肌内注射 0.15ml/kg<br>预防甲型肝炎：1 次肌内注射 0.05～0.1ml/kg（成人每次 3ml）<br>预防麻疹：1 次肌内注射 0.05～1.5ml/kg（儿童最大量每次 6ml） | 免疫期 3 周 | 2～10℃，有效期 2 年半 |

（林　辉）

## 思考题

1. 什么是传染病的"冰山现象"？
2. 传染病的流行过程的三个基本环节是指什么？
3. 经空气途径传播的疾病的流行特征有哪些？
4. 潜伏期的流行病学意义有哪些？
5. 对接触者应该采取哪些措施？

## 参考文献

[1] 沈洪兵,齐秀英.流行病学.8 版.北京:人民卫生出版社,2013.
[2] Raymond S. Greenberg. Medical Epidemiology. 4th ed. 北京:人民卫生出版社,2006.
[3] 李兰娟,任红.传染病学.北京:人民卫生出版社,2013.
[4] Kenneth J. Sander Greenland Rothman Timothy Lash. Modern Epidemiology. 3rd ed. Philadelphia: Wolters Liuwer,2012.
[5] 胡永华.流行病学史话.北京:北京大学医学出版社,2017.

# 第 25 章
# 现场流行病学

> 【学习目的与要求】
> 了解现场流行病学的概念及其特点;掌握现场调查的步骤、计划制订、组织管理、调查技术及质量控制;熟悉暴发调查的步骤与资料分析方法。

现场流行病学(field epidemiology)作为流行病学的分支学科,是流行病学原理和方法在现场工作实践中的具体应用,在疾病及与健康相关卫生事件的预防和控制中发挥重要作用,特别是 SARS 和禽流感的暴发流行,更加唤醒了人们对现场流行病学工作的重视。无论是传染病、非传染病的调查处理,还是突发公共卫生事件(public health emergency)的应急处置,往往都需要通过现场调查才能解决。本章将介绍现场流行病学的基本概念、现场调查的准备工作、现场调查关键技术及暴发调查。

## 第一节 现场流行病学的基本概念

现场流行病学是在人类预防疾病和促进健康的实践中发展起来的,充分体现出现场工作的特点。作为流行病学的分支学科,现场流行病学的概念、特点、任务有其特殊性。

### 一、现场流行病学的定义

现场流行病学是在公共卫生服务和社区人群等现场工作实践中,逐步发展形成的流行病学的分支学科,是历代流行病学家在现场实践工作中总结出来的。美国学者 Michael B. Gregg 主编的《现场流行病学》认为,现场流行病学要解决的问题出乎预料,必须立即对该问题做出反应,必须亲赴现场解决问题,必须及时采取控制措施。Last 在《流行病学辞典》中认为:现场流行病学是流行病学在公共卫生服务和社区人群等现场工作中的实践,主要解决如何进行流行和暴发调查,如何采取措施保护和增进人群健康;现场流行病学面对应急性问题,必须立即做出反应,还要结合应急性问题的解决对公共卫生措施做出评价;现场流行病学研究必须考虑调查结果接受者(政府部门、公众等)的需求;现场流行病学的任务不仅是及时提供调查结果,还必须采取措施改进人群健康。现场流行病学需要运用流行病学方法和其他方法,到现场去解决实际发生的公共卫生问题。

我国学者吴系科教授将现场调查概括为应急性和预先有计划的流行病学调查两类。他指出应急性现场调查是控制与预防疾病的必要措施,也是揭露"病因暂时未明"疾病实质的手段和提供新的病因未明疾病病因线索的途径,通常将此类现场调查称为现场流行病学。曾光教授认为,现场流行病学是用于解决现场实际发生的各种公共卫生问题的方法学。叶临湘教授主编的《现场流行病学》给出的定义为:现场流行病学是对发生在人群中的重要疾病和与健康相关的卫生事件进行现场调查,了解其分布规律及决定因素,及时采取对策和措施,并进行效果评价,以保护和增加群体健康的学科。

重要疾病和与健康相关的卫生事件危及大多数人的健康和生命,是人群和社会迫切需要解决的问题,疾病和卫生事件的应急处理是现场流行病学工作的一个重要方面。现场流行病学是流行病学方法的现场实践,其目的是预防疾病或事件的发生,控制疾病或事件的发展。现场流行病学强调控制优先的原则,在面临突然出现的公共卫生问题时,边调查、边控制,力求在短时间内做出决策,尽快控制事件的发展。预先有计划的流行病学调查多偏重于流行病学研究,而现场流行病学更多地关注社会、经济、政治等方面的影响。

## 二、现场流行病学的特点

现场流行病学是流行病学的一个重要分支,除具有流行病学原有的特征外,还具有现场性、应急性、宏观性、社会性、合法性等特点。

1. 现场性　现场是指人群生活、工作,与公共卫生事件发生、调查、控制等相关的场所。流行病学以疾病的群体现象及其决定因素为研究对象,而疾病的群体现象存在于现场的人群中,所以流行病学工作者必须亲赴现场对人群进行调查,才能识辨群体现象,探索疾病发生和流行的原因。现场流行病学研究的对象在现场,应用也在现场,流行病学工作者必须亲赴现场解决问题。现场调查(field survey)是流行病学研究的一个特点,是医学科学研究中有别于其他研究方法的独特研究方法。如1848年,伦敦霍乱暴发,在原因不明的情况下,John Snow 医师深入现场进行详细调查,使用标点地图法研究霍乱病例的分布,通过对比分析,论证了霍乱流行与水井的关系,提出发病的原因是水源被粪便污染所致,否定了"瘴气"传播霍乱的学说,并通过现场干预成功控制了霍乱的进一步流行,开创了现场流行病学调查的先例。我国学者伍连德博士在20世纪初,通过对东北和华北两次鼠疫大流行的现场调查,查清了鼠疫的传染源和疫情蔓延情况,通过现场实践发现旱獭是鼠疫的主要储存宿主,肺鼠疫通过空气飞沫传播在东北流行。1972年上海市皮炎暴发和1988年上海市甲型肝炎暴发都是通过现场调查查明了疾病流行的原因。现场是疾病和卫生事件实际发生的地方,只有深入现场,才能掌握第一手资料,获得疾病真实分布的准确情况,认识疾病的流行规律,提出符合实际的疾病预防控制对策和措施。

2. 应急性　现场流行病学经常涉及针对已经发生或可能即将发生或有可能发生的、影响巨大或危害严重的突发公共卫生事件,不仅来势迅猛,事先不可预知,要解决的问题具有突发性,而且极受关注,必须尽快予以回应和解决。现场流行病学调查具有鲜明的"时效性",以1988年上海市甲型肝炎暴发为例,1-3月共发生29 230例,呈突发性紧急疫情,且波及12个市区,呈较高的罹患率,给社会、经济造成较大的压力。对应急性问题进行的现场调查事先通常没有明确的假设,当应急公共卫生问题发生时,必须尽早对问题做出正确反应。现场流行病学调查要求调查和处理同步进行。一开始就不仅要收集和分析资料,寻求科学的调查结果,而且应采取公共卫生措施,一旦掌握了比较充分的资料时,就要尽快采取行动,找出原因,采取有效公共卫生措施,保护人群的健康,并告诫有关注意事项,以减少危害,而不是根据资料对要解决的全部问题做出判断后再采取措施。采取预防措施并观察其效果,也是现场流行病学认识疾病传染源、传播机制的重要内容。为了收集资料、为了回答更多的问题而展开调查,只顾调查寻找暴露因子,而不采取措施,会招致公众误解,甚至引起法律诉讼。同时,随着对事件的认识逐渐深入,根据效果评估情况,要及时调整措施。由于事件本身的复杂性和人类认识的局限性,有些措施和认识可能不完善甚至是错误的,需要现场流行病学工作者具备敢于探索、勇于修正和不断进步的素质。

3. 宏观性　现场流行病学以宏观研究为主,兼顾微观。对传染性疾病而言,为了找出传染源或传播途径,现场流行病学调查需要采用流行病学方法,从人群的角度证实传播范围、波及人群、传播途径、传播机制等,为政府部门提出预防控制的策略和措施,有效预防传染病的发生与流行。同时,在调查方法上,重视现场证据的采集,要充分依靠实验室支持,为宏观决策提供依据。疾病暴发和突发公共卫生事件的病原体、暴露因子、传播机制等的判定,需要特异性实验室检测。如1999年夏,美国纽约老年性西尼罗病毒(West Nile virus,WNV)性脑炎病人增多,2周内出现25例病人。随后共对719例脑炎病人血和脑脊液中WNV特异性抗体阳性者,采用RT-PCR方法做进一步检测,共确诊62例WNV感染者;并从当地乌鸦、蚊子体内分离到WNV,基因测序与人体内分离到的病毒同源,最终判明了本病的传播机制。

4. 社会性　现场流行病学调查必须面对公众和传媒,具有社会性。现场流行病学主要针对整个人群开展工作,促进人群的健康;突发公共卫生事件应急处置需要对整个事件做出判断。疾病暴发和突发公共卫生事件的预防和控制,应得到人群和社会的良好配合。同时疾病暴发或突发性公共卫生事件本身就是新闻热点和公众焦点。流行病学工作者需要媒体传播有利于自身、人群和社会的重要信息,媒体却需要公共卫生轶事去"炒作"新闻,两者目的有所不同。现场流行病学工作者有责任正确引导媒体和公众,防止传媒误导和公众偏差。如1997年香港地区发生禽流感,首例病人5月份被确诊后,引发香港媒体关注。截至1998年1月,共发现16例禽流感病人和3例疑似病人,进一步吸引全球媒体。香港地区有关部门付出很大精力应对,直至150余万只禽类被屠宰,禽流感被平息。

我国是一个具有高度组织性的社会,政府扮演着十分重要的角色。现场调查一般由卫生专业技术人员完成,没有卫生行政部门、当地政府的领导与支持,现场调查是很难顺利开展的。有的现场调查还需要其他相关部门,如工商、公安、农业、卫生监督等部门的支持,获得有关高等院校、科研机构的支持。在整个调查过程中,调查组织者都必须及时处理不断出现的新的矛盾和问题,协调各种关系,确保调查顺利进行。

5. 合法性　现场调查往往涉及重大公共卫生事件,如传染病暴发流行、毒物泄漏事件、不明原因疾病发生、食物中毒事件等,这些事件可能对当地的政治稳定、对外形象、社会舆论产生较大影响,容易引起政府领导、普通群众及新闻媒体的高度关注,很多事件涉及行政司法领域,必须依照一定的管理程序和职责权限开展现场调查。如《传染病防治法》《突发公共卫生事件应急条例》等,赋予了现场流行病工作者调查和处理疾病暴发与突发性公共卫生事件的权利和义务。现场调查既受到法律的保护，又受到相关法律约束，结果可能被送审或作为法律证据。现场调查的问题经常以原因不明疾病和事件的面貌出现，调查工作会涉及责任追究、法律诉讼、多部门配合、国内外合作等问题，必须要科学公正地做出调查结论。如1998年深圳市某医院发生分枝杆菌院内感染暴发，292例手术病人中，168例术后切口感染，罹患率高达57.5%。调查结果表明，这是一起错配消毒剂，使手术器械消毒无效引起的分枝杆菌脓肿亚种合并其他细菌感染的严重事件。1999年始，先后有50余名受害者依法起诉医院和消毒剂生产单位，最后法院判决由被告某医院对原告造成的损失承担全部民事责任，其中仅对一人就赔偿人民币共计12万元。类似案例在国内已屡见不鲜。

## 三、现场流行病学的主要任务

众所周知，我国正面临着极其严峻的疾病防治形势：新生传染病不断从国外传入；老的传染病正在卷土重来；慢性非传染病造成的疾病负担越来越大；流动人口和人口老龄化引起的公共卫生问题越来越多；恶性中毒案件时有发生；意外伤害在快速上升。这些都需要通过现场流行病学调查去认识和解决问题。

现场流行病学工作的主要任务包括：一是预防疾病或突发公共卫生事件的发生；二是一旦发生疾病暴发、流行或发生不明原因的突发公共卫生事件，能很快找出病因或原因，及时采取有效的干预控制措施，避免疾病的发生或发展。

1. 预防和控制疾病或事件的发生发展　预防和控制疾病或事件的发生发展是现场流行病学工作的重要内容，包括病因预防、疾病监测和预防接种等。

(1) 病因预防：对于各种严重危害人群健康的肿瘤、心脑血管疾病、艾滋病等疾病，以及各种突发卫生事件，应积极采取一级预防和控制措施，加强人群健康教育，养成良好的生活习惯，提高自我保护意识，自觉警惕或消除各种隐患，避免疾病和灾难的发生。

(2) 疾病监测：通过疾病监测，掌握重要疾病的发展态势及影响因素，及时向有关部门反馈信息，提出合理化的对策和措施，在疾病发生之前，及早采取有效措施，防止疾病发生和发展。

(3) 预防接种：应用各种疫苗保护易感人群，预防相应疾病的发生和蔓延。一是对某些重要疾病进行计划免疫，防止疾病发生；二是疫情发生后，对易感人群进行应急接种，防止疫情继续蔓延。

2. 寻找疾病或事件发生的原因　寻找疾病或事件发生的原因是现场流行病学的主要任务之一。很多疾病暴发和突发公共卫生事件的原因都是现场流行病学调查而查明的，尤其是原因不明疾病暴发和突发公共卫生事件，现场流行病学调查更显重要。通过现场流行病学调查，查明病因或原因，及时做好污染源、传染源、密切接触者的追踪、排查和管理工作，认真做好疫点、疫区的卫生消毒处理，可有效控制疫情发展，防止疾病蔓延。在现场流行病学调查中，有时很难在短时间内明确真正的病因，只要找到与疾病相关的危险因素，进行有效控制，就会避免疾病的发生或发展。

现场流行病学要应对突如其来的公共卫生学问题，并要及时做出反应，没有时间进行精心设计，良好的流行病学现场调查应该做到：①及时展开调查；②及早发现传染源并对其进行恰当的评价；③使用合理的描述性或分析性流行病学方法；④有充分的因果关系证据确定传播因素；⑤建立疾病的适时控制和长期干预系统。因此，现场流行病学工作需要培养一支高素质的现场流行病学专业队伍,并普及现场流行病学知识。

## 四、现场调查对流行病学工作者的挑战

在对应急问题做现场调查时,流行病学工作者面临资料完整性问题、样本收集问题、大众传媒的影响、被调查对象不合作及调查结果和控制措施的矛盾等。

1. 现场调查资料质量受到影响　现场流行病学经常涉及突发公共卫生事件,要解决的问题具有突发性,使得应急性现场调查的设计比较简单,收集到的资料的完整性受到限制。另外,在疾病监测方面,瞒报或错报也给现场调查带来困难。由于基层卫生人员诊断水平不高,设备条件有限,诊断准确性受到限制,误诊和漏诊时有发生。瞒报往往使调查人员进入现场时,流行已经结束或者接近尾声,现场调查往往变成回顾性调查,使现场调查资料的完整性和准确性受到影响。

2. 现场调查样本采集受到限制　现场调查者往往是在"事件"发生后抵达现场的,在现场环境或生物学样本采集方面受到影响。例如,在食物中毒的调查中,可疑食品是非常重要的样本,但当进食者发病后需要查证可疑食品时,可能已经全部食用或丢弃,无法获得。流行病学工作者往往需要经治医生的大力协助,依靠患者及其家属的回忆提供信息。

3. 现场调查受到新闻媒体影响　进行疾病暴发调查时,常引发当地传媒的极大关注。新闻报道有助于传播信息,在发现病例并促进控制措施的落实方面有积极作用。但是,大众传媒可能导致病人或社区人群对有关疾病暴发原因形成偏见,又可能导致进一步调查时产生偏倚,甚至使可能的致病假设的探索难以进行。新闻媒体在采访调查的最新信息时会占用调查者的大量时间,妨碍现场调查的正常进行。

4. 被调查机构的配合影响调查质量　在被调查的卫生机构开展调查和查阅有关登记资料时,需要取得有关部门的密切配合。但是,当调查影响到被调查者的生产生活或涉及被调查者的利益时,他们也不会自愿合作。如对餐馆或其他公共场所引起的同源暴发疾病的调查,对环境和职业危害的调查,对卫生保健人员被怀疑为传染病的传染源时的调查等,当事方不愿协助,将不利于资料的收集,也不能保证资料的质量。

5. 调查工作受到当地政府部门的影响　当流行病学调查结果与当地政府部门的观点不一致时,会妨碍调查工作的正常进行。如当流行病学调查发现某些地区存在疾病流行的可能性而当地政府部门(尤其是卫生部门)认为疾病不严重时,或政府部门官员认为当地有疾病流行而流行病学调查找不到疾病流行的证据时,调查工作会受到当地政府部门的影响。

6. 调查结果和控制措施的矛盾　现场调查过程中,流行病学工作者需要权衡是进一步进行调查还是立即采取控制措施的矛盾。在现场调查时,不仅要收集、分析资料,寻求科学的调查结果,而且还应采取必要的控制措施,调查和控制应同时进行,在现场调查初期可以根据经验或常规知识提出控制措施,不能只顾调查寻找致病原因而忽略采取控制措施。

# 第二节　现场调查的准备工作

现场调查(field investigation)包括事先进行设计的一般性流行病学调查(非应急性现场调查)和对应急性问题进行现场调查(应急性现场调查),前者多用于慢性非传染性疾病,如肿

瘤、心脑血管病、糖尿病及寄生虫病等的调查;后者多用于急性传染病暴发、流行,或食物中毒、药物中毒事件的调查。无论何种调查,开始调查前都需做好准备工作。

## 一、现场调查计划的制订

现场调查计划是为了实现调查的目的和任务,应该预先制订切合实际的现场调查计划,完善调查方案。

1. 现场调查计划制订的原则　现场流行病学调查的任务,一是要搞清楚事件的性质、原因或促发因素(事件诊断),二是要提出干预措施并进行现场处置(事件处理)。应急性现场调查不是进行单纯的病因研究,不是单纯的理论流行病学研究,不要求调查工作的深度,却十分重视现场效果。制订现场调查计划时,要注意三个基本原则,即时效性原则、优先性原则和科学性原则。

(1) 时效性原则:现场流行病学调查非常重视时效性。一是要及时到达现场,隔离救治病人,追踪密切接触者,保护健康人群;二是要及时采集标本,争取第一手资料,尤其是一些非常紧急的突发事件更要注重时效性,现场调查的"迅速"比"完整"更加重要,有时来不及做出周密的计划就必须赶赴现场。同时,在现场工作中也要求提高工作效率,在短时间内完成任务。

(2) 优先性原则:现场流行病学调查的一项重要内容是提出并实施干预措施。如对原因不明疾病的调查,首要任务是救治病人、切断传播途径,而病原体的鉴定和事件原因的调查是其次的任务。流行病学调查要从实际出发,解决那些需要优先解决的问题。

(3) 科学性原则:现场流行病学调查虽然时间紧、任务重,研究深度要求不高,但为了工作的质量,要求现场工作的计划、过程和总结都要科学严谨,必须按照规范的程序认真开展工作。现场调查采用什么样的调查方式,怎样选择调查对象,如何拟订调查表,如何进行现场采样,优先实施何种干预措施,如何进行资料分析等,都必须是严谨科学的。

2. 现场调查背景资料　开展重大传染病疫情或其他突发公共卫生事件现场流行病学调查时,必须先了解事件发生的地点、时间、主要症状和体征、发病人数、死亡人数、年龄、性别和职业、可能原因、已采取的措施、现状和趋势等事件的基本情况及相关的政治经济、文化习俗与宗教、气候与地理情况、人口学特征、防病基础等其他基本情况。

3. 调查计划表拟订　调查计划表的拟订就是制订调查方案,是让参与调查者对该调查项目有一个清晰、明了的认识,知道调查目的是什么(What)?向谁做调查(Who)?在哪里进行调查(Where)?如何调查(How)?现场调查计划表的内容见表25-1。

表 25-1　现场调查计划表的内容

| 计划调查项目 | 内容 |
| --- | --- |
| 调查目的 | 为什么要调查;调查中要解决什么问题;调查结果有什么用途 |
| 调查方法 | 描述法、分析法和现场干预 |
| 调查地区 | 事件波及的范围 |
| 调查对象及样本量 | 事件波及的人群,样本量的大小 |
| 调查时间、地点 | 调查起止时间、调查的地址 |

(续　表)

| 计划调查项目 | 内容 |
| --- | --- |
| 调查项目 | 特征项目、备考项目、其他项目 |
| 实验室检测 | 理化分析、微生物分离与鉴定 |
| 资料分析方法 | 统计分析的项目及运用的软件 |
| 调查报告 | 报告的形式、内容及对象 |
| 调查费用 | 各项开支与总开支 |
| 调查人员 | 负责人、调查组成员 |

(1)调查目标：现场流行病学调查的基本目的包括两个方面。①搞清楚事件发生的原因。大多数突发公共卫生事件的原因不明确，需要通过现场调查及实验室证据才能得出正确的结论。②突发公共卫生事件的现场调查，需要提出并实施干预措施，控制事件的发展。在进行流行病学调查前要搞清楚以下问题：为什么要调查；调查中要解决什么问题；调查结果有什么用途；谁想知道调查结果。因此，调查目标应包括要解决什么问题（结果目标），结果用什么形式来反映（表达形式），调查要起到何种社会作用（作用目标）。

(2)调查地点：在什么地方进行调查。调查地点的选择要有利于达到调查目标，有利于实施现场调查，有利于节省人力、物力和时间。

(3)调查对象：调查什么样的人，调查多少人。一般在明确了病人的基本特征（时间分布、地区分布和人群分布）及临床表现后，可为调查对象的确定提供信息。

(4)调查方法：采用什么方法调查，同一个现场可能几种方法都可以采用，不同的方法各有其优缺点。因此，应根据现场工作的实际选择调查方法。如果是粗略了解事件发生的主要原因或广泛寻找病因线索，多采用现况调查或病例对照研究；如果对事件发生的原因已有一些线索，要验证病因假设，可采用队列研究或现场干预方法。

## 二、调查表的设计

传染病的现场流行病学调查一般按照国家或军队的流行病学调查指导原则或流行病学调查方案进行调查，如《传染性非典型肺炎流行病学调查指导原则》《人禽流感流行病学调查方案》。传染病病例或疑似病例的现场调查一般采用专门的流行病学个案调查表，如《军队传染性非典型肺炎流行病学调查表》《人禽流感病例个案调查表》等，由经治医生协助填写。

如果没有现成的流行病学调查表，则需要自行设计调查表。设计调查表时，应注意设计的科学性、样本的正确性、对照的可比性、实验的准确性、记录的完整性、结论的重复性。规范的调查表应包括封面信、调查的问题和填表说明等。

1. 封面信　封面信是为了向被调查者介绍调查工作，恳求他（她）的支持和帮助的一封短信，通常放在调查表的最前面，其内容主要说明组织调查的机构，调查的目的意义，需要被调查者如何配合，强调该调查信息的保密性，最后对被调查者表示感谢，注明调查者的联系方式。

2. 问题和答案的设计

(1)问题的设计：问题应包括被调查者个人基本情况、行为习惯和要调查的变量，在指标选择上尽量使用客观定量指标，尽可能选择封闭式问题和半封闭式问题，少用开放式问题，注意尊重被调查者的尊严和隐私。

(2) 问题的书写：①问题的提法要通俗易懂，避免使用专业术语；②尽量采用是非题或选择题的形式；③每个提问只解答一个问题，尽量避免双重问题和双重否定；④提问不要带有导向性；⑤询问敏感问题时应特别注意提问方式，不要引起被调查者尴尬或反感。

(3) 问题的排列：①应选择简单、温和、不使人担心的被调查者最易接受且有兴趣的问题作为开场问题，困难的问题和敏感的问题放在调查表接近结束时；②问题的排列应注意逻辑顺序，先易后难，一般性问题在前，特殊性问题在后；③有过滤性问题时，应注意给出被调查者的"出路"，引导被调查者跳过一些不相关的问题。

3. **填表说明** 填表说明是对填写调查表内容的具体说明，对问题的概念和名词给予通俗的解释，对其含义、范围予以说明。

## 三、现场调查的组织管理

现场调查是专业性和实践性很强的复杂系统工程。平时应准备各类突发公共卫生事件的应急调查预案，以便在发生突发公共卫生事件时能够迅速启动应急预案开展工作。根据调查进程，分为准备阶段、调查阶段和总结阶段。准备阶段对整个现场调查至关重要，准备工作越充分，调查计划越完善，调查开展越顺利。现场调查的组织管理通常包括以下几部分。

1. **建立现场调查的行政组织机构** 现场流行病学调查一般是由受卫生行政部门指派的疾病预防控制机构完成的，因此，现场流行病学调查从某种意义上讲也是一种政府行为，应按上下级行政隶属关系逐级汇报，争取领导的批示，引起政府部门的关注和经费投入，提高现场调查的效率。现场调查通常是对某地区或某单位的公共卫生事件进行调查，当地政府或卫生行政部门往往对调查十分关注。调查前应事先争取得到当地政府或卫生行政部门的支持和帮助。重大事件应建立由当地政府领导挂帅、相关职能部门参加的行政领导小组，一般事件也应争取政府、卫生行政部门的领导参加，有卫生行政管理部门人员参与现场调查，便于调查工作的顺利进行。

2. **建立现场调查的专业组织机构** 现场调查涉及较强的专业知识，必须建立专业调查组，确定调查组负责人。调查组负责人要负责组织协调调查工作，应当由有威信、事业心强、精通流行病学理论和实践经验丰富的单位领导或高年资公共卫生专家担任。调查组成员一般按专业要求有流行病学、微生物学、食品卫生、环境卫生、职业卫生、放射防护、健康教育、医学检验和临床医学等有关专业人员，中级以上人员不少于50%，必要时还应增加其他卫生专业和管理人员。在某些特定场合下调查对象为女性时，选择女性调查员更为方便。有些现场调查涉及行政执法，要严格依照法律程序，由具有行政执法资格的工作人员执行。根据现场调查工作需要，在实施调查前应对调查人员进行培训，使调查组成员明确各自的职责及调查方法等。

现场调查对调查人员的素质要求非常重要。①现场调查是一项非常艰苦的工作，有时还有面临自身暴露的危险，有些工作得不到群众的理解和支持，心理压力大，工作难度很大，要求调查人员具有吃苦耐劳、勇于克服困难和奉献精神；②现场工作是一项专业性很强的工作，同时又涉及复杂的问题，要求调查人员有坚实的专业理论和丰富的实践经验，同时要求知识广博，文字表达能力和写作能力强，能够根据现场的变化，随时调整调查计划和调查内容；③现场调查是一项社会实践工作，调查者应熟悉或了解当地的风俗习惯，有人际交流的经验，能够协调处理政府有关部门、技术部门、新闻媒体等各方面的关系,要求调查人员具有一定的社会经验。

3. 协调现场调查中各方面关系　现场流行病学调查不仅是一种专业技术性调查,同时具有很强的社会性,协调好各方关系是现场流行病学调查组织管理工作的重要内容。

(1)与政府有关部门关系:现场调查要与当地政府相关主管部门沟通、协调。如调查学生疫情,应与教育行政部门联系;对水源污染事件做调查,则要取得水务部门和环境保护部门的支持。积极与卫生监督机构取得联系。卫生监督机构是受卫生行政部门委托的具体行使执法职能的机构,许多现场调查涉及卫生执法监督,有卫生监督机构的参与能够提高疾病预防控制机构在现场调查中的权威性。

(2)与技术部门的关系:流行病学现场调查条件相对较差,许多设备、检查等需要相关部门支持。注意保持与高等院校、科研院所之间的良好关系,必要时邀请有关专家教授共同参与调查,增强调查组成员的自信心和被调查者的信赖程度。注意处理好与上级和下级疾病预防控制机构之间的关系,对上级要多请示,及时汇报调查进展情况,争取技术支持;对下级要多反馈通报情况,争取理解和协助。

(3)与新闻媒体的关系:在突发事件应对过程中,应将新闻媒体作为主要合作对象之一,妥善利用新闻媒体力量,要有目的、有选择地控制信息源和信息传播渠道,让媒体以你为信息主渠道,从而保证社会稳定、防止危机升级和不必要的恐慌等。在处理与新闻媒体的关系时,应遵从以下原则:①依法性。根据我国有关法律法规,公共卫生事件的通报必须由一定级别的行政机构执行,其他机构和个人都无权对外公布。②科学性。通报卫生事件应科学、严谨,切忌对公共卫生事件做主观臆测。③政策性。应注意报道的范围,充分注意报道后所带来的影响。

(4)其他关系:在协调好各类组织行政关系的同时,亦可充分利用一些个人间的关系,可能会对调查的顺利进行带来意想不到的效果。如同学、同事、朋友、熟人等私人关系都可在现场调查中予以利用。

4. 做好现场调查的物资准备　在赶赴现场前,应充分准备好所需相关各类物品,保证到达现场后可以顺利开展工作。通常应准备下列物质。

(1)交通工具与通信工具:交通车辆必不可少,可能的情况下应尽量乘坐四轮驱动车辆,要确保在路况不好的地区亦可安全行驶;车辆要有明显的标志,不受一般交通规则限制。通信工具包括移动电话与辅助设备、联系人及联系电话等。

(2)个人防护装备:包括工作服、隔离服、防护眼镜、口罩、帽子、手套、雨靴、雨衣、毛巾、皮肤消毒液、污物袋等,必要时考虑携带生物、化学毒剂防护服装。

(3)现场采样工具:包括消毒纱布、消毒棉签、剪刀、镊子、夹子、勺子、调匙、酒精灯、打火机、火柴、接种环、止血带、一次性手套、一次性口罩、一次性帽子、一次性试管、试管架、pH试纸、记号笔、灭菌塑料袋、广口瓶、灭菌试管、空气采样器、平板、包装纸、肛拭子、咽拭子、载玻片、刻度吸管、一次性注射器、培养基,以及诊断试剂、样品保存设备等。

(4)现场检测仪器设备:食品理化检验箱、水质理化检验箱、余氯比色计、酶标仪、数字γ辐射仪、α/β表面污染测定仪、微型定量PCR仪等。

(5)消毒杀虫器材:现场调查往往要针对可能的传播途径采取消毒杀虫等现场干预措施,以便有效控制疫情发展。消毒杀虫器材包括机动喷雾器、背负式喷雾器、手提喷雾器、配药桶(10L)、刻度量杯(筒)、消毒车等。

(6)药品:包括消毒药品(过氧乙酸、含氯消毒剂、碘伏等),控制病媒生物的药品(高效氯氰菊酯、溴氰菊酯、菊酯类气雾剂等),预防性药品和预防用生物制品(抗生素、疫苗、抗血清等)。

(7)相关调查表和调查器材:有时需要在现场根据初步调查结果设计专门的现场调查表,因此,需要准备相关调查表、疫情登记表、专业参考书,以供设计时参考。开展调查工作还需要准备笔、纸、记录本、计算机、录音笔、照相机、摄像机等记录、书写设备,以及手电筒、皮卷尺、工具箱等调查器材。

5. **现场调查的经费管理**　确保现场调查的经费是现场调查工作得以完成的基本条件。应尽可能向相关部门申请经费,统一管理使用。对于非应急性现场调查,事先应做好详尽的经费预算。对于突发事件的调查,应抓住开展现场调查的有利时机,及时向有关部门通报情况,争取得到更多的经费支持。同时,重视下级专业机构的合理经费要求。

6. **现场调查的信息交流**　在现场调查的过程中,适时通报调查信息对于确定调查目标、修正调查方案,确保调查任务顺利完成非常必要。

(1)预备会议:通常是在接到突发公共卫生事件报告后召开的准备会,主持人一般为专业机构领导,参加者包括流行病学、消毒杀虫、公共卫生、检验及综合管理部门的专业人员和后勤保障人员,由接听报告的人员报告基本情况,与会专家共同讨论。会议要确定暴发疫情或其他突发公共卫生事件存在,决定参与调查,确定调查的人员并做出明确的分工,责任到人,确认各项后勤保障事宜。

(2)现场会议:通常包括到达现场立即召开的事件分析会和现场调查结束前召开的情况反馈会。事件分析会一般由调查组组长、事件当事地区或单位负责人主持会议,参加人员包括调查组全体成员、当地(单位)领导、当地卫生专业人员。会议先要听取当地情况报告,包括已采取的措施等,然后进行讨论,进一步明确调查的目的和调查的项目,确定调查范围、调查对象和拟采取的措施。情况反馈会由调查组组长或组内资深专家做调查通报,并安排后续工作。

(3)小结会:多是在实验室结果出来后,在事件平息后调查组成员召开的回顾小结会。会议由调查组负责人通报事件的过程,明确事件的性质及今后应注意的问题。

7. **现场流行病学调查信息技术**　突发公共卫生事件调查处置需要及时准确的流行病学相关信息的采集、整理和分析。传统的调查方式与信息收集手段存在效率低、数据准确性差等缺点,调查人员在调查现场也无法快速获得相关资料和信息,往往是制约现场流行病学快速反应的瓶颈。随着通信技术的快速发展及各种终端产品的广泛应用,以计算机软硬件技术、网络技术和无线通信技术、地理信息(GIS)技术、PDA 技术、智能手机信息采集技术等为依托,建立数字化的现场流行病学调查系统,可以实时采集病例的流行病学调查信息、多媒体信息和空间信息,集中处理和区域共享数据信息,为现场人员提供各种需要的信息,缩短流行病学调查和分析时限,避免数据输入错误,减轻工作强度,提高调查工作的准确性和时效性;可以深入分析特定位置中各种可能影响疾病分布的致病因素,探索疾病的影响因子,为疾病的预防、决策、评价及卫生资源的配置等提供技术支持。

## 四、调查员的选择与培训

1. **调查员的选择**　调查员的人选可以是研究者本人,临时招募的人员与专业调查员。调查员应具备以下条件:①诚实,认真负责,不弄虚作假;②举止端庄,和善,懂礼貌,谦虚耐心;

③勤奋,对工作有热情,身体健康;④口齿清楚,能准确地表述问题,并有一定的社交能力;⑤有一定的文化程度(有时专业知识可在招募之后培训)。调查员和被访者具有的共同特征越多,调查越容易成功进行。一般挑选熟悉被访地区风俗习惯、文化传统等方面的调查员,易于开展工作。

2. 调查员培训　对调查员的培训是保证高质量完成现场调查的保障措施之一。培训通常有两种方式:一是首先培训各调查点的主要负责人,然后通过他们培训所有的现场调查员;二是直接培训所有参与本项目的现场工作人员。前一种所需经费较少,但真正参与调查的调查员对项目的理解和技术要求有时不能达到要求;后一种克服前一种的缺点,但费用较高。

调查员培训的具体内容包括:①明确此次调查的目的和意义(为什么要做这次调查,调查的组织者,调查过程概要,起止日期,每日的工作量,工作时间,报酬);②此次调查背景资料及有关的现场调查相关知识;③了解调查设计的原则和抽样方法,了解如何抽样,调查过程中哪些行为会破坏样本的随机性;④研究调查表,讲述调查表的整个逻辑结构、引言及每一项目,统一此次调查项目的含义、定义和填写方法,对可能引起误解的地方共同讨论;⑤讲解现场调查的质量控制,了解调查员可能导致什么样的调查质量问题,宣布现场工作纪律;⑥掌握访问的程序,调查的方式、方法;⑦调查的重点、难点及注意事项;⑧应急事项的处理;⑨调查员态度和调查访问技术。

3. 调查员的管理　调查员人数较多时,应配备调查督导员,每一位督导员负责10名左右的调查员,督导员每日发放、收回调查表并于当日做初步检查,如发现错误、遗漏项目,应督促调查员重新调查,不得依靠回忆补填;调查初期应定期召开调查员会议,以便及时纠正带有共性的差错。在调查开始之前,告诉调查员,将随机抽取5%～10%的调查表,由其他人重新调查复核,并建立切实可行的奖惩制度。

## 五、现场调查的步骤

现场调查包括应急性现场调查和非应急性现场调查。应急性现场流行病学调查通常是在获得突发公共卫生事件的相关信息,得到有关部门的授权或者事发地相关部门的邀请后,前往现场展开调查,其主要步骤包括接收信息、组织准备、核实诊断、确认暴发、定义病例、核实病例、分析病例、建立假设、采取措施、完善调查、总结报告等,详见本章第四节暴发调查。非应急性现场调查是事先有计划的现场流行病学调查,现场调查的基本步骤包括以下内容。

1. 确定调查目的　每个调查都要明确总目标是什么,有哪些具体目标。通过文献复习,了解掌握在这个领域已经进行了哪些研究工作,获得了哪些结果,还有哪些问题没有解决,需要进一步调查研究。围绕这些问题,确定研究方向和研究目标,确定调查内容和变量。

2. 调查设计　根据确定的调查目的和调查内容,选择具体的调查方法,并根据现场调查的条件(时间、人力、物力)进行调查设计,包括调查的范围、调查对象、样本大小、分组、变量和指标的选择,以及具体调查方法、问卷提纲或调查表设计、误差与偏倚的控制、调查员的选拔与培训、资料的统计分析等。具体方法详见有关章节。

大型的现场调查应制定《现场调查操作手册及数据收集表格》。

现场调查手册是告知参加该项目的调查员如何完成特定调查任务。任何一项任务在手册中应该有清楚、明确的描述,调查员根据手册的描述能保质保量地完成任务。如"抽血注意事项"应包括：①抽血前的准备，被调查对象应在取血前2周常规进食、体重处于稳定状态，取血前不能进食富含脂肪的食物。②空腹条件，抽血前应空腹10~16h(过夜)。③抽血时间，每日上午8:00~12:00进行。④现场血标本放置温度：血液标本在分离前应放在冰块上，至少也应保持在<8℃的环境中。如果调查中涉及问卷调查，操作手册对问卷中涉及的概念应给出明确定义，以便调查员在选择时使用的标准一致。

数据收集表格在调查时用于记录现场收集的数据，表格的设计一定要合理，并根据现场实施的流程确定其顺序，保证调查员在填写时要尽量简单、方便，切忌需调查员计算后才能填写的表格出现。在制作表格时要明示：①测量指标名称；②测量单位；③有效数字(小数点位数)；④测量次数。表格的首页列出所有检测项目，每完成一项由完成人勾注，在收集表格时能很快知道是否完成所有项目。每一项应有测量人员签名，首页记录完成时间，以便今后查询。

3. 现场调查的实施　按照设计要求，进行现场调查。现场调查前的准备工作做好了，实施起来很容易，也不会出现手足无措。需要指出的是：①现场调查前的培训很重要；②每位调查员要人手一份操作手册；③设计好现场调查的工作站及流程，如"登记站→体格测量站→抽血站→问卷调查站→登记站"；④回收现场调查数据收集表格时一定检查有无漏项，以便及时补充，如果被调查者离开了调查现场，往往不可能弥补漏项；⑤登记站应根据实际参加现场调查的被调查者人数计算"应答率"，同时还应报告原始数据，以便计算整个调查的"应答率"。

根据项目的要求，现场调查实施阶段或完成后采用安全、可靠的方法将标本、调查表送达指定地点和指定接受人员，并附标本、调查表的统计表，要有签收制度。

4. 资料的整理分析　一般而言，流行病学调查资料以调查表的形式被收集，再输入计算机进行整理、分析。在分析资料前，应对资料进行核对。核对方法包括范围核对和逻辑核对。范围核对是根据变量的取值范围核对。例如，"性别"变量的取值，男性=1，女性=2，取值范围为1~2，如果超出了取值范围，如3或空缺，需要重新检查调查表，核对原始记录，重新录入正确的结果。

核对肯定错的资料予以剔除。核对后的资料应有备份保存。应用统计学方法对资料进行分析。①现况调查资料主要是进行"三间"分布(时间、地区、人群分布)分析，得出病例的时间分布、地区分布、人群分布特征，必要时可按照某种特征分组分析；②病例对照研究资料主要比较病例组和对照组的暴露比例的差异性，计算比值比(OR)和OR 95%可信区间等；③队列研究资料主要比较暴露组和非暴露组(对照组)的发病情况，计算相对危险度(RR)、RR 95%可信区间、归因危险度(AR)及归因危险度百分比(AR%)等。

5. 撰写调查报告　按照调查报告的格式，撰写调查报告。

## 第三节　现场调查关键技术

现场流行病学调查技术涉及调查方法、调查技术、现场调查技巧、现场调查质量控制和现场标本的采集与送检等。

## 一、现场调查方法

现场流行病学的内容主要包括疾病或突发公共卫生事件的发现、报告、现场调查和控制工作全过程,涉及描述、分析和实验流行病学等方面,其调查方法以观察法为主,包括描述性和分析性方法,其次是实验法,进行现场干预。

1. 描述性现场调查方法　描述性现场调查方法是根据某一具体目标,利用常规监测记录或通过专门调查获得的数据资料,客观地描述疾病、伤害或突发公共卫生事件在不同地区、不同时间及不同人群的分布特征,初步分析存在差异的原因,提出初步应急控制对策和进一步调查研究的方向。描述性现场调查方法包括个案调查、现况调查、筛检调查、专题调查(暴发调查或应急调查)、生态学研究等。暴发调查详见第四节,其他方法详见"流行病学研究方法"一章。

例如,在发生传染病或不明原因疾病暴发、流行,或食物中毒事件的现场流行病学调查中,通常先根据病例的三间分布特征,得出初步分析结论,及时提出应急控制措施,边实施边调查,不必等待分析性方法或实验室病原学诊断的结果再采取措施。

2. 分析性现场调查方法　分析性现场调查方法通过科学设计和统计学处理,定量分析暴露因素与疾病的关系,做出合适的病因推断,有利于针对危险因素采取措施,预防和控制疾病或事件的发生和发展。分析性现场调查方法包括病例对照研究、队列研究。分析性现场调查方法包括病例对照研究、队列研究,具体方法详见"流行病学研究方法"一章。

例如,当发生疾病暴发或突发公共卫生事件急需查明病因或原因时,或者疾病的临床表现不明显、疾病原因不明时,常用病例对照研究方法,广泛探索可疑危险因素,提出病因假设。

3. 现场干预　现场干预(field intervention)是指在现场环境下,人为给予干预措施,施加或去除某种因素,分析干预措施与疾病或健康的关系,属于实验流行病学的范畴。现场干预主要包括人群现场试验和社区干预试验。现场干预主要针对公共卫生问题,采取各种干预控制措施,消除威胁人群健康的因素,并对干预措施进行评价,以便正确指导现场工作。具体方法详见"流行病学研究方法"一章。

例如,某城市采用社区干预试验方法,对外来务工人员进行艾滋病防护知识态度行为多种形式的宣传教育和答疑活动,以达到提高外来务工人员防控艾滋病的能力。又如,某作者采用人群现场试验研究方法,将某市 300 多户城乡居民随机分配 4 个组,分别提供含碘浓度为 6mg/kg、15mg/kg、24mg/kg、34mg/kg 的碘盐,进行为期 1 个月的干预试验,以观察不同浓度碘盐对人群碘营养状况的影响,寻找适合当地居民食用的盐碘浓度。

## 二、现场调查技术

现场调查是研究者获取研究数据的一种手段,根据调查的目的和内容的不同,现场调查技术包括采访、信访、电话、查阅历史资料、体格检查、取样、现场观察等,但通常所指的现场调查以采访和观察为主,其他方式为辅助手段。常用的现场调查方法有个别访谈、集体座谈、问卷调查、现场观察等。

1. 个别访谈　个别访谈又称个别采访,是对每一位被调查者逐个单独进行的调查。其包括非正式访谈、主题访谈、半格式化访谈、格式化访谈、知情人访谈和出口处访谈,使用较多的是格式化访谈、半格式化访谈和知情人交谈。

(1)非正式采访(informal interview)又称交谈式采访(conversational interview),是指调查者与被调查者自由交谈。事先没有明确的调查提纲,调查者自由提问,被调查者自由回答,在自由、随和的气氛中可以各抒己见。但比较费时,容易偏题;调查结果易受调查者的态度影响。适用于征求意见、观点等的调查,不适合大规模人群调查。

(2)主题采访(topic-focused interview)是指按照调查目的列出调查的主题提纲,每个主题准备几个问题,调查者依据调查提纲提问,调查者与被调查者以自由交谈的方式进行。与非正式采访相比,谈话的内容较集中,较省时。其主要用于专家咨询、方法、方案、政策、标准等的研究。较非正式采访的结果更具有可比性。

(3)半格式化访谈(semi-structured interview)是指采用开放式问卷调查,主要用于对某项工作的开展情况的调查,如工作的进展程度、存在的问题及原因等,调查的对象是知情人。一般由研究设计者本人进行调查。要求事先准备好较详细、具体的调查提纲,调查者依据调查提纲提问,提问的顺序和措辞较灵活。其优点是:针对性强,可以收集到所需的信息;便于综合分析;调查花费的时间较少。

(4)格式化访谈(structured interview)又称正式访谈(formal interview),是指采用问卷式调查表进行的调查,所有调查对象接受相同的调查内容。要求事先准备好需要被调查者回答的问题,对每位被调查者所提的问题及提问的顺序都一样。常采用调查问卷或调查表的形式。

(5)知情人访谈(key informant interview)是指访谈拥有特殊知识、信息的人。知情人一般选当地有威望的人或对某事件有特别经历的人,现场调查时可向当地领导咨询相关信息。

2. 集体座谈　集体座谈(focus group discussion)又称专题讨论、小组座谈,是指一个小组的调查对象在一个有经验的主持人的带领下,按照预先制订的讨论指南,以一种无固定程序的自然形式,围绕主题进行充分的、自由的讨论。集体座谈中被访者一般8~12人一组,访谈时间一般1.5~2h为宜。集体座谈是一种经常使用的调查方法,侧重于定性研究。优点是效率高;缺点是不适合敏感问题的调查。

集体座谈需要事先拟订调查提纲、确定调查对象、进行座谈准备,事后进行整理分析。集体座谈应注意以下几点。

(1)拟好调查提纲:调查提纲是调查的指南,必须事先拟订好。拟订调查提纲时应结合座谈的目的有针对性地选择问题,注意调查的项目不要太多,涉及的面不要太宽,调查的内容不要太杂,一次座谈选择一两个主要问题进行讨论。调查提纲包括两份,一份是供被调查者使用的简要提纲,主要书写准备讨论的问题;另一份是供座谈会主持人使用的详细提纲,调查小组事先应对提纲进行详细的讨论。

(2)选好座谈人员:参加座谈的调查对象是根据研究目的从所要研究的目标人群中选择的。根据不同的调查目的,选择的调查对象不同,一般先确定调查对象的选择标准,然后再确定座谈人员。为了达到较好的调查效果,应有目的地选择年龄、职业、文化程度、婚姻状况、社会经济地位等有共同背景或相似经历的人。理想的状况是参加座谈的人员互相不认识,尤其是对一些比较敏感的问题,互相不认识时提供的信息比较真实。

(3)确定好主持人:座谈是否成功,主持人起着至关重要的作用。挑选主持人除了要求具备较强的社交能力外,还应注意以下几点。①主持人必须待人热情、和善,能够获得参与座谈人员的信任和支持,使他们放下思想包袱,畅所欲言。②主持人在整个座谈过程中立场要客观公正,保持中立,避免对座谈方向产生误导作用。③主持人应有很强的会场控制能力,掌握讨论的时间和节奏。注意将时间多花在与研究目的有关的内容及新信息、新观点上。对偏离主题的讨论,不要生硬打断,应婉转引导,以免影响参与者的热情。④主持人应具备较好的专业基础知识和较强的理解能力,善于引导每位参与者积极参加讨论,包括那些不善言谈的人,不要被个别健谈者牵着走。

(4)做好座谈准备:座谈会事先要准备好所需的物品和资料,如调查提纲、笔、纸、会议记录本、录音笔、摄像机,以及茶水、点心、酬谢礼物等。

3. 问卷调查　问卷调查是调查中最常用的一种方法。问卷调查包括非现场问卷调查与现场问卷调查。

非现场问卷调查是通过某种方式将调查表或问卷送至某调查者手中,由被调查者按照填写说明自行填写,然后将问卷寄回指定收集点,如邮寄问卷调查。非现场问卷调查的调查者与被调查者没有直接的语言交流,信息的传递依赖于问卷。

现场问卷调查是调查者与被调查者在现场进行的调查。按照问卷的填写方式分为两种:一种是调查员按照问卷向被调查者询问,由调查者填写问卷,属于个别访谈方式;另一种是调查员将问卷发给被调查者,介绍填写方法,由被调查者自己填写,称为自填式问卷法。按照访问的地点可分为入户调查和街头拦截式调查。入户调查是指调查者深入被调查者家中或工作单位进行调查,可采用个别访谈方式,也可采用自填式问卷法。街头拦截式调查是根据调查目的,在被调查人群较集中的公共场所,直接拦截人群进行访谈。入户调查时间较长,信息量大,但调查周期长,成本大,主要适用于个案调查。街头拦截式调查时间较短,花费较少,适用于问卷内容较少,项目时间较短,目标人群不易控制的调查。

4. 现场观察　现场观察是指以调查者的视觉为主获得调查对象的活动和信息的调查方法,包括参与性观察和格式化观察。

(1)参与性观察(participatory observation)是指观察者作为被观察者中的成员参加某项活动,从中收集有关活动、行为、关系等资料的方法。观察者参加与其身份相符的一切活动,从中观察其他人的行为活动。被观察者知道观察者的出现是在观察他们的生活,是在进行调查,但在被观察者眼中这些观察者不被当成局外人。

(2)格式化观察(structured observation)是指观察者作为旁观者或局外人开展的调查。被观察者知道他们受到观察,但不知道要观察和记录的具体行为,收集的资料主要是定量资料。格式化观察包括连续性监测、扫描检查和评定检查。

调查人员边观察边记录以收集所需信息,能够在被调查者不察觉的情况下获得资料。观察可以了解人的实际行为,例如患者的饮食量、服用药物量。进行观察时应明确几个问题:①观察单位是个体还是集体;②何时进行观察;③观察持续时间;④观察重复的频度。

## 三、现场调查技巧

1. 调查前应向被调查者说明调查的目的,保证调查内容保密,注意调查者的言语,态度要诚恳,和蔼可亲,仪表、态度和衣着都必须合适,给被调查者一个良好的第一印象,取得他们的信任。如果是集体行动,则每个人的言行、举止应保持一致。

2. 事先制订好调查提纲或调查问卷。调查者在进行访谈前要熟悉调查提纲,记住重点问题,使交谈更接近自然,避免不必要的问题,节约调查时间。

3. 注意问题的顺序,调查者可做简要的自我介绍,创造一个温和交谈的气氛。开始的问题应该简练易答,一般以随和的问题作为谈话的开始。注意提问的语言,以试探的口吻提出问题,对方容易接受,使调查过程很快进入自如交谈,而用盘问的方式易造成对方的反感。必要时,采取角色对换的方式提出问题,使对方尽快进入角色。

4. 调查者必须既是有同情心的倾听者,又是一名中立的旁观者。不要随意表达出强力的支持或反对意见,不要立即对被调查者的回答进行评判。

5. 调查的问题如果与调查对象的健康有关,要表现出关心和关爱的态度,并对对方提出的超出调查的问题,给予准确答复与解释。如果本人解释不了,不能搪塞,应让调查组中相关专业的人员或知识面较广的人员负责解释。调查的问题与个人健康无关,则应表现出求教的谦虚态度,尽量少发表自己的意见,提高对方的自尊心。

6. 调查中要注意倾听的技巧和交谈的控制力。在被调查者愿意交谈时要耐心倾听,让他们陈述;如果离题万里,要善于驾驭交谈的方向,不要生硬地阻断,以免影响交谈的气氛。

7. 如果是小组式采访或采访现场人员较多需要等候,则应先选择具有影响或情绪烦躁不安的人进行调查,而且尽量抓住关键问题进行深入细致的交谈,争取他们的理解与支持,他们的言行对其他人有较好的示范作用。

8. 如果是健康和一般性社会调查,调查组应有一名经验丰富的医生,在现场能够解决一些现实的问题。

## 四、现场调查质量控制

现场调查实施中采取一定的质量控制措施,尽量避免与减少误差,使调查结果能反映所调查事物的真实情况。现场调查质量控制方法:一是要做好调查员的选择与培训,尽量避免调查者偏倚;二是在设计阶段、实施阶段和资料分析阶段,尽量避免选择偏倚和信息偏倚。

1. **现场调查设计阶段的质量控制** 根据调查目的设计好调查方案,包括正确划分调查范围,正确选择调查指标,明确定义调查项目和调查问题,选择恰当的调查方式等。为保证调查质量,设计调查方案时应广泛听取各方面专家的意见,找出方案中存在的问题,及时修改完善。

调查问卷设计中的质量控制:①每个问题的意思明确,理解一致;②问题易懂,尽量口语化;③问题尽量采用封闭式,固定选择答案;④敏感问题要排在后面;⑤要有填表说明;⑥要有访问员记录,初审和复审者的签名。

2. **调查实施阶段的质量控制** 现场调查应建立针对调查员和调查督导员的调查质量控制与核查制度,并严格执行。包括调查质量的核查制度、调查员自查制度、调查督导员的审核制度和调查质量复核制度。①要设法提高应答率;②尽量询问每位成员及家庭主要能说清情况者,减少回答误差;③调查的最初 2~3d,要及时小结,讨论遇到的问题,统一标准,解决难题;④注意减少环境因素带来的影响;⑤做好初审、复审,及时发现错、漏项,予以改正、补充;⑥调查问卷的登记与编码做到不重不漏,尽量减少差错;⑦检查资料的完整性及填报的正确性,调查问卷的指标填写有无遗漏,是否符合要求。

调查进展情况的监控。项目实施前应制订明确的时间表,实施过程中应严格按拟订的时间表完成,特别是多中心或多个调查点不同阶段的调查研究,如果一个点或一个阶段不能按期完成,将影响其他点的现场调查工作,还可能影响到后续阶段的现场调查工作。有些调查季节因素非常重要,如果不能按期完成,调查结果将受到明显影响。

3. 整理资料阶段的质量控制  在数据的计算机录入时,要严格控制录入质量。条件许可的话,要由两名工作人员分头做两份输入,称为"双机输入"。设计一定的计算机程序,对已录入的数据做逻辑检查。计算机逻辑检错的方式,包括区间型逻辑检错和关系型逻辑检错,区间型逻辑检错是检查是否有超出某项编码范围的错误;关系型逻辑检错是检查是否有某项指标不合逻辑的错误。

4. 调查质量控制分析  调查质量控制的结果可以通过以下指标进行分析:①应答率,初审率,复审率。②调查员培训质量考核:模拟测验发现的差错率。③抽样调查的符合率。④计算机逻辑检错率。⑤样本代表性分析:如以样本人群的性别、年龄、文化、职业等构成与该地总人口的性别、年龄、文化、职业等构成进行比较。

## 五、现场标本的采集与送检

发生重大疫情时,应到现场采集有价值的标本,尽快进行检测,对疫情的判断和处置具有重要意义。

### (一)现场标本的采集要求

1. 根据疫情的现场情况,确定采集的范围和采样点。根据采样点的多少组成采样小组,每个采样小组最少2人,并准备好采样器械和保存液。

2. 采样人员应做好个人防护。根据疫情情况,分别采取一级、二级或三级防护措施。采样过程中严禁直接用手接触样本。

3. 采集的样本应分别装入不同的容器,所有标本均应贴上标签,填写送检单,注明采集的时间、地点、数量、采集人姓名与单位。

4. 采集后应立即送检。暂不能送检时,应放置在阴冷处或用保存液保存。

### (二)现场标本的采集方法

1. 水样采集

(1)污染区的采样:可疑污染区的水样按照有小不采大、有静不采动的原则,采集表层水(水面下20～30cm)。每采样点采集100～500ml,用聚乙烯袋或无菌广口瓶盛装,扎紧袋口或塞好瓶塞,防止外溢。

(2)井水的采样:用水样采集器采集表层水100～500ml。

(3)自来水的采样:采样前先用燃烧的酒精棉球烧灼水龙头口,然后打开水龙头放水5～10min后,用500ml灭菌瓶接水。瓶中预先加入1%硫代硫酸钠2ml,以中和水中余氯。

(4)泳池水的采样:一般取对角线3个点为采样点,每个采水点在离池壁1m、水下30cm处采水500ml。

2. 空气采集

(1)直接采样法:适用于空气中有害物质浓度较高时。包括注射器采样(用注射器抽取空气样品)、真空瓶采样(先抽真空至133Pa,再在现场中打开瓶阀采气,关闭瓶阀)。

(2)浓集采样法:适用于空气中有害物质浓度较低时。包括溶液吸收法(用于吸收以气态和蒸汽态形式存在的物质)、滤纸和滤膜阻留法(用于不能或不易被液体吸收的尘粒状气溶胶的采集)。

(3)自然沉降法:又称为平板沉降法,用于空气细菌总数测定。根据检出目的菌的特征,选用相应的平板培养基,在室内四角和中央处各放一平板。同时打开平皿盖暴露15min,盖好平皿盖,37℃培养24h。

(4)惯性撞击法:一般利用空气微生物采样箱采集。通电后开始采样,采样时间5~8min,流量40L/min。采样后取出含有培养基的胶条,37℃培养24h。

3. 食品采集

(1)成品食品采集:用无菌器具在无菌操作下采集25g,封装食品应取完整的、未开封的。

(2)半成品食品采集:用灭菌刀切取内部食品放入灭菌有盖的容器中,一件食品一个容器分装。

4. 生物样本的采集

(1)血液样本采集:用带有抗凝剂的灭菌试管,使用一次性注射器采集静脉血5ml,充分摇匀后立即送检。

(2)血清样本采集:使用一次性注射器无菌操作采集静脉血3~5ml,注入灭菌干燥试管中,在室温中斜放试管,待凝固后送检。当日不能送检时,分离血清,放入低温冰箱保存。

(3)粪便采集:新鲜大便采集一般用灭菌竹签挑取含脓、血或黏液的粪便5g,置于15 ml标准带密封的一次性无菌塑料离心管内,当日送检。也可采用肛拭采样,先将灭菌的棉拭子用无菌盐水湿润后,由肛门插入直肠4~5cm处,擦取直肠黏膜表面粪便,放入无菌试管中送检。当日不能送检时,需放入冰箱内保存。

(4)尿液采集:先用清水清洗尿道口,排尿20~30ml后,用灭菌瓶接中段尿立即送检。

(5)鼻咽拭子采集:受检者张口,用灭菌的棉拭子深入扁桃体和咽后壁涂抹,取出放入灭菌空试管内立即送检。

(6)呕吐物采集:用干净带塞的容器盛装后送检。

(7)漱口液采集:用5ml无菌生理盐水漱口,漱口时让患者头部后仰,发出"噢"声,让采样液在咽部转动3~5s,随后通过纸漏斗缓缓吐回盛装有5ml无菌生理盐水的一次性无菌塑料离心管内送检。

(三)现场标本的保存与送检

1. 保存 24h内检测,标本可置于4℃保存;如果未能安排检测,则放置于-20℃保存;需要长期保存应置于-70℃。

2. 送检 现场样本的检验应遵循快速、敏感、准确的原则。现场采集样本后,能在现场直接检验的立即检验,不能检验的采用冰冻或冷藏的方法尽快送实验室检验。

## 第四节 暴发调查

暴发调查(outbreak investigation)是针对一个局部地区或集体单位中短时间内突然发生

许多相同症状病人的疾病暴发事件时所进行的流行病学调查。由于暴发的病例发生集中,而且一般有共同的传染源及传播途径,必须迅速查明,采取适当措施,控制疫情发展,所以暴发调查在时间上是紧迫的。

## 一、暴发调查的目的与特点

疾病暴发包括传染病暴发和非传染病暴发。暴发的原因可能是有共同的传染源,或通过共同的传播途径感染,或有共同的致病因素的暴露。

1. 暴发调查的目的　暴发调查的主要目的包括:①证实病例的诊断,确认疾病暴发的存在;②分析疾病暴发的特征,调查疾病暴发的原因,查明病因的来源、传播方式与传播途径;③了解暴发累及的地区和人群,提出有效的控制措施,防止疾病蔓延。

2. 暴发调查的特点　疾病暴发短时间内出现大量病人,可能出现人群恐慌,政府往往非常重视,要求在短期内迅速查明原因,控制疫情发展。因此,暴发调查具有时间紧、情况急、要求高等特点。在这种紧急情况下,需要立即进行调查,一般边调查、边分析、边采取控制措施。

3. 疾病暴发的模式　因暴露的形式不同,相应的疾病暴发模式与流行曲线的特点不同。

(1)点源暴露的暴发模式:是指易感人群在同时一次暴露于共同的污染源而引起的暴发。患者集中发生于该病的最短潜伏期与最长潜伏期之间,流行曲线呈单峰型,如图25-1,初期曲线上升很快,后期下降相对缓慢,多见拖尾现象,常服从对数正态分布,流行高峰与该病的平均潜伏期基本一致。

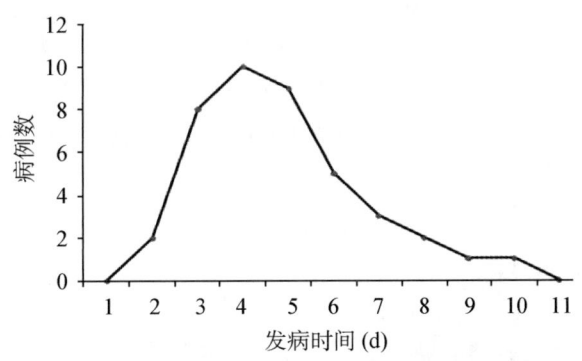

图 25-1　点源暴露暴发的流行曲线

(2)重复同源暴露的暴发模式:是指易感人群在一定期间内重复(多次)暴露于共同的污染源而引起的暴发。间歇性重复暴露于共同的污染源而引起的暴发,流行曲线呈多峰或不规则型;持续不间断地重复暴露于共同的污染源而引起的暴发,流行曲线呈现一个持续的高峰的平台,如图25-2。

(3)传播扩散的暴发模式:指通过宿主传播或人传人传播扩散所引起的暴发。与同源暴发比较,传播流行持续的时间较长,当出现二代或三代病例时,流行曲线往往出现多个高峰。典型的流行曲线的一系列高峰之间的时间多为该病的潜伏期,如图25-3,出现3个间隔6d的高峰。

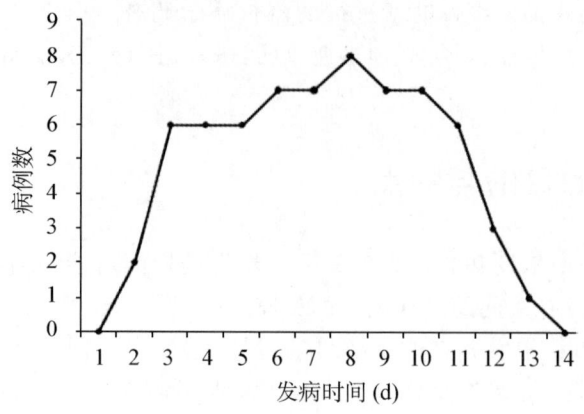

图 25-2　同源持续暴露暴发的流行曲线

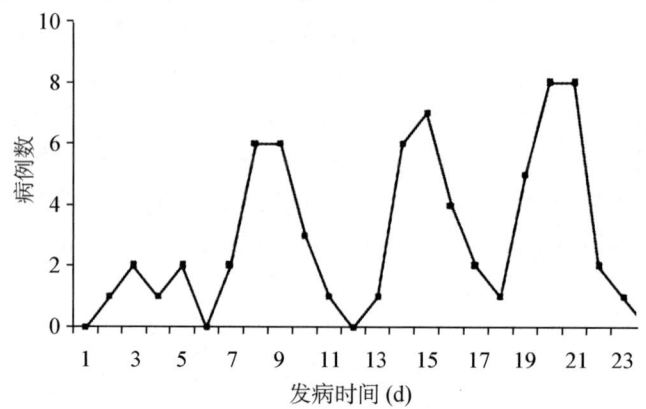

图 25-3　传播扩散暴发的流行曲线

## 二、暴发调查的步骤

暴发调查的内容均围绕其目的进行，主要包括以下步骤。

1. 接收信息，启动应急预案　接到突发公共卫生事件报告后，要详细询问疫情或事故发生的情况，包括事件发生地点、时间、主要症状和体征、发病人数、死亡人数、年龄、性别和职业、可能的原因、已采取的措施、现状和趋势等，并记录报告时间、报告人和联系电话等，填写专用记录表格，及时向上级领导报告。

2. 核实诊断，做好调查准备　诊断的正确或错误对调查结果的可靠性有着决定性的影响。接到疾病暴发的信息后，必须根据病例的病史、临床表现、流行病学特点和实验室检查结果，对诊断进行综合分析做出判断，确保信息的真实性，排除疫情被人为地夸大或缩小。核实信息的具体方法包括：①派遣经验丰富的公共卫生医师检查病例、查阅病历资料，进行快速的现场访问，根据病人的临床特征，结合实验室检查，判断疾病暴发信息的确凿性；②尽快从多个渠道收集信息，进行比较分析；③及时向发病单位的领导、诊治医师等详细了解有关情况。

一种疾病是否已发生暴发,要根据暴发的定义来判断。判断是否发生暴发要看病例数是否超过常年同期水平,一般以超过常年发病率的 3 倍作为判断标准。在确定是否为暴发时,要特别注意发现漏诊和误诊的病例,同时,还应注意收集轻型病例或非典型病例,以准确计算罹患率。

核实信息,确认疾病暴发后,抽调流行病学等有关专业人员,组建流行病学调查组,制订调查计划,准备好调查需要的各类物品,赶赴现场开展调查,并按规定向同级卫生行政部门和上级主管部门报告。

3. 制定标准,确诊临床病例  疾病部分确定后,必须尽快制订疾病的诊断标准,明确什么样的个体可被纳入病例范畴。对病因诊断明确的疾病,可采用国内外公认的诊断标准作为疾病的诊断标准;如怀疑是传染病,应及早做病原体分离,对部分病人采取双份血清检测有关抗体。对于病因不明的疾病,应与临床、预防和实验室检验人员共同协商制定疾病的诊断标准;具备什么样的症候群才可以定为病例。

4. 快速调查,构成初步假设

(1)选择全部病例或选择其中一部分病例进行一次快速调查,了解事件发生的时间、地点和病例的主要人群特点(年龄、性别、职业、生活情况等),以及临床症状、体征、检验结果等情况,同时要统计病例数(应分开确诊和疑诊)和暴露人口数。

(2)分析可能引起疾病或事件发生的因素,采集人群样本送实验室检测。绘制发病时间流行曲线(epidemic curves),用于描述暴发可能的传播途径、流行的大致时间,区别同源流行、蔓延流行或是两者混合传播。根据需要分组比较性别、年龄、职业、居住地点、就餐地点或某种暴露史的罹患率,从病人的既往暴露史找出可能致病的因子,形成病因初步假设。

(3)进行现场环境调查,采集环境样本进行检测。在现场环境调查和采样前,要尽量保持环境的原有状态,对现场进行保护与控制,必要时应封锁现场,在调查和采样完毕后方可解除。有些原因不明的事件在其他方法不能确定原因的情况下,如果条件允许,可进行现场环境复原试验。

根据已知有关病例分布及致病时的环境资料做出关于因果联系的推测性解释。这一阶段的假设是初步的,由于对一系列事件的因果联系的解释往往不止一种,因此,初步假设可以不止一个。调查过程中,应根据积累起来的资料不断对假设进行检验、修正或否定,建立新的假设。

建立假设的方法包括求同法、求异法、共变法等病因研究推理方法。具体推理方法详见"病因及病因推断"一章。

5. 采取措施,防止疫情蔓延

(1)在现场调查和采样后,立即清理现场,有针对性地开展消毒、杀虫、灭鼠和污染物清除工作,杜绝污染源,切断传播途径,避免污染物继续污染。

(2)怀疑为传染病时,对患者进行隔离治疗,对接触者进行医学观察,对易感人群进行预防服药和紧急接种,防止病原体进一步扩散。

(3)水污染严重的地区,应封锁水源,进行水质净化消毒或改用新的水源。

(4)对高危人群开展宣传教育工作。一方面使他们解除顾虑,消除焦急不安与恐慌情绪;另一方面指导他们采取正确的防护措施。

(5)影响范围较大的疫情,应及时向卫生行政部门提出疫区封锁、人员疏散方案,报经批准后组织实施。

6. 深入调查,验证病因假设

(1)病例调查:采用特定设计的暴发调查表对全部病例进行访问、检查。其主要内容包括:一般情况(如姓名、性别、年龄、职业等),发病时间,主要症状,体征,与诊断有关的实验室检查结果,居住、饮食、生活饮用水及其他劳动、生活情况,近期娱乐社交活动,暴露于可疑病原的历史和暴露程度等。如暴发与膳食有关,还要根据初步调查中认为最可能的潜伏期,列出在此期内的可疑食品,逐项询问病人。

(2)对照调查:对同一人群中未患病的人也应进行调查,调查内容与病例相同,目的是与病例组做比较。特别要注意和发现那些未接触或接触了可疑暴露因素的人群。必要时,还要调查同一环境中,如水源、食物来源相同而没有发生暴发的单位或地区的情况,作为对比。

(3)人口调查:检索、调查相关人群的暴露人口数,计算单位人群的发病率和不同观察组的发病率。

根据调查目的及所要解决的问题,将所得的资料进行分组、汇总分析,采用病例对照研究或回顾性队列研究等方法分析收集的资料,计算相对危险度(RR)或比值比(OR),确定疾病暴发的原因。

7. 提出措施,观察控制效果　在整个暴发调查过程中,边调查、边分析、边采取措施,防治措施的效果也是检验暴发调查成功与否的指标。对于传染病,如果实施防制措施后,经过一个最长潜伏期,不再有新病例发生可以认为防疫措施正确,相反则说明措施无效,真正的病因还未找到。

根据发病下降趋势与速度分析,应注意流行终止有两种情况:一种情况如肠道传染病的接触传播、呼吸道传染病的飞沫传播等,如果不采取措施,发病自然需要较长的时间;另一种情况是引起流行的因素是一次性的,如肠道传染病经水或食物的一次性污染,洪水型钩端螺旋体病流行等,当因一次偶然的污染水自行净化、食物吃完、洪水消退后,流行可自行终止,往往在采取措施时流行条件已不存在。因此,如果采取防疫措施后的一段时间内(该病的潜伏期)仍有发病,但以后则明显下降,可能是防疫措施的效果;如果防疫措施一开始发病曲线立即下降,或已开始下降才采取措施,这不一定是防疫措施的效果,而很可能是流行的自然停止。

8. 汇总资料,撰写总结报告　撰写暴发调查报告,一方面要按照规定报送有关部门备案,另一方面是要及时就有关问题向发病地区、机构和部门发送和反馈信息,总结经验和教训,防止类似事件的再发生。调查报告一般包括初步报告、进程报告和总结报告。

(1)初步报告:是第一次现场调查后的报告,它应包括进行调查所用的方法,初步流行病学调查和实验室结果、初步的病因假设及下一步工作建议等。

(2)进程报告:包括疫情发展的趋势、疫情调查处理的进展、调查处理中存在的问题等。

(3)总结报告:在调查结束后一定时间内,及时写出本次调查的总结报告。其内容包括暴发或流行的总体情况描述,引起暴发或流行的主要原因,采取的控制措施及效果评价,应吸取的经验教训和对今后工作的建议。

暴发调查总结报告的主要内容如下。

①报告题目、作者及其所属单位。

②疾病暴发情况简介。

③暴发地区卫生及相关状况简介:与疾病暴发相关的社会经济、历史文化和自然环境因素。

④调查工作情况简介:调查方法、对象及其他资料来源。

⑤调查结果:临床诊断依据(症状学、实验室检查结果)、疾病暴发分布特点描述(时间分布、空间分布及人群分布)、流行曲线绘制、暴发日期的推算、传染源、传播途径的证据、防治措施及其效果、病因假设的验证分析等。

⑥结论与建议:对暴发的原因、传播途径、流行特点、防治措施的效果、存在的问题等做出结论,并就相关问题提出有针对性的建议。

⑦致谢:感谢调查中给予支持与配合的单位和个人。

## 三、暴发调查流行病学资料分析

分析疾病暴发的调查资料,主要是判断暴发强度与流行趋势,阐明传染源、传播途径和引起流行的各种因素,从而针对具体情况采取防疫措施,迅速控制疾病蔓延。

1. **发病时间分析** 发病时间分析是以病例发生数为纵坐标,以病例发生时间为横坐标,绘制疾病流行曲线,分析疾病暴发的时间趋势,可用于判断传播途径、追溯传染源、评价防疫措施效果。

流行曲线一般可有侵入期、上升期、高峰期和下降期(或消失期)四个阶段。侵入期的长短、流行曲线上升的快慢同传染病潜伏期的长短、传染源的数量及其积累的速度、传播途径实现的难易、易感人口的多少及防疫措施是否及时、严格和有效等因素有关,而传染源的积累速度又同病原体传染力的强弱有关。流行曲线的形态取决于流行环节、流行因素的特点和防疫措施的质量。

如果流行曲线呈单峰型,多提示为同时一次暴露于共同的污染源而引起的暴发;如果流行曲线呈现一个持续的高峰的平台,多提示为持续不间断地重复暴露于共同的污染源而引起的暴发;如果流行曲线出现多个高峰,且各个高峰之间的时间大致一致,多提示为通过宿主传播或人传人传播扩散所引起的暴发;如果流行曲线呈高峰之间的时间不一致的多峰或呈不规则型,多提示为间歇性重复暴露于共同的污染源而引起的暴发。如某小学细菌性痢疾暴发调查发现,69例病例的流行曲线见图25-4,呈现一个持续的高峰的平台及拖尾现象,提示可能为持续不间断和间歇性重复暴露于共同的污染源而引起的暴发。

2. **地区分布分析** 按患者的工作、生活或其他环境条件分组,对比分析不同组别发病的

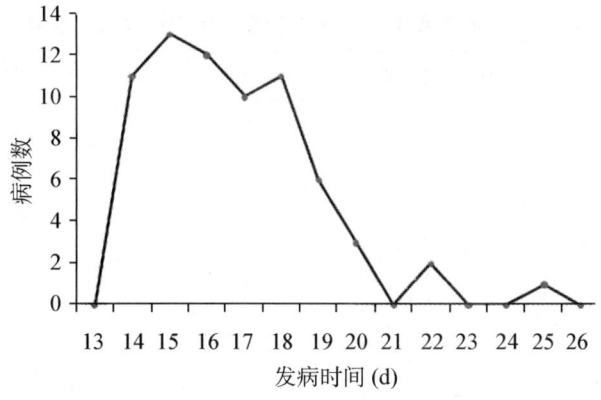

图25-4 某小学细菌性痢疾暴发的流行曲线

差异性和病例分布特点,寻找发病同环境条件的关系。如某高校细菌性痢疾暴发调查发现,南食堂周围学生楼的罹患率高于北食堂,提示细菌性痢疾暴发可能与南食堂有关。

3. 人群分布分析　　按照患者的年龄、性别、职业等特征分组,对比分析不同人群发病的差异性和病例分布特点,寻找发病同人群特征的关系。如某地一起群体性食物中毒事件,从下午13:00至次日凌晨发现食物中毒病例78例。调查发现,发病人员性别、年龄差异不明显,但均为参加午宴人员,提示该事件和午宴有关联。又如X小学细菌性痢疾暴发调查发现,该校共有7个年级,学前班和1~3年级学生均为走读生,不在学校用餐,未发现病例;4~6年级学生均为住校生,由学校食堂提供一日三餐,学校周边无餐馆、小卖部,发现病例76例,三个年级学生罹患率分别为19.8%、30.0%和23.4%,差异无统计学意义($\chi^2=2.92, P>0.05$);男女学生罹患率分别为22%和27%,差异无统计学意义($\chi^2=1.24, P>0.05$)。提示该细菌性痢疾暴发可能与学校食堂的餐饮有关。

4. 潜伏期与暴露日期的推算　　如果疾病暴发属于一次同源暴露,患者集中发生于该病最短潜伏期与最长潜伏期之内,其流行曲线呈单峰型,一般服从对数正态分布。由曲线发病高峰时间点(累计发生50%病例的时间)向前推算一个平均潜伏期,可得到一次同源暴发的共同暴露时间。因此,根据流行曲线服从对数正态分布的特点,可以推算平均潜伏期和暴露日期。

设:$m_1$为发生16%病例数的时间,$m_0$为发生50%病例数的时间,$m_2$为发生84%病例数的时间,$a=m_0-m_1$,$b=m_2-m_0$。设$x$为平均潜伏期,$t$为共同暴露时间点。由于点源暴露暴发的流行曲线服从近似对数正态分布,则有:

$$\log x - \log(x-a) = \log(x+b) - \log x \quad \text{(式 25-1)}$$

$$\frac{x}{x-a} = \frac{x+b}{x} \quad \text{(式 25-2)}$$

$$x^2 = (x-a)(x+b) \quad \text{(式 25-3)}$$

$$x = \frac{ab}{b-a} = \frac{(m_2-m_0)(m_0-m_1)}{(m_2-m_0)-(m_0-m_1)} \quad \text{(式 25-4)}$$

$$t = m_0 - x \quad \text{(式 25-5)}$$

举例:某地细菌性食物中毒暴发病例时间分布如表25-2,试推算其平均潜伏期和共同暴露日期。

表 25-2　某地细菌性食物中毒暴发病例时间分布资料

| 日期 | 发病时间(h) | 观察时间序数 | 新病例数 | 累计病例数 | 累计百分比(%) |
|---|---|---|---|---|---|
| 8月21日 | 12:00 | 1 | 0 | 0 | 0.0 |
|  | 14:00 | 2 | 2 | 2 | 2.5 |
|  | 16:00 | 3 | 7 | 9 | 11.4 |
|  | 18:00 | 4 | 26 | 35 | 44.3 |
|  | 20:00 | 5 | 20 | 55 | 69.6 |
|  | 22:00 | 6 | 13 | 68 | 86.1 |
| 8月22日 | 0:00 | 7 | 6 | 74 | 93.7 |
|  | 2:00 | 8 | 3 | 77 | 97.5 |
|  | 4:00 | 9 | 1 | 78 | 98.7 |
|  | 6:00 | 10 | 1 | 79 | 100.0 |
| 合计 | - | - | 79 |  |  |

累计病人数 16%、50% 及 84% 的观察时间序数分别为：

$$m_1 = 3 + \frac{16.0 - 11.4}{44.3 - 11.4} = 3.140$$

$$m_0 = 4 + \frac{50.0 - 44.3}{69.9 - 44.3} = 4.225$$

$$m_2 = 5 + \frac{84.0 - 69.6}{86.1 - 69.6} = 5.874$$

$$x = \frac{(5.874 - 4.225) \times (4.225 - 3.140)}{(5.874 - 4.225) - (4.225 - 3.140)} = 3.172$$

$$t = 4.225 - 3.172 = 1.053$$

因观察时间序数为每 2 个小时一段，所以平均潜伏期为 6.344h（3.172×2=6.344），共同暴露时间点为 8 月 21 日中午 12:06（1.053×2×60=126.36）。

5. 暴发因素的分析　根据以上所得资料来分析暴露时间、感染地点、引起暴发可能的来源、传播途径及影响因素，着重分析传染源和传播途径。

(1) 传染源的分析：在确定暴发调查的传染源时，调查分析结果应当满足以下条件：①传染源的发病时间早于其他病例；②传染源与其他病例间存在一定的"有效"联系；③血清学或分子生物学检测显示，从传染源和其他病例分离所得的病原体有同源性；④传染源消除后暴发趋势被阻断。

(2) 传播途径的分析：在确定传播途径时，调查分析结果应当满足以下条件。①疾病暴发的分布特征符合传播途径的特征；②从相关传播途径中分离的病原体与从传染源、其他病例分离所得的病原体有同源性；③针对传播途径进行有针对性的防疫措施后暴发趋势被阻断。

通过以上进一步的调查和分析，如果分析结果与初步的调查假设相符合，则表明调查的发展方向是基本正确的。

（许汝福）

## 思 考 题

1. 常用的现场调查方法包括哪些？各有何特点？
2. 如何控制现场调查的质量？
3. 如何对现场标本进行采集和保存？
4. 暴发调查的步骤及关键技术有哪些？

## 参 考 文 献

[1] Michael B. Gregg. 张顺祥主译. 现场流行病学. 3 版. 北京：人民卫生出版社，2011.
[2] 詹思延. 流行病学. 7 版. 北京：人民卫生出版社，2012.
[3] 叶临湘. 现场流行病学. 北京：人民卫生出版社，2009.
[4] 李承毅. 现场流行病学要义. 北京：军事医学科学出版社，2008.
[5] 詹绍康. 现场调查技术. 2 版. 上海：复旦大学出版社，2010.
[6] 贾淑梅，王加坤，郭业海，等. 实用流行病学. 济南：山东大学出版社，2007.

[7] 胡永华.实用流行病学.2版.北京:北京大学医学出版社,2010.

[8] 朱才众,熊鸿燕,许斌,等.重大自然灾害与现场流行病学教学实践.中国高等医学教育,2009,7:76-77.

[9] 吴龙,向颖,邬娜,等.军事医学院校现场流行病学情景模拟教学的设计与实践.西北医学教育,2014,22(1):99-102.

[10] 唐建华,谢立,张磊.现场流行病学调查系统的研发.中国医疗器械信息,2011,17(1):1-3,70.

[11] 任宏,袁政安,王晔,等.智能手机信息采集技术在现场流行病学调查中的应用.上海预防医学杂志,2011,23(1):4-6.

[12] 周菊平,王宝强,殷小娟.一起细菌性食物中毒的流行病学调查分析.中国食物与营养,2015,21(7):24-27.

[13] 经正敏,马涛,冯智.南京市两所高校细菌性痢疾暴发调查.中华卫生应急电子杂志,2016,2(6):358-364.

[14] 贾维华,张革新,刘晓辉,等.大连市某高校2004年霍乱暴发疫情的调查与处理.中国公共卫生管理,2007,23(1):51-52.

# 第 26 章
# 慢性非传染性疾病流行病学

**【学习目的和要求】**
通过与传染性疾病流行病学对照学习,了解慢性非传染性疾病的概念、研究范围、在不同地区的流行模式;掌握慢性非传染性疾病的流行特征、危险因素和预防策略。

## 第一节 概 述

慢性非传染性疾病(non-communicable disease,NCD)简称慢病,是一组由于不良的生活习惯、环境污染物持续暴露、长期紧张疲劳、忽视自我保健和心理平衡而逐渐积累发生的疾病。慢病一般属常见病、多发病,如恶性肿瘤、心脑血管疾病、慢性阻塞性肺疾病和糖尿病等,其具有发病较为隐匿且潜伏期长,不能自愈或很难治愈,多种因素共同致病(多因一果),一种危险因素引起多种疾病(一因多果)及病因之间相互关联形成复杂的病因网络的特点。

目前,西方工业发达国家已经基本完成了以防治传染病为主的第一次卫生革命,NCD 构成了主要死因;我国目前正处于两次卫生革命交叉的十字路口,在对传染性疾病进行防治的同时应该看到,NCD 导致的死因顺位与发达国家相似。2010 年,WHO 发布的首个《全球非传染性疾病现状报告》(Global Status Report on Noncommunicable Diseases 2010)是第一个全球 NCD 的负担、危险因素及对策的报告。从全球范围来看,NCD 的现状为:①发病率和死亡率居高不下。随着老龄化的加快,全球 NCD 的死亡人数持续攀升,其中尤以低、中收入国家更为显著。2008 年全球死于 NCD 的人数占所有死亡人数的比例高达 63%,主要是心血管疾病、肿瘤、慢性呼吸系统疾病及糖尿病,分别占到了全部 NCD 的 48%、21%、12% 和 3%。2012 年 12 月 26 日,国务院新闻办公室发布的《中国的医疗卫生事业》白皮书指出,中国现有 NCD 患者 2.6 亿人,慢性病导致的死亡占中国总死亡的 85%。②社会经济负担不堪重负。NCD 的病程长、耗资大、预后差,造成巨大的社会负担。2008 年的数据显示,全球 25 岁以上成年人有 10% 发生了糖尿病。WHO 的数据显示,在最发达国家,心脏病、脑卒中和糖尿病每年导致上万亿美元的财政损失。2010 年我国 NCD 防治费用总额为 12 910.77 亿元,占经常性卫生总费用的比重为 69.98%,占 GDP 比重为 3.22%,其中心脑血管疾病、消化系统疾病、骨骼肌肉系统疾病、生殖泌尿系统疾病、内分泌紊乱和恶性肿瘤分别占总 NCD 防治费用的 34.08%、16.42%、10.19%、7.98%、7.42% 和 7.35%。

NCD的巨额治疗费用导致我国卫生总费用迅速攀升，其增长速度已经超过国民经济的增长速度。国务院新闻办公室发布的2012年《中国的医疗卫生事业》白皮书支出，NCD导致的疾病负担占总疾病负担的70%。分析结果显示，NCD发生率每增长10%，则国家的年经济发展水平下降0.5%。③NCD发生年龄有年轻化趋势。随着经济社会压力的不断增加，中青年人群NCD的发生逐渐增多，并呈现显著的发病率逐年上升的趋势。高血压、恶性肿瘤、糖尿病、脑梗死、脑出血及心肌梗死等一系列NCD的发病年龄均呈现显著的提前趋势。目前全世界约1/4的NCD相关死亡发生于60岁以前。同时，在低收入国家，NCD的年轻化更是一个重要的问题。在这些国家，29%的NCD死亡发生于60岁以下群体，而在高收入国家这个数字是13%。④防治前景不容乐观。从NCD发病的病因学角度来看，不良的生活方式、环境恶化、人口老龄化及遗传因素是公认的NCD危险因素。西方国家通过改变不良行为和膳食结构，在某些NCD的防治方面取得了一定的效果。但NCD的防治工作受到很多因素的影响，如与文化经济的发展、卫生医疗水平、群众防病治病的意识及政府的决策等密切相关。

近年来，随着部队卫生保健水平的大幅度提高，部队人群的NCD问题日益受到关注，这也为我们的防病工作带来了新的任务和挑战。因此，对NCD的防治研究理应提到政府和各级卫生机构的工作日程中来，从流行病学的角度整合并控制全人群中NCD的危险因素水平，以达到控制NCD的流行、促进人群健康的终极目标。

## 第二节　慢性非传染性疾病的分类及流行模式

### 一、NCD的分类

从流行病学角度来讲，NCD在不同国家和不同时期所研究的范围有一定的变化。目前，常采取以下两种分类方法进行NCD的分类。

**(一)根据国际疾病分类(ICD-10)进行分类**

ICD-10是世界唯一通用的疾病分类蓝本，这类分类方法按疾病所在的系统进行分类并获得国际统一的ICD-10码。根据原国家卫生部的要求，三级甲等以上综合医院和专科医院的病案管理和医院统计的疾病编码，在2002年内均统一采用ICD-10进行编码（表26-1）。

表26-1　常见NCD的ICD-10分类

| 疾病所属系统 | 疾病名称 |
| --- | --- |
| 呼吸系统 | 慢性阻塞性肺疾病、慢性支气管炎、肺气肿 |
| 消化系统 | 慢性胃炎、胃溃疡、胰腺炎、脂肪肝、胆石症 |
| 循环系统 | 高血压、冠心病、动脉粥样硬化、心肌梗死 |
| 内分泌系统、代谢营养疾病 | 糖尿病、血脂紊乱、肥胖症、营养缺乏病、高脂血症、痛风 |
| 骨骼及肌肉系统 | 佝偻病、骨质疏松症、骨关节病 |
| 精神疾病 | 焦虑症、抑郁症、精神分裂症、老年性痴呆、神经衰弱 |
| 恶性肿瘤 | 肺癌、胃癌、肝癌、食管癌、大肠癌、骨肉瘤 |

### (二)按疾病的进程分类

1. Ⅰ类NCD 在环境、遗传、不良生活习惯等危险因素作用下较早发生的一类疾病,如高血压、高血脂、肥胖、维生素缺乏、营养不良、微量元素缺乏等疾病;对此类疾病采取有针对性的病因预防措施可改善或治愈相关疾病,如健康教育、环境保护、合理营养、良好的生活方式等进行干预,是预防疾病发生和消除疾病的根本性措施,属于疾病三级预防的第一级预防。

2. Ⅱ类NCD 由Ⅰ类疾病进展而来,如冠心病、动脉粥样硬化、心肌梗死、糖尿病等;对此类疾病采取有针对性的防治措施可改善病情,控制病情进一步发展,如定期查体、自我检查、早期用药、定期用药、合理用药等方式,属于疾病三级预防的第二级预防。

3. Ⅲ类NCD 由上述两类NCD长期、持续进展而来,通过治疗难以逆转病情且后果严重,如恶性肿瘤、老年性痴呆;对此类疾病主要采取对症治疗、防止病情恶化和复发转移、预防并发症、力求提高患者的生活质量等措施,属于疾病三级预防的第三级预防。

## 二、流行模式

20世纪以来,由于抗生素及疫苗的大规模应用,对人类健康造成巨大威胁的传染病得到了有效控制。随着全球工业化进程的加深,人类社会在政治、经济、文化及医疗卫生方面也得到了前所未有的发展,这必然导致人们的生产生活方式发生相应的改变,同时伴随着疾病的流行病学模式也发生变化。目前,按各国的经济发达程度大致可分为两种流行模式,即发达国家NCD流行模式和发展中国家NCD流行模式。

### (一)发达国家NCD流行模式

2012年的数据表明,排名美国人口死亡原因前10的顺位依次是心脏疾病、恶性肿瘤、慢性呼吸系统疾病、脑血管疾病、事故、阿尔茨海默病、糖尿病、肾炎及肾病综合征、流感引起的并发症、自杀。除事故、流感引起的并发症及自杀外,其余均属于NCD。

部队作为特殊职业的人群,从总体上看,恶性肿瘤、心脑血管疾病的发病率相对较低,在防病工作中一直被忽略。近年来,国外学者对部队NCD的研究愈发重视。2002年,Gardner等对美国1996—1999年现役军人非创伤训练相关死亡进行分析后发现,其总发生率为41/963 000,根据临床数据和尸体解剖分析,在30～58岁组冠状动脉硬化导致的死亡占第一位;Taylor等采用定期进行临床症状、血清学和影像学检查筛选等方法对600多名正在服役的39～45岁军人进行长期随访观察,发现该人群心血管冠状动脉硬化患病率为17.6%,其中大部分人从无临床症状。笔者因此提出,传统的危险因素研究低估了亚临床动脉硬化对军队人群的危害;瑞典学者对该国近5000名1957—1994年的部队男性飞行员进行追踪观察,对飞行总时间、飞行器类型、飞行高度、飞行距离等多种危险因素进行探索,其资料显示,在多种危险因素的作用下,飞行员人群中恶性黑色素瘤的发生率显著增高,其发生与总飞行时间大于10 000h,超高度飞行任务,长距离飞行相关联。

### (二)发展中国家 NCD 流行模式

以我国为例,NCD 已成为导致我国居民死亡最重要的原因。几十年来,我国成年人 NCD 患病率迅速上升,高血压患病率由 1959 年的 5.1%(≥15 岁)攀升至 2012 年的 25.2%(≥18 岁),糖尿病患病率则由 1980 年的不足 1% 上升至 2013 年的 10.4%(≥18 岁)。国家卫生服务调查结果显示,我国人群脑血管病自报患病率由 1993 年的 4.0‰ 上升至 2008 年的 9.7‰,冠心病自报患病率也由 2003 年的 4.6‰ 上升至 2008 年的 7.7‰。估计我国目前有高血压患者 2.7 亿,糖尿病患者至少 1 亿,现患脑卒中患者至少 700 万,心肌梗死患者 250 万,心力衰竭患者 450 万。据国家癌症中心《2015 年中国癌症统计》显示,2015 年我国估计新发恶性肿瘤病例 429.2 万例。2000—2011 年,男性恶性肿瘤发病率相对稳定(年增长率为 0.2%),但女性恶性肿瘤发病率明显上升(年增长率为 2.2%)。全球疾病负担(Global Burden of Disease)最新研究结果显示,1990—2015 年,在我国居民慢性病死亡率由 856.91/10 万下降至 635.55/10 万(下降 25.7%)的情况下,心血管疾病、恶性肿瘤及慢性阻塞性肺疾病死亡在死因构成中所占比例大幅度上升(表 26-2)。

表 26-2 1990—2015 年我国居民前 5 位死因死亡率(1/10 万)及构成比

| 顺位 | 1990 | | | 2015 | | |
|---|---|---|---|---|---|---|
| | 疾病 | 死亡率(1/10 万) | 构成(%) | 疾病 | 死亡率(1/10 万) | 构成(%) |
| 1 | 心血管疾病 | 214.71 | 27.99 | 心血管疾病 | 276.81 | 40.63 |
| 2 | 恶性肿瘤 | 134.88 | 17.58 | 恶性肿瘤 | 169.41 | 24.86 |
| 3 | 慢性阻塞性肺疾病 | 120.66 | 15.73 | 慢性阻塞性肺疾病 | 69.23 | 10.16 |
| 4 | 腹泻、下呼吸道等感染性疾病 | 62.84 | 8.19 | 糖尿病等内分泌疾病 | 25.38 | 3.72 |
| 5 | 意外伤害 | 40.01 | 5.22 | 交通伤害 | 23.53 | 3.45 |

我国学者也就部队人群的 NCD 做了大量工作。从原各军区调查结果看,部队退休干部中高血压的患病率与社区基本相同,部队青年人高血压的总患病率为 5.0% 左右;原第四军医大学(现空军军医大学)从 1987 年起,对驻西安市军队离休干部进行 10 年随访,对相关危险因素进行了分析,发现吸烟、负性生活事件、高血压史是该人群老年男性冠心病死亡的危险因素,相对危险度分别为 2.27、2.31、5.50;有学者对我军某部队飞行员的死因进行回顾性研究,1950—1995 年总死亡率 0.123%,死因构成疾病有 20 种,前 6 位分别是白血病、再生障碍性贫血、鼻咽癌、肺癌、恶性淋巴瘤和胃癌,该人群的死因疾病中恶性肿瘤历年均居首位;哈尔滨医科大学劳动卫生学教研室对 20 世纪 90 年代枪弹制造业作业人员进行调查,发现该人群恶性肿瘤为死因第一,其中加热和溶料工种的肿瘤(肝癌)呈现超额死亡。这些数据提示我们,随着部队对非传染性疾病的重视,特别是在新的军事斗争条件下,一些新型军事作业环境出现、特殊军种的建设力度和训练强度增加,部队 NCD 问题明显凸现出来。

## 第三节 慢性非传染性疾病的流行特征

### 一、时间分布特征

从世界范围看,恶性肿瘤发病率和死亡率日趋增高。20世纪下半叶以来,世界癌症发病与死亡率均呈上升趋势,尤其是20世纪70年代以后,癌症发病数以年均3%～5%的速度递增。1985年,发展中国家的恶性肿瘤新发病例和死亡病例分别为500万例和300万例,发达国家的恶性肿瘤新发病例和死亡病例分别为400万例和200万例;2000年,发展中国家的恶性肿瘤新发病例和死亡病例分别为538万例和356万例,发达国家的恶性肿瘤新发病例和死亡病例分别为468万例和265万例。据WHO预测,到2050年,发展中国家和发达国家的恶性肿瘤新发病例将分别达1704例万和679万例,恶性肿瘤死亡病例分别达1193万例和407万例。

不同类型恶性肿瘤在时间分布上的变化趋势有所不同,其中以肺癌发病率和死亡率增高最显著,尤其以工业发达国家为甚,发展中国家的肺癌发病率和死亡率也呈上升趋势。2000年,全世界肺癌发病数达123万人。近年来,乳腺癌的发病率逐年上升,2000年,全球乳腺癌新发病例达105万人,但死亡率明显下降,这可能与早期筛检效应有关。结直肠癌的发病率在加速工业化的东欧、拉美和中国也都有增长,而宫颈癌和食管癌发病率下降明显。大多数国家胃癌的发病率也呈下降趋势,从1930—1980年50年,美国胃癌死亡率减少至原先的1/8。我国恶性肿瘤的调整死亡率由20世纪70年代的84.58/10万上升为90年代的94.36/10万,上升了11.56%。死亡率上升的主要恶性肿瘤是肺癌、胃癌、肝癌和白血病,死亡率增幅最大的是肺癌,上升了111.85%。2002年我国城市恶性肿瘤死亡率为135.4/10万,农村为84.3/10万。城市居民前5位恶性肿瘤死因依次为肺癌、肝癌、胃癌、结直肠癌和食管癌,而农村依次为肝癌、肺癌、胃癌、食管癌和结直肠癌。20世纪70—90年代,我国主要下降的恶性肿瘤是宫颈癌、鼻咽癌、食管癌和女性乳腺癌。

从20世纪40年代开始,发达国家冠心病的发病率及死亡率明显升高。美国于20世纪50年代加强了冠心病的研究和防治,使心脏病的死亡率逐年下降,1971—1978年,平均每年下降2.5%,至1981年死亡率已下降了31.8%,但每年仍有55万人死于冠心病。澳大利亚、新西兰、加拿大及菲律宾等国,自20世纪50年代起,也有不同程度的下降。然而部分东欧国家,这一指标同期内却在上升,上升幅度为49%～90%,以罗马尼亚上升最显著。我国冠心病发病和死亡与工业发达国家相比仍较低,但流行病学的统计资料表明,有逐年增高的趋势。据原国家卫生部公布的生命统计资料,1957年城市居民心脑血管病死亡占总死亡的12.07%,到1989年上升至16.16%,死因顺位由第5、6位上升至第2、3位,1973年北京居民冠心病死亡率为21.7/10万,1986年增至62.0/10万;上海居民冠心病死亡率1974年为15.7/10万,1984年上升到37.4/10万;1980—2000年全国城市居民冠心病死亡率从38.6/10万升高至71.3/10万,农村由18.6/10万增加到31.64/10万。值得注意的是,近10年来增长速度加快,1990—2000年城市与农村的冠心病死亡率平均年增长率分别为4.48%和4.10%。此外,冠心病发病与死亡有一定的季节性。美国对259 891例急性心肌梗死病例分析结果显示,冬秋季为高发季节而夏季为低发季节,其中1月最高,7月最低。澳大利亚1979—1997年冠心病死亡资料结果显示,温度与冠心病死亡危险显著负相关,冠心病平均死亡百分比冬季升高6.6%,夏季降低5.3%。我国北京监测地区1984年资料表明,气温与冠心病猝死也呈负相关。冠心病猝死冬季占全年病例35%,而夏季占15%。

## 二、地区分布特征

从世界范围看,在美洲、地中海东岸地区、东南亚及西太平洋地区,NCD是最主要的致死原因。而在非洲地区,传染病所导致的死亡仍然超过NCD。即便如此,在非洲,NCD的发生率仍然快速升高,在2020年,其导致的死亡人数将达到传染性、孕产妇、新生儿及营养相关疾病所导致死亡人数的3/4,并将在2030年跃居该地区死因首位。在增长速度方面,WHO认为,在接下来的10年中,NCD的发生数将会持续增加。从2010年到2020年,全球NCD的死亡数将会增加15%。但不同的地区增长速度存在一定差异,其中增长最快的地区将会是非洲、东南亚及地中海东岸地区。在这些地区,NCD的死亡增长将会超过20%。而在欧洲,WHO预计NCD的死亡水平将会维持在现有水平。

恶性肿瘤发病具有明显地域性,高、低发区之间主要恶性肿瘤死亡率相差可达10倍以上。WHO的数据显示,全球肺癌发生率最高的是在西太平洋地区,其次是欧洲和美洲,而在非洲发病率最低。宫颈癌发生率最高的是非洲地区,其次是东南亚地区,而在地中海东部地区发生率最低。妇女乳腺癌发生率最高的地区为欧洲,其次是美洲。这两个地区妇女的乳腺癌发生率几乎是其他地区的2倍。美洲的男性有着最高的前列腺癌发生率,接下来是欧洲地区,最低的地区为东南亚。肝癌发病率最高的地区为西太平洋地区。欧洲有着全球最高的结直肠癌发生率,其次为美洲,而非洲发生率最低。1990年,日本男女胃癌标化发病率分别为77.9/10万和33.3/10万,而北美、南亚和非洲地区男女胃癌标化发病率分别为(5.9~9.0)/10万和(2.6~5.3)/10万。同一肿瘤在同一国家的不同地区的发病率和死亡率也有很大差别,如我国鼻咽癌的高发区集中在以广东的四会为中心,覆盖珠江三角洲、西江流域、广西梧州地区的地带,每年新发病例超过15 000人;河南林县是我国食管癌的高发区,平均食管癌年死亡率高达126/10万,以其为中心向河南、河北和山西三省交界的太行山区四周递减,呈一个不规则的同心圆分布;我国肝癌发病率南方高于北方,东部高于西部,沿海高于内地,尤其是江河三角洲地区和沿海岛屿人群肝癌高发,提示特定地理环境、自然环境和气候条件与恶性肿瘤的发生有关。恶性肿瘤的城乡分布差异较为明显。20年来,我国城乡恶性肿瘤总死亡率均呈上升趋势。但乡村恶性肿瘤死亡率的增长幅度大于城市。我国城市前4位的恶性肿瘤为肺癌、肝癌、胃癌和食管癌;乡村则为胃癌、肝癌、食管癌和肺癌。城市肺癌死亡率明显高于农村,而农村的胃癌、食管癌、肝癌等消化系统癌症死亡率高于城市。WHO预测,到2020年,将有2000万新发癌症病例,其中死亡人数达1200万,且绝大部分将发生在发展中国家。

冠心病的发病率和死亡率存在明显的地区差异。美国、芬兰、荷兰等国为冠心病的高发病率国家,日本、希腊均为低发病率国家,两者间发病率相差10倍左右。1985—1990年,全球29个监测点的资料显示,男性冠心病死亡率最高的为芬兰西北卡莱利(395/10万),最低为中国北京(45/10万);女性除英国的格拉斯哥127/10万最高外,其他多介于30~60/10万,中国女性26/10万,西班牙卡塔罗尼亚最低为15/10万。Ingram等报道美国1968—1985年35~74

岁白种人冠心病死亡率表现出明显的地区性和城市化的区别,其中东北地区冠心病死亡率高,西部最低,两者相差 215 倍。美国、新西兰、加拿大等工业发达国家,通过采取了社会干预综合措施使其发病率和死亡率持续下降,但部分东欧国家和发展中国家的冠心病发病率、死亡率均呈上升趋势。我国急性冠心病事件的发病率与死亡率也有明显的地区分布差异。根据全国 11 省市 1987—1989 年对 35~74 岁人群平均急性冠心病事件监测结果显示,总的趋势是北方普遍高于南方,城市普遍高于农村,其中山东青岛地区男性冠心病发病率最高,为 108.17/10 万;安徽滁州最低,为 3.3/10 万,两地相差 32.9 倍;该研究表明死亡率的地区差异也很明显,男性死亡率最高为山东青岛,最低为安徽滁州,两者相差 17.6 倍。

## 三、人群分布特征

### (一)年龄分布

恶性肿瘤可发生在任何年龄,但各不同年龄段对应恶性肿瘤的发病率有显著差异。儿童时期易发白血病、脑瘤、视网膜母细胞瘤;青壮年时期最常见的是恶性淋巴瘤、白血病;中老年时期则以胃癌、食管癌、肺癌、肝癌等发病为多。一般而言,随着年龄的增长,恶性肿瘤死亡率呈上升趋势,40~64 岁为癌症高发年龄段。以我国天津市为例,1981—2000 年调查发现,恶性肿瘤发病率随人口平均年龄升高而上升,人口平均年龄每增加 1 岁,恶性肿瘤发病率上升约 11.44/10 万。剔除年龄结构变化对肿瘤发病率的影响后,研究人员发现 1981—2000 年恶性肿瘤标化发病率却没有升高。因此,本研究时段标化发病率趋势进一步支持发病率的上升由人口年龄结构的老龄化因素所致。2000 年,在全球恶性肿瘤新发病例中,年龄≥65 岁的患者占 46%,预计到 2050 年,该比例将上升为 57%。肿瘤的种类繁多,但许多肿瘤的发生频率有随着年龄变化而变化的特征。近年来,一些消化道恶性肿瘤(如肝癌、胃癌)已成为中年人群(35~59 岁)的高危疾病。如钟文玲等的流行病学调查数据显示,1987—1998 年厦门同安区中年人口恶性肿瘤的年均标化死亡率为 248.49/10 万,占死亡总数的 48.02%,是该人群的首位死因。

心血管疾病是中老年人群的主要疾病,以冠心病为例,其在 30~40 岁以前发病率较低,此后随年龄增长而增加。有资料显示,40 岁以后每增加 10 岁,患病率增加 1 倍。冠心病虽在中年以后发病,但冠状动脉病变是一个长期持续的过程,最早可起源于童年时代。中国医学科学院阜外心血管病医院等单位的科研人员选取 327 例 15~39 岁北京、南京、宁波渔区居民非正常死亡者的新鲜心脏标本,病理学检验结果提示动脉粥样硬化病变总检出率达 68.3%。其中北京属动脉粥样硬化高发区,病变检出率达 75.8%,北京地区冠状动脉内膜增厚、管腔狭窄、血管老化等症状最早在 20 岁即可出现,较低发区早 5~10 年,这可能与饮食结构有关。对一组年龄集中在 20~30 岁的高危人群新鲜心脏标本的研究发现,其晚期动脉粥样硬化病变比普通同龄人高出 1 倍,这一发现提示:过度吸烟、酗酒等不良生活方式及忧虑、压抑等精神因素是导致年轻人过早出现动脉粥样硬化的危险因素。

### (二)性别分布

除宫颈癌、子宫内膜癌等女性特有的肿瘤外,一般男性恶性肿瘤发病率高于女性。男性发病率明显高于女性的恶性肿瘤主要有肺癌、肝癌、食管癌、胃癌、膀胱癌、鼻咽癌和白血病等;女性发病率明显高于男性的恶性肿瘤有乳腺癌、甲状腺癌和胆囊癌等。肝癌的男女性别比在高发区可达 621:4,低发区为 121:2。60 岁以后肿瘤发病率男女性别比值为 2:1。在冠心病的人群研究中发现,一般男性发病率高于女性,女性发病较男性晚 10 年左右,而在绝经期后,女性患病率明显增加,逐渐接近男性水平。女性雌激素通过扩张冠状动脉血管平滑肌、降低低密度脂蛋白和升高高密度脂蛋白对心血管系统起着保护作用。女性冠心病的发生与其不同年龄阶段体内雌激素的变化有关,绝经后冠心病的发病率较绝经前增加 4 倍,这和绝经后女性雌激素水平的下降有关。此外,由于社会角色、分工、工作性质、环境因素和性格等方面存在差异,精神、社会心理等因素在女性冠心病的发生中可能更为明显,尤其是围绝经期妇女。据 1979 年的统计资料,在美国多种族中,都是男性冠心病死亡率明显高于女性,35～44 岁男性白种人冠心病的死亡率高于女性 5.2 倍;在我国,男女冠心病死亡比例约为 2:1。

### (三)职业分布

国际癌症研究中心 1987 年颁布了 12 种可能引起人类恶性肿瘤的职业,它们分别是染料、橡胶、电缆制造业(易发职业性膀胱癌);石棉、砷、铬、芥子气、镍及放射性矿开采业(易发职业性肺癌、职业性皮肤癌);石油化学工业、制鞋业和大剂量 X 线照射工作(易发职业性白血病)。我国《职业病范围和职业病患者处理办法的规定》中认定的八种职业性肿瘤是:石棉所致肺癌和间皮瘤、联苯胺所致膀胱癌、苯所致白血病、氯甲醚所致肺癌、砷所致肺癌和皮肤癌、氯乙烯所致肝血管肉瘤和焦炉工肺癌、醋酸盐制造工肺癌。我国对职业接触氯乙烯的工人进行流行病学调查发现,暴露人群工人全死因构成中,恶性肿瘤死亡占第一位,在恶性肿瘤分类构成中肝癌居首位,提示作业工人肝癌高发具有职业特征。近年来,随着对肿瘤病因的不断认识,研究者对一些特殊职业的人群予以了关注,以期发现和认识新的职业危害,为职业肿瘤防治提供依据。脑力劳动者冠心病发病的机会较体力劳动者为高,在经常处于精神紧张及注意力高度集中的职业人群中发病更高。脑力劳动者与体力劳动者发病的比例约为 2:1。在精神紧张作用下,通过儿茶酚胺介导的血管运动张力或对其他血管运动刺激的反应下,冠状动脉血流减少,可引起心肌缺血、血脂代谢异常和冠状动脉粥样硬化等。有学者通过对男性列车乘务人员多因素条件 Logistic 回归分析,结果提示职业紧张与冠心病关系密切(OR=2.18),且职业紧张程度与患冠心病的危险度相关,从而进一步证实了职业紧张是引起冠心病的一项重要危险因素。

### (四)种族差异

不同种族的恶性肿瘤发病率和死亡率也有差别。如鼻咽癌在我国广东多见,尤以广东原住人群高发;原发性肝癌多见于非洲班图人;由于皮肤颜色深浅不同可能对紫外线敏感程度不同,使白种人易患皮肤癌,如美国白种人的恶性黑素瘤发病率比黑种人高出几十倍。肿瘤发病的种族分布差异提示不同的生活方式、遗传特性和环境因素可能与恶性肿瘤发生有关。冠心病的发病也有明显的种族差异。我国的研究表明,中国与澳大利亚老年冠心病患者冠状动脉病变的特征因种族差异而存在不同,澳大利亚组冠状动脉病变程度较中国组严重,可能与澳大利亚人的饮食习惯、生活方式,以及血糖、血脂代谢异常等遗传差异有关,但随着中国人饮食结构的改变,高血压、血脂异常、糖尿病发病率的增加,此差距正逐渐缩小。总体上对比,中国、日本等较欧美国家低,在我国,哈萨克族、藏族、蒙古族等民族的患病率较同地区汉族高,苗族、布依族明显低于当地汉族。民族间的差异可能与饮食情况、劳动强度、生活习惯、居住地水质硬度和水中微量元素种类与浓度等有关。

**(五)社会经济状况**

传统的观点认为 NCD 主要影响高收入群体,然而实际情况却完全不是这样。近 80% 的 NCD 死亡发生在低、中收入国家。同时在绝大多数国家(除了非洲),NCD 都是最主要的死因。现有的发病和死亡数据显示,超过 2/3 的肿瘤、80% 的心血管疾病和糖尿病,以及几乎 90% 的慢性阻塞性呼吸系统疾病所导致的死亡均发生在低、中收入国家。在全球化、快速的无序城镇化及更多的静坐式生活方式的共同作用下,低、中收入国家的 NCD 发生率快速增加。发展中国家人群高能量食物摄入显著增加,同时,也是快速增长的烟草、酒精、垃圾食品的目标市场。在 2008 年,总的 NCD 年龄标化死亡率在低、中收入国家分别为男性 756/10 万,女性 565/10 万,分别比高收入国家的男性和女性高 65% 和 85%。年龄标化的 NCD 死亡率最高的是在非洲地区,其死亡率为男性 756/10 万,女性 724/10 万。据估计,肿瘤发生率到 2030 年将会进一步显著升高,其中在低收入国家将会升高 82%,在低中等收入国家将升高 70%,在中上收入国家将升高 58%,在高收入国家将升高 40%。有研究表明,社会地位,尤其是教育因素与 NCD 的发生水平和危险因素暴露水平之间存在着显著的相关性。NCD 的发生严重影响低收入社会群体,且 NCD 和贫困形成了一个恶性循环。一方面,贫困人群更容易暴露于 NCD 的危险因素;另一方面,NCD 又进一步促使家庭走向贫困。每年,全球有超过 1 亿人因为沉重的健康、医疗支出被推入贫困。

在具体疾病类型方面,不同收入水平地区,肿瘤的发生和死亡率存在较大差异。在中上收入和高收入国家,前列腺癌和乳腺癌分别为男性和女性发生率最高的肿瘤类型。而肺癌和结直肠癌分别是两种性别排名第二的肿瘤类型。同时,在这些国家它们也是最常见的导致死亡的肿瘤类型。不考虑性别时,肺癌是最常见的致死肿瘤类型。在低收入国家,肺癌和乳腺癌是最常见的导致死亡的肿瘤类型,而其他一些肿瘤如宫颈癌、胃癌、肝癌也是主要的肿瘤类型,而这些肿瘤都与感染相关。在低中等收入国家(包括中国),男性最常见三种肿瘤类型为肺癌、胃癌和肝癌,女性最常见的三种肿瘤类型则为乳腺癌、宫颈癌和肺癌。高收入国家的肺癌发生率比低收入国家高 1 倍,而高收入国家的前列腺癌发生率则几乎 10 倍于低收入国家。乳腺癌的发生率也随着收入的增高迅速增高。在高收入国家,该病的发生率 3 倍于低收入国家。同样,结直肠癌的发生率也随着国民收入水平的升高而升高。反过来,与低收入和中等收入国家相比,高收入国家有着较低的宫颈癌发生率,而低、中等收入国家有着最高的肝癌发生率。

## 第四节 慢性非传染性疾病的危险因素及预防控制措施

### 一、主要的危险因素

NCD 的病因较为复杂,目前多倾向于宿主遗传、环境污染及不良生活方式(如膳食营养)等多因素综合作用的结果。NCD 的可疑危险因素上百种,最主要的四种因素为:吸烟、体力活动缺乏、酒精的滥用及不健康的饮食习惯,这些因素进一步导致了高血压、高血糖和高血脂、高胆固醇、肥胖等继发高危因素。与此同时,其他因素如遗传因素、感染、环境化合物、电离辐射、机体的免疫状态等因素也在 NCD 的发生过程中发挥了一定的作用。2011 年 9 月,在美国纽约召开的第 66 届联大预防和控制非传染性疾病问题高级别会议通过的《关于预防和控制非传染性疾病问题高级别会议的政治宣言》中,再次强调了吸烟、酗酒、肥胖、不合理饮食和不锻炼等不健康生活方式对 NCD 的影响。

**(一)营养膳食因素**

营养膳食因素几乎均在不同程度上影响了绝大多数 NCD 的发生。WHO 建议,成人每天食盐摄入量应当低于 5g,从而预防心血管疾病的发生。然而,不同国家的数据显示,许多人群食盐摄入水平远远高于 WHO 推荐的标准。据估计,目前全球人均食盐摄入量为每天 9~12g,远高于 WHO 推荐水平,而高食盐摄入水平是高血压和心血管疾病的重要危险因素。高水平的饱和脂肪酸及反式脂肪酸摄入与心脏病关系密切。世界范围来看,总脂肪摄入水平摄入量最低的为东南亚地区,最高的为欧洲地区,其中饱和脂肪酸摄入量最低的为非洲地区,最高的为欧洲地区和美洲地区。现有的数据表明,在低、中收入国家,脂肪的摄入量自 20 世纪 80 年代以来增长迅速。饮食习惯对 NCD 的影响也在移民流行病学研究中被进一步证实,日本人移民美国夏威夷后,由于饮食结构的改变,胃癌的死亡率在第二代明显下降,与当地的白种人相似,而结肠癌死亡率明显上升;动物实验也表明,营养素可影响肿瘤的发病率;细胞及分子生物学的资料表明,某些营养素可抑制癌细胞的生长、诱导细胞分化、抑制癌基因的表达等。食物及其营养素成分在恶性肿瘤发生发展过程中起着重要作用。过多的能量消耗,保护因子包括微量营养素、膳食纤维、ω-3 多不饱和脂肪酸(ω-3 polyunsaturated fatty acids,ω-3 PUFAs)及多种植物化学物等的摄入不足均影响着肿瘤的发生。此外,不良的饮食方式与人类多种癌症相关,如盐腌渍食品中常含亚硝酸盐可致食管癌、胃癌;熏烤食物中含有多环芳烃及苯并芘可致胃癌、肝癌;烟酒中含有的致癌物质可致肺癌、胃癌、肝癌;红肉、烫食及暴饮暴食可能与食管癌、大肠癌相关。对膳食模式及营养素成分与肿瘤相关性的研究,有利于指导合理饮食,从而减少恶性肿瘤的发生与死亡率。John 等的研究显示,对于那些平均每天摄入红肉 130g 的家庭,其患大肠癌的危险性是正常摄入家庭(65g/d)的 1.8 倍,而那些红肉摄入量最少的家庭(20g/d)患大肠癌降至全美最低水平。流行病学资料显示不同地区人群高血压患病率与平均食盐摄入量显著相关,如 50 年前日本东北部地区居民食盐摄入量很高,每天 15~20g 以上,84% 的成年人收缩压超过 140mmHg,脑卒中也很多;而在阿拉斯加爱斯基摩人和太平洋岛屿某些土著居民摄入食盐极少,极少有血压升高者。国内一项在 13 个人群中的研究报告指出,在 20~60 岁组男女人群调整了性别、人群平均体质指数后,人群每天经膳食摄入食盐的量每增加 2g,人群平均收缩压和舒张压分别增加 2.2mmHg 和 2.0mmHg。

**(二)吸烟**

目前,全球有约 10 亿烟民,每年有 600 万人被与吸烟有关的疾病夺去生命,分别占女性死亡人数的 6% 和男性死亡人数的 12%,其原因包括直接吸烟及吸"二手烟"。到 2020 年,这个数字将会增加到 750 万人。吸烟是肺癌最重要的危险因素,估计导致 71% 的肺癌。此外,42% 的慢性呼吸系统疾病及约 10% 的心血管疾病与吸烟有关。总体吸烟率最高的地区为欧洲(29%),最低的为非洲(8%)。就性别而言,男性吸烟率最高的为西太平洋地区(46%),女性吸烟率最高的地区为欧洲(20%)。在所有的地区,男性吸烟率均高于女性,而性别间差异最大的地区为西太平洋地区,该地区男性吸烟率为女性的15倍。差异最小的地区为美洲地区,男性吸烟率为女性的1.5倍。中国疾病预防控制中心2010年上半年对吸烟人群的调查显示,发现有52.9%的成年男性、2.4%的成年女性吸食烟草,吸烟总人数达3.01亿人,有72.4%的非吸烟者遭受二手烟的危害。吸烟引起肺鳞状细胞癌的归因危险度男女分别为65.4%和53.8%。开始吸烟的年龄越早,吸烟年数越长,吸烟量越大,患肺癌的危险性也越大。吸烟与1/3的恶性肿瘤有关,可导致口腔癌、咽癌、喉癌、胰腺癌、肾癌、胃癌、食管癌、膀胱癌、宫颈癌等。上海市居民吸烟与癌症的10年前瞻性研究结果表明,该市男、女性吸烟者全死因的相对危险度分别为1.48和1.62,癌症死亡的相对危险度分别为2.20和2.00,肺癌死亡相对危险度为5.60和4.80,食管癌死亡相对危险度为2.60和1.88,胃癌死亡相对危险度为1.87和1.22,肝癌死亡相对危险度为1.48和2.36,胰腺癌死亡相对危险度为1.70和1.53,膀胱癌死亡相对危险度为1.91和1.66。香烟中的尼古丁可刺激血管收缩导致血管内膜受损,进而引起冠状动脉痉挛,诱发心绞痛和心肌梗死;一氧化碳造成的缺氧,可损伤动脉内膜,促进动脉粥样硬化的形成。吸烟与冠心病的关系密切,OR值较高,约2.0,且吸烟与冠心病有明显的剂量-效应关系,即吸烟量越大,发生冠心病的危险越大。Framinghiam的研究指出,吸烟可增加冠心病发病率:每天吸烟大于20支、等于20支和小于20支者,发生冠心病的危险性分别是不吸烟者的7.25倍、2.67倍和1.43倍。我国近10年的监测数据也显示,吸烟者心肌梗死死亡率是不吸烟者的1.5~2倍;每天吸烟20支、40支者发生冠状动脉闭塞的危险性分别是不吸烟者的3倍与6倍;大量吸烟而不从事体力活动者是不吸烟者的9倍。

### (三)饮酒

每年,全球约230万人死于饮酒相关疾病,约占总死亡人数的3.8%,而其中50%以上的人死于NCD,包括肿瘤、心血管疾病及肝硬化。酒精的摄入量与一些肿瘤、肝脏疾病及心血管疾病发生危险上升有直接关系。适量饮酒对心血管疾病的发生具有一定的保护性作用,即适量饮酒者心血管疾病的危险性低于不饮酒者,但大量饮酒则明显增高心血管疾病的危险性。研究显示,大量饮酒(30 g/d)与收缩压和舒张压密切相关,长期大量饮酒是高血压的重要危险因素。Intersalt研究表明,男性每周饮酒300~499 ml者,收缩压和舒张压水平比不饮酒者高2.7 mmHg和1.6 mmHg;如每周饮酒多于500 ml时,收缩压和舒张压水平比不饮酒者高4.6 mmHg和3.0 mmHg。在北京、广州两地队列研究表明,男性持续饮酒者比不饮酒者4年内发生高血压的危险性增高40%。有报道显示,2%~4%的恶性肿瘤死亡与酗酒有关。长期嗜酒与口腔癌、咽癌、喉癌、食管癌、胃癌、肝癌、直肠癌有联系,因为酒中含有亚硝胺、多环芳烃等致癌物,酒还可作为其他致癌物的溶剂。

### (四)缺乏体力活动

在全世界,2008年有31%的15岁及15岁以上的成年人缺乏体力活动(男性28%,女性34%)。其中体力活动缺乏发生率最高的是美洲和地中海东部地区,在这两个地区,有50%的女性缺乏体力活动,同时有40%的美洲男性和36%的地中海东部地区男性缺乏体力活动。而在东南亚地区这个数字最低(男性为15%,女性为19%)。体力活动缺乏的发生与国民的收入水平有关,收入水平越高,则体力活动缺乏的发生率越高。WHO的数据显示,高收入国家的体力活动缺乏人口比例为低收入国家的2倍。在高收入国家,41%的男性和48%的女性体力活动缺乏;而在低收入国家,这个数字分别是18%和21%。其原因可能主要是在低收入及低中等收入国家,不论男女都要承担更多的工作及体力劳动。而在高收入国家,生产过程的自动化及不同于低收入国家的生活方式是导致体力活动缺乏的重要原因。每年全球约有320万人的死亡和3210万的伤残调整寿命年(disability adjusted life year,DALY)(占全球总DALYs的2.1%)与缺乏体力活动有关。缺乏体力活动的人,其全死因死亡率比每周大部分时间每天至少持续30min以上的中等强度体力活动的人高20%~30%。每周参加150min的中等体力活动可以使缺血性心脏病危险降低30%,糖尿病降低27%,乳腺癌和结肠癌降低21%~25%。此外,体力活动还可降低脑卒中、高血压和抑郁症的发生率。同时,体力活动在调节能量代谢、平衡及调节体重过程中也发挥着重要的作用。

**(五)遗传因素**

欧美妇女乳腺癌的研究表明有10%~30%的病例表现出遗传倾向,因此家族成员患乳腺癌时的年龄越小,则预示家族其他个体潜在的危险性越大。国内外有关肝癌病因的研究结果显示,在肝癌的病因中,遗传因素是多种致病因素中的必要因素。遗传因素在儿童及青壮年癌症患者身上的作用最为明显。由于遗传了上一代的突变基因,一些恶性肿瘤通常在儿童和青壮年时期即发病,而打破了癌症的危险性随年龄增加而增长的规律。目前,遗传易患性与环境暴露交互作用的研究仍然是肿瘤流行病学的研究热点。其研究方法有多种,其中最常用的是家系研究和遗传生物标志流行病学研究。除恶性肿瘤外,心血管病、脑血管病及大多数NCD的发病均与遗传因素有关。如在冠心病的研究中发现,一级亲属在60岁以前发生冠心病的人群中,其患冠心病的危险度是对照人群的2~10倍,且其发病的危险度与一级亲属的发病年龄成反比。同样在孪生子的研究中也发现,在55~65岁之前死于冠心病,其同卵双胞胎死于该病的危险度是对照人群的14.0~27.1倍,其异卵双胞胎死于该病的危险度是对照人群的2.6~2.8倍。

**(六)感染**

一些慢性感染可导致NCD的发生。以肿瘤为例,在低收入国家及低中等收入国家,宫颈癌、肝癌、胃癌和食管癌都有较高的发生率,除了食管癌外,其他三种肿瘤的发生都与慢性感染有关。保守的估计数字,每年有200万的肿瘤新发病例(占全球总数的18%)可归因于特定的慢性感染,在低收入国家这个数字更为可观,达到了26%。因此,预防和消除这些感染是防治相关肿瘤的一个重要前提。主要导致肿瘤的病原体包括:人乳头瘤病毒(human papilloma virus,HPV)(导致100%的宫颈癌及20%~60%的口腔、咽喉肿瘤);乙肝病毒(hepatitis B virus,HBV)和丙肝病毒(hepatitis C virus,HCV)(在高收入国家和低收入国家分别贡献了50%和85%的原发性肝癌);幽门螺杆菌(导致了至少80%的胃部非贲门癌)。在不同的人群,由于生活方式等原因使相关病原体的感染水平和感染风险不一致,因此与之相关的一些肿瘤的发生率也存在显著的地区差异。根据IARC提供的数据,不同地区妇女宫颈HPV的感染率从3%到25%相差不等。而HCV的感染率在地区间差别更大。在高收入国家,HCV的传播已经很大程度上被阻断,在过去的10年已经没有大的流行发生(例如意大利和日本),而在低收入国家,HCV的传播仍然存在(例如意大利、蒙古和巴基斯坦),主要的传播原因包括不安全的输液及共同使用污染的针头。

**(七)其他因素**

除上述因素外,还有多种因素也参与了 NCD 的发生过程。如环境、职业性污染及辐射暴露等因素均可促进肿瘤的发生。目前,值得关注的环境致癌因素包括石棉、苯、室内和室外空气污染、砷等重金属污染。电离辐射可增加多种肿瘤发生的危险性。诊断 X 线的应用被认为在高收入国家贡献了总肿瘤癌症负担的 0.5%~3%。职业条件下,氡暴露水平较高的是矿工。而欧洲,居住环境氡暴露导致了 2% 的肿瘤死亡。例如,在英国,5% 的肿瘤与职业暴露有关。而在缺少严格的职业保护的国家,这个比例应该更高。在这些地方,对职业卫生及妊娠妇女的保护往往得不到足够的重视。

## 二、预防控制措施

NCD 的防制策略的制定是建立在掌握其流行病学特征、疾病对人群健康和社会经济的危害程度和疾病的主要危险因素,明确有无可行的防制措施、卫生资源、必要的社会组织支持环境和条件的基础之上。2000 年,世界健康大会曾经通过了《预防和控制 NCD 全球战略》,该战略提出了三个主要努力方向:明确 NCD 的流行特点及其诱因,通过健康促进及一级预防措施减少主要的危险因素,加强卫生保健。事实上大多数的 NCD 可以通过对吸烟、体力活动缺乏、酒精的滥用及不健康的饮食习惯等危险因素的干预,早期诊断并及时治疗减轻其带来的伤害。1979 年,英国著名的流行病学家 Geoffrey Rose 首先提出预防心血管病的两种策略,即"全人群策略(population strategy)"和"高危人群策略(high risk strategy)",这两种预防策略在疾病的防制过程中是相辅相成的,也是 NCD 防制的指导方针。

我国 NCD 的防制研究经历了三个阶段,第一阶段是探索 NCD 的危险因素,观察降低危险因素能否降低 NCD 的发病率;第二阶段是如何在全人群中有效地降低危险因素并提出具体的预防措施;第三阶段是有针对性地在不同人群中有效地降低危险因素,提出有效的预防策略。目前,我国各级卫生系统针对 NCD 设置了专门的防制机构,以便从人群角度更有针对性地采取预防控制措施。

**(一)全人群策略**

以恶性肿瘤为例,尽管国内外花费了大量人力、物力使癌症的诊治水平有了明显提高,但还是不能阻止恶性肿瘤发病率和死亡率逐年增高的总趋势。而从总体来看,目前的预防性控制肿瘤的措施仍然显得不得力,工作收效甚微。如何大力普及社区群众的肿瘤防制教育,在全社会重视开展规范化诊疗,落实对肿瘤的三级预防措施已成为防疫工作者的重要任务。目前,恶性肿瘤在我国部队的防病工作中还未被重视。但国内外的研究报道已充分显示了一些特殊职业(包括军事作业人群)的肿瘤高发现象。在高新技术相互较量的国际军事斗争中,高新武器的频繁使用使军事作业人员暴露于更为复杂的环境中,恶性肿瘤的威胁日益加重。如海湾战争后,美国及其联军参战人员中不断发生的白血病、脑瘤等病例也提示我们应当重视军队人群恶性肿瘤的防制工作。

以全社会人群或全体社区居民为对象,通过健康教育、卫生宣传和具体指导来实施,即针对心血管疾病的危险因素或病因,改变不良的生活方式、行为因素及社会、经济和环境因素,以达到普遍降低或控制全民 NCD 危险因素水平的目标。全民策略的制定必须与国家宏观卫生工作方针相一致,必须与当地的社会经济水平发展相一致。当前 NCD 防制工作面临的问题主要有:NCD 在不同地区对人群的危害程度和危险因素水平是什么情况尚不清楚,什么是当地有效的 NCD 防制手段尚不清楚,如何建立可持续发展的 NCD 的防制机制尚不清楚,建立一支什么样的 NCD 防制队伍以应对疾病增长带来的社会负担尚不清楚。因此,我国亟待真正落实预防为主的方针,做到未病先防、已病早治,不能只在医院里坐等患者或只做查病治病,要在健康人群中去宣传预防保健,帮助群众自我保健,才能实现少发病、少死亡,保障人民健康。大力培训广大基层医疗、预防保健人员,把心血管病的预防保健知识和技术,通过他们普及到全民,包括社区、学校的青少年。

### (二)高危人群策略

老年人是 NCD 的高危人群,同时一些 NCD 尤其是恶性肿瘤存在地域性高发的特点。针对高危人群的措施在降低 NCD 发病率,改善预后,降低相关 NCD 导致的社会经济负担方面具有重要的意义。近年来,我国在 NCD 高危人群筛查、早诊、早治方面的资金投入也有一定幅度增加,如在一些地区开展的"高发地区重点癌症早诊早治项目""城市癌症早诊早治项目""脑卒中高危人群筛查和干预试点项目""心血管病高危人群早期筛查与干预试点项目"等,促进了主要 NCD 的早发现、早诊断、早治疗,降低了医疗花费,延长了人群寿命。特别是自 2009 年国家基本公共卫生服务实施以来,针对高血压和糖尿病患者的健康管理、重症精神病患者管理及老年人群健康管理等项目的实施,加强了 NCD 患者的血压和血糖控制,从而减少了并发症的发生和早亡。

### (三)NCD 的三级预防措施

1. 一级预防　即病因预防,主要通过健康促进和特殊保护,具体措施主要有健康教育、环境保护、合理营养、良好的生活方式及体育锻炼等。如我国在肝癌高发区的预防中,通过改水、防霉、注射乙肝疫苗、适量微量元素硒摄入等方法进行预防;食管癌通过服用中药和维胶脂预防;利用绿茶(含表儿茶素)、β-胡萝卜素和其他食物中含有的抗癌成分抑制肿瘤的发生和生长。大量研究数据表明,对比较明确的致癌因素采取针对性的预防措施,进行防癌健康教育,即积极地开展人群一级预防,将有效地控制和消除癌症的主要危险因素,降低癌症的发生率。一些发达国家的实践已证实,烟草引起的肺癌及某些相关疾病是可以预防的。控制吸烟可减少约 80% 以上的肺癌和 30% 的总癌死亡率。我国的烟草消费占全球总量的 30% 以上,且以每年 5.3% 的速度上升,成年男性吸烟率超过 60%。合理营养膳食:防癌饮食行为是多方面的综合预防,其主要机制是通过减少致癌物或致癌前体物的摄入,增加保护性食物的摄入,供给平衡性膳食,提高机体的抵抗力,以达到饮食防癌的目的。增加水果和蔬菜的摄入可以减少心血管疾病、胃癌及结直肠癌发生的危险。WHO 曾提出五条生活饮食习惯预防癌症的建议:避免动物脂肪、增加粗纤维、减少肉食、增加新鲜水果和蔬菜、避免肥胖。中国营养学会给我国居民膳食提出的指南是:食物多样,谷类为主;多吃蔬菜、水果和薯类;常吃奶类、豆类或其制品;经常吃适量鱼、禽、蛋、瘦肉,少吃肥肉和荤油;食量与体力活动要平衡,保持适宜体重;吃清淡少盐的膳食;饮酒应限量;吃清洁卫生、不变质的食物。

"八五"期间,在上海、北京、长沙3个城市和北京房山区农村进行了心血管疾病危险因素的干预研究,通过各种形式的健康教育和健康促进活动,并重点管理和监测35岁以上的高血压患者,随访4年结果表明,干预社区冠心病平均死亡率为32.8/10万,较几年前明显降低,对照社区为44.8/10万,两组差异有统计学意义。人们从青少年开始就应该建立健康的生活方式,加强血管保护,重视健康积累,预防动脉粥样硬化,预防心脑血管病的发生。最近的膳食结构与冠心病关系的流行病学与临床研究认为,限制饮食中的胆固醇和饱和脂肪酸,增加不饱和脂肪酸,同时补充维生素C、维生素B、维生素E等,限制食盐和糖类的摄入,可预防动脉粥样硬化。吸烟是心血管疾病主要的、独立的危险因素,戒烟可显著降低心血管疾病的发病与死亡危险性。有资料显示,高血压患者戒烟可使心血管疾病危险性降低50%。流行病学调查表明,从事一定的体力劳动和坚持体育锻炼的人,比长期坐位工作和缺乏体力活动的人的冠心病发病率低,经常运动可以控制体重、改善机体代谢异常、降低血压等,从而有益于减少心血管疾病的发病与死亡危险性。国际冠心病预防工作组建议,每周运动4或5次,每次20~30min中等强度的体力活动,运动强度应因人而异。

2. 二级预防  即"三早"预防,主要是通过早发现、早诊断和早治疗,具体措施是定期体检、自我检查、建立健全NCD的报告制定、早期用药、合理用药等。通过各种途径对NCD患者早期检出和诊断,并采用药物和非药物的手段,预防病情发展及并发症的发生。二级预防的有效实施涉及两个方面,即提高医师的诊治水平及改善患者的依从性,高危人群重点项目检查及设立专科门诊。落实"三早"的主要方法和措施,一方面要加强对社区居民的卫生宣传和教育,增强群众自我检查、早期发现疾病和就诊的意识;另一方面要提高社区医务人员诊治水平,正确指导社区群众自我防病,转送有关患者至上级医院进一步诊治。二级预防措施目前已在提高宫颈癌、肝癌、鼻咽癌、胃癌、大肠癌、乳腺癌的生存率中取得进展,使小肝癌切除后5年生存率达到50%~70%,早期胃癌、食管癌5年生存率高于80%以上,早期乳腺癌和宫颈癌达到90%。目前,在临床接受治疗的肿瘤患者大多是晚期患者,使治愈率的提高受到限制。在多年的癌症防治实践中,人们逐渐认识到,二级预防也是控制癌症、降低癌症死亡率的关键环节之一。WHO估计,约有1/3癌症可因早诊而根治。只有早期诊断、及时治疗才能从根本上提高肿瘤患者的生存期及生命质量。筛检是指通过快速的筛检试验和其他检测措施在"健康人群"中筛出可疑癌症患者,然后再进行诊断性试验把癌症患者筛选出来。此过程要求医师跨出医院大门到"健康"人群中,用简单、低廉的筛检方法开展筛检活动。当患者或可疑患者筛选出来后,医师一定要给予一个明确的诊断并进行早期治疗。由于人群筛检的工作量大,总体费用高,在具体执行时应当充分考虑工作的效益问题。一般适合筛检的癌症要求是:发病率、死亡率高,危害严重;具有有效的手段发现早期病变;具有有效的手段根治病变于早期阶段,远期预后明显优于中晚期治疗;符合成本-效益原则。

3. 三级预防  即临床预防,主要是指针对发病后期患者进行合理、适当的康复治疗措施,防止病情恶化,预防严重并发症,防止伤残的发生,尽量延长健康寿命等。对已丧失劳动能力或伤残者进行康复治疗,开展功能性及心理康复指导;建立社会康复组织,开展家庭护理和社会伤残服务,使患者尽量恢复生活和劳动能力;克服患者的孤立感和社会隔离感,以减少患者身心痛苦,提高生活质量。恶性肿瘤的三级预防目前在城市地区较受重视,系统、正规化综合治疗中晚期癌症患者,其生存率及生命质量得到不同程度提高。但在广大农村地区,中晚期患者不能坚持长期的规范治疗。因此,以人群为基础的恶性肿瘤患者生存寿命无明显延长。恶性肿瘤为多因性疾病,而且分多阶段形成,难以获得单一的特异抗原。因此,针对肿瘤的疫苗研究将是一个缓慢、渐进过程。"三早"应当是将来相当长时间内提高肿瘤疗效的方向。从根本上控制和消除恶性肿瘤在人群中的危害只有依靠以三级预防为核心的综合干预措施,因为积极综合防治相对于特异治疗显得更为可行。

(蔡同建　张　耀　熊鸿燕)

## 思考题

1. 为什么慢性非传染性疾病的防制是第二次卫生革命的主要任务?
2. 目前全球慢性非传染性疾病的流行模式有什么特点?
3. 高危人群慢性非传染性疾病的预防控制策略中一级预防的意义是什么?
4. 从人群角度谈谈慢性非传染性疾病的主要危险因素是什么?

## 参 考 文 献

[1] 詹思延.流行病学.7版.北京:人民卫生出版社,2012.

[2] 王建华.流行病学.北京:人民卫生出版社,2008.

[3] 顾秀英.慢性非传染性疾病预防与控制.北京:中国协和医科大学出版社,2003.

[4] 翟铁民,柴培培,魏强,等.我国慢性非传染性疾病卫生费用与筹资分析.中国卫生经济,2014,33(2):14-17.

[5] 唐金华.中国居民慢性非传染性疾病现状及危险因素.中国医药指南,2013,11(17):486-487.

[6] 赵雷.医疗保健工作中慢性非传染性疾病管理模式的探讨.中华保健医学杂志,2013,15(3):272-273,289.

[7] 张梅,王丽敏.我国慢性非传染性疾病流行状况及防控策略.中国医学前沿杂志(电子版),2016,8(12):1-5.

[8] Stevens D,Siegel K,Smith R. Global Interest in Addressing Non-communicable Disease. Lancet,2007,370(9603):1901-1906.

[9] Meetoo D. Chronic Diseases:the Silent Global Epidemic. Br J Nurs,2008,17(21):1320-1325.

[10] WHO. Global Status Report on Noncommunicable Diseases 2010[M]. Geneva:WHO,2010.

[11] WHO. Noncommunicable Diseases Country Profiles 2011. Geneva:WHO,2011.

[12] WHO. Assessing National Capacity for the Prevention and Control of NCDs Report of the 2010 Global Survey. Geneva:WHO,2012.

# 第五篇

# 核武器损伤与防护学

# 第 27 章
# 核武器的杀伤作用及其防护

## 第一节 核武器概述

【学习目的与要求】
了解原子弹、氢弹和中子弹的基本构造,爆炸方式和爆炸景象,核武器的杀伤边界、杀伤半径和杀伤区面积的划分。掌握核武器、TNT 当量、光冲量、比高、临界质量(临界体积)、感生放射性的定义,原子弹和氢弹的爆炸原理,核武器四种杀伤因素的形成和特性、致伤作用及临床特点,核武器杀伤因素的可防性,对瞬间杀伤因素的个人防护动作,对放射性沾染的防护原则及措施。

核武器(nuclear weapon)是利用原子核裂变或聚变反应,瞬间释放出巨大能量,造成大规模杀伤和破坏作用的武器。原子弹、氢弹和中子弹统称核武器。核武器是战略威慑和扼制常规战争的主要手段,现代战争大多是核武器威慑下的常规武器局部战争。

### 一、核武器的爆炸原理及其构造

#### (一)原子弹

1. 爆炸原理  原子弹(atomic bomb)的爆炸原理是重原子核裂变的链式反应(chain reaction of heavy nuclear fission)。

一些质量数较大的元素(如 $^{235}U$、$^{239}Pu$)的原子核在一个中子轰击下,分裂成 2 个质量相近的新核(也称核碎片),并放出 2~3 个中子和 200MeV 能量的过程称为重核裂变反应。如 $^{235}U$ 的反应式为:

$$^{235}U + ^{1}_{0}n \rightarrow X + Y + (2\sim3)^{1}_{0}n + 200MeV$$

式中:X、Y 为新原子核(核碎片)。

每个重核裂变时释放出的 2~3 个中子,若有一个中子再轰击另一个重核引起分裂,分裂后又发生这样的反应;如此能使重核裂变反应自动连续地进行,称为重核裂变的链式反应。

图 27-1 为中子引发的 $^{235}$U 重核裂变链式反应示意图。

重核裂变链式反应必须在一定质量和体积中才能够进行。能维持重核裂变链式反应持续进行的裂变物质的最小质量称为临界质量（critical mass），与临界质量相对应的体积称为临界体积（critical size）。

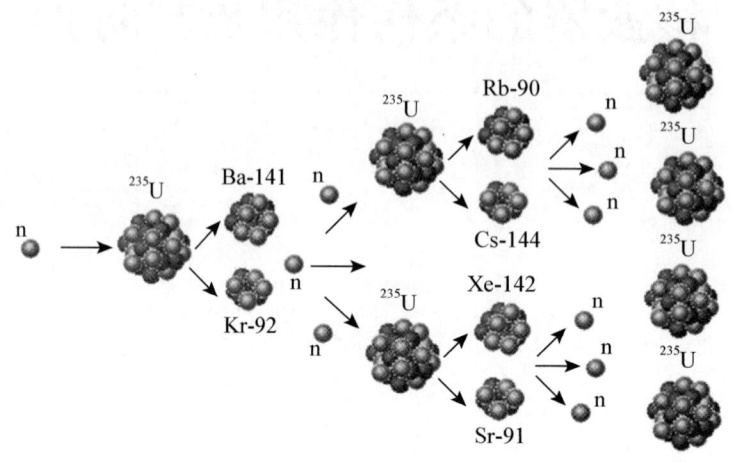

图 27-1　中子轰击 $^{235}$U 引发的重核裂变链式反应

2. **基本构造**　原子弹主要由核装料（$^{235}$U 或 $^{239}$Pu）、引爆装置、中子源、中子反射层和核装料弹壳等组成。

3. **起爆过程**　当引爆装置点火后，引起各炸药块同时爆炸，产生巨大压力向中心挤压，使分装的、每块小于临界质量的核装料，骤然合拢成一个球体，达到超临界状态。在中子源发射的中子轰击下，引起按等比级数发展得越来越激烈的重核裂变链式反应，在极短的时间内使一定量的重核裂变，释放巨大能量，形成猛烈的核爆炸。1kg $^{235}$U 或 $^{239}$Pu，只需百万分之几秒，经 200 代就可全部裂变，释放的能量相当于 20kt TNT 炸药爆炸时所释放的能量。根据达到临界状态的方式不同，原子弹可分为内爆式原子弹（图 27-2）和枪式原子弹（图 27-3）。

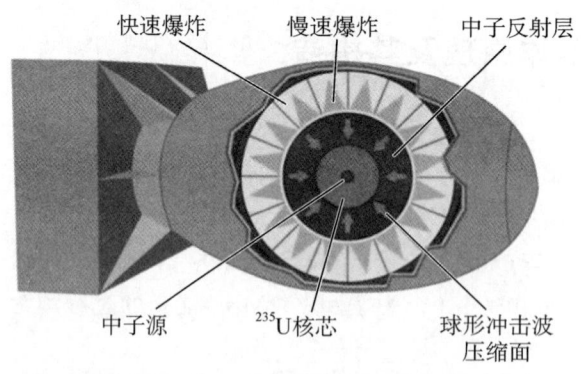

图 27-2　内爆式原子弹结构示意图

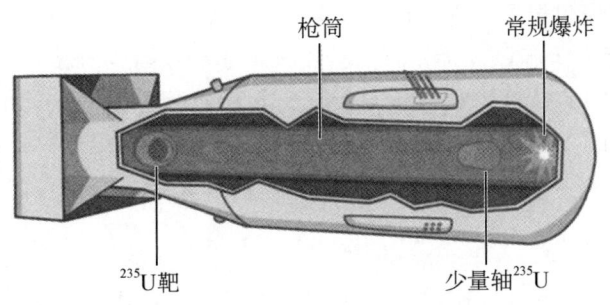

图 27-3 枪式原子弹结构示意图

## (二)氢弹

1. 爆炸原理　氢弹(hydrogen bomb)的爆炸原理是轻原子核聚变反应(light nuclear fusion reaction)。

一些轻核素(如 $^2_1H$、$^3_1H$ 等)的原子核,在几千万摄氏度的高温下发生聚变反应,并放出中子和巨大能量。如:

$$^6_3Li + ^1_0n \rightarrow ^3_1H + ^4_2He$$
$$^2_1Hi + ^3_1H \rightarrow ^4_2He + ^1_0n + 17.6 MeV$$

由于聚变反应须在极高温度下才能进行,故聚变反应又称热核反应(thermonuclear reaction),氢弹也称为热核武器(thermonuclear weapon)。

2. 基本构造　氢弹主要由热核装料(通常用氘化锂)、引爆装置(为一枚小当量原子弹)和弹壳(常掺有 $^{238}U$)等组成(图 27-4)。

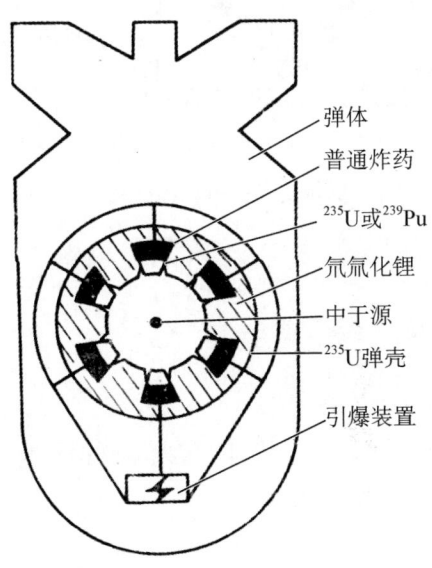

图 27-4　氢弹结构

3. 起爆过程　首先引爆原子弹，氘化锂在高温、高压和中子作用下，锂即产生氚，随之氘氚迅速聚合，放出高能中子和巨大能量，引起比原子弹更为猛烈的爆炸。1kg 氘氚混合物完全聚变，所释放的能量为 1kg $^{235}$U 或 $^{239}$Pu 完全裂变所释放能量的 3～4 倍。氢弹是裂变－聚变双相弹。若弹壳中含有 $^{238}$U，则氘氚聚变产生的高能中子能使 $^{238}$U 发生裂变，增加裂变碎片的产额，提高爆炸威力。这种氢弹称裂变－聚变－裂变三相弹。

### (三)中子弹

中子弹(neutron bomb)是利用氘氚聚变反应，产生高能中子杀伤人员的战术核武器。其构造与氢弹类似(图 27-5)。中子弹的特点如下。

1. 中子产生额高、能量大；中子弹是氘与氚、氘与氘、氚与氚的聚变，聚变能量的 80% 以上以中子形式释放出来。与同等爆炸威力的原子弹相比，中子的产额可以增大 10 倍，中子的平均能量达 14 MeV，甚至高达 17MeV。

2. 光辐射、冲击波作用仅为同当量原子弹的 1/10，放射性沾染轻微。

3. 当量小，一般为 1～3kt。

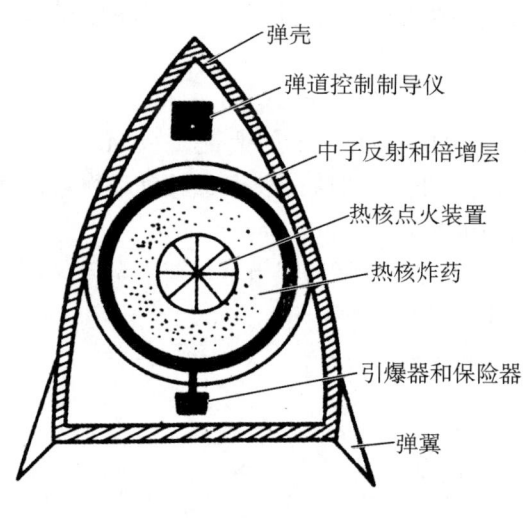

图 27-5　中子弹结构

## 二、核武器的威力和分类

### (一)核武器的威力

核武器的威力取决于爆炸时所释放出的能量，以 TNT 当量(TNT equivalent)表示。所谓 TNT 当量是指核爆炸时所释放的能量相当于多少吨(t)TNT 炸药爆炸所释放的能量。

### (二)核武器的分类

核武器按照爆炸原理可分为原子弹、氢弹、中子弹和特殊效应性核武器。按爆炸威力可分为百吨($10^2$t)级、千吨(kt)级、万吨(10kt)级、十万吨($10^2$kt)级、百万吨(Mt)级和千万吨

(10Mt)级。所谓万吨级核武器,是指其当量在万吨数量级之内,即 1 万吨以上至 10 万吨以下(不含 10 万吨)。其他吨级的含意依此类推。

核武器按战斗使用又可分为战略核武器和战术核武器。战略核武器包括陆基、核潜艇发射的弹道导弹,远程飞机运载导弹,巡航导弹核航弹;战术核武器包括地面、海上和飞机上发射的中短程核弹头导弹、巡航导弹、核航弹,以及核大炮、核地雷、核水雷和核鱼雷等。

### (三)核武器的发展历程

从开始研发至今,核武器的发展共经历了四代发展历程。第一代核武器是原子弹,第二代核武器是氢弹,第三代核武器是效应经过"裁剪"或增强的核弹,如中子弹、冲击波弹、钻地核弹头、电磁脉冲弹等,第四代核武器是在原子弹和氢弹基础上,以高能炸药代替核裂变所需条件,其关键研究设施是民用研究中使用的惯性约束聚变装置,由于它不使用原子弹爆炸的能量作为核聚变的反应条件,因而不产生剩余核辐射,可以作为"常规武器"使用。目前已经在研的第四代核武器主要有:当量可调弹头、"合二为一"弹头(利用核部件插入技术实现常规弹头和核弹头的相互转化)、干净的裂变弹、反物质弹、粒子束武器、激光引爆的炸弹、核同质异能素武器等。其中,标志性的第四代核武器主要有金属氢武器,它是将氢气在一定压力下转化为固态结晶体,然后使其爆炸,是目前可以想象的威力最大的化学爆炸物。同质异能素的爆炸能量比高能炸药高 100 万倍。反物质武器,主要是利用极少量的物质和它的反物质(如带正电的电子称为反电子、带负电的质子称为反质子)相互作用(称"湮没"反应),产生巨大能量而引起核爆炸。

## 三、核武器的爆炸方式

核武器的爆炸方式可直接影响杀伤破坏效应,因此可根据不同的使用目的选用爆炸方式,以达到最大的杀伤破坏效应,也可参照爆炸方式,分析、预测核袭击造成的杀伤破坏情况。

核爆炸可分为空中爆炸(air burst)(简称空爆)、地面爆炸(land surface burst)(简称地爆)、地下爆炸(underground burst),以及水面爆炸(water surface burst)和水下爆炸(underwater burst)等几种。

大气层中的核爆炸,通常以比高作为划分空爆和地爆的标准。不同爆炸方式用爆炸高度(m)和当量(kt)立方根的比值来表示,此比值称为比例爆高(scaled height of burst),简称比高(h),其单位是 $m/(kt)^{1/3}$,即

$$h = \frac{H(m)}{\sqrt[3]{Q(kt)}} [m/(kt)^{1/3}]$$ (式 27-1)

不同爆炸方式的比高值划分如下:

| | |
|---|---|
| 地面爆炸 | 0~60 |
| 空中爆炸 | >60 |
| 低空爆炸(low altitude explosion) | 60~120 |
| 中空爆炸(middle altitude explosion) | 120~250 |
| 高空爆炸(high altitude explosion) | >250 |

比高为 0 时即为直接贴在地面的爆炸,比高<60 时,火球接触地面称作地爆。比高>60,称作空爆。地下或水下爆炸,是指在地下或水下一定深度的爆炸。

## 四、核武器的爆炸景象

核爆炸时,产生特异的外观景象。除地下(水下)爆炸外,其共同的特点是依次出现闪光(flash)、火球(fire ball)、蘑菇状烟云(mushroom cloud),并发出巨大响声。

根据核爆炸外观景象的特征(表27-1),可以初步估算爆炸方式,还可根据火球大小、上升速度等参数估算爆炸当量。

表 27-1  核武器空爆和地爆时外观景象的特征

| 外观景象 | 空爆 | 地爆 |
|---|---|---|
| 火球 | 不接触地面<br>空中爆炸时,开始为球形,当地面反射冲击波到达时变形<br>超高空爆炸时始终是球形 | 接触地面<br>始终近似半球形 |
| 烟云和尘柱 | 低空、中空爆炸时,烟云和尘柱最初不连接,而后尘柱追及烟云,互相连接<br>高空爆炸时,烟云和尘柱始终不相连<br>超高空爆炸时不形成尘柱 | 烟云和尘柱一开始就连接在一起,烟云颜色深暗,尘柱较粗大 |

## 五、核武器发展的新特点

核武器向多用途、常规化和小型化方向发展。近年来,美军正在大力研制摧毁地下坚固控制中心的钻地型核弹、拦截空中生化弹道导弹的核导弹和攻击地面生化设施的核导弹,特别是钻地型核弹对环境的损害将更小。大当量的核弹虽然威力巨大,但在军事战略中主要是核威慑作用,在中小战争中难以运用,因此,低当量核武器是一些核大国发展核武器的新方向。由于当量的大幅度减小,低当量核武器对目标外区域造成的危害比大型核武器会小很多。随着对战术核武器需求的不断增加,核武器也在向微型化、超微型化发展。有报道称,美国已研制出可以放在手提箱内的核弹头,从而提升核打击能力和实现核打击的多样化。

# 第二节  核武器的四种杀伤因素

核爆炸瞬间产生的巨大能量,形成光辐射、冲击波、早期核辐射和放射性沾染四种杀伤破坏因素。前三种因素的作用时间均在爆炸后的数秒至数十秒之内,故称为瞬时杀伤因素(instantaneous killing factor)。放射性沾染的作用时间长,可持续数天、数周或更长时间,以其放射性危害人员健康,因此,称为剩余核辐射(residual nuclear radiation)。此外,由核爆炸释放的 $\gamma$ 射线,使空气分子电离,形成核电磁脉冲(nuclear electro-magnetic pulse),它的作用时间不到1s。主要是破坏和干扰电子和电气设备,对人员中枢神经、内分泌与心血管系统等有一定影响。

在30km高度以下大气层中的核爆炸,上述四种杀伤破坏因素在爆炸总能量所占比例大致为:光辐射35%,冲击波50%,早期核辐射5%,放射性沾染10%。但由于核武器种类、当量和爆炸环境的不同,能量分配的比例会有很大差异。例如,中子弹的早期核辐射(主要是高能中子)的能量比例可高达40%~80%,其他杀伤因素的能量比例则显著降低。

## 一、光辐射

### (一)光辐射的形成

光辐射(light radiation)是核爆炸瞬间产生的几千万度高温的火球,向四周辐射的光和热,光辐射也称热辐射(thermal radiation)。

### (二)光辐射的主要性质

1. **能量释放**　光辐射能量释放有两个脉冲。第一脉冲为闪光阶段,持续时间极短,所释放的能量仅为光辐射总能量的1%~2%,主要是紫外线。这一阶段不会引起皮肤损伤,但有可能引起视力障碍。第二脉冲为火球阶段,持续时间可达数秒至数十秒,所释放的能量占光辐射总量的98%~99%,主要是红外线和可见光,是光辐射杀伤破坏作用的主要阶段。

2. **光冲量**　是衡量光辐射杀伤破坏作用的主要参数。光冲量(radiant exposure)是指火球在整个发光时间内,投射到与光辐射传播方向相垂直的单位面积上的能量,单位是焦耳·每平方米($J/m^2$)或焦耳·每平方厘米($J/cm^2$)。

3. **光辐射的传播**　光辐射具有普通光的特性,在大气中是以光速($3\times10^8 m/s$)呈直线传播。传播中,受到大气中各种介质的反射、散射和吸收,强度逐渐被削减,但能透过透明物体发生作用。

## 二、冲击波

### (一)冲击波的形成

核爆炸形成的高温高压火球,猛烈向外膨胀,压缩周围的空气层,形成一个球形的空气密度极高的压缩区。随着压缩区的迅速向外运动,其后形成一个球形的低于正常大气压的稀疏区。两个区域紧密相连,在介质中迅速传播,形成了核爆炸的冲击波(blast wave)(图27-6)。

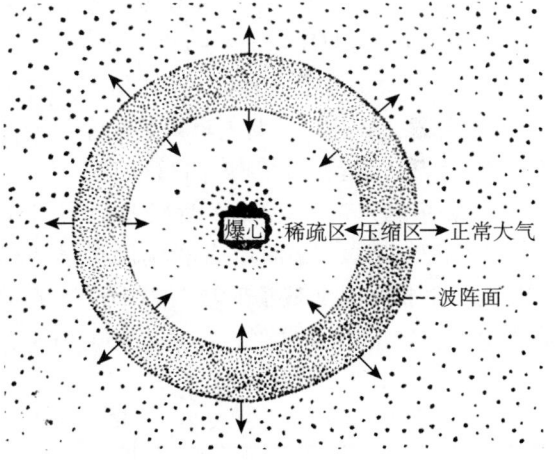

图27-6　冲击波形成及运行模式

### (二)冲击波的主要性质

1. **冲击波的压力**　冲击波的压力有超压(overpressure)、动压(dynamic pressure)及负压(underpressure or negative pressure)三种。压缩区内超过正常大气压的那部分压力称为超压;高速气流运动所产生的冲击压力称为动压。波阵面上的超压和动压最大,分别称为超压峰值和动压峰值,以单位面积所承受的压力表示,其单位是帕斯卡(简称帕,符号 Pa,1Pa＝1N·m$^2$,1kPa＝7.501mmHg)。稀疏区内低于正常大气压的那部分压力称为负压。冲击波的杀伤破坏作用主要是由超压和动压造成的,既往认为冲击波负压在致伤过程中所起作用不大,但新近的研究表明,在一定条件下,其致伤作用与超压相似。

2. 冲击波的传播　冲击波传播的规律与声波相同。压力越大,传播越快,最初速度可达每秒数公里。以后随着传播距离渐远,压力渐小,速度则渐慢。当压力降至正常大气压时,冲击波就变成声波而消失。

3. 冲击波的作用时间　冲击波到达某一距离所需的时间,称为冲击波的到达时间。冲击波到达某一点,压力从开始上升至达到峰值所需时间,称为压力上升时间。超压持续作用的时间称为正压作用时间。压力上升时间越短,正压作用时间越长,则杀伤破坏作用就越强,反之则越弱。

## 三、早期核辐射

### (一)早期核辐射的形成

早期核辐射(initial nuclear radiation)是核爆炸特有的一种杀伤因素,又称贯穿辐射(penetrating radiation),是核爆炸后最初十几秒内产生的 γ 射线和中子流。

### (二)早期核辐射的主要性质

1. 传播速度快　γ 射线以光速传播;中子传播速度由其能量决定,最大可接近光速。

2. 作用时间短　核裂变和聚变中子及氮俘获产生的 γ 射线,作用时间不到 1/2s;裂变碎片 γ 射线,多半衰期短,衰变快,又随火球、烟云上升,因此不论当量大小,早期核辐射对地面目标的作用,时间多为十几秒以内。

3. 能发生散射　早期核辐射最初基本上呈直线传播,但在传播过程中与介质相碰撞可发生散射,运动方向呈杂乱地射向目标物。

4. 贯穿能力强,但能被介质减弱　早期核辐射的贯穿能力强,但在通过各种介质时均会不同程度地被吸收而减弱。各种物质对早期核辐射的减弱能力通常用物质的半减弱层表示。半减弱层是指将早期核辐射减弱一半所需的物质层厚度。从表 27-2 中可见 14cm 厚的土层,能将早期核辐射减弱 50%。另外,不同物质对不同种类射线的减弱能力是不同的。

表 27-2　某些物质对早期核辐射的半减弱层

| 射线类型 | 半减弱层(cm) | | | | |
| --- | --- | --- | --- | --- | --- |
| | 土壤 | 混凝土 | 木材 | 水 | 铁 |
| γ 射线 | 14.0 | 10.0 | 30.0 | 20.0 | 3.2 |
| 中子 | 13.8 | 10.3 | 11.7 | 5.5 | 4.7 |

5. 产生感生放射性　土壤、兵器、含盐食品及药品中某些稳定性核素的原子核,俘获慢中子形成放射性核素。这种放射性核素称为感生放射性核素,这种放射性称作感生放射性。

6. 早期核辐射量　通常以吸收剂量表示,单位是戈瑞(Gy)。中子量有时用中子通量表示,中子通量是指单位面积($/m$ 或 $/cm^2$)上的中子数。

## 四、放射性沾染

### (一)放射性沾染的形成

核爆炸时产生的大量放射性核素,在高温下气化,分散于火球内,当火球冷却成烟云时,与烟云中微尘及由地面上升的尘土凝结成放射性微粒。受重力作用向地面沉降,称放射性落下灰(radioactive fallout),简称落下灰。由此造成空气、地面、水源、各种物体和人体的沾染称为放射性沾染(radioactive contamination)。

### (二)放射性沾染的主要性质

1. 组成成分　放射性落下灰由核裂变产物、感生放射性核素和未裂变的核装料三部分组成。落下灰主要发射 β 射线、γ 射线。

2. 理化特性

(1)状态:落下灰粒子多呈球形或椭圆形微粒,粒内放射性物质分布均匀。颜色与爆区土壤有关,可呈黑色、灰色或其他颜色。粒径大小与爆炸方式有关,地爆的粒径较大,由数微米至数毫米;空爆的粒径较小,仅为数微米至几十微米。

(2)溶解度:溶解度与落下灰的粒径大小、放化成分及溶剂的酸碱度有关。水中溶解度较低,仅为 10% 左右。在酸性溶液中溶解度较高,如在 0.1N 的盐酸溶液中溶解度为 35%～60%。

(3)比活度:落下灰的比活度,随其粒径的增大而减少。爆后1h的落下灰,地爆的比活度为 $10^7 \sim 10^{10}$ Bq/g;空爆的比活度为 $10^8 \sim 10^{13}$ Bq/g。

3. 落下灰的衰变规律　试验证明,在爆后 1～5000h,地面辐射级(即剂量率)的衰变可用"六倍规律"粗略计算,即时间每增加 6 倍数,辐射级降至原来的 1/10。如某处爆后 1h 辐射级为 80cGy/h;爆后 6h 降至 8 cGy/h;爆后 36h 降至 0.8cGy/h。

4. 放射性沾染量

(1)地面沾染:用距地面 0.7～1.0m 高度辐射级表示,单位是戈瑞(或厘戈瑞)每小时(Gy/h、cGy/h)。

通常将 0.5cGy/h 的地域定为沾染边界。将地面沾染的严重程度划分为四级:0.5～10cGy/h 的地域为轻微沾染区;10～50cGy/h 的地域为中等沾染区;50～100cGy/h 的地域为严重沾染区;大于 100 cGy/h 的地域为极严重沾染区。

(2)人体或物体表面沾染:用单位面积上的放射性活度表示,单位是贝可·每平方米或贝可·每平方厘米($Bq/m^2$、$Bq/cm^2$)。

(3)物质污染:用比活度表示,单位是贝可·每千克或贝可·每克(Bq/kg、Bq/g)。

(4)空气或液体污染:用放射性浓度表示,单位是贝可·每升或贝可·每毫升(Bq/L、Bq/ml)。

## 第三节　核武器的杀伤作用

核武器的杀伤作用通常主要以杀伤范围和发生的伤类伤情来表示,而杀伤范围和伤类伤情又受多种因素的影响。

### 一、四种杀伤因素的致伤作用

#### (一)光辐射的致伤作用及其特点

光辐射可引起体表皮肤、黏膜等烧伤,称为直接烧伤或光辐射烧伤。在光辐射作用下,建筑物、工事和服装等着火引起人体烧伤,称为间接烧伤或火焰烧伤。光辐射的致伤作用,主要取决于光冲量的大小。

光辐射烧伤的主要特点如下。

1. 烧伤部位的朝向性　光辐射的直线传播,使烧伤常发生于朝向爆心一侧,故有侧面烧伤之称。烧伤创面界线比较清楚。

2. 烧伤深度的表浅性　光辐射作用时间的短暂,决定了烧伤深度的表浅。除近距离内可发生大面积深度烧伤外,多以二度为主。即使发生三度烧伤,也很少累及皮下深层组织。创面深浅程度一般比较均匀。

3. 特殊部位烧伤的发生率高

(1)身体暴露部位烧伤:颜面、耳、颈和手部等身体暴露部位最容易发生烧伤。

(2)呼吸道烧伤:呼吸道烧伤是一种间接烧伤。是由于吸入炽热的空气、尘埃、泥沙、烟雾,甚至在燃烧环境中吸入火焰引起的。

(3)眼烧伤:光辐射可引起眼睑、角膜和眼底烧伤。眼底烧伤亦称视网膜烧伤,是光辐射引起的特殊烧伤。若人员直视火球,通过眼睛的聚焦作用,使光冲量比入射光增大 $10^3\sim10^4$ 倍,在视网膜上形成火球影像,引起烧伤。引起视网膜烧伤的致伤边界比轻度皮肤烧伤的致伤边界大 3~4 倍。

4. 闪光盲(flash blindness)　核爆炸的强光刺激眼睛后,使视网膜上感光的化学物质——视紫质被"漂白分解",从而造成暂时的视觉障碍,称为闪光盲。人员发生闪光盲后,立即出现视力下降,眼发黑,"金星"飞舞,色觉异常,胀痛等,严重者出现头痛、头晕、恶心、呕吐等自主神经功能紊乱症状,但症状持续时间短,不经治疗,在爆后几秒到 3~4h 即可自行恢复,不留任何后遗症。闪光盲的发生边界远远超过眼底烧伤,对于执行指挥、飞行、驾驶和观察人员的影响较大。

#### (二)冲击波的致伤作用

冲击波损伤简称冲击伤(blast injury),是冲击波直接或间接作用于人体所造成的各种损伤。

1. 直接冲击伤

(1)超压和负压的直接作用:单纯的超压和负压作用一般不造成体表损伤,主要伤及心、肺、胃肠道、膀胱、听器等含气体或液体的脏器,以及密度不同的组织间的连接部位。

例如：超压作用于体表后,一方面挤压腹壁,使腹压增高,横膈上顶,下腔静脉血突然涌入心、肺,心肺血容量骤增;另一方面又压迫胸壁,使胸腔容积缩小,胸腔内压急剧上升。超压过后,紧接着负压作用,又使胸腔、腹腔扩张。这样急剧的压缩和扩张,使胸腔内发生一系列血流动力学的急剧改变,从而造成心、肺、血管的损伤。

(2)动压的抛掷和撞击作用:人体受冲击波的冲力作用后,获得加速度,发生位移或被抛掷,在移动和降落过程中,与地面或其他物体碰撞而发生各种损伤,如肝、脾破裂,软组织撕裂,颅脑损伤,骨折、脱臼,甚至肢体离散。

2. 间接冲击伤　由于冲击波的作用,使各种工事、建筑物倒塌,产生大量高速飞射物,间接地使人员产生各种损伤,如常见的挤压伤、砸伤、飞石伤、玻片伤、泥沙堵塞上呼吸道窒息等。

3. 冲击伤的临床特点

(1)多处受伤、多种损伤、伤情复杂:由于多种致伤因素(如超压和动压,直接作用和间接作用)几乎同时作用于机体,决定了冲击伤伤类和伤情的复杂性。中度以上冲击伤常是多处受伤,多种损伤。既有直接损伤,又有间接损伤;既有外伤,又有内脏损伤;既可能是单纯冲击伤,又可能复合烧伤和放射损伤。

(2)外轻内重、发展迅速:尤其是以超压作用为主的冲击伤,往往体表可能无伤或仅有轻微损伤,而内脏器官可能发生了严重损伤。重度以上的内脏损伤,因伤情急剧发展,代偿失调,可迅速出现休克和心肺功能障碍,甚至导致伤员死亡。

### (三)早期核辐射的致伤作用

早期核辐射是核武器所特有的杀伤因素。当人体受到一定的剂量照射后,可能引起急性放射病,也可能发生小剂量外照射生物效应。

### (四)放射性沾染的致伤作用

放射性沾染对人员的损伤有如下三种方式。

1. 外照射损伤　人员在严重沾染区停留,受到 $\gamma$ 射线外照射剂量 $>1Gy$ 时,可引起外照射急性放射病,是落下灰对人员的主要损伤。

2. 内照射损伤　落下灰通过各种途径进入体内,当体内放射性核素达到一定沉积量时,可引起内照射损伤。

3. $\beta$ 射线皮肤损伤　落下灰直接接触皮肤,当剂量 $>3Gy$ 时,可引起 $\beta$ 射线皮肤损伤。

在沾染区停留较久而又没有防护的人员,可能同时受到三种方式的复合损伤。

## 二、核武器损伤的伤类和伤情

### (一)伤类

核武器爆炸产生的四种杀伤因素,可以分别作用于人体,也可以同时或相继作用于人体,使人员发生不同类型的损伤,统称为核武器损伤。受单一伤因素作用后发生单一伤。同时或相继受两种或两种以上不同性质杀伤因素作用,则可发生复合伤。核武器损伤的伤类是十分复杂的,主要伤类如图 27-7。

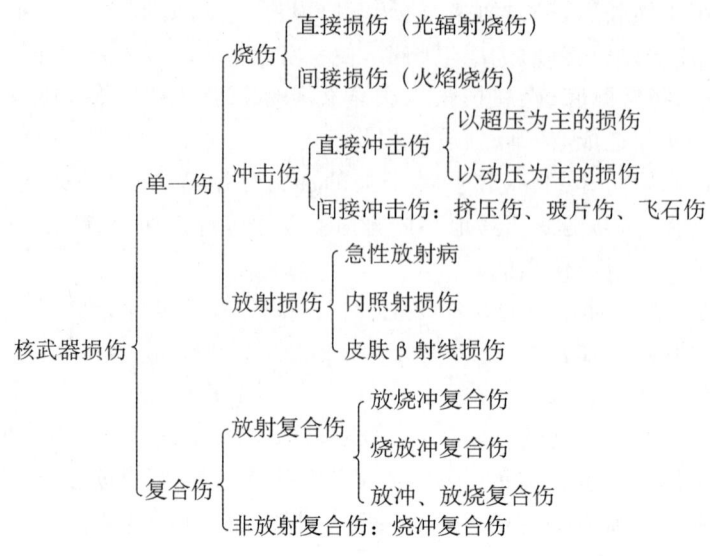

图 27-7 核武器损伤伤情分类

## （二）伤情

各类单一伤和复合伤，按损伤的严重程度，可分为轻度、中度、重度和极重度四级（若分为轻、中、重度三级，则将极重度归入重度）。发生轻度损伤的伤员，一般不会丧失战斗力，可不住院治疗，但要进行必要的医疗处理和照顾。发生中度损伤的伤员，一般丧失战斗力，多需住院治疗，预后良好。发生重度损伤的伤员，将立即或很快丧失战斗力。经积极救治，预后较好，大部分可治愈。发生极重度损伤的伤员，当即丧失战斗力，按目前医疗水平，经大力救治，可部分治愈。伤后是否丧失战斗力或是否立即丧失战斗力，还因不同伤类、不同损伤部位而异。如发生放射损伤，大多不会很快丧失战斗力。而发生烧伤和冲击伤，特别是发生在特殊部位，可很快丧失战斗力。例如眼烧伤后，虽然全身伤情不很严重，也将难以瞄准和观察。

## 三、核武器的杀伤范围

核武器的杀伤范围是以杀伤边界、杀伤半径和杀伤面积来表示的。核爆炸时，由三种瞬时杀伤因素的作用而使人员发生现场死亡（阵亡）和损伤的地域，称为杀伤区。从地爆时的爆心或空爆时的爆心投影点到达能发生不同程度杀伤（伤情）的距离称为杀伤半径，其最远处称为杀伤边界。由杀伤半径可以计算杀伤区的面积。这样就可以划出光辐射、冲击波和早期核辐射的单一杀伤范围和它们的综合杀伤范围。从爆心向外，由近到远，人员所受损伤的程度由重到轻，一般可将人员遭受杀伤的地域划分为极重度、重度、中度和轻度四个杀伤区。轻度杀伤区的边界也就是整个杀伤区的边界。$10^1$kt 以上核爆炸时以发生皮肤浅二度烧伤的最远距离为其边界；$10^1$kt 以下核爆炸时以发生轻度放射病（>1.0Gy）的最远距离为其边界。

三种瞬时杀伤因素对开阔地面暴露人员的单一和综合杀伤半径均以致伤概率为 50% 计。杀伤区面积的大小，作为概数，kt 级核爆炸时为零点几至数平方千米；$10^1$kt 级核爆炸时，为十几至数十平方千米；$10^2$kt级核爆炸时为上百至数百平方千米；Mt级核爆炸时为数百至上千平方千米。要强调指出杀伤区面积虽然大，但中度和轻度杀伤面积可约占40%~70%，也就是说，在人员分布比较均匀的情况下，所发生核武器损伤的很大一部分属于中度损伤和轻度损伤。

## 第四节　对核武器损伤的防护

核武器虽然具有巨大的杀伤破坏作用，但也具有局限性和可防性，只要掌握其致伤规律，做好防护工作，就能避免或减轻核武器损伤。

对核武器的防护，从广义上讲，包括：战时积极摧毁敌人的核设施，拦截、摧毁来袭的核导弹和飞机，按防原要求部署和配置部队；组织城市人口疏散；构筑防护工事；研制和使用防护装备和措施；组织辐射侦察；组织抢救伤员，消除沾染，抢修被破坏的设施；采用医学手段防止或减轻核武器损伤。

除采用军事手段摧毁敌人核力量的积极防御外，在各种防护措施中，以工事防护为主，工事防护是最重要和最有效的措施。工事防护又以防冲击波为主，凡能防冲击波的工事，一般也能防其他杀伤因素。在整个防护中医学防护是辅助性的，但它是卫生部门的重要工作，主要是预防放射损伤。

对核武器损伤的防护，内容广泛，任务艰巨，必须做到军队防护与人民群众防护相结合，医学防护与其他各种防护相结合，群众性防护与专业技术分队防护相结合，使用制式装备防护与开展简易防护相结合。这样，军地实行统一指挥领导，组织协同，人力物力上互相支援；既放手发动群众，又发挥专业分队的骨干作用；既充分利用现有技术装备器材的优势，又能因地制宜发挥简易防护措施的作用。

### 一、核武器的可防性和难防性

**(一)核武器的可防性**

1. 光辐射和普通光一样，呈直线传播，有方向性，且作用时间短暂。因此，凡能挡住光线的物体，均能削弱或屏蔽其作用。

2. 冲击波传播速度比光辐射慢，且动压是沿地面水平方向传播的。所以，发现闪光，立即进入工事，或合理利用地形地物，或卧倒缩小迎风面，就能减轻其杀伤作用。

3. 早期核辐射贯穿能力很强，但能被一定厚度的土层或其他物体吸收而减弱，如2m厚的土层就能削弱核辐射99.99%。

4. 放射性落下灰的沉降有一个时间过程，沉降时可以发现，沉降后可用仪器探测，且衰变又快。因此，当发现闪光，尚有准备时间，或迅速撤离，或推迟进入沾染区，或采取简易有效的防护措施，就能避免或减轻落下灰对人体的作用。

**(二)核武器的难防性**

1. 突然袭击的核爆炸，几乎在闪光的同时或随即，人体就受到三种瞬时杀伤因素的作用，人们往往来不及采取措施进行防护。

2. 光辐射经反射而增强；冲击波因反射或合流可增强，超压无孔不入；早期核辐射因散射可改变作用方向，增加了防护的难度。

3. 城市遭受核袭击，顷刻间大面积的建筑物倒塌，发生大量伤亡，犹如大地震。加上火海一片，间接烧伤增多。人们在高温的废墟中熏烤，无法撤离，外部人员也难于进入抢救。

4. 核爆炸使城市水源、电源、通信、交通道路破坏；医疗机构、设施的破坏和医护人员的伤亡；严重的放射性沾染，给开展防护和救治工作造成巨大困难。

在防护工作中，应全面辩证分析核武器的可防性和难防性，做好充分准备，采取各种措施，趋利避害，以提高防护效果。

## 二、对瞬时杀伤因素的防护

### (一)个人防护动作

听到空袭警报，人员应立即进入邻近工事，或利用地形地物迅速疏散隐蔽。

遇到核袭击时，发现闪光，应立即采取下列防护行动。防护效果取决于防护动作迅速、果断和正确。

1. **进入邻近工事** 发现闪光，立即进入邻近工事，注意避开门窗、孔眼，可避免或减轻损伤。如一次百万吨级氢弹空爆试验时，利用闪光启动，动物在一定时间内先后进入工事，均显示不同程度的防护效果。进入工事越快，效果越好(表27-3)。

表27-3 犬在闪光后不同时间进入工事的防护效果

| 进入工事的时间 | 烧伤 | | 冲击伤 | 结局 |
| --- | --- | --- | --- | --- |
| (爆后 s) | 程度 | 面积% | | |
| 1 | 燎毛 | — | 轻度 | 存活 |
| 2 | 轻度 | 3 | 轻度 | 存活 |
| 5 | 中度 | 5 | 轻度 | 存活 |
| 10 | 重度 | 21 | 轻度 | 存活 |
| 未进入工事 | 极重度 | 30 | 重度 | 伤后5d死亡 |

注：百万吨级空爆9.4km处

2. **利用地形地物** 邻近无工事时，应迅速利用地形地物隐蔽，如利用土丘、土坎、沟渠、弹坑、树桩、桥洞、涵洞等，均有一定防护效果。例如，在一次百万吨级空爆试验中，隐蔽在120cm高的土坎后和涵洞内的犬未受伤，全部存活；而开阔地面上的犬受到极重度烧冲复合伤，分别于伤后第2天和第4天死亡。

3. **背向爆心就地卧倒** 当邻近既无工事又无可利用的地形地物时，应背向爆心，立即就地卧倒。同时应闭眼、掩耳，用衣物遮盖面部、颈部、手部等暴露部位，以防烧伤。当感到周围高热时，应暂时憋气，以防呼吸道烧伤。

4. **避免间接损伤** 室内人员应避开门窗玻璃和易燃易爆物体，在屋角或靠墙(不能紧贴墙壁)的床下、桌下卧倒，可避免或减轻间接损伤。

### (二)简易器材防护

1. 服装装具　普通衣服、雨衣在一定范围内均能屏蔽或减轻光辐射烧伤。衣服以浅色(尤以白色)、宽敞、致密、厚实的比深色、紧身、疏松、单薄的好。氯丁胶雨衣、防火布比普通衣服好。

2. 防护器材

(1)聚氯乙烯伪装网：利用核爆炸闪光作为光电启动形成水幕或烟幕屏障，对光辐射有较好的防护作用。

(2)偏振光防护眼镜对光辐射所致视网膜烧伤有很好的防护效果，可供观测、驾驶和执勤人员使用。

(3)坦克帽、耳塞或棉花等柔软物品塞于耳内，均能减轻鼓膜损伤。

(4)用任何可以挡住射线的物体，如军用水壶等，遮盖身体躯干有骨髓的部位，可减轻核辐射对造血的损伤。

### (三)大型兵器防护

装甲车辆、舰艇舱室等均为金属外壳，具有一定的厚度和密闭性能，能有效地屏蔽光辐射的直接烧伤，对冲击波和早期核辐射有一定的削弱作用。但若内部着火，则可引起间接烧伤。

### (四)工事防护

工事防护是对核武器的各种防护中最重要最有效的措施。工事可分为平时有计划地构筑的各种永备工事和临战时根据任务和条件构筑的各种野战工事两大类。

根据核武器杀伤破坏因素的特点，在工事构筑上着重考虑对光辐射防护，主要取决于隐蔽区的大小及构筑材料的防燃性能；对冲击波防护，主要取决于工事的抗压能力和消波密闭性能；对早期核辐射防护，主要取决于工事构筑材料对核辐射的减弱能力和厚度；对放射性沾染的防护，主要取决于工事构筑材料对核辐射的减弱能力和厚度及密闭性能。综上所述，对核武器防护效果理想的工事，在构筑上必须要求有坚固的抗压防震强度，优良的消波密闭性和足够的防护层厚度。

多种工事均有不同程度的防护效果。由于工事构筑材料、结构、形状、内部设施等不同，防护效果有明显差异(表27-4)。

表27-4　几种常用工事的防护效果

| 工事种类 | 烧伤 | 冲击伤 | 核辐射(减弱倍数) | 放射性沾染 | 致伤半径(缩小倍数) | 防护效果 |
|---|---|---|---|---|---|---|
| 堑壕 | 无或减轻 | 减轻 | 2~10 | 有 | 2~8 | 较好 |
| 崖孔 | 无或减轻 | 无或减轻 | 20~300 | 有或无 | 3~4 | 好 |
| 掩蔽部 | 无或减轻 | 无或减轻 | 600~5000 | 无或减轻 | 4~6 | 良好 |
| 人防工事(4、5级) | 无 | 无或减轻 | 800~1500 | 无 | 6~11 | 很好 |
| 永备工事 | 无 | 无 | 10 000~1 000 000 | 无 | 基本无伤 | 最好 |

## 三、对放射性沾染的防护

### (一)辐射侦察

辐射侦察(radiation detection)是对放射性沾染防护的重要措施。它的任务是利用辐射探测仪器实地查明地面沾染范围和剂量率分布、沾染区内各种物体和水源的沾染程度及其动态变化,并选择和标志通道等,辐射侦察由各级指挥员组织实施,通常由防化部队负责完成。卫生部门在辐射侦察中的主要任务如下。

对救护所或医院的展开地域进行辐射侦察。

对进出沾染区人员进行剂量监测和沾染检查。

对食物、饮水和医疗器械、药品等的沾染检查,并提出能否使用的建议。

对疑有放射性内污染人员,测定甲状腺、血、尿、粪便的放射性,概略估算体内污染量,及时提出救治建议。

### (二)外照射防护

1. **战时 γ 射线全身外照射控制量** 战时核辐射控制不同于平时辐射防护剂量限值。制定的要求是:受到这种剂量照射的人员,一般不影响作战能力,但可能产生一些轻微的放射反应,不需处理,在短期内即可自行恢复,且不会遗留明显的后遗症。从战时条件来看,是可以接受的。具体规定如下。

(1)一次全身照射应控制在 0.5Gy 以内,当受到 0.5Gy 照射后的 30d 内,或受到 0.5～1.0Gy 照射后的 60d 内,不得再次接受照射。

(2)多次全身照射,年累积剂量应控制在 1.5Gy 以内,总累积剂量不得超过 2.5Gy。

(3)由于军事任务的需要,必须超过上述规定的控制量时,由上级首长权衡决定,确定人员的照射剂量,并应采取相应的防治措施。

2. **外照射防护措施**

(1)缩短在沾染区通过和停留的时间:在保证完成任务的前提下,应尽可能缩短在沾染区停留的时间。必要时采取轮流作业法,控制个人受照剂量。当需要通过沾染区时,应选择较窄的、道路平坦的、辐射级较低的地段通过,或乘坐车辆通过,缩短通过的时间。

在核爆炸以后进入地面辐射级>0.5Gy/h 的沾染区,其容许停留时间(h)可用下式进行粗略估算:

$$容许停留时间(h) = \frac{50\text{cGy}}{地面辐射级(\text{cGy} \cdot \text{h}^{-1})} \quad (式 27-2)$$

(2)推迟进入沾染区的时间:进入沾染区越迟,地面辐射级越低,人员所受外照射剂量就越小。所以在条件许可时,人员应推迟进入沾染区。

(3)利用屏蔽防护:人员在沾染区工作,应尽可能进入工事、民房、车辆、大型兵器内,或利用地形地物屏蔽防护,减少受照剂量。

(4)清除地表的污染物:在需要停留处及其周围,铲除 5～10cm 厚的表层土壤,或用水冲、扫除等措施去除表层尘土,可降低所在位置的辐射级。实践证明,在开阔地域内,如铲除直径 6m 的圆面积的表层土壤,则中心位置的辐射级可降低 1/2 以上。

(5)应用抗放射药物:因任务需要而进入沾染区的人员,有可能受到超过战时控制量的照射时,尤其有可能超过 1Gy 剂量时,应事先应用抗放射药物。从沾染区撤出的人员,如已受到较大剂量照射者,也应尽早应用抗放射药物,可以减轻辐射损伤。

### (三)体表沾染的防护

1. **人员体表和物体表面的沾染控制量**　早期放射性落下灰在人员体表或有关物体表面的沾染程度应控制在表 27-5 所列数值以下。

表 27-5　放射性落下灰在人体和物体表面沾染程度控制值

| 物体名称 | 表面 β 射线沾染程度(Bq/cm$^2$) | γ 剂量率*($\mu$Gy/h) |
|---|---|---|
| 人体皮肤、内衣 | $1\times10^4$ | 40 |
| 手 | $1\times10^4$ | — |
| 创面 | $3\times10^3$ | — |
| 炊具和餐具 | $3\times10^2$ | — |
| 服装、防护用品、轻型武器 | $2\times10^4$ | 80 |
| 建筑物、工事和车船内部 | $2\times10^4$ | 150 |
| 大型武器、装备 | $4\times10^4$ | 250 |
| 露天工事 | $4\times10^4$ | 250 |

注:* 为爆炸后 10d 内的放射性落下灰数值,爆后 10~30d 者,为表内数值的 2 倍

2. **放射性落下灰在空气中的控制浓度**　人员在沾染区较长时间(数天)停留时,空气中早期放射性落下灰的起始浓度一般应控制在 0.4kBq/L 以下。

3. **体表沾染的防护措施**

(1)使用防护器材:人员处在落下灰沉降过程中、或通过沾染区、或在沾染区内作业时,应根据沾染程度和当时条件采取防护措施。或穿戴制式的个人防护服装,或利用就便器材,凡能挡灰或滤灰的器材对落下灰均有防护作用。例如,戴口罩或用毛巾等掩盖口鼻,扎紧领口、袖口和裤口,戴上手套,穿上雨衣或披上斗篷、塑料布和床单等,足穿高筒靴,对于防止落下灰进入体内和沾染皮肤有良好的效果。

(2)利用车辆、工事、大型兵器和建筑物进行防护。

(3)遵守沾染区的防护规定:指挥人员可以根据具体情况,做出一些必要的规定。例如:必须穿戴相应的个人防护器材,不得随意脱下;尽可能减少扬尘,不得随地坐卧和接触污染的物品。

(4)洗消和除沾染:人员撤离沾染区后和对疑有沾染的物品在使用前,必须进行沾染检查,超过控制值应对人员局部和全身洗消,对服装和装备进行除沾染。

### (四)体内沾染的防护

1. **放射性落下灰食入控制量**　早期放射性落下灰通过饮水、食物等进入体内的总量一般应不超过 10MBq。

2. **体内沾染的防护措施**

(1)穿戴防护装备:为防止放射性物质经消化道、呼吸道和皮肤、伤口进入体内,人员在进

入沾染区时应根据沾染程度和当时条件,穿戴制式的个人防护服装,或利用就便器材,例如戴口罩或用毛巾等掩盖口鼻,扎紧衣服领口和袖口,必要时戴防毒面具。

(2)服用碘化钾:在进入沾染区前,每人口服碘化钾片130mg(含稳定性碘100mg)。如事先未服用,在撤离沾染区后应立即补服(不晚于6h)。碘化钾可有效地减少放射性碘在甲状腺的沉积量。

(3)遵守沾染区的防护规定:指挥人员可以根据具体情况,做出一些必要的规定。例如,必须穿戴相应的个人防护器材,不得在沾染区内吸烟、进食;如在沾染区内停留时间较长,必须进食时,应选择沾染较轻的地域,在工事或帐篷内使用自带的清洁食品和饮水。

(4)洗消和除沾染:人员撤离沾染区后和对疑有沾染的物品在使用前,必须进行沾染检查,超过控制值应洗消和除沾染。

3. 消除体内沾染  如确定有体内污染,应迅速将伤员转移至非沾染区,对伤员进行局部或全身洗消,以防止放射性物质继续进入体内。口服碘化钾、裂叶马尾褐藻酸钠和普鲁士蓝胶囊等阻吸收药,使用喷替酸钙钠、氢氯噻嗪等药物。

(史春梦  李  蓉)

## 思考题

1. 名词解释:核武器、TNT当量、光冲量、比高、临界质量(临界体积)、感生放射性。
2. 简述原子弹与氢弹的基本结构和爆炸原理。
3. 简述核武器爆炸后的主要杀伤因素及其特点。
4. 简述针对核武器爆炸的瞬间杀伤因素可以采取哪些防护措施?
5. 如何防护核武器爆炸所造成放射性沾染?

## 参 考 文 献

[1] 罗成基,欧阳子倩.核、化学武器损伤防治学.北京:人民军医出版社,1994.
[2] 毛秉智.核损伤医学防护.北京:军事医学科学出版社,2002.
[3] 徐辉.核武器和核事件医学防护学.北京:军事医学科学出版社,2009.

# 第 28 章
# 急性放射病

> 【学习目的与要求】
> 了解急性放射病的发生条件及治疗进展。掌握急性放射病的定义、分型、分度与分期,诊断(早期分类诊断及临床诊断),各型急性放射病特别是骨髓型的临床表现与特点、病理基础、救治原则和主要治疗措施,同时掌握辐射防护剂的作用原理及几种主要的辐射防护剂。

## 第一节 急性放射病概述

急性放射病(acute radiation sickness,ARS)是机体在短时间内一次或多次受到大剂量(通常>1Gy)电离辐射照射引起的全身性疾病,是电离辐射照射所致确定性生物效应中最严重的一种。外照射引起急性放射病的射线主要有 $\gamma$ 射线、X 射线和中子等,根据其临床特点和基本病理改变分为骨髓型、肠型和脑型三种类型,其病程一般分为初期、假愈期、极期和恢复期四个阶段。放射性核素内污染也可引起急性放射病或机体损害,将在内照射放射损伤中介绍。

### 一、发生条件

#### (一)战时核武器爆炸

核武器爆炸时,多发生两种或两种以上杀伤因素同时或相继作用于机体而致的复合伤。只有在下述情况下才可能发生较为单纯的急性放射病:①万吨级以上核武器爆炸时受屏蔽的人员,如处于大型掩体、坚固工事、重型兵器(坦克)内的人员;②万吨级以下核武器爆炸时,暴露和有屏蔽的人员;③在严重放射性沾染区通过或停留过久而无良好防护的人员。

#### (二)平时核辐射事故

1. **核反应堆事故** 核反应堆是大型人工辐射源,主要用于科学研究和核发电,核反应堆技术已有60多年的历史,核安全技术已比较成熟,管理制度和有关规章日趋完善,通常情况下核反应堆运行是安全的。因操作失误或违反操作规程而发生核事故者不乏先例。一般的核反应堆事故多伤及数个操作者,影响范围较小;严重核反应堆事故时,常造成众多人员受照射,核反应堆被损毁使放射性核素溢出和扩散,影响范围较大。

2. 核燃料处理或回收事故　在核燃料加工处理或回收过程中,只要严格执行操作规程是很安全的。若违反操作规范或步骤,当一次加料过多时,常发生临界事故(criticality accident)。此类事故往往只伤及操作者,一般为1~3人,但受照射剂量通常偏大,同时又伴有中子照射,所致损伤多非常严重。

3. 放射治疗机和辐射装置事故　放射治疗是治疗肿瘤的主要方法之一,多用产生γ射线的$^{60}$Co、$^{137}$Cs、$^{192}$Ir作为放射源,也有选用加速器的。因机械故障使放射源不归位、安全联锁装置失灵、按错能量选择按钮(加速器)、误入工作状态的照射室等,常使病人或工作人员受到超剂量、超照射范围的意外照射,可发生急性放射病或局部放射损伤。致伤人数常为数人,多者可达数十人。

4. 放射源丢失事故　辐射技术已广泛应用于工业探伤、农作物育种、地质探矿、科学研究等领域,一般多为小型γ射线放射源($^{60}$Co、$^{137}$Cs或$^{192}$Ir)。因管理不善、运输中掉出、放置地点不安全、源处理不当等原因,致使放射源被拾、被盗等辐射事故常有发生。据不完全统计,各国发生此类辐射事故达17起之多,往往造成家庭中多人受到照射,通常为较长时间(数周至数月)内不规则、不均匀照射,物理剂量估计较为困难。

**(三)可能发生的核辐射恐怖活动**

1. 核辐射恐怖活动的可能性　"9.11"事件后,恐怖组织活动猖獗,除采用剧毒细菌和化学毒物外,利用核辐射技术实施核恐怖袭击的可能性日趋增大,其可能方式如下。

(1)袭击和破坏核设施:利用导弹、爆炸装置袭击核电站反应堆、核原料厂、核回收厂等。

(2)核装置或小型核武器袭击:利用窃取或制造的核装置或粗制小型核武器对机场、车站、重要建筑物和街区、政府要地进行恐怖袭击。

(3)利用"脏弹"袭击:"脏弹"(又称"肮脏炸弹")是由普通炸药制成,装填有放射性物质,在炸弹爆炸时会将放射性物质扩散到周围地域,造成放射性污染。

(4)放射性物质投放和散布:恐怖分子可能利用粉末状或水溶性放射物质投放或喷洒在公共场所、重要街区、食品厂或水源地等处。此种恐怖手段极易隐蔽地实施,不易被发现。

2. 核辐射恐怖活动的危害　核辐射恐怖活动的危害大小与袭击的规模密切相关。一般地讲,袭击核设施及小型核武器(或核装置)爆炸可造成较大地域受损和众多人员受伤,后果非常严重;"脏弹"袭击和散布放射性物质,一般仅波及局部地段及有限的公众。核辐射恐怖活动的后果主要有以下几个方面。

(1)爆炸致伤:致伤情况与爆炸物威力和人员与爆炸点的距离有关。

(2)放射损伤:此系核辐射恐怖袭击的特殊损伤,可发生急性放射病或过量照射,包括内照射、外照射及局部放射损伤,多合并爆炸伤。伤情复杂,常须专业救治。

(3)放射性污染:可使污染区内人员受到放射性核素的污染而受到伤害。同时,人员撤离和搬迁易引起复杂的社会问题及经济损失。

(4)严重的心理效应:恐怖分子通过核恐怖袭击造成民众恐慌和社会混乱,这种社会心理效应严重且持久。

鉴于核辐射恐怖袭击的可能性,应注意防范和落实各项应对措施。

## 二、急性放射病发病学特点

射线作为一种物理致伤因素,因其具有很强的穿透能力并使被照射物质发生电离,致使全身受到大剂量照射发生的急性放射病在发病学上有其特点,分析和认识这些特点对其诊断和治疗是非常重要的。

### (一)急性放射病的病情主要取决于受照剂量

射线照射是急性放射病的致病因素,因此所致急性放射病病情的轻重主要与机体受到照射的剂量大小有关,即照射剂量与放射病的类型、临床表现的多少和严重程度、病程的长短及病人的预后都有密切的关系。一般地讲,照射剂量越大,所致急性放射病的病情越重,疾病进展越快,病程越短,预后越差。

急性放射病的病情轻重还与机体的功能状况及合并其他损伤也有一定影响。幼儿、孕妇、老人对射线的抵抗力较弱,同样剂量照射后的病情比成年人要重;合并其他损伤(如外伤、烧伤)会加重病情;患慢性感染性疾病、疲劳、寒冷等可加重病情。

### (二)主要受损器官的病变决定和影响急性放射病的类型

在大剂量射线照射后,机体各种组织和器官都会发生损伤改变,总有一种组织或器官在发病学上起关键和决定性作用。当机体受到10Gy以下全身照射时,骨髓等造血组织的损伤是决定病情发展的基本损伤;当照射剂量再增大时,肠道损伤变得突出,病人多在2周内死亡;如照射剂量增大至50~100Gy时,可发生共济失调、抽搐等中枢神经系统(脑)的症状,受照者多在2~3d死亡。目前认为,随着照射量的加大,受照机体可分别发生以骨髓造血损伤、肠道损伤和脑损伤为基本损伤的3种类型的急性放射病:骨髓型、肠型和脑型急性放射病。区别和判断急性放射病时的主要基本损伤是决定诊断要点、治疗原则和合理实施治疗措施的前提,应给予充分注意。

### (三)急性放射病的病程具有明显的阶段性

机体受到较大剂量射线照射后,急性放射病的发病有一个逐渐发展的过程。当受照剂量为3~6Gy时,可发生以骨髓造血损伤为基本损伤的骨髓型急性放射病,其临床经过表现出明显的阶段性(即时相性),病程可分为初期、假愈期、极期和恢复期。各期开始时间和持续时间,临床表现的轻重与照射剂量和病情密切相关。当照射剂量增大而发生肠型或脑型放射病时,其病程分期虽不十分明显,但有一定的阶段性。急性放射病经过的这种阶段性变化,对预测病情发展变化和及时采取适宜的治疗措施是有益的。

### (四)在一定照射剂量范围内,机体有自行恢复的可能性

研究证实,机体受到大剂量照射后只要保留1%的骨髓造血细胞,机体的造血功能就有可能恢复。动物经致死剂量照射后虽已死亡,但骨髓造血功能仍有恢复的迹象(如病理学检查可

见散在造血细胞岛)。这表明,在一定剂量(通常为6~7Gy)射线全身照射后,骨髓造血功能有自行恢复的可能性和潜力。这亦表明治疗的可能性,提示给予适宜的对症支持措施,维持和稳定机体内在环境,使恢复的可能性变为现实性,以促进机体的康复。

## 第二节 急性放射病病理分型及临床表现

### 一、急性放射病的分型分度

#### (一)急性放射病的分型

急性放射病是较大剂量的射线作用于机体的结果,其病情随照射剂量的增大而加重。在分析病情与照射剂量关系时,不仅要注意它们的数量关系,特别"要注意决定事物质量的数量界限"。当受照射剂量增大至一定程度时(量变),决定急性放射病病情和病程的主要矛盾,即起主导作用的基本损伤就会发生性质的变化(质变)。根据事故病人的临床观察和分析,人体受到1~10Gy全身照射后,骨髓等造血组织损伤是在发病中起主导作用的基本损伤,引起骨髓型急性放射病;当照射剂量增大至10~50Gy时,肠道损伤为基本损伤,发生肠型放射病;若照射剂量增加至50Gy以上时,脑组织损伤成为基本损伤,多发生脑型放射病。

#### (二)骨髓型放射病分度

在骨髓型急性放射病的照射剂量范围内,随着照射剂量的逐渐增大,死亡率明显增高,存活时间相应缩短,临床表现、预后和治疗措施的复杂程度也有差异。因此,又依病情的轻重将骨髓型急性放射病分为:轻度、中度、重度和极重度四度(表28-1)。

#### (三)骨髓型急性放射病的病程分期

中度以上骨髓型急性放射病的病程具有明显的阶段性,其临床经过可分为初期、假愈期、极期和恢复期。

表28-1 急性放射病分型与分度

| 分型、分度 | 基本损伤 | 受照射剂量范围(Gy) |
| --- | --- | --- |
| 骨髓型 | 骨髓损伤 | 1~10 |
| 轻度 | | 1~2 |
| 中度 | | 2~4 |
| 重度 | | 4~6 |
| 极重度 | | 6~10 |
| 肠型 | 肠道损伤 | 10~50 |
| 脑型 | 脑损伤 | >50 |

1. **初期(prodromal phase)** 初期系指照后出现症状至假愈期开始前的一段时间,一般持续3~5d。此期主要出现反映机体受照射后的应激反应,造成神经内分泌系统功能紊乱,尤其是自主神经功能紊乱的症状,主要有头晕、乏力、食欲减退、恶心、呕吐、眼结膜充血等。外周血白细胞数可有一过性升高($10 \times 10^9$/L左右)或轻度减少。受照后1~2d外周血淋巴细胞绝对值急剧下降。此期不发生代谢紊乱表现。

2. **假愈期(latent phase)** 假愈期病人除稍感疲乏外,其他初期症状均明显减轻或基本消失,造血损伤仍在发展,病理变化还在进行,故称假愈期。此期一般持续2周左右。病人精神和食欲好转,自觉症状很少。造血功能障碍还在发展,表现在外周血白细胞和血小板数进行性下降,全受照后10~12d白细胞数可有一过性回升,然后又继续降低。血小板数也在继续减少,血红蛋白含量变化不大。在假愈期末,中度或更重的病人均出现程度不同的脱发。假愈期的长短是病情轻重的重要指标之一。中度病人假愈期可延续至受照后20~30d,重度可延续至受照后15~25d,极重度则只延续至受照后10d左右。

3. 极期(critical phase)  极期是急性放射病各种临床表现明显出现的阶段。极期来临的先兆是:①病人的全身一般状况再度变差,如精神不佳、食欲变差、周身不适等;②出现明显脱发;③皮肤或黏膜出现小出血点;④白细胞数降至$20\times10^9/L$;⑤红细胞沉降率加快。若病人出现发热(表明可能有感染)、明显出血、再度呕吐等临床表现,提示病程已进入极期。在极期时,急性放射病的典型临床表现均可出现,如病人全身状况变差,出现明显疲乏、食欲减退、恶心、呕吐,重者可有腹泻。造血功能障碍的发展,造成全血细胞减少,免疫功能低下,继之多发生局部或全身感染,全身不同部位的出血(尿血、便血、皮肤黏膜出血等),水、电解质代谢紊乱和酸碱平衡失调,严重可造成病人死亡,主要死亡原因是造血功能衰竭引起的感染和出血。中度和重度骨髓型急性放射病极期的临床表现虽较严重,但机体仍存在恢复的潜力,在极期末骨髓造血功能已开始逐渐恢复,适宜的治疗有助于重度病人度过极期而进入恢复期。图28-1示一例重度骨髓型急性放射病人血象的动态变化。

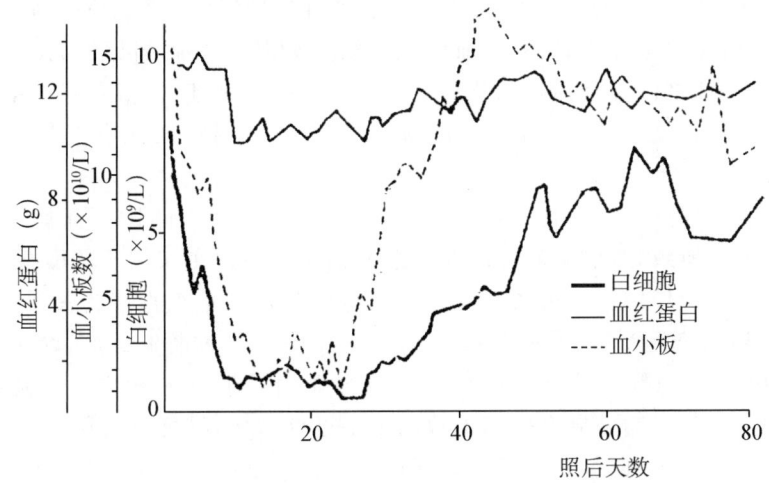

图28-1  一例重度骨髓型急性放射病病人的血象动态变化

4. 恢复期(recovery phase)  中度和重度骨髓型急性放射病病人经适宜的综合治疗后,一般都可度过极期,在受照后5~7周进入恢复期。在受照后第4周末,骨髓造血功能多开始恢复,外周血白细胞和血小板数随之逐渐回升,受照后50~60d白细胞数可恢复至$(3\sim5)\times10^9/L$以上。随着造血功能的恢复,病人的症状逐渐减轻并消失,体温渐正常,出血停止,精神和食欲好转,体重增加,毛发再生。性腺及其功能恢复较慢,多需要2~3年时间。

## 二、各型急性放射病的临床表现及病理基础

射线作用于机体后,通过直接(原发)和间接(继发)作用的结果,使机体发生急性放射损伤。由于射线有很强的贯穿性,可使机体的各层细胞和组织均受到广泛损伤,产生复杂的临床

表现。机体损伤程度除与射线种类和剂量等有关外,很大程度上取决于该细胞组织的辐射敏感性。根据放射生物学中的 Bergonie-Tribondeau 定律,按细胞的增殖能力和分化程度,把淋巴组织、胸腺、骨髓、胃肠上皮、性腺列为辐射高度敏感组织。这些敏感组织的辐射损伤是急性放射病时造血功能障碍、全血细胞减少、出血症候群发生、免疫功能低下及感染、出现胃肠症状及性腺功能障碍的发病基础。

### (一)骨髓型急性放射病

骨髓型急性放射病(bone marrow form of acute radiation sickness),是以骨髓造血组织损伤为基本病变,以白细胞数减少、感染、出血、物质代谢紊乱为主要临床表现,具有典型阶段性病程的急性放射病,按病情的严重程度又分为轻、中、重和极重四度。

骨髓等造血器官属于辐射敏感组织,在 1~10Gy 照射后很快发生形态结构和增殖功能的严重病变,导致全血细胞减少,进而引起感染、出血等并发症。全血细胞减少是骨髓等造血器官在大剂量射线作用下全面受损的结果,是骨髓型急性放射病发病学上的关键环节和基本损伤。

1. 全血细胞减少 全血细胞减少是骨髓等造血组织受到较大剂量照射后,造血细胞数量减少和功能受抑制,造血微环境破坏,造血调控网络失调等导致血细胞生成减少,外周血液有形成分得不到补充,加之血细胞消耗和死亡(凋亡和坏死)的加速,引起包括白细胞、红细胞、血小板等全血细胞数急剧地减少。造血损伤是骨髓型急性放射病发病学上起主导作用的基本损伤。

急性放射病造血损伤有如下特点:①造血功能障碍主要由造血干/祖细胞的数量减少和增殖能力的破坏或抑制所致,造血微环境破坏及造血细胞对造血生长因子的敏感性降低,抑制造血的物质增多也有一定作用。②造血损伤的程度与受照射剂量有直接的关系。受照 5Gy 时,将有 90% 的骨髓造血细胞受损;受照剂量 8.5Gy 将损伤 99% 的骨髓细胞;受照剂量 20Gy 时,骨髓细胞只残留约 0.001%。③造血改变具有明显照射早期的时相性。骨髓型急性放射病(受照 2~6Gy)时,照射早期外周血白细胞数出现一过性增多,继之进行性下降,血小板数亦有相似变化;受照后 11~15d 白细胞数可有短暂回升,持续数天后又继续下降至最低值;如不死亡,经 1~2 周后,血细胞数逐渐恢复正常。血细胞的上述变化与骨髓型急性放射病病程的阶段性基本一致。④造血损伤的可恢复性。照射后,造血干细胞并非完全死亡。存活下来的造血干细胞有的仍具有增殖分化能力,经过自我复制,处于 $G_0$ 期的造血干细胞可转入细胞增殖周期,一度失去增殖能力的部分造血干细胞亦可再度恢复。目前认为,受照剂量在 8Gy 以下者,造血功能可能恢复。⑤造血功能损伤在肠型放射病的发病学上也有重要意义。

2. 出血 出血是急性放射病的主要临床表现之一,其发生机制十分复杂,主要包括三个重要环节:血小板数量减少和功能障碍;血液凝固功能障碍;血管损伤,尤其是微血管脆性和通透性增强、抗力下降等。三者相互关联,相互影响。此外,感染和代谢紊乱也会加重出血。

(1)血小板数量减少与功能障碍。当血小板数量减少、结构功能受损时,易发生出血症状。在血小板数降低之前,其质量(结构和功能)亦出现损伤变化,如伪足变短或消失;5-羟色胺(5-HT)细胞器(即致密颗粒)减少,肿胀或液化或形成空泡;血小板携带的 5-HT 能力降低;血小板因子 3 和凝血因子 Ⅳ、Ⅸ 等含量减少;血液的肝素敏感性升高,血小板黏附性降低,聚集和释放反应抑制等,对出血的发生小起重要作用。

(2)血液凝固障碍。血中凝血与抗凝因素失衡,易致出血。①凝血因子含量减少和性能改变:照射后,血中纤维蛋白原(凝血因子Ⅰ)的含量有所增高或变化不大,但其性能发生改变,表现在血凝块中纤维蛋白网模糊,发生结构紊乱,如纤维蛋白横纹消失,纤维变短等。由于一些血液凝固因子减少,凝血致活酶(因子Ⅲ)形成发生明显障碍。极期时,凝血因子Ⅴ、Ⅶ,血小板因子3含量明显降低。②抗凝血物质增多:全身受照后,血中抗凝物质含量增高。血中纤维蛋白溶酶活性增强,使纤维蛋白降解,血凝块脆弱,易被损坏或脱落,造成止血不良。急性放射病时,血小板减少和功能失调、凝血因子减少和活性降低、抗凝血物质增高是血液凝固障碍的主要原因。

(3)血管壁损伤。①血管壁形态结构的损伤:急性放射病时,全身血管系统均可见到退行性变化。血管上皮细胞发生水肿、空泡化及玻璃样变,甚至坏死、脱落。血管周围有血浆浸润,胶原纤维退行性变(肿胀、崩解),基底膜断裂。较大剂量照射后,血管以扩张变化为主,静脉扩张更甚。微血管先充血,继之可发生变性坏死,血管壁易受损破裂。②血管脆性和通透性增高:低剂量照射后,主要表现为血管通透性增加;大剂量照射时,两者都增高。血管通透性增高可造成漏出性出血;脆性增加时,一般挫伤、血管剧烈地舒缩、肌肉运动等就容易引起血管破裂,可导致严重出血。

急性放射病出血发生机制较为复杂。其中,血小板减少和功能障碍是最主要的原因;血管结构和功能损伤是重要原因,而血液凝固障碍是加重因素,此外,血管的神经-体液调节紊乱、物质代谢失调及并发感染对出血的发生也有一定的作用。

3. 感染 感染是急性放射病最常见的严重并发症,多见于极期,是造成死亡的重要原因。

(1)体表屏障功能破坏:急性放射病时,人体体表屏障功能发生明显的损伤,主要表现在:①皮肤黏膜正常结构破坏,致通透性增高,细菌等病原体易于透过皮肤黏膜进入机体,并可蔓延至全身。②皮肤黏膜分泌的杀菌物质减少,杀菌活性降低,引起对细菌等病原体的防御功能降低。射线的直接作用和照射引起的透明质酸酶活性增强,透明质酸解聚,造成细胞间黏合质破坏,可能是屏障功能降低的主要原因。

(2)吞噬细胞数量减少和吞噬活性降低:急性放射病时,由于造血功能障碍,中性粒细胞数量明显减少,引起机体防御功能的降低。当血中白细胞总数降至$2\times10^9$/L(中性粒细胞$1.5\times10^9$/L)以下时就容易发生细菌感染,中性粒细胞数越低,感染发生的概率越高,感染的程度亦越重。受照射后,单核细胞减少,使由它而来的巨噬细胞数相应降低,同样会影响机体的防御功能。全身受照后,不仅吞噬细胞数量减少,其吞噬作用亦有明显的改变。受照剂量越大,中性粒细胞的吞噬活性(每100个中性粒细胞有吞噬作用的细胞数)降低越明显。中性粒细胞的吞噬指数(指每个细胞平均吞噬的细菌数)也相应地降低。受照后,吞噬细胞对吞噬细菌的灭活作用也有减弱。游走的巨噬细胞吞噬功能的变化与中性粒细胞相似。

(3)非特异性体液因子的作用减弱:血清中的非特异性杀菌物质主要有溶菌酶、备解素、补体系统等,血清杀菌力的变化与这些物质的含量和活性有关。①溶菌酶:全身照射后,血清溶菌酶的含量明显降低,其降低程度与外周血白细胞数下降过程大致相同,照射剂量越大,含量和活性下降得越低。此外,泪液、唾液及肝、脾等组织中的溶菌酶含量也有明显降低。②备解素含量降低:致死性全身照射后血清备解素含量明显降低,其降低程度与受照剂量有关,剂量越大,下降越快,恢复亦越慢。

(4)补体的变化:急性放射病时,补体含量降低发生较晚,对感染发生的影响不很明显。

(5) 抗体形成减少：全身受照后，具有高辐射敏感性的淋巴细胞发生明显和快速的凋亡坏死，而新的淋巴细胞生成受抑，导致外周血淋巴细胞数急剧地减少和功能障碍，造成需要 T、B 淋巴细胞相互作用来实现的抗体形成反应明显抑制，血清中抗体含量减少，从而降低了机体的抗感染能力，易致感染。

(6) 淋巴因子含量减少：机体受全身照射后，淋巴细胞急剧地减少和功能抑制及调控机制的失调，致使 IL-2、IL-1 等淋巴因子生成减少，活性明显降低。干扰素的生成随着受照射剂量的增加而减少。这几种具有免疫调节作用的细胞因子生成的减少，将恶化已抑制的机体防御功能，增加感染的发生率和严重程度。

(7) 细胞免疫抑制：免疫器官（胸腺、骨髓、淋巴结、脾脏等）对射线高度敏感，中等剂量照射后，中枢和周围免疫器官中的淋巴组织的破坏十分严重，淋巴细胞数量明显减少，细胞免疫功能严重低下，导致对感染的抵抗力全面下降。

此外，多发性出血及物质代谢紊乱等可加重感染。

4. 物质代谢紊乱　急性放射病时，由于机体全身组织均受到照射，细胞和生物大分子的结构受到损伤，神经和内分泌系统的调节紊乱，消化器官的损伤和功能失调，感染、出血、呕吐、腹泻、食欲减退等因素均可引起机体物质代谢的紊乱。物质代谢紊乱的发生机制是：合成代谢抑制，分解代谢加强，两者严重失衡。

(1) 核酸损伤与代谢变化：DNA 作为生物活性大分子对射线高度敏感，与辐射损伤密切相关。DNA 辐射损伤主要表现在三个方面：①DNA 分子损伤，包括碱基损伤、DNA 断裂、DNA 交联、氢键断裂等；②DNA 结构的损伤，导致其功能改变，造成细胞分裂抑制、细胞死亡或变异；③DNA 合成抑制；④DNA 降解增强。

(2) 蛋白质代谢变化：受照后蛋白质代谢紊乱的主要表现为血清总蛋白和清蛋白含量下降，清蛋白与球蛋白比值变小或倒置。尿中蛋白质分解产物排出量增高，出现负氮平衡。这与受照后蛋白质合成抑制、分解代谢增强有关。

(3) 糖、脂肪和能量代谢的变化：①糖代谢。受照后糖原和葡萄糖含量均降低，糖酵解作用加强，使乳酸含量增高，容易发生代谢性酸中毒。②脂肪代谢。急性放射病时，由于进食减少和消化吸收功能障碍及脂肪分解代谢增强，使体内总脂肪量减少。但在一些组织中，如血液、骨髓、肝脏等脂肪含量或三酰甘油含量可增加。脂肪分解增强，使脂肪代谢不全产物在体内蓄积易引起酮血症或酮尿症。体内脂肪消耗增加和吸收减少是病人消瘦的主要原因。③能量代谢。能量供应是机体维持生命活动的必要条件。能量供应的主要形式是储备在 ATP 分子中的高能磷酸键。大多数 ATP 是通过在线粒体内进行的氧化磷酸化而生成的。机体受照后，氧化磷酸化过程明显抑制。在辐射敏感组织，如骨髓、胸腺、脾脏等组织氧化磷酸化抑制发生早且严重。

(4) 水盐代谢和酸碱平衡失调：重度骨髓型以上放射病时，因出现拒食、高热、呕吐、腹泻、出血等症状，使体液消耗增多而摄入减少，常可引起液代谢的紊乱，如脱水、电解质紊乱、酸碱平衡失调等改变，其中以血钾降低、二氧化碳结合力下降最为常见。肠型放射病时，脱水、电解质丢失、酸中毒是重要临床表现和死亡原因。

物质代谢紊乱，常导致机体内在环境失调和组织器官营养障碍，使大部分器官和组织发生不同程度的变性、萎缩或坏死等损害，从而延迟损伤的修复和加重病情。因此，在急性放射病的对症治疗中，应注意物质代谢紊乱的矫正。

### (二)肠型急性放射病

肠型急性放射病(intestinal form of acute radiation sickness)是以胃肠道损伤为基本病变,以频繁呕吐、严重腹泻、血水便及水电解质代谢紊乱为主要临床表现,具有初期、假缓期和极期三阶段病程的严重的急性放射病。

肠道黏膜属于对辐射高度敏感组织,因小肠黏膜上皮细胞更新周期为5～6d,在10Gy以上射线照射后1周左右就会出现严重的损伤,主要病理表现为小肠黏膜上皮细胞的广泛坏死脱落。被称为"肠道干细胞"的隐窝细胞对射线更为敏感,受照射后隐窝细胞很快发生坏死,其数量减少或消失,绒毛上皮脱落后得不到修复,造成绒毛裸露且形成巨大的创面。由于肠黏膜完整性的破坏,失去屏障功能,体液向肠腔内渗出,造成血细胞、血浆(蛋白质)、水及电解质等营养成分的丢失;而肠腔内的细菌、毒性代谢产物等向体内扩散,导致机体感染和中毒。大剂量照射后,肠道运动功能紊乱也是造成呕吐、腹泻和肠套叠的主要原因。肠型放射病时,造血损伤更为严重,已失去自身恢复能力,在发病学上也有重要作用。

1. **频繁呕吐和腹泻**　肠型放射病时,因受照剂量过大,胃肠黏膜损伤严重,多发运动功能失调,呕吐发生较早,多在照后30min之内。呕吐次数较多,呕吐物除胃内容物外,常含有黄绿色胆汁和褐色血液。剧烈和频繁的呕吐,可引起大量胃液丢失、脱水和电解质紊乱。受照后肠内容物在肠腔内停留时间缩短和通过加快,产生便次增加,粪便中含水量达85%以上时,则形成稀便或水样便。若胃肠道合并出血,则发生血便或血水便,其中多含有肠黏膜脱落物。腹泻时常伴有腹痛腹胀,里急后重感,重者有喷射式排便,这可能与肠蠕动亢进和阵发性痉挛性肠收缩有关。严重呕吐和腹泻的后果是使机体严重丢失水和电解质,加重水电解质紊乱,引起酸碱平衡失调,诱发心、肺、肾等多器官功能衰竭,增加治疗难度,如发生肠套叠、肠梗阻等,则加速死亡。

2. **感染发生早**　肠型放射病时,由于肠黏膜脱落,屏障功能丧失,在体液丢失的同时,肠内的细菌、真菌等病原体及有毒物质可进入机体,造成内源性感染和机体中毒反应,从而加重病情。与骨髓型放射病不同的是,在照后数天内就可发生菌血症或败血症,感染的细菌多为革兰阴性肠道杆菌,易诱发内毒素性休克。

3. **血水便是特征性临床表现**　肠黏膜的大量坏死脱落,形成大面积创面,造成大量体液和血液渗入肠腔,刺激和加强肠道蠕动,故出现血水便。血水便是肠型放射病的特征性症状,具有诊断学意义。

4. **造血损伤更为严重,不能自行恢复**　肠型放射病时,造血损伤比骨髓型更为严重,由于病情进展快、病程短和死亡早,使造血功能障碍不能充分展现。如给予积极的支持治疗,可使肠型病人存活时间有所延长,且肠道损伤尚可恢复;移植造血干细胞重建造血功能,可能对偏轻的肠型放射病有一定治疗效果。直至目前,尚无肠型放射病经治疗存活的病例。

### (三)脑型急性放射病

脑型急性放射病(cerebral form of acute radiation sickness)是机体受到50Gy以上剂量照射后发生的以脑和中枢神经系统损伤为基本病变,以意识障碍、定向力丧失、共济失调、肌张力增强、抽搐、震颤等中枢神经系统症状为特殊临床表现,其病情较肠型时更严重,发病更迅猛,病程进展快,临床分期不明显,多在照后2～3d死亡。因脑型放射病人的病例太少,又多已经过充分治疗,临床表现已有较大变化,因此其临床表现主要根据脑型病人临床观察和动物(犬)的实验研究结果综合分析提出的。

1. 共济失调　受照射后数分钟内可发生共济失调,主要为站立不稳,步态蹒跚,头部摇摆和全身摇晃。此种症状发生率高(近100%),持续时间久,可持续至全身衰竭。此症状属于运动性共济失调,主要由小脑和基底核的神经细胞变性坏死所致。

2. 眼球震颤　一般多在照后1h内发生眼球震颤,开始时以眼球水平震颤为主,稍后多转为垂直震颤。有时眼球震颤伴有瞳孔不等大或散大,对光反射减弱或消失。眼球震颤主要由迷路和小脑损伤所致。

3. 肌张力增强和肢体震颤　肌张力增强和肢体震颤多发生在照后1~2h,发生率高。肌张力增强是全身性的,其中以维持和固定体位的肌群更明显,触摸肌肉有强硬感,屈伸关节时有抵抗,安静时仍明显,可一直持续至死前。肢体震颤多在肌张力增强的基础上发生,呈阵发性,四肢均可发生,发作间隔时间30min左右,可因轻微刺激而诱发。有时可见点头样颈震颤或以躯体长轴为中心的躯体扭转现象。这些症状主要是由锥体外细胞变性坏死所致。

4. 抽搐　抽搐是脑型放射病最严重的临床表现,多发生在受照后2h以内。抽搐有四种形式:强直性抽搐、阵挛性抽搐、局限性阵挛性抽搐和强直阵挛性抽搐(癫痫样大发作)。以上四种形式的抽搐可交替发生,其中以强直阵挛性抽搐最多见且最严重,常造成病程进展加快和促进死亡。特大剂量射线照射后,大脑皮质神经细胞坏死是引起抽搐的主要原因。大脑皮质微血管的变化,如渗出、水肿、血管周围出血等也有重要作用。

5. 其他表现　脑型放射病发病急速,大多在受照后立即或数分钟内发生呕吐,1h内出现腹泻,很快转为稀水便或大便失禁。照后很快出现面部潮红、皮肤多处大片红斑、拒食、定向力障碍。随着抽搐的频繁发作,全身状况迅速恶化,可能发生脱水、休克、昏迷和全身极度衰竭。造血障碍和肠道损伤较肠型更加严重。病人多在照后2d内死亡。

急性放射病病情的轻重、临床症状的多少及出现时间的早晚、症状严重程度和持续时间主要与受照射剂量有关。受照剂量越大,病情越重,临床症状出现得越多、越早且越严重,病程进展越快,预后越差。深入研究急性放射病的发病规律和机制,将有助于急性放射病的及时诊断和合理治疗。

# 第三节　急性放射病的诊断

急性放射病的诊断原则,必须根据受照史、受照射剂量估算(包括现场受照个人剂量调查及生物剂量的结果)、临床表现、实验室检查等综合判定。其诊断内容包括是否受到射线照射,根据临床表现和受照剂量估算,判断病情属于哪一分型,如属于骨髓型还应进行分度和分期,以指导救治。急性放射病诊断程序包括早期分类诊断和临床诊断。

## 一、早期分类诊断

早期病情分类诊断的依据主要是受照史及受照剂量的初步估算,早期症状,早期血象变化及局部皮肤损伤变化。

**(一)早期分类诊断的依据**

1. 受照史及受照剂量初步估算  注意射线种类、活度、不同距离的放射剂量率,患者体位、与放射源的距离、受照时间及屏蔽情况。如佩戴剂量计,可读出或监测受照剂量。通过对受照过程的了解、现场模拟、剂量测试可粗略估算受照剂量。根据受照剂量估计结果,可初步进行早期分类诊断。但估计的剂量难以很快给出且有一定的不确定性。

2. 早期症状与体征  早期临床症状的多少、出现的早晚、严重程度可提示急性放射病病情的轻重。一般规律是症状出现越多、越早、程度越重,提示病情越严重。其中早期发生的呕吐、腹泻、体温升高、出血、共济失调和抽搐等症状有较大的诊断意义。

根据早期症状进行分类诊断的要点:①在受照后1h内发生频繁呕吐、共济失调、定向力障碍、肢体震颤等症状时,可初诊为脑型。在排除脑外伤和蛛网膜下腔出血的情况下,若发生抽搐可确诊为脑型。②受照后1~2h出现多次呕吐,3~5d出现频繁腹泻,未见中枢神经系统症状者可能为肠型。若出现血水便,泻出物中含有肠黏膜脱落物,则可诊断为肠型。③受照后2h左右出现呕吐,2~3d有食欲缺乏,但无明显腹泻,全身情况尚可者,多为骨髓型(表28-2)。

表28-2  各型急性放射病的初期临床表现和受照剂量下限

| 分型 | 初期临床表现 | 受照后1~2d淋巴细胞绝对数($\times 10^9$/L) | 剂量下限(Gy) |
|---|---|---|---|
| 骨髓型 | | | |
| 轻度 | 乏力,不适,食欲缺乏 | 1.2 | 1.0 |
| 中度 | 头晕,乏力,食欲缺乏,恶心,呕吐,白细胞短暂上升后下降 | 0.9 | 2.0 |
| 重度 | 多次呕吐,可有腹泻,白细胞数明显下降 | 0.6 | 4.0 |
| 极重度 | 多次吐泻,休克,白细胞数急剧下降 | <0.3 | 6.0 |
| 肠型 | 频繁吐泻,休克,血红蛋白升高 | <0.3 | 10.0 |
| 脑型 | 频繁呕吐,休克,共济失调,肌张力增加,震颤,抽搐,昏睡,定向和判断力减退 | 0.3 | 50.0 |

此外局部皮肤损伤变化如皮肤潮红、皮肤红斑、口唇肿胀、肢端水肿、皮肤水疱、腮腺肿痛等,这些皮肤放射损伤的剂量-效应关系比较明确,可以用于估计该部位的受照剂量,进而推算邻近部位和全身的受照剂量,有助于病情估计。

早期血象变化:受照后1~2d外周血象的变化与受照剂量和病情密切相关,可作为早期病情分类诊断的依据之一。其中血液浓缩、白细胞数早期升高、受照后24~48h淋巴细胞绝对值具有较大的诊断价值。①受照后1d白细胞数明显升高($>15\times 10^9$/L)和血液浓缩(Hb>150g/L),提示肠型可能性大。②受照后24~48h外周血淋巴细胞绝对数高于$0.3\times 10^9$/L,则多为骨髓型;若低于此值,可能为肠型或脑型。对受照剂量、早期症状和血液学表现进行综合分析,可提高早期分类诊断可靠性。

## (二)骨髓型放射病分度诊断

1. 受照剂量 轻度、中度、重度和极重度骨髓型放射病受照剂量的下限值分别为1Gy、2Gy、4Gy和6Gy。

2. 早期症状 照后1d内,若病人仅有恶心而无呕吐,多为轻度;若在照后2h内呕吐,呕吐次数较多,可能为重度或极重度。若在受照后1~2d出现腮腺肿痛或有37~38℃的体温升高,提示为中度或更重。在照后初期出现大面积皮肤潮红,提示病情可能为重度或更重。

3. 照后1~2d外周血淋巴细胞绝对值 各度骨髓型急性放射病照后1~2d外周血淋巴细胞绝对值($\times 10^9$/L)分别为:轻度>1.2、中度>0.9、重度>0.6、极重度<0.3(表28-2)。

4. 急性放射病早期诊断图 根据受照后早期临床症状和外周血淋巴细胞绝对值的变化,研究了急性放射病早期分类诊断图(图28-2),可用于骨髓型放射病的早期分类诊断,对更重的病人也有一定诊断意义,准确性较好。

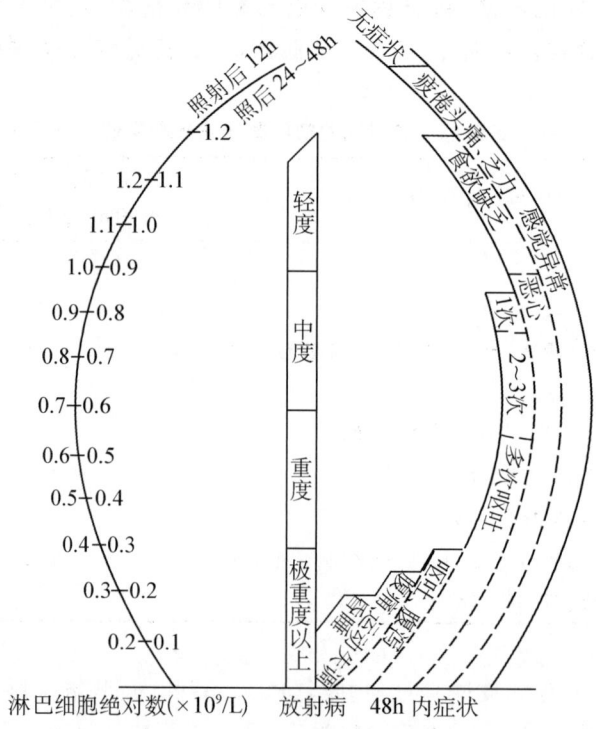

图28-2 急性放射病早期诊断

注:按照后12h或24~48h淋巴细胞绝对值和该时间内病人出现过的最重症状(图右柱内侧实线下角)做一连线通过中央柱,柱内所标志的程度就是病人可能的诊断;如在照后6h对病人进行诊断时,则仅根据病人出现过的最重症状(图右柱内侧实线的上缘)做一水平横线至中央柱,依柱内所标志的程度加以判断,但其误差较照后24~48h判断时大。第1次淋巴细胞检查最好在使用肾上腺皮质激素或抗辐射药物前进行

## 二、临床诊断

临床诊断是早期分类诊断的继续和完善,即在临床救治结束后,综合分析病人的病程经过、临床表现、实验室检查等结果,参考受照射剂量估算和治疗情况的综合分析,对患者的病情做出确诊。临床诊断是对患者病情全面科学分析的过程,对探索急性放射病发病规律和总结诊治经验十分重要。

**(一)临床诊断的依据**

1. 受照剂量  表 28-2 列出的急性放射病分型和分度的照射剂量下限值是一个群体估计值,对于具体的病例还应考虑个体差异、临床经过和临床症状、照射均匀程度的影响。受照剂量的估算是判断病情及做出诊断的主要依据,通常可通过物理剂量和生物剂量测定方法互相补充得出较正确的数值。

(1)物理剂量测定:多采用人体模拟实验,通过个人、环境监测,获得事故时辐射场的情况,同时如患者当时佩戴个人剂量仪及随身携带的某些物品,也可进行剂量测定,估算受照剂量。常见的有热释光法测量牙齿、指甲、手表中红宝石等的信号,估算受照剂量的范围为 0.25～10Gy。

(2)生物剂量测定:是利用体内某些敏感的辐射生物效应指标来反映人体受照射的剂量,这些敏感指标称为生物剂量计(biological dosimeter),主要包括淋巴细胞染色体畸变率及微核率,在一定剂量范围内它们与照射剂量有函数关系。淋巴细胞染色体畸变率适宜于 0.25～5Gy 剂量范围,双着丝粒体、着丝粒环和断片是测定的主要畸变类型。方法是在照射后 24h 内(最迟不超过 6～8 周)采血体外培养 48～72h,观测淋巴细胞染色体畸变率。畸变率与剂量关系呈二次多项式方程:

$$y = aD^2 + bD + C \quad \text{(式 28-1)}$$

估计剂量

$$D = \frac{-b + \sqrt{b^2 - 4ac}}{2a} \quad \text{(式 28-2)}$$

式中 $y$ 为总畸变率,$a$ 为二次击中系数,$b$ 为一次击中系数,$c$ 为自发畸变率,$D$ 为照射剂量。如只计算二次击中的畸变,公式可简化为:

$$y = aD^2, \text{则 } D = \frac{y}{a} \quad \text{(式 28-3)}$$

外周血淋巴细胞微核率也常作为生物剂量测定的方法。淋巴细胞微核是游离于胞质内的圆形或椭圆形小体,结构和染色与主核相似,大小为主核的 1/3 以下,其来源可能是染色体的断片。测定方法与染色体畸变率相似,观察分析比染色体畸变率容易,在 0.2～5Gy 剂量范围内,微核率与剂量呈线性关系。

近年来,早熟染色体凝集(premature chromosome condensation,PCC)、体细胞基因突变检测(HPRT 基因、GPA 基因)、染色体荧光原位杂交(FISH)和核质桥技术也用于生物剂量的估算。

2. 病程经过和临床表现  全面分析病程经过和临床表现,可以找出急性放射病发病学中起主导作用的基本损伤和病理基础,以此判定急性放射病的临床分型诊断。例如,受照者如出现造血障碍、感染、出血等症状,病程分期明显,无频繁的腹泻和中枢神经系统症状,可判定骨髓等造血组织损伤为基本损伤,确诊为骨髓型急性放射病。若肠道症状或中枢神经系统症状十分突出,则可分别诊断为肠型或脑型放射病。由于三型放射病的基本损伤、病程和临床表现有明显差异,临床分型诊断并不困难。

骨髓型的临床分度诊断,是在早期分度诊断的基础上,依据照射剂量、临床经过、临床表现、造血损伤的程度进行综合分析和判定。其中,外周血白细胞数降低程度和病程分期的时间有重要诊断意义(表 28-3,表 28-4)。

表 28-3 各度骨髓型急性放射病的病情分期时间

| 分度 | 初期 开始时间 | 初期 持续时间(d) | 假愈期持续时间(周) | 极期开始时间(受照后天数) |
|---|---|---|---|---|
| 轻度 | 几小时或 1d,或不明显 | 1 | 4~5 | 30 或无 |
| 中度 | 3~5h | 1~2 | 2 | 20~30 |
| 重度 | 20min 至 2h | 1~3 | 1 | 15~25 |
| 极重度 | 立即或 1h 内 | 2~3 | 1 或不明显 | 10 |

表 28-4 各度骨髓型急性放射病白细胞数变化的参考数据

| 分度 | 减少速度 $[10^9/(L·d)]$ | 受照后 7d 值 $(10^9/L)$ | 受照后 10d 值 $(10^9/L)$ | 时间(受照后天数) | 最低值 $(10^9/L)$ | 最低值时间(照后天数) |
|---|---|---|---|---|---|---|
| 轻度 |  | 4.5 | 4.0 |  | 3.0 |  |
| 中度 | 0.25 | 3.5 | 3.0 | 20~32 | 1.0~3.0 | 35~45 |
| 重度 | 0.25~0.60 | 2.5 | 2.0 | 8~20 | 1.0 | 25~35 |
| 极重度 | 0.60 | 1.5 | 1.0 | 8 | 0.5 | 21 |

(二)临床诊断的标准

2017 年国家颁布了《职业性外照射急性放射病诊断》(GBZ104-2017),可根据此诊断标准进行临床诊断。由于任何标准都将被修订和完善,因此应注意新标准的引用。

1. 急性放射病临床分型诊断标准 三种类型急性放射病的病程和临床表现明显不同,受照剂量差别较大,临床分型并不困难。表 28-5 可用于临床分型诊断。

表 28-5 三型急性放射病的鉴别诊断要点

| 项目 | 极重度骨髓型 | 肠型 | 脑型 |
|---|---|---|---|
| 临床表现 |  |  |  |
| 共济失调 | — | — | +++ |
| 肌张力增强 | — | — | +++ |
| 肢体震颤 | — | — | ++ |
| 抽搐 | — | — | +++ |

(续　表)

| 项目 | 极重度骨髓型 | 肠型 | 脑型 |
|---|---|---|---|
| 眼球震颤 | - | - | ++ |
| 昏迷 | - | + | ++ |
| 呕吐胆汁 |  | ++ | +~++ |
| 稀水便 | + | +++ | + |
| 血水便 | - | +++ | + |
| 柏油便 | +++ | -~+ |  |
| 腹痛 | - | ++ | + |
| 血红蛋白升高 | - | ++ | ++ |
| 最高体温(℃) | 39 | ↑或↓ | ↓ |
| 脱发 | +~+++ | -~+++ | - |
| 出血 | -~+++ | -~++ | - |
| 受照剂量(Gy) | 6~10 | 10~50 | 50 |
| 病程(d) | 30 | 15 | 5 |

注：- 为不发生；+ 轻度；++ 中度；+++ 重度

2. 骨髓型急性放射病临床分度诊断标准　按病情严重程度，骨髓型急性放射病又可分为轻度、中度、重度和极重度四度。表 28-6 列出的受照初期与极期主要临床表现、血液学变化及受照剂量下限值等，用于临床分度诊断。

表 28-6　骨髓型急性放射病的临床诊断依据

| 诊断项目 | 轻度 | 中度 | 重度 | 极重度 |
|---|---|---|---|---|
| 初期 |  |  |  |  |
| 　呕吐 | - | + | ++ | +++ |
| 　腹泻 | - | - | -~+ | +~++ |
| 极期 |  |  |  |  |
| 　极期开始时间(d) | 不明显 | 20~30 | 15~25 | 10 |
| 　口咽炎 | - | + | ++ | ++~+++ |
| 　最高体温(℃) | 38 | 38~39 | 39 | 39 |
| 　脱发 | - | +~++ | +++ | +~+++ |
| 　出血 | - | +~++ | +++ | -~+++ |
| 　柏油便 | - | - | ++ | +++ |
| 　腹泻 | - | - | ++ | +++ |
| 　拒食 | - | - | - | + |
| 　衰竭 | - | - | ++ | +++ |
| 白细胞最低值($10^9$/L) | 2.0 | 1.0~2.0 | 0.2~1.0 | 0.2 |
| 受照剂量下限(Gy) | 1.0 | 2.0 | 4.0 | 6.0 |

### (三)诊断的注意事项

1. 受照史的采集要详细　详细了解受照的经过,如接触放射源的性质和活度,受照者与放射源距离和体位关系,接触的时间及有无屏蔽等,以粗估受照剂量。必要时,进行现场模拟和剂量监测。收集可用于剂量监测的物件(手表红宝石、热释光剂量计、药片等)。

2. 在治疗开始前采集诊断用生物样品　宜在采取治疗措施前,先采集用于血细胞计数、染色体畸变分析和 HLA 分型的血样,以避免一些药物对诊断性指标的影响。

3. 临床观察和记录要准确和细致　临床观察要准确、及时和细致,依照病情变化,及时调整临床观察和化验检查的频度。对病程中出现的主要症状和体征,如呕吐、皮肤红斑、肢体肿胀、溃疡创面、皮肤出血、血性排泄物等要记录发生时间、程度或范围、持续时间等,必要时应拍彩色照片或录像,以便动态观察和比较。

4. 注意治疗措施对病程和临床表现的影响　临床治疗技术的不断进步,可降低急性放射病感染、出血、代谢紊乱等并发症的发生率和严重程度,失去原有的剂量-效应关系,给诊断带来困难,应注意综合分析和判断。

## 第四节　急性放射病的治疗

### 一、急性放射病的治疗原则

根据病情程度和各期不同特点,分型、分度、分期进行综合治疗。

#### (一)骨髓型急性放射病的治疗原则

骨髓型放射病的基本损伤是造血功能障碍,主要致死原因是因造血功能低下而发生的感染、出血和代谢紊乱等并发症。

治疗原则:以造血损伤为中心,分度、分期进行综合治疗。早期应用有治疗作用的抗放射药物,减轻损伤,促进和改善造血功能。针对病程各期的发病特点,采用抗感染、抗出血和纠正代谢紊乱为主的综合治疗措施。对极重度病例,如估计造血功能不能自身恢复,宜早期进行造血干细胞移植。概括地讲,就是狠抓早期、主攻造血、兼顾极期和积极对症治疗。

#### (二)肠型急性放射病的救治原则

肠型急性放射病的基本损伤是肠道损伤,主要致死原因是肠道损伤引起的脱水、电解质紊乱和机体中毒,经对症治疗后死亡原因是造血衰竭和肠道并发症。

救治原则:根据病情程度,采取积极综合对症的支持治疗,特别注意早期的妥善处理。早期应用可减轻肠道损伤的药物;纠正脱水和电解质紊乱、矫正酸碱平衡失调;加强抗感染和抗出血治疗;尽早实施造血干细胞移植(估计肠道损伤可自身恢复且有 HLA 相合的供髓者),以重建造血功能;积极给予综合支持治疗。

### (三)脑型急性放射病的急救要点

脑型急性放射病是特大剂量照射后发生的以脑损伤为基本病变的极其严重的急性放射病,致死原因较为复杂,常见的有休克、抽搐、全身衰竭等。由于受照剂量特大,机体中多脏器损伤达到不可修复或难以修复的程度,主要是对症治疗,其急救要点:早期镇静解痉、快速给予脱水药保护大脑,抗休克、强心、改善循环等对症综合治疗,以减轻病人痛苦,其中抗休克和控制抽搐尤为重要。

## 二、骨髓型急性放射病的治疗

各度骨髓型急性放射病的临床经过、表现和预后差别明显,依据治疗原则,以造血损伤为中心,分度、分期进行综合治疗。

### (一)轻度骨髓型急性放射病的治疗

一般不需特殊治疗,可采取对症处理及数月的医学随访观察,加强营养,注意休息。对症状较重或早期淋巴细胞数较低者,必须住院严密观察和给予妥善治疗。

### (二)中度和重度骨髓型急性放射病的治疗

中度或更重的骨髓型放射病需要住院治疗(最好住专科医院),中度和重度病例的临床经过和治疗原则基本相同,只是程度上有所差别,治疗宜根据病情采取不同的保护性隔离措施,并针对各期不同临床表现,制订相应的治疗方案。各期治疗重点如下。

1. 初期　及早使用辐射损伤治疗药,积极对症治疗。镇静、脱敏、止吐、调节自主神经,改善微循环,刺激造血。

2. 假愈期　保护造血功能、预防感染和预防出血。当白细胞总数$<2.0×10^9$/L、血小板数$<50×10^9$/L时,及早使用造血生长因子(rhG-CSF/rhGM-CSF),也可输注经γ线15~25Gy照射的新鲜全血或血小板悬液以预防出血,保护造血功能。有指征者(白细胞总数$<3.0×10^9$/L,皮肤黏膜出血)预防性使用抗菌药,主要针对革兰阳性细菌,注意清除潜在的感染灶。加强护理,补充营养。

3. 极期　主要是积极有力的抗感染、抗出血及支持治疗,保护和促进造血功能恢复。注意维持水和电解质平衡,纠正酸中毒和代谢紊乱,防止肺水肿和感染性休克。

根据细菌学检查或对感染原的估计,积极采取有效的抗感染措施(特别注意针对革兰阴性菌)。消毒隔离措施要严密,根据需要和可能使用层流洁净病室。抗出血,减轻造血损伤,输注经γ线15~25 Gy照射的新鲜全血或血小板悬液。促进造血功能恢复,给维生素$B_4$、维生素$B_6$、维生素$B_{12}$、叶酸和DNA制剂,可应用造血因子及补益和调理气血的中药。在供应充分营养的同时,根据需要补充钾离子和碱性药物,还可给辅酶A、ATP等能量合剂。

4. 恢复期　主要是强壮治疗,促进恢复。继续促进和巩固造血功能的恢复,预防感冒和再感染,观察各种并发症的发生。调整胃肠功能,加强营养,加速机体的康复。

### (三)极重度骨髓型急性放射病的治疗

可参考重度的治疗原则和措施,但要特别注意尽早采取抗感染、抗出血等措施。及早使用造血生长因子。注意纠正水、电解质紊乱,可保留 Hickman 导管插管,持续输液,积极缓解胃肠和神经系统症状,注意防治肠套叠。在大剂量应用抗菌药的同时,要注意真菌和病毒感染的防治。一般对受照 7~12Gy 的病人,有人类白细胞抗原(HLA)相合的合适供者时,可考虑同种骨髓移植,注意移植物抗宿主病的防治。

**(四)主要治疗措施**

1. 早期给予抗放射药  抗放射药是指在照射前给药和照射后早期给药都可减轻放射病的一类药物,对中、重度放射病效果较好。最好在受照当天口服"523"片,一次 30mg;受照后当天、第 4 天、第 9 天每天口服"408"片 300mg。如呕吐较重,改用"500"针剂 10mg 一次肌内注射。

2. 改善微循环  照射后早期微循环障碍可加重组织细胞损伤,尤其是重度以上放射病更为明显。可于照射后最初 3d 静脉滴注低分子右旋糖酐,每天 500~1000ml,加入适量地塞米松和复方丹参注射液,对改善微循环,增加组织血流量,减轻组织损伤有益。

3. 防治感染  防治感染在治疗中占有非常重要的位置。尤其在极期,应把控制感染放在治疗的首位。控制外源性感染,可使用层流病房等。控制内源性感染,主要应用抗生素药物。

(1)入院清洁处理:洗浴或用 1:5000 氯己定药浴。

(2)消毒隔离:战时采取区段隔离,即与其他伤病员分室或分区住院,以免发生交叉感染。病室经常用紫外线消毒和消毒液擦拭。平时重度以上病人应住入层流洁净病房。

(3)注意皮肤黏膜卫生:要经常洗浴或擦浴。加强口腔护理,禁用牙刷,常用消毒液含漱。每次餐后都要用消毒液漱口和用含消毒液的棉球擦拭口腔。生殖器和肛门每天药浴。

(4)注意局部感染灶的防治:对病人潜在的感染灶,如龋齿、口腔炎、皮肤疖、痔疮、足癣糜烂,或新发生的放射性皮肤、黏膜损伤等,都要及时发现、抓紧治疗和护理,减少感染机会。重度以上病人早期口服肠道灭菌药,减轻肠道感染。可口服小檗碱(黄连素)、诺氟沙星(氟哌酸)、氨苄西林(氨苄青霉素)等,并适当补充维生素 $B_1$、维生素 $B_2$。

(5)全身使用抗生素:辐射使黏膜皮肤损伤,肠道上皮细胞坏死和免疫功能低下是严重感染的主要因素。抗生素的使用时机:①应早期使用抗生素。感染出现之前使用抗生素,防止早期出现菌血症。②治疗使用。根据以下指征预防使用抗生素药物:①白细胞数<$3.0×10^9$/L;②明显脱发;③皮肤、黏膜出血;④红细胞沉降率明显加快,C 反应蛋白、降钙素原升高;⑤有感染灶。

抗生素使用的原则:应用广谱抗生素或数种抗生素配伍;经不同途径(如口服、吸入、静脉滴注、肌内注射和感染局部应用)给药建立并保持有效的抗菌浓度;周期性交替或间断使用不同抗生素,以避免耐药性产生;配合应用其他药物和生物制剂,以提高疗效;由于抗生素药物应用时间长,用药剂量大,因此要注意防止菌群平衡失调和真菌感染问题;应用抗生素治疗过程中,需密切注意患者全身变化,应进行血液、咽喉拭子及粪便细菌培养,并根据药物敏感试验结果有针对性地选用有效抗生素。急性放射病治疗中常见感染细菌及选用的抗生素见表 28-7。

预防性使用的抗生素包括青霉素、加替沙星、头孢哌酮钠他唑巴坦钠等,并根据细菌学检查和细菌药敏试验结果或对感染源的估计,及时调整药物种类,注意配伍用药和防止毒副反应。

表 28-7　对常见感染细菌所选用的抗生素

| 细菌 | 首选抗生素 | 次选抗生素 |
|---|---|---|
| 革兰阳性菌,葡萄球菌(不耐青霉素 G) | 青霉素 G | 复方磺胺甲噁唑 |
| 葡萄球(耐青霉素 G) | 耐青霉素酶半合成新青霉素 | 庆大霉素、复方磺胺甲噁唑 |
| 溶血性链球菌 | 青霉素 G | 复方磺胺甲噁唑等 |
| 肠球菌 | 青霉素 G＋氨基糖苷类 | 万古霉素＋庆大霉素;氨苄西林＋庆大霉素;青霉素 G＋杆菌肽 |
| 卡式肺囊虫 | 复方磺胺甲噁唑 | |
| 革兰阴性菌:大肠埃希菌 | 氨基糖苷类或喹诺酮类 | 链霉素＋复方磺胺甲噁唑、多黏菌素、头孢菌素等 |
| 变形杆菌 | 氨基糖苷类 | 庆大霉素、复方抗菌增效剂、链霉素;羧苄西林、氨苄西林、大剂量青霉素 G 等 |
| 铜绿假单胞菌 | 头孢类 | 庆大霉素、羧苄西林等 |
| 产气杆菌 | 多黏菌素或庆大霉素 | 复方磺胺甲噁唑、氨基糖苷类 |

(6)抗真菌感染:对重度病人,发现真菌感染可用抗真菌药物,如口服制霉菌素,或雾化吸入和漱口,也可口服抗真菌药酮康唑片等。为了增加机体免疫力,可给予人血丙种球蛋白溶液静脉滴注,每次 2g,必要时每 1~2 天 1 次。

抗真菌的用药原则:在出现明显临床症状前预先使用抗真菌药,治疗效果明显提高。出现以上早期真菌感染证据,可使用两性霉素 B、脂质体两性霉素、伊曲康唑和大蒜素胶囊等抗真菌药治疗。因极重度骨髓型与肠型放射病导致播散性、顽固的罕见真菌感染,可联用多种抗真菌药物,剂量可适当超过常规最大剂量。目前新上市的广谱抗真菌药伏立康唑,也有一定的效果。

(7)防治病毒感染:可用阿昔洛韦(aciclovir)和更昔洛韦(ganciclovir)等。大剂量应用丙种球蛋白、抗病毒药和抗巨细胞病毒血清等,对病毒感染有防治作用。

(8)间质性肺炎的防治:主要用给氧或辅助换气改善呼吸功能和防止心力衰竭。肾上腺皮质激素可改善呼吸困难、控制症状。

(9)增强机体免疫功能:中度和重度偏轻病人,机体免疫功能尚未丧失,可适当采用主动免疫措施,如用短棒状杆菌菌苗、卡介苗和某些植物多糖等刺激机体免疫功能;而对严重的重度以上放射病患者,则以被动免疫为好,可静脉注射大剂量人血丙种球蛋白或胎盘球蛋白。

**4. 防治出血**　放射病出血的原因主要是血小板减少,其次还有微血管和凝血障碍等因素,当血小板数降至$(30\sim50)\times10^9/L$时,各种处理和操作宜轻柔,减少肌内注射和穿刺,防止诱发出血。

(1)补充血小板和促进血小板生成:血小板下降至$5.0\times10^9/L$时输注新鲜血小板。给严重出血的病人输注新鲜血小板是目前最有效的抗出血措施。酚磺乙胺有促进血小板生成的作用,亦可用于放射病治疗。

(2)维护和改善血管功能:在假愈期即可开始应用改善和强化毛细血管功能的药物,静脉滴注卡巴克洛。预防性给予常用止血药物,特别是配伍用大剂量维生素 C 静脉输注。极期初,可视病情需要每天给予维生素 C 0.5～1.0g,维生素 P 120～180mg,维生素 $K_3$ 8～12mg。如血小板数<$20×10^9$/L 或有出血倾向者,可用巴曲酶静脉滴注。

(3)维护凝血功能,纠正凝血障碍:口服或静脉注射可用 6-氨基己酸(EACA)、维生素 $K_3$ 等。

**5. 造血生长因子的应用** 全身或身体大部分吸收剂量估计达 3～10Gy 即可使用造血生长因子。大于 60 岁、小于 12 岁及合并其他损伤的患者可降到 2Gy 就使用。照射后造血细胞对造血生长因子的增殖反应性明显降低,其降低程度随照射剂量加大而增加,受照者体内存在造血抑制物质,出现早、持续长,为造血生长因子治疗急性放射病提供了理论依据。人重组粒细胞-巨噬细胞集落刺激因子(rhGM-CSF)、IL-3、红细胞生长因子(EPO)、血小板生成素(TPO)、人重组粒细胞集落刺激因子(rhG-CSF)、干细胞生长因子(SCF)、fms 样酪氨酸激酶 3 受体配体(Flt-3L)、CD40 配体(CD40L)、IL-11 等组合应用。目前细胞因子的研究日益深入,许多重组的细胞因子陆续问世。平时的辐射事故中已将有关的造血因子应用于放射病的治疗。例如 rhG-CSF 10μg/(kg·d),尽早 1～2 次皮下注射给药;rhTPO10μg/kg,尽早 1 次皮下注射给药,可参照 WS/T378 执行。

**6. 输血及血液有形成分** 输血是重度以上放射病治疗的重要措施,但需注意输前须经 25 Gy 照射。假愈期,每次输注 150～200 ml,间隔 2～5 d 1 次。

(1)输血:可补充血细胞、营养物质和免疫因子;刺激和保护造血功能;止血和抗感染。输血指征:①白细胞<$1×10^9$/L,或粒细胞<$0.5×10^9$/L,或血小板<$(30～50)×10^9$/L;②血红蛋白<80g/L;③严重出血或病情严重、衰竭者。每次输入 200～300ml,每周 1～2 次。

(2)输白细胞:输入白细胞后,病人血中白细胞数可暂时升高,输入后 4～6h 达高峰,以后逐渐下降。所以输入白细胞不能提高外周血中白细胞数,可达到提高机体抵抗力、延迟和减轻感染的效果。

(3)输血小板:输入的时机①白细胞<$1×10^9$/L 或血小板<$20×10^9$/L;②皮肤、黏膜出血;③镜下血尿或眼底出血。一次输入血小板量为 $10^{11}$～$10^{12}$ 个,血小板严重减少阶段需每天输 1 次。一般以输新鲜血小板效果好。也可应用低温保存的同种异体血小板。切尔诺贝利事故治疗经验,中度和重度放射病人血小板数降至 $20×10^9$/L,在照射后 14～18d。这类病人在血小板减少期需输入 5～6 次血小板悬液,每次输入含血小板 $3×10^{11}$ 个的血浆 300ml。

输血及血液有形成分,都要注意输注速度,避免加重肺水肿和脑水肿。为保证输注效果,最好选择 HLA 相合或半相合的供者,减少输注引起的免疫反应。对输注的血液或有形成分悬液,在输注前都需经 15～25Gy γ线照射,除去其中的免疫活性细胞,减少输注后反应。

**7. 造血干细胞移植** 造血干细胞移植适用于 7～12 Gy 较均匀全身外照射且无严重复合伤的极重度骨髓型或轻度肠型急性放射病患者,移植最佳时机为受照射后 10 d 以内。如估计造血功能已不能自身恢复,应尽早(最好在照后 7d 内)选择 HLA 相合或半相合的供髓者实施骨髓等造血干细胞移植。移植后配伍用造血生长因子有助于造血功能的重建。在骨髓等造血干细胞移植后,应加强对症治疗,同时注意移植物抗宿主病(graft versus host disease,GVHD)和放射性间质性肺炎等并发症的防治。目前,造血干细胞的来源途径有骨髓(可很快得到)、外周血(经动员后才能取得)和脐带血。

(1)骨髓移植(bone marrow transplantation,BMT):骨髓含有丰富的造血干细胞,而且采集容易,是常用的造血干细胞移植方法。骨髓移植可用自体骨髓移植,或同种异体骨髓移植。自体骨髓移植容易植活而且不会发生免疫学反应。目前用得多的还是同种异体骨髓移植。

①适应证:如果有合适供者,受到 7~10Gy 照射并且没有严重烧伤和其他主要脏器损伤的患者应该移植。如果较小剂量照射者,受照 6d 后患者中性粒细胞 $>0.5\times10^9$/L,血小板 $>100\times10^9$/L 和骨髓中明显有造血组织残存,可不移植。

②供体选择:最好选择同卵孪生兄弟,这种移植供受体不存在免疫学差异,属于同基因移植,近似自体骨髓移植,但这种供体很少。一般选择人类白细胞抗原(human leukocyte antigen,HLA)相合或半相合的供体,这类供体主要在同胞兄弟姐妹中寻找,按遗传规律同胞间的 HLA 相合概率为 25%,这种移植效果也较好,但仍可有部分免疫学反应。

③移植的时间及细胞数:因为输入的造血干细胞需经 10~15d 以后才能增殖造血,所以应尽早移植。一般认为以照射后 1~5d 移植为宜,最迟不超过 10d。造血干细胞移植治疗急性放射病的方法包括清髓性及非清髓性两种,移植数量即输注的有核细胞数以 $(2\sim5)\times10^8$/kg 为宜,总细胞数不少于 $1.5\times10^9$ 个。为保证输入骨髓的质量,宜采用多点少量抽吸,防止混入过多的外周血。宜边采集、边输入,输入途径为静脉输入。

④并发症防治:可在移植前使用免疫抑制药廓清骨髓腔,减少移植物被排斥。在植活以后常见的并发症为移植物抗宿主病(graft versus host disease,GVHD)。在骨髓移植的恢复期也有可能发生间质性肺炎。

GVHD 是移植物中的免疫活性细胞增殖到一定程度,成熟 T 细胞与受者抗原呈递细胞相互作用,而使宿主靶组织损伤而发生的受体全身性疾病,其发生率可高达 70%~80%,死亡率为 20%~30%。GVHD 有急性和慢性之分。移植后 60d 以内发生者为急性(aGVHD),移植数月以后发生者为慢性(cGVHD)。GVHD 主要损伤皮肤、肝脏和小肠。临床主要表现为皮肤斑丘疹、红斑、脱屑、腹痛、腹泻,血清胆红素和谷草转氨酶升高,严重者发生肠梗阻。慢性 GVHD 还常见碱性磷酸酶升高。

GVHD 是异基因造血干细胞移植的主要并发症之一。经典的 GVHD 预防多采用长疗程环孢素 A(CsA)和短疗程氨甲蝶呤(MTX)方案。

(2)脐带血移植:脐带血含有丰富的造血干/祖细胞和造血因子、血小板和白细胞,输注后不仅补充了血小板、白细胞、凝血因子,同时补充了大量的造血干/祖细胞,从而促进了血小板、红细胞、白细胞的生成,对纠正白细胞、血小板减少和出血倾向都具有意义。实验结果显示,严格选择健康供血产妇进行无菌、密闭式收集脐带血,是一种理想的、有效的、可行的辅助治疗手段。

(3)外周血造血干细胞移植:外周血中也有少量造血干细胞,约为全身造血干细胞的 1%。造血干细胞的形态尚不能辨认,混在单个核细胞中。通常是先给供体注射"动员剂",如环磷酰胺、造血因子如 G-CSF 等,以增加外周血中造血干细胞含量。然后用血球分离器连续流滤,收集单个核细胞供移植用。但外周血中淋巴细胞含量较多,移植后的免疫反应可能更严重。

极重度骨髓型与肠型放射病患者经造血干细胞移植后,即使造血恢复,仍然存在许多其他致死原因。放射性复合伤中,烧伤、出血、感染等都是致死原因,造血干细胞移植不可能修复所有损伤。近年来,随着骨髓间充质干细胞(mesenchymal stem cells,MSCs)的发现和应用,已证实 MSCs 不仅具有低免疫原性、易于外源基因转染和表达等特点,还可以促进移植的归巢和残存造血祖细胞增殖分化、分泌造血生长因子、重建造血微环境等优点,同时可被定向诱导到受损伤的组织器官进行修复,在多组织中起到修复作用。间充质干细胞单独或联合造血干细胞移植在动物实验中显示出良好效果,对此还需加强研究,为大剂量辐射的救治开辟新的治疗路径。

## 三、肠型急性放射病的治疗

采取积极、综合、对症的支持治疗,特别注意早期的妥善处理。

1. 对轻度肠型放射病患者尽早无菌隔离,纠正水、电解质代谢和酸碱失衡,改善微循环障碍,调节自主神经系统功能,积极抗感染、抗出血。治疗措施中注意两个重要环节:一是通过强有力的对症支持治疗,尽量延长存活时间,度过肠型死亡期,促进肠道损伤的恢复;二是尽早实施骨髓等造血干细胞移植,重建造血功能,有助于肠道损伤的修复。

2. 对于重度肠型放射病患者应对症治疗,减轻病人痛苦,延长生命。

此外,注意肠套叠、肠麻痹、腹膜炎等的防治。迄今,肠型病例经治疗后只能延长存活时间,尚无长期存活者。

## 四、脑型急性放射病的治疗

减轻病人痛苦,延长存活时间。急救的要点是镇静、止痉、抗休克和对症综合治疗。可积极采用镇静药制止惊厥,快速给予脱水药保护大脑,抗休克,使用肾上腺皮质激素等综合对症治疗。

1. 早期镇静、止吐和输液　脑型病人在照后数分钟后就发生严重的呕吐和腹泻,体液丧失多而摄入量减少,宜尽早给予地西泮(安定)、舒必利或昂丹司琼,以镇静止吐。同时及时开始输液治疗,注意晶体溶液和胶体溶液的配伍使用。应用肾上腺皮质激素类药物,有助于改善脑水肿和全身状况。

2. 抗抽搐治疗　脑型病例发生抽搐后全身状况很快恶化死亡。及时给予镇静解痉药物,如氯丙嗪、苯巴比妥钠等,对抽搐有一定控制作用,可延长存活时间。

3. 抗休克治疗　脑型病人照后 1h 内就可发生休克,很快发生全身衰竭和神志丧失。此时,应及时给予抗休克治疗,在加强液体输注的同时使用强升压药物,如毛花苷 C(西地兰)、多巴胺等。有的病例出现剧痛,可用强力镇痛药,如哌替啶(杜冷丁)、吗啡等。

4. 其他对症治疗　如适量输血、输液和调整水盐代谢紊乱和酸中毒等。

上述对症治疗只能稍延长存活时间,病人多在照后 2～3d 死亡。

总之,通过现代规范的专业治疗,可使中度骨髓型急性放射病病人基本全部存活;重度骨髓型病人绝大多数存活,对极重度骨髓型急性放射病的治疗效果也有进展,部分病人可存活至照后 3～4 个月;肠型和脑型放射病的病情太危重,迄今尚无使病人长期存活的有效治疗措施。但可以预期,随着科学技术和临床医学的发展,急性放射病的防治效果将得以进一步的提高。

不同程度急性放射病的主要救治措施见表 28-8,并可参见 GBT 18199。

表 28-8　不同程度急性放射病的主要救治措施

| 全身剂量(Gy) | 1~2 | 2~4 | 4~6 | 6~10 | >10 或 >50 |
|---|---|---|---|---|---|
| 急性放射病的严重程度 | 骨髓型 | | | | 肠型或脑型 |
|  | 轻度 | 中度 | 重度 | 极重度 |  |
| 医学处理 | 住院观察 | 住院治疗 | | | |
|  |  | 全环境保护　肠道灭菌 | | | |
|  |  | 尽早(照后2d内)使用 rhG-CSF 或 rhTPO | | rhG-CSF 或 rhTPO | |
|  |  | 广谱抗生素(从假愈期末开始) | | | |
|  |  | 抗真菌、抗病毒准备(必要时用) | | | |
|  |  | 输入血液成分(输前须经 25 Gy 照射):必要时用血小板、红细胞 | | | |
|  |  |  | 完全不经肠道给予营养(第1周) | | |
|  |  |  | 物质代谢紊乱的矫正,解毒(必要时) | | |
|  |  |  | 丙种球蛋白输注 | | |
|  |  |  | 预防弥散性血管内凝血(第2周) | | |
|  |  |  |  | 造血干细胞移植 | 仅对症治疗,减轻痛苦,延长生命 |

hG-CSF 为重组人粒细胞集落刺激因子;rhTPO 为重组人血小板生成素

### 五、急性放射病临床治愈后的处理原则

长期脱离放射线工作,病情稳定后进行严密医学随访观察和定期健康鉴定,注意可能发生的远期效应,并予以相应的处理,根据恢复情况可疗养、休息或安排适当工作。

## 第五节　辐射防护药及急性放射病的药物防治

辐射防护药是指能减轻放射损伤、促进机体恢复的药品制剂,亦称抗放射药物(anti-radiation drug,简称抗放药),分为三类:①受照射之前和照后早期给药都有效的药物,称为辐射损伤防治药;②受照射前给药有效,受照后给药无效的药物,称为辐射损伤预防药,如盐酸胱胺等;③受照射前给药无效,受照射后早期给药有效的药物,又称为辐射损伤早期治疗药。这些药物在受照射前和受照射后联合使用效果更好。

自20世纪60年代起,随着对放射损伤认识的逐步加深,人们开始重视寻找对放射损伤有预防作用的药物,经过半个多世纪对多种药物的研究,科学家们筛选出一些对放射损伤有效的药物,但由于药物毒副作用等原因,真正可用于人体的辐射防护药却只有几种,防护效果也不算太好。因此,寻找高效低毒且使用方便的辐射防护药仍是放射医学与防护研究的重要课题。

## 一、辐射防护药的作用原理

### (一)参与辐射化学反应

电离辐射作用于机体,其初期的辐射化学反应包括自由基生成、自由基化学反应、生物大分子损伤等。由于辐射防护药参与了上述辐射化学反应,可能对靶分子提供防护,从而减轻其损伤。例如防护药直接吸收能量、减轻 $O_2$ 的作用、提供氢原子促进损伤分子的修复,以及防护药与靶分子或细胞结合成复合体起保护作用等。一般认为含巯基的辐射防护药可能有这方面的作用。这类药物通常只在照前使用才有效。

### (二)干预生化-生理反应

某些化学防护药可以干预细胞代谢或参与神经体液调节机制,改变其生化、生理状态,从而起到减轻损伤、促进修复的作用。例如,降低细胞代谢率以减轻细胞的辐射敏感性,延缓或促进细胞的增殖、分化,调节和增强机体的免疫功能,提高机体的辐射耐受力等。雌激素的防护作用与其影响造血干细胞的生理功能、调节干细胞的增殖和分化有关。近年发现的许多细胞因子,如集落刺激因子、白介素、肿瘤坏死因子、干扰素等,具有多方面的生物活性,显示了辐射防护的效果。它们的机制可能也与调节细胞的生理活性有关。这一类防护药大多是在受照前和受照后使用都有一定效果。

## 二、常用的辐射防护药

### (一)氨磷汀(WR-2721)

氨磷汀(amifostine)是美国 Water Reed 陆军医学研究所经数十年研究推出的辐射防护药,俗名为 WR-2721,化学名为 2-(3 氨基丙基)胺乙基硫代磷酸酯。本品对较大剂量全身照射动物有明显预防效果,是目前最有效的辐射防护药。1999 年美国食品药品管理局批准将氨磷汀用于头颈部肿瘤放射治疗的辐射损伤防护,后来也用于肿瘤化疗后造血障碍的防护。

它是将半胱胺(mercaptoethylamine,MEA)的巯基用硫代硫酸酯盐取代,并用丙胺基取代 MEA 氨基上的 1 个氢原子的衍生物。其抗放作用明显高于 MEA 和氨乙基异硫脲(AET),有效时间约为 3h。如小猎犬受核反应堆中子和 $\gamma$ 线混合照射 2.5Gy、3.3Gy、5.5Gy 和 6.5Gy 前 30min 静脉注射 150mg/kg,可分别提高存活率 100%、100%、80% 和 60%。小鼠口服有效,但大动物口服效果差,因达到血液有效浓度的口服剂量太大,动物难于耐受药物的毒性,难以用于人体全身受照后放射病的预防。

临床使用口服 200mg/kg,是人可耐受而且有防护作用的剂量。由于 WR-2721 选择性地分布于正常组织,在缺少血管的实体瘤组织中分布较少,用于放射治疗可以保护正常组织,增强对肿瘤的放疗效果。常用剂量为 $(340\sim740)mg/m^2$,每次放疗或化疗前 $15\sim20$min 静脉注射(大于 10min)或皮下注射。使用本品时,宜采取仰卧位,注意测量血压。用药前宜用抗呕吐药物,以减轻呕吐副作用。

### (二)雌激素

天然甾体激素(如雌二醇)或人工合成的非甾体激素(如己烷雌酚、己烯雌酚等),在动物实验中都显示一定程度的辐射防护作用,而且照前照后给药都有效果。如犬受2.6~2.8Gy照射前36h肌内注射雌三醇10mg,提高存活率67%;照射后6h肌内注射10mg,仍可提高存活率60%。如照前、照后2次各肌内注射10mg,则可提高存活率70%,优于单次给药。缺点是具有雌活性,应用时有一定的副作用。雌三醇油混悬针剂,预防使用,于照射前6d内或照前即刻1次肌内注射10mg。治疗使用,于照射后1d内肌内注射10mg。照前照后结合使用,或与其他药物配伍用,可提高疗效。妇科肿瘤、再生障碍性贫血、肝病及未成年患者忌用。

此外,我国研制的"500""523""408"等抗放药也具有良好效果。"500"针剂为辐射损伤长效预防和照后早期治疗药物,并已装备核应急药箱。它可减少受照后外周血白细胞的下降程度,减轻放射病的临床表现,降低照射引起的淋巴细胞染色体畸变率,提高存活率。对中度和重度(偏轻)骨髓型急性放射病防治效果好,副作用小,有效时间长。预防急性放射病时,可在受照射前10d内肌内注射此药10mg,以照前6d内给药效果较好。治疗性应用可在受照射后1d内尽快使用,肌内注射本品10mg。受照前和受照后早期联合使用,或与其他放射病防治药物配伍应用,可提高防治效果。

"523"不仅对单纯γ射线所致的放射损伤有明显的防治效果,而且对γ射线与中子(1:1)混合照射损伤亦有较好的防治效果。受照前预防使用时,于受照前2d至照前即刻一次口服"523"片30mg;受照后早期治疗时宜在受照后1d内尽快口服此药30mg;受照前预防和受照后早期治疗结合使用时,在受照前2d至照前即刻口服此药20mg,受照后1d内再服10mg。

## 三、辐射损伤防治药物的研发、临床应用简史及发展趋势

早期寻找对放射损伤有预防作用的药物,其主要研究思路是着眼抑制辐射损伤的原初阶段,如具有在机体内减少由于射线作用所产生的自由基,降低氧分压以减轻放射损伤的氧效应,对在生命活动中具有重要功能的生物敏感分子(DNA、酶)等具有保护作用的物质。由于受照射前应用有一定的局限性,人们又开始寻找在照射后早期使用能减轻放射损伤和促进恢复的药物。近50年来,各国学者以不同的设想,从现有药物、有目的合成新化合物(数以万计)、中药有效成分、生化制剂、细胞因子等成分中筛选有效的辐射防护药,经过体外实验、大小动物实验等反复研究,已找到一些在动物身上有效的辐射防护药。但由于毒副作用等原因,真正可用于人体的辐射防护药却只有几种,防护效果也不算太高,剂量递减系数(DRF)多为1.2~1.3。

我国放射医学工作者经过近30年的协作研究,在实验研究的基础上,经过药理、药物、毒理、药物代谢及临床试用等多学科的深入研究,提出了几种获准可供人体应用的辐射损伤防治药物,在严密观察下进行了临床应用。从1980年起,我国发生的几起辐射事故所致的15例急性或亚急性放射病的临床治疗中,应用了"500"和"408"。这15例病人中,极重度骨髓型急性放射病2例,重度3例,中度5例,轻度2例,亚急性放射病3例。辐射损伤防治药物的基本用法是,在受照后几小时内肌内注射"500"10mg(7例应用了类似物);照后1d、4d、9d分别口服"408"300mg。在应用辐射损伤防治药物的同时,还依病情的轻重给予不同程度的对症治疗。

结果 13 例重度、中度、轻度及亚急性放射人均活存,临床经过顺利,造血恢复良好,未见明显的出血和感染并发症。2 例极重度病人(受照射剂量为 11～12Gy),因病情太重,分别于照后 25d 和照后 90d 死亡。综合分析实验研究资料和临床应用结果,可以认为"500""408"对急性放射损伤有较好的治疗作用,可用于中度和重度骨髓型急性放射病的早期治疗。极重度骨髓型急性放射病、肠型和脑型放射病时,因照射剂量大且病情危重,应用辐射损伤防治药物效果不佳,故不推荐使用此类药物。

当前国际上如美国有许多处于研发阶段的骨髓型急性放射病的治疗药物,主要关注于小剂量辐射损伤,而大剂量辐射损伤,如肠型、脑型急性放射病目前尚无有效治疗方法,这些领域也很难发现已有药物的新用途及新药。针对辐射在体内形成氧自由基,AEOL-10150 是 Aeolus 公司目前正在开发的一种锰卟啉催化抗氧化药,原用于肿瘤放疗中保护健康组织,主要效应是中和辐射产生的氧应激,减轻炎症反应和凋亡。CBLB502 是一种细菌鞭毛蛋白的重组衍生物,可以在造血系统和胃肠道细胞中激活信号通路,抑制凋亡,有希望将其形成辐射保护药物。BIO300 是一种名为金雀异黄酮的大豆异黄酮,具有抗氧化特性,其作用机制是将干细胞锁定在有丝分裂的静止期,对程序性细胞死亡不再敏感,而停止服用该药后细胞又可重新恢复分裂。

其他如细胞因子特别是造血生长因子(hematopoietic growth factors, HCF)类普遍被公认并应用于临床的有粒细胞集落刺激因子(G-CSF)、粒-单核细胞集落刺激因子(GM-CSF)、IL-11、红细胞生成素(EPO)和促血小板生成因子(TPO)等。角质细胞生长因子(keratinocyte growth factor, KGF)作为有潜在治疗价值的细胞因子也正在进行相关的研究。总之,辐射损伤防治药物的研发目前主要通过寻求现有批准药物的辐射损伤防治适应证,如治疗癌症放疗副作用的药物;另一途径是寻找全新化合物。而前者发现老药的新用途更切合实际,因为其成本与风险都较低。总之,寻找和研究更有效的辐射损伤防治药物仍是放射医学领域的重要课题。

(王军平 李 蓉)

## 思考题

1. 请查阅资料,收集整理 2～3 例急性放射病临床病例,分析相关的临床表现、病理变化、实验室检查结果及治疗措施。
2. 简述急性放射病的分型,急性放射病早期分类诊断的依据。
3. 骨髓型急性放射病是如何分度及分期的?各有什么特点?
4. 急性放射病治疗的主要措施有哪些?
5. 骨髓型急性放射病主要临床表现、病理基础及治疗原则是什么?
6. 肠型急性放射病临床特征、病理基础及救治原则是什么?
7. 脑型急性放射病临床特征、病理基础及救治措施是什么?

## 参考文献

[1] 毛秉智、陈家佩. 急性放射病基础与临床. 北京:军事医学科学出版社,2002.
[2] 戴昌世、王秉伋. 抗辐射药物研究. 北京:军事医学科学出版社,2003.
[3] 郭力生、耿秀生. 核辐射事故医学应急. 北京:原子能出版社,2004.

[4] 中华人民共和国卫生部. GBZ104-2017 职业性外照射急性放射病诊断. 北京：中国标准出版社，2017.
[5] 中华人民共和国卫生部. GBT28236-2011 染色体畸变估算生物剂量方法. 北京：中国标准出版社，2011.
[6] UNITED NATIONS. Sources and Effects of Ionizing Radiation. United Nations Scientific Committee on the Effects of Atomic radiation. UNSCEAR 2000 Report to the General Assembly, with Scientific Annexes, Vol. Ⅱ：Effects. New York，2000.
[7] SasakI y, Ando k, komura k, et al. The Tokai-mura Criticality Accident：Biomedical and Environmental Effects. J. Radiation Research（Japan），2001，42（suppl）：157-166.
[8] Antonadou D, Coliarakis N, Synodinou M, et al, Randomized Phase Ⅲ Trial of Radiation Treatment I Amifostine in Patients with Advanced-Stage Lung Cancer. Int. J. Radiation Oncol. Biol Phys，2001，51（4）：915-922.
[9] Koukourakis, MI, Romanidis k, Froudarakis M, et al. Concurrent Administration of Docetaxel and Stealth Liposomal Doxorubicin with Radiotherapy in Non-small Cell Lung Caner：Ecellent Tolerance Using Subcutaneous Amifostine for Cytoprotection. British J of Cancer，2002，87（4）：385-392.
[10] 姜恩海，王桂林，龚守良. 放射性疾病诊疗手册. 北京：中国原子能出版社，2012.
[11] 楼铁柱. 美国辐射损伤防治药物研发进展. 人民军医，2013，56（9）：1012-1013.
[12] 中华人民共和国卫生部发布. 造血刺激因子在外照射急性放射性病治疗中的应用指南. 北京：中国标准出版社，2013.

# 第 29 章
# 内照射放射损伤

【学习目的与要求】

本章学习内照射放射损伤的临床特点,诊断原则,体内污染的检测方法,救治原则和措施及常见放射性核素的促排剂和促排方法。

放射性核素经多种途径进入人体后,沉积于体内某些组织器官和系统引起的放射损伤称为内照射放射损伤(radiation injures from internal exposure)。

内照射损伤在战时和平时均可发生。战时,核武器和贫铀武器爆炸、脏弹等恐怖袭击时形成的放射性落下灰,可进入人体体内引起内照射损伤。平时,放射性核素在工业、农业、医学等领域中应用广泛,若使用不当、防护不周,出现意外事故,均可能造成内照射放射损伤。

但是,必须区分放射性污染和内照射放射病这两个概念。放射性核素内污染(internal contamination of radionuclides)指人体放射性核素超过其自然存在量。内照射放射病(radiation sickness from internal exposure)是指内照射引起的全身性疾病,既有电离辐射作用所致的全身性表现,也有该放射性核素靶器官的损害。放射性核素内污染是内照射放射病的基础和前提,但不属内照射放射病。防止放射性核素内污染,对其采取及时而有效的医学处理,是对内照射放射病的有效预防。

内照射放射损伤涉及几个重要概念,如年摄入限值(annual limit on intake,ALI)、待积当量剂量(committed equivalent dose)、待积有效剂量(committed effective dose)、相对生物效能(relative biological effectiveness,RBE)、RBE-加权吸收剂量(RBE-weighted absorbed dose,$AD_T$)。年摄入限值是指在一年时间内摄入体内的某一种放射性核素的量,其所产生的待积剂量达到职业性照射的年当量剂量限值。待积当量剂量是个人在单次摄入放射性物质之后,某一特定组织中接受的当量剂量率在时间 τ 内的积分。当没有给出积分的时间期限 τ 时,对成年人隐含 50 年时间期限,对儿童隐含 70 年时间期限。待积有效剂量是指将单次摄入放射性物质后产生的器官或组织待积当量剂量乘以相应的组织权重因子 $W_T$,求和,得出待积有效剂量。相对生物效能是指对特定组织或器官(T)而言,$RBE_{R,T}$ 是产生特定生物效应的参考辐射吸收剂量,与产生相同生物效应的关注辐射(R)吸收剂量之比。RBE-加权吸收剂量是指器官或组织中吸收剂量与给定辐射 RBE 的乘积。

# 第一节 放射性核素在体内的代谢

## 一、放射性核素进入体内的途径

战争时的放射性落下灰,以及平时污染于环境中的放射性核素,可通过食物、水、空气和直接接触,经消化道、呼吸道、皮肤和伤口等途径进入体内。

### (一)经消化道进入

放射性核素可经过污染的手或者食入被污染的水、食物、药品等,尤其是通过食物链方式,经消化道进入体内。

放射性核素因其理化性质不同,其吸收率也不尽相同。吸收率最高的是碱族元素(钠、钾、铯)和某些非金属元素(碘、碲),可达90%以上;其次是碱土族元素(锶、钡)为10%～40%;镧系和锕系元素的吸收率最低,为0.01%～0.1%。

### (二)经呼吸道进入

放射性核素可以以气态、气溶胶或微小粉尘的形式存在于空气中,气态放射性核素(氡、氙、氪)易经呼吸道黏膜或透过肺泡被吸收入血。粉尘或气溶胶态的放射性核素在呼吸道内的吸收取决于粒径大小及化合物性质。一般粒径愈大,附着在上呼吸道黏膜上愈多,进入肺泡内愈少,吸收率愈低。难溶性化合物在肺内溶解度很低,多被吞噬;而可溶性化合物则易被肺泡吸收入血。

除此之外,粒径的大小与其吸收程度非常相关。一般来说,粒径>1μm者,大部分被阻滞在鼻咽部、气管和支气管内,而粒径<0.01μm者,大部分能在鼻咽部、气管和支气管内自由出入,危害不大。粒径在0.01～1μm的落下灰危害最大,大部分沉积在肺部(包括细支气管、肺泡管、肺泡、肺泡囊),部分吸收入血,部分被吞噬细胞吞噬后滞留在肺内成为放射灶。

沉积在鼻咽部、气管和支气管的放射性灰尘大部分通过咳痰排出体外或吞入胃内,仅少部分吸收入血。

### (三)经伤口和皮肤黏膜进入

伤口和皮肤黏膜沾染放射性核素后,若不及时除沾染,放射性核素将通过伤口和皮肤黏膜的渗透、吸收进入体内。一般来说,经伤口进入体内的放射性核素吸收率可10倍于完好皮肤。某些放射性核素在实验室染毒条件下可通过眼结膜进入体内。

## 二、放射性核素在血液内存在的形式

放射性核素进入机体后,可通过各种途径被吸收入血。在血液里,不同核素存在的形式是不同的,主要有以下几种。

1. 离子状态　一些放射性核素的易溶性化合物可溶解于血浆,呈游离的离子状态,

如 $^{45}Ca^{2+}$、$^{90}Sr^{2+}$、$^{226}Ra^{2+}$、$UO_2^{2+}$ 等。

2. 与血浆蛋白结合　核素能与血浆内各种蛋白结合,但主要与含量较多的清蛋白结合。这种结合是非特异性的、可逆的,如铀酰离子与血浆清蛋白结合成铀酰清蛋白,也可与红细胞膜上的脂蛋白结合成铀酰脂蛋白。有些核素如 $^{51}Cr$ 和 $^{59}Fe$ 能与红细胞内的血红蛋白结合。

3. 形成复合离子或络合离子　一些放射性核素能与血浆中的无机盐阴离子形成可溶性复合离子,如 $UO_2^{2+}$ 与 $HCO_3^-$ 复合,形成重碳酸复合物 $[UO_2(HCO_3)_4]^{2-}$;也可与体内的有机酸阴离子如柠檬酸形成络合离子。

4. 形成氢氧化物胶体　镧系和锕系的一些放射性核素在血液内易水解,形成难溶性的氢氧化物胶体,如 $^{232}Th(OH)_4$ 和 $^{140}La(OH)_3$ 等。

上述以离子状态和可溶性复合物存在的放射性核素在体内易于扩散和转移;而与蛋白质结合的呈胶体氢氧化物的核素,可形成较大分子,扩散能力差,不能透过生物膜,可在血液内较长时间滞留或局部聚集,有的如钚与转铁蛋白结合,被转运至相应的组织部位。

游离的离子状态和与蛋白结合的形式,两者在血浆中维持动态平衡。一般认为,核素与蛋白结合的能力与阳离子的电荷及离子半径有关。电荷越多及半径越大,则与蛋白的结合就越稳定。因此,稀土和锕系核素与血浆蛋白结合得较紧,解离较难,扩散与转移过程较缓慢。放射性核素也可以同时以这两种形式存在。如血浆中 6 价铀既能与清蛋白结合,又能与 $HCO_3^-$ 结合,且两者之间在一定条件下呈动态平衡。

### 三、放射性核素分布滞留的规律

放射性核素进入体内后,以两种方式参与体内的代谢过程:一种是参与体内稳定性核素的代谢过程,如放射性钠和碘参与体内稳定性 $^{23}Na$ 和 $^{127}I$ 的代谢;另一种是参与同族元素的代谢过程,如放射性核素 $^{90}Sr$ 和 $^{137}Cs$ 分别参与钙和钾的代谢过程。根据其在组织和器官中的代谢特点,可分为均匀性分布和选择性分布。

1. 均匀性分布　某些放射性核素较均匀地分布于全身各组织、器官中,如 1 价阳离子的放射性核素 $^{24}Na$、$^{40}K$、$^{87}Rb$ 和 $^{137}Cs$ 等均属均匀性分布和滞留。另外,$^{14}C$、$^{3}H$ 等也是均匀性分布。

2. 选择性分布　某些放射性核素选择性地蓄积于某些组织、器官中。例如,放射性碘大部分蓄积于甲状腺。2 价化合态的放射性核素,如碱土族元素 $^{89}Sr$、$^{90}Sr$、$^{45}Ca$ 等主要蓄积于骨骼。3 价或 4 价态的放射性核素,在体内可发生水解而形成难溶性氢氧化物胶体,如 $^{140}La$、$^{144}Ce$、$^{143}Pr$ 和 $^{232}Th$ 主要蓄积于单核-巨噬细胞系统。呈 5、6、7 价态的放射性核素,有的呈亲肾型分布(如 $^{238}U$、$^{106}Ru$),有的属均匀型分布(如 F、Cl、Br、Te、Nb、Po)。

### 四、排出

放射性核素从体内排出的途径、速度和排出率与核素的理化性质和代谢特点有关。

1. 排出途径　进入体内的放射性物质可通过胃肠道、呼吸道、泌尿道,以及汗腺、唾液腺和乳腺等途径从体内排出。

(1)胃肠道:经口摄入或吸入后转移到胃肠道的难溶性或微溶性放射性核素,在最初的 2~3d,主要由粪便排出体外。如 $^{144}Ce$、$^{239}Pu$、$^{210}Po$ 由粪便可排出 90% 以上。

(2) 呼吸道：气态放射性核素（如氡、氚）及挥发性放射性核素，主要经呼吸道排出。排出率高，速度快。如氡和氚进入体内后，在最初 0.2～2h 大部分经呼吸道排出。停留在呼吸道上段的放射性核素，可随痰咳出。

(3) 泌尿道：经各种途径进入体内并吸收入血的可溶性放射性核素，主要经肾随尿排出。如 $^{24}$Na、$^{131}$I、$^{3}$H 等进入体内后第 1 天，尿中排出量占尿总排出量的 50% 左右，3d 内占尿总排出量的 90% 左右。

2. 排出速度　沉积在体内的放射性核素自体内排出的速度以"有效半减期"（effective half-life，Te）表示。它是指体内放射性核素沉积量经放射性衰变和生物排出使放射性活度减少一半所需要的时间。某放射性核素的有效半减期取决于该核素的物理半衰期（physical half-life，Tp）和生物半衰期（biological half-life，Tb）。其相互关系以（式 29-1）式表示：

$$Te = \frac{Tp \times Tb}{Tp + Tb} \tag{式 29-1}$$

物理半衰期（Tp）：指该放射性核素自身衰变 50% 所需要的时间。

生物半衰期（Tb）：指该放射性核素通过生物代谢排泄 50% 所需要的时间。

## 第二节　内照射损伤的临床特点

放射性核素进入体内后，分布和代谢特点各不相同，而且射线在体内持续地照射，直到完全衰变成稳定性核素或完全排出体外时才终止。因此，内照射损伤的临床过程有其与外照射放射病不同的特点。

### 一、选择性损伤

大多数放射性核素在体内选择性蓄积于组织器官中。在放射性核素沉积较多、比放射性高、吸收剂量大而排泄慢的组织器官受到的损伤最重。一般把某种放射性核素引起内照射损伤最重的器官称为该核素的关键器官（critical organ），或称危象器官。例如，$^{131}$I 大部分蓄积于甲状腺。$^{90}$Sr 主要蓄积于骨骼。甲状腺和骨骼分别称为放射性核素 $^{131}$I 和 $^{90}$Sr 的关键器官。

### 二、潜伏期较长

放射性核素滞留在体内，沉积在不同组织和器官中，持续不断进行照射。由于放射性核素自身的物理衰变和生物机体的排泄作用，使沉积在组织器官中的放射性核素量不断减少。因此，对关键器官的照射剂量累积到能发生损伤时需要较长时间。一般进入体内数毫居里水平时，潜伏期约数月至数年。马绍尔群岛居民是在核爆炸 9 年后才出现第 1 例甲状腺异常。切尔诺贝利核事故发生后 4 年，当地儿童中甲状腺癌发生率上升。

### 三、病程发展缓慢

放射性核素进入体内组织后，辐射能在体内的释放是一个不断的缓慢持续的过程。照射量率较小,剂量是逐渐累积的,所以病情发展缓慢,病程较长。

### 四、病程分期不明显

因病程、病情发展缓慢,放射性核素辐射能对机体的损伤作用和机体的抗损伤反应同时存在着,尽管病情可能会逐渐加重,临床症状也会渐渐显现出来,但病程分期不明显。

## 第三节　内照射放射病的诊断

内照射放射病是极少见的疾病。首先,需要确认放射性核素短期内致机体比较高的照射剂量;其次,要有该放射性核素所致的特征性效应;最后,还要有类似外照射放射病的全身性表现,需要依据人员同放射性物质的接触史、接触时间、剂量估计、临床症状和化验检查,以及放射测量结果进行综合分析,方能做出诊断。

### 一、全面收集患者与放射性物质的接触史

应尽量全面收集与放射性物质的接触史。在战时,应包括人员在放射性沾染区的停留时间,所处地区的照射率,在沾染区内是否饮用污染水,体表沾染检查结果,以及个人剂量仪读数等。平时,应包括人员接触放射性物质的种类、剂量水平、防护条件、工作场所的放射性沾染情况及本人职业年龄和卫生情况等。此外,还应听取有关人员介绍。

经物理、化学等手段证实,有过量放射性核素进入人体,致其受照情况符合下述条件之一。

1. 一次或较短时间(数日)内进入人体的放射性核素,使全身在较短的时间(几个月)内,均匀或比较均匀地受到照射,使其有效累积剂量当量可能>1.0Sv,并有个人剂量档案和健康档案。

2. 在相当长的时间内,放射性核素多次进入体内;或者较长有效半减期的放射性核素一次或多次进入体内,致使机体放射性核素摄入量超过相应的年摄入量限值几十倍以上。

内照射放射病属确定性效应,存在致病的剂量阈值。但因目前缺少实践经验,难以定量给出。参考外照射放射病的阈剂量,内照射放射病的待积有效剂量应>1.0Sv。

诊断原则:放射性核素一次或较短时间(数日)内进入人体,或在相当长的时间内,放射性核素多次、大量进入人体,体外直接测量(全身计数量)器官、组织或间接测量(由测量尿、粪、空气和其他环境样品分析推算)证实,放射性核素摄入量达到或超过阈值摄入量(表29-1)。

表29-1　放射性核素摄入量导致严重确定性效应的剂量阈值

| 效应 | 靶器官 | 照射类型 | RBE | 30d待积RBE加权吸收剂量 $AD_{T,05}(\triangle^b)$/Gy-Eq |
|---|---|---|---|---|
| 造血损伤 | 红骨髓 | α辐射体吸入或食入 | 2 | 0.5~8 |
| | | β/γ辐射体吸入或食入 | 1 | |
| 肺炎 | 肺(肺泡) | α辐射体(S或M型)吸入 | 7 | 30~100 |
| | | β/γ辐射体(S或M型)吸入 | 1 | |

(续 表)

| 效应 | 靶器官 | 照射类型 | RBE | 30d 待积 RBE 加权吸收剂量 $AD_{T_105}(\triangle^b)$/Gy-Eq |
|---|---|---|---|---|
| 消化道损伤 | 结肠 | α辐射体吸入或食入 | - | - |
|  |  | β/γ辐射体吸入或食入 | 1 | 20~24 |
| 急性甲状腺炎 | 甲状腺[a] | 吸入或食入放射性核素 | 02~1 | 60 |
| 甲状腺功能衰退 |  |  |  | 2 |

注：[a] 甲状腺产生确定性效应，外照射的效能比 $^{131}$I 内照射高出 5 倍，所以 $^{131}$I 的 RBE 为 0.2，其他放射性核素的 RBE 为 1；[b] △ 为待积 RBE 加权吸收剂量的时间段，表中 △ = 30d（引自 GB896-2011）

## 二、临床症状和详细医学检查

内照射放射病的临床表现，或以与外照射急性放射病相似的全身性表现为主，或以该放射性核素靶器官的损害为主，并具有放射性核素初始入体部位和经过的代谢途径（如肺、肠道和肾）的损伤表现，可能发生在放射性核素初始进入人体内的早期（几周内）和（或）晚期（数月至数年）。

1. 内照射放射病初期反应症状不明显或延迟，恶心、呕吐和腹泻仍为其主要临床表现。但放射性核素以吸入途径入体时，一般无腹泻出现。呕吐出现时间和严重程度与放射性核素摄入量密切相关。

2. 均匀或比较均匀地分布于全身的放射性核素（如 $^3$H，$^{137}$Cs）引起的内照射放射病，其临床表现和实验室检查所见与急性或亚急性外照射放射病相似，以造血障碍、骨髓功能低下为主要临床表现。极期发生较晚，病程迁延。

3. 选择性分布的放射性核素引起的内照射放射病呈现造血功能障碍等急性或亚急性外照射放射病相似的全身性表现，还伴有以靶器官的损害为特征性临床表现。靶器官的损害因放射性核素种类而异，放射性碘引起的甲状腺功能低下、甲状腺结节形成等；镭、钚等亲骨性放射性核素引起的骨质疏松、病理性骨折等；稀土元素和以胶体形式进入体内的放射性核素引起的单核-巨噬细胞系统的损害；吸入钚、镅、锔等锕系放射性核素可出现肺部损伤的症状，核素吸收入血，则主要沉积于骨表面，引起骨质改变和造血功能障碍；放射性锌则主要聚集于胰腺，易引起胰腺损伤。

根据内照射放射病的临床特点，对病人进行临床经过的观察，特别要注意有无放射性物质进、出途径和停留部位的局部损伤表现。根据内照射放射病的临床特点，应进行如下检查：常规检查，包括血常规、淋巴细胞微核率和染色体畸变率检查等；放射性核素检测，包括体外测量和生物样品分析；针对放射性核素在体内选择性蓄积的脏器，做相应的脏器功能检查。

## 三、体内污染的监测

依据放射性核素吸收、沉积、排出的特点，测定血、尿、便、痰液等的放射性；测量选择性沉积的组织、器官的放射性。由于放射性物质在体内排泄速度较快，大多在进入体内后的最初几天排出体外,因此,对胃内容物、血、尿、便的放射性测定,必须尽早进行。体内放射性核素的测量方法分为体外直接测量法和生物样品分析。

### (一)体外直接测量

体外直接测量包括全身测量和器官测量,都由探测器、屏蔽装置和记录系统组成的测量装置来完成。

1. 整体测量装置　整体测量装置是利用全身计数器测量体内发射γ射线或X射线的放射性核素种类和活度的一种方法。它用具有较高探测效率的探测器(如NaI晶体、闪烁体)测定放射性核素衰变时发射的γ射线或X射线,分析测得的γ谱,可对体内的核素进行定量和定性分析。

若使用一些特殊技术来测量高能β辐射体产生的韧致辐射,则该装置可用于测量体内 $^{90}Sr$、$^{32}P$ 这类核素,但效果稍差。

2. 器官测量装置

(1)肺部计数器:可用单一NaI晶体,来测量肺内钚释放的X射线或 $^{241}Am$ 释放出的γ射线(60keV),用超声波确定胸壁厚度(对结果修正),以此估算肺内钚或镅的含量。

(2)甲状腺测量装置:用NaI晶体探头可测定甲状腺内放射性核素(如碘)释放的γ射线。

### (二)生物样品的分析

生物样品法主要是分析人体排泄物,例如尿、粪便、呼出气及血液、毛发等,估算内照射剂量。如对血、尿等生物样品,经放化方法预处理后,用激光-荧光法测量铀含量。

方法的选择,取决于污染物的性质。对β辐射和γ辐射,可分别测量β射线产生的韧致辐射或直接测量γ辐射的活度;对于其他辐射,因为直接测量有困难,一般采用样品分析法。可根据测得的计数率和测定时间,推算进入体内的放射性核素内照射剂量。

## 四、甲状腺和造血功能检查

甲状腺功能检查在诊断早期落下灰引起的内照射损伤中有重要价值,尤其是甲状腺吸 $^{131}I$ 能力和 $^{131}I$ 有效半减期的测定比较灵敏。造血功能检查对亲骨性放射核素引起的造血组织损伤有重要参考价值。

# 第四节　内照射损伤的治疗

内照射损伤的救治,主要采取综合措施,以防止或减少放射性核素在体内的沉积,减轻或防止内照射损伤。

## 一、消除体表沾染

放射性核素沾染体表,应尽早进行局部洗消、全身洗消和伤口除沾染,以减少或阻止放射性核素进入体内。

轻度污染,用特制的洗消皂洗消 1～2 次,污染基本可以去除;$^{239}$Pu 和超铀核素($^{241}$Am、$^{242}$Cm)、稀土核素应选用 DTPA 复合剂(pH:3～5)、5% DTPA 溶液(pH:3～5)和 1%～2%的稀盐酸溶液。污染核素种类不明或难以去除的局部污染,可选用 5%次氯酸钠溶液或 6.5%高锰酸钾溶液浸泡后,再用 10%～20%的盐酸羟胺刷洗脱色,一般均可去除。

## 二、减少吸收

当放射性核素由消化道进入体内仍停留在胃肠道时,应尽快采用以下措施减少放射性核素吸收入血。

1. 催吐和洗胃　在食入放射性核素的最初 1～2h 可进行催吐和洗胃,可用清洁钝器刺激咽部;或口服催吐药物,如吐根、硫酸铜(1%,25ml)、硫酸锌(1～2g)、藜芦(2.5～5g)、甜瓜蒂(5～10g)、胆矾(0.12～0.75g),或皮下注射阿扑吗啡(5～10mg)。催吐要及早实施,可使刚进入胃内的放射性物质排出 80%～90%。在催吐不佳时,可用温生理盐水或弱碱性溶液如 2%碳酸氢钠洗胃。

2. 口服吸附剂、沉淀剂　对残留在胃内和肠道内的放射性物质,通过吸附、沉淀剂作用将其吸附、沉淀下来。吸附剂有活性炭、磷酸钙、骨粉、硫酸钡等。沉淀剂褐藻酸钠(10g)、凝胶磷酸铝(100ml)用于锶、钡等元素;普鲁士蓝(10g)配成糖水服用,可减少 $^{137}$Cs 的吸收率 40%;鸡蛋清用于重金属元素,抗酸剂用于能溶于酸性液体的元素。

3. 服用缓泻剂　摄入放射性核素后超过 4h,服用缓泻剂,可加速放射性核素在胃肠道内运行,缩短停留时间,减少吸收。

由呼吸道进入的放射性核素,应清洗鼻腔,在鼻咽部喷入血管收缩药(如 1%麻黄碱或 0.1%肾上腺素),然后口服祛痰药(如氯化铵 0.3g,碘化钾 0.25g),促使其随痰咳出。

当伤口受沾染时,首先尽快用生理盐水冲洗伤口,同时用消毒纱布或棉签擦拭创面。必要时要尽早进行清创术,可与除沾染结合进行。

## 三、加速排出

一般而言,对放射性核素摄入量可能超过 2 倍 ALI 时,应认真估算摄入量和吸收量,对已经吸收入血和沉积在组织、器官中的放射性核素尽早加速排出,以减少它们在组织、器官中的沉积量。同时应登记,以便追踪观察。

1. 口服碘化钾片　口服碘化钾片 0.1g,可阻止食入或吸入的放射性碘在甲状腺内的蓄积,并提高放射性碘的排出速率。但其效果与服药时间有关,一般在摄入放射性碘同时或摄入前 24h 内服用效果最佳,4h 后阻滞效果已显著下降。另外,还可服用高氯酸钾、甲巯咪唑(他巴唑)和促甲状腺素等。

2. 应用络合剂(亦称螯合剂)　络合剂在体内能与金属离子形成溶解度大,离解度小,扩散力强的络合物,加速金属离子自体内经肾排出。络合剂的应用已成为促排放射性核素的重要方法之一。

(1)多羧多胺基络合剂:如乙二胺四醋酸二钠钙(又称依地酸钙钠,Ca·Na$_2$-EDTA)和二乙基三胺五醋酸二钠钙（又名促排灵，Ca·Na$_2$-DTPA），对钚、钍、钇和稀土元素都具有明显的促排作用。但对肾脏有损害，应注意尿常规检查，及时停药。DTPA疗效比EDTA好，副作用小。

近年来，我国研制的一种氨基羧基螯合剂喹胺酸和新合成的多羧多胺络合剂"811""H-73-10"，对钚、钍、锆的促排效果优于DTPA。

(2)巯基络合剂：二巯丙醇、二巯丁二钠和二巯基丙烷磺酸钠，对$^{210}$Po均有较好的促排效果，后两种促排效果尤佳，且毒性小。

3. 服用影响代谢的药物　服用大量的氯化铵造成代谢性酸中毒，使骨质脱钙，促进钙的排出增加，同时促进体内亲骨性放射性核素锶、钡、镭等的排出。应用甲状腺素可动员骨钙入血，增加尿钙的排出，同时锶的排出亦增加。

常见放射性核素的阻止吸收和加速排除的情况见表29-2。

表29-2　常见放射性核素的阻止吸收和促排方法

| 放射性核素 | 阻止吸收药物 | 促排药物 |
| --- | --- | --- |
| $^3$H | 强制饮水 | 强制饮水，利尿药氢氯噻嗪（双氢克尿塞）等 |
| $^{32}$P | 磷酸铝 | 磷酸盐、DTPA |
| $^{60}$Co | 钴盐 | DTPA、葡萄糖酸钴 |
| $^{90}$Sr | 海藻酸钠 | 氯化铵、脱钙疗法 |
| $^{99m}$Tc | 吸附剂 | 高氯酸钾 |
| 碘 | 碘化钾 | 碘化钾 |
| 铯 | 普鲁士蓝 | 普鲁士蓝 |
| $^{144}$Ce | 海藻酸钠、吸附剂 | DTPA |
| $^{192}$Ir | 吸附剂、抗酸剂 | 首选Ca-DTPA；如无，可用Zn-DTPA |
| $^{210}$Po | 吸附剂、抗酸剂 | 二巯基丙磺酸钠 |

## 四、综合对症治疗

根据病人情况，实施综合对症治疗，如促进造血功能恢复、改善甲状腺功能、抗感染、提高机体抵抗力等。

（李　蓉　史春梦）

### 思考题

1. 试举例说明放射性核素进入体内的途径，在体内如何代谢和分布？
2. 内照射放射损伤有哪些临床特点？
3. 内照射、内照射放射损伤、内照射急性放射病的概念是什么？
4. 常见放射性核素的促排药物有哪些？
5. 如何诊断内照射放射病？如何治疗？

## 参 考 文 献

[1] 罗成基,欧阳子倩.核化学武器损伤防治学.北京:人民军医出版社,1994.
[2] 夏寿萱.放射卫生学.北京:军事医学科学出版社,1998.
[3] 程天民.军事预防医学.北京:人民卫生出版社,2006.
[4] 王登高,石元刚.军事预防医学.北京:军事医学科学出版社,2000.
[5] 吴德昌.放射医学.北京:军事医学科学出版社,2001.
[6] 中华人民共和国卫生部.GBZ96-2011.内照射放射病诊断标准.北京:中国标准出版社,2011.
[7] Yamashita S,Takamura N,Ohtsuru A,et al. Radiation Exposure and Thyroid Cancer Risk. After the Fukushima Nuclear Power Plant Accident in Comparison with the Chernobyl Accident. Radiat. Prot. Dosimetry,2016,111(1):41-46.
[8] Jelin BA,Sun W,Kravets A,et al. Quantifying Annual Internal Effective 137Cesium Dose Utilizing Direct Body-Burden Measurement and Ecological Dose Modeling. J Expo Sci Environ Epidemiol,2016,26(6):546-553.
[9] Kamiya K,Ishikawa T,Yasumura S,et al. External and Internal Exposure to FUKUSHIMA Residents. Radiat Prot Dosimetry,2016,171(1):7-13.
[10] Evrard O,Laceby JP,Lepage H,et al. Radiocesium Transfer from Hillslopes to the Pacific Ocean after the Fukushima Nuclear Power Plant Accident:A review. J Environ Radioact,2015,148:92-110.
[11] Yamashita S,Suzuki S. Risk of Thyroid Cancer after the Fukushima Nuclear Power Plant Accident. Respir Investig,2013,51(3):128-133.
[12] 中华人民共和国卫生计委.WST538-2017.放射性内污染人员医学处理规范.北京:中国标准出版社,2017.

# 第 30 章

# 皮肤放射损伤

【学习目的与要求】

通过本章的学习,要求学员掌握皮肤放射损伤的定义及急性皮肤放射损伤的临床表现、分度诊断标准、救治原则和皮肤 β 射线损伤的特点,使学员对皮肤放射损伤有一个比较全面细致的了解,从而对今后的工作起到一定的指导作用。

## 第一节 皮肤放射损伤概述

### 一、定义

身体局部短时间内受到大剂量电离辐射或长期受到超剂量限值的照射后,受照部位所发生的皮肤损伤称皮肤放射损伤(radiation injuries of skin)。

### 二、发生条件

在核战争条件下,皮肤放射损伤主要由于核爆炸后产生的大量放射性落下灰沾染体表暴露部位所致。此外,大剂量早期核辐射局部作用也可引起皮肤放射损伤。

在平时,核反应堆、加速器、核燃料后处理和放射性核素生产单位等发生事故、医疗超剂量照射事故、长期接触超剂量限值的照射可引起皮肤放射损伤。

皮肤放射损伤的分类方式有多种,按临床经过分急性放射性和慢性放射性皮肤损伤,按接触放射源的性质分 X 射线、γ 射线和 β 射线照射引起的皮肤损伤。

### 三、影响皮肤放射损伤的因素

**(一)射线的种类与剂量**

电离辐射的种类和能量不同,引起皮肤损伤的程度也有差别。电离密度较人、穿透能力较

弱的 β 射线和软 X 射线容易被皮肤浅层组织吸收而引起皮肤损伤。相反,能量较高、电离密度较低、穿透力较强的硬 X 射线和 γ 射线易透过皮肤表层达深层组织,引起深层组织损伤。同一种射线、能量相等情况下,随剂量加大损伤严重(表 30-1)。

表 30-1　各类射线引起人皮肤不同程度损伤的剂量(Gy)

| 皮肤损伤程度 | 软 X 射线 | 硬 X 射线 | γ 射线 | β 射线 |
| --- | --- | --- | --- | --- |
| Ⅰ度脱毛 | 3.0 | 5.0 | 7.0 | 4.0~5.0 |
| Ⅱ度红斑 | 5.0 | 7.0 | 10.0 | 6.0~7.0 |
| Ⅲ度水疱 | 7.5 | 10.0 | 15.0 | 10.0 |
| Ⅳ度溃疡坏死 | 10.0 | 15.0 | 20.0 | 15.0 |

**(二)剂量率与照射间隔时间**

一般来说,剂量率愈大,照射的间隔时间愈短,皮肤的损伤愈重。

**(三)生物因素**

不同年龄的人,其皮肤对电离辐射的敏感性不同。儿童的皮肤较成年人敏感性高,60 岁以上老年人的皮肤对电离辐射的反应较低。女性皮肤一般比男性的敏感性高,尤其在妊娠、月经期反应更明显。一般认为,不同部位皮肤的敏感性亦有差异,经常受压迫摩擦和潮湿的皮肤敏感性高,如腋窝、腹股沟、肛门部皮肤。屈侧较伸侧敏感。身体各部位皮肤对电离辐射的敏感程度排列如下:面部＞颈前＞腋窝＞四肢屈侧＞腹部。

**(四)物理和化学因素**

当皮肤由于寒冷、冻伤或受压迫等引起血液循环不良时,其对辐射的敏感性增加。热、光、紫外线及能引起充血的化学物质(如碘、酸、碱等),能提高皮肤对射线的敏感性。

# 第二节　皮肤放射损伤的临床表现

急性放射皮肤损伤临床上分为四度:Ⅰ度脱毛;Ⅱ度红斑反应;Ⅲ度水疱反应;Ⅳ度溃疡坏死反应。临床经过分为四期:初期反应期、假愈期、症状明显期(反应期)和恢复期。

## 一、急性放射皮肤损伤的临床表现

1. Ⅰ度—脱毛反应(dermatitis suberythematosa)　Ⅰ度的临床特点主要是皮肤附属器受损。受照后 2 周局部出现色素沉着,粟粒状毛囊角化性丘疹,轻度瘙痒。毛发松动极易脱落,一般从 14~18d 开始,到 20~24d 毛发脱落结束。此时患者皮肤无炎症,无红斑,局部没有疼痛,仅有脱屑和后继的轻度色素沉着。至第 3 个月末毛发可以再生,新生的毛发往往呈现不同的形状和着色。若 6 个月内不再生,则为永久性毛发脱落。

2. Ⅱ度—红斑反应(dermatitis erythematosa)　Ⅱ度不仅皮肤附属器受损伤,而且皮肤本身亦受到损伤,其病程分期如下。

(1)初期反应期:照射后3～4d,局部瘙痒、疼痛、烧灼感,出现轻度水肿和界线清楚的充血性红斑,毛细血管扩张,附近淋巴结肿大。上述症状持续1～7d后,红斑暂时消失,故有假性红斑之称。

(2)假愈期:持续3周左右。照射剂量越大,假愈期越短。此期临床症状虽消失,但照射部位的皮肤可有功能障碍。

(3)症状明显期:照后14～21d,上述症状重现且明显,可产生持久的红斑,称为真性红斑。一般从第30多天起红斑界线十分清楚,皮肤呈棕褐色,局部稍有肿胀、瘙痒和烧灼感,并有色素沉着;同时伴有一系列的皮肤细胞营养障碍性变化,可产生干性脱皮。局部淋巴结肿大,持续2～3周后转入恢复期。

(4)恢复期:红斑区出现片状脱屑、色素沉着。损伤的肢体可有长时间的水肿,一般无功能障碍。

3. Ⅲ度—水疱反应(dermatitis bullosa)　Ⅲ度急性皮肤放射损伤又称湿性皮炎或湿性脱皮。损伤导致表皮细胞退变,并累及真皮和皮下组织血管,组织间液体潴留形成水疱性皮炎。其病程分期如下。

(1)初期反应期:此期的临床表现与Ⅱ度皮肤损伤的早期症状相似,但出现早,程度重。

(2)假愈期:早期出现的红斑隐退,瘙痒、烧灼感等临床症状均消失,持续时间一般在2周以内。

(3)症状明显期:红斑再次出现,局部肿胀明显,皮肤发红、逐渐加深呈紫红色,照射部位瘙痒、疼痛剧烈,具有严重的烧灼感,局部明显水肿及红斑出现是发生湿性皮炎的前兆。数天后在红斑处出现水疱和大水疱,周围有色素沉着。水疱破裂后形成糜烂面,常有渗出液。若继发感染,则不易愈合,附近淋巴结肿大,并有触痛。此外,大范围水疱反应可合并有体温升高及其他全身症状,如头晕、乏力、食欲减退、恶心、呕吐等。全身症状加重与局部损伤的恶化是一致的。皮肤附属器损伤也较重,受照后2周左右可产生脱毛现象,汗腺和皮脂腺发生变性和萎缩,分泌功能障碍,可影响到体温调节。指(趾)甲基底发生营养障碍,光泽消失,外形粗糙,并有裂纹。

(4)恢复期:整个病程需1～3个月或更长时间。糜烂面在痂下愈合,部分留有瘢痕疙瘩。再生皮肤菲薄、萎缩、干燥而无弹性,病变部位皮肤呈暗褐色和毛细血管扩张。新生的皮肤对外界刺激极其敏感,很容易再次破溃而不易愈合。

4. Ⅳ度—溃疡坏死性反应(dermatitis ulcerosa)　Ⅳ度急性皮肤放射损伤是最严重的皮肤放射损伤。皮肤各层组织均发生病变,甚至累及皮下组织、肌肉以至骨骼。该度损伤的临床经过急剧而严重。

(1)初期反应期:照后损伤部位迅速出现烧灼或麻木感,疼痛、肿胀和早期红斑等均明显加重。局部肌肉剧烈疼痛,肢体活动亦受到一定限制,附近淋巴结肿大,有触痛;如有大面积损伤时,全身症状明显。

(2)假愈期:该期比Ⅲ度皮肤放射损伤显著缩短,一般不超过2～4d。患者自觉症状减轻或消退,仅照射部位的水肿现象还存在,或有加重趋势。若照射剂量更大时,可无假愈期而进入症状明显期。

(3)症状明显期:假愈期后,再次出现明显的红斑,呈紫蓝色,伴有色素沉着。同时产生水疱和组织坏死,水疱破溃后出现糜烂面或圆形溃疡。溃疡周围往往有潜在性界线,进而溃烂化脓,坏死面积扩大,有时溃烂深达骨骼,尤其是靠近骨骼的皮肤部位,坏死最严重,组织完全分解崩溃,疼痛剧烈难忍。局部淋巴结显著肿大,继发感染时更为明显。全身症状十分严重,患者主诉全身无力、精神不佳、食欲减退、恶心、呕吐,或有腹泻、便中带血等,白细胞显著减少,易并发脓毒血症及败血症而危及生命。整个皮肤层及附属器均遭到严重损伤,毛发永不再生。严重者发生缺血性坏疽,可导致死亡。

(4)恢复期:一般要经数月或数年才能愈合,甚至长期不愈合。已愈部位也易反复破溃,易感染,疼痛剧烈。毛囊、皮脂腺均遭破坏不再恢复。大多伴有成纤维细胞过度增殖,形成瘢痕挛缩,伴有功能障碍。曾经患过Ⅲ度或Ⅳ度急性皮肤放射损伤的部位,即使痊愈,经数月或数年后,也可能产生晚期反应,受照后6~18个月或更长时间发生晚期红斑,伴有肿胀和剧烈疼痛的血管炎,常因受到外界刺激,如外伤、温度、压力变化而诱发,或转化为慢性皮肤放射损伤。

## 二、皮肤β射线损伤的特点

β射线是放射性落下灰发射的主要射线之一,由落下灰所引起皮肤损伤的红斑剂量在5.0Gy以上,形成水疱的剂量约为10 Gy,发生溃疡坏死的剂量估计为20 Gy。其临床表现除了上述特点以外,还有其特殊的病程特点。

### (一)病程经过具有潜伏期

由落下灰引起的皮肤放射损伤,在临床过程中有一个潜伏期,而不像X射线和γ射线照射皮肤后先出现初期反应。潜伏期的长短与皮肤所受的照射剂量大小有关。一般地说,照射剂量越大,其潜伏期就越短。此外,受照皮肤的部位不同,其潜伏期亦有所差异。若各部位皮肤同时受照,则出现皮肤损伤的先后次序一般为头皮、颈项、腋窝、足部、臂部、下肢和躯干;肢体屈侧皮肤的潜伏期较伸侧为短,因而出现损伤较早。

### (二)病变多在身体裸露部位

落下灰必须与皮肤直接接触而且要达到足够剂量时,才能引起皮肤放射损伤。因此病变多见于头部、双手等暴露部位及多汗易积垢的头皮、腋窝、肘窝、腰围等部位。

### (三)皮肤表层损伤较常见

β射线穿透力较弱,其主要引起表皮和真皮浅层及有关附属器(毛囊、皮脂腺等)的损伤,多为Ⅰ、Ⅱ度损伤,故其危害性较小;但能量大的β射线可穿透表皮达真皮层,也能产生坏死性损伤和形成溃疡。

### (四)病程较长

β射线引起的皮肤损伤,很少转变为慢性放射性皮炎。但Ⅲ度以上的β射线皮肤损伤可转变为慢性炎症,症状可持续6个月以上,甚至经久不愈。

# 第三节 皮肤放射损伤的诊断

皮肤放射损伤的诊断主要依据机体局部受照射史、放射性落下灰沾染情况、个人防护条件,以及损伤局部表现及发展的缓急等,结合症状和体征判断。

## 一、急性皮肤放射损伤的诊断标准

根据患者的职业史、皮肤受照史、个人防护条件、法定局部剂量检测提供的受照剂量及现场受照个人剂量调查、皮肤受照后的主要临床表现和预后,进行综合分析,依据表30-2做出分度诊断。最后诊断,应以临床症状明显期皮肤表现为主,并参考照射剂量值。β射线、低能X射线造成的各分度损伤的剂量低于表30-2中相应的参考剂量。

表30-2　急性放射性皮肤损伤分度诊断标准

| 分度 | 初期反应期 | 假愈期 | 临床症状明显期 | 参考剂量(Gy) |
| --- | --- | --- | --- | --- |
| Ⅰ |  |  | 毛囊丘疹、暂时脱毛 | ≥3 |
| Ⅱ | 红斑 | 2~6周 | 脱毛、红斑 | ≥5 |
| Ⅲ | 红斑、烧灼感 | 1~3周 | 二次红斑、水疱 | ≥10 |
| Ⅳ | 红斑、麻木、瘙痒、水肿、刺痛 | 数小时至10d | 二次红斑、水疱、坏死、溃疡 | ≥20 |

## 二、放射性皮肤癌的诊断标准

必须是在原放射性损伤的部位上发生的皮肤癌;癌变前表现为射线所致的角化过度或长期不愈的放射性溃疡;凡不是发生在皮肤受放射性损害部位的皮肤癌,均不能诊断为放射性皮肤癌;发生在手部的放射性皮肤癌其细胞类型多为鳞状上皮细胞癌。

## 三、特殊检查

1. 物理检查　主要有皮肤局部温度测量法,可以提供照射区皮肤血流量信息。用这些方法测定照射区和对照区皮肤温度和血液循环。另外,最近采用磁共振成像预测病变的范围和病情进展,对急性皮肤放射损伤诊断有一定意义。

(1)远红外热像仪或液晶温度记录仪:用远红外热像仪或液晶温度记录仪(liquid crystal thermography)测量皮肤温度,如病区皮温超过对照区2℃就应当考虑有损伤;严重损伤时,照射区与对照区皮肤温度可相差8℃,而慢性期皮肤温度可能较健侧降低。

(2)磁共振成像:深层组织损伤如肌肉、血管、骨髓缺损、水肿时磁共振成像(magnetic resonance imaging,MRI)密度降低,对表层损伤无意义。

2. 甲皱微循环检查　在镜下可见到甲皱毛细血管数减少、血管襻变窄、长度缩短,畸形管瓣增多等。

3. 其他临床实验室检查　对受照人员应做全身损伤情况或内污染检查,如白细胞计数、淋巴细胞绝对值、淋巴细胞染色体畸变、精液分析、内污染监测等,若头部皮肤损伤应注意眼晶状体追踪观察。

## 第四节　皮肤放射损伤的治疗

皮肤放射损伤的救治原则:尽快脱离放射源,消除放射性沾染,避免再次照射;保护皮肤的损伤部位,防止外伤和各种理化刺激;消除炎症,防止继发感染,促进组织愈合;对经久不愈的溃疡,可手术治疗;在合并有急性放射病时,全身和局部病变可互相影响,因此,在局部治疗的同时,应积极进行全身性治疗。若患者正处于放射病极期,全身治疗则是主要的,局部可行保护性处理。

### 一、处理原则

立即脱离辐射源或防止被照区皮肤再次受到照射或刺激。疑有放射性核素沾染皮肤时应及时予以洗消去污处理。对危及生命的损害(如休克、外伤和大出血),应首先给予抢救处理。

### 二、全身治疗

皮肤损伤面积较大、较深时,不论是否合并全身外照射,均应卧床休息,给予全身治疗。

1. 加强营养,给予高蛋白和富含维生素及微量元素的饮食。
2. 加强抗感染和缓解炎症的措施,应用有效的抗生素类药物、TNFα抑制剂等。
3. 维生素类药物,如维生素 C、维生素 E、维生素 A 及 B 族维生素。
4. 给予镇静、镇痛药物。疼痛严重时,可使用哌替啶类药物,但要防止成瘾。
5. 注意水、电解质代谢和酸碱平衡,必要时可输入新鲜血液。
6. 根据病情需要,可使用各种蛋白水解酶抑制剂,增加机体免疫功能的药物,如 $\alpha_2$-巨球蛋白($\alpha_2$M)、丙种球蛋白制剂等。
7. 应用自由基清除剂,如氨磷汀、己酮可可碱、硫酸铝等。
8. 必要时可使用活血化瘀、改善微循环的药物,如复方丹参、低分子右旋糖酐等。
9. 如合并内污染时,应使用络合剂促排。

### 三、局部非手术治疗

1. Ⅰ、Ⅱ度放射性皮肤损伤或Ⅲ度放射性皮肤损伤在皮肤出现水疱之前,注意保护局部皮肤。必要时可用水性凝胶保湿,应用抗组胺类或皮质类固醇类药物。
2. Ⅲ、Ⅳ度放射性皮肤损伤出现水疱时,可在严密消毒下抽去水疱液,可用凡士林油纱布覆盖后加压包扎,或者采用银箔尼龙辅料包裹,预防感染。

3. 疱皮有放射性核素沾污时,应先行去污,再剪去疱皮。

4. Ⅳ度放射性皮肤损伤,水疱破溃形成浅表溃疡,可使用维斯克溶液外敷,预防创面感染。如创面继发感染,可根据创面细菌培养的结果,采用敏感的抗生素药物湿敷。进入恢复期后适时手术。

## 四、手术治疗

1. 急性期应尽量避免手术治疗,因此时病变尚在进展,难以确定手术的病变范围。必要时可进行简单的坏死组织切除及生物辅料和游离皮片覆盖术。注意保护局部功能。待恢复期后再施行完善的手术治疗。

2. 位于功能部位的Ⅳ度放射性皮肤损伤或损伤面积大于 $25cm^2$ 的溃疡,应进行早期手术,行侵袭性清创和皮片覆盖甚至是全层皮肤移植术,部分肢体难愈性溃疡还需截肢。

(史春梦  李 蓉)

### 思考题

1. 急性放射性皮肤损伤分为几度?其各自的主要临床表现是什么?
2. 慢性放射性皮肤损伤分为哪几种类型?
3. 皮肤β射线损伤的特点是什么?
4. 皮肤放射损伤的治疗原则是什么?
5. 急性皮肤放射损伤的处理原则是什么?
6. 慢性皮肤放射损伤的处理原则是什么?

### 参 考 文 献

[1] 中华人民共和国卫生部.GBZ106-2016.放射性皮肤疾病诊断标准.北京:中国标准出版社,2016.

[2] 罗成基,欧阳子倩.核、化学武器损伤防治学.北京:人民军医出版社,1994.

[3] 刘树铮.医学放射生物学.北京:原子能出版社,1998.

[4] 最新放射工作卫生防护法规标准应用与放射工作业务管理手册(第2卷).北京:中科多媒体电子出版社,2003.

[5] 郭力生,葛忠良.核辐射事故的医学处理.北京:原子能出版社,1990.

[6] Stewart FA,Akleyev AV,et al. ICRP Publication 118:ICRP Statement on Tissue Reactions and Early and Late Effects of Radiation in Normal Tissues and Organs-Threshold Doses for Tissue Reactions in a Radiation Protection Context. Ann ICRP,2012,41:1-322.

[7] Kim JH,Kolozsvary AJ,Jenrow KA,et al. Mechanisms of Radiation-Induced Skin Injury and Implications for Future Clinical Trials. Int J Radiat Biol,2013,89:311-318.

[8] Waghmare CM. Radiation Burn-from Mechanism to Management. Burns,2013,39:212-219.

# 第 31 章

# 放射卫生防护基础

【学习目的与要求】

本章介绍放射卫生防护的相关基础知识。通过本章学习,要求了解放射防护的任务,放射性"三废"处理。掌握放射防护的目的、基本原则和标准,外照射防护和内照射防护的基本措施。

## 第一节 放射卫生防护概述

### 一、放射防护的任务

放射防护的任务是既要积极进行有益于人类的伴有电离辐射的实践活动,促进核能利用及新技术的发展;又要最大限度地预防和缩小电离辐射对人类和环境的危害。

### 二、放射防护的目的

对人类而言,放射防护的目的是防止确定性效应的发生,限制随机性效应的发生率,使之达到被认为可以接受的水平,确保放射工作人员、公众及其后代的健康和安全。

#### (一)防止确定性效应的发生

确定性效应是一种具有剂量阈值的效应。从理论上讲,只要将受照射剂量控制在阈值以下,就不会发生确定性效应。因此,必须确保人员在其一生中或全部工龄期间,任何组织、器官所受到的电离辐射的累积当量剂量,均应低于发生确定性效应的剂量阈值。

对于肺、肝、肾、小肠、骨、皮肤等大多数器官的慢性长期照射,其阈值剂量均在 20~30Gy 以上。而对电离辐射敏感的性腺、骨髓和眼晶状体的阈值剂量很低,国际放射防护委员会(International Committee on Radiological Protection,ICRP)给出了它们的剂量阈值,见表 31-1。

表 31-1 某些确定性效应的剂量阈值(Sv)

| 组织与效应 | 单次照射 | 多次照射的累积当量剂量 |
|---|---|---|
| 睾丸 | | |
| 　精子减少 | 0.15 | NA |
| 　永久性不育 | 3.5～6.0 | NA |
| 卵巢永久性不孕 | 2.5～6.0 | 6.0 |
| 眼 | | |
| 　晶状体混浊 | 0.5～2.0 | 5.0 |
| 　视觉障碍 | 5.0 | >8.0 |
| 骨髓 | | |
| 　血细胞暂时减少 | 0.5 | NA |
| 　致死性再生不良 | 1.5 | NA |

注：NA 表示不适用，因阈剂量取决于剂量率而非总剂量

### (二)限制随机性效应的发生率，使之达到被认为可以接受的水平

随机性效应是一种无剂量阈值的效应。从理论上讲，受到任何电离辐射的照射，即使剂量微小，就有可能发生随机性效应。放射工作人员即使在放射防护最优化的条件下工作，也会受到比公众高得多的不可避免的剂量照射。所以，随机性效应理论上无法完全避免，对其防护目的是限制其发生率，使之达到被认为可接受的水平。

1. 什么是可以接受的水平　众所周知，人类在生活、工作和改造环境的一切活动中，都伴有一定概率的危险性，例如，工伤事故、交通事故、自然灾害、各种疾病等。辐射随机性效应带来的危险，只要不超过其他被公认为安全职业可能产生的危险，或者不超过日常生活中正常可能承担的危险，就被认为是可以接受的。

2. 危险度在放射防护标准中的应用　ICRP 第 26 号出版物在考虑随机性效应的防护标准时，采用了危险度(risk)的概念。

对于辐射危害来说，危险度是指单位当量剂量引起某种随机性效应的发生概率。如要估计某器官致死性癌症的危险度，就要统计受照群体的人数和剂量，发现受照群体中患致死性癌症的人数超过相似情况下对照群体患致死性癌症的预期数，可视为是由辐射诱发的，由此估计出单位当量剂量致癌的危险度。例如，一个 100 万人的群体，每个人的红骨髓受到 1Sv 的照射，若受照人群中红骨髓诱发致死性白血病的人数比对照人群多 2000 人，则危险度为 2000/1 000 000×1，即记作 $20\times 10^{-4}$/Sv。

职业放射工作者实际受到的照射是很不一致的，在进行危险度评价时，需要将各种类型照射的危害相加在一起，进行总的评价。为此，ICRP 第 26 号出版物给出了人体各组织器官有关的系数，见表 31-2。

表 31-2 人体各组织和器官的权重因子和危险度

| 组织和器官 | 效应 | 权重因子($W_T$) | 危险度($10^{-4}$/Sv) |
|---|---|---|---|
| 性腺 | 严重的遗传性疾病(最初二代) | 0.25 | 40 |
| 乳腺 | 因癌致死 | 0.15 | 25 |

(续 表)

| 组织和器官 | 效应 | 权重因子($W_T$) | 危险度($10^{-4}$/Sv) |
|---|---|---|---|
| 红骨髓 | 因白血病致死 | 0.12 | 20 |
| 肺 | 因癌致死 | 0.12 | 20 |
| 甲状腺 | 因癌致死 | 0.03 | 5 |
| 骨表面 | 因癌致死 | 0.03 | 5 |
| 其他 | 因癌致死 | 0.30 | 50 |
| 全身 |  | 1.00 | 165 |

权重因子(weighting factor,$W_T$)是用来表示各组织器官的相对危险度。全身均匀照射的总危险度为 $165\times 10^{-4}$/Sv,则各组织器官的权重因子($W_T$)为:

$$W_T = \frac{\text{组织或器官 T 接受单位当量剂量的危险度}}{\text{全身均匀照射单位当量剂量的总危险度}} \quad \text{(式 31-1)}$$

例如:乳腺的 $W_T = \frac{25}{165} = 0.15$

为了防护目的,权重因子($W_T$)适用于一切人群,不论性别和年龄。

基本标准规定,全身均匀照射的年当量剂量限值($H_{全身}$)不超过 20mSv;在全身受到非均匀照射时,受到危险的各组织或器官的当量剂量($H_T$)与相应的权重因子($W_T$)乘积的总和,即有效剂量(effective dose,$H_E$),不应超过其限值(20mSv),其公式:

$$\sum_T W_T H_T = H_E \leqslant 20\text{mSv} \quad \text{(式 31-2)}$$

任何照射在符合上述不等式条件下,所发生的随机性效应的概率,可视为达到了被认为可以接受的水平。

国际上公认的比较安全的工业,其危险度为 $10^{-4}$。放射防护标准所推荐的基本剂量限值,其职业危险度为 $2\times 10^{-4}$。据实际调查,放射工作人员的平均受照剂量保持在剂量限值的 1/10 以下,其职业危险度 $2\times 10^{-5}$,则放射职业的安全性就优于其他安全职业。

## 三、放射防护的基本原则

为了实现放射防护的目的,ICRP 提出了放射防护基本原则。

1. **放射实践的正当化**(justification of radiological practice) 任何伴有电离辐射的实践所获得的利益,包括经济的及各种有形无形的社会、军事及其他效益,必须大于所付出的代价,包括基本生产代价、辐射防护代价及辐射所致损害的代价等,这种实践才是正当的,被认为是可以进行的。如果不能获得超过付出代价的纯利益,则不应进行这种实践。

2. **放射防护的最优化**(optimisation of radiological protection) 任何电离辐射的实践,应当避免不必要的照射。任何必要的照射,在考虑了经济、技术和社会等因素的基础上,应保持在可以合理达到的最低水平(as low as reasonably achievable,ALARA),所以最优化原则也称为 ALARA 原则。在谋求最优化时,应以最小的防护代价,获取最佳的防护效果,不能追求无限地降低剂量。

3. **个人剂量限值和危险度限制**(individual dose and risks limits) 所有实践带来的个人

受照剂量必须低于当量剂量限值。在潜在照射情况下,应低于危险度控制值。

上述三项基本原则中,最优化原则又是最基本的原则,它是确定放射防护措施、设计和限值的重要因素,最终目的在于确保个人所受的当量剂量不超过标准所规定的相应限值。这三项基本原则是不分可割的放射防护体系,在实践中需要全面贯彻执行,绝不能片面强调其中一个方面。

## 第二节 放射防护标准

为了保障人类的健康与安全,保护环境质量,促进核科学技术的顺利发展,必须对各种照射及环境污染加以控制,制定以剂量限值为核心的放射防护标准。放射防护标准是人类为限制电离辐射危害而制定的科学规范,由各国政府颁布实施,具有法规的职能。

### 一、放射防护标准的制定

放射防护标准的制定,主要依据新近发展的防护理论和实践经验,人类对辐射生物效应的认识,以及社会经济和科学技术的发展水平。人类对电离辐射的危害作用有一个认识过程,随着放射生物学、放射医学与防护、辐射剂量学、放射卫生学等学科的发展和防护实践经验的积累,放射防护标准也总是处于不断发展和日趋完善之中。

### 二、国际现行的辐射防护基本标准

ICRP 基本建议是权威学术团体对涉及辐射防护的原理、概念和基本原则,以及应用中的重要问题等提出推荐。以国际原子能机构安全丛书发表的基本安全标准,是官方机构把 ICRP 等科学建议转化为可应用的规范,具有各倡议组织的法定章程所决定的约束力,应是倡议组织的业务范围和受其援助活动所必须遵守的基本标准。ICRP 基本建议受到世界各国和有关国际机构的重视,IAEA 自 20 世纪 60 年代起,就依其制定了基本安全标准。

以 ICRP60 号出版物为依据,包括国际原子能机构和 WHO 在内的 6 个国际机构于 1997 年正式发表了《国际电离辐射防护与辐射源安全的基本安全标准》(International Basic Safe Standard of Ionizing Radiation Protection and Safety of Radiation Sources,IBSS)。随着人们对电离辐射防护的认识进一步深入,相关机构自 2007 年开始,以 ICRP103 号出版物为依据对该标准进行修订,并于 2011 年发布了新的 IBSS(暂行版),2014 年发布正式版本。

IBSS 的基本安全原则如下。

1. 安全责任。对于带来辐射危险的任何设施或活动或对于实施减轻辐射照射的行动计划负有责任的人员或组织必须对安全负有主要责任。

2. 政府职责。必须建立和保持有效的法律和政府安全组织框架,应包括有独立的监管机构。

3. 对安全的领导和管理。在与辐射危险有关的组织内及在带来辐射危险的设施和活动中,必须确立和保持对安全的有效领导和管理。

4. 设施和活动的正当性。带来辐射危险的设施和活动必须从总体上讲是有利的。

5. 防护的最优化。必须实现防护的最优化,以实现合理可行的最高级别的安全水平。

6. 限制对个人造成的危险。控制辐射危险的措施必须确保不会给任何个人带来无法接受的伤害的危险。

7. 保护当代和后代。必须为当今和今后的人类和环境进行辐射危险的防护。

8. 防止事故。必须做出一切实际努力防止和缓解核事故或辐射事故。

9. 应急准备和响应。必须为核事件或辐射事件的应急准备和响应做出各项安排。

10. 采取防护行动减少现有的或未受监管控制的辐射危险。为减少现有的或未受监管控制的辐射危险而采取的防护行动必须是合理的和优化过的。

## 三、我国现行的放射防护基本标准

我国现行的基本标准《电离辐射防护与辐射源安全基本标准》(Basic Safe Standard of Ionizing Radiation Protection and Safety of Radiation Sources, BSS)(GB18871-2002)于2003年4月开始实施。该基本标准的制定遵循从我国实际出发并与国际接轨的原则,等效采用1997版IBSS。始终贯穿于标准的具体原则可概括为:实践的正当性;所有相关实践的复合照射所致个人的剂量不应超过标准规定的相应剂量限值;防护与安全应是最优化的;干预也应正当并且最优化;明确责任,各负其责;大力培植和提高安全文化素养;应将纵深防御措施引入辐射源的设计和运行程序中,以弥补可能的失效和失误等。

《基本标准》包含剂量限值、表面污染控制水平、非密封源工作场所的分级等。

### (一)放射工作人员的剂量限值

1. 放射工作人员的年当量剂量是指一年工作期间所受外照射的当量剂量与这1年内摄入放射性核素所产生的待积当量剂量二者的总和,但不包括天然本底照射和医疗照射。对放射工作人员进行剂量限制,要考虑随机性效应和确定性效应,而且需要同时满足这两种限值。

为了防止有害的确定性效应,任一器官和组织所接受的年当量剂量不得超过表31-3和表31-4所列限值;为了限制随机性效应,放射工作人员受到全身均匀照射时的年有效剂量不应超过20 mSv;当受到不均匀照射时,年有效剂量($H_E$)应满足下列不等式:

$$H_E = \sum W_T H_T \leqslant 20 \text{mSv} \qquad (式31-3)$$

式中,$H_T$为组织或器官(T)的年当量剂量,mSv;$W_T$为组织权重因子,可以从ICRP的出版物中查询。

表31-3 GB18871-2002建议的剂量限值

| 应用 | 职业(mSv) | 职业实习生<br>(16~18岁)(mSv) | 公众(mSv) |
| --- | --- | --- | --- |
| 年有效剂量 | 20(在规定的5年内平均) | 6 | 1(单一年份不超过5 mSv) |
| 年当量剂量 | | | |
| 眼晶状体 | 150 | 50 | 15 |
| 皮肤 | 500 | 150 | 50 |
| 手足 | 500 | 150 | - |

表 31-4  单个组织器官的年当量剂量限值

| 组织和器官 | 当量剂量限值（Gy/年） |
|---|---|
| 生殖器官 | 0.20 |
| 乳腺 | 0.30 |
| 红骨髓 | 0.40 |
| 肺 | 0.40 |
| 骨 | 0.50 |
| 甲状腺 | 0.50 |
| 其他组织 | 0.50 |

2. 在内外混合照射的情况下，满足下列不等式，认为不会超过所规定的放射人员的剂量限值。

$$\frac{H_p(d)}{20\text{mSv}/\text{年}} + \sum_i \frac{I_{j\cdot ing}}{\text{ALI}_{j\cdot ing}} + \frac{I_{j\cdot inh}}{\text{ALI}_{j\cdot inh}} \sum_i \leqslant 1 \qquad (\text{式 31-4})$$

式中：$H_p(d)$——外照射的年有效剂量（mSv/年）。

$I_{j,ing}$，$I_{j,inh}$——分别是通过食入或吸入放射性核素 j 的摄入量（Bq/年）。

$\text{ALI}_{j,ing}$，$\text{ALI}_{j,inh}$——分别是通过食入或吸入放射性核素 j 的年摄入量限值（Bq/年）。

20 mSv/年——放射工作人员年有效剂量限值。

3. 特殊情况下，20 mSv/年的剂量平均期可以例外地增加到 10 个连续年，任何工作人员在此期间受到的年平均有效剂量不得超过 20 mSv/年，而其在任何单一年份所受的有效剂量不得超过 50 mSv，当任何工作人员自延长的平均期以来开始所受的累积剂量达到 100 mSv 时，必须审查这种情况；临时更改剂量限制每年不得超过 50 mSv，更改期限不得超过 5 年。

4. 16~18 岁的实习人员所受职业照射从严控制，年有效剂量限在 6mSv，同时眼晶状体年当量剂量限值为 50mSv（2011 版 IBSS 修改为 20mSv），四肢和皮肤为 150mSv，见表 31-3。未满 16 岁者，不得参与职业放射工作。

5. 未孕妇女职业照射管理的基础与男性相同。如果从事放射工作的妇女妊娠或可能妊娠，对胎儿的剂量限制大体上与对一般公众的剂量限制相似（1mSv/a），在宣称妊娠后，这名工作人员的工作条件应当做到在剩下的妊娠时间内加到孕体内的剂量不会超过约 1mGy。

### （二）公众中个人的剂量限值

公众是非从事放射工作的人员，为了将随机性效应限制到可接受的水平，公众中个人所接受的年当量剂量应该低于下列限值：全身 1mSv；眼晶体 15mSv；任何单个组织或器官 50mSv（表 31-4）。

当长期受到电离辐射的照射时，公众中个人在其一生中，每年全身照射的年有效剂量限值应不高于 1 mSv，特殊情况下，允许连续 5 年平均剂量不超过 1mSv。

为了估计公众中个人所受的当量剂量，应在可能受照的人群中选择合适的关键人群组，并选用适宜的参数和数学模式，估计出组织平均当量剂量。考虑儿童在器官大小和代谢方面的差异，应相应地减少有关的放射性核素摄入量限值。

### (三)事故照射和应急照射

1. **事故照射** 事故照射是指在事故情况下,工作人员及公众非自愿接受的超过正常限值的照射。遇此情况时,要采取措施限制事态发展,限制个人受照剂量,并迅速组织力量进行调查。事故情况下,某些人受到特殊照射的剂量应做详细记录。其有效剂量超过 100mSv 的人员,应及时给予医学检查和必要的处理,并根据所受剂量,参照健康情况、年龄及专业技能,对今后能否从事放射工作及从事放射工作的水平提出建议。

2. **应急照射** 为了制止事故扩大或进行抢救等,有些工作人员自愿接受超过正常限值的照射,称为应急照射。对应急照射进行干预的工作人员不得接受到规定的职业照射单一年份最大剂量限值的照射(即 50mSv);当为了:①抢救生命或防止严重损伤。②防止大的集体剂量。③防止演变成灾难性情况而采取行动从事干预时,必须尽一切努力把工作人员所受的剂量保持在单一年份最大剂量限值的 2 倍以下(即 100mSv);除去为抢救生命的行动外,必须尽一切努力把剂量保持在单一年份最大剂量限值的 10 倍以下(即 500mSv);若工作人员所受的剂量可能 500 mSv,只有当给他人带来的利益明显大于他们承受的危险,且工作人员自愿采取行动并了解和接受这种健康危险时,才能采取行动,并将当量剂量和医学观察结果记入个人剂量和健康档案。

### (四)放射性物质污染表面的导出限值

为放射防护实际工作的需要,根据适合于某情况下一定模式由基本限值推导出的限值称导出限值(derived limit),它可以间接地代表基本限值的要求,方便于实际工作的应用。常用的导出限值包括表面污染导出限值、导出空气浓度(DAC)、导出食入浓度(DIC)等。

操作放射性物质的工作人员的体表、衣物及工作场所的设备、墙壁、地面等表面污染,可能使工作人员受到内、外照射,为控制这些放射性污染而规定的限值,即表面污染导出限值(derived limit of surface contamination),表面污染水平应控制在限值以下(表 31-5)。

表 31-5 工作场所的放射性物质表面污染控制水平($Bq/cm^2$)

| 表面类型 | 区域 | α放射性物质 极毒性 | α放射性物质 其他 | β放射性物质 |
|---|---|---|---|---|
| 工作台、设备、地面、墙壁 | 控制区 | 4 | $4 \times 10$ | $4 \times 10$ |
|  | 监督区 | $4 \times 10^{-1}$ | 4 | 4 |
| 工作服、手套、工作鞋 | 控制区 |  |  |  |
|  | 监督区 | $4 \times 10^{-1}$ | $4 \times 10^{-1}$ | 4 |
| 手、皮肤、内衣、工作袜 |  | $4 \times 10^{-2}$ | $4 \times 10^{-2}$ | $4 \times 10^{-1}$ |

注:①手、皮肤、内衣受到污染时,应及时进行清洗。其他表面污染,应采取适当措施清除污染。对固定性污染,经防护人员检查同意,控制水平可以适当提高,但不能超过表中值 5 倍。②按三区原则布置的工作场所,第二区的表面污染除手、皮肤、内衣、工作袜外可适当提高,但不得超过表中值的 5 倍。③最大能量<0.3 MeV 的β放射性物质污染,其表面污染的控制水平可为表中的 5 倍。④对低、中毒组放射性核素,控制水平可放宽 10 倍

放射工作场所相邻地区的有关车间和房间内,设备与地面的污染水平不应超过表 31-5 列出值的 1/10。放射工作场所的某些设备与用品,经仔细清洗后,其污染水平不大于表 31-5 中列出值的 1/50 时,经防护部门测量许可后,可在一般工作中使用。

## 第三节　放射卫生防护

目前在科研和医疗等领域中使用的辐射源有密封源和非密封源两类。密封源有各种 γ 射线装置、X 线机、治疗用加速器等,对人体的危害主要是外照射。开放源主要是在核医学中应用的各种放射性核素,对人体的危害主要是内照射和体表污染,某些放射性核素还存在外照射。在使用非密封源的过程中,还有放射性"三废"处理的问题。

### 一、外照射防护

外照射防护的基本措施是:时间防护、距离防护和屏蔽防护(图 31-1)。

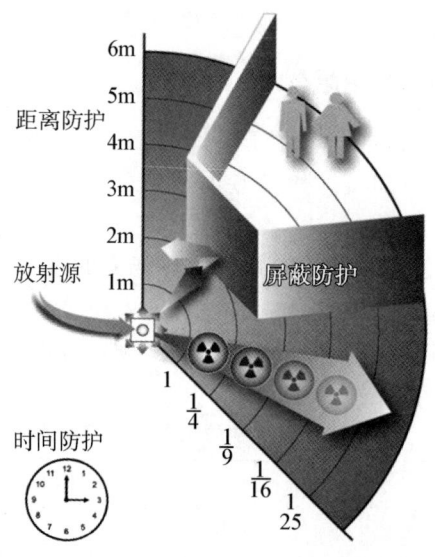

图 31-1　外照射防护的基本措施

对于点状辐射源,一定距离处的照射量($X$)可用公式表示:

$$X=\frac{(\varGamma \cdot A) \cdot t}{R^{2}} \qquad (式 31-5)$$

式 31-5 中,$\varGamma$ 为辐射源的照射量率常数($C \cdot m^2/kg$);$A$ 为放射性活度(Bq);$t$ 为照射时间(h);$R$ 为受照射点与辐射源的距离(m)。

由上式可见,照射量($X$)与辐射源的照射量率常数 $\varGamma$、活度 $A$ 和照射时间 $t$ 成正比,而与照射距离 $R$ 的平方成反比。

## (一)时间防护——缩短受照时间

照射量($X$)与照射时间 $t$ 成正比,缩短受照时间是简易而有效的防护措施。为此,应避免一切不必要的辐射场逗留,即使工作需要,也尽量缩短在辐射场的停留时间。例如,工作前应周密计划、充分准备、熟练快速操作。必须在强辐射场内工作时,应采用轮流、替换等方法,控制个人的受照时间。

## (二)距离防护——增大与辐射源的距离

照射剂量率 $X$ 随距辐射源的距离增大而降低,点状源时,人体受到照射的剂量率接近与距离的平方成反比,就是说,距离增加 1 倍,剂量率则减少到原来的 1/4。足见距离防护的效果十分显著。在操作辐射源时,采用各种远距离操作器械,使操作者与辐射源之间有足够的距离是十分必要的。

## (三)屏蔽防护——人与源之间设置防护屏障

在放射防护中,不可能无限制地缩短受照时间和增大与源的距离,那么采用屏障防护是实用而有效的防护措施。在实际工作中,根据辐射源种类,采用不同的屏蔽材料。例如,对 α 粒子,其外照射危害很轻,一张纸即可防护。对 β 辐射常采用低原子序数的铝或有机玻璃,在屏蔽 β 辐射产生的韧致辐射时,还可在外层加高原子序数的物质防护。X 线、γ 射线常采用高原子序数的铅、铁或经济实用的混凝土等材料。中子则采用原子序数较低而含氢较多的物质,如水、石蜡、聚乙烯等。

## 二、非密封源放射性工作的安全防护

放射性核素经消化道、呼吸道、皮肤黏膜或伤口等途径进入体内所引起的照射,称为内照射。相同活度的放射性物质,进入体内的危害,要比其在体外作为外照射时所引起的危害严重,特别是 α 和低能 β 辐射。这是因为放射性核素进入机体组织后,是连续照射,直至进入体内的放射性核素衰变完或全部排出体外时才终止。

### (一)内照射防护的基本原则和基本措施

内照射防护的基本原则是:积极采取各种有效措施,切断放射性核素进入体内的各种途径,尽可能减少或避免放射性核素进入体内的一切机会,使进入体内的放射性核素的活度低于相应限值,以减少或防止人体受到内照射危害。

为此,必须做好以下内照射卫生防护的基本措施。

1. 围封隔离,在开放源的周围设立一系列屏障,以限制可能被污染的体积和表面,防止放射性物质向周围环境扩散。

2. 保洁和去污,要求操作者必须掌握熟练的操作规程,保持工作场所内的清洁卫生,发现污染应立即去污,合理通风。

3. 个人卫生防护,根据工作性质正确穿戴相应的防护衣具,限制暴露时间。遵守个人卫生规则,讲究个人卫生。

4. 妥善治理放射性"三废"。

5. 建立内照射监测系统,对工作场所和周围环境中的空气、水源常规监测,以便及时发现问题和改进。

### (二)非密封源放射性工作场所的分级

非密封源放射性工作场所,按所用放射性核素日等效最大操作量,分为三级(表31-6)。日等效最大操作量等于放射性核素的实际日操作量(Bq)与该核素毒性组别修正因子的积,除以与操作方式相关的修正因子所得的商。

表 31-6 各级非密封源工作场所的分级

| 工作场所级别 | 日等效最大操作量(Bq) |
| --- | --- |
| 甲级 | $>4\times10^9$ |
| 乙级 | $2\times10^7 \sim 4\times10^9$ |
| 丙级 | 豁免活度值以上至 $2\times10^7$ |

### (三)非密封源放射工作单位的卫生防护要求

1. 非密封源放射性工作场所的合理布局,其基本原则是放射性与非放射性工作场所严格分开,不同放射性操作或污染水平的工作场所严格分开。

2. 对甲级工作场所的污染区按四区原则布置:一区为白色区,工作人员在该区内每年工作2000h,所受的年当量剂量不会大于其年限值的3/10,当有空气污染时,空气的年平均污染水平不会超过导出空气浓度(DAC)的3/10;二区为绿色区,可能超过3/10,但不会超过年当量剂量限值,在正常情况下,这里的污染物不会扩散到一区或一区以外的清洁区;三区称橘黄区,可能超过年限值,空气污染水平将超过DAC,通常采取十分严格的控制措施防止污染物向一区、二区和外环境扩散;四区称红色区,在工作时间不准任何人员接近和进入,同时要求控制该区对其他区域的污染和外照射。四区常包括屏蔽小室,装有强放射源的密封设备和容器、管道和阀门等生产设施和设备。

3. 甲、乙级工作场所应是专门建造的,在清洁区与污染区之间,设置卫生通过间,也称卫生闸门。在卫生通过间设有更衣柜、淋浴、表面污染监测仪。工作后清洗,经监测达到表面污染控制要求方可通过,否则再继续清洗。

4. 丙级放射性工作场所,可利用良好的普通实验室改装而成,但应按三区制原则布局,采用三间式配置。

放射性工作场所必须有良好的通风设备,气流流动方向应由清洁区流向污染区,低污染区流向重污染区。一般换气次数是甲、乙级放射性工作场所每小时4~6次,丙级放射性工作场所3~4次或自然通风。

### (四)个人卫生防护

1. 使用个人防护器材 根据非密封源放射性工作场所不同等级的要求,穿戴工作服、工作帽、防护口罩、手套等。

2. 注意个人卫生 离开工作场所,应进行污染检查并认真洗手;在甲、乙级工作场所操作的人员,工作完毕应进行淋浴。在放射工作场所内严禁进食、饮水、吸烟或存放食物等。

3. 药物预防 在操作放射性核素,或设备检修,或处理事故之前,应用某些药物可减少放射性核素在体内的沉积量。

4. 严格遵守安全操作规程 从事放射性工作之前,必须进行专业培训,熟悉所从事的放射工作的性质、安全操作规程和安全防护知识。必须熟练掌握操作技术,工作负责,一丝不苟,杜绝事故的发生。

#### (五)表面污染的消除

操作非密封源放射性核素,必然要污染容器、器材等设备,有时也可能造成人体表面的污染。应尽早选择适当的去污方法和去污剂消除污染,避免扩大污染范围,并注意去污过程中的防护。

去污剂能有效地去除放射性污染,是因为它们与存在物体表面的放射性核素发生物理、化学作用,或破坏放射性核素与表面的结合,或使放射性核素转移到去污剂中,从而脱离物质表面。良好的去污剂应具备高效的去污作用,对皮肤无腐蚀、来源容易、使用方便等特点。较为理想的去污剂有表面活性剂、络合剂、氧化剂及各种溶剂等。

1. 体表污染的洗消　一般皮肤的轻微污染,可用洗消皂擦洗,再用清水冲洗,反复2~3次,即可取得满意的效果。当皮肤污染严重或污染时间较久时,一般清洗法效果不佳时,可根据所污染的放射性核素种类,选用EDTA-$Na_2$去污皂(普通肥皂90.4%、EDTA-$Na_2$ 3.6%、六偏磷酸钠6.0%)或陶土糊剂,加温水刷洗2~3遍,清水冲洗。也可用饱和高锰酸钾溶液浸泡数分钟后,清水冲洗,再用5%亚硫酸氢钠或草酸溶液浸饱,清水冲洗,可达到很好的去污效果。

2. 实验设备的去污　根据污染材料的性质、特点选用物理或化学方法去污。

玻璃器皿的去污:可先用清水冲洗,再浸于3%盐酸或10%柠檬酸溶液中1h,取出用清水冲洗。若去污不满意,则再浸泡重铬酸钾硫酸饱和溶液中15min,取出用清水冲洗。

金属器械的去污:可用清水洗涤,如不能去污,则按不同金属选用去污剂。不锈钢可用加热的稀硝酸浸泡后刷洗,清水冲洗(切忌用强酸);铝用1% $HNO_3$ 或 $Na_3PO_4$ 控洗(忌用强酸、强碱);铜和铅可用稀盐酸洗,再用弱碱溶液中和浸洗,最后用清水冲洗。

木质、水泥地面的去污:一般去污剂擦洗效果不佳,只能用覆盖、刨削、更换等方法。

3. 工作场所、仪器设备表面的去污　有关工作场所、仪器设备表面的污染情况十分复杂。下面仅介绍一般的处理方法。当表面被放射性粉尘污染时,可用吸尘器或湿抹布收集,并注意不要将污染扩散到清洁部位。

对放射性实验室内经常遇到低水平局部的放射性污染,应先用吸水纸或干棉球擦拭;再用湿抹布或湿拖布将污染擦拭到控制水平以下。若是大量放射性液体外溢,可用手提式真空吸收器收集,再用干锯末屑吸干,然后再用拖布、去污剂、清水反复擦洗到控制水平以下。

对于水泥地板、墙壁、木质工作台面等多孔而粗糙表面的污染,用一般的清洗手段是无效的,常需采用其他相应的有效措施进行去污处理。例如,水泥地板局部严重污染,则将严重污染部位打掉,重新铺设。木质表面严重污染,则将其刨掉,再喷涂油漆等。去污处理后,应由污染监测来对结果做出评价。

#### (六)放射性"三废"的处理

核能生产的各个环节和放射性核素在工农业、医学和科研等部门的广泛应用,都会排放出一定数量的放射性废气、废液和固态废物,简称放射性"三废"。治理放射性"三废",对于保护环境,保障人民健康,发展核能事业,具有重要的意义。

对于放射性"三废"处理方法,可归纳为浓缩贮存和稀释排放两大类。

1. **放射性"三废"处理效果的评价指标**

(1)浓缩倍数:放射性废物的原有体积与处理后放射性浓集物体积之比。浓缩倍数越大,说明浓缩后的体积越小,贮存也就越经济、越安全。

(2)去污倍数或净化倍数:放射性废物的原有放射性浓度与处理后的剩余放射性浓度之比。去污倍数越大,说明处理后废物中剩余放射性浓度越低,排放、贮存就越安全。

2. **放射性废液的处理**　对放射性废水的分级,第Ⅰ级(低放废液):$\leqslant 4\times 10^6$ Bq/L;第Ⅱ级(中放废液):$4\times 10^6 \sim 4\times 10^{10}$ Bq/L;第Ⅲ级(高放废液):$\geqslant 4\times 10^{10}$ Bq/L。

放射性废水的处理方法如下。

(1)稀释排放:低活度的放射性废水,稀释至限值以下排入下水道。

(2)放置衰变:对于短半衰期($\leqslant 15d$)的低活度放射性废液,放置10个半衰期后,作一般废液排放。

(3)浓缩贮存:对于长半衰期高活度的废液,以化学沉淀、离子交换、蒸发等方法,将放射性物质浓集,缩小体积,以利长期贮存。

(4)固化贮存:经浓缩处理后的放射性残渣,可与水泥、沥青、玻璃等融合成固态废物,再予以贮存。

3. **放射性固体废物的处理**　含有半衰期$\leqslant 60d$ 的放射性核素的废物,按其放射性比活度水平分为二级。第Ⅰ级(低放废物):比活度$\leqslant 4\times 10^6$ Bq/kg;第Ⅱ级(中放废物):比活度$> 4\times 10^6$ Bq/kg。主要有放置衰变、压缩贮存、焚化法等方法。

4. **放射性废气的处理**

(1)过滤法:通过气体过滤器滤除放射性废气中的放射性微粒。

(2)净化排放:通过净化或吸收系统减少气体放射性核素。

(3)烟囱排放:通过烟囱扩散稀释,使放射性气体及气溶胶经大气扩散稀释,在不同人员所在地区空气中的浓度,不超过相应地区空气中的限制浓度。

## 三、辐射监测

为了控制射线对人体的照射和估计射线对人体的影响,常需要对辐射场的空间和接受照射的个人和群体进行辐射监测。

1. **个人辐射监测**　监测个人外照射剂量、体表和工作服、口罩表面沾染程度。对疑有内污染者,要进行生物样品的放射性测定,必要时做全身放射性测定。

2. **场所辐射监测**　监测β射线、γ射线、X射线和中子辐射场所的剂量率水平,空气中放射性物质的浓度、粒度,以及各种表面污染程度。

3. **环境辐射监测**　监测环境中γ射线的剂量率水平和各种环境介质内的主要放射性核素的活度。

4. **排放物辐射监测**　监测排放物内的主要放射性核素的活度和总量。

放射工作单位和场所应根据实际需要,开展监测项目。监测结果应记录归档,并对结果进行分析和评价。上报主管部门和所在地的放射卫生防护部门,接受监督和指导。

## 四、放射工作人员的健康检查

### (一)健康检查的基本要求

1. 由放射卫生防护部门与指定的医院协同组织具有放射医学知识的医生为主,对放射工作人员进行健康检查。
2. 健康检查分为就业前检查、就业后的定期检查、脱离放射工作时的检查和其后的随访。放射工作人员应建立个人健康档案,当工作调动时,随职工档案一起移交。甲种工作条件下的工作人员每年定期体检1次,其他放射工作人员每2~3年1次。
3. 接受特殊照射的人员,受照剂量接近0.1Sv者,应及时进行医学检查,并进行必要的医学处理。
4. 对于放射工作人员的职业病诊断,应由指定的专业机构执行。

### (二)体检项目

除一般常规的临床和实验室体检项目外,根据将要或已从事的工种,接触核素的种类及射线的性质和产生辐射生物效应的特点,抓住重点项目检查。

1. 对从事中子、β射线或X射线、γ射线的放射工作人员,尤其要注意眼晶状体的检查。
2. 对参加产生放射性气体、气溶胶和放射性粉尘作业的人员,应注意呼吸系统的检查,必要时做痰涂片的细胞学检查。
3. 要十分注意了解职业史,对接触可能损伤肝、肾的放射性物质的人员,增加肝、肾功能检查;对疑有放射性物质进入体内的人员,可做尿、粪便或呼出气的放射性测定,必要时做全身或脏器的放射性测定。
4. 对受超当量剂量限值照射的男性人员,可增加精液常规检查;中子损伤者可增加相应的活化分析。
5. 根据需要可进行皮肤、毛发、指甲、毛细血管的检查。

另外,各单位可根据研究工作的进展情况,不断增加一些新的对检查确定性效应有意义的灵敏指标。

### (三)不宜从事放射工作的情况

放射工作人员除按一般工作人员健康标准要求外,具有下列情况者,不宜参加放射工作。

严重的视力和(或)听力障碍,如伴有明显视力障碍的眼晶状体混浊,或高度近视、色盲、立体感消失、耳聋等。严重和反复发作的疾病,使之丧失部分工作能力,如严重造血器官疾病、失代偿功能的慢性肺部疾病、未能控制的糖尿病、癫痫和暴露部位的严重皮肤病等。

授权的医疗机构和医师应根据所发现疾病的程度、性质,结合其拟从事的放射工作的具体情况,综合衡量确定。

(李 蓉 任 洞)

## 思考题

1. 放射防护的目的与基本原则是什么？
2. 我国现行放射防护标准对放射工作人员和公众中个人剂量限值是如何规定的？
3. 操作一封闭性γ放射源，根据具体情况，应如何考虑对它的防护？
4. 若在实验室工作时不慎将放射性溶液溅泼到实验台上，应如何处理？
5. 谈谈你对放射性"三废"处理的认识。
6. 试述放射工作人员健康检查的内容。
7. 试述辐射监测包括哪些环节？

## 参考文献

[1] 中华人民共和国国家质量监督检验检疫总局.GB18871-2001.电离辐射防护与辐射源安全基本标准.北京:中国标准出版社,2002.
[2] 中华人民共和国国家质量监督检测检疫总局.GB11930-2010.操作非密封源的辐射防护规定.北京:中国标准出版社,2010.
[3] 国际原子能机构.国际原子能机构安全标准丛书.维也纳:国际原子能机构,1983.
[4] 国务院法制办公室.中华人民共和国职业病防治法.北京:中国劳动社会保障出版社,2019.
[5] 潘自强.国际放射防护委员会2007年建议书.北京:原子能出版社,2008.
[6] 中国疾病预防控制中心辐射防护与核安全医学所.GBZ98-2002.放射工作人员健康标准.北京:中国标准出版社,2002.
[7] 中华人民共和国卫生部.GBZ235-2011.放射工作人员职业健康监护技术规范.北京:中国标准出版社,2011.

# 第六篇

# 化学武器医学防护学

# 第 32 章
# 化学武器医学防护概述

【学习目的与要求】

本章回顾化学战、化学武器和《禁止化学武器公约》的历史,简介化学武器损伤及其医学防护的基本知识。在理解化学武器的结构特点、战斗性能、影响因素的基础上,熟悉化学战剂的分类方法、伤害形式及其主要作用。重点掌握化学毒剂伤的预防、诊断、急救和治疗的原则,为以后各章节内容的学习奠定基础。

化学武器医学防护学是针对化学武器和化学战剂的损伤效应、毒理机制、防护和救治等医学问题和对抗措施,开展理论与应用研究的学科,简称防化医学,也被习惯称为化学武器损伤防治学。它是现代军事医学的重要分支,属于特种武器医学防护学的一部分。在新形势下,防化医学学科研究范畴和任务扩展到军事次生化学灾害、化学事故与化学恐怖事件中的有毒化合物和生物毒素中毒的损伤作用及其机制、损伤的医学防护措施和卫生勤务。随着国际恐怖主义和恐怖行动的威胁增加,以化学武器、化学毒剂、生物毒素为手段的恐怖事件成为现实,防化医学应涵盖对于反恐准备和反恐行动中的医学防护。

外军装备的化学武器(chemical weapons)种类繁多,但基本构造主要包括化学战剂(chemical warfare agent)、装填化学战剂的弹药(chemical munition)及发射这些弹药的器材三个部分。化学弹药被发射后,将装填在其中的化学战剂释放到预定地域,从而导致人员中毒。化学武器属大规模杀伤性武器,曾经被用于第一、二次世界大战和以后的局部战争中。人类历史上首次大规模化学战就发生于 1915 年。此类武器以化学战剂的毒性作用杀伤人、畜或植物,因此受到全世界人民的强烈谴责,称其为"邪恶武器"。化学武器虽然对没有良好防护装备和训练水平较低的平民和军队能够发挥大规模杀伤效应,但对于训练有素、防护措施良好的军民,化学武器的损伤作用有限。因此,了解化学武器的结构、性能、作用特点和防护方法,对于有效牵制化学武器的使用、减少人员伤亡非常重要。本章主要介绍化学武器和化学战剂的种类、性能、损伤特点及其医学防护原则,对各类化学战剂的中毒原理、临床表现和防治措施进行阐述。

# 第一节 化学武器

## 一、化学武器的分类

按照将毒剂分散为战斗状态的原理,可将化学武器分为爆炸型、热分散型和布洒型三类。使用方法也相应称为爆炸分散法、加热蒸发法和布洒法。

1. 爆炸型化学武器　爆炸型化学武器利用毒剂弹中炸药爆炸时产生的能量,将毒剂分散为战斗状态,如毒剂炮弹、航弹、火箭弹、导弹、地雷等。毒剂可以是液体和粉末状态。

2. 热分散型化学武器　热分散型化学武器利用毒剂弹中燃烧剂燃烧所产生的热能,将毒剂加热,形成毒烟,如毒烟罐、毒烟手榴弹、毒烟发生器、毒烟炮弹和毒烟航弹等,可兼有爆炸分散作用。

3. 布洒型化学武器　布洒型化学武器利用压力将毒剂从容器中喷出,分散为战斗状态,如外军装备有航空布洒器、汽车布毒器、手提式布毒器等。航空布洒器为一金属容器,可悬挂在轰炸机或直升机的机翼或弹仓中。布洒时在飞机经过的航线可看到明显的灰色或白色烟雾,下风方向落下毛毛雨状毒剂液滴,造成前沿地区或纵深的大面积染毒。

按照化学武器中所填装化合物的种数可将化学武器分为一元化学武器和二元化学武器。一元化学武器中直接填装的是原型化学毒剂。二元化学武器是指由二元弹药组成的化学武器系统。二元弹药将两种无毒或低毒性的前体化学物质,分别装入弹体隔室内。在弹药发射或爆炸过程中,两种组分迅速混合,相互作用,形成目的毒剂。如沙林二元弹是将两种沙林的前体组分甲基膦酰二氟和异丙醇分别装填在弹体的两个隔室内。发射时弹药旋转,隔层爆裂,二氟甲膦酰和异丙醇混合,在催化剂作用下迅速合成沙林,毒剂弹爆炸后,释放形成沙林毒剂云团(图32-1)。二元化学武器在生产、储存、运输、销毁等方面都有显著优势,但也有设计难度大、毒量有限的缺点。

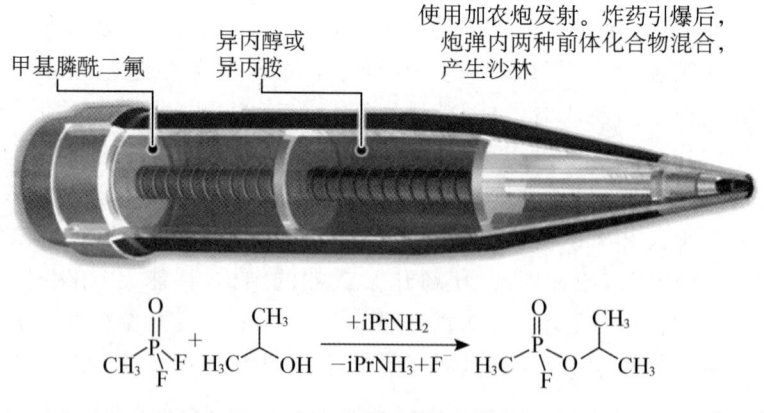

图 32-1　二元化学弹示意图(沙林为例)

## 二、化学武器的战斗效能

化学武器基本的袭击方式有杀伤性化学袭击、迟滞性化学袭击和扰乱(疲惫)性化学袭击三种。

1. 杀伤性化学袭击　企图使50%以上人员丧失战斗力而进行的化学袭击,称为杀伤性化学袭击。杀伤性化学袭击的特点是突然、大量、集中地释放化学毒剂。在10~60 s内,向目标区射击预定的全部弹药,造成50%以上人员致死或失能的战斗浓度。这种袭击,可使无防护或防护条件差、训练水平低的部队,在短时间内发生大批中毒伤员,使作战双方兵力对比发生巨大变化,迅速改变作战态势,影响作战进程。

2. 迟滞性化学袭击　为了削弱对方有生力量(使20%人员失去战斗力),妨碍对方机动,阻止与限制对方利用地形、桥梁、道路和装备所采用的袭击方式称为迟滞性化学袭击。这种袭击通常使用作用时间较长的毒剂,如VX、芥子气、路易剂、微粉状CS等,造成地面长期染毒。迟滞性化学袭击的目标是对方的预备队集中地域、主要开进道路、进攻轴线和退却路线的侧翼和后方、空军基地、重要武器发射阵地、后勤设施、军工生产基地及交通枢纽等。袭击方式通常是用较少兵器进行较长时间释放。如通过火炮进行5~15 min芥子气弹袭击,造成5~25 $g/m^2$左右的染毒密度。也可通过飞机在大面积目标上空布洒毒剂,或投掷毒剂航弹。

3. 扰乱性化学袭击　扰乱性化学袭击的目的是迫使对方无防护人员进入工事或采取防护措施,从而使对方疲惫,削弱其战斗力,因防护状态而严重影响作业能力。这种袭击通常使用少量、间断、无规律的刺激剂或其他速杀性毒剂,并与常规弹药配合使用。

化学武器能造成精神上的压力,增加心理恐惧,瓦解士气。战场上军队因遭受化学武器袭击而惊慌失措、溃不成军的事例屡见不鲜。

## 三、化学武器致伤特点

化学武器的致伤特点决定于化学战剂。不同的化学武器损伤作用的特点包括下列一项以上的特点。

1. 毒性作用强　化学武器主要靠化学战剂的毒性发挥战斗作用。化学战剂多属剧毒或超毒性毒物,其杀伤力远远大于常规武器。第一次世界大战统计资料显示,化学战剂的杀伤效果是高爆炸药的2~3倍。近代化学武器的发展,已使毒剂的毒性比第一次世界大战所用毒剂的毒性高数十倍乃至数百倍。因此,在化学战条件下可造成大批同类中毒伤员,杀伤有生力量。

2. 中毒途径多　常规武器主要靠弹丸或弹片直接杀伤人员。化学武器则可通过毒剂的吸入、接触、误食等多种途径,直接或间接地引起人员中毒。

3. 持续时间长　常规武器只是在爆炸瞬间或弹片(丸)飞行时引起伤害。化学武器的杀伤作用不会在毒剂释放后立即停止。其持续时间取决于化学战剂的特性、袭击方式和规模及气象、地形等条件。例如,在冬季释放芥子气,其可在环境中存在数周之久。

4. 杀伤范围广　化学袭击后的毒剂蒸气或气溶胶(初生云),可随风传播和扩散,使得毒剂的杀伤效应远远超过袭击区。染毒空气能渗入要塞、堑壕、坑道、建筑物,甚至装甲车辆、飞机和舰艇舱内,从而发挥其杀伤作用。因此,其杀伤范围较常规武器大许多倍。由于毒剂蒸气或气溶胶一般要比空气重,所以毒气容易进入低洼处,如河谷、战壕、地下工事,发挥杀伤作用,这被称作毒气的清理作用(clearing effect)。

5. 造成化学毒剂复合伤　化学武器袭击时,主要造成化学毒剂中毒,同时也可造成化学毒剂复合伤。化学毒剂复合伤即在化学毒剂中毒的基础上合并有其他不同致伤因素引起的开放性创伤、烧伤、撞击伤或者其他类型的伤情。可发生在单纯的化学武器袭击、化学武器与其他常规武器的复合袭击、化学弹药爆炸引发的建筑或桥梁倒塌等情况下。此时,中毒与复合伤相互影响,使临床过程更加复杂,急救和处理也更困难。

## 四、化学战剂分类及其伤害形式

化学战剂是构成化学武器的基本要素,具有剧烈毒性、失能性或刺激性的一类化学物质。与通常的化学品比较,化学战剂的特点是毒性强、作用迅速、释放后容易形成杀伤浓度或战斗密度并且不易被发现、能通过多种途径造成中毒、防护和救治困难、容易生产、性质稳定、便于储存。

**(一)化学战剂的分类**

根据化学战剂的性质、作用原理及战术目的差别,化学战剂有不同的分类方法。与医学防护关系密切的,主要是毒理作用分类法和作用的持久性分类法。按照持久性分类可以分为暂时性毒剂(如光气、沙林)、持久性毒剂(如芥子气、VX)和介于两者之间的半持久性毒剂(如梭曼)。中间谱系(intermediate spectrum agents)是指介于经典的化学战剂及有毒化学品与经典的生物战剂之间的生物毒素(biotoxins)和生物调节剂(bio-regulators)。国外近年很重视生物毒素战剂(toxin warfare agents,TWA)的研究。TWA 是一类由细菌、动物、植物和真菌等生物所产生的,本身无生命且不能繁殖或导致传染,但具有超毒性作用的有毒生化物质。可能被军事化的毒素战剂有蓖麻毒素(ricin)、肉毒杆菌毒素 A(botulinus toxin)、葡萄球菌肠毒素 B(staphylococcus enterotoxin B)、T-2 毒素等。生物调节剂是生物体内自然产生的微量化学物质,对生物体的生理过程、新陈代谢和神经活动等具有重要的调节作用,是生理功能的基础,如神经肽、神经激肽等。按照毒理作用机制可以把化学战剂分为以下六大类。

1. 神经性毒剂(nerve agents)　主要代表有沙林、梭曼、塔崩和维埃克斯(VX),它们均属有机磷酸酯类化合物,其分子中含有磷元素,故又称含磷毒剂或有机磷毒剂(organophosphorus agents,OP)。这是迄今毒性最强的一类化学战剂,进入机体后迅速抑制乙酰胆碱酯酶,导致神经递质乙酰胆碱在神经系统蓄积,进而出现一系列胆碱能神经过度兴奋症状。

2. 糜烂性毒剂或起疱剂(vesicants 或 blister agents)　主要代表有芥子气、氮芥和路易剂。这类毒剂属于烃化剂,能造成细胞的 DNA 损伤,引起皮肤、眼睛、呼吸道等局部损伤。毒剂被吸收后,尚出现不同程度的全身中毒反应。

3. 全身中毒性毒剂(systemic agents)　主要代表有氢氰酸、氯化氰。这类毒剂分子中都含有氰根($CN^-$),故又称氰类毒剂。$CN^-$进入机体后,迅速与细胞线粒体呼吸链的细胞色素氧化酶结合,阻断细胞对氧的正常利用和能量产生,造成组织缺氧。吸入高浓度的氰类毒剂可导致呼吸中枢麻痹,死亡极快。

4. 窒息性毒剂(choking agents)　又称"肺刺激剂"(lung irritants),这类毒剂有光气、双

光气、氯气、氯化苦和全氟异丁烯等。经呼吸道吸入,破坏呼吸系统的正常结构,引起急性中毒性肺水肿,导致缺氧和窒息。

5. 失能性毒剂(incapacitating agents)  这类毒剂种类繁多,外军装备的主要是毕兹(BZ),芬太尼类有可能发展为新型失能剂。它可引起思维、情感和运动功能障碍,使中毒者暂时失去战斗力或工作能力,一般不造成死亡。

6. 刺激剂(irritant agents)  主要代表有苯氯乙酮、亚当剂、西埃斯(CS)和西阿尔(CR)。这类化学物质对眼和上呼吸道产生强烈的刺激作用,引起眼痛、流泪、喷嚏、胸痛等症状。战时可用以扰乱对方军事行动;平时可装备警察,用以制止犯罪和维持社会治安。

**(二)化学战剂的伤害形式**

化学战剂的战斗状态是指化学战剂释放后发挥杀伤作用时所处的状态,主要的有蒸汽态(vapor)、雾态(fog)、烟态(smoke)、微粉态(dust)和液滴态(drops)等。蒸汽的粒子直径$0.001\sim0.01\mu m$;烟和雾统称为气溶胶(aerosol),其粒子直径在$0.1\sim10\mu m$。气溶胶和蒸气态毒剂,主要通过呼吸道吸入引起中毒。微粉比烟的粒子大,较易沉落在地面上,并能飞扬造成空气染毒。液滴态毒剂主要染毒地面和物体,通过皮肤接触中毒。烟、雾、微粉和液滴态毒剂,都会在一定条件下蒸发成为蒸气态。因此,毒剂的战斗状态不是绝对的,是变化的,通常是几种战斗状态同时存在,而以其中之一为主。化学战剂在释放后,主要通过毒剂初生云、毒剂液滴和毒剂再生云三种形式对人员起伤害作用,而浓度、范围、时间决定其杀伤作用。但不是每种化学武器、每种使用方法都同时具有此三种伤害形式(图32-2)。

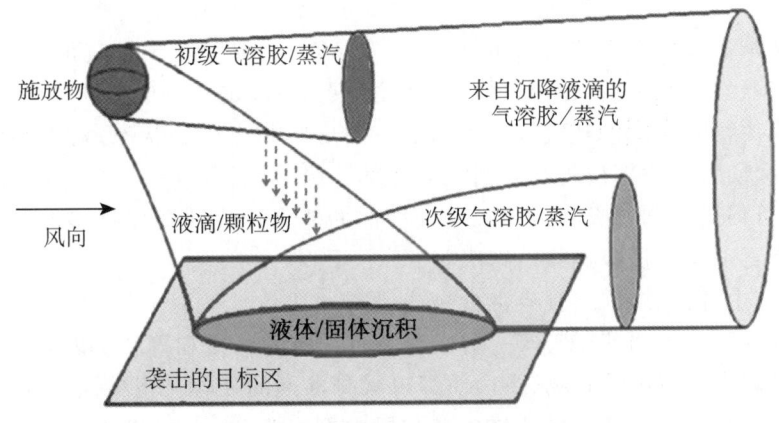

图 32-2  液体和气体的施放、蒸发和分散模型

1. 初生云(primary clouds)  毒剂弹爆炸或飞机布洒后即刻形成的毒剂云团称为初生云。初生云的毒剂浓度高,持续时间短,危害纵深远,杀伤作用大。中小口径的沙林或 VX 气雾弹爆后 1 min 内,初生云平均毒剂浓度为 $LCt_{50}$ 的 $1\sim2$ 倍,最高浓度可达 10 倍。大口径弹药爆炸后形成的初生云浓度更高。如氢氰酸火箭弹爆后 1 min 内平均毒剂浓度为 $LCt_{50}$ 的 5 倍,甚至 20 倍。根据这一特点,处于下风方向的人员必须及时采取有效的防护措施。最好是在发现敌军有毒袭征候前就做好防护准备。

在袭击地域内,从袭击开始,毒剂浓度迅速升高。袭击结束后,浓度立即达到最大值。数分钟后,浓度迅速下降。因此,做好袭击后最初几分钟的防护非常重要。

2. 液滴染毒(droplets)　液态毒剂可能使地面、武器、装备、水源、食物等染毒,从而直接或间接伤害人员。地面的液滴染毒毒剂虽经渗透、蒸发或水解,染毒密度逐渐下降,但仍可造成较长时间的染毒。特别是在植物覆盖的地面或使用胶粘毒剂时,染毒时间更长。

3. 再生云(secondary clouds)　染毒地面和物体表面毒剂因蒸发而形成的染毒空气谓之再生云。特点是毒剂浓度低、持续时间长、危害纵深短、杀伤作用小。如炮兵连在有利气象条件下,以沙林弹进行 1 min 袭击后,再生云的最高浓度仅为 $0.5\sim0.2\mu g/L$,只有初生云最高浓度的几十分之一到几百分之一;其危害纵深仅及初生云的 1/10。因蒸发有一定时间,故持续时间较长,在一定时间内仍能影响部队的安全和机动。

**(三)影响化学战剂损伤作用的因素**

化学战剂的危害程度是毒剂与机体相互作用的结果,除了取决于毒剂的种类和所遭受的毒剂量外,还受染毒途径和机体功能状态等因素的影响。

1. 中毒途径　不同组织或器官,对毒剂吸收速度不同,对毒剂的敏感性不同。因此,毒剂造成的局部损伤和全身反应也不同。一般而言,同一种毒剂对不同器官的作用强度依次为:呼吸道＞眼、伤口＞消化道＞皮肤。

(1)经呼吸道中毒:人的肺泡总面积为 $50\sim100m^2$,分布有丰富的毛细血管,对毒剂有很强的吸收能力。经呼吸道吸入的毒剂,不经过肝脏解毒而直接进入血液循环。因此,呼吸道吸入中毒时,中毒症状出现快而重。

(2)经皮肤中毒:人体皮肤表面积为 $1.5\sim2.0m^2$,易为液滴态毒剂所污染。染毒后也难以及时进行充分洗消。某些毒剂的皮肤毒性很大,如 VX,只要吸收少量就可造成严重中毒,甚至死亡;而芥子气经皮吸收非常迅速,尽快洗消尤其重要;有的毒剂经皮肤染毒后,不能到达靶器官发挥毒性作用,如光气、双光气等。不同部位的皮肤和皮肤的状态,对毒剂的吸收速度也有影响。腋窝、会阴等薄嫩部位皮肤和潮湿多汗部位吸收快,外伤、灼伤等导致的皮肤完整性受到损伤时,也可促进毒剂的吸收。黏膜吸收毒剂的能力比皮肤要强得多。蒸气、气溶胶、液滴及部分微粉态毒剂均可被眼黏膜迅速吸收。

(3)经消化道中毒:主要因误食染毒食物或染毒水所致。但海上作战时,由于落水也可呛入漂浮在海面的油状毒剂如芥子气等。胃内容及胃排空的快慢和胃肠道内酸碱度等都是影响毒剂吸收的重要因素。胃内的食物、蛋白质等可减少毒剂的吸收。在酸性胃内容中,弱酸性物质大半不离解,故吸收良好,然而碱性物质则在胃内很少吸收。小肠吸收面积大,但对毒剂的吸收同样受到上述因素的影响。

(4)经伤口中毒:毒剂经伤口,特别是肌肉组织的伤口,吸收很快,故危害性也很大。如果止血敷料能通过吸收、转化而清除伤口的毒剂,会是十分有用的战救装备。

2. 机体的功能状态　毒剂对机体的作用,与机体的功能状态有密切的关系。病理状态可影响机体相应的功能。肝、肾疾病患者,其肝脏的解毒功能及肾脏的排泄功能可能降低。因而,可加重毒剂的损伤作用;过度劳累、精神紧张或有创伤、疾病、营养不良、体质虚弱等情况,会使机体的反应性发生改变;高热、缺氧、严寒等外环境的作用,可改变机体的耐受性;不同强度的作业活动,肺活量差别很大,所吸入的毒剂量也会不同。此外,对化学武器袭击的防护,必然对毒剂的损伤作用产生很大影响。

# 第二节 化学武器损伤的医学防护

## 一、化学武器损伤的医学防护原则

化学袭击会在短时间内造成大批中毒伤员。既有单纯中毒,也会有化学毒剂复合伤。化学毒剂中毒后症状发展迅速,若抢救不当或不及时,常能危及生命。因此,积极有效的医学防护、早期正确的诊断和迅速准确的抢救非常重要。

### (一)化学毒剂伤的预防

有效的预防是减少毒剂伤伤员数量、降低危害程度的关键措施,是防化卫勤保障的核心任务。对化学武器损伤的预防,应做到器材防护与卫生防护相结合;群众性防护与专业技术防护相结合。主要措施如下:

1. 及时使用防护器材　防护器材有制式个人防化装备(personal protective equipment,PPE)、防毒面具、皮肤防护器材、简易防护器材和集体防护工事等。平时要有计划地进行贮备和保养,加强对部队的防护训练,掌握各种器材的性能和使用要领;战斗中遭受敌人化学袭击时、在抢救和搬运染毒伤员时、参加洗消工作时均应及时使用防护器材,采取适度的防护等级。

2. 服用预防药物　对一些速杀性毒剂,如神经性毒剂和全身中毒性毒剂,在获得敌方化学战情报后,可组织药物预防。但是,预防药物只是一种辅助防护手段,不能代替器材防护。因为预防药物的有效时间短,预防效果有限,且不易掌握服用时机。

3. 遵守染毒区行动规则　在毒区内,不得脱去防护器材。无必要时不得坐下或卧倒。尽量避免在杂草或树丛中行动,避免在染毒空气容易滞留的低洼地、堑壕、丛林、山谷等处停留。禁止饮水、进食和吸烟等,只有得到命令后才能解除个人防护。

4. 及时进行洗消　离开染毒区后,尽快对人员和器材进行洗消。为此,必须事先贮备足够的洗消药品和器材。

### (二)化学毒剂伤诊断的主要依据

1. 中毒史　着重了解染毒区的特征、伤员的防护情况、有无大批相同症状中毒人员出现、早期中毒症状和救治情况及化学侦察结果等。

2. 症状特点　化学毒剂中毒后的临床特点是战时最主要的诊断依据。因为各种化验检查和毒剂侦检很难在短时间内得出结果。

3. 化验检查　根据各种毒剂损伤特点,收集不同的组织材料,进行必要的实验室化验检查,可以辅助诊断。动态检查有助于了解伤情进展和治疗效果。

4. 毒剂侦检结果　除了解防化分队侦检结果外,必要时从伤员体表、服装、呕吐物、水及食物等采集样品进行毒剂鉴定。

### (三)化学毒剂伤的救治

1. 染毒区伤员的抢救　对毒剂伤员的救治工作应分秒必争地进行。在统一指挥下,组织抢救分队,开展染毒区伤员的抢救工作。抢救队宜在染毒区附近展开,以便迅速对中毒伤员进行急救和辅助急救。为了抢救及时和不遗漏伤员,应遵循"分组分片、先重后轻(伤员伤情、地区污染)、自救互救、边防边救、洗中有救"的原则。抢救工作的内容如下。

(1)防止继续中毒:防毒面具能有效防止毒剂蒸气和气溶胶经呼吸道吸入,对眼睛和面部皮肤也有保护作用。因此,遭受敌人化学袭击和进入染毒区域抢救时应及时做好自身防护,同时为伤员戴好防毒面具。有液滴态毒剂沾染时,脱去或剪掉染毒服装,用装备的消毒剂或消毒手套对染毒皮肤进行消毒。

(2)使用抗毒药物:抗毒药物(antidotes)是针对毒剂作用原理的生理对抗剂,故有特效解毒作用。及时使用抗毒药物可迅速缓解中毒症状、提高救治率。特别对速杀性毒剂中毒,如神经毒和全身中毒性毒剂,应立刻为伤员注射急救针,防止伤情恶化,挽救生命。

(3)维持生命:及时处置危及生命的创伤、临床症状和体征,如惊厥、呼吸困难、出血、休克、重要器官的开放性损伤等。

(4)快速洗消:可以针对毒剂特点、染毒部位(如眼睛、伤口)和可见毒液,进行快速、简单的洗消,减少毒剂吸收。

(5)组织伤员迅速撤离染毒区:对重伤员可用担架抬送;对轻伤员可在穿戴好防护器材后,由急救队员护送至指定地点。伤员集中地应设在毒袭区的上风方向。

2. 化学毒剂伤的早期救治　医务人员原则上在染毒区外诊治染毒人员。救援人员须采取药物预防、器材防护、洗消等防护措施,结合工作区域的污染程度进行分级防护,同时应严格遵守染毒区行动规则。救护所的主要任务是分类(triage)、洗消(decontamination)、侦检(detection)、诊断(diagaosis)、救治(treatment)、后送(transportation)。

(1)洗消分类(decontamination triage):是指批量伤员到来时,根据化学毒剂种类、毒性、人员污染程度、中毒症状、防护情况等,安排伤员洗消顺序和洗消方式,以使伤员及时有效地去除化学沾染。呼吸频率>30/min,微循环充盈>2s,神志明显下降、严重的中毒症状和体征及确定的毒液沾染都可以作为优先洗消的指标。救护所应对化学伤员进行彻底洗消,未彻底洗消时应注意不要交叉染毒。

(2)早期救治:是指依据洗消后伤员伤情,对出现危及生命体征的重症伤员进行紧急处置;或对伤情波动较大,在后送过程中伤情可能加重伤员进行留观。待上述伤员伤情平稳后,再后送至指定医院进行进一步救治。前期抢救记录要完整;重度伤员,应在病情初步稳定之后方可后送治疗,并考虑进行初步洗消。

3. 化学毒剂伤的途中救治　途中救治是指现场急救后、医院救治前,在运送途中对伤员实施的医学救治。在运送过程中,环境条件对伤情发展影响大,对伤情变化的判断难度增加,医疗设备资源也有限。因此,护送人员必须了解基本抢救要点,着重对呼吸、脉搏、血压、心电等生命体征进行监护,而不是单纯的对症治疗。

运送途中,除常规采取的各种急救措施,维持呼吸、循环功能外,应特殊注意下列问题。

(1)安静、保暖。寒冷不仅增加机体的消耗、降低抵抗力,也加重机体对毒剂的反应性。因此,要对伤员采取保暖措施。

(2)在现场急救的基础上,继续进行抗毒治疗,如神经性毒剂抗毒药物阿托品需要重复给药。

(3)有皮肤伤口者,应根据具体情况采取包扎或暴露疗法。对需转院者,均应进行包扎,以减少伤口因长期暴露而造成细菌污染的机会。

(4)对于皮肤染毒者,情况允许时应使用皮肤消毒剂进行消毒。

(5)注意观察病情变化,采取及时的综合治疗措施。

(6)采集伤员的血、尿、呕吐物等样品,随伤员一同送到医院进行化验分析。

(7)做好各种记录,包括现场抢救、途中病情观察、处置与护理、通信联络等记录,到达目的医院后应进行床边交班,移交运送医疗记录。

4. **化学毒剂伤的医院救治** 化学毒剂伤的医院救治是针对已经转运至医院以后的化学毒剂伤伤员所采取的救治措施。主要任务如下。

(1)早期明确诊断:根据中毒史、症状特点、化验检查和毒剂鉴定,详细内容见前述诊断依据。

(2)及早、连贯、联合使用抗毒剂:抗毒剂需要在中毒后立即使用,或不迟于出现明显的中毒症状后 1~5 min 才有效,治疗较晚效果则明显下降。对于某些毒剂,连贯治疗也有必要性。联合应用其他抗毒药物和辅助治疗可以提高救治效果。

(3)维持呼吸、循环功能:毒剂作为一种超强刺激,会在非特异性损伤阶段引起机体重要生理功能改变,如呼吸循环系统的极度抑制,以致发生呼吸衰竭、休克、昏迷等状态。因此,在实行非特异性治疗时,要着重呼吸功能和循环功能的维持。有机磷类毒剂中毒急性期过后有可能出现中间期综合征,表现为突然发作的呼吸肌麻痹,应采取相应的急救措施。

(4)综合治疗:毒剂伤的临床过程是机体对毒剂的综合反应,其中包括特异性损伤和继发性反应,后者有时很剧烈,且能维持很长时间。如芥子气中毒造成的骨髓造血功能抑制、光气中毒引起的肺炎等。因此,应根据病情采取综合措施,以恢复机体的正常功能。

(5)正确处理化学毒剂复合伤:在处理化学毒剂复合伤时,要抓住伤情各阶段的主要矛盾,优先解决危及生命的问题。对速杀性毒剂,如沙林和氢氰酸呼吸道吸入中毒,必须首先进行抗毒救治。当糜烂性毒剂中毒合并有危及生命的创伤时,应将创伤救治放在首位。若条件允许,同时采取措施阻止毒剂的继续吸收,并尽快使用抗毒剂。

## 二、防化医学的任务

防化医学的总体发展要保持我军防化医学科学技术实力,研究化学毒剂的作用靶位、作用机制及发展新的医学对抗措施,加快转化医学的发展。

### (一)防化医学研究的任务

针对已有的和新发展的化学毒剂的威胁,研究化学毒剂的作用靶位、作用机制及发展新的医学对抗措施和药物,开发新型侦检和消毒技术,是防化医学研究的主要任务。

1. **化学武器致伤机制研究** 阐明中毒机制是开展防护研究的基础。目前外军装备的毒剂中,除了神经性毒剂、全身中毒性毒剂和失能性毒剂(BZ)外,多数中毒机制尚不清楚,因而制约了防化医学的发展,特别是抗毒剂的发展。与此相反,近年来,国外对新作用机制战剂的兴趣却有增加之虞,需通过大量的科学研究,方能揭示新作用机制战剂损伤效应,并发展相应的抗毒药物和防护措施。

2. **抗毒剂的研究** 抗毒剂(antidotes)是指能够针对毒剂的损伤机制,特异性地对抗或者阻止毒剂所引起的原发性生理、生化功能损伤的解毒药物或预防药物。抗毒剂的研究主要以中毒机制为基础,经过药物设计和筛选过程,择其疗效可靠、毒副作用小、容易制备与使用方便的化合物作为候选药物。再经过临床前和临床试验方能再报国家药政部门审批后列入装备。

3. 防护器材研究　器材防护(protection)是化学武器损伤的最基本和不可替代的防护手段,是保持和提高部队战斗力的基础,一直是国外高度重视的防化医学研究内容,也是我军最大的防化需求。防护器材有很多种类型,包括防护服、防毒面具、防毒软膏等。我国已经研制和装备了多种防护器材,但还需完善和改进。

4. 侦检和消毒技术研究　化学战剂释放后以多种形式分散在空气中或者污染各种物体,使用特殊的探测技术和检验技术对毒剂进行的侦察和检验称作毒剂侦检(detections)。

近年来,开始将毒剂的物理性质用于鉴定,如色谱技术、质谱技术等。其中最受关注的是毒剂的远距离探测技术。随着生物样本提取、处理、分析检测的设备和技术的发展,已经可以通过生物样本检测毒剂、毒剂加合物、代谢产物,不仅可以准确判定毒剂种类,而且可以定量和确定染毒时间等,这使得对毒剂的溯源性检测得到很大提升。

对毒剂的消除过程称为消毒(decontamination)。研究开发新型高效、便捷、环境友好的消毒剂,特别是高活性多效价的皮肤防护剂或广谱高效的皮肤消毒剂,已经迫在眉睫。例如,细菌产生的磷酸三酯酶可以降解环境中的神经性毒剂和有机磷农药。

5. 防化医学战略研究　对新毒剂的跟踪与模拟、防护谱的制定与修正、毒剂伤害机制及其抗毒救治措施和防护装备研制、化学袭击后应急处置方案的制定等。其中应急处置方案又称应急救援预案,是各部队为粉碎敌人化学战企图而制定的一系列防范措施。

### (二)卫生医疗机构的防化医学任务

在化学毒剂伤医学防护中,卫生医疗部门的主要任务有以下四点。

1. 防化教育　平时要对所属部队和驻地群众进行防化教育,宣传防化知识,使之了解化学武器的伤害形式、熟悉化学武器损伤的防护和救治方法,特别要掌握对于不同毒剂中毒的自救、互救技术,这是战时最快速有效的救护方式,应在平时加强意识培养和操作训练。

2. 防化训练　是军队的通用训练科目。平时要组建好防化救援分队,制订防化医学应急救援预案和训练大纲。应定期组织分队进行训练,内容包括化学武器的基本知识、化学武器染毒区伤员的救治方法、化学毒剂的侦检方法、化学武器损伤的防护技术、防化器材的使用和保养方法等。

3. 对染毒区伤员进行救治和转运　敌人一旦对我实施杀伤性化学袭击,医疗部门的防化救援分队应立即开赴现场并展开现场救援行动,抓住中毒后10min的"黄金时机"。染毒区内的医学救援措施包括对中毒伤员的诊断、抗毒急救和治疗、消毒和防护等。因此,防化救援分队的队员要有比较高的素质并掌握比较全面的救援技术。现场抢救一旦完成,应立刻将伤员转移至非污染区或救护所等医疗机构,进行下一步的处理。

4. 毒剂侦检和消毒　防化救援分队设有侦检小组,负责确定染毒区域边界、设立警戒哨位。毒剂侦检的另一个任务是通过化验检查,确定驻地水源、粮秣的污染程度,做出可否使用和食用的鉴定结论。根据侦检结论,要制订对污染水源的消毒和监控措施。

## 三、禁止化学武器公约

### (一)《禁止化学武器公约》的历程与作用

在1899年和1907年的两次海牙会议、1925年日内瓦议定书、1992年化学武器公约草案等的基础上,国际社会终于在1997年批准《禁止发展、生产、储存和使用化学武器及销毁此种武器公约(Convention on the Prohibition of the Development, Production, Stockpiling and Use of Chemical Weapons and on their Destruction, CWC)》(简称《禁止化学武器公约》或《化学武器公约》)生效。该公约是第一个关于全面禁止、彻底销毁一整类大规模杀伤性武器、并规定了严格核查制度和无限期有效的国际条约。其核心内容是在全球范围内尽早彻底销毁化学武器及其相关设施,确保《禁止化学武器公约》得到实施。该公约不仅禁止生产、储存和使用化学武器,还要求在限定的时间内销毁现存的化学武器。《禁止化学武器公约》旨在从根本上消除一整类大规模杀伤性武器对世界各国人民和平与安全的威胁,使动用化学武器为世界所不容,也使开展化学研究和发展化学工业只能用于造福人类的理念成为国际社会特别是科学界和工业界的共识。抗日战争期间,日本在我国大规模生产和使用了化学武器,日本在华遗留化学武器的销毁机制也可以在公约中找到相应的条款约束。

禁止化学武器公约组织现有成员国192个,中国是原始缔约国之一。中国人民和中国政府一贯反对生产、储存和使用化学武器,严格执行公约规定的责任和义务,接受公约组织的核查。目前世界上仍然存在大量化学武器,其存在是对世界和平与人民群众生命安全的潜在威胁,必须有所警惕和防备。

《禁止化学武器公约》包括序言、24个条款(article)和3个附件(annex)(表32-1)。主要内容是签约国禁止使用、生产、购买、储存和转移各类化学武器;所有化学武器生产设施拆除或转作他用;提供关于各自化学武器库、武器装备及销毁计划的详细信息;保证不把除莠剂、防暴剂等化学物质用于战争目的等。条约中还规定由设在海牙的一个机构经常进行核实。

表32-1 《化学武器公约》的化学品附件中化学品的附表分类准则及其代表化学品

| 附表 | 列入相应附表的条件 | 相应管控的化学物质 |
| --- | --- | --- |
| 1 | 经典化学武器或其类似毒性与技术;极有可能用于本公约禁止的活动;对不加禁止的目的用处很小 | 沙林、梭曼、塔崩、VX、芥子气、路易剂、氮芥气、石房蛤毒素、蓖麻毒素、甲基膦酰二氟、甲基亚膦酸乙基-2-二异丙氨基乙酯、氯沙林、氯梭曼等及其类似物 |
| 2 | 有威胁公约的可利用毒性;化学战剂前体或原料;无需大量商业生产 | 胺吸磷、PFIB、BZ、甲基膦酰二氯、二烷氨基膦酰二卤、二烷氨基膦酸二烷酯、三氯化砷、2,2-二苯基-2-羟基乙酸、奎宁环-3-醇等及其类似物 |
| 3 | 经典化学武器;有威胁公约的可利用毒性;化学战剂前体或原料;需大量商业生产 | 光气、氯化氰、氰化氢、氯化苦、磷酰氯、三氯化磷、五氯化磷、亚磷酸三甲酯、一氯化硫、亚硫酰氯、乙基二乙醇胺等及其类似物 |

《禁止化学武器公约》生效以来,经过国际社会的共同努力,禁止化学武器组织取得举世瞩目的成就,2013年获得诺贝尔和平奖。《禁止化学武器公约》普遍性显著提高,缔约国达192个,覆盖世界98%的人口和全球99%的化学工业;销毁化学武器核心目标取得重要进展,禁止化学武器组织监督完成了全球91.6%的库存化学武器销毁;防扩散及国际援助与合作不断加强,禁止化学武器组织对缔约国防护和化学工业设施进行了3000余次现场视察,确保不出现新的化学武器并增进了缔约国的互信。

### (二)我国全面履行《禁止化学武器公约》义务

1. 建立健全履约法规体系和多层次的履约工作体系。出台《监控化学品管理条例》及其实施细则等一系列履约法规,《中华人民共和国刑法》有关使用毒物危害公共安全的定罪。建立中央和地方两级、覆盖全国的履约工作体系。

2. 严格履行宣布和接受现场视察等义务。中国宣布和可核查工业设施数量约占所有缔约国设施总量的1/4,中国各级政府履约主管部门和化学工业界按时向禁止化学武器组织提交各类宣布并接受视察,严格履行了《禁止化学武器公约》的义务。

3. 协助和监督日遗化武销毁。中国为协助日本政府处理日遗化武提供必要的合作,积极协调和配合禁止化学武器组织开展对日遗留化学武器处理的核查监督工作。

4. 全面加强监控化学品管理。中国对监控化学品设施建设、生产、经营、使用和进出口实行严格的行政许可管理;履约部门加强事中事后监管、指导和服务;积极发挥协会等行业组织的履约作用。

5. 全方位开展履约国际援助与合作。中国作为禁止化学武器组织执行理事会成员国,在《禁止化学武器公约》国际合作与防护援助等条款的实施中,举办各类国际培训班、研讨会和地区性会议,举办履约研修项目,向缔约国提供防护装备等履约援助。

(邹仲敏)

### 思考题

1. 简述现代战争与次生化学灾害的关系。
2. 化学战伤员现场抢救的原则与医学处置。
3. 哪些毒物是潜在的化学战剂?潜在战剂发展成为战剂需要什么条件?
4. 化学战、化学灾害和化学恐怖有什么区别?在医学处置上有什么区别?
5. 现代战争中如何组织化学毒剂伤伤员的转运?
6. 简述《禁止化学武器公约》的主要内容,OPCW如何开展常规和紧急核查。

### 参 考 文 献

[1] 董兆君.化学武器与化学事件医学防护学.北京:军事医学科学出版社,2009.
[2] Chemical Casualty Care Division USAMRIoCDU. Medical Management of Chemical Casualties Handbook. 4th ed. 2007.
[3] Djalali A, Della Corte F, Segond F, et al. TIER Competency-Based Training Course for the First Receivers

of CBRN Casualties: a European Perspective. European journal of emergency medicine: official journal of the European Society for Emergency Medicine, 2016.

[4] Gupta RC. Handbook of Toxicology of Chemical Warfare Agents. London: Academic Press, 2009.

[5] Jama TJ, Kuisma MJ. Preparedness of Finnish Emergency Medical Services for Chemical Emergencies. Prehospital and disaster medicine, 2016, 31: 392-396.

[6] Jett DA. The NIH Countermeasures Against Chemical Threats Program: Overview and Special Challenges. Annals of the New York Academy of Sciences, 2016, 1374: 5-9.

[7] Lioy PJ, Laskin JD, Georgopoulos PG. Preparedness and Response to Chemical and Biological Threats: the Role of Exposure Science. Annals of the New York Academy of Sciences, 2016, 1378: 108-117.

[8] Marrs TC, Maynard RL, Sidell FR. Chemical Warfare Agents: Toxicology and Treatment. 2nd ed. West Sussex, England: John Wiley & Sons Ltd, 2007.

[9] Olivieri C, Ingrassia PL, Della Corte F, et al. Hospital Preparedness and Response in CBRN Emergencies: TIER Assessment Tool. European Journal of Emergency Medicine: Official Journal of the European Society for Emergency Medicine, 2016.

# 第 33 章
# 神经性毒剂中毒

**【学习目的与要求】**

神经性毒剂是重要的速杀型毒剂，要掌握神经性毒剂中毒的机制、中毒酶转归、毒性效应，掌握该类毒剂中毒后的表现及其诊断，熟悉主要抗毒药物的作用机制和代表药物的使用，掌握神经性毒剂中毒的救治原则和基本措施。同时也要了解神经性毒剂的理化性质和体内过程。

神经性毒剂是在 20 世纪 30 年代研制杀虫剂时发展起来的，属于有机磷酸酯类化合物（organophosphorus compounds）。这类毒剂在迄今外军装备的化学战剂中毒性最大，能通过皮肤、黏膜、消化道及呼吸道等途径吸收中毒。野战情况下，经口吸收的可能性不大。但误食染毒食物、水时，同样能引起人员中毒。在 1995 年 3 月 20 日东京地铁事件中，恐怖分子对无辜平民释放了沙林，开创了用化学战剂进行恐怖袭击的先例。

外军将神经性毒剂分成 G 和 V 两个类型。G 类有塔崩（tabun，GA）、沙林（sarin，GB）、梭曼（soman，GD）和环沙林（cyclosarin，GF）。V 类有 VX、VE、VG、VM 及 VR 等，但列装的只有 VX。

神经性毒剂释放后以蒸汽、气溶胶和液滴三种战斗状态存在，因此可经呼吸道和皮肤染毒。误食染毒水或食物也可造成消化道吸收中毒。蒸汽态沙林在开阔地的战斗浓度只能维持 10 min 左右，是典型的暂时性毒剂。但是，沙林也可经皮肤吸收中毒，对人的半数致死剂量为 2g/人。胶粘梭曼是外军致力发展的新剂型，沾染皮肤和物体后很难消除，对人员的危害更大。VX 的挥发度小，自然蒸发不能形成战斗浓度，液滴是其主要战斗状态。但 VX 气雾弹可染毒空气，形成战斗浓度，经呼吸道吸入中毒。因此，VX 可经多种途径中毒。

## 第一节 中毒机制及临床表现

### 一、中毒机制

神经性毒剂对机体的作用主要是抑制乙酰胆碱酯酶（acetylcholinesterasee，AChE），使乙酰胆碱（acetylcholine，ACh）蓄积，引起胆碱能神经系统功能紊乱。

神经性毒剂对 AChE 的抑制作用,与酶催化水解 ACh 的过程非常相似。神经性毒剂分子中的正磷原子($P^{\delta+}$)与 ACh 分子中的正碳原子($C^{\delta+}$)性质一样,具有很强的亲电子性。在神经性毒剂与 AChE 作用时,AChE 酯解部位丝氨酸羟基的氢被邻近的组氨酸的碱基吸引,形成的带负电荷的羟基氧,其具有亲核性,攻击 $P^{\delta+}$,并以共价键相结合形成复合物(图 33-1)。与此同时,酯解部位的羧基提供一个质子给离开基团,并使之脱落,从而形成稳定的膦酰化酶,简称膦酰酶(phosphonylated enzyme)。这个过程称作膦酰化反应(phosphonylation)。膦酰化酶没有水解乙酰胆碱的功能,故又称作中毒酶。

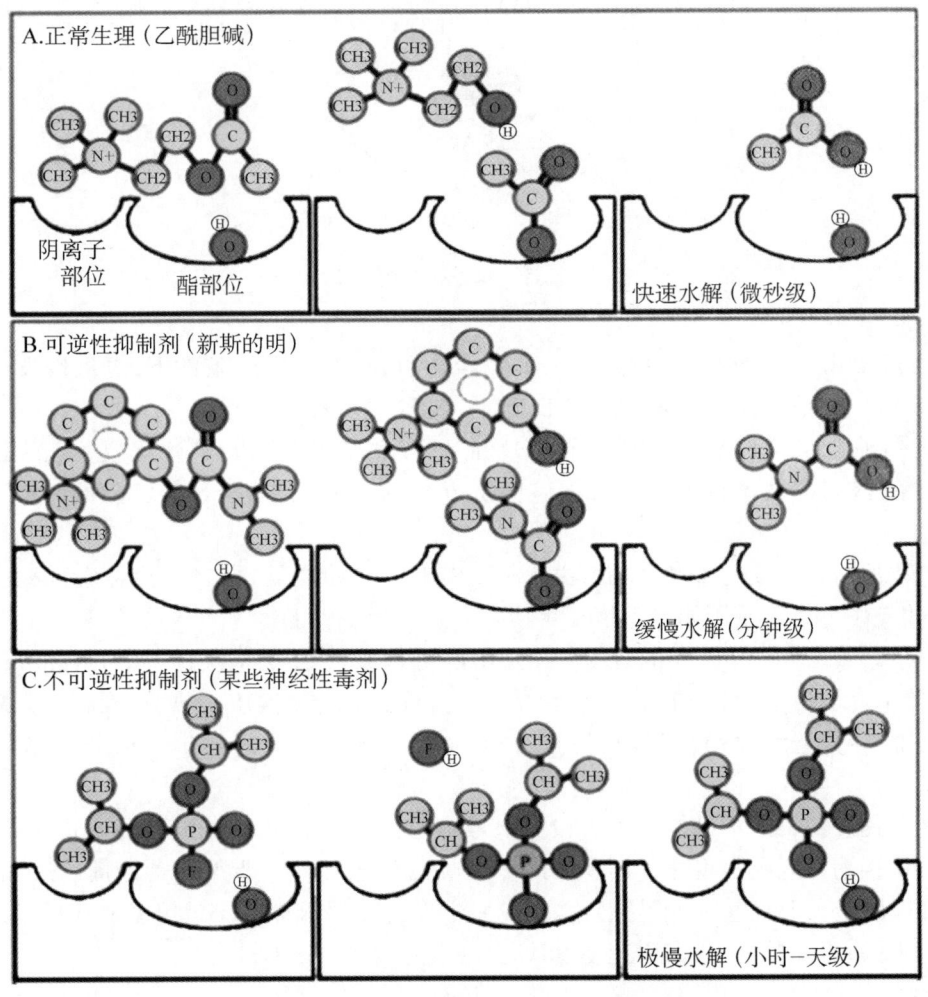

图 33-1 神经性毒剂和 AChE 的作用模式

由于毒剂分子中 P=O 和 P—F 键上的 O 和 F 原子相对电负性比 P 原子大(相对电负性:P=2.1,O=3.5,F=4.0,C=2.5,S=2.5),O、F 原子吸引电子成负极,使 P 成为低电子密度的正极,即 P 原子带有较多的正电荷,有更强的亲电子能力。所以,神经性毒剂对 AChE 的亲和力比 ACh 大得多。不仅与 AChE 的结合非常迅速,所形成的膦酰酶也非常稳定,一般不发生自动重活化。

神经性毒剂中毒酶有三种转归：即酶活力自动恢复，又称自动活化（autoreactivation），老化（aging）和在药物作用下的重活化（reactivation）（图 33-2）。

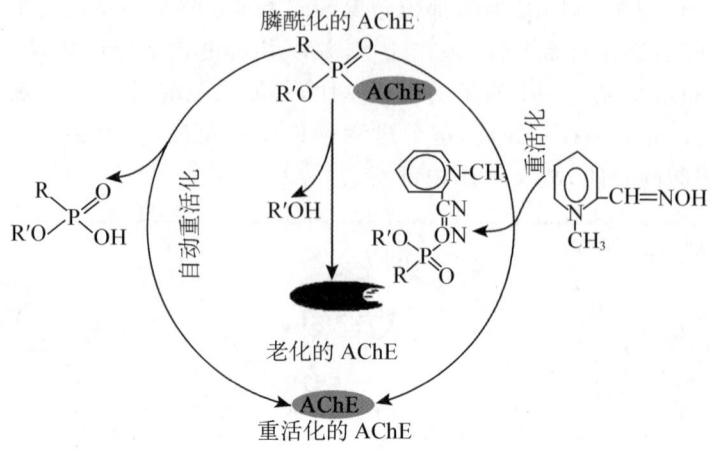

图 33-2　膦酰化酶的转归

1. 自动活化　神经性毒剂中毒酶并非完全不可逆，在一定的条件下，也可以发生脱膦酰基反应（dephosphonylation），恢复 AChE 活性。这个过程称作自动恢复。

水是一种弱亲核试剂，其阴离子 $OH^-$ 能与膦酰基 $P^{\delta+}$ 发生亲核反应，使酶上丝氨酸羟基与膦酰基间的共价键断裂，膦酰基从酶分子活性中心脱落下来，这种反应称作脱膦酰基反应。

膦酰化酶自动恢复与毒剂结构有关。VX 中毒酶自动恢复比较快；沙林中毒酶自动恢复比较慢；梭曼中毒酶几乎不能自动恢复重活化。

2. 老化　随着中毒时间的延长，膦酰化酶可以发生脱烷基反应（dealkylation）。即酶负性部位带质子的酸（$H^+$）和膦酰氧形成氢键，促使烷氧键（$R'—O$）断裂，烷基脱落。脱烷基酶不能再被重活化剂活化，故称这种酶为老化酶（aged enzymes），而脱烷基的过程则称作老化。

酶老化速度与毒剂的结构有关。梭曼中毒酶老化速度最快；VX 中毒酶老化速度很慢；塔崩和沙林中毒酶的老化速度介于两者之间。影响老化速度的主要因素是毒剂的烷氧基结构。其 α 及 β 碳原子无取代基时，不易老化，如 VX 中毒酶；α 及 β 碳原子被甲基取代后，容易老化，如沙林中毒酶；甲基数越多，老化速度越快，如梭曼中毒酶（表 33-1）。

表 33-1　膦酰化酶自动重活化和老化速度比较

| 毒剂种类 | 24h 自动重活化（%） | 半老化期（h） |
| --- | --- | --- |
| VX | 70 | 60 |
| 塔崩 | - | 31 |
| 沙林 | 4 | 12 |
| 梭曼 | 0 | <0.04 |

老化酶不能够被重活化剂作用而恢复活性。原因有三：一是烷基脱落后，P 原子正电性降低，与重活化剂上带负电肟基的亲和力也降低；二是带负电的羟基氧与带负电的肟基有排斥作用；三是烷氧基能遮盖酶的负性部位，造成空间障碍。

3. **重活化** 应用某些药物使中毒酶的膦酰基脱落，这个过程称作中毒酶的重活化，这类药物称为酶重活化剂(reactivator)。目前使用的重活化剂均为肟类化合物(oximes)，主要有氯解磷定(2-PAM-Cl)、甲磺磷定(P2S)、双复磷(LüH$_6$)和双磷定(TMB$_4$)。但此类重活化剂对梭曼膦酰酶均无重活化作用。双吡啶单肟类重活化剂，包括酰胺磷定(HI-6)、环己磷定(HCG-42)和对环己磷定(BDB-27)，对未老化的梭曼、沙林和 VX 中毒酶的重活化作用比氯解磷定更强，但对塔崩中毒酶没有重活化作用。

同一种重活化剂对不同的中毒酶的作用强度不同，不同的重活化剂对同一种中毒酶的重活化效果也不同(表 33-2)。例如，现有重活化剂对沙林和 VX 中毒酶都有重活化作用，但只有 HI-6 对梭曼中毒酶有效；而 HI-6 和氯解磷定(2-PAM)又不能重活化塔崩中毒酶，只有双磷定(TMB-4)和双复磷(LüH-6)可以重活化塔崩中毒酶。因此，抢救有机磷中毒使用重活化剂时要考虑肟类药物的适用性。实验研究显示，HLö-7 对所有的中毒酶都有效。

表 33-2 几种重活化剂的对不同中毒酶的重活化效果比较

| 中文名 | 英文名/缩写 | 塔崩 | 梭曼 | 沙林 | VX | 环沙林 |
| --- | --- | --- | --- | --- | --- | --- |
| 氯解磷定(首选) | Pralidoxime Cl, 2-PAM Cl | +/- | - | ++ | ++ | - |
| 双磷定,双解磷 | Trimedoxime, TMB4 | ++ | - | ++ | +++ | - |
|  | Methoxime, MMB4 | +/- | + | +++ | +++ | ++++ |
| 双复磷 | Obidoxime, DMO4, LüH-6 | ++ | - | ++ | +++ | ++ |
| 酰胺磷定 | HI-6 | +/- | - | ++ | +++ | ++ |
|  | HLö-7 | ++ | ++++ | ++++ | ++++ | +++ |

## 二、临床表现

### (一)急性临床表现

急性中毒发病急骤，主要表现为急性胆碱能危象。胆碱能受体(acetylcholine receptor)可分为毒蕈碱型(muscarinic,M)受体和烟碱型(nicotinic,N)受体。M 型受体广泛存在于副交感神经节后纤维支配的效应器细胞上，被 ACh 结合后产生副交感神经末梢兴奋效应，包括心脏活动的抑制，支气管平滑肌、胃肠道平滑肌、膀胱逼尿肌和瞳孔括约肌的收缩，以及消化腺分泌增加等。N 型受体存在于交感和副交感神经节神经元的突触后膜和神经肌肉接头处的终板膜上。被 ACh 结合后产生兴奋性突触后电位和终板电位，导致节后神经元和骨骼肌的兴奋，局部肌肉颤动(肌颤)等(表 33-3)。

表 33-3　神经性毒剂中毒的症状和体征

| 作用性质 | 作用部位 | | 症状和体征 |
|---|---|---|---|
| 毒蕈碱样作用 | 腺体 | 汗腺 | 全身大汗 |
| | | 唾液腺 | 流涎 |
| | | 泪腺 | 流泪 |
| | | 鼻 | 流涕 |
| | | 支气管 | 分泌增加、咳痰、啰音 |
| | | 胃肠道 | 分泌增加 |
| | 平滑肌 | 支气管 | 胸闷、咳嗽、喘息、呼吸困难、发绀、肺水肿 |
| | | 胃肠道 | 厌食、恶心、呕吐、嗳气、贲门痉挛、胃烧灼感、肠鸣音亢进、肠绞痛、腹泻、里急后重、大便失禁 |
| | | 膀胱 | 尿频、尿失禁 |
| | | 瞳孔括约肌 | 轻度缩小，偶有不等大，后期明显缩小 |
| | | 睫状肌 | 眼痛、视物模糊、前额疼痛 |
| | 心脏 | | 心动过缓、心律失常、血压下降 |
| 烟碱样作用 | 骨骼肌 | | 肌颤、束状抽动、痉挛、肌无力、麻痹、呼吸肌麻痹、伴有呼吸困难、发绀 |
| | 交感神经节和肾上腺髓质 | | 皮肤苍白、心搏可加快、有时血压升高 |
| 中枢神经系统 | | | 紧张，不安，焦虑，恐惧，情绪不稳，头痛，头晕，失眠，多梦噩梦，淡漠，抑郁，思睡，注意力不集中，记忆力障碍，反应缓慢，语言不清，全身无力，运动失调，惊厥（脑电图出现癫痫波），昏迷，反射消失，潮式呼吸，呼吸和循环中枢麻痹导致呼吸、循环衰竭 |

### (二)临床分度

临床上将神经性毒剂中毒划分为轻、中、重三度。

1. **轻度中毒**　以毒蕈碱样(M 样)症状为主，兼有轻度中枢神经系统症状及局部的烟碱样症状。出现缩瞳、胸闷、呼气性呼吸困难、心动过缓或过速、流涎、多汗、恶心、呕吐等症状。有紧张、焦虑、恐惧、不安、情绪不稳定和眩晕。

2. **中度中毒**　在 M 样症状加重的同时，出现较明显的烟碱样(N 样)症状。M 样症状有视物模糊、鼻溢、呼吸困难逐渐加重，胸紧迫感、气促，伴有喘鸣。同时出现发绀、呕吐、腹痛、腹泻、出大汗等。N 样症状主要为大面积的肌颤、肌束抽搐、腱反射亢进和行动不稳等。

3. **重度中毒**　M 样症状、N 样症状和中枢神经系统症状同时出现，其中以中枢神经系统症状更为突出。瞳孔缩小呈针尖状，流涕、流涎很多，以致水状分泌物由口角流出。由于支气管痉挛和呼吸道分泌物增多而引起阻塞，呼吸极度困难，发绀加重。大汗淋漓、不可控制的呕吐、腹部剧烈绞痛、大小便失禁、全身广泛性肌颤、四肢抽动、运动失调、言语不清、组词困难、强直性和阵发性惊厥。中毒者进入昏迷状态，瞳孔扩大、反射消失、潮式呼吸。最后可发生呼吸中枢抑制，全身弛缓性麻痹，迅速窒息，循环衰竭而死亡。

在上述临床表现中，以出现全身肌颤作为判断中度中毒的指标，以出现惊厥、昏迷为重度中毒的判断依据。其次，全血胆碱酯酶活力的抑制程度，可作为中毒程度划分的辅助参考。当全血胆碱酯酶活力下降到正常值的50%～70%时为轻度中毒，下降到正常值的30%～50%为中度中毒，下降到正常值的30%以下为重度中毒。

#### (三)特殊临床表现

1. 中间综合征　中间综合征(intermediate syndrome, IMS)是急性重度OP农药中毒主要死因之一，发生率为5%～20%。IMS的临床特点是在急性有机磷中毒发病1～7 d后(以1～4 d为多)。急性胆碱能危象后，患者在维持阿托品化或撤减阿托品过程中出现屈颈肌及四肢近端肌肉、脑神经支配肌和呼吸肌等3组肌力减弱或麻痹症状。诊断中间综合征的依据为：中毒后1～7 d出现类似重症肌无力症状。患者临床表现主要为抬头、吞咽、动眼及呼吸等困难，咀嚼和咳嗽无力，胸闷、呼吸幅度降低、胸大肌参与呼吸运动、跟腱反射消失、肌束震颤消失、感觉正常，高频率刺激会导致肌肉反应波幅出现进行性递减。ChE活力一般在正常值30%以下。过敏体质患者在有机磷接触部位出现皮肤红肿、水疱、破溃，可在24 h内发展为喉头水肿，加重呼吸困难。

2. 迟发性神经病变　神经性毒剂和有机磷引起的迟发性神经病变(organophospharus-induced delayed neuropathy, OPIDN)最早报道于1930年代，因食用受磷酸三甲酚酯污染的牙买加姜制品而出现的下肢麻痹，被称为"姜麻痹(ginger paralysis)"。诊断依据：中毒急性期恢复和症状消失后(即中毒后1～2周或4周内)，数日内出现以周围神经损害症状为主的表现，早期下肢麻木疼痛、腓肠肌痛、四肢无力。肢体远端对称性感觉、运动和自主神经功能障碍，呈手套、袜子样的痛觉减退，有麻木、烧灼感、触电感或蚁行感，常从远端向近端发展。双手活动不灵，难以完成精细动作；抬腿困难，跨越步态，双足不能伸屈。严重者呈足下垂及腕下垂，四肢远端肌肉萎缩，甚至瘫痪。踝反射减低较膝反射减低出现早而且明显，伴有或不伴有脑神经损害和锥体束征。运动功能受损重于感觉功能。

## 第二节　诊断和救治

### 一、诊断

神经性毒剂中毒的诊断，主要依据伤员的毒物接触史(中毒史)、症状和体征特点、全血胆碱酯酶活性测定和化学侦检报告。必要时，可以进行阿托品诊断性治疗。

1. 中毒史　曾遭受化学袭击，在染毒区停留，防护和消毒措施不严密、不及时；误食染毒水或食物；出现大批同类中毒人员。

2. 症状特点　起病急，病程发展快，相继出现毒蕈碱样、烟碱样和中枢神经系统症状。

3. 实验室检查　全血胆碱酯酶(ChE)活力测定是比较专一的辅助诊断措施，野战条件下用简易的溴化麝香草酚兰(bromothymol blue, BTB)纸片法测定,可概略判断中毒程度及作为使用酶重活化剂的参考。较为准确的是 Ellman 光学法,其原理是乙酰胆碱酯酶催化碘化硫代乙酰胆碱水解,生成物碘化硫代胆碱与巯基显色剂 5,5-二硫代-双(2-硝基苯甲酸)(DTNB)反应,生成黄色产物 5-巯基-2-硝基苯甲酸(5-TNBA),从而引起特定波长下吸光度的改变。在测定 ChE 活力时,应注意某些疾病如肝脏疾病、恶性贫血、白血病,以及氯仿、乙醚、磺胺类药物等能使血液 ChE 活力降低。

4. 阿托品诊断性治疗　当中毒症状很不典型,又无条件进行全血 ChE 活力测定或毒剂检定时,可试用阿托品 2 mg,经静脉或肌内注射。如能缓解毒蕈碱样症状又无阿托品反应,可初步证明是神经性毒剂中毒。对非神经性毒剂中毒,不论何途径给药,都会出现阿托品轻度反应(心率加快、口咽干燥、颜面潮红、皮肤干燥、瞳孔轻度扩大);1~2h 重复应用阿托品,上述反应加重,可证明不是神经性毒剂中毒。但应注意,重度中毒者常能耐受大剂量阿托品。此外,也可使用东莨菪碱或者肟类重活化剂。后者能明显对抗神经性毒剂引起的肌颤和全身肌无力,有助于明确诊断。

5. 毒剂侦检　可向防化分队了解化学侦察和侦检结果,必要时收集空气、水、食物、呕吐物、染毒服装和皮肤等样品,进行毒剂检定。

## 二、预防、急救和治疗

神经性毒剂中毒的医学防护措施,主要针对毒剂中毒途径和中毒原理各个环节采取相应措施。综合这些措施,可归纳为下列基本原则:①防止毒剂进入机体;②保护 AChE 和乙酰胆碱受体(AChR);③防止继续中毒;④重活化中毒酶;⑤竞争胆碱能受体;⑥维持呼吸循环功能,控制惊厥等综合措施。

### (一)预防

神经性毒剂中毒的预防,主要有器材防护和药物预防两种方法。

1. 器材防护　当发现敌人化学袭击或接到毒剂警报信号或命令时,立即穿戴个人防护器材或进入集体工事。抢救或处置伤员时,抢救人员也要先做好自我防护,以防间接染毒。器材防护是最重要的防护措施,能有效地防止毒剂侵入机体。

2. 药物预防　预防药可延缓中毒,减轻中毒程度,给急救以必要时间,增强救治效果。特别对梭曼中毒,服用预防药可以提高救治效价,减少死亡。服用预防药不能完全代替使用防护器材,但在来不及戴好防毒面具情况下,可以起到辅助预防作用。因为敌人的化学袭击多采取突然、集中、大量释放的方式进行,会在很短时间(0.5~1 min)内即造成致死浓度。此时只需吸入少量染毒空气即可中毒死亡。预防药物主要是氨基甲酸盐药物,能够可逆性地使 AChE 发生氨基甲酰化,从而阻止了神经性毒剂的结合。只要有小部分的 AChE 受到保护,当其释放后,就足以发挥正常的生理功能。代表性的药物包括毒扁豆碱(eserin/physostigmine)、溴吡斯的明(pyridostigmine)和新斯的明(prostigmine)。溴吡斯的明的用量是每次 30 mg,每 8 小时 1 次。近年,中枢 AChE 抑制剂加兰他敏(galantamine)因其能透过血脑屏障而引起重视。

### (二)现场抢救

战场上对神经性毒剂中毒人员的现场抢救必须迅速、准确、先重后轻。除卫生人员积极抢救外,主要靠自救互救。急救的原则是:尽快注射神经毒急救针、防止继续中毒、维持呼吸和循环功能。

当出现缩瞳、流涎、视物模糊、胸部紧迫感或肌颤等神经性毒剂中毒的指征时,立即肌内注射神经毒急救针1支,呼吸抑制、惊厥、昏迷的重度中毒者肌内注射2支。美军使用的肌内注射急救针包括1针2mg的阿托品和1针600mg的氯解磷定。没有急救针时,要按中毒程度肌内注射阿托品2~4 mg、氯解磷定1~2g。后送途中如症状复发或改善不明显,酌情重复肌内注射1~2支。

要迅速穿戴防毒面具,用制式个人消毒手套或消毒液对染毒的皮肤、服装、轻武器等进行消毒,以防止毒剂继续进入机体。眼染毒时,迅速用水冲洗(屏气),然后戴上防毒面具(呼气后正常呼吸)。伤口染毒应迅速用水冲洗,伤口上端扎止血带。急救后尽快撤离染毒区。

注意保持呼吸道通畅、维持循环功能。若中毒的伤员呼吸道、口腔分泌物较多,立即用导管或注射器抽出,或将舌拉出,顺位引流。必要时口对口吸出分泌物。呼吸、心搏停止者施行正压人工呼吸及胸外心脏按压,直到自主呼吸恢复。

### (三)早期救治

对已经撤离染毒区伤员,无论已经使用或未曾使用过急救针,都要根据伤情进行必要和及时的抗毒治疗。若伤员尚未进行洗消,可据情进行局部或全身消毒处理。主要任务仍是抗毒治疗。抗毒药物主要有抗胆碱能药和胆碱酯酶复活药两大类。前者主要是阿托品;后者可选用氯解磷定、双复磷等。具体用法见表33-4。抗毒治疗应遵从以下原则。

表33-4 神经性毒剂中毒常用治疗药物使用方法

| 药物类别 | 活性成分和制剂 | 染毒后24h内 | | |
|---|---|---|---|---|
| | | 给药时限 | 用法用量 | 最大累积给药量 |
| AChE保护剂 | 溴吡斯的明 | 提前0.5~2h | 30mg,口服,可8h多次重复 | 安全 |
| 抗毒复方 | 解胆碱能药及重活化剂 | 立即 | 1支,im,根据严重度重复注射1~2次,每次1支,间隔1~2h | 3支 |
| 解胆碱能药物 | 阿托品 | 立即 | 2~4mg,im 或 iv,此后依病情5~60min重复给药,阿托品化之后并维持 | 50mg,重者数百毫克 |
| 肟类重活化剂 | 氯解磷定 | 及早 | 1~2g,im 或缓慢 iv;此后3~120min重复给药 | 2~4g |
| | 双复磷 | 及早 | 250mg,im 或缓慢 iv,2h后再次给药 | 750~1250mg |
| 抗痉挛 | 地西泮 | 重度者 | 5~10mg,im 或 iv;5~10min可重复,10min间隔最多3次 | 一般40mg |

1. **尽早使用抗毒剂** 无论是重活化剂或是抗胆碱能药,使用越早效果越好。争取在染毒后数分钟内肌内注射抗毒针。抗胆碱能药物主要有阿托品、东莨菪碱、戊乙奎醚(长托宁)等,重活化剂见表33-2。

2. **足量给药** 神经性毒剂中毒对解胆碱能药的耐受量增大,一般临床用量不足以产生抗毒效果。中毒严重时需加大药物剂量才能显效。根据中毒程度,阿托品的起始剂量一般2~6mg。试验性阿托品治疗可以用2~4mg。阿托品仅对M样症状有效,不能用N样症状判断给药量。对于轻、中、重度中毒者,戊乙奎醚最大起始剂量分别用2 mg、4 mg、6 mg,半量重复。重活化剂作用强度取决于肟类化合物在血中的浓度。氯解磷定1~2 g或双复磷250 mg初始剂量,肌内注射或缓慢静脉注射。

3. **正确选择给药途径** 给药途径不同,对阿托品发生药效的时间关系很大。对重度中毒者应静脉注射或肌内注射给药、中度中毒宜肌内注射、轻度中毒口服或肌内注射。肟类药物宜静脉注射或肌内注射,以期迅速达到血中所需浓度。

4. **联合给药** 抗胆碱能药与重活化剂合用,可发挥协同作用、提高药效。两药合用时,阿托品或重活化剂用量需适当减少,以防过量中毒。

5. **重复给药** 首次用药后,在一定时间内必须根据病情轻重适当补充,以维持药物的有效浓度,直至中毒症状基本控制(如神志清醒、分泌物减少、呼吸改善、无惊厥)或出现轻度阿托品化(atropinization)为止,治疗过程可持续数小时至数天。在救治早期,阿托品可在5~10min重复给药。阿托品化主要表现为如心率加快(100/min左右,或20~30/min的增量)、口干、无汗、面色潮红。尽快达到阿托品化十分重要,能提高救治效率,减轻和预防惊厥的发生和神经系统的损伤。一般阿托品的重复剂量为2 mg,甚至前次剂量加倍,争取在30 min内达到阿托品化。

6. **防止阿托品过量中毒** 阿托品安全范围大,个体敏感性差异也很大,故应注意防止阿托品过量引起中毒甚至死亡。酶重活化剂用量过大可引起神经肌肉接头阻断和ChE活力抑制。因此掌握停药指征很重要。抗胆碱能药的停药指征是呼吸平稳、惊厥及周围毒蕈碱样症状消失,或出现轻度阿托品化。重活化剂的停药指征是周围烟碱样症状消失,全血ChE活力恢复到60%以上。

7. **控制惊厥** 神经性毒剂重度中毒者常出现惊厥,需要尽早应用抗惊厥药物,防治、控制或减少惊厥的发生,减轻神经系统的损伤。抗惊厥药物主要有地西泮(安定)、劳拉西泮、苯二氮䓬类的咪达唑仑。肌内注射地西泮是最常用和有效的措施,剂量10 mg起,根据病情可用到40 mg。由于惊厥的发生机制涉及中枢神经系统的谷氨酸受体、胆碱能受体和GABA受体,不同作用机制的药物联合应用也是合理的。中枢胆碱能受体拮抗药有东莨菪碱、咳美芬、苯乃静、普环啶、苯海索(安坦),谷氨酸受体拮抗药有地唑环平(MK-801)、加环利定(gacyclidine)、TCP和石杉碱甲(huperzine A)。如果应用抗毒剂后,惊厥仍不能控制,可口服硝西泮5~10 mg或肌内注射氯丙嗪25~50 mg,或10%水合氯醛10~15 ml灌肠。惊厥严重时肌内注射戊巴比妥钠0.25 g,呼吸困难者应慎用。

8. **综合处理措施** 维持呼吸循环功能:正压人工呼吸是维持重度中毒者生命,使其他救治措施能发挥作用的重要手段。对呼吸明显减弱或停止者应立即进行,对重度中毒者有时需坚持数小时,直至自动呼吸恢复。在染毒区内通过有复苏管的防毒面具做口对口人工呼吸或用带滤毒罐的风箱或复苏器;专用的复苏汽车可同时给10人以上进行正压人工呼吸。在染毒区外用口对口人工呼吸或口鼻人工呼吸法。非正压的徒手人工呼吸效果不佳。

(1) 保持呼吸道通畅。对昏迷伤员用顺位引流、吸痰器等清除口、鼻、气管分泌物和呕吐物,必要时气管插管或气管切开。

(2) 给氧。呼吸困难、发绀时给氧。注意急救后的患者数小时内仍可能突然再次发生严重呼吸障碍或停止。此时需用机械复苏器做人工呼吸,同时给氧。

(3) 保持水、电解质和酸碱平衡:严重中毒有脱水征象者应输液,同时注意纠正电解质和酸碱平衡。

(4) 眼症状的处理:对缩瞳引起的眼痛、头痛、注射阿托品无效时,须用0.5%~1%阿托品溶液滴眼,或2%后马托品眼膏,数小时1次,持续1~3d。

(5) 加强观察和护理:中度和重度中毒者应卧床、安静保温。对有呼吸障碍、昏迷、惊厥和血ChE活力偏低者,应密切观察病情,定时测定呼吸、血压、脉搏和血ChE活力,防止突然发生呼吸、循环衰竭和病情反复,预防并发症发生。重度中毒者在恢复期可能有持续数天到数周的中枢神经系统症状,如头痛、头晕、失眠多梦、焦虑烦躁、思维迟钝、注意力不集中和记忆力减退等,可口服东莨菪碱0.1~0.3 mg或甲磺酸苯扎托品(benzatropine)1~2mg,每日1次。

(邹仲敏　唐　禾　程　晋)

## 思考题

1. 试分析神经性毒剂、有机磷酸酯类、氨基甲酸酯类化合物分子结构和毒性的关系。
2. 有机磷毒剂中毒后,如何正确使用抗毒药物?
3. 有机磷酸酯中毒引起的中间期综合征和迟发性神经病变的临床表现有哪些特点?
4. 如何理解神经性毒剂抗毒药物的使用原则,何为早足联重防中毒?

## 参 考 文 献

[1] Calas AG, Dias J, Rousseau C, et al. An Easy Method for the Determination of Active Concentrations of Cholinesterase Reactivators in Blood Samples: Application to the Efficacy Assessment of Non Quaternary Reactivators Compared to HI-6 and Pralidoxime in VX-Poisoned Mice. Chemico-Biological Interactions, 2017, 267: 11-16.

[2] Jett DA. The NIH Countermeasures Against Chemical Threats Program: Overview and Special Challenges. Annals of the New York Academy of Sciences, 2016, 1374: 5-9.

[3] Joosen MJ, van den Berg RM, de Jong AL, et al. The Impact of Skin Decontamination on the Time Window for Effective Treatment of Percutaneous VX Exposure. Chemico-Biological Interactions, 2017, 267: 48-56.

[4] Mangas I, Estevez J, Vilanova E, et al. New Insights on Molecular Interactions of Organophosphorus Pesticides with Esterases. Toxicology, 2017, 376: 30-43.

[5] Reed BA, Sabourin CL, Lenz DE. Human Butyrylcholinesterase Efficacy Against Nerve Agent Exposure. Journal of Biochemical and Molecular Toxicology, 2017.

[6] Worek F, Wille T, Koller M, et al. Toxicology of Organophosphorus Compounds in View of an Increasing

Terrorist Threat. Archives of Toxicology, 2016, 90: 2131-2145.

[7] Worek F, Koller M, Thiermann H, et al. Reactivation of Nerve Agent-Inhibited Human Acetylcholinesterase by Obidoxime, HI-6 and Obidoxime + HI-6: Kinetic in Vitro Study with Simulated Nerve Agent Toxicokinetics and Oxime Pharmacokinetics. Toxicology, 2016, 350-352: 25-30.

# 第 34 章
# 全身中毒性毒剂中毒

【学习目的与要求】

氰化物既是外军装备的速杀性化学战剂,又是用途广泛的化工原料,平时和战时发生中毒的可能性很大。通过学习,结合平时的中毒案例,在理解该类毒剂的中毒原理的基础上,了解其体内代谢的方式。掌握中毒的诊断和鉴别诊断要点,熟练应用防护器材,特别是预防药物和急救针的使用。明确各类救治药物的优缺点和使用注意事项。

## 第一节 中毒机制及临床表现

### 一、概述

全身中毒性毒剂亦称氰类毒剂或血液毒剂,具有作用快速和毒性强的特点,主要经呼吸道吸入中毒,可破坏组织细胞的生物氧化过程,引起组织细胞不能利用氧,供能失调,迅速导致机体功能障碍,进而出现一系列全身中毒症状,属于速杀性毒剂。

其主要代表有氢氰酸(HCN)和氯化氰(CNCl)。氢氰酸为苦杏仁味的无色液体,氯化氰为强刺激性无色液体,两者相对分子质量小,易挥发,蒸汽压较大,不易被多孔性物质吸附;均以蒸汽态施放,暴露于高浓度蒸汽中,可快速引起全身中毒死亡。氰类毒剂进入体内后,通过多种代谢途径失去毒性,其中绝大部分(80%以上)在硫氰酸生成酶的催化下与体内供硫化合物(胱氨酸、半胱氨酸和β-巯基丙酮酸)作用形成硫氰酸盐,从肾脏排出。第一次世界大战中,法国军队首先将氢氰酸用于战场。

氢氰酸的吸入中毒毒性是沙林的 1/50,呼吸道吸入 $LCt_{50}$ 为 2500~5000mg·min/m$^3$。氯化氰的毒性约为氢氰酸的 1/2。

### 二、中毒机制

氰类毒剂主要抑制呼吸酶,造成细胞内窒息。氰类毒剂经呼吸道吸收入血,释放出氰离子

（$CN^-$）。血液中氰离子达到一定浓度后即进入细胞，与氧化型细胞色素氧化酶的三价铁结合，形成氰化酶。氰化细胞色素氧化酶失去接受和传递电子的功能，也不能激活氧并使之与氢结合生成水，以致生物氧化中断，细胞呼吸停止，造成细胞内窒息（图34-1）。

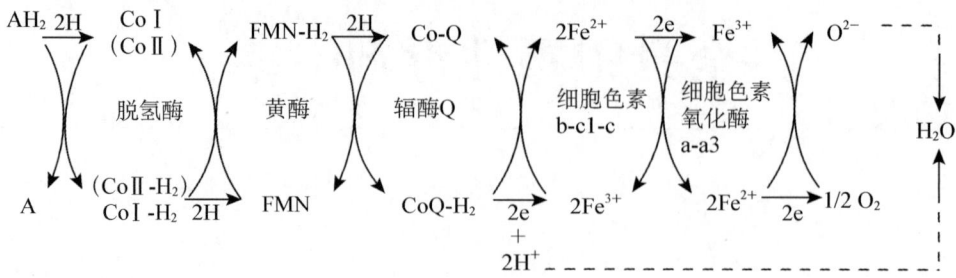

图 34-1　底物被氧化时氢和电子的传递

细胞色素氧化酶被抑制，发生组织中毒性缺氧和细胞内生化代谢紊乱。有氧代谢降低使氧化磷酸化减少，能量产生不足，ATP/ADP缩小；无氧代谢加强使血液中酸性产物增加，酸碱平衡失调，pH下降，发生代谢性酸中毒。由于血氧不能充分利用，静脉血氧含量增加，动、静脉血氧差缩小，故静脉血呈鲜红色。

## 三、临床表现

### （一）氢氰酸中毒

1. 轻度中毒　能嗅到苦杏仁味，口内有金属味，鼻部热感，头痛、眩晕、恶心、胸闷和无力。佩戴防毒面具或离开染毒区后，症状可很快减轻或消失。

2. 中度中毒　除上述症状外，有口腔发麻、流涎、耳鸣、呕吐、呼吸短促、心前区压迫感、心区痛；有的肌无力、语言障碍和兴奋不安，面部皮肤呈鲜红色。离开染毒区后数十分钟大部分症状可消失。头痛、无力、步态不稳、心区痛可持续1～3d。

3. 重度中毒　病情发展快，可分4期。

(1) 刺激期：可嗅到苦杏仁味，口内有金属味，舌、咽喉发麻，流泪、流涎，上呼吸道烧灼感，胸骨后疼痛，轻咳，呼吸加快，头痛、眩晕、耳鸣、恶心、呕吐、全身无力，不安。此期多不超过10 min。

(2) 呼吸困难期：呼吸困难、胸部压迫感、心前区疼痛、心率变慢、恶心、呕吐、意识紊乱、皮肤、黏膜呈鲜红色。

(3) 惊厥期：强直性、阵发性惊厥，甚至角弓反张，瞳孔散大，眼球突出，意识丧失，严重呼吸困难或呼吸暂停。

(4) 麻痹期：全身肌肉松弛，反射消失，大小便失禁，呼吸和脉搏微弱，血压下降，发绀，呼吸先停，尔后心搏停止。

4. 闪电型中毒　吸入高浓度氰化物可发生"闪电型中毒"，伤员可突然跌倒，强烈惊厥，呼吸极度困难，意识丧失，可在数分钟内死亡。

## (二)氯化氰中毒

氯化氰中毒的特点是口内有苦辣感,眼、上呼吸道有强烈刺激反应;疼痛、流泪、畏光和咳嗽。全身症状与氢氰酸中毒相似,数小时后可发生肺炎。高浓度中毒可迅速死亡。

# 第二节 诊断和救治

## 一、诊断与鉴别诊断

氰类毒剂中毒发病急、病程变化快,主要依靠中毒史和临床表现迅速做出初步诊断,以免贻误抢救时机。

### (一)诊断

1. 中毒史 呼吸道无护防或防护不严,空气中或中毒者衣服上闻到苦杏仁味。同时有类似中毒伤员发生。

2. 临床特点 发病急骤,症状按上述顺序迅速发展,呼吸困难,皮肤黏膜呈鲜红色,呼出气中可闻到苦杏仁味。

3. 化验检查 早期动静脉氧分压差<1.33kPa 及出现代谢性酸中毒,血浆乳酸浓度>8mmol/L。中毒者血氰离子含量增高,血液和尿中硫氰酸盐浓度明显增加。

4. 毒剂侦检 染毒空气、水和食物可检出氰化物。

### (二)鉴别诊断

氢氰酸中毒应与其他一些毒剂中毒相鉴别(表 34-1)。

表 34-1 氰类毒剂中毒的诊断和鉴别诊断

| 诊断依据 | 氰类毒剂 | 神经性毒剂 | 一氧化碳 | 硫化氢 |
|---|---|---|---|---|
| 气味 | 苦杏仁味 | 水果、芳香或无 | 无 | 臭鸡蛋味 |
| 症状 | 典型四期,迅速发展,呼吸困难,皮肤黏膜鲜红 | 毒蕈碱样、烟碱样和中枢症状,皮肤黏膜发绀 | 昏迷无痉挛或伴精神症状,皮肤黏膜樱桃红色 | 强烈眼刺激,谵妄,昏迷,呼吸循环衰竭,伴肺水肿、脑水肿,皮肤黏膜灰色或发绀 |
| 化验 | 血$CN^-$及尿$SCN^-$升高 | 血液 AChE 活力下降 | 血液 $CO \cdot Hb$ 增高,NaOH 试验阳性 | 血液 $S \cdot Hb$ 增加 |
| 治疗反应 | 抗氰药物治疗有特效 | 阿托品、氯解磷定等有良效 | 无特殊治疗 | 亚甲蓝、谷胱甘肽及高铁血红蛋白形成剂治疗有效 |

## 二、预防、急救和治疗

### (一)预防

遇有敌人释放氰类化学战剂时应迅速戴防毒面具或进入集体防护工事。但须注意,过滤式防毒面具的有效防护时间有限,长期接触毒剂时,应及时更换面具的滤毒罐。根据指挥员命令,有组织地服用抗氰预防药,进入染毒区前,先口服抗氰胶囊1粒,服用30min进入污染区,有效预防时间4~6h。

### (二)急救

氰类毒剂中毒后必须立即采取有效的急救措施进行现场自救互救,包括立即防护、抗毒治疗和心肺复苏等措施。立即肌内注射抗氰急救针1支,或速将亚硝酸异戊酯2支捏破置鼻前吸入,间隔几分钟后可再吸入1~2支。如病情无好转,可按上法连续吸入6~8支。在染毒区可将捏破的安瓿置于防毒面具的面罩内吸入。如无上述药品,可肌内注射对4-二甲氨基苯酚(4-DMAP)200mg,必要时可重复半量。

呼吸微弱或停止,立即施行人工呼吸,给氧。心搏停止应进行胸外心脏按压。亚硝酸异戊酯不应在氧气面罩下给予,以防爆炸。对经口中毒伤员,应在抗毒治疗同时立即用0.2%高锰酸钾洗胃。

### (三)治疗

采用抗毒治疗、综合治疗和精心护理相结合等多种措施进行。中毒早期能及时给予抗毒治疗是防止惊厥发生、减少并发症和使患者早期康复的关键。

1. 抗毒药物

(1)高铁血红蛋白形成剂:能使红细胞中血红蛋白(Hb)变成高铁血红蛋白(MHb),后者与氰离子结合成氰化高铁血红蛋白络合物。血液中氰离子被结合后,破坏了组织和血液之间氰离子浓度的平衡,进而使结合在细胞色素氧化酶上的 $CN^-$ 发生解离,从而恢复细胞色素氧化酶的正常生理功能。常用MHb形成剂有亚硝酸盐类药物如亚硝酸异戊酯和亚硝酸钠,氨基酚类如4-二甲氨基苯酚(4-DMAP)、对-氨基苯丙酮(PAPP)等。这些MHb形成剂的作用特点见表34-2。

表34-2 高铁血红蛋白形成剂的特性及效果

| 药物 | 形成MHb能力 | 形成MHb速度 | 维持时间 | 给药途径 | 缺点 |
| --- | --- | --- | --- | --- | --- |
| 亚硝酸异戊酯 | 不强 | 快 | 长 | 吸入给药 | 剂量不易掌握,效果不稳。扩血管降血压 |
| 亚硝酸钠 | 不强 | 慢 | 长 | 静脉给药 | 应用不方便,给药速度慢。扩血管降血压 |
| 4-DMAP | 强 | 快 | 长 | 肌内或静脉注射 | 注射局部疼痛,低热和疲乏 |
| PAPP | 强 | 慢 | 长 | 口服或注射 | 不宜急救,可用作预防 |

(2) 供硫药物：供硫药物在硫氰酸生成酶的催化下，与氰离子结合形成毒性甚微的硫氰酸盐从肾排出。常用的供硫药物有硫代硫酸钠。硫代硫酸钠是临床上广泛使用的供硫剂，毒性小，抗毒效果确实。缺点是用量大，作用慢。与其他抗毒剂伍用，可提高抗毒效果。目前美军正研发一种新型的供硫药物3-巯基丙酮酸(3-MP)的前体物：3-巯基丙酮酸二噻烷。体内的3-巯基丙酮酸硫基转移酶(3-MPST)可将硫基从3-巯基丙酮酸转移到氰，从而发挥解毒效果。

(3) 钴类化合物：钴离子能与氰离子迅速形成稳定的金属复合物从尿中排出。此类化合物有乙二氨四醋酸二钴($CO_2$EDTA)、羟钴胺(hydroxycobalamin)等。目前研究发现的新型抗氰化合物钴啉醇酰胺能结合2个氰离子，抗氰效果优于羟钴胺。

2. **抗毒治疗** 肌内注射或静脉注射抗氰急救注射液(4-DMAP)200mg；或吸入亚硝酸异戊酯数支，随即静脉注射25%硫代硫酸钠30～50ml，每分钟注射5ml。10min后如症状无明显好转，或经口中毒在恢复期病情有反复时，可再用上述药物半量。如无4-二甲氨基苯酚或亚硝酸异戊酯，可静脉注射3%亚硝酸钠10ml，每分钟注射3～5ml。为防止亚硝酸钠引起血压下降，可预先皮下注射麻黄碱。若收缩压降至10.7 kPa，应暂停给药，并将头放低位，活动四肢。严重中毒出现呼吸衰竭、脑血管损伤不能使用亚硝酸钠时，可给予$CO_2$EDTA，一般用量为5～10 mg/kg，以20%葡萄糖溶液配成1.5% $CO_2$EDTA溶液，静脉注射20～40 ml，接着注射20%葡萄糖溶液50 ml。观察几分钟如未见好转，可再次注射300 mg，为加强疗效，可伍用25%硫代硫酸钠50 ml。应用$CO_2$EDTA出现恶心、呕吐、血压下降、心搏过速及稀便时，静脉注射100 mg依地酸二钠钙可消除之。

3. **维持呼吸循环功能** 给氧，在吸氧同时给予硫代硫酸钠。呼吸微弱或停止时，立即施行人工呼吸，并肌内注射10%戊四氮(戊四唑)1ml或尼可刹米2ml。循环衰竭时，肌内注射20%安钠咖1ml，去甲肾上腺素1mg溶于5%葡萄糖溶液250ml中静脉滴注，25%葡萄糖100ml静脉注射。

4. **高压氧治疗** 高压氧可以加速氰化物解毒，迅速纠正机体缺氧状态。高压氧采取0.2～0.25MPa，可适当延长治疗时间。医护人员陪舱监护。舱内应继续常规治疗和抢救。对病情危重，缺氧改善不满意，肺水肿、脑水肿控制不满意者可每日进行2次高压氧治疗，直至病情稳定再改为每日1次。

5. **后送** 经急救后中毒症状缓解，生命体征平稳后，后送至后方医院继续治疗。

氯化氰中毒治疗：氯化氰中毒的治疗与氢氰酸中毒治疗基本相同。对呼吸道刺激症状，可吸入抗烟剂(氯仿40ml，乙醇40ml，乙醚20ml，氨水5～10滴，分装成安瓿100支)，每次1～2支，5～10min后可再吸入，但不宜多用。如果发生肺水肿，则按光气中毒肺水肿治疗。

(赵吉清)

### 思考题

1. 氰类毒剂如何影响机体内的生化代谢过程？
2. 氰类毒剂重度中毒的典型四期及其表现。
3. 分析氯化氢中毒与氢氰酸中毒临床表现的差异。
4. 氰类毒剂和神经性毒剂都属于速杀性毒剂，两者应如何进行鉴别诊断？
5. 全身性毒剂中毒的救治应遵循哪些原则？

## 参 考 文 献

[1] Bebarta VS. Antidotes for cyanide poisoning. Eur J Emerg Med,2013,20:65-66.
[2] Borron SW,Baud FJ. Antidotes for acute cyanide poisoning. Curr Pharm Biotechnol,2012,13:1940-1948.
[3] 董兆君. 化学武器与化学事件医学防护学. 北京:军事医学科学出版社,2009.
[4] 董兆君. 核、化、生武器损伤防治学. 北京:人民军医出版社,2007.
[5] Ellen C. Hydroxocobalamin:a Better Cyanide Antidote. JEMS,2008,33:14-17.
[6] Gupta RC. Handbook of Toxicology of Chemical Warfare Agents. London:Academic Press,2009.
[7] Hariharakrishnan J,Satpute RM,Bhattacharya R. Cyanide-Induced Changes in the Levels of Neurotransmitters in Discrete Brain Regions of Rats and Their Response to Oral Treatment with Alpha-Ketoglutarate. Indian J Exp Biol,2010,48:731-736.
[8] Youso SL,Rockwood GA,Lee JP,et al. Determination of Cyanide Exposure by Gas Chromatography-Mass Spectrometry Analysis of Cyanide-Exposed Plasma Proteins. Anal Chim Acta,2010,677:24-28.

# 第 35 章
# 糜烂性毒剂中毒

**【学习目的与要求】**

通过本章节的学习要求学员初步了解糜烂性毒剂的战斗性能及军事应用、理化性质、中毒途径和毒理作用,以及路易剂的中毒机制。要求掌握芥子气经皮肤、眼、呼吸道染毒及全身吸收中毒的临床特点,芥子气局部染毒和全身吸收中毒的救治措施,路易剂中毒的临床特点及二巯基化合物的应用。

## 第一节 芥子气中毒机制及临床表现

糜烂性毒剂又称起疱剂(blister agents),是一类能直接损伤组织细胞,引起局部炎症、坏死、吸收后导致全身中毒的化学战剂。主要代表有硫芥(sulfur mustard)和路易剂(Lewisite),其结构式和化学命名见表 35-1。

表 35-1 糜烂性毒剂主要代表

| 名称 | 结构式 | 化学命名 | 美军代号 |
| --- | --- | --- | --- |
| 芥子气 | $S\begin{array}{l}CH_2CH_2Cl\\CH_2CH_2Cl\end{array}$ | 2,2'-二(氯乙基)硫醚 | HD<br>H |
| 路易剂 | $Cl-CH=CH-As\begin{array}{l}Cl\\Cl\end{array}$ | 2-氯乙烯二氯胂 | L |

## 一、芥子气中毒机制

芥子气(mustard gas)又称硫芥,为无色油状液体,有浓烈的大蒜味,沸点217℃,凝固点14.4℃,主要以液滴态和气溶胶态施放,也可形成部分蒸汽,暴露后引起皮肤、眼睛、消化道、呼吸道的损伤。

芥子气S原子有2对未共用电子,由于氯的诱导效应,S上的电子沿着氯的诱导方向移动,形成有碳环的硫离子产物。在体内环境下形成的硫离子可结合2个亲核集团。因此,芥子气是典型的双功能烃化剂(bifunctional alkylating agent)。机体内氨基酸和蛋白质中的氨基、亚氨基和离子化的羧基和巯基均易被烃化。芥子气常与DNA鸟嘌呤7位氮结合,可发生交联反应(cross linking)。交联可以发生在DNA 1条链中,也可发生在DNA的2条链之间,分别称作链内交联(interstrand crosslinking)和链间交联(intrastrand crosslinking)(图35-1)。芥子气对DNA的交联反应是其毒理作用的物质基础。它不仅使DNA分子扭曲变形,而且影响DNA两条配对链的正常解离和复制。S期细胞DNA合成最快,对芥子气最敏感,G2和G1期细胞次之,G0期细胞相对不敏感。增殖旺盛的淋巴细胞、骨髓造血组织、肠黏膜上皮和睾丸生精细胞对芥子气很敏感。

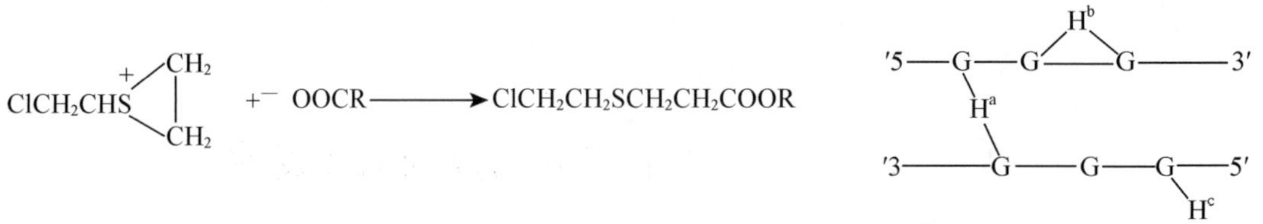

图35-1 芥子气的烃化反应及芥子气与DNA的交联方式
A. 烃化反应;B. 芥子气与DNA的交联方式;a 链间交联,b 链内交联,c 单烃化

## 二、芥子气中毒的临床表现和诊断

### (一)临床表现

芥子气可引起机体多方面的损伤,大剂量持续中毒可通过吸收并引起全身中毒,其临床特点是多系统多器官的严重损伤。芥子气损伤主要包括皮肤、眼睛、呼吸道、消化道、造血淋巴系统及神经系统等多个系统。

1. 皮肤损伤  芥子气液滴态和蒸汽态均可引起皮肤损伤,皮肤损伤的临床表现类似于烧伤,损伤程度按照烧伤三度四分法划分(表35-2)。

蒸汽态皮肤染毒一般只出现红斑。液滴态芥子气皮肤损伤典型临床经过有5个阶段。

(1)潜伏期:一般2~6 h。此期主客观表现均不明显,皮肤潮湿部位可有刺痒感。

(2)红斑期:染毒局部出现界线明显的红斑,灼热发痒,伴轻度水肿,对触压敏感。损伤轻时不发生水疱,红斑消退脱屑自愈。

表 35-2　芥子气皮肤损伤临床三度四分法

| 分度 | 损伤程度 | 局部表现 | 病程 |
|---|---|---|---|
| 一度 | 表皮生发层未受损 | 仅有红斑,与健康皮肤分界明显,轻度肿痛,有瘙痒 | 颜色由鲜红转为暗红色,1周左右消退,有短期色素沉着 |
| 浅二度 | 达真皮浅层,部分表皮生发层健在 | 染毒后18～24h出现浅层水疱,大小不一,疱液清亮透明,易抽吸引流 | 部分水疱可自行吸收。一般无感染,不形成溃疡,2周内愈合,有色素沉着和瘢痕形成 |
| 深二度 | 达真皮深层 | 组织水肿明显,水疱深,疱液可呈胶冻状,不易抽吸引流 | 水疱液不断产生,抽吸后又涨,数日后破溃,形成溃疡,易感染,3周左右愈合 |
| 三度 | 全层皮肤损伤 | 皮肤、皮下组织水肿严重,淤血、发硬、色泽灰暗、无水疱形成,凝固性坏死分界明显 | 水肿液吸收缓慢,多于1周后表皮裂解,与真皮分离脱落,凝固性坏死组织不易自行脱落,需切痂植皮 |

(3) 水疱期:染毒后12～24 h,常先在红斑区出现分散细小水疱。疱液先为淡黄色清亮透明,易抽吸引流,后变浑浊并呈胶冻状。水疱互相融合后形成环形水疱。大剂量染毒可形成凝固性坏死,无水疱形成。

(4) 溃疡期:小水疱可自行吸收。浅层大疱张力较大,易破溃,露出粉红色糜烂面,一般无感染,7～10d即可愈合;深层水疱多在数日后破裂,再现深达真皮的溃疡,并可覆盖一层乳白色坏死膜。3～4周后始愈合。

(5) 愈合期:愈合快慢可因中毒程度、损伤部位及有否感染而异。皮肤创面在愈合过程中有痒感,愈合后有色素沉着,深度创面有瘢痕形成。当再次接触芥子气,原损伤部位可出现红斑,甚至可出现水疱和溃疡。

2. 眼损伤　多由气雾态芥子气引起。根据以往战争经验,在无防护情况下,眼损伤发生率占第一位,它比呼吸道及皮肤更为敏感。严重眼睛损伤多因液滴态芥子气引起。眼接触毒剂后也有一定潜伏期。芥子气眼睛中毒首先侵犯结膜、皮肤,其次累及角膜、虹膜睫状体,少见眼底改变。可能由于先期接触的为气态,后期与吸收中毒有关。轻、中度损伤在潜伏期后主要表现为结膜炎症状,重度损伤则呈角膜结膜炎。个别严重者可见虹膜炎及虹膜睫状体炎甚至全眼炎。角膜坏死穿孔则永久失明。一般1～2周或3～4周治愈。

3. 呼吸道损伤　多因气、雾态芥子气引起。无面具防护时常与眼损伤同时存在。潜伏期6～12h或更长,接触毒剂时也无明显刺激作用。吸入中毒时,呼吸道损伤程度是自上向下逐渐递减,临床表现类似重感冒或支气管炎症状,咳嗽是呼吸道损伤的突出症状,主要为阵发性干咳,尤以夜间为重,并常伴有全身吸收中毒表现。少数严重中毒者症状发展较快,数天后由鼻到支气管黏膜广泛坏死形成假膜(由坏死组织、纤维蛋白和炎性渗出物构成),支气管下部管腔较窄,假膜脱落易阻塞引起肺不张,造成严重换气障碍。因此,常因喉头水肿、假膜脱落阻塞引起窒息或并发支气管炎死亡。但严重中毒一般少见,除非吸入高浓度毒剂或在炎热、丛林地区较易发生。严重呼吸道中毒引起死亡好发于中毒后3～4d或9～10d。前者主要因严重全身吸收中毒及窒息,晚期多因肺部继发感染(肺炎、肺坏疽、肺脓肿等)或心肺功能障碍。

4. 消化道损伤　主要因误食染毒水或食物而引起。严重的皮肤染毒及呼吸道吸收中毒也可见消化道损伤。经口中毒潜伏期短，多在15min至1h。损伤程度与进入胃内毒剂量及食物充盈情况等有关。初期症状与普通急性胃炎、胃肠炎相似。潜伏期后很快出现流涎，上腹部剧痛并扩及全腹。恶心、呕吐、厌食、腹泻及柏油样便。如未及时急救常引起出血性胃炎、胃溃疡、甚至胃穿孔。口腔黏膜广泛充血水肿、起疱和溃疡，并出现吞咽困难和言语障碍。严重者有全身虚弱、淡漠、心搏过速、呼吸急促、痉挛、昏迷等全身症状。恢复后可遗留消化不良、腹胀、腹痛、胃酸低、胃蠕动及排空障碍等，严重中毒时预后较差，并可因全身吸收中毒和严重休克而死亡。

5. 全身吸收中毒　大面积皮肤染毒未及时消毒时，较长时间暴露在高浓度芥子气蒸气中未得到及时防护时，误食重度污染的水和食物时，可引起严重吸收中毒。其临床特点是多系统多器官的严重损伤。

(1) 神经系统：早期出现恶心、呕吐，随后有头痛、头晕、烦躁不安。继而情绪低落、抑郁寡言、表情淡漠、反应迟钝、无力和嗜睡等。严重中毒伤员有阵发性惊厥、谵妄和神志不清，以后出现全身肌肉松弛、麻痹，以至死亡。

(2) 造血系统：造血系统对芥子气很敏感。白细胞数在中毒后 1～2 d 内升高，以后可骤然下降至几百甚至到零。血小板、红细胞也可因造血障碍而降低，但下降速度不如白细胞明显。严重者晚期可有贫血。

(3) 消化系统：吸收中毒早期即可见恶心、呕吐、便秘等消化道症状。严重者有稀便、腹泻并可带血或呈柏油样便。有时可见严重脱水、电解质代谢紊乱。

(4) 心血管系统：早期有心搏加快、心音亢进、血压升高及期外收缩等。严重者心搏变慢、心律失常、血压下降乃至严重循环衰竭。

(5) 其他表现：可有急性中毒性肾炎的症状。糖代谢障碍时出现血糖升高和糖尿。蛋白质及脂肪分解增加，尿中氮、氨、肌酸、肌酐及磷总排泄量增加。血液乳酸、酮体含量增高，可发生酸中毒。严重者急性期后出现严重消瘦、虚弱，呈"芥子气恶病质"状态。

(二) 诊断

1. 中毒史　曾嗅到芥子气的气味（大蒜样臭味）；在无防护或防护不严的情况下，曾在芥子气染毒地区停留或走过，未进行彻底洗消。曾在同一区域停留或走过的人员，出现相同的临床表现。

2. 临床表现　中毒后经过 2～12 h 的潜伏期，然后出现眼、呼吸道、皮肤损伤的临床表现，严重时出现神经、血液、消化等系统的症状。

3. 实验室检查　血液检查包括白细胞总数及分类的连续观察，严重时中毒后 2 d 内，外周血白细胞计数增加，继后逐渐减少。尿中二甘醇测定，有利于诊断和判断中毒程度及预后，中毒后 1 周内，尿中含量升高可提示芥子气中毒。

4. 毒剂鉴定　从染毒区的空气、土壤或染毒的物体表面检查到芥子气。对伤员服装、早期呕吐物或可疑的饮水及食物等采样进行毒剂检定，可辅助诊断。

# 第二节　芥子气中毒的防治

## 一、预防

1. 及时使用制式防毒面具和皮肤防护器材,尽快进行局部全身洗消,并撤离染毒区。
2. 遵守毒区行动规则,尽量避免在杂草或树丛中行动和在染毒空气易滞留的低洼地、堑壕、山谷等处停留。
3. 染毒的服装、装具、武器、担架等均不得带入室内,以防交叉染毒。
4. 对来自毒区的物品器材、车辆等要及时洗消。

## 二、治疗

芥子气中毒伤员必须进行及时而彻底的局部消毒和全身洗消。芥子气的治疗目前尚无特效抗毒剂。但根据损伤部位、程度及不同阶段,采取对症和支持疗法,必要时可采用中西医结合治疗措施,有较好的疗效。

1. **皮肤损伤的治疗**　皮肤染毒时,用装备的皮肤消毒剂(粉)或军用毒剂消毒手套消毒局部。也可选用20%一氯胺乙醇溶液或水溶液、1:10次氯酸钙悬浮液等消毒。治疗原则与一般处理热烧伤或接触性皮炎相似,按损伤阶段进行相应的治疗。红斑期,可用抗炎、消肿、清凉止痒的外用药涂布或湿敷。可选用0.1%吲哚美辛霜或5%苯海拉明霜等,避免使用刺激性药物。水疱期,尽量保留疱皮、保护创面、预防感染。创面按烧伤处理,一般采用暴露疗法,保持清洁和干燥。溃疡期,防止感染,去腐生新,保留上皮及促进愈合。对会阴部的创面要加强护理,防止大小便污染。并在暴露创面的情况下采用液体石蜡涂抹、抗生素溶液间断喷涂、抗生素油纱布覆盖等。

大面积皮肤损伤的治疗,在处理皮肤创面的同时还要全身治疗,包括加强营养,抗感染,抗休克,防治肺水肿,防治消化道及骨髓损伤,维持水、电解质代谢平衡等措施。

2. **眼损伤的治疗**　及时、充分而彻底的清洗要比强调选用某种冲洗液更为重要。因此,不论当时在毒区是否有毒剂蒸气存在,眼的消毒必须立即进行,2 min后进行则效果不佳。有角膜损伤时,忌用大量冲洗液猛烈冲洗,以免受伤的角膜上皮发生松动和脱落。可供选择的消毒冲洗液有:2% $NaHCO_3$ 或0.5%氯胺水溶液。也可用清水冲洗。有角膜损伤者,可以用素高捷疗眼液滴眼,合并感染时加用抗生素眼药。

3. **呼吸道损伤的治疗**　戴面具或简易防护器材。用2%碳酸氢钠溶液洗鼻腔、漱口或喷雾。预防感染。有坏死假膜时,可用祛痰剂如吐根、氯化铵、大量吸入热蒸汽、雾化吸入4%碳酸氢钠溶液。也可吸入2%薄荷醇或枸橼醛油,以及0.05%糜蛋白酶,促使假膜软化,便于咳出。呼吸困难时吸氧。假膜脱落引起窒息或严重呼吸困难时,立即行气管切开术或用纤维支气管镜取出假膜。必要时给予支气管扩张剂,辅助通气加输氧。

4. **消化道损伤的治疗**　尽早洗胃,数小时后进行不仅无效,反而有加重黏膜损伤和穿孔的危险。洗胃时压力不可过大,洗液温度要适宜。洗胃后取药用活性炭粉15~20 mg混合于一杯水中吞服。常用的洗胃液有：2% $NaHCO_3$、0.02～0.05% $KMnO_4$、0.3～0.5%氯胺水溶液。每次 500 ml，反复冲洗十余次。洗出的胃液及呕吐物应及时消毒处理。腹部剧痛者皮下注射阿托品 0.5～1 mg 或用颠茄制剂。烦躁不安时可给予镇静剂。中毒早期应禁食或进少量流质，由静脉补充营养，好转后给富含营养的流质、半流质。

5. 全身吸收中毒的治疗　芥子气中毒无特效抗毒剂，全身吸收中毒主要以综合治疗和对症治疗为主。

(1) 抗休克：防治循环衰竭是治疗芥子气全身中毒的一项重要措施。早期出现中毒性或应激性休克，3～5 d 后发展为低血容量性休克。对于中毒性休克，可静脉输注 5%葡萄糖生理盐水，加用地塞米松 5～10 mg 或氢化可的松 100～200 mg，一天 1～2 次，危急期过后停用。对低血容量性休克，如血液是等渗的，宜静脉输注含 1.5%碳酸氢钠葡萄糖生理盐水，补液速度及补液量均应适当。根据病情，可考虑输注适量低分子右旋糖酐，加氯化钾，给氧；也可输全血或成分输血。维持水和电解质代谢平衡。循环功能衰竭时使用升压药物。

(2) 抗感染：早期即应使用广谱抗生素或其他抗感染药物。以后根据细菌学检查、血培养及临床情况及时更换抗生素。对造血功能有抑制作用的药物应避免使用。有严重败血症时，可联合应用激素和抗生素，并加大抗生素用量。在预防和抗感染中，清热解毒、凉血滋阴的中药和丙种球蛋白有利于病程恢复。

(3) 促进造血功能恢复：周围血象较低时，可适当输全血或白细胞、血小板悬液及维生素 $B_4$、维生素 $B_6$、维生素 $B_{12}$、核苷酸及叶酸等。也可用促进造血系统恢复的药物，如促红细胞生成素 rhEPO 和粒细胞集落刺激因子（特尔津）GM-CSF、G-CSF 等。

(4) 胃肠道保护剂和钙拮抗剂的使用：对胃肠道出血，血液和生化指标改善有较明显的作用。

(5) 对症处理：烦躁不安时给予镇静药；严重兴奋或惊厥时，用苯妥英钠或巴比妥类药物；腹痛时皮下注射阿托品；根据需要使用止血药；及时纠正酸中毒；为防止弥散性血管内凝血（DIC），可用低分子右旋糖酐；加强营养和护理。

# 第三节　路易剂中毒

路易剂属卤代脂肪族胂化合物。纯品为无色油状液体，工业品呈暗褐色。有天竺葵叶汁味。挥发度和渗透能力均较芥子气大。它除直接引起皮肤、眼、呼吸道和消化道等损伤外，还可通过多种途径吸收引起全身中毒。临床表现在许多方面与芥子气类似，其特点是：①刺激作用强烈，潜伏期短或无；②血管损伤明显，易发生出血和肺水肿；③全身吸收中毒比芥子气严重；④病程发展迅速猛烈。

## 一、中毒机制

路易剂具有细胞毒、血管毒和神经毒等三方面作用。路易剂分子结构中含有三价砷，中毒机制与三价砷化合物相似，可与体内含巯基酶结合而抑制其活性（图 35-2）。丙酮酸脱氢酶对路易剂特别敏感，其被抑制后糖代谢进行到丙酮酸即停止，导致能量产生不足，细胞代谢紊乱。

此外，琥珀酸脱氢酶、苹果酸脱氢酶、羧基酶及三磷腺苷酶等对路易剂也很敏感。

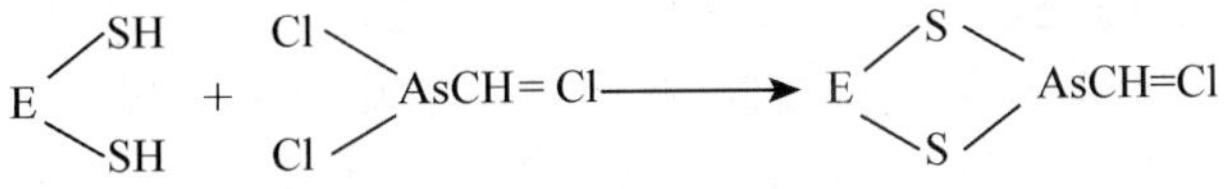

$$E\begin{matrix}SH\\SH\end{matrix} + \begin{matrix}Cl\\Cl\end{matrix}AsCH=Cl \longrightarrow E\begin{matrix}S\\S\end{matrix}AsCH=Cl$$

图 35-2　路易剂与巯基酶的结合反应

路易剂与一般三价砷化合物不同之处在于前者有很快的皮肤(黏膜)穿透作用和强烈的局部损伤作用，因其对感觉神经末梢有强烈的刺激，故路易剂接触皮肤和黏膜会引起明显的疼痛。

## 二、临床表现和诊断

### (一)临床表现

1. 皮肤损伤　野战条件下，路易剂形成的蒸汽浓度不会使皮肤发生明显损伤，甚至对芥子气反应敏感的部位如外生殖器和腋窝等处也很少受到伤害。蒸汽态路易剂对皮肤有刺激作用，引起烧灼、刺痛及瘙痒等感觉。长期停留在高浓度中，经 1.5～6h 后，身体的暴露部位出现弥漫性红斑，愈合后很少发生色素沉着。

液滴态路易剂皮肤染毒时立即有烧灼和疼痛感，并随着毒剂的渗入而加剧，在数分钟内发生深部疼痛。约 5min 后染毒部位可出现灰白色死亡上皮区，并在 10～30 min 出现红斑，颜色鲜红，水肿较重，并有出血点。水疱通常在 12 h 内形成，开始时较痛，2～3 d 后逐渐减轻。水疱液先为淡黄色，后呈血性浑浊。疱液中含有微量砷。

总之，路易剂皮肤损伤的特点包括：强烈的疼痛，较短的潜伏期，明显的组织水肿，出血，愈合较快。

2. 眼损伤　眼对路易剂极为敏感。根据路易剂的战斗状态和染毒程度的不同，眼损伤可分为轻、中、重三种类型。一般低浓度的毒剂蒸气只引起轻度眼损伤，出现的烧灼感、刺痛、流泪、结膜炎一般在数天内不治而愈；但如长时间接触或蒸汽浓度较高可造成中度眼损伤，出现严重的结膜炎和角膜损伤，有强烈疼痛，严重的充血，以及结膜和眼睑水肿，角膜表层浑浊。恢复时间需 1 个月左右。痊愈后眼抵抗力减弱，易受外界因素的刺激引起眼痛等症状；液滴态毒剂落入眼内可导致重度眼损伤，表现为严重的出血性坏死性炎症，如坏死性结膜炎、结膜出血、角膜坏死、溃疡甚至穿孔。此外，还可出现虹膜睫状体炎、全眼球炎等。严重者眼球萎缩、失明。

3. 呼吸道损伤　路易剂蒸气对呼吸道有强烈的刺激作用，吸入后几乎立即发生上呼吸道刺激症状，因而常提醒人员立刻戴上防毒面具，所以一般不会发生严重呼吸道损伤。在无防护情况下，吸入路易剂蒸气会引起轻度或中等度损伤，开始时，鼻和鼻咽部有强烈烧灼感和疼痛，接着出现胸骨后疼痛，喷嚏、咳嗽、流涕、流涎、流泪，以及头痛、恶心和呕吐等。然后出现上呼吸道、气管和支气管炎症状。重度损伤除上述症状外，常发生出血性坏死性喉、气管、支气管炎和急性肺水肿。

4. 消化道损伤　误服路易剂染毒水和食物，可迅速引起出血性、坏死性炎症。很快出现恶心呕吐，上腹部疼痛；呕吐物带血，有大竺葵叶汁气味。一天后出现腹泻，大便带血。口腔和食管也有损伤,食管可发生坏死和溃疡,愈合后形成食管狭窄和阻塞。严重者出现全身吸收作用,常有肺水肿和循环衰竭现象,可在中毒后18～30h死亡。

5. 全身吸收中毒　路易剂可通过皮肤、呼吸道及消化道等途径吸收引起全身中毒。吸收中毒的主要表现为砷中毒症状,发展迅速、猛烈。主要表现为神经系统症状,如轻度中毒时的兴奋或抑制、无力、疼痛、眩晕、恶心、呕吐等;严重中毒时,初期先兴奋,有流涎、恶心和呕吐,以后迅速转为抑制、麻痹、反射降低、意识丧失。

毛细血管通透性增高导致大量液体外渗,以致血液浓缩,广泛出血,几小时后即可发生急性循环衰竭和肺水肿。死亡多发生在中毒后的最初几天之内,甚至在数小时内发生。后期可出现肝、肾损害和功能障碍。

### (二) 诊断

根据中毒史和典型中毒表现进行综合分析诊断。水疱液、早期呕吐物及尿中均可检出砷,对诊断有帮助。皮肤损伤应与芥子气中毒相鉴别,以便及时使用特效抗毒剂。眼及呼吸道损伤应与刺激性毒剂相鉴别。

### (三) 治疗

路易剂的特效抗毒药物主要有二巯丁二钠、二巯基丙磺酸钠、二巯丙醇等,三药分子中均含有2个相邻的巯基,可夺取与酶结合的路易剂三价砷,形成无毒复合物,使酶恢复活力。二巯丙醇脂溶性强,比较适合局部使用;二巯基丙磺酸钠可深部肌内注射;二巯丁二钠只供静脉注射用。二巯丙醇有较大的副作用,剂量过大时有血压升高、心搏加快、头痛、恶心、全身酸痛等表现,需要注意。国内生产的二巯丁二酸胶囊用于口服,建议首日1次2g,1日4次;第二天1次1g,1日4次,酌情连服3～5 d。

对局部皮肤染毒,用5%二巯丙醇油膏涂于染毒部位,5～10 min后用水洗去。也可涂抹5%碘酒,5～10 min后用乙醇拭去剩余碘。如果眼染毒,尽快用水冲洗并用3%二巯丙醇眼膏涂入结膜囊内,轻揉眼睑0.5～1 min,然后再用水冲洗。应用越早,效果越好。

全身吸收中毒时应及早使用抗毒剂,救治措施与芥子气基本相同,救治过程中应注意防治肺水肿和循环衰竭。

综合治疗包括:调节中枢神经系统功能,出现抑制症状时,皮下注射25%苯甲酸、咖啡因1 ml;注意防治循环衰竭和肺水肿;控制感染;止血、补充营养、保护肝脏及其他对症治疗措施。

(赛　燕)

### 思考题

1. 芥子气与路易剂皮肤染毒临床表现上如何进行鉴别?
2. 芥子气作为一种非致死性战剂为什么受到世界各国军方的重视?
3. 芥-路合剂在使用上具有哪些优势?
4. 芥子气中毒皮肤损伤的临床过程及如何进行对应的治疗措施?
5. 芥子气全身吸收中毒的临床表现有哪些?

## 参 考 文 献

[1] Boskabady M,et al. The Effect of Chemical Warfare on Respiratory Symptoms,Pulmonary Function Tests and Their Reversibility 23-25 Years after Exposure. Toxicol Ind Health,2015,31(1):79-84.

[2] Kerr KJ. Gulf War Illness:an Overview of Events,Most Prevalent Health OutComes,Exposures,and Clues as to Pathogenesis. Rev Environ Health,2015,30(4):273-286.

[3] Khan F,et al. An Evidence-Based Review of the Genotoxic and Reproductive Effects of Sulfur Mustard. Arch Toxicol,2017,91(3):1143-1156.

[4] L'Hermite D,et al. Evaluation of the Efficacy of a Portable LIBS System for Detection of CWA on Surfaces. Environ Sci Pollut Res Int,2016,23(9):8219-8226.

[5] Nourani MR,et al. Cellular and Molecular Mechanisms of Acute Exposure to Sulfur Mustard:a Systematic Review. J Recept Signal Transduct Res,2017,37(2):200-216.

[6] Steinritz D,et al. Medical Documentation,Bioanalytical Evidence of an Accidental Human Exposure to Sulfur Mustard and General Therapy Recommendations. Toxicol Lett,2016,244:112-120.

# 第 36 章
# 窒息性毒剂中毒

【学习目的与要求】

通过本章内容的学习，要求掌握光气中毒的临床特点，中毒肺水肿的早期诊断和处理方法。熟悉窒息性毒剂中毒机制。了解光气和双光气的工业用途、理化性质、中毒途径和毒性，从而能够对窒息性毒剂中毒进行综合的诊治处理。

## 第一节 中毒机制及临床表现

### 一、概述

窒息性毒剂（asphyxiants）又称肺刺激剂，是一类损伤呼吸道，引起中毒性肺水肿，导致机体急性缺氧、窒息的致死性毒剂。主要代表有氯气（chlorine）、氯化苦（chloropicrin）、光气（phosgene）和双光气（diphosgene）。这类化合物除作为化学战剂被外军装备外，还是广泛使用的化工原料。平时可因防护不当或意外泄漏发生中毒。

光气化学名为碳酰氯或氧氯化碳，分子式为 $COCl_2$，常温常压下为无色气体；双光气化学名是氯甲酸三氯甲酯，分子式为 $ClCO_2CCl_3$，为无色或微黄色液体。两者均有烂苹果或烂干草味，挥发度大，易被多孔物质吸附，难溶于水，容易水解，能与碱性物质发生反应。

战斗使用时，光气主要呈蒸汽态、双光气为雾态，通过呼吸道吸入使人员中毒，光气对人的 $LCt_{50}$ 为 3200 mg·min/m$^3$。光气吸入中毒后主要病变是中毒性肺水肿。

### 二、中毒机制

光气所致肺损伤的机制还不清楚。虽然不少学者利用动物模型和离体模型开展了广泛的研究，也提出了诸多学说，但迄今尚无一个学说能完整解释此类毒剂的肺损伤现象。光气及其他窒息性气体所造成的肺损伤有可能是诸多因素综合作用的结果。

### (一)肺组织酰化学说

光气是酰卤类化合物,活性基团是羰基(O=C),化学性质非常活泼。它与肺组织蛋白中的氨基、巯基、羟基等重要功能基团发生酰化反应,引起肺酶系统的广泛抑制,从而影响细胞正常代谢及其功能,使肺气-血屏障受损,导致肺毛细血管通透性增高,引起肺水肿。

### (二)肺表面活性物质受损学说

光气中毒时,肺泡表面活性物质受损也是重要因素之一。正常时,在肺泡表面覆盖一层由肺泡Ⅱ型上皮细胞分泌出来的表面活性物质,该物质有降低肺泡内液体表面张力的作用,使肺泡在呼气时不致萎陷,并保持肺泡内的干燥。二棕榈酰磷脂酰胆碱(dipalmitoyl phosphatidyl choline, DPPC)是肺表面活性物质的主要成分之一,在其生物合成中需要脂酰辅酶A酯酰转移酶的参与,光气中毒使该酶活性下降,因而DPPC在肺泡壁的含量减少,使肺泡表面活性物质功能下降,从而肺泡内液体表面张力增大而致肺泡萎陷,肺泡压明显降低,与其相抗衡的肺毛细血管流体静力压就增高,液体由血管内大量外渗,导致发生肺水肿。

### (三)酸烧伤学说

光气自身为酸性气体,在其酰化反应和水解反应中都可生成HCl。HCl对肺组织结构有直接的损伤作用,破坏气血屏障并导致水肿液弥散进入肺泡腔。光气染毒导致酸中毒和酸烧伤,碱性药物能中和光气引起的pH降低,提高存活率。肺组织酸烧伤的病理观察可见肺泡结构破坏、肺泡Ⅱ型上皮细胞和纤毛细胞损伤。

### (四)氧化损伤学说

光气进入呼吸道后水解产生酸性物质和氧自由基,后两者作用于肺组织并引发呼吸爆发,其结果是导致氧化应激反应增强。有证据表明,花生四烯酸衍化而来的脂质氧化酶中间代谢物及自由基的产生,与光气中毒时肺局部液体大量渗出有密切的关系。

### (五)细胞钙超载学说

光气在与肺组织相互作用的过程中产生大量活性氧,后者刺激各种$Ca^{2+}$运输通道、交换体或$Ca^{2+}$结合蛋白,导致胞内$Ca^{2+}$含量瞬间增加。$Ca^{2+}$激活与基因表达有关的各种蛋白酶,最终诱发基因表达。因此认为,活性氧可能是光气致肺组织损伤的重要机制之一。

## 三、临床表现

根据中毒程度,临床上可分轻度、中度、重度及闪电型四型。轻度中毒,症状很轻,分期不明显,仅表现为消化不良和支气管炎症状,1周内即可恢复。闪电型中毒极为少见,多发生在吸入毒浓度极高时,在中毒后数分钟内因反射性呼吸、心搏停止而死亡。中、重度中毒病情发展迅速而严重,典型的临床表现可分为四期。

### (一)刺激期

吸入光气或双光气后,立即出现眼和呼吸道刺激症状,如眼痛、流泪、咳嗽、胸闷、气憋、呼吸率改变、嗅觉异常或久存光气味,咽喉部及胸骨后疼痛等;自主神经和中枢神经系统症状有头痛、头晕、乏力、不安或少言、淡漠、恶心、呕吐、上腹疼痛等。在光气吸入剂量相等的情况下,高浓度短时间中毒刺激症状重,低浓度长时间中毒刺激症状较轻。吸入剂量较大时,呼吸道的刺激症状明显,持续时间也较长。

### (二)潜伏期

刺激症状消失或减轻,自觉症状好转,但病理过程仍在发展,肺水肿在逐渐形成中。潜伏期一般为 2~13 h。重度中毒 2~4 h,甚至 1 h;中度中毒为 8~12 h,有时长至 24 h。

### (三)肺水肿期

从潜伏期到肺水肿期可突然发生或缓慢发生。此期一般为 1~3 d。

肺水肿的早期症状有全身疲倦、头痛、胸闷、呼吸浅快、脉搏增加、咳嗽、烦躁不安等。听诊呼吸音减弱,肺底部有细湿啰音或捻发音。胸部影像学检查有肺水肿征象。继之,全身状况恶化,很快出现肺泡性肺水肿。典型的症状和体征为气喘、呼吸困难、频繁咳嗽、咳大量粉红色泡沫痰液、脉快、恶心、呕吐及上腹部疼痛等。叩诊胸部可听到鼓音及浊音,肺下界降低,心浊音界消失;听诊时全肺满布干和(或)湿啰音。血液检查表现为血液浓缩征象,动脉血氧分压、血氧饱和度降低。肺泡性肺水肿进展很快,一般在 24 h 内达到高峰。

按循环系统功能状态和临床表现,可将肺水肿病程分为青紫型窒息期和休克(苍白)型窒息期两个阶段。①青紫型窒息期,血氧含量下降,皮肤黏膜发绀,但循环功能尚能代偿。血压正常或稍高,脉搏快而有力。神志清楚,体温升高可达 38~39℃。由于肺水肿使 $CO_2$ 排出障碍,血中碳酸浓度增高,导致呼吸性酸中毒;也可因过度换气使 $CO_2$ 排出过多,造成呼吸性碱中毒。②休克(苍白)型缺氧阶段,病情继续恶化,呼吸极度困难,逐渐出现循环衰竭。脉细数不规则,血压下降,皮肤黏膜苍白、出冷汗,逐渐陷入昏迷。此时,血氧含量更低,氧化不全产物增加,导致代谢性酸中毒。

光气、双光气中毒后的症状和体征 24~48 h 达到高峰,如不及时救治,可在 1~3 d 死亡。因此,凡吸入光气者至少需严密观察 3~4 d。

### (四)恢复期

中毒较轻或经治疗后肺水肿液可于发病后 2~4 d 吸收,全身情况好转。咳嗽、气短减轻,痰量减少,体温下降,肺部啰音减少或消失。X线检查、肺功能及血气分析结果逐渐恢复正常。一般在中毒后 5~7 d 基本痊愈,2~3 周可恢复健康。但数周内仍有头晕、咽干、食欲缺乏、呼吸循环功能不稳定等。继发感染一般发生在中毒后的 3~4 d。体温继续升高,肺水肿吸收迟缓,可在中毒后 8~15 d 因支气管肺炎而死亡。此外,还可能发生其他并发症,如胸膜炎、支气管炎,偶见肺栓塞、肺坏疽、肺脓肿,以及下肢、脑、心、视网膜等处栓塞。

后遗症主要有慢性支气管炎、肺气肿、支气管扩张、晚期肺脓肿、结核病体质等。光气中毒的预后取决于吸入的剂量、病情、救治情况及并发症。潜伏期中难以判断预后。出现苍白型窒息者多预后不良,死亡时间大多在中毒后 1~2 d,能度过 48 h 以上者,一般可恢复健康而不留后遗症。死亡原因主要是肺水肿引起的严重缺氧及循环衰竭。晚期多半死于支气管肺炎。

## 第二节　诊断和救治

### 一、诊断

1. 中毒史　敌人在战场上使用光气、双光气时有施放毒剂的征象,可闻到特殊的气味,伤员当时呼吸无防护,有大批人员同时出现类似症状的病史。

2. 症状特点　初期可有上呼吸道和眼的刺激症状,经一定的潜伏期,出现急性肺水肿的症状和体征。

3. 化验检查　检查结果有血液浓缩现象,白细胞计数升高等。

4. X 线检查　X 线检查是早期发现肺水肿的有效手段,对中度以上中毒者应争取在中毒后 8 h 内每 2 小时拍摄 X 线胸片 1 张。如果 8 h 的 X 线胸片正常,则其病情发展可能较轻。

5. 毒剂侦检　在毒区检出光气或双光气可明确诊断。

### 二、预防

防毒面具或防毒口罩在有效防护时间内对光气和双光气具有良好的防护效果。用浸乌洛托品的口罩或毛巾掩盖口鼻有一定的防护作用。无防护器材时应转移至上风方向或高处。

### 三、急救

染毒区内应立即戴上防毒面具,防止继续吸入毒剂。迅速离开染毒区,脱去面具或口罩和染有光气的衣物。依中毒轻重分类,中毒较重者,应首先后送治疗。有中毒史但无任何症状的人员,应注意安静、保温、减少活动,严密观察 24 h。有条件时,应尽早开始间歇给氧,使用激素(泼尼松 5~10 mg 或地塞米松 0.75~1.5 mg,一日 3~4 次)和碱性合剂(4% 碳酸氢钠 20 ml、氨茶碱 0.25 g、地塞米松 5 mg、1% 普鲁卡因 2 ml)早期雾化吸入 10~15 min,以减轻炎症和解除平滑肌痉挛。呼吸停止时应进行人工呼吸,但出现肺水肿时禁止人工呼吸;心搏停止时行心肺复苏术。

### 四、治疗

采用综合支持疗法。治疗的主要原则是纠正缺氧、防治肺水肿、防治心血管功能障碍、控制感染和对症处理。

1. 纠正缺氧　减少氧耗量。安静、防止躁动和不必要的活动。慎用镇静药。为保持呼吸道通畅,早期可吸入碱性合剂。肺水肿出现后,可吸入消泡净,以消除液气泡造成的阻塞。还可采用体位引流。尽早吸氧,以提高动脉血氧饱和度,防止或减轻因缺氧造成的代谢障碍及各系统功能紊乱,并切断缺氧与肺水肿的恶性循环。

2. 防治肺水肿　根据其形成原理进行防治。在潜伏期,要密切观察,尽早发现肺水肿和采取防治措施。除纠正缺氧外,早期应用大剂量激素和终末正压呼吸,效果较好。

3. 激素的应用　肾上腺皮质激素可减低毛细血管通透性和炎症反应,减轻肺水肿。在肺水肿发生之前可及早口服泼尼松 5~10 mg 或地塞米松 0.75~1.5 mg,一日 3~4 次。在发生肺水肿后,一般用地塞米松 5~10 mg,一日 3~4 次;或氢化可的松 100~300 mg,加入 10% 葡萄糖溶液中,静脉滴注,一日 1~2 次。病情好转后停药。

4. 呼气末正压呼吸　终末正压呼吸可使气道保持正压,提高肺泡压,对抗滤过压,减轻肺水肿,并可防止末梢气道闭塞,使闭塞的肺泡张开,使增多的分流减少,以改善充氧及降低心排血量。可间歇(15 min/h)或连续进行终末正压呼吸(压力 10 cm$H_2O$ 即 980.7 Pa)。不能进行呼气末正压呼吸时,进行间歇正压通气,也有一定的效果。

5. 使用消泡剂　为了保持呼吸道畅通、改善肺通气及气体交换,提高给氧的疗效和阻断水肿液泡沫引起的呼吸道阻塞与缺氧、肺水肿间的恶性循环,在出现肺水肿的早期症状和体征时就应当开始使用消泡剂。1%二甲硅油消泡气雾剂(消泡净)治疗光气中毒性肺水肿效果颇佳。也可用 10% 硅酮水溶液或 70%~90% 乙醇溶液,置于氧气湿化瓶内随氧气吸入。在大量泡沫液充塞呼吸道时,可采用体位引流和吸出上呼吸道的泡沫液。必要时,可行气管切开术,吸出气管内的泡沫液。在治疗光气中毒性肺水肿时,应根据病情,权衡利弊,慎用或不用阿托品、吗啡、利尿药、祛痰药、高渗溶液、放血、睡眠等药物或疗法。

6. 防治心血管功能障碍　心血管功能障碍是在肺水肿和缺氧的基础上发生的,因此,防治缺氧和肺水肿亦有助于心血管功能的改善。防治心血管功能障碍,改善循环,也有助于纠正缺氧和减轻肺水肿。在心血管功能障碍发生前应注意避免引起心血管功能障碍的诱因,过度利尿脱水可造成血容量不足和加重血液浓缩。出现心血管功能障碍,心脏活动减弱,血压下降,甚至发生休克,应当积极进行抢救。

7. 控制感染　光气中毒时容易发生感染并发症,并可成为晚期死亡的重要原因,因此应早期使用广谱抗生素。继发感染时,应全身使用抗生素、磺胺或有抑菌作用的中草药。

8. 对症处理　大量维生素 C 和适量的 654-2 是治疗光气中毒的常用药物。呼吸衰竭时,可依病情选用呼吸兴奋剂。及时纠正酸中毒和电解质紊乱。

(赵吉清)

## 思考题

1. 如何有效对光气中毒诱发的肺水肿进行预防性治疗?
2. 简述光气和双光气中毒诱发机体出现肺水肿所导致的肺损伤及其表现。
3. 如何对光气和双光气中度及重度中毒进行临床分期?
4. 如何对光气和双光气中毒诱发的青紫型窒息和苍白型窒息进行鉴别?
5. 光气中毒肺水肿晚期可诱发心力衰竭表现的原因是什么?

## 参 考 文 献

［1］ 董兆君.核、化、生武器损伤防治学.北京:人民军医出版社,2007.
［2］ 董兆君.化学武器与化学事件医学防护学.北京:军事医学科学出版社,2009.
［3］ Gupta RC. Handbook of Toxicology of Chemical Warfare Agents. London:Academic Press,2009.
［4］ Li W,Rosenbruch M,Pauluhn J. Effect of PEEP on Phosgene-Induced Lung Edema:Pilot Study on Dogs Using Protective Ventilation Strategies. Exp Toxicol Pathol,2015,67:109-116.
［5］ Li WL,Hai CX,Liang X,et al. Apoptosis of AT Ⅱ Cells in Mice Induced by Phosgene. Inhal Toxicol,2006,18:71-77.
［6］ 欧阳子倩,王廷治.防化医学.上海:上海科学技术出版社,1984.
［7］ Parkhouse DA,Brown RF,Jugg BJ,et al. Protective Ventilation Strategies in the Management of Phosgene-Induced Acute Lung Injury. Mil Med,2007,172:295-300.
［8］ Sciuto AM,Hurt HH. Therapeutic Treatments of Phosgene-Induced Lung Injury. Inhal Toxicol,2004,16:565-580.

# 第 37 章

# 失能性毒剂中毒

**【学习目的与要求】**

通过本章节的学习,要求学员了解失能性毒剂的军事意义,发展中的失能性毒剂,精神失能剂和躯体失能剂的特点。掌握毕兹中毒的机制,毕兹中毒的临床表现特点,以及毕兹中毒的诊断、鉴别诊断和救治方法。

失能性毒剂(incapacitating agent)简称失能剂,是一类使人员暂时丧失战斗能力的化学战剂,中毒后主要引起精神活动异常和躯体功能障碍,一般不会造成永久性伤害或死亡。按其毒理效应不同,失能剂可分为精神性失能剂和躯体性失能剂。

## 第一节　中毒机制及临床表现

### 一、概述

精神性失能剂主要引起精神活动障碍,如知觉、情感、思维活动的异常和紊乱,因作用的特点不同,又分为中枢抑制剂和中枢兴奋剂。中枢抑制剂可降低或阻断中枢神经系统活动,干扰突触信息传递,主要代表有抗胆碱能化合物毕兹(BZ)、四氢大麻醇类化合物、吩噻嗪类和丁酰苯类化合物。中枢兴奋剂使神经冲动传递加强,进入中枢的信号过多,引起过度的神经活动,其代表有麦角酰二乙胺(LSD)、蟾蜍色胺、西洛赛宾、麦司卡林。

躯体性失能剂主要引起机体运动失调、瘫痪,以及呕吐、失明、耳聋、体温失调、血压降低等,使人员暂时失去或降低战斗力,主要代表有苯咪胺、箭毒、震颤素等。

现今作为化学战剂装备的失能剂只有 BZ 一种。目前,国外正在研制的新概念失能性战剂,包括抗胆碱能药物、芬太尼衍生物、麦角酸二乙酰胺、苯二氮䓬类、$α_2$ 受体激动剂等,其共同的特点:一是失能强度远远高于传统的化学战剂毕兹等;二是与添加剂配合使用,可增强中毒作用的效果;三是合成方法更加简单;四是投放简便,机械、人工乃至其他传统的投放手段均可实施。芬太尼类化合物是一类作用于中枢神经系统的阿片受体的强效镇痛麻醉剂,曾作为化学失能剂的候选化合物。芬太尼类化合物中毒的对抗药物主要是纳洛酮。目前芬太尼的衍生物国外已发展了 10 多种,包括舒芬太尼、阿芬太尼、瑞芬太尼和卡芬太尼等。其中卡芬太尼最有可能武器化。

BZ 的化学名称为二苯羟乙酸-3-喹咛环酯(3-quinuclidinyl benzilate,QNB)。结构上属于取代羟乙酸氮杂环酯类,美军于 1962 年装备部队,BZ 就是美军对这一毒剂所用的代号,苏军在 20 世纪 60 年代也曾对这类化合物进行过系统研究。BZ 通过爆炸或热分散法施放后呈白色烟雾,主要经呼吸道吸入中毒。

## 二、中毒机制

BZ 和阿托品、东莨菪碱的作用极为相似,属解胆碱能类药物。它能阻断乙酰胆碱与毒蕈碱样胆碱能受体结合,从而改变或破坏神经系统的正常生理功能。BZ 的中枢作用比阿托品约强 40 倍,因此,主要是造成中枢神经系统功能障碍,周围作用的强度与阿托品类似。BZ 与胆碱能受体的结合是可逆的,它对胆碱能神经功能的阻断作用也是可逆的。体内胆碱酯酶能迅速分解乙酰胆碱,却不能破坏 BZ,故其在体内代谢较慢(需数天)。

## 三、临床表现

小剂量 BZ 中毒时,主要表现为口干、心搏加快、瞳孔散大、皮肤潮红且干燥、体温升高等外周症状,并伴有头晕、无力、注意力下降以至昏迷。大剂量中毒时,其中毒过程发展如下:中毒后 30~60min,可不出现任何症状。随后出现周围阿托品样症状(口干、心搏加快、皮肤潮红等),继而出现运动障碍及思维、感觉混乱等症状(共济失调、思维活动迟缓、幻视、幻觉等)。中毒后 4h 达到高峰,伤员完全处于谵妄状态,对周围环境不能有效地反应,不能执行命令和完成任何任务,中毒 12h 后症状逐渐减轻,2~4d 可恢复正常(表 37-1)。

表 37-1　BZ 中毒症状

| | 中毒症状 | 主要表现 |
| --- | --- | --- |
| 中枢症状 | 思维、感觉障碍 | 眩晕、嗜睡、思维迟缓、反应迟钝;判断力、注意力、理解力和近期记忆力减退 |
| | 谵妄综合征 | 躁动不安、行为失常、胡言乱语、思维不连贯、幻觉 |
| | 运动障碍 | 无力,不能抬物;言语不清;不自主活动、共济失调、行动不稳;反射亢进,出现病理反射 |
| 周围症状 | 阿托品样作用 | 瞳孔散大、视物模糊、口干、心搏加快、皮肤干燥潮红、体温升高、便秘、尿潴留 |

# 第二节　诊断和救治

## 一、诊断

1. **中毒史**　详细收集中毒当时的情况,结合有关情报综合分析。BZ 施放后多呈烟态,对眼和呼吸道无明显刺激,中毒症状出现较晚,有一定的潜伏期,可发现成批症状相同的伤员。

2. **症状特点** 中毒者出现头晕或眩晕、不服从命令、胡言乱语、步态不稳及反常行为,伴口干、心搏加快、体温升高、颜面潮红、瞳孔散大。

3. **毒剂侦检** 了解防化分队侦察结果,必要时可对可疑的样品、水源、食物或经口中毒伤员早期呕吐物进行化验检查。

## 二、预防

1. **器材防护** 防毒面具具有很好的防护效果,没有制式防毒面具时,简易防护措施也有一定的防护效果。

2. **消毒** 皮肤染毒时,用肥皂水或清水洗消。及时将伤员撤出染毒区,经呼吸道中毒伤员往往有一定时间的潜伏期,应做好救治的准备。

3. **预防中暑** 炎热季节,气温超过 25℃时,应脱去多余的衣物,如伤员体温升高到 39℃以上时,皮肤黏膜干燥,应立即降温,避免发生中暑。

4. **限制饮水** BZ 中毒可引起难以忍受的口干舌燥,但一般没有立即脱水的危险,要适当限制饮水,避免发生呕吐或因膀胱平滑肌麻痹引起的暂时性尿潴留。

5. **防止误伤和误食** 加强观察和监护,取下伤员的武器和能伤害人的物品器具,避免伤员行为失控伤及自身或他人。

## 三、急救

伤员如处于昏迷状态,应注意维持呼吸道通畅;取俯卧位,头转向一侧,以免呕吐物被误吸进入气管;对躁动不安的伤员应加强监护,尽快后送治疗,以免延误病情。

## 四、治疗

### (一)抗毒治疗

1. **抗毒机制和药物** 使用可逆性胆碱酯酶抑制剂使乙酰胆碱不被胆碱酯酶破坏,聚积起来的乙酰胆碱达到一定浓度时,就能在受体水平上与 BZ 发生竞争性拮抗作用。具有中枢作用的可逆性乙酰胆碱酯酶抑制剂氨基甲酸酯类药物——毒扁豆碱、催醒宁(解毕灵)、催醒安或 7911 复方等对毕兹及其类似物中毒都有很好疗效。

2. **抗毒药物使用** 根据病情轻重首次肌内注射毒扁豆碱 2~4 mg 或解毕灵 10~20 mg,给药后 40 min(毒扁豆碱)或 1h(解毕灵)症状如无明显改善,又无明显副作用时,可重复上述剂量。症状明显改善后,如意识清楚、回答切题、心率减慢接近正常水平时,可改为维持量,即毒扁豆碱每 1~2 小时肌内注射 1~2 mg;解毕灵每 3~4 小时肌内注射或口服 10~15 mg,直至中毒症状基本消失。整个疗程可能需数小时至数天。催醒安的药理毒理作用与毒扁豆碱和催醒宁类似,毒性是催醒宁的 1/10,用于治疗 BZ 及其类似物中毒的常用剂量为 100~200 mg 静脉注射。7911 复方注射液为催醒宁和催醒安的复方,为我军装备的首选抗 BZ 中毒药物,首次剂量 0.5~2 ml 肌内注射(或静脉缓推)。首次用药后 30 min 症状无明显改善且无明显副作用者,可酌情重复给药。

## (二)对症支持治疗

BZ 中毒伤员应严密观察，加强监护，除以上抗毒治疗外，还应根据病情发展采取必要的治疗措施。

1. 高热　用冰袋或酒精擦浴等进行物理降温。

2. 尿潴留　中毒后 12 h 不排尿，经抗毒治疗后仍有尿潴留者，可用新斯的明 0.5～1 mg 或毛果芸香碱 5～10 mg 皮下注射；少数伤员经上述出路后仍不能排尿者，应留置导尿管。

3. 瞳孔散大　可用 0.5% 解毕灵、0.25% 毒扁豆碱或 1% 毛果芸香碱溶液滴眼。

4. 躁动　一般由对抗药量不足或膀胱过度充盈所致，经追加药量或导尿后大多渐趋平静，依旧躁动者可酌情使用安定剂，以避免伤员体力过度消耗，如采用小剂量氯丙嗪 25 mg 或地西泮 10～20 mg 等，但禁用明显抑制呼吸的镇静药，如巴比妥类、吗啡等。

5. 心动过速　可用肾上腺素、β-受体阻断剂普萘洛尔等。

6. 昏迷　加强护理，防止角膜溃疡和吸入性肺炎、抗感染，以及补充营养和液体等。

（赛　燕　叶　枫）

### 思考题

1. 失能性毒剂 BZ 与神经性毒剂都是作用于胆碱能神经系统的，两者中毒后外周作用有哪些区别？
2. 失能性毒剂 BZ 中毒后为什么要限制饮水？
3. 失能性毒剂未来发展的可能方向？
4. 失能性毒剂 BZ 中毒与神经性毒剂中毒在中毒机制上的区别有哪些？
5. 对失能性毒剂 BZ 中毒如何进行综合的救治？

### 参 考 文 献

[1] Misik J, et al. Effects of Novel Tacrine-Related Cholinesterase Inhibitors in the Reversal of 3-Quinuclidinyl Benzilate-Induced Cognitive Deficit in Rats-Is There a Potential for Alzheimer's Disease Treatment? Neurosci Lett,2016,612:261-268.

[2] Misik J, et al. The Effects of Novel 7-MEOTA-donepezil Like Hybrids and N-alkylated Tacrine Analogues in the Treatment of Quinuclidinyl Benzilate-Induced Behavioural Deficits in Rats Performing the Multiple T-maze Test. Biomed Pap Med Fac Univ Palacky Olomouc Czech Repub,2015,159:547-553.

[3] Misik J, et al. Cholinergic Antagonist 3-Quinuclidinyl Benzilate-Impact on Learning and Memory in Wistar rats. Behav Brain Res,2014,266:193-200.

[4] Byrd GD, et al. Determination of 3-Quinuclidinyl Benzilate(QNB)and its Major Metabolites in Urine by Isotope Dilution Gas Chromatography/Mass Spectrometry. J Anal Toxicol,1992,16(3):182-187.

[5] Morisett J, et al. Comparative Inhibitory Effects of 3-Quinuclidinyl Benzilate(QNB)and Atropine on Amylase Release from Rat Pancreas. Br J Pharmacol,1977,61:97-100.

# 第 38 章

# 刺激性毒剂中毒

【学习目的与要求】

本章学习刺激性毒剂的中毒防治,通过学习了解刺激性毒剂的分类、性质和中毒原理;掌握刺激性毒剂的毒理作用、临床特点和中毒的救治方法。

## 第一节 经典刺激性毒剂中毒

刺激剂(irritant agent)是一类对眼和上呼吸道黏膜有强烈刺激作用的化学毒物,可使中毒人员因强烈眼灼痛、流泪、咳嗽、喷嚏、胸痛等症状而暂时失去战斗或反抗能力。通常情况下,此类毒物的刺激作用迅速而短暂,预后良好,急救和治疗比较简单。因此,除可装备军队用于战场外,平时可以用作防暴剂。

按其对眼及上呼吸道作用强度不同,可将刺激剂分为催泪剂、喷嚏剂和具有混合作用的西埃斯(CS)等三类。催泪剂以苯氯乙酮(CN)和西阿尔(CR)为代表,其突出作用是对眼睛产生强烈刺激,极低浓度即可引起眼剧烈疼痛、大量流泪、畏光、眼睑痉挛等。高浓度对上呼吸道和皮肤也有刺激作用。喷嚏剂主要代表是亚当剂(Adamsite),美军代号 DM,对上呼吸道黏膜的刺激作用最强,引起不能控制的喷嚏、咳嗽、流涕和胸痛,兼有恶心、呕吐和眼刺激症状。CS 对眼和上呼吸道的刺激作用都比较强,是兼有上述两类毒物作用的化合物。

国外还有一种被称作辣椒喷射剂或辣椒油树脂的弱刺激剂,常用于执法或自卫时。皮肤一旦沾上这种辣椒油树脂,立即会出现强烈的灼烧感;进入眼睛,则会灼痛、流泪、肿胀及视力暂时受损;口鼻吸入,则会导致呼吸道内黏膜肿胀,引起剧烈咳嗽和呼吸不畅。

刺激剂的作战使用通常以射流、雾状或泡沫状直接喷射,也可以用飞行器、炮弹等作为载体进行喷洒。

### 一、毒理作用

刺激剂的主要毒理作用是直接刺激黏膜和皮肤。接触眼主要引起局部的非特异性炎症:

眼睑痉挛、结膜充血、结膜炎或溃疡；接触上呼吸道可引起鼻、咽喉炎或气管炎症表现，严重者可发生黏膜上皮坏死、黏膜下水肿和炎性细胞浸润；皮肤损伤则属接触性皮炎，严重者发生小水疱和溃疡。多汗和薄嫩的皮肤易受损伤，可产生相当于一至二度的皮肤化学性灼伤。

## 二、临床表现

刺激剂中毒的共同特点是：毒性较低，一般不造成人员伤亡，但在低浓度下就可引起眼和上呼吸道的强烈刺激作用，几乎无潜伏期；伤员的主观感觉严重，客观体征少而轻；刺激作用发生迅速，但作用短暂，脱离接触后症状自行消失（DM中毒后可有后继作用）。

### （一）CS中毒

CS有强烈的催泪和喷嚏双重作用，中毒主要表现是眼睛和呼吸器官的刺激症状，其次是皮肤的刺激症状。无防护人员受CS毒烟袭击后，立刻出现双眼灼痛、大量流泪、眼睑痉挛，严重影响视力。剧烈咳嗽、鼻喉烧灼感、喷嚏、流水样鼻涕。胸闷、胸骨后疼痛、呼吸紊乱。高浓度中毒时可有恶心、呕吐。暴露部位皮肤如头面部、颈部、手腕部烧灼痛，严重者于数小时后出现红斑和小水疱。暴露后20～60 s，上述症状达到高峰，严重者丧失战斗力。离开染毒区后症状迅速缓解，5～10 min大部分症状基本消失。有些症状如结膜充血、皮肤刺痛等，持续1～2 h完全消失。长期暴露于高浓度CS染毒空气，可发生支气管炎、肺水肿；个别严重者可因呼吸衰竭死亡。

### （二）CR中毒

无防护人员接触CR后，眼立即感到刺痛和烧灼感，并产生眼睑痉挛、大量流泪等。浓度愈高，刺激症状愈重、愈持久。但不发生结膜炎、角膜炎、虹膜炎，也不引起角膜溃疡，脱离接触后眼部症状很快消失。CR对呼吸道的刺激作用比CS轻，仅有鼻刺激感、流涕、鼻塞等症状。CR对皮肤的刺激作用比CS强10倍左右，可产生很明显的红斑，但红斑在洗消后很快消失，无水疱。CR可引起口腔麻辣、灼痛、流涎等症状，离开染毒区后可持续5～10 min，无恶心、呕吐。

### （三）CN中毒

CN的烟雾或蒸汽使眼睛产生强烈刺痛，立即引起眼睑痉挛和大量流泪。如果暴露时间短，上述症状仅维持数分钟；暴露时间稍长即引起结膜充血、水肿、畏光、流泪。若CN的液滴或颗粒进入眼内，有腐蚀作用。发生浅层或深层角膜炎，需要数天到数周方能痊愈。在较高浓度CN作用下，出现上呼吸道刺激症状，如咽喉烧灼痛、咳嗽、流涕等，有时有恶心，持续3～5 d。在极高浓度或较长时间暴露情况下，可引发肺水肿。CN可引起潮湿多汗的皮肤刺痛、红斑和水肿，严重者出现小水疱和溃疡。有少数严重中毒者有头痛、头昏、肌无力和心功能减弱等全身吸收中毒的反应。

### （四）DM中毒

DM作为一种喷嚏剂，其作用主要是刺激上呼吸道，引起上呼吸道烧灼刺激感，鼻腔、鼻窦、鼻旁窦烧灼感、胀痛。上下颌骨、齿龈、内耳部位也有疼痛。喉头有强烈灼痛，咳嗽不止，连续不停的喷嚏，胸闷、胸骨后剧烈疼痛是 DM 中毒的特征性表现。DM 对上呼吸道有"后继作用"，离开染毒区后 10～20 min 上述症状继续发展，经 20～120 min 后才逐渐缓解消失。长时间吸入高浓度 DM 可引起肺水肿和支气管炎。

DM 对眼的刺激作用较轻，可引起流泪、畏光、异物感。对皮肤的刺激作用也较轻，暴露部位皮肤有瘙痒、灼痛和刺痛，可能出现红斑和水疱。误服 DM 染毒水或食物后，可发生恶心、呕吐、腹痛、腹泻、里急后重等。吸入大量 DM 后可有砷中毒的全身症状，如精神抑郁、烦躁不安、肌无力、运动失调、四肢麻木等，一般可于数日后恢复。

## 三、诊断和鉴别诊断

### (一)诊断

根据中毒史、症状特点、化验检查及毒剂侦检结果综合判断，作出诊断。

1. 接触史　有呼吸道无防护或防护不严史，有染毒烟雾或染毒液体接触史，短时间内大批人员突然出现眼、呼吸道或皮肤、消化道刺激症状。
2. 中毒症状　眼部、上呼吸道及皮肤、消化道刺激症状。
3. 实验室检查　DM 中毒患者血液、尿液、疱液中可检出砷。
4. 毒剂侦检　依据结果诊断。

### (二)鉴别诊断

除了 4 种刺激剂要相互鉴别外(表 38-1)，还要与光气、路易剂、氯化氰等对眼和呼吸道有刺激作用的毒剂相鉴别，见表 38-2。

表 38-1　四种刺激剂中毒症状比较

| 症状 | CS | CR | CN | DM |
| --- | --- | --- | --- | --- |
| 眼刺激和催泪 | 强 | 极强 | 极强 | 弱 |
| 喷嚏、咳、胸痛 | 强 | 很弱 | 弱 | 极强 |
| 皮肤刺激作用 | 较强 | 较强 | 强 | 弱 |
| 全身吸收中毒 | 轻 | 无 | 轻 | 较重 |
| 撤离后症状持续时间 | 几十分钟 | 几分钟 | 可达数小时 | 可达数天 |

表 38-2　CS、光气、路易剂、氯化氰中毒的鉴别

| 项目 | CS | 光气 | 路易剂 | 氯化氰 |
| --- | --- | --- | --- | --- |
| 气味 | 胡椒味 | 烂苹果味 | 天竺葵味 | |
| 刺激特点 | 立即引起强烈眼、上呼吸道刺激和皮肤烧灼痛 | 眼、上呼吸道刺激症状轻 | 较快出现眼、上呼吸道剧烈刺激，但对皮肤烧灼痛较慢 | 眼和上呼吸道有明显的刺激作用，有苦辣味 |

(续　表)

| 项目 | CS | 光气 | 路易剂 | 氯化氰 |
|---|---|---|---|---|
| 临床症状 | 无明显的客观体征，脱离染毒区后症状好转或消失 | 经一定潜伏期可引起急性中毒性肺水肿 | 可发生炎性肺水肿，但同时伴有皮肤、眼睛损伤及全身吸收中毒 | 病情发展迅速，无潜伏期，很快出现呼吸困难，肺水肿，运动失调，惊厥，昏迷 |

## 四、预防、急救和治疗

### (一)预防

迅速佩戴防毒面具或简易防护器材，注意不要因已有刺激症状误认为面具失效而脱掉面具。呕吐物和分泌物较多时暂时闭眼、屏气。迅速脱下面罩、擦净，再戴上。用防毒服或雨衣、风衣或普通秋冬服装保护身体易暴露部位。

### (二)急救

1. 有上呼吸道刺激症状时用净水或2%碳酸氢钠溶液洗鼻、漱口，吸入抗烟剂(氯仿40 ml、酒精20 ml、乙醚20 ml，氨水5~10滴，分装成100支)，每次吸1~2支，必要时5~10 min,可重复1支，但一般不超过4支。戴有防毒面具时，可将包有纱布的抗烟剂安瓿捏破从面颊部送入面罩内。

2. 有眼刺激症状时若有毒剂微粒落入眼内，其切勿用手揉搓。立即用清水或2%碳酸氢钠溶液充分冲洗。如发现毒剂颗粒，必须取出。

3. 皮肤染毒时，不要立即使用清水冲洗，以免加剧皮肤刺痛。应先用干布或棉花于沾染部位由外向内轻轻擦除毒剂液滴，再用肥皂水或清水冲洗。有条件时可用6%碳酸氢钠或3%碳酸钠溶液冲洗。

4. 误服染毒水或食物时，催吐、洗胃，口服活性炭粉10~20 mg,而后导泻。

### (三)治疗

作战浓度刺激剂接触，一般经急救处理后症状可很快消退，不需治疗，多在15~30 min症状、体征可消失。皮肤红斑约在1 h左右也可消失。有严重眼、呼吸道、皮肤损伤及全身吸收中毒者可做如下处理。

1. 头痛、牙痛等，口服复方阿司匹林或其他镇痛剂。疼痛不能忍受时，注射吗啡。

2. 皮肤局部炎症、瘙痒时用可的松冷霜涂抹。口服苯海拉明20~25 mg,一日3~4次。水疱破裂时，用抗生素预防感染。若产生二度的化学性皮肤灼伤，按一般烧伤处理。

3. 结膜炎或角膜炎者按眼科一般原则处理。

4. 出现肺水肿者按窒息性毒剂中毒处理。

5. 经口中毒，胃肠道症状明显或腹痛剧烈者，口服颠茄浸膏片或阿托品。

6. 亚当剂为含砷化合物，吸入后有砷中毒症状时，可用二巯基类化合物治疗(见路易剂中毒治疗)。

## 第二节 辣椒素代表的新型刺激性毒剂中毒

新型刺激剂是以刺激人感官并区别于传统刺激剂特征的一类非致命性失能性化学武器，人体接触后具有强烈烧灼、疼痛感，失去反抗能力。目前研制的以辣椒素(capsaicin)和芥末提取物(mustard extract)为主要成分的弱刺激剂是一个重要的方向。

辣椒素的使用形式主要有两种：液体喷雾及微粉。辣椒素液体喷雾剂主要装填于喷射器系列产品，如手持式防暴自卫喷射器、警棍式防暴自卫喷射器等。这类产品内装物多为辣椒精油(oleoresin capsicum, OC)或壬酸香草酰胺(pelargonic acid vanillylamide, PAVA)溶剂。微粉辣椒素主要装填于辣椒素催泪弹丸中。

迄今为止已发现20余种辣椒素同系物，统称为辣椒素类物质。所有的辣椒素类物质都是$C_9 \sim C_{11}$支链脂肪酸和香草基胺合成的酰胺化合物。不同辣椒素类物质的主要差异在于脂肪侧链的长度、是否存在双键、分支点和相对辣度。辣椒精油是红棕色辣椒提取物，辣椒碱(capsaicinoids)是其活性成分。辣椒碱通常用挥发性的溶剂提取自干燥、成熟的辣椒，经蒸馏、干燥、混合而成。辣椒素同类物中的壬酸香草酰胺在辣椒碱中所占比例少，但因其辣度高、合成工艺简单、价格低，在警用方面正在逐渐取代天然辣椒素。

### 一、毒理作用

1. **与受体结合** 辣椒碱作用于含有神经肽的传入神经元，激活辣椒素受体(vanilloid receptor, VR)。受体激活需要辣椒素的环结构和酰基链结构。辣椒素受体是瞬时受体电位(transient receptor potential, TRP)离子通道超家族的一部分。受体与含有辣椒素的配体结合后，离子通道开放，$Ca^{2+}$和$Na^+$内流使神经元去极化，触发动作电位，神经冲动沿感觉纤维向中枢传递，产生痛觉；同时导致神经末梢释放神经肽类和兴奋性氨基酸，引起兴奋性毒性效应、中枢防御反射及自主运动的产生。

2. **神经毒性** 辣椒素还具有一定的神经毒性作用，可引起背根神经节神经元和感觉神经元死亡，钙超载可能是的主要原因。辣椒素在代谢过程中生成的代谢产物在其毒理学机制中也起着重要作用。

3. **脱敏** 长期持续应用辣椒素可引起感觉神经元脱敏反应，其发生机制可能是源于钙和钙调蛋白依赖的去磷酸化，以及电压依赖性钙离子通道的长时程阻断。另外，细胞内钙离子浓度的蓄积也可导致一些钙离子依赖的酶被激活且同时削弱了线粒体的功能，从而增强了脱敏性。

### 二、临床表现

辣椒素相对传统控暴剂有以下几个特点：①刺激性强，阈刺激浓度低，仅为CS的1/13，CN的1/1000。②刺激作用迅速，症状消失快，辣椒素与人体接触后1～2s就会感觉到刺激作用，迅速产生喷嚏、咳嗽、流泪等生理反应，无反应延迟期。③使用安全。辣椒素的预估安全比

(半数致死剂量与半失能剂量的比值)大于60 000,一般浓度剂量不会对人员造成致命伤害。

辣椒素具有强烈的刺激性,可以引起皮炎和鼻、眼、肺、胃肠道反应。人员接触后有剧烈的眼痛、流泪、流涕、咳嗽、喷嚏、胸痛等症状,出现结膜炎眶周水肿、红斑、眼睑痉挛、眼睑炎、角膜擦伤等体征。其蒸汽或微粉对眼和上呼吸道具有强烈刺激作用。

1. 对皮肤的作用　辣椒素有依赖于暴露时长的糜烂作用。气溶胶态的辣椒素会引起强烈烧灼感、麻刺感,皮肤水肿、中度红斑,偶见起疱。皮肤局部暴露于1%辣椒素会引起生化组分(如P物质、生长抑素、前列腺素和ACh)的减少,皮肤过敏性炎症,反复暴露会增加炎症程度。慢性和长期辣椒素暴露可以出现皮肤水疱和皮疹。

2. 对眼的作用　典型眼刺激症状为流泪、充血、肿胀、结膜炎、强烈的烧灼感和眼睑痉挛,偶会出现瞬目反射消失的症状,主要是由于辣椒素导致的神经源性感染而产生对化学、机械刺激无应答,并持续数日。

3. 对呼吸系统的作用　辣椒素引起的急性反应主要与呼吸系统有关。低浓度辣椒素即可引起鼻腔强烈的刺痛感,诱发咳嗽、喷嚏反应,而高浓度辣椒素则会引起支气管收缩、黏膜水肿、呼吸困难,甚至呼吸暂停。其中,呼吸暂停是导致死亡的最主要原因。辣椒素敏感的感觉神经激活后,导致血管扩张、分泌物增多。

4. 对神经系统的影响　辣椒素是典型的选择性神经毒性物质,可对末梢神经感受器产生严重影响。新生动物全身暴露于辣椒素,可导致感觉神经纤维功能完全脱敏,其痛感神经接收器会永久损伤。此外,辣椒素还会引起神经肌肉功能损伤,造成自主运动能力障碍,受累人员不自主的身体倾斜、摇晃,并且会产生一些定向障碍。

## 三、治疗

对于辣椒素的防护以装备防毒面具为主,而对其中毒症状只能是对症治疗。辣椒素或OC在浓度极高时才可能引起死亡,染毒后的处理与刺激剂相同,对症处理为主。辣椒素喷剂有效的对抗药物有辣椒平(capsazepine)、钌红(ruthenium red)和一些TRPV1拮抗剂。

一般的急救措施如下:首先必须将中毒人员从染毒区迅速撤离。中毒人员应被置于高处,救援队也应设立在高处。脱去中毒人员污染的衣物并用双层塑料袋封好。对于辣椒素引起的眼中毒症状,可用0.9%氯化钠注射液清洗10～15 min;可用空气喷射以消除眼睛表面的剩余毒剂颗粒。如症状严重,需眼科专科医治。对于皮肤污染,一般用肥皂和清水清洗;如果出现严重的皮肤损伤,应局部应用皮质激素及抗组胺药。呼吸系统有支气管痉挛、呼吸困难等,急救方法包括氧疗,以及应用$\beta_2$受体激动剂和异丙托溴铵喷雾剂等进行治疗。

辣椒素等不溶于水的刺激剂,即使用大量的水也难以洗掉。暴露者可以通过不停眨眼睛促进流泪,达到冲洗眼睛的目的。

(赵远鹏)

### 思考题

1. 刺激性毒剂的军事作用有哪些?
2. DM后继作用的主要表现有哪些?

3. 辣椒素喷剂有哪些救治药物？

## 参 考 文 献

[1] Hilmas CJ,Poole MJ,Katos AM,et al. Riot Control Agents. Handbook of Toxicology of Chemical Warfare Agents. 2nd ed. 2015:131-150.

[2] Zhai H,Howard I. Maibach. Anti-Irritants Agents for the Treatment of Irritant Contact Dermatitis:Clinical and Patent Perspective. Recent Patents on Inflammation & Allergy Drug Discovery,2016,6:169-185.

[3] Kim YJ,Payal AR,Daly MK. Effects of Tear Gases on the Eye. Surv Ophthalmol,2016,61:434-442.

[4] Martin SB. Norms,Military Utility,and the Use/Non-use of Weapons:The Case of Anti-plant and Irritant Agents in the Vietnam War. Journal of Strategic Studies,2016,39:321-364.

[5] Weiser T,Roufogalis B,Chrubasik S. Comparison of the Effects of Pelargonic Acid Vanillylamide and Capsaicin on Human Vanilloid Receptors. Phytotherapy Research,2013,27:1048-1053.

# 第 39 章

# 中间谱系战剂及其候选物

【学习目的与要求】

通过本章节的学习要求学员掌握中间谱系化学战剂的概念、分类;熟悉生物毒素的特点;了解常见的生物毒素(蓖麻毒素、肉毒毒素、芋螺毒素、石房蛤毒素)和神经激肽的中毒机制、临床表现及诊断和治疗。

## 第一节 中间谱系战剂的分类

### 一、化学防护目标谱系概述

化学防护是应付和遏制化学战的重要手段,由化学武器特点所决定。与对其他武器防护相比较,化学防护必须根据化学战剂类型及特点来确定化学防护的要求,化学战剂的发展必然促使化学防护发生重要变化。因此,在研究化学防护问题时,建立一种动态、准确、完整的目标谱系非常必要,简言之,即需要提出一个符合上述要求的化学防护所针对的化学战剂类型及品种的系列清单,确切地称之为化学防护目标谱系(target spectrum of chemical protection)。

20 世纪 90 年代以前各国所采用的此类谱系基本上形成于 20 世纪五六十年代,虽然具体要求略有区别,但均系以神经性毒剂和糜烂性毒剂为防护重点,以各类经典化学战剂构成整体防护谱系。我国于 1974 年曾经确定包括 6 类 14 种毒剂作为防护对象。

化学武器发展水平总是与同时期的化学化工技术水平密切相关的。新的科技发展有可能成为一系列新类型化学毒剂的基础,它可使多类难以生产的高毒性毒物及毒素进入规模化生产,也可制取和设计合成许多具有可控生物活性的新毒物。因此,未来化学防护将不得不面对以生物工程和现代化学技术产生的多种毒物、毒素、生物调节物质和人造病毒等。

由于国际形势变化和科学技术发展,国际上已在对现有化学防护目标谱系作出重要调整。1989 年,英国波顿化学生物战剂防护研究所所长皮尔逊提出了化学生物战剂全谱防护的概述,提出未来化学防护应满足全谱防护(full spectrum protection)要求(表 39-1)。这个从经典化学战剂过渡到传统生物战剂的谱系涵盖了有毒工业制品和农药的应急化学毒剂、以 P 物质和激肽等肽类物质为代表的生物调节剂、以石房蛤毒素和蓖麻毒素为代表的生物毒素、以生物技术修饰及人工改造的细菌和病毒为代表的遗传操作生物战剂等六个系列，分别受到《化学武器公约》和《生物与毒素武器公约》的限制。其中，介于经典的化学战剂和有毒化学品与经典的生物战剂之间的生物毒素和生物调节剂等被称为中间谱系（intermediate spectrum）。

表 39-1　化学生物战剂谱系（CBW Spectrum）

| 经典化学战剂 | 应急化学战剂 | 生物调节剂 | 生物毒素 | 遗传操作生物战剂 | 传统生物战剂 |
|---|---|---|---|---|---|
| 芥子气 | 有毒工业品 | 肽类 | 石房蛤毒素 | 修饰化及人工改造细菌和病毒 | 细菌 |
| 神经性毒剂 | 药物 | P 物质 | 肉毒毒素 | | 病毒 |
| 氰化物 | 农药 | 神经激肽 A | 蓖麻毒素 | | 立克次体 |
| 光气 | | | | | |

←────────── 生物源战剂 ──────────→

←────── 非自然存在毒物 - 人工设计毒物 ──────→

←────── 中毒 ──────→　　　　　　　　　　　←── 传染 ──→

←────── 化学武器公约 ──────→

　　　　　　　　　　←────── 生物和毒素武器公约 ──────→

## 二、中间谱系战剂的分类

在新的化学生物战剂谱系中直接从生物体获取和通过化学或生物技术方法人工修饰的多类生物活性物质，西方国家称为生物源毒剂或生物化学毒剂，而在苏联则称为生物有机毒剂。生物毒素和生物调节剂均属于此类毒剂。

### （一）生物毒素

生物毒素（biotoxin）又称天然毒素，是指由不同种类的生物体产生的有毒化学物质，包括动物、植物、微生物产生的对其他生物物种有毒害作用的各种化学物质。属于高分子量蛋白的肉毒杆菌毒素和葡萄球菌肠毒素有武器库存；中等分子量的蛇毒、昆虫毒素、植物碱和大量其他物质，已有一些被作为武器，如蓖麻毒素；小分子量的毒素以海洋毒素为主，也有武器化，如石房蛤毒素。

1. **生物毒素的多样性**　多样性是生物界的基本特征，生物界中的生物毒素也不例外，它以多重方式显示出多样性特征：生源多样性、化学结构多样性、功能与作用机制多样性等。已知结构的生物毒素可达数千余种，它们的化学结构形式包括了由简单的小分子化合物到复杂结构的有机化合物，从小分子多肽到蛋白质大分子等几乎所有化学类型结构，并且许多结构型是尚不存在于合成化学中的、有重要意义的新化学结构类型（表 39-2）。

## 第39章 中间谱系战剂及其候选物

表 39-2 生物毒素的主要种类

| 类别 | 数量 | 主要有毒生物 | 主要结构类型 | 重要代表物 |
| --- | --- | --- | --- | --- |
| 细菌毒素 | >200 | 病原性细菌 | 双组分蛋白毒素、脂多糖内毒素 | 肉毒毒素、霍乱毒素、肠毒素、内毒素 |
| 真菌毒素 | >200 | 真菌 | 环系有机化合物 | 黄曲霉毒素、杂色曲霉毒素、单端孢霉烯毒素、T-2毒素 |
| 植物毒素 | >1200 | 广泛分布 | 生物碱、萜类、苷类、酚类、聚炔、非蛋白氨基酸、蛋白毒素 | 吗啡、箭毒、乌头碱、蓖麻毒素 |
| 昆虫毒素 | >600 | 毒蜂、黄胡蜂、斑蝥、刺蛾 | 多肽毒素 | 蜂毒、斑蝥毒素 |
| 动物毒素 | >500 | 毒蛇、蝎、毒蛙、毒蜘蛛 | 多肽毒素、蛋白毒素 | 银环蛇毒素、虎蛇毒素、箭毒蛙毒素、蝎毒、蜘蛛毒素 |
| 海洋生物毒素 | >400 | 藻类、毒贝、芋螺、河豚、西加鱼类 | 萜类、海洋生物碱、聚醚类、多肽 | 芋螺毒素、河豚毒素、沙蚕毒素、鱼腥藻毒素、刺尾鱼毒素、西加毒素 |

生物毒素的多样性对于生物学、化学、医学、药物学及生命科学的多方面研究发展都具有重大的吸引力。

各种生物毒素以多种方式参与生命系统与过程,发挥不同的重要作用,生物毒素常以高特异性选择作用于特定靶分子,例如,具有重要意义的生命酶系、细胞膜、受体、离子通道、核糖体蛋白等,产生各类不同的致死或毒害效应。生物毒素中存在多类高强毒性的神经毒素、心脏毒素、细胞毒素及致癌物质(表39-3)。

表 39-3 某些代表性生物毒素作用靶点及毒性

| 毒素 | 相对分子质量 | 化学类型 | 作用靶位 | 小鼠 $LD_{50}$ ($\mu g/kg$) |
| --- | --- | --- | --- | --- |
| 肉毒毒素 D | 150 000 | 蛋白毒素 | 神经细胞膜 | 0.001 |
| 霍乱毒素 | 84 000 | 蛋白毒素 | 肠黏膜上皮细胞 | 0.002 |
| 白喉毒素 | 62 000 | 蛋白毒素 | 细胞膜 | 0.1 |
| 相思子毒素 | 65 000 | 蛋白毒素 | 核糖体 | 0.7 |
| 蓖麻毒素 | 64 000 | 蛋白毒素 | 核糖体 | 3.0 |
| 乌头碱 | 647 | 生物碱 | 钠离子通道 | 100 |
| 箭毒蛙毒素 | 539 | 生物碱 | 钠离子通道 | 2.0 |
| 泰攀蛇毒素 | 46 000 | 多肽毒素 | 胆碱受体 | 5.0 |
| 黄曲霉毒素 B1 | 310 | 有机环系化合物 | 抑制核酸合成 | 300 |
| T-2 毒素 | 466 | 有机环系化合物 | 血液系统 | 1210 |
| 刺尾鱼毒素 | 3400 | 梯形聚醚 | 钙离子通道 | 0.05 |
| 岩沙海葵毒素 | 2700 | 链式聚醚 | 心肌细胞膜 | 0.15 |
| α-芋螺毒素 | 1500 | 多肽毒素 | 乙酰胆碱受体 | 5.0 |
| 河豚毒素 | 319 | 有机胍胺分子 | 钠离子通道 | 8.0 |
| 石房蛤毒素 | 299 | 有机胍胺分子 | 钠离子通道 | 8.0 |

2. 生物毒素与有毒生物公害　人类对生物毒素的最早了解来自生活中的生物源中毒，但时至今日，生物毒素中毒救治与公害防治仍然是世界性问题。据统计，天然毒素引起的真菌性中毒、植物中毒、鱼贝中毒等食物中毒发生率远高于化学中毒。蛇类及其他动物咬伤依然是热带和亚热带地域常见中毒事件。随着人类对海洋生物利用程度的增长，海洋三大生物公害：赤潮、西加中毒、麻痹神经性中毒的发生有日趋增多之势。例如，西加中毒海域范围已大为扩展，年中毒人数有时多达上万人次。另外，由于癌症严重威胁人类健康与生命，生物源致癌物日益引人关注，黄曲霉毒素（aflatoxin）、赭曲霉毒素（ochratoxin）等常污染谷类、玉米、花生等作物的真菌毒素已证明是地区性肝、胃、食管癌的主要诱导物质。已发现的可致癌植物毒素达百余种，如千里光碱（senecifoline）、羽扇豆碱（lupinine）、野百合碱（monocrotaline）等。现代研究又在自然界中发现了与细胞癌变有关的多种强促癌作用的化学物质，如巴豆有毒成分佛波醇酯（phorbolesters）、海洋生物毒素海兔毒素（aplysistoxin）、冈田酸（Okadaic acid）、端镰菌肽（teleoeidin）等。

3. 《化武公约》和贸易中禁控的生物毒素　现代生物技术日臻成熟，生物来源的高生物活性的蛋白质、肽及有机化合物已数以千计，是未来新毒剂的重要潜在来源，而且其发展很难有效限制。资料表明，军事技术大国美国、苏联及日本、德国等均在此领域中进行过大量研究。军事应用上的两大关键即规模化生产问题和气溶胶分散技术问题，已取得进展。由于生物毒素毒性很强，千克级产量规模已具有现实军事价值，已成为化学生物战剂范畴中最受注意的一个活跃领域。在化生武器裁军过程中，毒素武器正成为重要议题之一。

《化武公约》将石房蛤毒素和蓖麻毒素两个代表性毒素列入一级控制清单，而澳大利亚集团（Australia Group）贸控清单中则列有14种不同生物来源的毒素，其中10种列入一类核心清单，4种列为二类预警清单，它们包括细菌毒素7种，海洋毒素4种，植物毒素2种，真菌毒素1种，这充分反映了对生物毒素武器化风险的高度重视（表39-4）。同时也可看出，可能成为化生武器的生物毒素的重点领域已不仅限于细菌毒素，非细菌毒素特别是某些海洋生物毒素的重要性已初见端倪。

表39-4　受控生物毒素

| 序号 | 化学武器公约<br>一级控制清单 | 澳大利亚集团贸控<br>一类核心清单 | 澳大利亚集团贸控<br>二类预警清单 |
| --- | --- | --- | --- |
| 1 | 石房蛤毒素 | 肉毒毒素 | 相思子毒素 |
| 2 | 蓖麻毒素 | 产气类膜杆菌毒素 | 霍乱毒素 |
| 3 | | 芋螺毒素 | 破伤风毒素 |
| 4 | | 志贺杆菌毒素 | 单端孢烯霉菌毒素 |
| 5 | | 葡萄球菌肠毒素 | |
| 6 | | 河豚毒素 | |
| 7 | | 类志贺毒素 | |
| 8 | | 微囊藻毒素 | |

从历史上看，有些毒素曾经进入美国或苏联的化生武器研究计划。肉毒毒素A（美国代号XR）和葡萄球菌肠毒素B（美国代号PG），早在二战前后已研制成熟，拟作为毒剂使用，已列入澳大利业集团贸控清单。美国早在1954—1967年曾将它们作为毒素武器生产，1975年美国

陆军野战规则 FM3-9 中,正式把上述两种毒素作为化学战剂,并介绍了它们的来源、性能及预防治疗等;20 世纪 80 年代仍列入化生武器研究计划大纲。1990 年苏联化学兵出版的《毒剂》专著也将这两类毒素列入战剂并给予很高评价。另外,石房蛤毒素(美国代号 TZ)和蓖麻毒素(美国代号 W)系 20 世纪 80 年代发展起来的可能用作战剂的 20 多种毒素中的两个代表物。TZ 已能用便宜的微生物法进行大量生产,其毒性比 V 类毒剂大 10 倍,美军已研究其急性吸入和溶液的皮肤渗透毒理,以及各种现代检测技术。蓖麻毒素易大量生产,二战时美国已生产约 1.7 吨。多国曾将它作为潜在的野战武器研究,是曾多次作为特殊目的使用的武器。近年来,成为恐怖组织进行破坏活动的利器。

生物毒素已成为必须十分重视的化学防护目标物,虽然目前确定何种具体毒素有明确军事价值还很困难,但可从小分子有机海洋毒素、低分子量肽类毒素和列入禁控清单的这三类毒素为代表类型中,选取某些代表物,如河豚毒素(tetrodoxin,TTX)、石房蛤毒素(saxitoxin,STX)、芋螺毒素(conotoxin,CTX)、岩沙海葵毒素(palytoxin,PTX)、刺尾鱼毒素(maitotoxin,MTX)、肉毒毒素(botulinum toxin,BTX)、蓖麻毒素(ricin,RCA)及 T-2 毒素等作为重点防护目标化合物,可能是较适宜的选择。

**(二)生物调节剂**

生物调节剂(bio-regulator)是生物体内自然产生的微量化学物质,对生物体的生理过程、新陈代谢和神经活动等具有重要的调节作用,是生物体正常生理功能的基础。目前已发现的生物调节剂大多数是多肽,故也可称之为神经肽或神经调节剂。神经肽泛指存在于神经组织并参与神经系统功能作用的内源性活性物质,是一类特殊的信息物质,按其作用方式不同分别起着递质、调质和激素的作用,其特点是含量低、活性高、作用广泛而又复杂,在体内调节多种多样的生理功能,如痛觉、睡眠、情绪、学习与记忆,乃至神经系统本身的分化和发育都受神经肽的调节。

有些生物调节剂属于超高活性的物质,选择性作用于某些生理过程,在体内稍有失衡都有可能造成严重后果,如引起恐惧、疲惫、忧郁、失能甚至死亡。因此,生物调节剂被军事化学家看作是潜在的毒剂加以关注。1991 年《生物武器公约》第三届评审会议中也提出必须注意到一些生物调节剂作为军事使用的可能,已列入考虑范围的有内皮素、阿片神经肽等。基于目前的研究,今后很可能研究出改性的生物调节剂,在执法、反恐、城市作战中使用,造成作用对象进入昏睡、紊乱、安定等状态。

1. 分类　生物调节剂狭义的概念主要指神经肽,随着研究的深入还包括了细胞因子、细菌类及微生态、肿瘤增殖病毒和胸腺素等。

(1)神经肽:神经肽是指一大类物质,主要包括内阿片肽、速激肽家族、降钙素基因肽超家族(降钙素基因相关肽、降钙素、淀粉多肽、肾上腺髓质素等)、下丘脑神经肽(促甲状腺激素释放激素、生长抑素、神经降压素等)、垂体后叶神经肽(催产素、血管升压素等)、胰高血糖素相关肽家族(血管活性肠肽、垂体腺苷酸环化酶激活肽、胰高血糖素、胰高血糖素样肽等)、神经肽 Y 基因家族(神经肽 Y、胰多肽等)、内皮素家族、心房肽家族(心房肽、脑钠素、C 型钠尿肽等)、铃蟾肽家族(铃蟾肽、促胃液素释放肽、神经介素 B 等)、缓激肽,以及血管紧张素、缩胆囊素、甘丙肽、促胃动素、抑制素等。

(2)细胞因子:是由免疫细胞如淋巴细胞、单核-巨噬细胞及其相关细胞产生的,调节其他免疫细胞或靶细胞功能的可溶性蛋白,包括淋巴细胞(T 细胞、B 细胞、NK 细胞等)产生的淋巴因子(lymphokine),如 IL-2、IL-3、IL-4、IL-5、IL-6、IL-9、IL-10、IL-12、IL-13、IL-14、IFN-γ、TNF-β、GM-CSF 等;由单核细胞和巨噬细胞产生的单核因子(monokine),如 IL-1、IL-6、IL-8、TNF-α、G-CSF、M-CSF 等;其他由上皮细胞、血管内皮细胞、成纤维细胞、骨髓和胸腺中的基质细胞等产生的细胞因子,如 EPO、IL-7、IL-11、SCF、IL-8 和 IFN-β 等。

(3)细菌类及微生态:主要含活菌和死菌(灭活菌),包括组分和产物或仅含活菌体和死菌体的微生物制剂,供口服或经由其他途径进入人体,主要是刺激特异性和非特异性免疫机制,并在一定程度上在黏膜表面改善微生物和酶的平衡。

(4)肿瘤增殖病毒(tumor specific replicating virus):也称溶瘤增殖病毒,是指病毒经过修饰、加工后,在肿瘤细胞内进行选择性复制。近年,腺病毒(adenovirus)、单纯疱疹病毒(herpes simplex virus)、呼吸道肠道过滤性病毒、新城鸡瘟病毒(newcastle disease virus)等 10 种病毒已经进入临床试验。目前,已研制成功并在肿瘤临床研究中应用的增殖病毒包括 ONYX-015、CN7-06、CV787、G207 及一些 RNA 病毒等。

(5)胸腺素(thymosin):从小牛、猪等动物胸腺中提取的一类多肽激素,有生物活性的单肽为 α1、α5、α7、β3 和 β4,α1 不仅可人工合成,而且可利用基因工程通过 E. coli 生产。

2. 在毒剂防护谱中的地位　瑞典国防研究院早在 20 世纪 70 年代初,就对近 20 种神经肽从军事应用角度评价其生物效应。1989 年化学生物战剂全谱防护概念的提出,把毒素、生物调节剂和生物技术人造毒物等高活性物质,作为生物化学毒剂列入化学生物战剂谱。1991 年,加拿大政府的技术报告进一步详细论述了生物调节剂的潜在军事威胁。随后,在 1994 年、1995 年和 1998 年的国际化学生物战剂防护讨论会也将生物调节剂列入潜在的化学毒剂并加以讨论。在 1995 年会上对化学生物战剂的威胁做了进一步的基本评估,经归纳和比较进一步明确了生物调节剂在毒剂防护谱上的地位及其特点(表 39-1 和 39-5)。国家对化学和生物武器的防护是基本安全的需要,防护目标不仅要包括经典化学毒剂、传统生物战剂及应急性毒剂,还应当跟踪快速新兴发展的生物调节剂。

表 39-5　化学生物战剂的军事威胁和化学防护

| 毒剂种类 | 下风区危害(km) | 攻击的目标类型 | 投射系统 | 载体量(个) | 防护类型 |
| --- | --- | --- | --- | --- | --- |
| 经典化学武器 | 1 | 分散的军事目标 | 火炮 | 500~1000 | 被动防护为主 |
| 工业药物化学品 | 1 | 分散的军事目标 | 炸弹 | 100~500 | 被动防护为主 |
| 生物调节剂 | 10 | 中间的军事与后勤目标 | 导弹 | 50~100 | 被动防护与主动防护 |
| 毒素 | 10 | 中间的军事与后勤目标 | 导弹 | 20~50 | 被动防护与主动防护 |
| 遗传改性生物武器 | 500 | 一般军事与民用目标 | 巡航导弹 | 5~20 | 主动防护为主 |
| 传统生物武器 | 500 | 一般军事与民用目标 | 巡航导弹 | 1~5 | 主动防护为主 |

3. 潜在军事威胁　生物调节剂属于生物活性物质,通过控制内分泌发挥化学信使的功能,对生物体的信息传递、免疫功能、生物钟节律、防老抗衰、肿瘤病变、生殖控制,以及细胞分化、分子进化等都起重要的作用,使有机体组合成一系列严密的控制系统,所以说它们是生命

的控制开关,对生物体稳态的控制具有重要意义。某些生物调节剂在生物体内的平衡一旦失调,将会导致生理过程的选择性破坏,产生睡眠障碍、精神紊乱、躯体功能失调、血压急速变化、疼痛、嗜睡、麻醉、昏迷,严重者甚至死亡。同时,生物调节剂极有可能被滥用为躯体或精神失能剂,对人们构成潜在的威胁。因而,重视生物调节剂在医学和军事上的应用,及时掌握国外生物调节剂的医学研究和潜在威胁评估,对加速临床开发、加强化学防护研究均具有重要意义。目前具有军事意义的生物调节剂主要是一些神经肽类物质,如表 39-6 所示。在十几个具有军事意义的生物调节剂中,有关内皮素、P 物质、神经肽 Y 和神经激肽 A 等的威胁评价工作做得较多,研究也较为深入。

4. 检测与制备技术　随着全世界对生物调节剂的深入认识,1975 年生效的生物和毒素武器会议(BTWC)明确提出禁止生物和毒素武器的研制、生产和储存,但未能明确禁止研究的内容,所以,生物调节剂相关的研究仍被合法地继续进行。随着生物、化学和生物技术工业化的发展,现在可以生产相当量的具有军事意义的肽类生物活性物质,生物调节剂的制备和检测技术也获得了飞速发展,尤其是在生物活性肽的检测、合成、修饰和大规模生产等几个领域的科学技术取得重大进展,增加了人们对生物调节剂军事威胁的关注。

表 39-6　具有军事意义的生物调节剂

| 中/英文名称 | 氨基酸数目 | 来源 | 伤害症状 |
| --- | --- | --- | --- |
| 内皮素/Endothelin | 22 | 猪、牛、人的上皮细胞 | 降压、昏迷 |
| P 物质/Substance-P | 11 | 脑灰质 | 降压、知觉丧失 |
| 神经肽 Y/Neuropeptide Y | 36 | 哺乳动物脑 | 升高血压 |
| 神经激肽 A/Neurokinin A | 10 | 猪骨髓 | 降低血压 |
| 章鱼涎肽/Eledoisin | 11 | 两栖动物 | 引起血压急速变化,产生伤害 |
| 铃蟾肽/Bombesin | 14 | 蛙皮 | 升高血压、惊厥 |
| 血管紧张素/Angiotensin | 8 | 哺乳动物肝脏 | 升高血压,对冠状动脉有严重收缩效应,造成对心脏损害 |
| 加压素/Vasopressin | 10 | 高等哺乳动物 | 升高血压,严重时可引起心肌梗死,导致循环休克 |
| 神经降压素/Neurotensin | 13 | 牛下丘脑 | 血压降低、降低体温 |
| 缓激肽/Bradykinin | 9 | 血清 α-球蛋白、蛙皮肤、黄蜂毒汁 | 致痛,降低血压,降低体温 |
| 内啡肽/Endorphin | 31 | 哺乳动物脑垂体 | 精神紊乱 |
| 强啡肽/Dynorphin | 17 | 猪脑 | 精神紊乱 |
| 睡眠肽/Somatostatin | 9 | 哺乳动物脑 | 引起睡眠 |
| 生长激素释放抑制素/SMT | 14 | 羊下丘脑 | 镇痛,镇静,降低运动能力和体温 |

生物调节剂的大规模生产可以通过固相肽合成、酶的合成或 DNA 重组技术进行,但需要技术与目的肽之间的匹配。酶合成和 DNA 重组技术在肽类生物活性物质的合成中,比传统的方法应用更多。利用转基因宿主,发展大规模生产肽类生物活性物质。例如,将生物调节剂

的基因转移到牲畜体内,可使畜奶中产生生物调节剂。目前,某些生物调节剂的构效关系研究已经发现,其片段或类似物的生物活性等效于或大于母体分子。通过对生物活性肽的修饰,可以获得改构型的生物调节剂。

## 第二节 蓖麻毒素

### 一、概述

蓖麻毒素(ricin,RCA)发现于1880年,是从蓖麻种子中提取的毒素蛋白,无色无味,能导致红细胞凝集和血液蛋白沉淀。蓖麻毒素水溶性好,不存在于蓖麻油中。蓖麻毒素在自然条件下非常稳定,水源和食物施毒是恐怖袭击的主要方式。美国军方1918年开始研究蓖麻毒素武器化(命名为W化合物)的可能性,并在二战时与英国联合研究、测试了W炸弹。1978年,保加利亚叛逃者Georgi Markov在伦敦被刺杀是第一次以蓖麻毒素作为武器的记录。蓖麻毒素被负载在铂粒上,缓慢释放。2003年美国白宫收到蓖麻毒素污染的邮件。

蓖麻毒素分子结构为糖蛋白的异二聚体,它有2条肽链构成:一条为毒性多肽链A链(RTA),是活性链,具有抑制蛋白质合成的N-糖苷酶的活性部位;另一条为多肽链B链(RTB),是结合链,有2个半乳糖或半乳糖残基结合位点,表现出凝集素的特性。2条链通过1个二硫键连接。在0.1M半乳糖溶液中,毒素可在冰箱中贮存数月而不失活性,但超过80℃即可变性,煮沸易失去活性。

蓖麻毒素可经口服、吸入、注射及皮肤黏膜接触等途径而中毒,其中以吸入和注射途径最具危害性,人的$LD_{50}$约为$22\mu g/kg$,即平均1.78 mg可以使成人致命。人口服致死剂量为$1\sim20$ mg/kg。小鼠注射途径最小致死剂量为$0.7\sim2\mu g/kg$,$LD_{50}$为$5\sim10\mu g/kg$;口服中毒$LD_{50}$为30 mg/kg;吸入$<5\mu m$大小的毒素气溶胶,$LD_{50}$为$3\sim5\mu g/kg$。蓖麻毒素毒性效应在食入$4\sim6$ h发生,也可延后至10 h;食入72 h后有20%~45%以原型从粪便排出。

### 二、中毒机制

1. 抑制蛋白质合成 蓖麻毒素有很强的细胞毒性。1分子蓖麻毒素进入细胞内,就足以使整个细胞的蛋白质合成停止而死亡。蓖麻毒素分子首先依靠B链上的半乳糖结合位点与细胞膜上含半乳糖基的受体、糖蛋白和糖脂结合,促进毒素分子以内陷方式进入细胞,并经溶酶体、跨高尔基体网络(trans-Golgi network,TGN)、内质网等裂解二硫键,游离A链进入细胞质。RTA催化性失活核糖体的含硫亚基(1分子RTA,1min可失活2000个核糖体),从而抑制蛋白质的生物合成,导致细胞死亡。除了公认的RTB与细胞表面的半乳糖基结合之外,蓖麻毒素含有的甘露糖可以被细胞表面的甘露糖受体识别进入细胞,因此,蓖麻毒素对于表面富含甘露糖受体的细胞(如吞噬细胞)的毒性也要引起重视。

2. 诱导细胞因子的损伤作用 蓖麻毒素染毒小鼠的肝脏及培养的外周血单核细胞分泌TNF-α、IL-1、IL-6和IL-8,有剂量和时间依赖性。这被认为是通过刺激淋巴样细胞产生的,主要为巨噬细胞和肝Kupffer细胞。这些细胞表由含有甘露糖受体,蓖麻毒素分子中3个末端甘露糖残基与之特异结合而被优先摄取。这些细胞因子释放与蓖麻毒素的免疫毒性引发的发热、肌痛、毛细血管渗漏综合征等不良反应有关。

3. 脂质过氧化损伤作用　蓖麻毒素与巨噬细胞的相互作用,不但诱导细胞免疫,而且诱导自由基和活性氧的产生,引起脂质过氧化作用。肝脏可发生钙镁失衡、细胞因子释放、急性期反应和氧化应激。谷胱甘肽、TNF-α 抗体、去铁胺可以部分对抗致死剂量的过氧化损伤效应。

4. 蓖麻毒素诱导细胞凋亡　蓖麻毒素细胞毒性存在明显的剂量依赖性,高浓度时可导致细胞坏死,低浓度时却引起细胞发生凋亡。蓖麻毒素可诱导巨噬细胞、未成熟 T 细胞出现 DNA 碎片,诱导小鼠体内甲状腺、脾脏细胞出现凋亡现象。

## 三、临床表现

蓖麻籽中毒后表现为普遍的细胞中毒性器官损伤,影响细胞蛋白质合成,导致组织发生水肿、出血和坏死等,同时可引起促炎因子的释放和肝、肾、胃肠道等多脏器损害,严重者可因呼吸和血管运动中枢麻痹而死亡。蓖麻毒素毒性强度取决于中毒途径,中毒途径不同,临床表现亦不相同。

1. 呼吸道吸入　吸入性毒性表现为非心源性肺水肿。吸入毒性高于经口途径,潜伏期一般为 4～8 h。气溶胶颗粒直径越小,危害越大。首发症状起于 8 h 内,表现为发热、咳嗽、恶心及胸部紧迫、呼吸困难、大汗、肺水肿、发绀,最后导致低血压、呼吸衰竭,甚至死亡。白细胞可增加 2～5 倍。亚致死剂量中毒导致的急性肺损伤后需要长时间才能恢复。

2. 消化道摄入　经口毒性主要作用靶器官为肝和脾,其他脏器也会受到损伤。中毒较轻的可在 2～3 d 恢复,严重者可因呼吸和循环衰竭在 1～4 d 死亡,也有中毒者在恢复期因肾功能衰竭死亡。严重中毒可导致广泛的细胞中毒性器官损伤,如水肿、出血和坏死等,还可引起中毒性肝病、肾病及出血性胃肠炎。

口服一定量的蓖麻毒素后 0.5～5 h 即可出现症状,表现为消化系统的口麻、口咽部烧灼感、恶心、呕吐、腹痛,进而腹泻、肠道局部坏死导致出血(呕血、黑便、便血);呼吸、循环系统的呼吸循环衰竭、血容量降低(严重脱水、心搏加快、发绀)、低蛋白血症、水肿、毒血症、高热、口干;血液、泌尿系统出现溶血、低血糖、黄疸、血便、血尿、少尿、尿闭;神经系统有头痛、四肢麻木、瞳孔放大、肌肉抽搐、步态不稳、烦躁不安、精神错乱、手舞足蹈、昏迷、幻觉、癫痫样发作。有时可伴发过敏反应,如口唇发绀、荨麻疹。数日内患者会出现肝、脾、肾功能衰竭,甚至死亡。

3. 肌内注射　注射致死量蓖麻毒素后,局部会出现肌肉、淋巴结、肝坏死,弥漫性肾炎和脾炎、胃肠道出血,患者最后死于多脏器衰竭。中毒后初期或 10～12 h 后会出现败血症样症状,有疲劳、恶心、厌食、呕吐、发热和头晕症状,进而发展为广泛性的坏死性淋巴结病和注射部位的组织坏死。肝转氨酶、淀粉酶和胆红素升高,常见低血糖和代谢异常。致死并发症有胃肠道出血、失血性休克、血红蛋白尿及肾衰竭。注射的毒素在 24 h 内大部分从尿液排出。

4. 皮肤接触　无破损皮肤吸收量极小,一般不会引起中毒。眼睛接触可致结膜炎、瞳孔扩大、视神经受损。

## 四、诊断

蓖麻毒素中毒无特异症状，中毒诊断主要依靠明确的毒物接触史、典型的临床表现和实验室的定性定量检测，其中实验室检测是重要诊断依据。已建立了多种快速、灵敏、特异的检测方法，如由毒素的蛋白免疫原性建立的免疫学分析、生物传感器及根据毒素的组成等建立的仪器分析和免疫吸附结合电化学分析方法。可通过免疫分析、HPLC、MS 和 PCR 技术检测分析样品中的蓖麻毒素蛋白和 DNA。

能够检测毒素是否具有毒力的方法更为有效。RTA 作为 N-糖苷酶与核糖体 60s 大亚单位的 28s RNA 作用，水解腺嘌呤的 N-糖苷键，脱去腺嘌呤，可通过反相化学发光、HPLC、拉曼和 MS 检测等检测释放的腺嘌呤判断蓖麻毒素活性。还可以通过蛋白合成抑制检测蓖麻毒素导致的核糖体功能失活。细胞实验和动物实验检测 RTB 链糖基结合位点的完整性及 RTA 链是否具有催化活性。

1. 抗蓖麻毒素抗体　在接触蓖麻毒素 2～3 周的存活者体内可以检测出抗蓖麻毒素抗体，而在迅速死亡者体内则检测不出。

2. 固相酶联免疫吸附实验（ELISA）　抗体吸附于酶联免疫板，用以结合蓖麻毒素而进行检测，灵敏度约为 0.1 ng/ml。样本可取自于血液、肝、脾、肺。若吸入染毒，则肺组织毒物水平最高；若口服染毒，则肝组织毒物水平最高，其次为体液和血液的检测量。若在 24～48 h 检测，肺部的毒性物质由浅表向深部渗透，提示病情进展。快速 Sandwich-ELISA 法的敏感度为 31 pg/ml。

3. 高效液相层析法联合电离子光谱测定法　适用于法医鉴定及致死剂量下人的尿液中蓖麻碱（ricinine）定量测定，通过蓖麻碱可以推断蓖麻毒素中毒，敏感度为 83 pg/ml。蓖麻碱在尿液中性质稳定，加热至 90℃可保存 1 h；在 25℃保存 3 周。

## 五、预防、急救和治疗

### （一）预防

尚无成熟有效的预防蓖麻毒素中毒方法。对于不可避免接触者，可戴防毒面具或防疫口罩预防气溶胶或蓖麻粉尘吸入及眼结膜沾染。对于高危职业的军人和外交人员应该接种有效的疫苗。蓖麻毒素免疫疫苗主动免疫产生有效的抗毒抗体至少需要 1 个月以上。重组 RTA 突变体作为免疫抗原可明显地降低局部甚至全身的血管渗漏综合征等毒副作用，并具有很好的抗毒活性。

### （二）急救

总原则为脱离染毒环境。由于染毒途径不同，临床中毒表现可能在染毒后长时间才发生，早期中毒程度分级和分类有困难，但应根据暴露史，以及某时刻的临床表现、毒理和生化发现进行分类。无症状者也应观察至少 12h。有临床表现和生化改变的患者应进入 ICU 救治。

按照生物战剂的洗消方案处理和辅助性治疗是目前常用的治疗手段，纠正体液的酸碱平衡、保护肝胃功能是治疗的第一步。皮肤接触者衣物要用厚的塑料袋收集，去污处理用 0.1%

次氯酸钠浸泡清洗 30 min。皮肤接触可用 0.1% 次氯酸钠或者肥皂水清洗。眼睛沾染后,用清水冲洗。食入者应尽早洗胃、催吐、导泻和肠灌洗,减少毒素吸收。吸入者应维持呼吸道通畅,给氧,吸痰,必要时辅助呼吸。

### (三)治疗

针对蓖麻毒素中毒,虽然美国已先后研制了蓖麻毒素类毒素疫苗、蓖麻毒素 A 链亚单位的疫苗,可以保护小鼠免受蓖麻毒素气溶胶攻击,但仍处于临床试验阶段。目前国内外还没有适用于人的解毒药和特异抗毒素等专用特效药。我国自行研制的蓖麻毒素抗毒抗体已经完成了人源化研究。

1. 促排　目前临床多用静脉滴注亚甲蓝 10～20 mg/kg、25%～50% 硫代硫酸钠 50 ml,利尿药呋塞米(furosemide)1～2 mg/kg,加速排泄。血浆置换用于体内残留蓖麻毒素浓度高且病情危重的患者。

2. 吸入中毒　针对其肺水肿症状进行治疗,并维持呼吸通畅。要注意呼吸道的对症处理,比如给予抗炎药物、镇痛药和人工换气等。在延长中毒小鼠的存活时间上,地塞米松和二氟甲基鸟氨酸(difluoromethylornithine)明显优于丁羟茴醚(butylated hydroxyanisole)和维生素 E。

3. 食入中毒　表现出胃肠道症状,可使用活性炭吸附毒素和柠檬酸镁盐等泻药排毒,同时大量补液以维持体液平衡。

4. 静脉或肌内注射中毒　密切监测心肺功能,迅速治疗肺水肿和低血压是关键,可采取给氧,抗炎,镇痛,辅助呼吸,维持水、电解质代谢平衡,纠正凝血障碍,监测肝肾功能。

5. 综合治疗　口服蛋清或冷牛奶、冷米汤,必要时口服胃黏膜保护剂,以保护胃黏膜;应用对症及支持治疗,如维持水、电解质代谢和酸碱平衡,应用保肝药物,积极抢救休克,必要时给予强心药、镇静药、氧气吸入等;暂时禁食脂肪及油类食物。地塞米松和二氟甲基鸟氨酸已被推荐用于蓖麻毒素中毒治疗。

通过加热或加入化学物质制备的蓖麻毒素类毒素能降低动物死亡率,但对肺损伤无保护作用,口服对吸入染毒无保护作用。福尔马林失活制备的类毒素疫苗对气态染毒有效。美军研制了结构修饰的核糖体抑制蛋白 RTA1-33/44-198,能使超致死剂量的蓖麻毒素气溶胶染毒动物全部存活。美国德州重组包括酶和 VLS 作用位点的 RTA 片段,商标名 RiVax,有高溶解性和稳定性,肌内注射能保护肺功能和组织完整性,已通过磷脂安全性试验,能引起受试者的中和抗体。

## 第三节　肉毒毒素

### 一、概述

厌氧的肉毒梭状芽胞杆菌(clostridium botulinum)于 1897 年在比利时一次食物中毒事件中由 van Ermengem 首先分离,肉毒毒素(botulinum toxin,BoNT 或 BTX)是该菌外分泌的一种神经毒素,通过抑制神经肌肉接头处的 ACh 释放而引起肌肉麻痹,进而导致死亡,是目前已知的毒力最强的物质,是重要的生物恐怖剂之一。目前,还没有针对肉毒毒素中毒的特异性急救治疗药物,主要依靠抗毒素被动免疫治疗和支持疗法。采用多价肉毒类毒素疫苗进行免疫注射可以较好地预防肉毒毒素中毒,目前还有其他多价重组疫苗正在研究中。

### (一)历史回顾

肉毒毒素在军事上的应用研究从 20 世纪 30 年代才开始。1935 年,日本的化学与生物战计划创始人石井四郎在占领中国期间开始研究肉毒毒素,日军 731 部队曾在犯人身上培养过肉毒杆菌。1940 年,英国生物战研究机构的研究计划中包括了对肉毒毒素气溶胶呼吸道中毒毒性的研究,肉毒毒素的英国代号为 MI6。美国、加拿大大规模的肉毒毒素研究生产肉毒毒素和对它的类毒素进行定型和大量生产,但后来随着美国生物武器计划一同终止。

恐怖分子也利用肉毒毒素作为攻击手段。1980 年,法国警察搜捕设在巴黎 Chaillot 街 41A 号的德国"红色陆军旅"恐怖小组所住的"安全之家",发现可发射肉毒毒素的"旋转射孔"。日本的奥姆真理教曾分别于 1990 年、1995 年在东京等地至少三处施放过肉毒毒素气溶胶,但由于气溶胶制备设备等原因,几次袭击都没有成功。

肉毒毒素也是第一个获得批准用于治疗人类疾病的生物毒素。1978 年,美国 FDA 允许应用 A 型肉毒毒素治疗斜视,随后逐步扩大应用。21 世纪初,加拿大和美国批准 A 型肉毒毒素用于整形美容、肌张力障碍性疾病、头痛及其他神经病变等。

### (二)生物学特征及结构

根据抗原属性,肉毒毒素分为 7 个血清型,即 A、B、C、D、E、F、G 型,其中 A、B、E、F 型可以引发人类肉毒毒素中毒,C、D 型引发动物、禽类、鱼类肉毒毒素中毒。肉毒毒素易大量生产和制成干粉施放,通过气溶胶使人中毒,被美国 CDC 列为 A 级生物恐怖剂。

除了肉毒梭状杆菌,巴氏梭菌及丁酸梭菌也可产生肉毒毒素。培养分离得到的肉毒毒素通常以复合物——前体毒素(progenitor toxin)形式存在。毒素复合物由肉毒神经毒素(BoNT)、血凝素(HA)、非毒素非血凝素(NTNH)及 RNA 通过非共价键连接而成。去除非毒素组分的 A 型毒素毒性大大降低,但进入血液后毒力恢复,说明非毒素组分在消化道起保护毒素活性的作用。

### (三)理化性质

在肉毒毒素的不同分型中,毒力最强的是 A 型肉毒毒素,最早应用于临床。肉毒毒素无色、无臭、无味,在干燥、密封和阴暗条件下可保存多年。

A 型肉毒毒素复合体在酸性条件下较碱性条件下稳定,高温会加速二硫键的断裂,导致毒素活性下降。A 型肉毒毒素复合体在 4℃保存,30 d 内样品的毒性没有明显降低。在酸性条件下(pH 6.6)样品始终以复合体形式存在,而在碱性条件下(pH 7.8)肉毒神经毒素从复合体中逐步释放。肉毒毒素在 0.1 mol/L 氢氧化钠或 1% 次氯酸钠溶液中 1 h 即被破坏。肉毒毒素受热分解,在 100℃ 时很易分解,A 型肉毒毒素在 80℃ 下 5 min 即可被破坏。

肉毒毒素在空气中不稳定,易失去活性。肉毒毒素气溶胶的活性保持时间取决于气溶胶粒径和天气条件。气溶胶毒素以每分钟 1%~4% 的速度失活,释放 2 d 后无明显活性。

### (四)中毒途径和毒性

肉毒毒素可通过消化道、呼吸道、伤口染毒而中毒,主要通过上呼吸道吸收。经口摄入时,毒素进入小肠和结肠后,吸收缓慢,胃酸和消化酶对其破坏不大,故多数患者起病缓慢,病程较长,为12~36 h才影响外周系统。

A型肉毒毒素的毒性最强,同分子数的致死力是白喉毒素的300倍,蓖麻毒素的3万倍,$\alpha$-银环蛇毒素的300万倍,箭毒的10亿倍,是目前已知的毒性最强的分子。从灵长类动物实验结果外推出的肉毒毒素对人的致死剂量:通过静脉或肌内注射时只需0.09~0.15$\mu$g,吸入时需0.70~0.90$\mu$g,口服约需70$\mu$g。

## 二、中毒机制

### (一)中毒原理

前体毒素中的非毒素组分可以在消化过程中保护肉毒毒素免受各种酶的消化及胃酸的侵蚀。进入小肠后,小肠内的微碱性环境导致毒素复合物的解离,肉毒毒素穿过小肠表皮,进入血液和淋巴循环,阻止神经肌肉接头ACh的释放,引起肌肉麻痹。

肉毒毒素对神经肌肉接头的作用机制主要包括以下几个步骤。

1. 靶细胞的识别与结合 肉毒毒素通过其$H_C$结构域结合于胆碱能神经元的突触前膜,需要神经节苷脂的存在。

2. 内化 通过细胞的内吞,形成包裹毒素分子的酸性小泡(内化)。

3. 跨膜转运 小泡滞留在运动神经元的突触前膜末端,其酸性环境使毒素分子的疏水片段暴露,毒素的重链和轻链嵌入小泡的脂双层形成阳离子通道。

4. 阻止神经递质释放 在突触前膜,神经递质的释放是以胞吐的方式进行的,受SNARE蛋白调控,介导递质转运小泡与突触前膜的锚定、融合。肉毒毒素通过特异性切割SNARE蛋白,阻止转运小泡中的递质释放,引起肌肉麻痹。阻碍转运小泡锚定后的递质释放过程是钙离子依赖的,可以被胞内钙离子浓度升高所逆转。肉毒毒素磷酸化后其催化活性及稳定性明显提高,而且磷酸化位点越多,切割活性增强越多。

### (二)毒理作用

肉毒毒素是一种嗜神经毒素,主要作用于脑神经核、外周神经、肌肉接头处及自主神经末梢,阻断胆碱能神经纤维的传导功能,神经冲动在神经末梢突触前被阻断,从而抑制ACh释放,影响副交感神经系统和其他胆碱能神经支配的生理功能,引起肌肉弛缓,继而发生瘫痪。但是,中毒患者的肌肉仍然对ACh具有反应性,静脉注射ACh可恢复瘫痪肌肉的功能。肉毒毒素引起的病理变化主要是脑神经核及脊髓前角产生退行性病变,使其所支配的相应肌群发生瘫痪,脑干神经核受损。脑及脑膜显著充血、水肿,并有广泛的点状出血和血栓形成。

## 三、临床表现

人类肉毒毒素中毒主要有三种类型:①食物性肉毒毒素中毒主要是由于进食了含有肉毒

毒素的食品引起,是人类最普遍的中毒形式;②婴儿肉毒毒素中毒是由于新生儿正常肠道菌群缺乏,其食入的肉毒梭菌芽胞可以繁殖并产生毒素,引起婴儿中毒;③创伤性肉毒毒素中毒是伤口处污染的肉毒梭菌芽胞繁殖,毒素经伤口入血。

食源性肉毒毒素中毒在摄入毒素 $2\sim72\ h$ 出现中毒症状,潜伏期平均为 $12\sim36\ h$,最短 $2\sim6\ h$,长者可达 $8\sim10\ d$。毒素摄入量越大,潜伏期越短,症状越重。肉毒毒素中毒处理不及时或不当,病死率高达 $5\%\sim10\%$,严重患者病死率为 $30\%\sim60\%$。

中毒患者初期出现胃肠道痛性痉挛、便秘、头痛、头晕、乏力,尔后为恶心、呕吐(E型毒素导致的恶心、呕吐症状较重,A型毒素所致症状较轻);继之,眼内外肌瘫痪、出现眼部症状,如视物模糊、复视、上睑下垂、瞳孔散大、对光反射消失;当毒素开始影响到肌肉协调和体力时,眼睑不能随意下垂,肌力低下主要见于颈部和肢体近端,如咽肌瘫痪,则致呼吸困难;颈肌无力,则致头向前倾或倾向一侧;手足肌肉软弱无力,腱反射可呈对称性减弱。

中毒患者的自主神经末梢先兴奋后抑制,故泪腺、汗腺及涎腺等的分泌先增多后减少;血压先正常后升高;脉搏先慢后快;常有顽固性便秘、腹胀、尿潴留;血、尿与脑脊液常规检查无异常改变。轻症患者 $5\sim9\ d$ 逐渐恢复,但全身乏力及眼肌瘫痪持续较久。重症患者抢救不及时多数死亡,死亡原因多为延髓麻痹所致呼吸衰竭、心功能不全及肺炎所致继发性感染。严重中毒作用主要影响骨骼肌,随后影响呼吸道的随意肌,接着影响心血管系统。幸免于难的急性中毒者须经数个月才见恢复。中毒者自始至终都保持意识清醒和判断能力。

## 四、诊断和鉴别诊断

### (一)诊断

肉毒毒素中毒的诊断主要依据临床表现及主诉分析。辅助实验室检查可确诊,但是限于引起中毒的样品是否残存、中毒病例的差别和有无做试验诊断的条件,以及检验者的认知水平,所以常靠临床症状、体征和流行病学线索而做出诊断。

诊断的依据如下。

1. 集体发病,都进食了可疑食物,特别是火腿、腊肠、罐头或瓶装食品等。

2. 出现特殊的神经系统症状与体征,如复视、斜视、上睑下垂、吞咽困难、呼吸困难等。肌电检查时,出现"短小、多发、运动神经元动作电位"的特异性肌电图。

3. 肉毒毒素中毒引起的麻痹是脑神经麻痹明显,损伤呈双侧对称,且没有感觉神经损害,而颈部以下无严重的肌无力和肌张力减退。

4. 确诊可采用动物实验法检查标本是否含肉毒毒素,或者将可疑食物进行厌氧菌培养而分离病原菌。

目前,实验室检查法如动物毒性法及中和试验法是最敏感、最可信的肉毒毒素检测方法,但比较烦琐和耗时。酶联免疫吸附试验、细菌 DNA 的 PCR 检测等已经应用。实验室检测肉毒毒素及定型对确诊和治疗具有重要意义。

### (二)鉴别诊断

肉毒毒素中毒易被误诊,最常与急性多发性神经根炎、重症肌无力、部分中枢神经系统疾病(如脊髓灰质炎、白喉神经麻痹、流行性乙脑)和毒蕈及葡萄球菌肠毒素中毒等混淆。

## 五、预防、急救和治疗

### (一)预防

控制肉毒毒素中毒,预防最为重要。发酵或腐败的食物、罐头和真空包装火腿等发生漏气或变质时,禁止食用,应煮沸后丢弃。

当出现肉毒毒素中毒时,需尽早确认是偶然的食物中毒事件,还是蓄意袭击。可疑食物应立即送检。对尚未出现中毒症状者须严密观察,并用活性炭灌洗胃肠,立即接受多价肉毒抗毒血清,皮下注射1万~2万U,每周1次,共3次。美国CDC推荐一种多价肉毒毒素疫苗,理论上可以预防A、B、C、D、E型共五种血清型的肉毒毒素中毒。

一旦怀疑有袭击发生,应做到:①尽快划定危险区、疏散人群和控制水源。②进入划定危险区的人员必须戴好防毒面具,以防止吸入有毒气溶胶。③尽快检测鉴定,采集水源、食物、患者胃内容物、病死畜粪便、血清做肉毒毒素检测,以确定毒物性质及污染范围。④水和食品都要煮沸至少10 min后才能食用。患者的衣物必须放于专用塑料袋,并且用肥皂及水洗净,患者本人也必须彻底淋浴。

### (二)急救和治疗

目前,对肉毒毒素中毒还没有特异性急救治疗药物,主要依靠抗毒血清被动免疫治疗。如果在临床症状出现前,早期、足量应用抗毒血清,可防止出现中毒症状。现在主要采用马源抗毒血清进行急救治疗,人单克隆抗体或几种单克隆抗体的混合物也正在研制中。多价抗毒血清(Trivalen针对A、B、E型;Heptavalent针对A~G型)对肉毒毒素中毒有特效,必须及早应用,在起病后24 h内或瘫痪发生前注射最为有效,剂量每次5万~10万U,静脉或肌内注射(先做血清敏感试验,过敏者先行脱敏处理),必要时6 h后等量重复。对毒素型别已确定者,应注射同型单价抗毒素(univalent),每次1万~2万U。病程已过2d者,抗毒素注射效果虽差,但也应继续注射,以中和血中残存的毒素。病情轻重与抢救及时与否(早期、足量使用抗血清)对预后的影响极大。重症者若得不到及时有效的治疗,多在2~14 d死亡。如果中毒较轻或治疗及时,患者可逐渐恢复,一般不留后遗症。已经出现中毒症状的患者必须迅速给予抗毒素及支持疗法,而且可能需要数周至数月的机械通气治疗。

也有采用盐酸胍治疗肉毒毒素中毒,用量为每天35~50 mg/kg,分4~6次口服,促进神经末梢释放ACh,能改善神经-肌肉传递功能,增加肌张力,缓解中毒症状。

及时肌内或皮下注射AChE抑制剂,如新斯的明、乙酰胆碱、毛果芸香碱等,以及钙制剂,可显著减轻中毒症状。

### (三)综合处理措施

在没有抗毒素、中毒剂量不大的情况下,可采用支持疗法,治愈率也可达80%以上。一般支持疗法为绝对卧床、输液、给予大剂量的维生素B复合物,根据病情给予强心药,同时,整个病程需要持久和周到细致的护理。患者于食后4 h内可用5%碳酸氢钠或1:4000高锰酸钾溶液洗胃及灌肠,以破坏胃肠内尚未吸收的毒素。咽肌麻痹者宜用鼻饲及输液;呼吸困难者可给予吸氧,清除呼吸道分泌物,必要时切开气管以保持呼吸道通畅;呼吸麻痹者采用气管插管和人工呼吸器辅助治疗。大剂量青霉素可消灭肠道内的肉毒杆菌,以防其继续产生肠毒素。其他抗生素可防止继发性细菌感染,但不宜应用氨基糖苷类抗生素及克林霉素。出院后10~15d应避免体力劳动。

## 第四节 芋螺毒素

芋螺毒素(conotoxin,CTX)是从海洋软体动物芋螺中提取的神经毒素,自1978年发现以来,引起了生物、化学、药物等方面的科学家的极大兴趣,也受到军事化学家们的注意。芋螺毒素曾被列入美军20世纪80年代生物源毒剂研究计划大纲、美国卫生与公共福利部选择剂清单、澳大利亚集团出口控制核心清单。芋螺毒素是小分子多肽毒素中最重要的类型之一,是生物源毒剂中极具潜力的代表。

### 一、概述

芋螺是海洋腹足纲软体动物,其毒器官产生的赖以捕食、防卫的毒液中的有效成分称为芋螺毒素。芋螺毒素是一些选择性作用于不同离子通道或神经受体的活性肽。全球的芋螺约有500种,我国有芋螺百余种,主要分布在西沙群岛、海南岛及台湾海域。根据芋螺捕食习性分为食鱼芋螺、食螺芋螺、食虫芋螺,其中食鱼芋螺毒液的毒性最强,其次是食螺芋螺。

**(一)分类及一般性质**

估计芋螺毒素的数量可达5万种以上,多数由12~40个氨基酸残基组成,富含2~3对高度保守的二硫键,是已发现的最小核酸编码的动物神经毒素肽,也是二硫键密度最高的小肽。芋螺毒素的命名常以缩写词表示,含有两对二硫键以上的物质直接称为芋螺毒素,而不含或只含单个二硫键的多肽则称为芋螺肽。芋螺毒素的命名规则如下:1个希腊字母表明药理学活性,1或2个英文字母代表芋螺种属,1个罗马数字表示二硫键框架编号,1个大写英文字母表示其变异体。如σ-GⅧA中,σ指出药理学活性,G代表地纹芋螺(*C. geographus*),Ⅷ为二硫键骨架,A为该类肽的第一个毒素。若只有克隆基因获得的成熟肽序列,就用1或2个字母代表芋螺种属,1个阿拉伯数字表明半胱氨酸框架,1个阿拉伯数字代表变异体,如Tx5.1和Tx5.2。

芋螺毒素按其结构序列特征可分为A、M、O、P、S、T、I、V、Y、J、D、C和L等20多个超家族,每个超家族有共同的二硫键连接方式和高度保守的信号肽序列;可根据毒理学作用靶位的区别,再细分为α、μ、ω、δ、ψ、σ、λ、κ、γ、加压素、惊厥剂和睡眠肽等药理家族。芋螺肽由于数量少且种属的分布相对稀少,通常直接在其名称后面加1或2个字母表明种属来源。芋螺肽中有芋螺升压肽(conopressin)、芋螺弛缓肽(contulakin)、芋螺睡眠肽(conantokin)等(表39-7)。

与其他天然肽类毒素相比,芋螺毒素具有分子量小、结构稳定、高活性、高选择性及易合成等突出优点。芋螺毒素高度保守的二硫键骨架对毒素的稳定构象、与靶标的结合能力、活性、抗还原性有重要贡献。

不同种类的芋螺毒素其所带电荷或亲水性也不相同。α-和ω-及μ-芋螺毒素带电荷的氨基残基多一些，亲水性好，而δ-芋螺毒素则带疏水氨基残基较多，亲脂性更好。

芋螺毒素因其较好的模体结构而具有热稳定性，即使常温放置，稳定性也很好。在碱性条件下，分子内的二硫键会发生错配，导致结构改变，活性下降。

**(二)毒性和中毒原理**

芋螺毒素的毒性实验往往都是用金鱼肌内注射或小鼠颅腔给药的方式作为模型动物进行的。例如，金鱼肌内注射contryphan-R后，很快出现震颤、麻痹等症状。芋螺毒素对鱼的毒性多为1~10μg/kg。小鼠颅腔注射时，低剂量(0.5~6.0 nm/g)可产生搔抓、舔咬、竖尾、桶状翻滚症状等；高剂量(8~20 nm/g)则会表现出抽搐、惊厥、瘫痪乃至死亡。对人的$LD_{50}$在210~420μg(估值)。

表39-7 芋螺毒素的分类

| 超家族 | 半胱氨酸排布 | 骨架 | 家族 | 作用靶位 | 代表性毒素 |
|---|---|---|---|---|---|
| A | CC-C-C | I/II | α | nAChR拮抗剂 | α-GI |
| | CC-C-C | I/II | ρ | $α_1$-肾上腺素受体拮抗剂 | ρ-TIA |
| | CC-C-C-C-C | IV | αA | nAChR拮抗剂 | αA-EIVA |
| | CC-C-C-C-C | IV | κA | $K^+$通道拮抗剂 | κA-SVIA |
| M | CC-C-C-CC | III | μ | $Na^+$通道阻滞剂 | μ-GIIIA |
| | CC-C-C-CC | III | ψ | nAChR非竞争性拮抗剂 | ψ-PIIIE |
| O | C-C-CC-C-C | VI | δ | $Na^+$通道失活剂 | δ-TVIA |
| | C-C-CC-C-C | VI | μO | $Na^+$通道阻滞剂 | μO-MrVIB |
| | C-C-CC-C-C | VI | ω | $Ca^{2+}$通道阻滞剂 | ω-MVIIA |
| | C-C-CC-C-C | VII | κ | $K^+$通道阻滞剂 | κ-PVIIA |
| | C-C-CC-C-C | VII | γ | T-型$Ca^{2+}$通道阻滞剂 | γ-PnVIIA |
| P | C-C-C-C-C-C | IX | | | Tx9a |
| S | C-C-C-C-C-C-C-C | VIII | σ | 5-$HT_3$受体拮抗剂 | σ-GVIIIA |
| T | CC-CC | V | T | 突触后$Ca^{2+}$通道阻滞剂 | Tx5a |
| | CC-CXC | X | χ | NE转运蛋白抑制剂 | X-MrI |
| I | C-C-CC-CC-C-C | XI | κ | $K^+$通道激活剂或阻断剂 | κ-BtX |
| | | | μ | $Na^+$ | RXIA |
| L | C-C-C-C | XVI | αL | $K^+$通道阻滞剂 | ViL14α |
| J | C-C-C-C | XVI | α | Kv1.6；α3β4；α1β1δε | PI14A |
| D | C-CC-C-CC-C-C-C | | αD | nAChR | αD-VxXXA |
| C | | | αC | nAChR | αC-PrXA |
| Y | C-C-CC-C-CC-C | | 未知 | 未知 | Ca17α |
| V | C-C-CC-C-C-C | | 未知 | 未知 | Vi15α |

(续表)

| 超家族 | 半胱氨酸排布 | 骨架 | 家族 | 作用靶位 | 代表性毒素 |
| --- | --- | --- | --- | --- | --- |
| K | C-C-C-CC-C | | 未知 | 未知 | im23α |
| 未定名 | C-C | | 芋螺升压肽 | 血管升压素受体激动剂 | Conopressin-S |
| 未定名 | C-C | | 芋螺色胺肽 | $Ca^{2+}$和$K^+$通道激动剂 | Contryphan-R |
| 未定名 | 不含半胱氨酸 | | 芋螺睡眠肽 | NMDA 受体激动剂 | Conantokin-G |
| 未定名 | 不含半胱氨酸 | | 芋螺迟缓肽 | 神经紧张素受体激动剂 | Contulakin-G |

芋螺毒素能特异性地作用于钠、钙和钾等离子通道、ACh 受体、NMDA 受体、肾上腺素受体和激素受体等,其中作用于 ACh 受体、钠和钙离子通道及 NMDA 受体的最多。在 A-超家族中,α-和 αA-芋螺毒素可以选择性作用于烟碱型 ACh 受体(nAChR),作为竞争性拮抗剂;κA-芋螺毒素则主要作为阻断剂作用于电压敏感型钾离子通道。ω-、δ-、κ-、μO-属于 O-超家族,主要作用于电压门控离子通道(又称电压敏感型通道),包括 $Ca^{2+}$、$Na^+$ 和 $K^+$ 等离子通道。作用于 $Ca^{2+}$ 通道的只有 O-超家族的 ω-芋螺毒素。δ-、μ-、μO-芋螺毒素作用于不同亚型的钠通道,统称为钠通道芋螺毒素。δ-芋螺毒素延缓钠流的钝化速度,延长动作电位的持续时间。μ-芋螺毒素分为作用于河豚毒素敏感型(TTX-S)与不敏感型(TTX-R)钠离子通道两类,尤其是 TTX-R 型 μ-芋螺毒素,序列短,活性高,选择性强,已证实具有显著的镇痛效果。

1. α-芋螺毒素  α-芋螺毒素超家族中研究最充分的为 A 超家族,约有数十种,多数含有 2 对二硫键。A 超家族中 α3/5 亚家族主要作用于肌肉型乙酰胆碱受体($n_2$AChR),其他亚家族作用于神经元型乙酰胆碱受体($n_1$AChR)。在作用于 $n_2$AChR 的 α-芋螺毒素中,GⅠ及 MⅠ的毒性最高。GⅠ造成中毒者器官麻木、呕吐、眼花、呼吸衰竭,直至死亡,对小鼠的腹腔注射致死剂量为 8~12 mg/kg,目前无救治药物。

2. ω-芋螺毒素  ω-芋螺毒素是由 24~29 个氨基酸和 3 对二硫键构成的刚性小肽,已分离 20 余种。ω-芋螺毒素能特异地阻断并区分不同的电压敏感的钙通道,亚型主要为 L-、N-及 P/Q 型,其中 N-型钙通道最引人关注。ω-芋螺毒素在镇痛和神经保护等神经疾病治疗中具有巨大应用价值。不同的 ω-芋螺毒素亚型对小鼠的毒性相差很大,毒性反应亦不相同。剂量几至几百微克/千克可诱发震颤甚至致死。已知的 ω-芋螺毒素都难以穿过小鼠的血脑屏障,腹腔给毒的毒性很小。首个芋螺毒素药物 MⅦA 已于 2004 年 12 月 28 在美国上市,用于顽固性慢性疼痛、晚期癌痛及艾滋病疼痛患者的镇痛,且不成瘾,但有严重的副作用,如幻想、共济失调及震颤等,降低了其用药适从性。

3. μ-芋螺毒素  μ-芋螺毒素是钠通道的阻断剂,可引起哺乳动物麻痹反应。μ-芋螺毒素主要来自 M 超家族,由 17~22 个氨基酸残基组成,目前已分离出 20 多种。一些 μ-芋螺毒素与河豚毒素(TTX)和石房蛤毒素(STX)竞争性结合 α 亚单位,特异阻断肌肉河豚毒素敏感型(TTX-S)的电压敏感性钠通道(VSSC),其阻断骨骼肌型钠通道的活性比阻断心脏和大脑钠通道的活性高 2 个数量级,而 TTX/STX 对大脑和骨骼肌的活性比心脏通道高 3 个数量级。另一些 μ-芋螺毒素能作用于 TTX 不敏感型(TTX-R)钠通道。

4. 睡眠肽  睡眠肽不含或只含 1 对二硫键,其作用生物活性并不与二硫键关联。该类多肽能特异性作用于 NMDA 受体及其亚型。早期发现该类肽能致小鼠睡眠,所以小称"睡眠肽",已发现 20 余种。睡眠肽结构的显著特点是含有 4～5 个 γ-羧基谷氨酸(γ-carboxyl glutamic acid,Gla)残基,一些 Gla 是重要功能基团。睡眠肽是目前唯一已知的具有 NMDA 受体选择抑制作用的天然多肽,对 NMDA 受体的亚基具有很高的选择性。某些睡眠肽及突变体具有很高的戒毒活性,优于美金胺及艾芬地尔,有的还能显著降低吗啡的耐药性。

## 二、临床表现

芋螺毒素属蛋白质毒,在咬伤后引起局部剧烈的灼痛和刺痛,不久局部皮肤发生发绀、出血、肿胀麻木,这种感觉异常可迅速波及唇、口腔或其他部位,数日后才能逐渐恢复。严重者可引起失语、肌肉麻痹、视物模糊及复视、吞咽困难、意识涣散、渐渐晕厥,进一步发展则出现心力衰竭、血压下降、呼吸困难而致死亡。

对人而言,芋螺毒素可通过吸入、渗透破损皮肤或摄食产生危害。症状包括全身乏力、协调异常、虚弱、瘫痪、麻木、恶心、吞咽困难、呕吐、失声、反射消失、呼吸暂停、瘙痒症和复视等。

## 三、诊断和鉴别诊断

由芋螺叮咬中毒主要发生在热带和亚热带地区。中毒诊断只能结合症状、既往病历和流行病学调查,间接进行判断,存在诊断的不确定性。可以考虑建立基于电生理技术的神经细胞测定法;基于生物质谱的鉴定方法,利用肽指纹谱确定毒素或者建立免疫检测技术。

## 四、预防、急救和治疗

1. 预防　芋螺都有毒腺,通常开口越宽阔,毒性越强,如地纹芋螺、线纹芋螺、织锦芋螺、花玛瑙芋螺等。人被剧毒芋螺攻击,毒性发作只需数分钟。有毒芋螺主要分布于热带海区的潮间带或珊瑚礁,食用煮熟的芋螺肉不会引起中毒。最好不要徒手采集贝壳标本。

2. 急救和治疗　目前尚无针对芋螺毒素的治疗药物。芋螺叮伤后毒性发作非常快,但医院通常都没有芋螺毒血清。伤后立即处理对芋螺咬伤帮助不大,严重的芋螺蜇伤可引起休克,需要加强呼吸和循环障碍的救治。

# 第五节　石房蛤毒素

## 一、概述

石房蛤毒素(saxitoxin,STX)是列入化学武器公约控制化学品附表 1 的小分子毒素,是唯一被国际禁化武公约组织视为化学战剂的海洋天然产物。作为毒性最高的非蛋白类毒素之一,20 世纪 50 年代美国 CIA 制成了自杀药物 Gray Powers。美国陆军流行病研究所证明,STX 能够经呼吸道染毒,提示其可按气溶胶方式在战场上规模化使用。

STX 因第一次在奶油蛤中发现而得名,其主要由微藻产生,经食物链富集并造成人类因摄食海产品而中毒,是麻痹性贝类毒素(paralytic shellfish toxins,PST)的代表化合物,引起麻痹性贝类中毒(paralytic shellfish poisoning,PSP)。

1. 分类　　PST 是一类四氢嘌呤三环生物碱,现已发现的系列化合物达 30 余种,依据化学基团的不同可分为 7 类:①氨基甲酸酯类毒素,包括石房蛤毒素(STX)、新石房蛤毒素(neoSTX 或 NSTX)和膝沟藻毒素(GTX)1~4;②N-磺氨基甲酸酯类毒素,包括 B1~2、C1~4;③脱氨基甲酸酯类毒素(decarbamoylsaxitoxin),包括 dcSTX、dcneoSTX 和 dcGTX1~4;④脱氧脱氨基甲酸酯类毒素,包括 doSTX 和 doGTX2,3;⑤N-羟基类毒素,包括 hySTX 和 hy-neoSTX;⑥乙酸酯类毒素,包括惠氏鞘丝蓝细菌毒素 Lw2、Lw3 和 Lw5;⑦羟基苯甲酸酯类毒素,如 GC1-3。STX、NSTX、GTX 和 dcSTX 都属于蛤蚌毒素。

2. 毒性　　氨基甲酸酯类毒素毒性最强,脱氨基甲酸酯类毒素次之。人口服 STX 的 $LD_{50}$ 是 $5.7\mu g/kg$,而注射致死剂量约小 10 倍。人吸入 STX 气溶胶的 $Lct_{50}$ 估计是 $5\ mg \cdot min/m^3$,致死剂量是 $50\mu g/人$。动物实验显示口服毒性最小,静脉毒性比口服高数十倍。世界通行的安全食用警戒线为每 100 克肉中 PST 毒性不得高于 $80\mu g$ STX 或 400 个 MU。

STX 含有 2 个碱性胍基,其盐酸盐为白色无定形粉末,易溶于水和低级醇,在酸性、生理环境、加热下稳定,普通烹调过程不能降低 PST 毒性。碱性条件下 PST 不稳定,在氧化剂的作用下降解成为嘌呤类荧光衍生物,该反应已被应用于 PST 的高灵敏检验。

3. 中毒机制　　STX 是电压门控钠离子通道的可逆性阻滞剂。STX 作用于电压门控钠离子通道的位点 1,该位点是钠离子选择性通过的离子选择性过滤器。结合后可有效阻断钠离子的内流,中断细胞的兴奋与传导,从而表现出毒性作用。因为 STX 是一种强效轴突阻滞剂,可阻滞外周副交感神经,导致血管张力丧失。STX 对外周神经阻滞造成血压下降、心律失常、呼吸运动麻痹等症状。

## 二、临床表现

PST 的典型症状为唇和面部出现灼烧或刺痛感,随后发展到完全麻木,这种症状可传递到肢端,最终造成全身麻痹、行动困难,中毒严重时患者因呼吸衰竭于数小时内死亡。

PSP 的主要中毒症状为口腔黏膜麻木(经口中毒一般在 30min 至 2h)、感觉异常、虚弱、恶心、气短、呕吐、深部腱反射消失、瞳孔散大等,症状在摄入毒素数分钟至 4 h 内出现。中度中毒麻木扩散至面部和颈部,重度中毒可扩散到肢体末端,引起共济失调和呼吸困难。中毒较轻者可在 24 h 后恢复,中毒严重者表现进展快,胃肠道功能障碍有恶心、呕吐,神经表现以脑神经为主,有漂浮感、头痛、肌无力、感觉异常和眩晕;能表现吞咽困难、语无伦次或语言障碍;可出现呼吸骤停,需要插管人工通气帮助恢复;呼吸衰竭和死亡可发生在肌麻痹后 12h 以内。吸入中毒后 5~30min 出现临床表现,在 2~12h 导致麻痹和死亡。PST 在人体内消除半衰期约为 12 h,主要经肾脏排泄,经人工通气后若能度过前 12 h 危险期的患者一般都能恢复,无后遗症,预后良好。

## 三、诊断和鉴别诊断

STX 合成和天然提取难度大,临床病例均为食物中毒。临床诊断主要依据中毒症状和饮食。对于食用海产品 15min 至 10h 以内,出现口周感觉异常、面部和四肢麻木或刺痛感、共济失调、呼吸窘迫、头痛、头晕、无力、恶心、呕吐等,高度提示 STX 中毒。

PSP 的症状与河豚毒素(TTX)类似,需加以区别。鉴别诊断中要注意保存病人的残余食物、呕吐物、尿液、血液等样品,送交专业机构进行鉴定。

### 四、预防、急救和治疗

目前,最主要的措施是监测海产品的 PSP 毒性,及时对指定海域发布禁渔令。

所有 STX 暴露人员应立即送医,进行专科检查。大量伤员的分类应该基于临床表现和毒素检测。PSP 尚无有效的急救药物,因其毒性作用快,抗毒素难有实际效果。

支持治疗能够使患者存活关键的 12h 窗口期。通行的急救方法为洗胃和人工通气,利用 PST 经肾脏清除这一特点,对症支持治疗。口服染毒应立即抽吸和洗胃,给予活性炭,减少吸收。高剂量 STX 导致的高碳酸血症可静脉滴注碳酸氢钠溶液加以纠正。美军动物研究表明,4-氨基吡啶(4-aminopyridine)能对抗致死剂量 STX 的毒性,染毒前、染毒后及出现休克症状后给药均有效。

## 第六节　神经激肽

哺乳动物的速激肽(tachykinin)家族成员包括 P 物质、神经激肽 A、神经激肽 B、神经肽 K、神经肽 γ。神经激肽(neurokinins,NK)包括神经激肽 A(NKA)和神经激肽 B(NKB)。NKA 又称为神经介素 L(neuromedine L)、K 物质(substance K,SK)。NKA 的 N 末端序列延长后可以分别形成神经肽 K 和神经肽 γ。NKB 又称神经介素 K(neuromedine K)。Kimuna 于 1983 年首先从猪脊髓中分离出含 10 个氨基酸的神经激肽,NKA 序列为 His-Lys-(Thr)-Asp-Ser-Phe-Val-Gly-Leu-Met-$NH_2$,NKB 序列为 Asp-Met-His-Asp-Phe-Phe-Val-Gly-Leu-Met-$NH_2$。

NKA 和 NKB 的一级结构都具有高度的同源性,其 C-末端的 5 个氨基酸残基序列相同(FVGLM)。该家族特征性的生物学活性是收缩平滑肌和降低血压,且不受阿托品的阻断。研究结果表明,能显示神经激肽活性的最短链长为羧基端 7 肽。在制备的 NKA 和 NKB 的衍生物中,若将 NKA 中 C-末端第 6 位上的丝氨酸和 NKB 的苯丙氨酸进行互换,引起两者在药理学特征方面明显的逆转。去除 NKA 和 NKB 的 N-端的三肽,收缩活性保持不变,但去除 C-末端第 7 位 Asp 残基后将导致活性大大减弱。

### 一、基因编码、合成与释放

神经激肽主要在神经元胞体合成,某些组织细胞,如巨噬细胞、粒细胞及血管内皮细胞亦可合成神经激肽。NKA 和 P 物质(SP)、神经肽 K、神经肽 γ 都由 *TAC1* 基因编码产生。mRNA 的可变性剪切会影响 SP 和 NKA 的区域性分布。NKB 是由与 *TAC1* 基因极为类似的 *TAC3* 基因编码,包含 7 个外显子,编码人 NKB 的序列位于外显子 5。

编码神经激肽的 $TAC1$ 和 $TAC3$ 基因在产生成熟 mRNA 后,翻译成前速激肽原 PPTA 和 PPTB。前速激肽原包括 1 个信号肽,1 个神经肽的一或多个拷贝和一或多个间隔区。在速激肽合成过程中,信号肽引导前速激肽原附着并通过内质网,此过程信号肽被切掉形成了前肽。前肽通过转运机制被运送到高尔基体,在这里间隔区被切掉。然后这些速激肽被装在分泌颗粒中,从高尔基体通过轴突运送到神经末梢,受刺激时即可释放(图 39-1)。

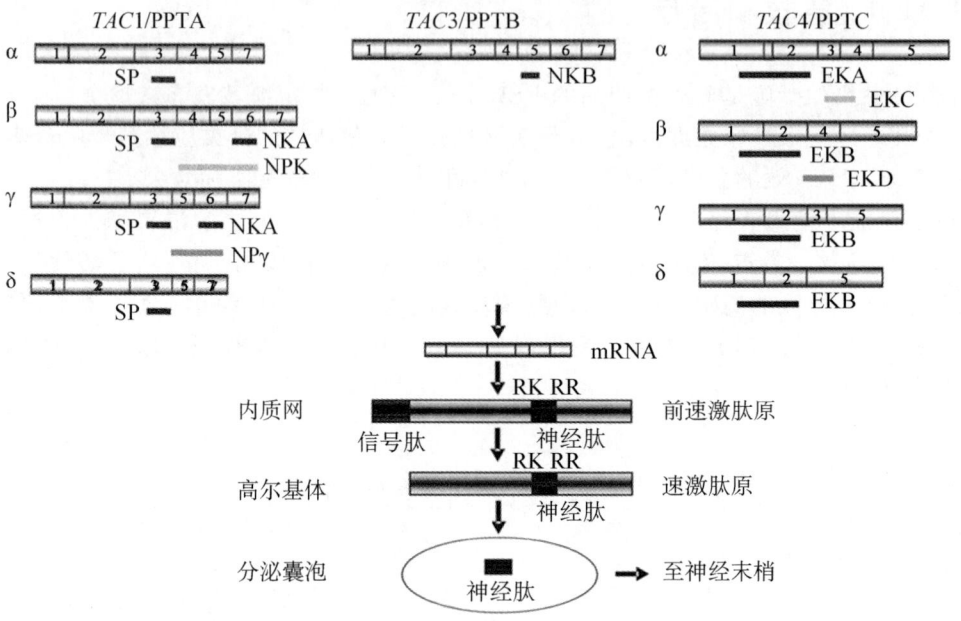

图 39-1 神经激肽从 PPTA 和 PPTB 在神经元中的合成过程

## 二、分布

神经激肽和 SP 一样,在中枢神经系统和外周神经系统都有分布。在中枢神经系 SP 和 NKA 是共合成共分布的,兴奋性神经元、HPA 轴的分泌性细胞、神经感觉系统(如 C 纤维)均有表达。NKA 最丰富的区域是杏仁核、尾状核、苍白球、下丘脑、黑质、蓝斑,还见于嗅球、松果体、神经垂体、丘脑核、中央灰质、鳃旁体、脊髓背角和腹角。外周组织中以回肠、结肠、腮腺和下颌下腺含量较高,主要分布在这些器官的感觉神经末梢、血管内皮细胞、免疫细胞及成纤维细胞中。SP 和 NKA 是肠道最丰富的速激肽,主要表达于固有肌层和黏膜下层神经丛和初级传入神经元。

与 NKA 不同,NKB 分布于嗅球、一些皮质区域、中隔、新纹状体、弓状核、下丘脑核群、黑质、骨髓网状组织及尾状核外部。NKB 在脊髓尤其是背角也有分布,它在背根神经节和背根有不可忽视的数量。在胎盘组织中发现 NKB 的表达,且其水平明显高于脑组织、肺、肝和脊髓组织。

## 三、受体的功能

根据速激肽受体与速激肽的亲和力不同,将速激肽受体分为 3 种类型,即 NK-1 受体(SP 敏感型)、NK-2 受体(NKA 敏感型)、NK-3 受体(NKB 敏感型),每一类型的速激肽受体有特异的亲和力,并对其他的速激肽也有一定的亲和力。

NK-2 受体主要在中枢神经系统表达,与情感过程相关的前额皮质、扣带回、杏仁核高表达。NK-2 受体拮抗剂临床试验用于抗抑郁。MEN 11420 是有力的、选择性的、竞争性的 NK-2 受体拮抗剂,对肠道平滑肌、泌尿-生殖系统和呼吸系统的 NK-2 受体产生长时的、有效的阻断。NK-3 受体多分布与中枢,但其作用未明;外周在空肠的肠丛、纵肌和门静脉表达,收缩平滑肌。

## 四、生理功能

1. 痛觉传导　脊髓背角 SP 和 NKA 含量明显高于前角,主要位于背角感觉纤维终止的 Ⅰ 至 Ⅱ 层。SP 和 NKA 存在于约 50% C 类纤维神经元和约 20% Aδ 类纤维,而不存在于 Aα/β 纤维神经元内,提示它们可能为痛觉有关的神经递质。痛觉刺激亦促使脊髓背角释放降钙素基因相关肽(CGRP)和生长抑制素。CGRP 促进初级感觉纤维速激肽的释放,生长抑素则抑制速激肽神经元的活动,脊髓背角胶状质富含脑啡肽及阿片肽受体,大部分阿片肽受体位于 C 类纤维末梢突触前膜上。有实验证明,脑啡肽通过突触前作用抑制脊髓背角和三叉神经脊束核处的 C 类传入纤维的 SP 和 NKA 释放。

NKB 也与伤害性信息的传递与调制有密切关系。在大鼠慢性炎性痛模型上,背角浅层 NKB 上调,可能参与伤害性信息在脊髓水平的传递和整合。

2. 心血管调节作用　NKA 和 NKB 都能引起哺乳动物血压变化。NKA 和 SP 一样,能引起人血压下降并伴随心动过速。外周给予 SP 后舒张压明显降低,心率增加,体温升高和皮肤潮红,但并不改变收缩压。NKB 也能引起哺乳动物血压变化,但是这种反应大多是由于动物交感神经系统的作用,而不是 NKB 直接作用于血管。NKB 在离体胸主动脉、肠动脉和椎动脉都产生舒张作用,但使内脏静脉收缩。大鼠胎盘中 NKB 的过度分泌是妊娠晚期毒血症的诱因,主要原因是 NKB 导致胎盘血管阻力增加。

中枢速激肽系统也调控着血压和心率的变化。鞘内注射 SP、NKA 和 NKB 都能引起平均动脉压和心率显著性的升高。离体心脏灌流发现,NKA 有引起豚鼠离体心脏心搏舒缓且不被阿托品影响,NKA 对心室的收缩作用比 SP 的强。

3. 胃肠道　NKA 和 SP 这些速激肽既能刺激,也能抑制胃肠运动,从离体食管到直肠的所有肌层都呈现明显收缩反应,NKA 能通过 NK-2 和 NK-1 受体介导收缩。离体灌流 NKA 和 SP 都能增加离体胃酸和胃蛋白酶的分泌量,NK-1 和 NK-2 受体起主要作用。

4. 免疫系统　NKA 和 SP 能以神经内分泌的方式作用于各种免疫细胞,参与免疫调节,促进免疫功能。它可促进单核-巨噬细胞合成和释放 IL-1、IL-6、IFN-α;趋化 T 细胞向感染组织迁移、增殖,产生 IL-2;刺激滑膜细胞产生 GM-CSF 等;调节 B 淋巴细胞合成 Ig;促进单核细胞释放溶酶体酶和花生四烯酸代谢物。

**5. 生殖泌尿系统** 静脉内注射 SP、NKA 和 NKB 都能引起膀胱收缩（增加内压）和产生一系列的节律性收缩，其作用强度顺序 NKA>NKB>SP。这些内源性速激肽可能参与了膀胱、输尿管和尿道的排尿反射调节的紧张度和活动力。

（但国蓉）

## 思考题

1. 生物毒素与经典化学战剂比较具有哪些优势？
2. 生物毒素的种类及其特点有哪些？
3. 生物毒素未来发展的前景如何？
4. 生物调节剂用于未来战争的可能性如何？

## 参 考 文 献

[1] Awan KH. The Therapeutic Usage of Botulinum Toxin(Botox)in Non-Cosmetic Head and Neck Conditions-An Evidence Based Review. Saudi Pharmaceutical Journal,2017,25:18-24.

[2] Doan LG. Ricin：Mechanism of Toxicity,Clinical Manifestations,and Vaccine Development. A Review. Journal of Toxicology Clinical Toxicology,2004,42:201-208.

[3] Schep LJ,Temple WA,Butt GA,et al. Ricin as a Weapon of Mass Terror-Separating Fact from Fiction. Environment International,2009,35:1267-1271.

[4] Cusick KD,Sayler GS. An Overview on the Marine Neurotoxin,Saxitoxin：Genetics,Molecular Targets, Methods of Detection and Ecological Functions. Marine Drugs,2013,11:991-1018.

[5] O'Neill K,Musgrave IF,Humpage A. Low Dose Extended Exposure to Saxitoxin and its Potential Neurodevelopmental Effects：A review. Environmental Toxicology and Pharmacology,2016,48:7-16.

[6] Thottumkara AP,Parsons WH,Du Bois J. Saxitoxin. Angewandte Chemie,2014,53:5760-5784.

[7] Gupta RC. Handbook of Toxicology of Chemical Warfare Agents. London：Academic Press,2009.

# 第 40 章

# 军事职业接触的化学毒物

【学习目的与要求】

通过本章节学习,了解植物杀伤剂、火箭推进剂等军事职业接触的化学毒物的分类、性质和中毒途径;掌握军事职业接触化学毒物的中毒机制、临床表现和治疗方法。

## 第一节 植物杀伤剂中毒

植物杀伤剂(anti-plant agent)是能够限制、破坏植物生长或使之落叶、枯萎的化合物,包括除草剂(或称除莠剂 herbicide)、落叶剂(defoliant)、干燥剂、植物生长控制剂和土壤不育剂。一般条件下,此类化合物并不伤害农作物。但大规模布洒时,不仅毁灭植物,而且对人、畜造成危害,从而产生军事上的效果。20 世纪 50 年代,英军首次在马来西亚丛林作战中使用了植物杀伤剂 2,4,5-T(2,4,5-trichlorophenoxy acetic acid);60 年代,美军"农场雇员行动"化学战按计划布洒了约 90 万吨植物杀伤剂,毁坏越南的农作物和森林,其中森林占总面积的 90%。

植物杀伤剂主要有 2,4-D(2,4-dichlorophenoxy acetic acid)、2,4,5-T、毒莠定、氰氨化钙、三氧化二砷、砷酸及亚砷酸盐、二甲基胂酸、灭草隆、除草定、二硝基酚、二硝基甲酚及马来酰肼等。美军在越南使用的主要是由某几种植物杀伤剂组成配方的混合战剂,分别制成橙剂、白剂、蓝剂、黄剂等。

### 一、百草枯

百草枯(paraquat,PQ)为联吡啶杂环化合物,化学名称 1,1'-二甲基-4,4'-联吡啶二氯化物或二硫酸甲酯(图 40-1),本品属接触灭生性除草剂。百草枯纯品为白色结晶,水中溶解度很小,易溶于乙醇、苯等有机溶剂,但其钠盐、胺盐则极易溶于水。在碱性溶液中水解,不易燃爆,不腐蚀金属,25℃时贮存稳定性 2 年以上。百草枯农药是 20% 的无色无味液体,在生产时常加入警戒色、臭味剂和催吐剂,从而外观为绿、蓝色水溶性液体,有刺激性气味。

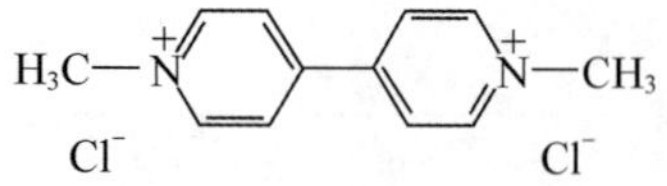

百草枯

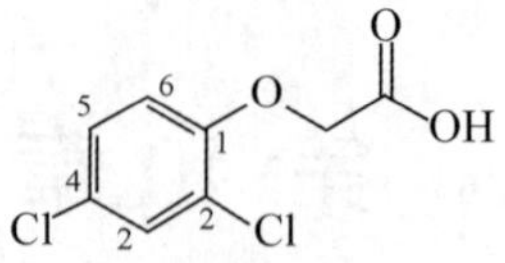

二氯苯氧乙酸

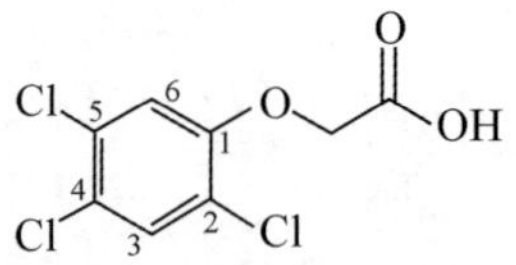

三氯苯氧乙酸

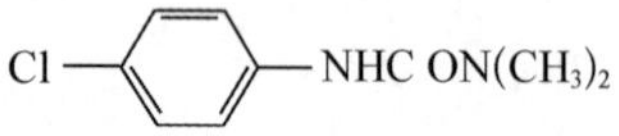

灭草隆

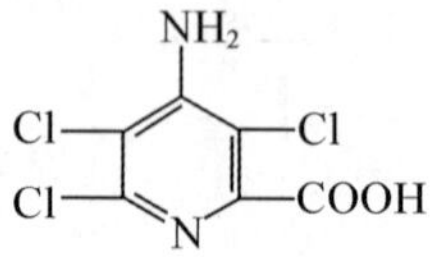

毒莠定

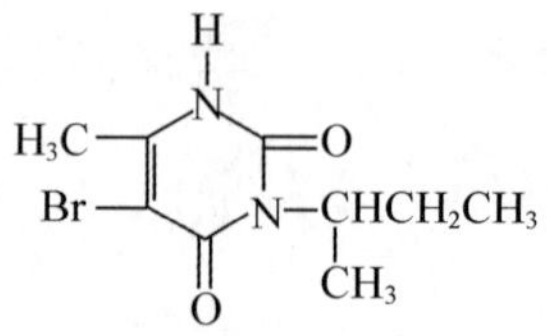

除草定

**图 40-1 部分植物杀伤剂的化学结构**

百草枯可经消化道、呼吸道或皮肤黏膜接触吸收中毒。百草枯属中等毒类，但对人毒性却较高，成人估计致死量20%水溶液为5～30ml或40mg/kg，皮肤长期暴露于百草枯溶液中也可致死。百草枯中毒至今尚无有效解毒药物，病死率高达50%～70%。许多治疗方法仍处于探索中，缺乏循证医学的证据。

**(一)中毒机制**

百草枯中毒可引起人体多器官损害，超大剂量的百草枯中毒患者多在短期内死于多器官功能衰竭，中、重度中毒如能度过急性期，以后则出现不可逆的肺纤维化，后期多死于肺功能衰竭。但其中毒的详尽机制尚未完全阐明，目前普遍认为主要与活性氧过度脂质过氧化反应所产生的脂质过氧化氢物及谷胱甘肽含量减少有关。

1. 机体通过肺泡Ⅱ型细胞膜对双胺和聚胺类物质的主动转运机制，使百草枯进入肺组织，先被还原型尼克酰胺腺嘌呤二核苷酸磷酸(NADPH)转化为 $PQ^+$，并消耗 NADPH。此后，百草枯再与氧作用产生超氧离子 $O_2^-$，在超氧化物歧化酶(SOD)的作用下，超氧离子转变为过氧化氢($H_2O_2$)，形成毒性更强的 $OH^-$，对机体产生氧化损害。一系列产生的自由基引起了肺、肾、心肌等多脏器的损伤，由于肺脏内含氧量高且 SOD 的含量低，造成肺部组织损害程度最大。

2. 生成自由基消耗还原型 NADPH 及其他还原物，使细胞难以维持生理功能，对自由基所致的损伤更加敏感。另外，氧自由基诱导脂质过氧化反应直接损害细胞膜。

3. 百草枯可抑制 NADH-Q 还原酶(复合物Ⅰ)活性，使线粒体功能紊乱。

4. 百草枯迅速活化补体，其中 C5a 是最强的炎症介质，参与急性肺损伤。

5. 百草枯中毒可引起肺充血、出血、水肿、透明膜形成和变性、增生和纤维化等病理改变。百草枯进入肺组织后，破坏肺泡上皮完整性，肺表面活性物质失活，并立即启动炎症和免疫反应，导致各种炎性细胞聚集，释放多种炎性介质(如 ICAM-1)，破坏肺泡结构，最终导致肺不可逆性纤维化。

**(二)临床表现**

1. 百草枯中毒的分度　一般根据服毒量早期可做如下分型。

(1)轻型:摄入量<20 mg/kg,患者以胃肠道症状为主,多数患者能够完全恢复。

(2)中至重型:摄入量 20~40 mg/kg,患者除胃肠道症状外,可出现多系统受累表现,1~4d 出现肾功能、肝功能损伤,数天至 2 周出现肺部损伤,多数在 2~3 周死于呼吸衰竭。

(3)暴发型:摄入量>40 mg/kg,有严重的胃肠道症状,1~4d 死于多器官功能衰竭,极少存活。

2. 中毒途径与临床表现　百草枯经各种途径吸收引起的中毒,全身中毒表现均相似,皮肤接触中毒症状相对较轻,肺损害发生的概率也相对较低。

(1)局部接触:局部百草枯中毒的表现主要为接触性皮炎和黏膜化学烧伤,如皮肤红斑、水疱、溃疡等,眼结膜、角膜灼伤形成溃疡,甚至穿孔。大量长时间接触可出现全身性损害,甚至危及生命。

(2)经口中毒:中毒者有口腔烧灼感,口腔、食管黏膜糜烂溃疡、恶心、呕吐、腹痛、腹泻,甚至呕血、便血,严重者可并发胃穿孔、胰腺炎等;部分患者可出现肝大、黄疸和肝功能异常甚至肝衰竭。可有头晕、头痛,少数患者发生幻觉、恐惧、抽搐、昏迷等中枢神经系统症状。肾损伤最常见,表现为血尿、蛋白尿、少尿、血尿素氮(BUN)和肌酐(Cr)升高,严重者发生急性肾衰竭。

肺损伤最为突出也最为严重,表现为咳嗽、胸闷、气短、发绀、呼吸困难,查体可发现呼吸音减低,两肺可闻及干湿啰音。大量口服者 24 h 内可出现肺水肿、肺出血,常在数天内因成人呼吸窘迫综合征(ARDS)死亡;非大量摄入者呈亚急性经过,多于 1 周左右出现胸闷、憋气,2~3 周呼吸困难达高峰,患者多死于呼吸衰竭。少数患者可发生气胸、纵隔气肿等并发症。胸部 X 线表现可滞后临床表现,随病程进展而改变。存活者往往在中毒 10d 左右肺部病灶进展自动终止,以后肺部病变逐渐吸收,数月后可完全吸收,不留任何后遗症。急性肺损伤或急性呼吸窘迫综合征是百草枯中毒致死的主要原因。在 1 周内死亡者,主要为肺间质炎性变。生存期超过 1 周者,肺泡渗出物增多,单核细胞浸润,出现肺实变或大片实变,同时出现部分肺纤维化。2 周后发生出血和间质成纤维细胞增生,肺泡间质增厚,结果导致广泛的纤维化和肺不张。

也有报道发生中毒性心肌炎、心包出血,心电图表现心动过速或过缓、心律失常、Q-T 间期延长、ST 段下移等。其他尚可见白细胞升高、发热,也可出现贫血、血小板减少等。

(3)注射途径:通过血管、肌肉等部位注射虽然罕见,但临床表现更凶险,预后更差。

**(三)辅助检查**

1. 实验室检查

(1)血液检查:中毒后白细胞明显升高,以中性粒细胞为主;大部分病人出现肝酶升高,以谷丙转氨酶为主;可见血尿素氮、肌酐升高。一般中毒后 1~2 d 出现异常,3~7 d 达到高峰,2 周左右恢复正常。服毒量大者尿素氮、肌酐升高出现得早,发展迅速,无自愈倾向。

(2)动脉血气分析:表现为低氧血症、代谢性酸中毒、呼吸性碱中毒等。中毒量大者 $PaO_2$ 下降,但 $PaCO_2$ 升高不明显,可因过度通气而出现呼吸性碱中毒,应连续血气分析。

(3)尿液检查:可出现蛋白尿(24 h 左右)、血尿(1~2 d),可见白细胞、颗粒管型,尿糖阳性,尿比重降低等。

(4)毒物检测:应在第一时间内收集血、尿及残余液标本,进行定性和定量检测。目前多采用高效液相色谱法(HPLC)作为检测百草枯浓度的有效方法。

2. 影像学检查

(1)X线胸片检查:中毒早期(3~7d),主要呈弥漫性改变,肺纹理增多,肺间质炎性变,可见点、片状阴影,肺部透亮度减低或呈毛玻璃状。中期(1~2周),出现肺实变或大片实变,部分患者伴纵隔气肿和(或)气胸,同时出现部分肺纤维化。后期(>2周),以肺间质改变为主,出现肺纤维化、肺不张及蜂窝状改变。

(2)CT检查:百草枯中毒所致肺部CT征象是一个连续的过程。①中毒早期肺纹理增多,组织水肿和支气管血管受累所致;②渗出及肺水肿加重所致毛玻璃征;③水肿液和大分子物质进入肺泡腔,肺野出现大面积实变;④胸腔积液常继肺纹理增多之后即可出现;⑤病程中后期,细支气管周围淋巴组织和成纤维细胞增生,使肺泡腔融合,形成肺的间质纤维化;⑥支气管扩张及囊性变;⑦肺气肿或纵隔气肿;⑧心脏增大。

### (四)诊断和鉴别诊断

1. 诊断

(1)百草枯中毒的诊断主要依据病史资料及临床表现做出。对误服情况不清而以口腔溃疡伴进行性呼吸困难为主症者,应详细询问患者发病前生活史。

(2)在血、尿、胃内容物中检测到百草枯,可以确诊。

(3)百草枯接触史明确,即使临床症状轻微,也可确诊;血、尿中检出百草枯,即使临床表现不典型,也可确诊;出现典型临床表现,即使毒物接触史不详又缺乏血、尿毒检证据,也可诊断为疑似百草枯中毒。

2. 鉴别诊断　百草枯中毒需与一些具有眼、鼻、呼吸道刺激性的毒物中毒进行鉴别,如异丙醚、乙烯、丙烯、氯苯、光气及双光气。无机汞化合物误服后也可以出现口腔炎、腹痛腹泻等消化道症状,但其有特征性的齿龈汞线。部分中毒病例以进行性呼吸困难为主要临床表现,易误诊为支气管肺炎,特别是长期应用糖皮质激素者,需要反复追问病史以鉴别。

### (五)急救和治疗

1. 尽早彻底清除毒物　主要措施包括催吐、洗胃与吸附、导泻、清洗等。

(1)催吐、洗胃与吸附:院前催吐,院内洗胃。洗胃液首选清水,也可用肥皂水或1%~2%碳酸氢钠溶液。一般洗胃液不少于5 L,直到无色无味。上消化道出血不是洗胃禁忌,可用去甲肾上腺素冰盐水洗胃。洗胃完毕立即注入吸附剂15%漂白土溶液(成人总量1000 ml,儿童15 ml/kg)或活性炭(成人50~100 g,儿童2 g/kg)。

(2)导泻:使用20%甘露醇、硫酸钠或硫酸镁等导泻。此后,患者可连续口服漂白土或活性炭2~3 d。全肠灌洗对急性百草枯中毒的疗效有待探讨。

(3)清洗皮肤:接触者立即脱去任何被百草枯污染或呕吐物污染的衣服,用清水和肥皂水彻底清洗皮肤、毛发,防治损伤皮肤。眼接触者需要用流动的清水冲洗至少15~20 min。

2. 促进毒物排出

(1)补液利尿:适当补液联合静脉注射利尿药有利于维持适当的循环血量与尿量[1~

$2\ ml/(kg\cdot h)$],需关注患者的心肺功能及尿量情况。

(2)血液净化:血液灌流和血液透析是目前清除血液循环中毒物的常用方法。建议血液透析只用于合并肾功能损伤的百草枯中毒患者。推荐口服百草枯中毒后应 $2\sim4\ h$ 尽快行血液灌流,根据血液毒物浓度或口服量决定一次使用一个或多个灌流器。连续性静脉-静脉血液滤过尚需更多的临床资料加以验证。不建议将血浆置换应用于血中百草枯清除。

3. 药物治疗　目前临床应用的药物主要是防治靶器官肺的损伤,常用药物主要包括糖皮质激素、免疫抑制药、抗氧化药等。

(1)糖皮质激素及免疫抑制药:早期联合应用糖皮质激素及环磷酰胺冲击治疗对中重度急性百草枯中毒患者可能有益,建议对非暴发型中重度百草枯中毒患者进行早期治疗,甲泼尼龙 $15\ mg/(kg\cdot d)$ 或等效剂量的氢化可的松,环磷酰胺 $10\sim15\ mg/(kg\cdot d)$。基于糖皮质激素联合免疫抑制药治疗目前尚无成熟方案。

(2)抗氧化剂:SOD、谷胱甘肽、N-乙酰半胱氨酸(NAC)、金属硫蛋白、维生素 C、维生素 E、褪黑素等动物实验有一定疗效,但临床研究多数未获得预期效果。

4. 支持对症治疗

(1)氧疗及机械通气:急性百草枯中毒患者应避免常规给氧,建议将 $PaO_2<40\ mmHg$ $(5.3\ kPa)$ 或 ARDS 作为氧疗指征。尚无机械通气增加存活率的证据。

(2)抗生素的应用:可考虑预防性应用抗生素,推荐使用大环内酯类,该类药物可能对防治肺纤维化有一定作用。一旦有感染的确证,应立即针对性地应用强效抗生素。

(3)营养支持:对于消化道损伤严重而禁食者,应注意肠外营养支持,必要时应给予深静脉高营养。肠内、肠外营养支持对急性百草枯中毒预后影响有待探讨。

(4)对症处理:5-HT 受体拮抗药或吩噻嗪类止吐药控制症状,避免使用甲氧氯普胺等多巴胺拮抗药。对腐蚀疼痛症状明显者,可用强的镇痛药如吗啡等,同时使用胃黏膜保护药、抑酸药等。针对器官损伤给予相应的保护剂,并维持其生理功能。

## 二、二氯苯氧乙酸

1941 年美国人 R. 波科尼合成了二氯苯氧乙酸(2,4-dichlorophenoxy acetic acid,2,4-D)(图 40-1)用作植物生长调节剂。1944 年美国农业部报道了 2,4-D 的杀草效果,<30ppm 可作为植物生长调节剂,用于防止番茄、棉、菠萝等落花落果及形成无子果实等。因其用量少、成本低而一直是世界主要除草剂品种之一。

### (一)2,4-D 的一般性质

2,4-D 纯品系无味白色结晶,工业品有酚样气味,熔点 138℃。不易溶解于水,易溶于乙醇、乙醚、丙酮等。其钠盐、胺盐则极易溶于水。环境中的 2,4-D 可被微生物降解,在有氧土壤和水中的半减期分别为 6d 和 15d。

2,4-D 可通过多种途径进入人体,并在体内广泛分布。在机体内,2,4-D 主要以离子的形式存在,通过主动转运方式进入细胞当中。小部分 2,4-D 代谢为二氯苯酚或二氯苯甲醚和 4-氯苯氧基乙酸。正常时,90% 的 2,4-D 经肾排出。当 2,4-D 剂量超过肾阴离子的转运能力时,动物可产生全身毒作用。

## (二) 中毒机制和毒理作用

2,4-D 毒性与其化学结构有关,包括盐、酯、酸等形式。2,4-D 一般对人是低毒的,除外酸和盐的形式对眼睛有刺激性。2,4-D 原药大鼠急性经口 $LD_{50}$ 为 600 mg/kg,属低毒类。人口服 2,4-D 500 mg/kg 连续 21d 未见有害反应,口服 2,4-D 3~4 g 可出现毒性反应;致死量不低于 6.5 g,约 100 mg/kg。

2,4-D 是氧化磷酸化解偶联剂,通过对酶系统的作用抑制糖和蛋白的合成,并使蛋白分解加强。2,4-D 还可影响线粒体膜电位而诱导细胞凋亡。

2,4-D 中毒人员有头痛、眩晕、肌束纤维颤动,并出现周围神经炎的症状。肢体肌肉疼痛、麻木、感觉异常,逐渐发展为肢体瘫痪。急性毒性实验动物出现短暂的步态和协调能力改变,自主运动能力下降。

## (三) 临床表现

2,4-D 中毒发病缓慢,2~3d 症状才逐渐加重。有恶心、食欲缺乏、体重减轻、头痛、眩晕、极度疲乏感、肌无力或四肢伸肌强直收缩。后期出现淡漠、肢体感觉迟钝、麻木、掌骨关节肿痛、腓肠肌及手指肌肉周期性抽搐、视力减退等。严重者可有唾液分泌增多、胃痛、腹泻、呕吐、肌肉强直,继之松弛麻痹,死前出现昏迷。此外,还可能有恶心、呕吐,有时便血。肝、肾功能可能有改变。

动物急性毒性作用主要表现为自主活动减少,共济失调,肌肉无力(主要为后肢)和呼吸急促,同时伴有谷草转氨酶(AST)、谷丙转氨酶(ALT)、乳酸脱氢酶(LDH)、碱性磷酸酶(AKP)、淀粉酶活性、肌酐水平和血细胞比容的升高,以及总蛋白和血糖水平的降低。2,4-D 的亚急性和慢性毒性没有引起明显的临床症状或中毒。

男性暴露 2,4-D 者可致弱精子症、死精子症、精子畸形、霍奇金病(HD)、非霍奇金淋巴瘤(NHL)及软组织肉瘤。1987 年,IARC 将 2,4-D 列为可能的致癌剂。

## (四) 预防、急救和治疗

防止误服和皮肤污染,及时擦去皮肤上的毒剂,后用肥皂水或温水反复冲洗。对可疑染毒水和食物进行毒物分析。

经口中毒者,除洗胃催吐外,用 10 ml 的 10% 硫酸亚铁溶液口服,连续 3~4 次,抽搐时肌内注射苯巴比妥钠 0.1 g。同时注意补充 B 族维生素、维生素 C。

## 三、三氯苯氧乙酸

三氯苯氧乙酸(2,4,5-trichlorophenoxy acetic acid,2,4,5-T)(图 40-1)可用作植物的生长调节剂和除草剂,防止植物落花落果。在 20 世纪 40 年代后期研发并在农业广泛应用,直至 20 世纪 70 年代被淘汰。1985 年,美国环保署(EPA)全面终止了 2,4,5-T 的使用。

2,4,5-T 纯品为白色结晶,熔点为 153~158℃,难溶于水,易溶于乙醇、乙醚、丙酮等有机溶剂。

2,4,5-T 经口中毒的 $LD_{50}$ 大鼠为 300~800 mg/kg,人为 100 mg/kg。大鼠在摄入 2,4,

5-T后至数小时出现精神委靡、闭眼伏卧、不动,随后呈不安状,反复伸项。存活的大鼠经2～3d上述症状逐渐消失。严重者,四肢失去站立能力,乱窜乱跳,对痛觉刺激反应亢进。继之阵发性痉挛,呼吸困难。最后出现全身痉挛,呼吸停止而死亡。

2,4,5-T低剂量暴露的健康效应尚不清楚。每天3 mg/kg暴露2,4,5-T可致毒性。生产2,4,5-T的工人有食欲缺乏现象,停止接触后即消失。其钠盐对眼、鼻有一定刺激作用,接触其溶液后皮肤干燥。意外大量暴露后,可出现虚弱、头痛、头晕、恶心、腹痛、肌强直、低血压、肝肾损伤及迟发神经病变。2,4,5-T商品中含微量二噁英(dioxine),它的毒性很大,有致癌、致畸、致突变作用,应加以重视。2,4,5-T中毒的防治同2,4-D。

## 四、混合战剂中毒

### (一)橙色战剂(橙剂)中毒

橙色战剂是一类研究最早、使用最广泛的植物生长刺激性的除莠剂。主要成分为2,4-D和2,4,5-T混合物(1:1),黑褐色不易挥发的油状液体,性质比较稳定,在土壤里可存在数月之久。橙色战剂不溶于水,但可溶于柴油中来使用。

橙色战剂对阔叶植物的作用较强,落在树叶上即向四周蔓延,1周左右树叶就可脱光,树木枯死。

橙色战剂属中等毒性,可因污染皮肤或误食而引起中毒。大鼠及猴经口中毒的$LD_{50}$分别为375及214 mg/kg,人的致死剂量约为10 g。

此类化合物中毒发展较慢,2～3d症状逐渐加重,表现为恶心、呕吐、食欲缺乏、头痛、极度疲乏感及肌无力,以后可出现淡漠、肢端感觉迟钝、麻木、掌骨关节肿痛,以及腓肠肌和手指肌肉周期性抽动,严重者可出现昏迷、抽搐及呼吸衰竭。长期食用染有2,4-D和2,4,5-T的水和食物,或在该类化合物染毒的环境里长期生活,可引起慢性中毒。人员感到疲劳、体力衰退、头晕、视力疲劳和减退、体重减轻、周围神经炎,甚至卧床不起。引起女性月经不调。

### (二)白色战剂(白剂)中毒

白色战剂主要成分为2,4-D及毒莠定(1:4)混合而成。毒莠定为4-胺基-3,5,6-三氯吡啶甲酸(图40-1),又称皮枯烂(picloram),纯品为白色结晶,熔点209.5℃,加热至215～230℃时分解,微溶于水,乙醇溶解度为1%。

毒莠定对植物的破坏能力比2,4-D强,危害时间也长,对树叶有更强的腐蚀性和渗透性。但对动物的毒性较小。大鼠口服$LD_{50}$为8200 mg/kg。

人员皮肤被污染后可皮肤发红。对眼有明显的刺激作用,可引起视觉减退以至失明。吸收后可引起中枢神经系统症状,如头昏、无力、抽搐、昏迷及精神紊乱等。

### (三)蓝色战剂(蓝剂)中毒

蓝色战剂主要含二甲胂酸及其钠盐。前者纯品为无色结晶,易溶于水及乙醇,不溶于乙醚。

蓝色战剂可经黏膜、皮肤吸收或误食引起中毒。二甲胂酸为五价砷化合物,纯品对人及动物的毒性不大。它对人鼠的口服$LD_{50}$为184 mg/kg。但蓝色混合物中常混有30%左右的三氧化二砷(即砒霜),故毒性增大。

### (四)灭草隆

灭草隆(monuron),化学名称为 N-对-氯苯基-N',N'-二甲基脲(图 40-1),为白色结晶,熔点 170℃,难溶于水,能溶于有机溶剂,乙醇中的溶解度为 17.1%,腐蚀金属。

灭草隆主要用来破坏土壤和森林,树木由根部吸收该制剂而造成枯死,在土壤中它可存在 2～12 个月,施毒后收割的粮食中有残留毒物,可引起慢性中毒。

灭草隆对大白鼠经口的 $LD_{50}$ 为 3600 mg/kg。对人员有刺激作用,中毒后可引起流泪、流涎及呼吸困难等。慢性中毒可致体重减轻、红细胞减少及肝脾大。

### (五)除草定

除草定(bromacil),化学名称 5-溴-3 仲丁基-6-甲基尿嘧啶(图 40-1),为无气味的白色晶体,能溶于水及柴油,不腐蚀金属,熔点 159℃。它对土壤和树木的破坏作用与灭草隆相似;对动物的毒性也很小,大白鼠经口的 $LD_{50}$ 为 5200 mg/kg。

### (六)预防、急救和治疗

由于植物杀伤剂的毒性较小,只要不误食染毒食物和水,及时洗净落在皮肤和眼中的毒物,不在严重染毒地区长时间停留,一般不会引起损伤。中毒的救治措施如下。

1. 及时洗消  皮肤染毒要及时擦去,然后用肥皂水或温水反复冲洗干净即可。对眼、鼻可用 2% 碳酸氢钠水溶液冲洗。

2. 快速排毒  误食染毒食物和水时,应及时催吐及洗胃。误服橙色战剂时,可口服 10% 硫酸亚铁溶液部分破坏该类化合物,每 15～30 分钟口服 10 ml,连续 3～4 次。如为蓝色战剂中毒时,可用新制备的氢氧化铁(用 12% 硫酸亚铁与 20% 氧化镁混悬液,两者分别保存,用时等量混合摇匀),它可与砷形成不溶性络合物砷酸铁,口服 10 ml/次,直至呕吐停止再给予泻药(如硫酸镁)。若无氢氧化铁,可用蛋清、牛奶或 1% 碳酸氢钠溶液洗胃。饮甘草绿豆汤、喝浓茶或使用利尿药可加速毒物自体内排出。

3. 使用解毒剂  蓝色战剂中毒时可用二巯基类药物(如二巯丁二钠等)解毒。

4. 对症处理  根据中毒症状及需要,采取适当的治疗措施及对症处理。如有抽搐可用苯巴比妥钠 0.1g 肌内注射,脱水时应输液等。

## 第二节  火箭等推进剂中毒

### 一、概述

火箭和导弹推进剂是发射运载工具、卫星和星际航天器的高能化学燃料。应用高能化学燃料在火箭发动机中发生化学反应(燃烧)所放出的能量作为动力能源来产生推动作用,称为化学推进。在化学推进中,参加化学反应的全部组分统称为化学推进剂(chemical propellant)。根据参加化学反应的这些组分在通常状态下所呈现的物理状态,把化学推进剂分成液体推进剂、固体推进剂、固液推进剂、液固推进剂等。目前,实际使用的主要是液体推进剂和固体推进剂。

### (一)推进剂的种类

液体推进剂中,目前使用的主要有肼类、氮氧化物类等,如偏二甲基肼、一甲基肼、肼和单推-3、四氧化二氮、液氢、液氧、红发烟硝酸、煤油、二乙烯三胺、三乙胺等。固体推进剂主要有聚丁二烯丙烯腈推进剂、高固体含量的端羟基聚丁二烯推进剂等不同型号的固体推进剂。由于固体推进剂在发动机中已呈固态装弹成型,其毒性很小,一般情况下不易着火和爆炸,不易造成对人员的主要危害作用。液体推进剂往往具有易燃烧或助燃的性质,燃烧剂和氧化剂相遇后可立即自燃,甚至发生爆炸;在空气中达到一定浓度时,遇火可发生爆炸。由此,液体火箭推进剂具有着火与爆炸的危险性。液体推进剂还具有不同程度的毒性作用和腐蚀作用,在研制、生产、运输、贮存、转注、加注等作业中跑、冒、滴、漏,特别是大量的泄漏和损漏事故,以及着火或爆炸事故,使液体推进剂又具有对人员造成急性中毒的毒害作用、化学性腐蚀或灼伤作用、窒息作用、创伤和烧伤或冲击波伤等致伤作用。像液氢和液氧这类低温推进剂,由于其低温作用,还可致人体冻伤。液体推进剂的泄漏和产生的废水,又会导致大气、水体和土壤等环境污染的危害作用。

### (二)推进剂的危害作用

1. **急性毒性** 氟类、硼氢类、肼类、硝酸及氮氧化物类、硝酸酯等有毒推进剂高浓度接触可导致急性中毒。症状有惊厥、昏迷、虚脱、发绀,以及中毒性肺水肿、中毒性肝损伤、高铁血红蛋白血症、溶血性贫血、急性肾功能不全等表现。燃气中的氢氰酸、硫化氢、一氧化碳可引起全身性中毒。

2. **慢性毒性** 十硼烷、肼、二甲代苯胺可引起中毒性肝炎或脂肪肝。三硝基甲苯引起肝炎、皮炎、贫血及白内障。含芳烃的煤油类引起骨髓抑制及白细胞增多或减少症。硝酸酯引起低血压及高铁血红蛋白血症。

3. **刺激及腐蚀作用** 氮氧化物、氨、偏二甲基肼、有机胺、氟、氟化氢、氯化氢、二氧化硫等气体或蒸气刺激眼及上呼吸道,引起急性或慢性炎症。肼、偏二甲基肼对眼有强烈刺激并腐蚀皮肤和黏膜。

4. **过敏及变态反应** 固体推进剂的某些固化剂、稀释剂、粘合剂如环氧树脂、间苯二胺、乙二胺、甲苯二异氰酸酯、二苯甲撑二异氰酸酯等可以引起多种类型皮炎、湿疹、血管神经性水肿、荨麻疹和支气管哮喘。

5. **三致作用** 铍、氧化铍、氮丙啶、磷氧氮丙啶、双环氧化合物、肼、硫酸肼、甲基肼、二甲基肼、偏二甲基肼等具有三致(致畸、致癌、致突变)作用。亚硝基二甲胺是生产偏二甲基肼的中间产物,是强致癌剂。

## 二、肼类燃料中毒

主要的液体火箭推进剂包括肼(hydrazine, Hz)、一甲基肼(methylhydrazine, MH)和偏二甲基肼(unsymmetrical dimethyl hydrazine, UDMH),统称为三肼(图40-2)。

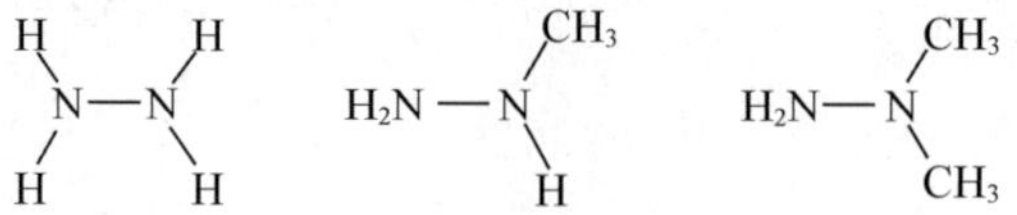

图 40-2 肼类的化学结构

### (一)理化性质

肼类推进剂(偏二甲基肼、一甲基肼、肼和单推-3)均是无色透明的液体,具有鱼腥味,在空气中的吸湿性很强,与水蒸气结合可冒出白色烟雾,热稳定性较好,对冲击、压缩、振动、摩擦和枪击等不敏感。肼类推进剂是一种强还原剂,在空气中可发生自氧化反应。肼类推进剂具有弱碱性,可与有机酸和无机酸反应生成盐。肼类推进剂与液氧、四氧化二氮、红发烟硝酸、浓过氧化氢、固体高锰酸钾等强氧化剂接触能立即自燃,甚至爆燃。与氮氧化合物混合燃烧时分解为有毒的甲胺、氨、一氧化碳和氢氰酸。

### (二)中毒途径与体内过程

按化学品急性毒性分级标准,偏二甲基肼、肼和单推-3 属中等毒性化学品,一甲基肼属高毒性化学品。三肼均属极性化合物,能够与水互溶,容易经呼吸道吸收。呼吸道吸入染毒和皮肤染毒是肼类推进剂中毒的主要途径。

UDMH 的沸点最低,蒸汽压最高,在工作环境中容易造成中毒浓度,吸入染毒的危害性最大;MH 的蒸汽压只是 UDMH 的 1/3,但是,它的毒性却是 UDMH 的 3~4 倍,吸入染毒的危害性与 UDMH 差不多;Hz 的沸点最高,蒸汽压最低,在工作环境中不易造成中毒浓度,吸入染毒的危害性小于 UDMH 和 MH。动物吸入两者的"中毒危险系数"值相差不大,职业性急性中毒危险性大致相当,而肼吸入急性中毒危险性相对较小。

肼类推进剂均可迅速穿透皮肤,进入血液而引起中毒,Hz 经皮吸收率最高,MH 居中,UDMH 较低。因此,对肼类推进剂作业人员应加强呼吸道和皮肤染毒的防护。给家兔 Hz 和 UDMH 皮肤染毒,血中肼类浓度的经时变化符合一级吸收一室模型,吸收率为分别 63% 和 14% 左右。皮下注射 UDMH 的吸收率为 99%。

家兔静脉注射三肼均符合静脉注射二室开放模型,在体内的分布特征基本一致,13 min 内分布相基本结束。三肼的消除半衰期分别介于 2.1~2.3 h、3.0~4.9 h 和 0.7~1.4 h,24 h 累积因子均近似为 1,表明三肼在体内消除较快、物质蓄积性弱。

### (三)毒理作用

美国职业安全与健康研究所规定肼工作场所的 TWA 浓度是 0.01 ppm,最高值 0.03 ppm,立即威胁生命和健康浓度(IDLH)是 30 min 暴露于 50 ppm。

**1. 局部损伤作用**

(1)对皮肤的作用:肼类液体沾染皮肤后 30 s 即可在血液中检测到,皮肤出现轻度化学性、碱性灼伤。局部出现红、肿、出血、溃疡等。MH 只引起局部皮肤红肿,一般不形成溃疡,

UDMH损伤程度还要轻。人反复接触肼能引起接触性皮炎。

(2) 对眼和呼吸道的刺激和损伤作用:高浓度的三肼蒸气对眼有刺激作用,轻者眼烧灼感、流泪,重者能引起化学性结膜炎,多数并发角膜浑浊,一般无永久性损伤。液滴态肼溅入眼内可引起严重的结合膜和角膜损伤。表现为结膜炎、角膜炎、角膜溃疡或穿孔、虹膜睫状体炎、前房积脓等,愈后往往残留角膜白翳或白斑,影响视力。

高浓度的三肼对呼吸道有刺激作用,可引起咽喉部刺痒、呛辣、咳嗽、胸部紧迫,重者出现喉炎、肺水肿。

2. 吸收后的全身作用　三肼除有局部刺激和损伤作用外,还可以通过皮肤等多种途径吸收引起全身反应。

(1) 对中枢神经系统的作用:三肼中毒的靶器官主要是中枢神经系统,对中枢神经系统具有兴奋作用,大剂量能使动物发生强直性、阵挛性痉挛,是引起死亡的重要原因。三种肼引起的痉挛特征稍有差异,UDMH引起强直-阵挛性痉挛,最为典型。肼诱发痉挛发作之前四肢肌肉松弛无力,痉挛发作较甲基衍生物轻;MH引起的痉挛以阵挛为主。三肼在体内可与5-磷酸吡哆醛或维生素$B_6$发生反应形成腙,在此过程中会消耗体内5-磷酸吡哆醛和维生素$B_6$,腙具有抑制磷酸吡哆醛激酶作用,从而阻碍5-磷酸吡哆醛合成,使后者在组织内含量进一步减少,维生素$B_6$含量也进一步降低。以5-磷酸吡哆醛为辅酶的谷氨酸脱羧酶和γ-氨基丁酸(γ-GABA)转氨酶活性受抑制,于是γ-GABA生成、代谢发生障碍,中枢神经系统的γ-GABA含量降低,导致痉挛发作(图40-3)。

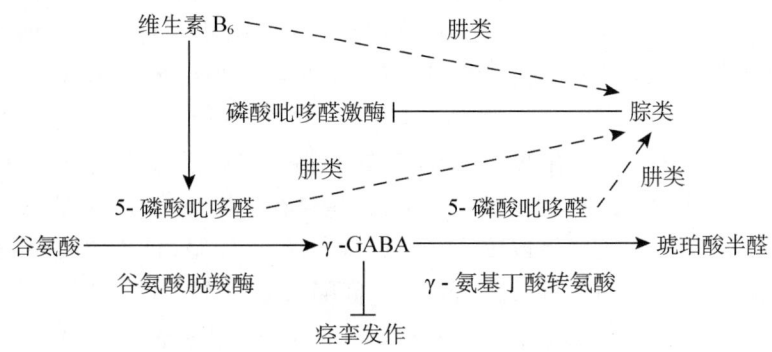

图40-3　肼类对γ-氨基丁酸代谢途径的影响

(2) 对血液系统的作用:三肼可使动物发生溶血性贫血,MH的作用更为明显。各种途径MH的急性中毒可使动物产生不同程度的溶血性贫血、高铁血红蛋白血症和亨氏小体的形成。MH的溶血机制可能是其自身氧化及氧合血红蛋白互相氧化,产生过氧化氢、自由基和高铁血红蛋白。活泼的过氧化氢和自由基消耗还原型谷胱甘肽,使红细胞防护过氧化物和自由基损伤的能力降低,于是血红蛋白和珠蛋白变化,形成亨氏小体,红细胞可塑性降低。过氧化氢和自由基又可损伤膜蛋白和脂肪,使膜的通透性发生改变,红细胞结构稳定性下降。这些变化促进单核-巨噬细胞系统对受损红细胞的滞留和破坏。严重溶血性贫血是MH急性中毒晚期死亡的主要原因。

(3) 对循环系统的作用:三肼急性或慢性非致死量中毒对循环系统功能无特异的影响。

(4) 对消化系统的作用:三肼中毒可引起流涎、干呕、恶心、呕吐、腹泻及食欲缺乏等消化系统症状,对消化系统的影响也是肼类推进剂急性中毒的表现特征之一。

(5)对肝、肾功能的影响:MH急慢性中毒不损伤肝脏。大剂量、高浓度的UDMH亚急性或慢性中毒可引起轻度脂肪肝,血清谷丙转氨酶活性及磺溴酞钠滞留率升高。

MH急性中毒初期肾小球滤过率、肾有效血浆流量、肾对氨基马尿酸钠通过率下降,中毒第4天损伤最重,并出现肾小管排泄和重吸收功能降低,1周左右逐渐恢复。MH中毒以血红蛋白尿性肾病为特征,肾功能障碍的程度及过程与尿的改变及血非蛋白氮升高并行,形成高铁血红蛋白尿及尿中出现蛋白管型和血尿颜色改变。在中毒晚期会继发性引起尿毒症和肾功能衰竭,是导致急性中毒人员死亡的重要原因。

(6)致畸性和致癌性:肼类推进剂有动物致癌作用,尚缺少对人具有致突变性、致畸性和致癌性的流行病学研究资料。

**(四)临床表现**

典型急性肼类中毒的临床经过可分为以下三期。

1. 前驱期　接触高浓度三肼蒸气立即闻有强烈的氨臭味,眼和呼吸道有刺激症状,包括鼻腔呛辣感、胸部紧迫、呛咳、流涕和呼吸困难;眼刺痒或烧灼感、流泪、眼睛不开、结膜充血等。此外,暴露的皮肤刺痒。及时离开染毒环境,上述症状可迅速消失。如暴露时间过长,离开染毒场所后出现流涎、恶心、反复呕吐或干呕,并有头痛、头晕、心慌、无力、步态蹒跚等。中毒程度不同,痉挛前期的长短也不同。MH中毒可出现皮肤或口唇发绀等缺氧性表现。

液滴态肼类化合物接触皮肤和眼,除刺激症状外,皮肤可出现红肿和溃疡;眼刺痛、畏光、睑痉挛、流泪、结膜充血、角膜荧光素试验阳性等。前驱期一般短至10min,长至数小时。中毒轻者,症状不再继续发展;重者进入痉挛期。

2. 痉挛期　痉挛发作前,常有恐惧、躁动不安、四肢或颈部肌张力增高、肌肉小肌群颤动、震颤和肢体抽搐等先兆症状。典型的强直-阵发性痉挛往往突然发生,突然跌倒,四肢阵发性痉挛转为强直,角弓反张,牙关紧闭或咬舌、屏息、口吐白沫、突眼、瞳孔散大、神志不清、大小便失禁;痉挛呈间歇性,持续时间几秒、几十秒不等,间隔数分钟或数十分钟后又反复发作。中毒严重时,间歇期越来越短,以至痉挛不止而死亡。缓解后可意识恢复,表情淡漠、无力。肼中毒患者痉挛发作比较不明显,中毒晚期出现抑制症状或昏迷。MH中毒严重者又可见明显或重度发绀,出现溶血性贫血指征、心悸、气短、缺氧、呼吸困难或意识障碍,中毒晚期出现尿毒血症和肾衰竭。部分重度肼类推进剂中毒患者可出现脑水肿。

3. 痉挛后期　痉挛后期中毒症状表现缓解,UDMH中毒或没有严重的血管内溶血的MH中毒症状轻,往往只有头痛、头晕、无力、食欲缺乏、失眠或嗜睡等症状,数天即恢复。肼中毒痉挛后期的症状较重,甚至极度衰弱。肝功能障碍和严重的溶血性贫血往往需1~2个月才能恢复正常。

慢性中毒表现为头昏脑涨、注意力不易集中、记忆力减退、情绪不稳、烦躁、易怒、失眠、睡眠浅而多梦,还有嗜睡、性欲减退、月经不调等神经衰弱症状。消化系统症状有食欲缺乏、恶心、呕吐、腹胀、腹泻或便秘、肝区不适、肝功能异常。慢性Hz中毒症状更为明显,MH慢性中毒无肝功能损伤。此外,MH中毒往往出现程度不同的溶血性贫血,可能伴有亨氏小体形成。Hz次之,UMDH较轻。

### (五)诊断与鉴别诊断

我国公布的《职业性急性偏二甲基肼中毒诊断标准及处理原则》(GBZ86—2002)为肼类推进剂急性中毒的诊治提供了指导原则。

根据接触肼类推进剂的职业史、染毒现场有特殊鱼腥气味、临床症状体征(眼结合膜和黏膜的刺激症状、恶心、呕吐、痉挛、溶血),参考现场劳动卫生学调查结果,染毒区空气中肼类浓度测定和中毒后及时测定血内浓度,排除其他原因所致的中枢神经系统、血液系统和肾等的损伤。临床化验检查综合分析诊断肼类推进剂职业急性中毒是比较容易的,临床上可按轻度、中度和重度中毒进行分类。

慢性中毒的诊断根据:密切的职业接触史;发病过程与接触史有密切关系;现场劳动卫生学调查的支持;详细的流行病学调查,排除同样临床表现的非职业性疾病。

肼类慢性中毒没有特异的体征和化验指标,必须与神经衰弱、胃肠神经症、传染性肝炎、各种贫血(溶血性贫血和遗传性球形红细胞增多症、伯氨喹型药物溶血性贫血、蚕豆病、阵发性睡眠性血红蛋白尿)、癔症、癫痫、药品、工业化学品和农药等常见内科疾病严格鉴别。

### (六)预防

1. 三肼作业场所要加强设备的密闭性,合理应用通风设备。当三肼泄漏于地面时,应及时洗消,洗消用次氯酸钙或三合二溶液。

2. 进入染毒地区要使用个人防护器材,如防毒面具、全身防毒衣和防毒手套、橡胶靴套等。小量接触时可酌情使用小型防氨口罩。

3. 药物预防。人员在接触大量三肼前 30~60 min,酌情服用维生素 $B_6$ 100~150 mg,对预防急性中毒有好处。但不能以药物代替防护器材。

4. 三肼作业者要严格遵守有关部门制定的三肼作业卫生防护规定。

### (七)急救和治疗

1. **防止毒物继续进入机体** 迅速将中毒者搬运至上风向安全区域。对肼类液体沾染人员迅速用大量清水冲淋 5~10 min,然后脱掉防护装具后进行医学处置。肼类推进剂溅入眼睛,应立即用 2% 硼酸水溶液或生理盐水或清水进行冲洗 5~10 min,后送医院按眼化学性碱灼伤进行专科处理。小面积皮肤染毒,立即用 2.5% 碘酒或 1.0% 高锰酸钾溶液反复涂洗染毒部位,直到碘酒或高锰酸钾不褪色为止。误服入肼类时,应立即催吐,并用 1:5000 高锰酸钾溶液反复洗胃,至洗出液不变色为止。

2. **抗毒治疗** 维生素 $B_6$ 是特效解毒剂。急性中毒应尽早、及时、足量给予维生素 $B_6$,静脉注射 1~5 g,同时安静保温,吸氧。给药后 30 min 内痉挛仍不能控制,可重复静脉注射或滴注 0.5~1 g。随后可每 30~60 分钟滴注 0.5g 控制痉挛发作。24 h 维生素 $B_6$ 用量不超 10 g。中毒第 2 天可静脉滴注维生素 $B_6$ 0.5~1 g,或肌内注射或口服维生素 $B_6$ 100~200 mg,连续数日可酌情减量或停药。

国内有报道用丰诺安(20AA 复方氨基酸注射液)联用大剂量维生素 $B_6$ 治疗危重病患者。重症患者按丰诺安 500 ml/d,1 次/d;5% 葡萄糖氯化钠注射液 250 ml + 维生素 $B_6$ 5g + 维生素 C 2g,2 次/d,中心静脉滴注给药,30 min 至 3 h 输液完毕,连续使用 3~9 d。

3. 镇静  如极重度中毒应用维生素 $B_6$ 仍不能有效控制痉挛发作，对 UDMH 或 MH 中毒者可适时给予地西泮或巴比妥类药物，如苯巴比妥钠、亚冬眠或人工冬眠治疗。在有良好呼吸监护、支持条件下也可用短效巴比妥类如阿米妥钠或硫喷妥钠，后者用法：0.5 g 稀释成 2.5％浓度 20 ml，缓慢静脉注射，至惊厥停止后终止注射。对于 Hz 和单推-3 急性中毒者，在治疗晚期应慎用镇静药。

4. 促进排泄  中毒初 24 h，可以选择下列方法，促进毒物排泄：静脉滴注 5％葡萄糖或 5％葡萄糖生理盐水溶液；50％葡萄糖 40～60 ml 静脉注射，1 次/6h；依他尼酸（利尿酸）25～50 mg，溶于 50％葡萄糖溶液 40 ml 中缓慢静脉注射；20％甘露醇或 25％山梨醇 125～250 ml，30 min 内静脉滴完。

5. 对症和支持疗法  为预防发生脑水肿，痉挛频繁发作期间，可给予地塞米松 10 mg 和 20％甘露醇 250 ml 静脉滴注，1 次/4～6 h。应用巴比妥类抗痉药要注意对呼吸中枢的抑制，特别是肼急性中毒。

6. 密切观察和维持呼吸、循环系统功能  防止发生中毒性肺水肿。如已发生，应及早采取措施。

7. 预防或减轻严重的血管内溶血及由此而产生的后果  早期应用泼尼松、氢化可的松或地塞米松；纠正高铁血红蛋白血症，可给予 1％亚甲蓝 6～12 ml（1 mg/kg）加入 25％葡萄糖溶液 20 ml 中，缓慢静脉注射，同时给予维生素 C 1～2g；预防和救治急性血管内溶血引起的休克；口服大量（10 mg/d 以上）碳酸氢钠或静脉滴注 5％碳酸氢钠，碱化尿液；防止游离血红蛋白堵塞肾小管；早期应用低分子右旋糖酐或 20％甘露醇静脉快滴，改善肾脏微循环，利尿、减轻血红蛋白在肾小管内沉积、保护肾脏、防止急性肾功能衰竭；严重溶血性贫血者反复少量输新鲜血液，最好输红细胞悬液。

8. 保护肝功能  对肼和单推-3 急性中毒者，尤其注意保护肝脏。治疗脂肪肝应急性期卧床休息，给予高蛋白质、高糖、高维生素、低脂肪饮食。

## 三、氮氧化合物中毒

氮氧化物（nitrogen oxide，$NO_x$）为一组气体，在硝基炸药爆炸、硝酸发烟、含氮有机物燃烧或植物缺氧发酵、空气遇电弧光、柴油汽油高温燃烧、硝酸浸洗金属、制造硝基化合物（硝基炸药、硝化纤维、苦味酸等）、苯胺染料的重氮化过程，以及有机物（如木片、纸屑）接触浓硝酸时都可产生。氮氧化物种类很多，有氧化亚氮即笑气（$N_2O$）、一氧化氮（NO）、二氧化氮（$NO_2$）、三氧化二氮即亚硝酐（$N_2O_3$）、四氧化二氮（$N_2O_4$）和五氧化二氮即硝酐（$N_2O_5$）等。这些化合物均难溶于水。在空气中 $N_2O$ 和 $NO_2$ 较稳定，其他化合物如 $N_2O_3$、$N_2O_4$ 和 $N_2O_5$ 遇光、湿、热均易分解或氧化而生成 NO 和 $NO_2$。因此，$NO_2$ 是其中最重要的空气污染物。

四氧化二氮是火箭推进剂，在生产、运输、贮存和加注过程中，可发生泄漏而致人员中毒。四氧化二氮很不稳定，本身为强氧化剂，泄漏后在空气中迅速转变为二氧化氮。由于二氧化氮是四氧化二氮推进剂在空气中存在的主要形式，四氧化二氮推进剂吸入急性中毒，实际上是吸入二氧化氮急性中毒。

### (一)理化性质

常温下，四氧化二氮是无色的液体，具有明显的刺激性嗅味，极易挥发，冒出红棕色的烟雾为二氧化氮气体。四氧化二氮是强烈的氧化剂,与胺类、肼类等接触能自燃。四氧化二氮剧毒,且有腐蚀性。

二氧化氮是常接触到的氮氧化物,制造硝酸、洗涤金属等均可接触二氧化氮。大量含氮炸药的爆炸和火药的燃烧均可生产氮氧化物,俗称硝烟,如炮阵地坑道、矿井等。二氧化氮常温下为棕红色刺激性气体,不易溶于水,但与水作用可生成硝酸。

四氧化二氮和二氧化氮的主要化学性质如下。

1. 与氢氧化钠和碳酸钠反应:四氧化二氮与氢氧化钠和碳酸钠反应,形成硝酸钠和亚硝酸钠,该反应可成为处理四氧化二氮废液的方法,需注意的是,处理前应先把四氧化二氮废液缓慢用水稀释,再慢慢倾入氢氧化钠或碳酸钠溶液中,否则,由于两者会发生剧烈反应并放出热量,使液体沸腾溢出,放出大量二氧化氮烟雾,导致作业人员灼伤或中毒。

二氧化氮也可以被氢氧化钠吸收(发生的是歧化反应)。

2. 四氧化二氮与二氧化氮相互转化:$N_2O_4 \rightleftharpoons 2NO_2$,当温度升高时,反应向生成二氧化氮的方向进行。

3. 与水反应:四氧化二氮与水反应生成硝酸和亚硝酸,四氧化二氮可溶解在硝酸中形成红发烟硝酸。

二氧化氮溶于水并与水反应生成硝酸或硝酸和一氧化氮,因残留二氧化氮而呈黄色。

4. 二氧化氮可以直接被过氧化钠吸收,生成硝酸钠。

### (二)中毒机制

二氧化氮属中等毒性化学品。经呼吸道吸入是中毒的主要途径,人吸入二氧化氮 200 ppm 数分钟达最低致死浓时积,吸入 500 ppm 数分钟达致死浓时积。

二氧化氮毒性比 NO 大 4~5 倍,吸入肺泡后与水起反应,形成硝酸及亚硝酸,对肺组织产生强烈的刺激和腐蚀作用,使肺泡毛细血管通透性增加;还通过神经-体液反射,引起微循环障碍,最终形成肺水肿。此外,亚硝酸被吸收后在体内形成亚硝酸盐,可引起血管扩张,导致血压下降。亚硝酸盐与血红蛋白形成高铁血红蛋白,影响血液的携氧功能,造成组织缺氧。通常氮氧化物中毒,肺水肿是主要病变。伴有较大量的 NO 时,高铁血红蛋白形成可占优势。NO 无刺激作用,但高浓度 NO 可引起中枢性麻痹和痉挛,并可形成高铁血红蛋白血症。

二氧化氮慢性影响主要表现为神经衰弱综合征及慢性呼吸道炎症。个别病例出现肺纤维化,可引起牙齿酸蚀症。

### (三)肺水肿发生机制

二氧化氮急性中毒可引起肺水肿,其机制可能与以下因素有关。

1. 呼吸道刺激作用　二氧化氮水溶性小,对下呼吸道黏膜和肺泡刺激作用强。吸入的二氧化氮与其表面的黏液和水形成硝酸和亚硝酸,对肺组织有明显的刺激和腐蚀作用。在肺组织和血液中形成硝酸盐和亚硝酸盐,与血红蛋白形成高铁血红蛋白,进一步加重组织缺氧。

2. 增加肺毛细血管通透性　二氧化氮吸入肺泡后直接损害肺毛细血管壁,增加通透性;缺氧引起毛细血管收缩,使流体静力压增加,当超过胶体渗透压后,液体向肺间质组织和肺泡中渗入;缺氧和酸性物质的刺激,使肺毛细血管内皮细胞胞浆突出回缩,引起液体向血管外渗出。

3. 增加肺泡壁通透性　二氧化氮直接损伤肺泡上皮,致肺泡壁通透性增加;刺激作用减少了肺泡壁表面活性物质,增加液体渗出。

4. 缺氧　二氧化氮的刺激作用,导致气道管腔狭窄而缺氧。

5. 肺淋巴回流受阻　中毒使交感神经兴奋、淋巴管收缩,引起淋巴循环流动障碍,组织内液体滞留,加重肺水肿。

6. 腺体分泌增加　中毒时体内释放大量血管活性物质,如组胺、5-HT、缓激肽、前列腺素和心钠素等,它们影响血管通透性,增加液体渗出。

7. 脂质过氧化作用　中毒一方面导致脂质过氧化产物增加,另一方面,中毒使动物肺组织和血中超氧化物歧化酶、过氧化氢酶、谷胱甘肽还原酶、谷胱甘肽过氧化物酶、葡萄糖-6-磷酸脱氢酶等酶活性降低。

### (四)临床表现

中毒可分为轻度、中度、重度三度。

1. 轻度中毒　有眼和呼吸道刺激症状,如咽部不适、流泪、干咳、咳嗽、胸闷等,经1～2d症状消失。

2. 中度中毒　可以表现为以下分期。

(1)刺激期:出现上述眼和呼吸道刺激症状。

(2)潜伏期:0.5～1h后,上述刺激症状消失,患者自我感觉良好。

(3)肺水肿期:经3～15 h的潜伏期后,逐渐出现化学性肺炎或肺水肿,表现为胸闷、呼吸窘迫、咳嗽、咳泡沫痰、发绀、双肺满布湿啰音,与光气中毒肺水肿症状相似,可并发气胸及纵隔气肿。肺水肿出现后,在1～2d达到高峰,之后1～2d开始好转,第4～5日显著好转,但治疗不当或并发感染可使病程延长。极少数经治好转病例,在中毒后4～8周可出现纤维化性闭塞性细支气管炎,重者可致呼吸衰竭而死亡。

3. 重度中毒　迅速出现肺水肿,剧咳,咳大量粉红色或血性泡沫痰,呼吸极度困难,发绀明显,烦躁、谵妄,很快进入昏迷,最后因呼吸衰竭而死亡。部分患者出现明显的变性血红蛋白血症,加重了肺水肿产生的缺氧症状,且因变性血红蛋白的存在,发绀更为显著。

### (五)诊断

根据吸入或接触四氧化二氮推进剂的职业史,密切结合吸入中毒的临床表现,按"观察对象、轻度中毒、中度中毒和重度中毒"进行临床分级诊断。我国已公布《职业性急性氮氧化物中毒诊断标准及处理原则》(GB7801—87)的国家标准,可供参阅。排除工业化学品(如氨、氯、硝酸、氯化氢等)和军用毒剂(如光气、双光气)急性中毒以引起肺水肿为主要临床表现的疾病,尤其结合职业史,应不难进行鉴别诊断。

1. 诊断依据　氮氧化合物中毒诊断的主要依据有以下三点。

(1)中毒史:二氧化氮接触史,现场有棕红色及特殊刺激气味的气体或硝烟可助诊断。

(2)临床表现特点:刺激期、潜伏期与肺水肿期的临床表现。

(3)实验室检查:X线胸片有助于尽早诊断化学性肺炎与肺水肿。

2. 中毒程度的划分　按照国家标准(GB 7801—87)进行。

(1)观察对象:由于氮氧化物气体引起的肺水肿为迟发性病变,潜伏期为6～72h,有密切接触史者,应作为观察对象。

(2) 轻度中毒:经过一定潜伏期后,出现胸闷、咳嗽、咳痰等,可伴有轻度头晕、头痛、无力、心悸、恶心等症状。胸部有散在干啰音。胸部 X 线片示肺纹理增强或肺纹理边缘模糊。呼吸空气时,血气分析的动脉血氧分压低于预计值 10～20 mmHg,可作为诊断参考指标。

(3) 中度中毒:有呼吸困难、胸部紧迫感、咳嗽加剧、咳痰或咳血丝痰,常伴有头晕、头痛、无力、心悸、恶心等症状;体征有轻度发绀,两肺可闻干啰音或散在湿啰音。胸部 X 线片示肺野透亮度减低,肺纹理增多、紊乱、模糊呈网状阴影,或有局部或散在的点片状阴影,或相互融合成斑片状阴影,边缘模糊;在吸低浓度氧(<50%)时,才能维持血气分析的动脉血氧分压>60 mmHg。

(4) 重度中毒:具有下列临床表现之一者可诊断为重度中毒:①呼吸窘迫、咳嗽加剧、咳大量白色或粉红色泡沫痰,明显发绀,两肺可闻干湿啰音。胸部 X 线片示两肺满布密度较低、边缘模糊的斑片状阴影或呈大小不等的云絮状阴影,有的相互融合成大片状阴影。在吸入高浓度氧(>50%)的情况下,动脉血氧分压<60 mmHg。②并发较重程度的气胸、纵隔气肿。③窒息。④迟发性阻塞性毛细支气管炎:肺水肿基本恢复后 2 周左右,又发生咳嗽、胸闷及进行性呼吸窘迫等症状,体征有明显发绀,两肺可闻干啰音或细湿啰音。胸部 X 线片示两肺满布粟粒状阴影。少数病例,在吸入氮氧化物气体后,可无明显急性中毒症状而在 2 周后发生以上病变。

**(六) 预防、急救和治疗**

1. 预防　炮阵地发射、坑道与矿井爆破施工时,若存在大量硝烟,按照有关规定采取防护措施。火箭推进剂四氧化二氮作业场所及个人卫生防护按国防科工委 1979 年颁发的《液体推进剂作业卫生防护暂行规定》执行。进入二氧化氮染毒地区要佩戴防毒面具,浓度高、作业时间较长或操作污染物体时要穿戴全身防护器材。

2. 急救　由于液体推进剂急性中毒事故具有突发性、复杂性、危险性等特点,现场急救非常重要。实施四氧化二氮推进剂作业时,应启动突发事故医学应急救援预案。

对氮氧化合物中毒的急救和治疗应按照以下原则和措施进行。

(1) 现场处理应迅速、安全脱离中毒现场,静卧、保暖,避免活动,立即吸氧。在一线现场急救时,对吸入二氧化氮的中毒者给予对症治疗,10～20 mg 地塞米松静脉注射或静脉滴注、维生素 C 1～2 g 静脉滴注。必要时,1% 亚甲蓝 5～6 ml 加入 25% 葡萄糖溶液 20 ml 中,缓慢静脉注射。

(2) 在事故现场,对刺激反应者,应进行 24～72 h 严密的医学观察及记录。观察期内应严格限制活动,卧床休息,保持安静,并给予对症治疗。

(3) 对穿戴全身防护器材的四氧化二氮沾染者,应首先用大量清水冲洗防护器材,至少 5～10 min,随后脱掉防护器材进行医学处置;对衣裤沾染四氧化二氮液体者,应迅速脱掉被沾染的衣服,用大量清水冲洗被沾染的皮肤 5～10 min;对眼染毒者,应立即用清水或 5% 碳酸氢钠溶液或生理盐水冲洗眼部。

(4) 保持呼吸道通畅,给予雾化吸入、支气管解痉药(如氨茶碱 0.25g 加入葡萄糖溶液中缓缓静脉滴注和静脉注射)、去泡沫剂(如二甲硅油气雾消泡剂),必要时给予气管切开。

(5) 二氧化氮急性中毒无特效解毒剂,应采取综合救治措施,包括积极防治肺水肿,早期、足量、短程应用糖皮质激素的方法。为预防阻塞性细支气管炎,可酌情延长皮质激素使用时间。

3. 治疗

(1) 氧疗:吸入中毒者入院后,应卧床、吸氧。持续低氧血症不能纠正或出现 ARDS 时,应合理适时应用呼气末正压通气(PEEP),尽可能吸入氧浓度 40%～50%,呼气末正压以 0.294～0.490 kPa 为宜,使中毒者动脉氧分压在 8 kPa 以上,中毒者如存在低血容量时,应慎用 PEEP。

(2) 应用糖皮质激素:吸入二氧化氮急性中毒目前无特效解毒剂,应早期、足量、短程应用糖皮质激素以防治肺水肿发生。轻度中毒者可静脉滴注和静脉注射地塞米松 10～20 mg、中度中毒者 20～30 mg,重度中毒者 30～50 mg,糖皮质激素通常使用 3～5 d,对重度患者用药时间可适当延长,但应注意防治糖皮质激素的副作用。

(3) 亚甲蓝的应用:出现高铁血红蛋白时,可适量给予亚甲蓝(1～2 mg/kg 加入 25% 葡萄糖溶液 20 ml 中)缓慢静脉注射或静脉滴注,同时加入维生素 C 1～2g。

(4) 呼吸道雾化吸入:配方药品加入 5% 碳酸氢钠溶液中,每次 10～15 ml,每 4 小时交替雾化吸入。

(5) 保持呼吸道通畅:吸入 1% 二甲硅油气雾消泡剂。每次 2～3 min 左右,可适时重复使用;解除支气管痉挛可给予氨茶碱 0.25 g 加入 25% 葡萄糖溶液中,缓缓静脉注射或静脉滴注。对重症肺水肿,由于呼吸道损伤不适宜做气管插管者可采用气管切开等方式保持气道通畅。

(6) 在保证血容量、血压等基础上应控制输液量,并密切观察尿量等指标变化。

(7) 预防、控制肺部感染,纠正电解质紊乱及酸中毒等,加强对症处理。

(8) 对皮肤和眼损伤者,按化学品酸性灼伤进行专科处理。

(9) 禁忌应用吗啡、哌替啶等药品,甘露醇不宜用于肺水肿的治疗。

## 四、液氧与液氢中毒

### (一) 性状与毒性

液氧与液氢可作导弹、火箭的液体推进剂,液氧沸点 −183℃、液氢沸点 −253℃。液氧、液氢无毒,使用时不会引起中毒。只有吸入高压氧和长期吸入高浓度氧才能发生氧中毒。

液氧液氢对人员的主要危险如下。

1. 洒在身上或接触绝热不良的低温推进剂容器和管路、阀门等金属部件时可引起冻伤。吸入液氧液氢的低温蒸气,可刺激呼吸道或引起呼吸道冻伤。高浓度氢还可致窒息。

2. 液氧气化,衣服吸附了饱和氧,遇明火可以燃烧,引起烧伤。

3. 液氧遇可燃物(还原剂)、液氢遇氧化剂或液氧与液氢接触,在一定条件下反应猛烈发生爆炸,可致爆炸伤。

### (二) 中毒表现与救治

临床表现与冻伤、烧伤、爆炸伤相似。

预防主要是在使用液氧、液氢时要注意防冻、防火及防炸。

发生冻伤、烧伤、爆炸伤时,按一般冻伤、烧伤及爆炸伤处理,对低温推进剂引起的全身性或大面积冻伤,青壮年可用 40～42℃温水快速复温,再送医院做进一步治疗。

(赵远鹏)

## 思考题

1. 百草枯救治药物的研究动向?
2. 2,4-D 和 2,4,5-T 的中毒特点?
3. 肼、甲基肼、偏二甲基肼中毒的临床特点有何不同?
4. 火箭推进剂中毒的预防和急救措施?
5. 氮氧化物与光气中毒有何区别?

## 参 考 文 献

[1] Gupta RC. Handbook of Toxicology of Chemical Warfare Agents. London:Academic Press,2009.
[2] 董兆君. 化学武器与化学事件医学防护学. 北京:军事医学科学出版社,2009.
[3] Tuorinsky S. Medical Aspects of Chemical Warfare. Office of the Surgeon General,Borden Institute,2008.
[4] Spitsin S,Pappa V,Douglas SD. Truncation of Neurokinin-1 Receptor-Negative Regulation of Substance P Signaling. Journal of Leukocyte Biology,2018.
[5] Xu L,Xu J,Wang Z. Molecular Mechanisms of Paraquat-Induced Acute Lung Injury:a Current Review. Drug and Chemical Toxicology,2014,37:130-134.
[6] Sun B,Chen YG. Advances in the Mechanism of Paraquat-Induced Pulmonary Injury. European Review for Medical and Pharmacological Sciences,2016,20:1597-1602.

# 第41章 化学武器损伤的医学防护

【学习目的与要求】

化学武器是一类大规模杀伤性武器,对缺乏训练和防护的军民能造成巨大伤亡。化学武器防护是指对敌进行化学武器袭击前后所采取的一系列应对措施,包括化学毒剂侦检、个人和集体防护措施、对毒剂的消除技术及对一些特殊情况的处置等。就单兵防护而言,个人防护器材的使用是其核心内容。

## 第一节 化学战剂的侦检

毒剂侦检(gas detection)简称侦毒,是使用装备的侦毒器材查明毒剂的种类、浓度及范围。防化部门派出的化学侦察分队,使用侦毒、报警器材查明毒剂种类、名称,概略测定染毒浓度,检测毒剂云团传播方向并进行标记。

卫生部门在化学侦察工作中除主要完成本分队配置地域内的毒剂侦检任务外,还必须对水和食物的染毒情况进行检查,做出能否食用的结论;对伤员染毒的服装、装具、皮肤、伤口、呕吐物、尿等进行检验,以辅助诊断。必要时协同防化兵查清敌人使用的毒剂种类。常用的毒剂侦检方法有化学显色法、色谱法、离子迁移光谱法和传感器法等。

### 一、化学显色法

化学毒剂与特定的试剂发生化学反应后出现颜色变化,根据其颜色变化的性质和色度,可以判断化学毒剂的种类及其浓度。早期的化学毒剂鉴定主要是利用这种原理。目前国内外开发的毒剂侦检纸就是一种轻便且适用的侦检装备。

1. 侦毒纸和侦毒包 我军开发的毒剂侦毒包可以侦检神经性毒剂(沙林、梭曼、维埃克斯)、芥子气、路易剂、氢氰酸、氯化氢和光气等毒剂蒸气。该侦毒包还配备有毒剂液滴侦毒纸,可侦检并区分G类毒剂、V类毒剂、H类毒剂。该侦毒包可在-20~40℃温度条件下使用。

2. 侦毒器 侦毒器利用侦检管内的特殊材料吸入毒剂,然后使之与化学试剂发生反应显示颜色,根据颜色变化来判断毒剂的性质。我军基层部队装备的是FZD04A型侦毒器。

FZD04A型侦毒器(图41-1)用于染毒空气、地面、技术装备及其他物体表面的毒剂侦检,还可采集染毒的土壤、植物、粮秣、空气、水和毒烟、烟幕等样品。

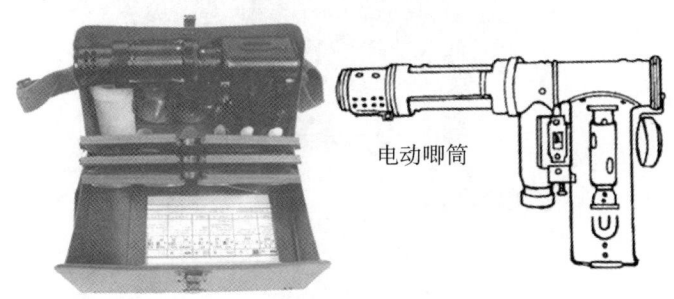

图41-1 FZD04A型侦毒器

## 二、色谱法

色谱法是一种分离分析方法。它是利用不同物质在两相中具有不同的分配系数(或吸附系数、渗透性),当两相做相对运动时,这些物质在两相中进行多次反复分配而实现分离。目前主要有气相色谱仪和液相色谱仪。随着高效能色谱柱、高灵敏检测器及微处理机的使用,色谱法已成为军用毒剂快速分离检测的主要技术。

## 三、离子迁移光谱法

离子迁移光谱检测法是基于开式回路迁移光谱技术,使用离子迁移元件(ion mobility cell),对化学毒剂具有极好的敏感性和选择性,并根据预先设定的化学物质和化合物的种类,可在极低浓度下检测。

该装置可连续实时检测,可进行浓度及趋势的检测、相对剂量检测。标定数据库选择,化学物质数据库可以升级。检测灵敏度高,用于检测神经性毒剂(沙林、塔崩、VX)为0.01 mg/m$^3$,糜烂性毒剂(芥子气、路易剂)为0.5 mg/m$^3$,氰类毒剂和窒息性毒剂(光气、氯气)为10.0 mg/m$^3$。

## 四、传感器技术

毒剂报警器是一类以化学传感器技术为基础的侦毒设备。我军装备的含磷毒剂报警器就是利用了这一类技术。

FDB03型含磷毒剂报警器是一种灵敏、轻便、晶体管化的野战用便携式侦毒器材(图41-2)。可用于侦检空气中的含磷毒剂,包括神经性毒剂和有机磷酸酯类农药,并以声、光指示发出报警讯号。此报警器灵敏度高,在正常气候条件下(温度10~25℃,相对湿度30%~70%),当空气中沙林浓度达1.5μg/L,维埃克斯3μg/L时,可在5s内报警。而野战常见气体,如硝烟、制式烟幕、引擎废气的干扰,不会引起误报。该仪器总重量为 2 kg(图 41-2)。

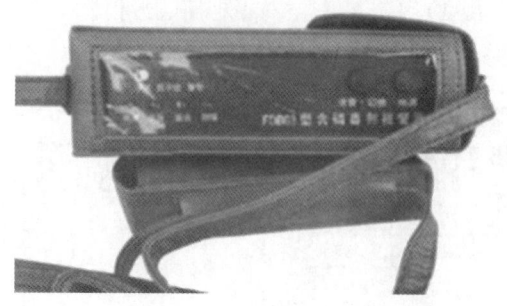

图 41-2　FDB03 含磷毒剂报警器

## 第二节　化学武器损伤的防护器材

对化学毒剂损伤的防护,应贯彻防护器材与医药防护相结合,制式器材与简易器材相结合的原则。平时,从事有毒物质的工作人员,除了必须遵守操作规程外,还应当养成良好的个人卫生习惯,如不在工作场所进食、吸烟,吃饭前洗手,工作后淋浴、更衣等。战争中遭受敌人化学袭击或和平时期发生重大化学毒物泄漏时,为了防止毒剂接触和侵入人体,必须及时使用防护器材。

防护器材分个人和集体两类。集体防毒工事种类很多,按防毒原理主要分密闭式和通风式两种。密闭式防毒工事是采用密封措施防止外界染毒空气进入工事内,人员呼吸只利用工事内的原有空气或利用空气再生装置供氧。通风式防毒工事是利用滤毒通风装置滤除外界空气中的毒物后供人呼吸。

医疗掩蔽部是集体防毒工事的一种。除了要求结构坚固、密闭、设有滤毒通风装置外,应设有入口洗消间、换药室、手术室、病房、药房和必要的附属房间。工事内的通道宽度应能通过担架。

防毒工事内气体成分、温度、湿度和不良气味等对人体影响较大,特别对伤病员更为重要。掩蔽部内通风量通常以 $CO_2$ 允许浓度为依据。空气供应量一般要求每小时$(1.5\sim2.0)$ $m^3$ 即可。医疗掩蔽部和首脑机关,以及机要部门要求较高,$CO_2$ 浓度需要大大降低。

个人防护器材是单兵使用的防护器材,包括防毒面具、皮肤防护器材及简易防护器材等。

### 一、防毒面具

1. **防毒面具的结构和功能**　防毒面具(gas mask)是保护呼吸道、眼睛和头面部皮肤不受毒剂伤害的重要器材。防毒面具有过滤式防毒面具和隔绝式防毒面具两类。我军装备的过滤式防毒面具(filtered gas mask)现在主要是 05 型。过滤式防毒面具由面罩、滤毒罐、面具袋三部分组成。滤毒罐是滤毒的主要元件,滤毒罐的填料有防毒炭和滤烟层两部分,前者吸附多种有毒气体和蒸气,后者则滤除毒剂气溶胶。

**2. 防毒面具对人体生理功能的影响** 在使用过滤式防毒面具时,由于面具存在的呼吸阻力及有害空间和面罩的局部作用,对人体的正常生理功能可带来一定程度的影响。在平时,人员对这些影响是可以耐受的。但在战时和特殊情况下,由于面具选配不当,这些影响可能加剧并产生不良后果。

(1) 呼吸阻力:呼吸阻力是指呼吸时气流通过面具所产生的摩擦力。这种摩擦力受通过面具的气流速度的影响。劳动强度大,呼吸量大,气流速度就大,因此阻力也大。呼吸阻力包括呼气阻力和吸气阻力。呼气阻力对人体影响较轻;吸气阻力对人体生理功能影响较大。平静缓和的呼吸有助于减小呼吸阻力。

(2) 有害空间:面罩与面部皮肤之间有一150～200 ml 的空隙,其中有上次呼气末保留下来的含较高浓度(4%)$CO_2$的空气,下次吸气时首先被吸入肺内。故称其为有害空间。生理情况下人鼻腔到支气管也有150～200 ml 的呼吸无效腔,两者相加,总量与成人平静呼吸时一次潮气量(400～500 ml)非常接近。因此,戴面具时,吸入气中氧含量减少,$CO_2$含量增加。久之会引起头痛、头晕、气喘、无力、恶心、呕吐等反应,严重者出现酸中毒。正确佩戴面具和深长呼吸对克服有害空间的影响具有重要意义。

(3) 面罩:戴面罩后,视野受眼窗的限制而缩小。呼出气的水汽凝结在镜片上,影响视力。面罩对头面部压迫可以引起头痛和局部组织循环障碍。

除防毒面具的眼窗使视野缩小,镜片可因水雾而变模糊,通话器的通信距离缩短2/3且声音失真。因此,穿戴防护器材对军人的作战效能有明显的影响,可能出现视力、听力、耐力下降,动作的速度和准确度减小等。

## 二、防护服

防护服(protective suit)有防毒衣、防毒靴套、防毒斗篷等多种类型。

**1. 分体式防毒衣** 皮肤防护器材主要是防护服。分体式透气防毒衣由带头罩的上衣、裤子、手套、靴套等组成。其外层是经过防水处理及对毒剂液滴有铺展作用的维棉布,当毒剂液滴接触其表面时会铺展成薄的膜,增大毒剂表面积,减轻下层防毒材料单位面积上的吸毒负担。内层喷涂有氟和活性炭,对毒剂蒸气有吸附作用。分体式防毒服的防毒性能可靠,对蒸气状和液滴状毒剂的有效防御时间都在6 h 以上;经过漂洗晾干后,仍有良好防毒效果。分体式防毒服有良好的透气性,对人体的散热功能影响不大。

**2. FFY03型连身式防毒衣** FFY03型连身式防毒衣的胶布厚0.29～0.33 mm,重约2.5 kg。对芥子气、路易剂、沙林、VX 等液滴能分别防护130min、65min、120min、>120 min。FFY03型连身式防毒衣的上衣、裤子和靴套是连在一起的(图41-3),它与腰带、防毒手套和防毒衣袋组成一套。头罩上的松紧带、颈扣带及胸前的尼龙搭扣能密封颈部和前胸,并保障与面罩密实配合。袖口分两层,内层有套环,用以挂在拇指上,防止衣袖往上移动。手套套于内外袖之间,内外袖口的松紧带能有效保证袖口密封。腰带和鞋带用以固定防毒衣和靴套。防毒衣分大、中、小三个型号。

体温调节障碍是隔绝式防毒衣对人体功能的主要影响。人体通过皮肤(占80%～90%)和肺(占5%)散热。皮肤散热方式有辐射、传导、对流和蒸发四种方式。外界温度和湿度不同,主要的散热方式也不同。30℃以下时,辐射、传导和对流是主要散热方式。气温接近或超

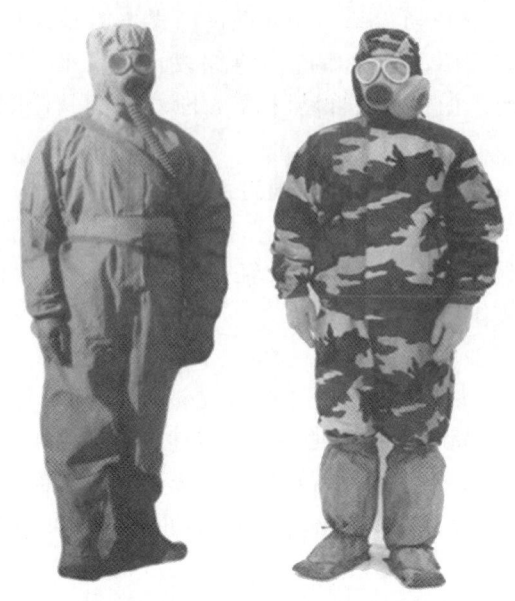

图 41-3　FFY03 和 FFF02 型防护服

过皮肤温度时,蒸发是重要散热方式。夏季穿着防毒衣,机体大量出汗,以蒸发方式散热受到遏制,体温因此升高,甚至中暑。相反,冬季时防毒衣不保温,手足容易冻伤。

此外,穿着防毒衣,袖口、裤靴连接处及颈、腰等部位紧束在身上,衣着又较笨重,人员行动不便,感觉迟钝,体力消耗增大。这些机械影响经训练习惯后可大为减少。

3. 局部防护装备　局部防护器材有防毒围裙(protective apron)、防毒手套(protective gloves)、防毒靴套(protective boots)、防毒斗篷(protective cape)等。前三种用防毒胶布裁制而成,配套使用可保护胸腹部、手、足和下肢。一般在操作毒物、消除污染、处理染毒伤员时使用。防毒斗篷能保护全身不受毒剂污染,也要与其他防毒器材配套使用。

## 三、简易防护器材

简易防护器材可分为呼吸道防护器材和皮肤防护器材两类。用毛巾、纱布、布料、衣服等经过简单裁剪,浸上不同的液体,如 5% 碱水、草木灰水、石灰水等,可制成浸渍口罩。浸渍口罩对沙林有一定的防护作用。也可用铁盒、竹筒等装以 10% 碱水浸渍的锯末和砖颗粒等制成防毒筒,对沙林、氢氰酸、双光气等毒剂有较好防护效果。

## 四、个人防护器材的使用

1. **防毒面具的使用**　使用面具者应根据自己的头型大小来选配面具。正确选配面具既能保证面具的气密性,又能避免增大有害空间和面罩对头面部的压迫。面具的号码标记在罩体下方,根据各人头型大小选配合适的面罩。选好面罩后要进行试戴。如果是头戴式面罩,要边试戴边调节好头带的长短。面罩戴上后面罩的密合圈应正好与面部的相应位置紧密贴合,而对头面部又无明显压迫。密合圈的位置在通过眉骨上缘横至太阳穴向下,沿着耳朵前边的双颊到下颌的一圈。面罩大小不合适或佩戴不正确可造成漏气。

战时发现敌人使用毒剂或平时发现毒剂泄露,立即停止呼吸、闭上眼睛;左手握住面具袋底部、右手迅速取出面罩,面罩开口对向自己;两手撑开面罩,套住下颌,向上后稍用力将面罩戴上;双手对称地调整头带,使面罩与面部紧密贴合;深呼一口气、睁开眼睛、恢复正常呼吸。以上动作必须准确迅速,要求在 10 s 内完成。

给伤员戴面具,采取卧姿或跪姿,在伤员头后用上述方法给伤员戴上。伤员如面部染毒,先进行消毒,后戴面具。给头部伤员戴面具时,为减轻面罩对伤员的压迫,可将头带剪断(如系头盔式,将面罩后面撕开),然后用绷带包扎。如有专供头部伤员用的面具,则按说明给伤员戴上。

听到口令"脱面具"或离开毒区后脱下面具。方法:一手握住面罩与导气管结合部向前下方脱下面罩,或用大拇指挑起面罩或头带将面罩脱下,然后将其装入袋内。

2. **防毒衣的使用**　连身式防毒衣的穿戴分两步进行。听到"穿防毒衣"口令时,卸下武器、装具和器材,打开防毒衣袋,取出防毒衣,撑开颈口、胸襟,两腿伸进裤内,两臂伸进两袖,穿好上衣并自下而上结好鞋带、腰带,卷起外袖,将防毒手套插入腰带中间,背上面具、装具和器材。听到"戴面具"口令时,戴面具和防毒衣头罩,扣好胸襟尼龙搭扣,结好颈扣带。将套环套在拇指上,戴上手套,放下外袖口并系紧。脱防毒衣时,人员背风而立,卸下武器。离开原地 1～3 步到上风处,由下而上解开各系带。使用软管连接的独立滤毒罐时,需从面具袋中取出滤毒罐,卸下装具和器材。脱头罩,拉开胸襟至肩下,脱手套时两手缩进袖内,抓住内袖,两手背于身后,将上衣连手套一齐脱下。再将两手插进裤腰往外翻,脱下裤子。后退一步,用大拇指从脑后挑起面罩或头带脱下面具。注意不要接触防毒衣外部以防染毒。

## 第三节　化学战剂的消除

使用物理或化学方法,使人员、物资、装备及地面污染的毒剂失去毒性,这一过程称作毒剂的消除(decontamination),简称消毒或洗消。消毒是医学防护的一项重要内容,它是防止或减轻中毒、恢复染毒物品使用价值、保障人员安全、继续执行任务所必须进行的一项紧急措施。卫生医疗机构在消毒工作中的主要任务:①负责对染毒伤病员及其服装和装备的消毒;②对医疗卫生器材、卫生运输工具及本驻区住所地面和道路的洗消;③参加对染毒水和食物的洗消,做出水和食物能否饮用的结论;④在部队开展洗消时,给予必要的卫生监督和医疗保障。

常用的人工消毒方法有机械法、物理法和化学法三种。机械法是采用铲除、切断等方法,直接移走染毒层或用掩埋、覆盖染毒表面等方法将人员与毒剂隔离。物理法是利用吸附、蒸发、溶解、冲洗或冲洗加热等物理因素除去染毒物品中的毒剂。机械法和物理法只能使毒物发生位置移动,不能使其发生分子本质的变化,故消毒效果比化学消毒法差。

## 一、化学消毒法

化学消毒法是利用消毒剂与毒剂的化学反应破坏毒剂分子,使之变成无毒或低毒产物。化学消毒法是较为彻底的消毒方法,应用比较广泛。常用的化学消毒剂如下。

1. 含有效氯化合物 分子中含有正价氯原子($Cl^+$)化合物有两类,一类是氯原子联在氧原子上,称为次氯酸盐;另一种是氯原子联在氮原子上,称为氯胺。它们在酸性条件下均可形成次氯酸(HClO),最终放出氯和新生态氧。有效氯通常以百分率表示,例如,100 g 三合二与酸完全作用能放出 56g 氯分子,含有效氯为 56%,亦表明 100 g 三合二的氧化能力相当于 56 g 氯分子的氧化能力。次氯酸盐(hypochlorites)溶液有刺激性,应避免与眼和伤口接触。皮肤消毒后最好在 10~30min 用水洗净。金属、纤维制品消毒后也应用水漂洗。次氯酸盐的一般性能见表 41-1。

表 41-1 次氯酸盐的一般性能及其应用

| | 三合二 | 次氯酸钙(漂粉精) | 漂白粉 |
| --- | --- | --- | --- |
| 分子式 | $3Ca(OCl)_2 \cdot 2Ca(OH)_2$ | $Ca(OCl)_2$ | $CaOCl_2$ |
| 状态 | 白色粉末,有氯气味 | 白色结晶粉末,有氯气味 | 白色粉末,有氯气味 |
| 有效氯 | 56%~65% | 80%~85% | 28%~32% |
| 溶解性 | 能溶于水,溶液呈碱性,不溶于有机溶剂 | 易溶于水,溶液呈碱性,不溶于有机溶剂 | 难溶于水,溶液呈碱性,不溶于有机溶剂 |
| 稳定性 | 较漂白粉稳定,吸湿性小,干品稳定,但受日光照射或高温可加速分解 | 较三合二稳定,不易受潮分解,干品稳定,受日照或高温可加速分解 | 较不稳定,能逐渐分解失效,受日照或高温加速分解 |
| 腐蚀性 | 腐蚀金属,破坏纤维,对皮肤有刺激,接触时间不宜长 | 同左 | 同左 |
| 应用 | 1:8水溶液对 G 类、糜烂性毒剂污染的道路、器材、橡胶材料等消毒,亦可作皮肤消毒,稀硝酸溶液(水:浓硝酸:三合二= 9:1:1)对 V 类毒剂消毒 | 1:10 水溶液对武器、地面、道路等 G 类、V 类及糜烂性毒剂消毒,亦可用于皮肤消毒 | 粉末(需混土、沙或灰,比例 2:3),消毒糜烂性毒剂污染的道路、地面;浆状(1:1)消毒木质、橡皮、粗金属;水溶液(1:5)消毒皮肤 |

2. 碱性化合物 碱性化合物主要用于消除 G 类毒剂和糜烂性毒剂,但对芥子气效果较差,对 V 类毒剂无效。碱可中和毒剂水解后生成的酸,使反应速度加快,并可防止生成的酸腐蚀物品。

## 二、物理洗消法

物理洗消法就是利用溶解、吸附、加热、冲刷、拍打、铲除等物理方法,将毒剂从受染物体上除去的洗消方法。这种方法通用性好,与毒剂的化学性质关系很小,但不是真正意义上的消毒。物理法主要包括冲洗、吸附、蒸发、反渗透和机械洗消法。常用的洗消剂如下。

1. 溶剂  用于配制消毒剂的溶液应具备的特点是:对毒剂和消毒剂都有较大的溶解度,不与消毒剂发生化学反应;腐蚀性小,不损坏消毒的物品。常用的溶剂有水、汽油、煤油和二氯乙烷等。它们既可用于直接擦洗消毒,也可用于配制消毒液。

2. 吸附剂  吸附性较强的吸附粉末,如活性炭粉、活性白土、漂白土粉和硅凝胶等洒在染毒物表面时,能把毒剂吸除。

## 三、消毒方法

当人员被化学毒物污染时,立即用装备的消毒剂对染毒局部皮肤、眼,以及服装、鞋袜、手中武器等进行消毒。以后根据需要在专门设立的洗消站内进行全身彻底洗消。

1. 皮肤消毒  发现染毒应立即用纱布或棉花吸去可见的毒剂液滴,并用装备的皮肤消毒剂消毒。如有个人消毒手套可直接用以吸除毒剂。表 41-2 所列的消毒液可供选择。

局部洗消应遵循的原则:快速消毒、越早越好,防止扩大染毒面,消毒后 10min 用水或棉球等洗净。

表 41-2  几种代用的皮肤消毒液

| 消毒液 | 可消除的毒剂 |
| --- | --- |
| 14%甲酚钠乙醇溶液 | G 类神经毒,路易剂 |
| 2% $Na_2CO_3$ 水溶液 | G 类神经毒 |
| 10%~15%氨水 | G 类神经毒 |
| 1:10 三合二水溶液,1:5 漂白粉水溶液 | G 类神经毒,芥子气,路易剂 |
| 20%一氯胺醇水溶液 | 芥子气,路易剂 |
| 10%二氯胺邻苯二甲酸二甲酯溶液或 5%乙醇溶液 | V 类神经毒,芥子气,路易剂 |
| 5%碘酒,5%二巯丙醇溶液 | 路易剂 |
| 10%二氯异三聚氰酸钠水溶液 | V 类神经毒 |

2. 眼的消毒  面转向一侧,立即用水缓缓冲洗,有条件时可用 2%小苏打、0.2%氯胺水溶液或 0.01% $KMnO_4$ 水溶液。在染毒区内洗眼行动要快速,洗后立即戴上防毒面具。

3. 全身洗消  通常应在专门设置的人员洗消站内进行,用热水、肥皂水洗涤剂清洗全身。人员洗消站分洗消区和清洁区。洗消区是淋浴车展开作业和人员洗消的地方。清洁区是人员洗消后进行检查的地方。

人员全身洗消,通常是在对自己的武器、服装洗消后才进行;若人员污染严重,则可先到人员洗消站进行人员洗消,然后再洗消武器和装备。

洗消作业完毕后,应仔细清洗器材、撤收装备、整理场地。对排水沟、渗水坑应进行掩埋和标志,以防人员入内。车辆可根据情况进行清洗和保养。

(陈明亮)

## 思考题

1. 个人防护装备有哪些类型？
2. 如何对化学伤员进行洗消？
3. 侦检设备及其工作原理。
4. 三合二的性能和使用方法有哪些？

## 参 考 文 献

[1] Dachir S, Barness I, Fishbine E, et al. Dermostyx(IB1)-High Efficacy and Safe Topical Skin Protectant Against Percutaneous Toxic Agents. Chemico-Biological Interactions, 2017, 267: 25-32.

[2] Kangas MJ, Burks RM, Atwater J, et al. Colorimetric Sensor Arrays for the Detection and Identification of Chemical Weapons and Explosives. Critical Reviews in Analytical Chemistry, 2017, 47: 138-153.

# 第 42 章

# 化学武器袭击条件下的卫生勤务

【学习目的与要求】

化学武器袭击条件下的卫生勤务的特点、行动原则和组织实施是本章的重点讨论内容。通过对本章的学习,要理解化学战卫生勤务与其他战争条件下卫生勤务的区别与联系;掌握化学战卫生勤务的行动原则和组织实施的具体流程。本节内容与第 43 章的化学灾害的医学应急处理关系密切,可参阅相关章节。

## 第一节 化学战卫生勤务概述

在化学战剂袭击情况下,往往由于伤员数量多、救治任务急,环境污染、工作效率低,加上伤员不能按照常规的救治阶梯进行医疗后送等特点,对部队卫勤保障技术和组织实施有诸多的特殊要求。

### 一、化学武器袭击条件下的卫勤保障特点

#### (一)伤员数量多、伤类杂,救治任务急

化学战剂的使用,将会造成大批伤员;卫勤部门要在短时间内对其进行救治,工作任务相当繁重,要求各级救治机构紧密配合完成伤员的医疗后送任务。各种毒剂的救治方法很不相同,应有针对性地采取救治措施。某些毒剂的中毒伤员若不及时抢救,会在短时间内危及生命。因此,化学武器杀伤区伤员抢救除应组织卫生人员抢救外,还必须广泛开展群体性自救互救。

战时既可发生单一的化学武器损伤,亦可发生化学毒剂复合伤,伤员伤类复杂,伤势严重,对救治技术和组织工作提出了更高的要求。卫勤机构平时要加强毒剂伤和复合伤的救治技术和药品器材的研制,在组织、技术、装备等方面做好充分准备,战时要合理地组织分级救治工作。

## (二)环境污染,工作效率低

卫生人员一般是在有毒环境中工作,除在染毒区抢救伤员外,大量染毒伤员进入救治机构,污染工作环境。有时卫生人员需佩戴防护器材进行工作,致使工作效率降低。因此,卫勤保障要考虑执行任务人员的工作强度和工作时间。

## (三)需要特殊救治技术

化学武器伤员种类多、伤情急,救治伤员的技术要求较高,加之平时此类中毒病例少见,医护人员实践经验较少,必须在临战前对卫生人员进行技术训练,使他们在诊断、急救、治疗和护理等方面具备基本的理论知识,并能胜任实际工作。

## (四)需要特殊药物

救治化学战剂中毒伤员,需要大量的特殊药物,如神经性毒剂急救针、解毕灵、氯解磷定、阿托品等。因平时少用,临时筹措较难,战前均应有一定量的储备。

## 二、化学战的卫勤保障战术

### (一)化学伤员救援组织指挥程序

各级卫勤领导及时收集部队遭敌化学武器袭击后人员伤亡情况;向后勤保障领导或合成军首长汇报并提出伤员抢救处置建议;根据合成军首长的指示,派出化学伤员抢救队;组织实施化学毒剂染毒区的伤员抢救;通知旅救护所或上级加强的卫勤分队,做好接收伤员的准备,必要时对伤员进行洗消;根据合成军首长的指示,对部队的洗消工作实施卫生监督。

### (二)化学伤员抢救队的组成

旅以上部队应成立化学武器伤员抢救队(相当于防化医学救援队),负责化学毒剂染毒区伤员的抢救工作。伤员抢救队一般由30~50人组成,分3~5个抢救组。抢救队中卫生人员与担架员之比为1:4或1:5。摩步旅(含同级单位)抢救队由旅救护所组建。营成立抢救组,以营卫生所人员为主,抽调所属分队战士组成担架队,任务紧急时可由部队首长临时抽组的战斗分队、勤务分队参加伤员抢救。抢救队的装备主要有运输工具、防护器材、侦检器材、急救药物及其他用具等。

1. 指挥组 负责与现场及后方指挥部的联系与对接,进行现场医学处置的组织指挥,及时汇报救援和转送情况。

2. 专家组 负责指导疑似化学中毒伤员及化学中毒伤员的中毒诊断与救治,并对事件性质、可能产生危害、可能动用救援力量规模进行专家决策咨询。

3. 侦检组 负责染毒现场伤员生物样品采集及洗消效果的检查。必要时,可协助防化兵部队完成对未知化学品的甄别与鉴定。其任务区分有别于防化兵部队,一般不负责染毒区内空气、水源、土壤等环境内有毒有害化学品的检测。

4. 现场抢救组 负责协助伤员迅速脱离污染区,同时报告现场伤亡情况;必要时,可在染毒区内采取呼吸支持、肌内注射解毒剂和止血固定等紧急救治措施。

5. 分类组　负责对染毒区暴露人员进行分流,区分染毒人员、伤员和死亡人员,并给予伤票;待伤员洗消后,依据伤情对其进行分类,后送至现场救治组进行进一步救治。

6. 洗消组　负责对污染伤员和从污染区撤出的救援队员进行洗消,以及伤员污染物的封存和处理。

7. 救治组　负责对经过洗消后危重症伤员的紧急处置。

8. 后送组　负责组织经现场处置的人员及时转送,并做好登记与交接。

**(三)抢救队的物资装备**

1. 药物、器材配备　要为灾害救援医疗队配备比较充足的装备。

(1)门诊用药:通常以供本医疗队最高日伤员通过量的3~5d需要量计算;病房药材按预计展开床位数计算;手术室药材按预计展开手术台数及每个手术台昼夜手术20~25人计算。卫生包配备按医疗队医务人员的50%计算。

(2)特殊急救药品:包括军用毒剂等危害极大化学毒物特异性救治药物,化学中毒主要中毒症状对症治疗药物。有机磷、氰化物等预防和急救针按100~200人准备;可选配防化医学应急救援急救箱、医疗急救综合平台。

(3)特殊的洗消用品:个人消毒包、含氯和含碱的洗消剂。

2. 特种医疗设备　包括小型X线机、心肺复苏、高压灭菌等医疗器材、伤员洗消车。

3. 防护和侦检器材　自供式呼吸道防护器、滤过式呼吸道防护器、隔绝式防护服、透气式与非透气式防护服、防毒手套及靴套等防护装备。挥发性有害化学品的现场侦检装备,如手持式离子迁移谱仪、含硫含磷报警仪、有毒有害气体监测仪、侦毒检毒箱、移动式侦检平台等专用侦毒器材。

4. 其他常用器材　运输车辆、通信器材、生活保障等器材。

**(四)化学伤员抢救队的任务和分区**

通常,合成军的副指挥员任"三抢"(伤员抢救、道路装备抢修、物资装备抢运)组长,负责化学伤员现场抢救的组织指挥工作。

1. 化学伤员抢救队的任务　主要有①根据指令,从有利方向进入染毒区对伤员实施抢救;②将伤员抢救出染毒区后,安置在隐蔽点,设点集中,继续抢救,等待前接;③做好抢救队成员的防护工作。

2. 抢救队任务区分　按照营抢救组负责本部队重度和部分中度染毒区内伤员的抢救,旅抢救队负责中、轻度染毒区内伤员的抢救,以及各伤员集中点伤员的救治、分类和后送。

抢救队完成任务后,迅速撤离染毒区。在指定地点,脱下防护器材,到洗消站进行洗消,经检查符合要求后归建。

## 三、化学战现场医学救援行动原则

1. 联合其他救援力量,协同救援　现场医学救援可能是多支救援力量共同参与的救援行动,救治化学损伤伤员以防化医学救援力量为主体。防化医学救援力量在实施联合救援时,要处理好与卫勤组织指挥机构、卫勤保障机构之间的内部协同。在化学战的现场医学救援中,防化医学救援力量要着眼救援中的重点和难点,与其他救援力量做好协同,统一步调、形成合力,发挥更好的现场医学救援效能,顺利完成任务。

2. 明确染毒区域划分,严格防护　防化医学救援力量到达现场后,应及时根据化学毒剂的危害程度、现场周边环境、气象条件及损伤人员的分布情况,对救援区域进行危险程度划分。通常将救援工作区域划分为污染区、半污染区和清洁区3个区域,即热区、温区和冷区。救援人员在进入不同污染程度的区域时,应按照区域防护等级和(或)停留时间要求,实行分区处置和可能的分级防护。

3. 遵循医学救治规律,注重时效　现场医学救援必须遵循医学救治和化学损伤时效救治规律。对伤员采取先防护后抢救,先撤离后救治,先救命后治伤,先洗消后治疗的基本救援程序。对于速杀性化学毒剂中毒,现场医学救援人员力求第一时间对化学损伤伤员采取急救措施,抓住化学中毒后10min内"白金"抢救时间和1h内"黄金"救治时间,最大限度地减少或避免人员死亡。

4. 就地就近专业救治,避免扩散　化学战现场医学救援是一项专业性很强的工作,必须依靠专业的防化医学救援力量完成。化学损伤伤员的现场洗消、现场救治和伤员医疗后送必须由专业的防化医学救援人员组织实施;轻伤员进行洗消后,中度、重度伤员经现场处置后,应就近安排专科医院或医疗队尽可能靠近现场展开,对化学损伤伤员进行专科治疗,尽量避免长距离伤员医疗后送,严格控制化学毒剂的危害扩散。

## 四、化学战现场医学救援行动方法

化学伤员需要得到的救治时间紧迫,对现场医学救援要求较高,运用正确的行动方法实施快速的现场医学救援,是现场医学救援成功的关键,应采取"联合侦检、抵近处置、防控并举、分类救治"的现场医学救援行动方法。

1. 联合侦检　现场侦检是运用现场侦查和检验的手段对化学战现场进行综合分析与判断,是对染毒区域实施的综合性、多样性和复合性的联合侦检。一方面是现场侦检装备的联合应用,侦检结果进行相互验证。另一方面是现场侦检力量的联合作战。我军除防化医学救援力量外,防化兵也承担化学毒剂现场侦检的任务,应根据现场情况联合不同现场侦检力量进行化学毒剂现场侦检。对于现场侦检装备无法确证的化学毒剂,采样保存,后期应借助后方侦检和实验室分析力量确证。

2. 抵近处置　染毒现场急救是整个现场医学救援的重要且紧迫的救援环节,对化学损伤伤员生命挽救起着关键作用。一般情况下,化学毒剂危害范围及化学损伤伤员遭受毒害的程度与距离化学毒源的距离成正相关,离化学毒源越近,污染程度和毒害程度越严重,伤员得到紧急救治的需要越迫切。为挽救更多化学损伤伤员的生命,防化医学救援力量需要在确保防护安全的情况下,尽最大可能抵近染毒现场,对化学损伤伤员实施现场急救。

3. 防控并举　一方面,在现场医学救援中防化医学救援力量和救援对象需采取有效的卫生防护,这是安全实施现场医学救援、最大程度减少化学损伤伤员毒剂损伤的必要前提。另一方面,采取有效的控制措施,防止化学毒剂交叉污染和二次污染,减少化学毒剂持续危害及毒剂污染范围。在现场医学救援中,卫生防护与危害控制相互影响,要采取防控并举的措施完成救援。

4. 分类救治 分类救治是科学高效处置批量化学损伤伤员的重要手段，对提高化学损伤伤员的救治效果起着至关重要的作用。根据化学损伤伤员的污染程度、中毒症状及生命体征等内容，对伤员进行损伤评估与分类，按照伤员伤情安排医疗救治顺序，能够在医疗资源配置有限的情况下，使最需要救治的伤员能够得到优先治疗，在有限的时间内，使最需要得到医疗救治的伤员得到专业的治疗，可以使救援行动有条不紊地实施，最大限度地提高伤员救治成功率。

## 第二节　化学战卫生勤务的组织实施

作战中，敌实施小规模化学武器袭击时，伤员发生数量少，伤员医疗后送通常可按常规武器伤员分级救治组织体制进行。当敌实施大规模化学武器袭击时，伤员大量发生，医疗后送阶梯分三级：第一级为战术区部队卫勤分队，担负染毒区伤员现场抢救；第二级是卫生连为主体组建的救护所或驻军医院组建的野战医疗所，负责伤员的早期救治；第三级是后方相应救治机构的专科治疗和康复治疗。

### 一、现场化学毒剂侦检

现场化学侦检(chemical detection)由防化医学救援人员利用化学毒剂采样、侦检装备对化学毒剂种类、浓度、范围进行检测和污染划区，并查找化学毒剂源头和留样，以及对洗消后人员进行洗消效果检测。初步检验结果报告指挥部，指导现场处置和人员防护；同时，将备份样品上送到指定实验室鉴定、确认。现场侦检要做到先防护后侦检、先气体后液固、先高毒后低毒的原则。

对救护所展开区检毒、防毒和消毒。受袭后应迅速查明毒剂的种类和毒剂的概略浓度，快速采取消毒措施，对重要地段、染毒物品进行彻底的洗消，对饮水、食物检毒，并做出能否食用的结论。

### 二、染毒区化学伤员的抢救

染毒区伤员的救治(on-spot rescue)原则与化学武器损伤相似，本着先重后轻、自救互救的原则展开。根据指令，抢救队迅速进入染毒区，在受袭部队自救互救的基础上，实施现场抢救。迅速发现、寻找伤员，特别注意工事内及车辆坦克、装甲战车内的伤员。检伤时应注意按照 ABCDEF 原则，即呼吸道(airway)、呼吸和出血(breathing and bleeding)、循环系统(circulation)、神经精神状态(disability)、充分暴露(exposure)、骨折(fracture)。对化学损伤伤员进行医学防护，防止继续中毒；尽早使用特效抗毒剂并进行必要的简易消毒；维持伤员的呼吸、循环功能；采取危及生命伤的处置，为安全、迅速撤离染毒区，提高抢救效率奠定基础。在染毒区内要少处置快撤离，省略任何不必要的救治和洗消。伤员集中就是急救后的伤员迅速搬运到染毒区外，设点集中。伤员集中点设在染毒区外或轻度染毒区，地形隐蔽（明显标志），交通方便、安全，一个抢救组可开设 1~2 个伤员集中点，在染毒区外对伤员展开针对性救治。

1. 划区处置，分级防护　抢救队接到抢救命令或听到毒袭警报后，应迅速集合，开赴染毒区，展开并实施伤员抢救工作。先根据毒剂污染及其危害程度将救援任务区域划分为污染区、半污染区、清洁区，随后按照不同区域环境特点和防护要求来确定各任务组工作位置。根据事发现场地域污染程度及有毒物质性质和浓度采取不同等级的防护措施。抢救队以组为单位，沿防化分队标出的染毒边界由上风向或侧风向进入染毒区。指挥员迅速划分工作区域，明确染毒区内、外伤员集中点。

抢救队（组）按划分的区域寻找伤员，依照先重后轻、由内向外的顺序，采取网状或梯式疏散队形寻找伤员，注意加强各组之间的联系，避免遗漏对结合部区域伤员的寻找。

2. 时效救治　按照化学中毒伤员救治的时效规律展开工作。一旦发现化学袭击征象或群体中毒症状，指挥员必须迅速组织人员撤离现场，组织部队进行多种方式的自我规避和自我防护，组织开展自救互救。部队建制卫勤分队力求在第一时间到达现场，开展急救工作，对中毒伤员采取急救措施。对速杀型毒剂中毒要抓住"白金10分钟"抢救时间和"黄金1小时"救治时间。

3. 救治四优先　对化学中毒伤员采取先防护后抢救、先撤离后救治、先救命后治伤、先洗消后治疗的基本救援程序。进入污染区和缓冲区的卫生人员，首先应当做好自身防护，然后再进行救援工作。

（1）发现伤员后，迅速接近，立即为伤员佩戴或纠正未戴好的防毒面具、防毒口罩并实施急救，先将普通伤员迅速撤离染毒区，中断伤员与毒剂毒物的继续接触，然后再进行救治。

（2）将伤员迅速搬出染毒区至伤员集中点，并进行补充急救和必要的早期治疗。

（3）存在危及生命外伤时，应先救命而后处理污染伤口，或边洗消边救命。

（4）对于生命体征稳定的伤员或已脱离污染区的伤员，应当先洗消，后处理损伤。不经洗消的伤员不能进入清洁区，以免造成污染扩散。

4. 就地就近专业救治，防止扩散　现场消、救、治需由专业的防化医学救援队完成。伤员经洗消和救治后应就近安排专科医院进行专科治疗，严格控制化学毒剂的危害扩散。

## 三、救护所化学伤员的分类和洗消

医务人员原则上在染毒区外诊治染毒人员。救援人员须采取药物预防、器材防护、洗消等防护措施，结合工作区域的污染程度进行分级防护，同时应严格遵守染毒区行动规则。救护所的主要任务概况为3T3D：对洗消伤员进行分类（triage），毒剂侦检（detection）确定是否需要洗消，医学检查确定初步诊断（diagnosis）和洗消先后顺序；组织伤员进行洗消（decontamination），伤员洗消后进行毒剂侦检，确定是否符合要求；将伤员送往相应组室进行明确诊断和救治（treatment）；依据伤员情况确定后送（transportation）。

### （一）洗消分类

收治大批化学武器伤员要加强分类工作，设置较大的分类组，要求区分伤员是否需要洗消；区分伤员是否需要紧急处置；确定洗消和处置的先后顺序；在不危及伤员生命的情况下，尽可能做到先洗消后处置。化学武器伤员的分类，在医疗后送过程中应多次进行，根据伤情变化，不断调整救治和后送的顺序，让最需要救治者优先得到合理的救治，提高战伤伤员救治的时效。

在"三抢指挥组"统一指挥下,对伤员进行后送分类,组织伤员后送。对化学武器损伤伤员洗消,一般暂时性毒剂染毒不需专门洗消,持久性毒剂染毒必须进行洗消。营团以下所属救治机构实施局部洗消,旅以上所属救治机构实施全身洗消。

洗消分类(decontamination triage)是指批量伤员到来时,根据化学毒剂种类、毒性、人员污染程度、中毒症状、防护情况等,安排伤员洗消顺序和洗消方式,以使伤员及时有效地去除化学沾染。呼吸频率>30/min 或<10/min、微循环充盈>2s、神志明显下降、严重的中毒症状和体征、确定的毒液沾染都可以作为优先洗消的指标(表42-1)。

表42-1 伤员洗消优先度的 START 分类

| START 分类 | 洗消优先度 | 基本观察 | 化学毒剂观察 |
| --- | --- | --- | --- |
| 立即(红) | 1 | 呼吸道畅通后有呼吸,频率>30/min<br>毛细血管充盈延迟>2 s<br>神志下降明显 | 严重的症状和体征<br>毒液污染 |
| 延迟(黄) | 2 | 在现场和有限时间内,损伤可控/可治 | 中度症状和体征<br>可疑毒液污染<br>确认气溶胶污染<br>靠近泄漏点 |
| 轻伤(绿) | 3 | 可走动<br>可有不需要紧急和明显治疗轻伤 | 轻微临床表现<br>没有可疑的毒物污染 |
| 死或濒死(黑) | 4 | 呼吸道畅通后没有自主呼吸 | 极重临床表现<br>大量神经性毒剂物污染<br>对自动注射急救针无反应 |

START:Simple Triage And Rapid Treatment

分类工作遵循尽快分类、优先洗消、实时动态的原则,确定伤员是否需要洗消,是否需要紧急处置,确定洗消和处置的先后顺序。在不危及生命的情况下,应先洗消后处置。同时对受染人员做出伤情判断和分类,并在伤票上加以标示。

1. 初次分类　快速检查伤员伤情,判断伤势严重程度;给伤员佩戴分类牌,指定伤员救治组室;对伤员伤情进行登记(填写伤票)。

2. 二次分类　结合主要生命体征,对洗消后待后送伤员进行二次分类,并依据分类结果确定伤员是否需要并可以立即后送,或需在现场进行进一步紧急处置。

救治分类要:①快速简洁,缩短伤员到达至接受医疗处置的时间;②重点突出,优先重伤,边分类边急救;③实时复检,排除潜伏期干扰。

### (二)救护所化学伤员的洗消

为防止毒剂继续伤害和减轻人员中毒,采用化学、物理、机械或生物方法,破坏或去除伤员衣物及皮肤、伤口等沾染的毒剂,阻止毒剂的进一步伤害,防止医学救治链的污染和毒剂扩散,也是为沾染者提供心理安慰的措施。对于出现危及生命症状、体征伤员,应先进行紧急救治,待伤员伤情平稳后,再进行洗消,或边救边洗。反之,如伤员未出现危及生命中毒症状体征,则应先进行洗消,此后再进行进一步处置。救护所化学伤员的洗消要求,在不危及伤员生命的情况下,尽可能做到先洗消后处理。化学伤员的洗消由旅救护所(含相当单位)组织实施。

洗消时注意以下问题。

1. 在洗消前要对伤员快速分类,包括毒剂侦检,确定洗消的先后顺序。

2. 指导伤员进行洗消,洗消要彻底,督促和检查每位伤员,也要再次进行毒剂侦检,使之达到洗消的要求。

3. 护送伤员到达交接区,由有关组室进行处理。

### (三)洗消站

1. 洗消站条件

(1)应急洗消的基础装备:包括防护服、衣物、一次性毛巾或干布、日用漂白液、充足的水源、生理盐水、洗眼用液体、剪刀、塑料水桶、海绵、软毛刷、毛巾、用以装衣服等并双层装袋的塑料密封袋、标签、记号笔、绷带、网式担架、医疗文书、制式洗消品(可选)、眼镜等相关品(可选)、用于收集使用过的洗消设备的坚固容器、替换用的床单或毛毯等。

(2)洗消站:要有经过受训的人员,能提供目视法筛选和专业洗消操作;有收集洗消液、废水、污染物的能力。

2. 洗消操作　洗消前,首先要去除染毒衣物,小心并快速去除或剪掉衣物,切勿将衣服拉过头顶脱除。要避开敏感或受伤的体表区域;脱去鞋子、首饰、手表、戒指、助听器、隐形眼镜等。将染毒衣物由内向外折叠,将污染物包在里面,放入塑料袋并标注。伤员的防毒面具应在洗消完成后摘下。

脱去衣服的伤员转移至清洁担架上,对染毒皮肤进行洗消。注意洗消时要收集可能产生的固态废物和废水,以防止继发性污染。洗消步骤如下。

(1)用清洁的吸附材料(如创伤辅料或尿不湿):吸除皮肤表面的所有液滴,擦除或刮除如粉末等固态毒剂。

(2)从面部、气道开始,向下直至足趾,用肥皂水(开放性伤口和眼睛用生理盐水)清洗受污染皮肤,注意皮肤皱襞、皮纹、指甲、耳及毛发。如有可能,采用大量的水进行冲洗,因为对于某些化学品,少量的水反而会促进其扩散并在人体表吸收。

(3)用海绵、软毛刷或毛巾轻轻地彻底擦拭受污染皮肤,以去除非水溶性有机化学品。

(4)再次用水清洗受污染皮肤。

(5)用一次性毛巾擦干清洁区域,对于开放性伤口考虑进行包扎。

(6)检查洗消效果,出具洗消证明,描述洗消内容、完成时间、离开时间、医疗处理,并保存副本。

(7)在撤离洗消区之前,所有工作人员需进行自我洗消并更换清洁衣服。在处置患者外伤时,需要考虑可能残留碎片的污染问题。

### 四、救护所化学伤员的救治

救护所应对化学伤员进行彻底洗消,未彻底洗消时应注意不要交叉染毒。救护所应根据伤情的轻重缓急分类处理化学武器伤。注意根据伤情变化调整治疗方案并确立后送的先后顺序。救护所急救的目的是挽救急危重伤员的生命,降低伤员的伤残率;而彻底控制和稳定伤员伤情则依赖于后送和专科治疗。

化学武器伤员的早期救治,由旅救护所完成,由于毒剂伤伤员救治复杂,在早期救治中应注意正确处理中毒与其他创伤的关系,遵循抗毒治疗与综合治疗结合、局部处理与全身治疗结合,以及中西医结合原则。救治中应注意维持呼吸和循环功能,维持水、电解质代谢平衡。

化学伤员送到旅救护所或早期治疗机构后,根据轻重缓急,将伤员分为四类。

1. 需要紧急外科手术和内科救治的重伤员　此类伤员可能有严重中毒性休克,窒息、肺水肿,急性缺氧,惊厥,化学复合伤,有外科紧急手术指征,毒剂进入眼睛、伤口和消化道等。应尽快送有关组室实施紧急处置。

2. 需要救治,但无生命危险　如果伤员有意识不清,严重的心肺功能障碍,不间断的气管痉挛,需外科处置的复合伤,芥子气大面积烧伤并有全身中毒症状等,暂不能后送,应留治观察,对症处理,待伤情平稳后后送。对于伤员有眼、呼吸道明显刺激症状,窒息性毒剂中毒肺水肿前期,中度神经性毒剂或氢氰酸中毒等,应对症处理直接后送。

3. 可延迟救治,短期内可治愈的轻伤员　此类伤员可能有眼和呼吸道的刺激症状,无顽固炎症;可疑中毒,但没有症状;芥子气所致浅度烧伤;部分速杀性毒剂轻度中毒等。处理时前两种在救护所留治2~3d,后两种在救护所留治10d左右,其余伤员根据伤情适当处理。

4. 伤情严重,危及生命,但救治难,且需要占用和消耗大量医疗资源　此类伤员应划分为期待救治,待其他优先处理的伤员处置完毕之后进行救治。

依据洗消后伤员伤情,对出现危及生命体征的重症伤员进行紧急处置;或对伤情波动较大,在后送过程中伤情可能加重的伤员进行留观。待上述伤员伤情平稳后,再后送至指定医院进行进一步救治。前期抢救记录要完整。重度伤员,应在病情初步稳定之后方可后送治疗,并考虑进行初步洗消。

## 五、救护所伤员的后送

后送(transportation)是将化学损伤伤员由受伤地点或现场医疗救治机构向后方专业救治机构转送并组织途中救治的活动,是实现化学损伤伤员分级医疗救治和保证伤员尽早得到专科治疗的重要手段,是现场救援的重要内容。因此,从染毒区开始就应重视伤员后送工作。经过救护所的补充救治,伤员病情稳定后可分类进行后送。利用一切可用的运输工具,安全、迅速地将病情稳定伤员送至后方专科医院,提高治愈率和好转率。

1. 后送的原则　清洁后送,防止化学毒剂扩散,对现场和后方救治链造成污染;安全快速,病情稳定是安全的前提,选用合适的交通工具,尽量缩短途中时间;送治结合,途中救治是整个医学救治的延续。

对需后送的伤员,根据伤情确定后送时机、顺序、运输工具和体位。后送前要办好后送手续。后送时应编组行驶并指定负责人;组织装车时应注意伤员体位和安全行车;随车卫生人员应携带必要的急救药品、医疗文书、化学和生物样本等;后送途中随时检查伤情发展,做好救治和护理工作,确保伤员迅速安全到达相应救治机构。

2. 染毒区伤员后送　在染毒区,一般应先将伤员用担架或汽车送往伤员集中点,军医或卫生员给予急救后,由上一级医疗机构派车前来接运伤员,必要时,亦可直接从染毒区或中毒地点后送。对需要立即后送但又有危险的伤员,如呼吸困难、惊厥、休克,应抓紧时间补充急救,一旦伤情好转或平稳,应立即派人后送。如战况不允许停留,应边后送边急救。对这类伤员,后送途中要指定专人负责,注意观察伤势变化,根据症状变化,及时给予必要的补充救治。

3. 染毒区后的伤员后送　旅救护所及化学武器损伤救治队的伤员后送,要严格掌握后送指征。化学武器损伤救治队对伤员可实行指定性后送,化学毒剂伤员后送至野战毒剂伤医院。毒剂伤合并有外伤或放射损伤的伤员,则根据伤员救治的需要,分别送入相应的野战专科医院。

在化学损伤伤员专科治疗过程中,应当遵循特效治疗与整体治疗相结合,医疗与护理相结合,生理治疗与心理治疗相结合的综合治疗原则。

## 六、救护所的终止与善后处理

1. 确定染毒人员得到有效处置,污染区环境得到恢复,现场救援行动终结。
2. 将现场采集的化学及生物样品封存,后送至指定实验室或相关部门进行进一步处理。
3. 对化学毒剂毒物暴露人群进行现场心理干预及疏导。
4. 对接触过化学毒剂毒物人群进行逐一登记造册。
5. 对事故类型、人员处置过程、健康危害程度,事故处置过程中的经验教训,以及在救援过程应采取的改进措施进行总结评价,上报至上级主管部门。

(邹仲敏　但国蓉　陈明亮)

### 思考题

1. 化学战卫生勤务的特点是什么?
2. 化学战卫生勤务过程中有哪些具体的行动原则?
3. 化学战卫生勤务的具体组织实施流程?
4. 现代战争对防化医学有什么要求?作战思想、作战式样、作战地域对防化卫勤保障有什么影响?

### 参 考 文 献

[1] Tomassoni AJ, French RN, Walter FG. Emergency Management of Chemical Weapons Injuries. Emerg Med Clin North Am, 2015, 33:13-36.

[2] Bastide T, Auguet V, Dupille S, et al. Treating Accident or Chemical Attack Casualties in Hospital. Rev Infirm, 2015, 208:40-43.

[3] Anderson PD. Emergency Management of Chemical Weapons Injuries. J Pharm Pract, 2012, 25:61-68.

[4] Vardi A, Levin I, Berkenstadt H, et al. Simulation-Based Training of Medical Teams to Manage Chemical Warfare Casualties. Isr Med Assoc J, 2002, 4:540-544.

[5] Shemer J, Danon YL. Eighty Years of the Threat and Use of Chemical Warfare: the Medical-Organiza-

tional Challenge. Isr J Med Sci,1991,27:608-612.
[6] Tucker JB. National Health and Medical Services Response to Incidents of Chemical and Biological Terrorism. JAMA,1997,278:362-368.
[7] Al-Shareef AS,Alsulimani LK,Bojan HM,et al. Evaluation of Hospitals Disaster Preparedness Plans in the Holy City of Makkah(Mecca):A Cross-Sectional Observation Study. Prehospital and disaster medicine,2017,32:33-45.
[8] Jett DA. The NIH Countermeasures Against Chemical Threats Program:Overview and Special Challenges. Annals of the New York Academy of Sciences,2016,1374:5-9.
[9] Jama TJ,Kuisma MJ. Preparedness of Finnish Emergency Medical Services for Chemical Emergencies. Prehospital and Disaster Medicine,2016,31:392-396.

# 第43章

# 化学灾害的医学应急处置

【学习目的与要求】

化学灾害的医学应急处置是一个复杂的系统工程。本章教学的目的是培养学员处置突发化学灾害的基本技能。应着重了解化学灾害的形式和特点，灾害的发生原因和毒源；熟悉事故发生后的应急响应形式及其组织指挥方式；掌握化学灾害发生后医学应急处置的要点，特别是伤员救治的要点。同时要熟悉化学灾害应急救援预案的制定原则和步骤。

化学工业的发展，在为人类社会带来物质财富的同时，也造成一些社会问题。化学灾害（chemical hazard）是指由于人为性、技术性、战争性或者自然性因素所造成的重大和特大突发性化学品泄漏事故并由此引起的人员伤害和社会危害，也被称为化学事故。因此，各国政府对化学事故的监控和应急处置非常重视，有效遏制该类事故对人民群众生命安全的威胁有着非常重要的意义。

## 第一节 概　述

突发性化学事故是指有毒有害化学物品在生产、使用、储存和运输等过程中突然发生泄漏、燃烧或爆炸，造成或可能造成众多人员的急性中毒及较大的社会危害，需要组织社会性救援的化学事故。

### 一、化学事故分类

化学事故一般可分为两类，即一般性化学中毒事故和灾害性化学事故。灾害性化学事故根据其危害范围和程度，又可分为重大化学事故和特大化学事故。

1. **一般性化学中毒事故**　一般中毒10人或死亡3人以下，事故范围及危害局限在发生事故的单位以内，只需事故单位劳动安全、医疗卫生部门及工作人员组织自救就能迅速控制的化学事故。

2. **灾害性化学事故**　灾害性化学事故是造成众多人员伤亡并使国家财产遭受重大损失

的事故。按其危害范围、程度及人员伤亡数量,又可分级为重大化学事故和特大化学事故。

(1) 重大化学事故:突然发生的化学事故,造成中毒10人以上、100人以下中毒,或死亡3人以上、30人以下的化学事故。这类事故泄毒量和中毒伤亡人数也少,不致引起较大的社会影响和城市功能破坏。

(2) 特大化学事故:大量有毒气体泄漏短时间内造成大量人员中毒伤亡,中毒100人以上或者死亡30人以上,使城市的生产、交通等综合功能遭受破坏,社会秩序紊乱,必须有高层次行政部门进行统一指挥,动员广大社会力量进行救援。

## 二、化学事故特点

1. 突然性　灾害性化学事故常突然发生,短时间内可造成大量有毒有害化学物质外泄。
2. 可扩散性　化学事故发生后,有毒气体通过扩散可严重污染空气、地面道路、水源和工厂生产设施。危害最大的是有毒气体,可随风向迅速往下风方向扩散。有毒液体污染地面、道路和工厂设施时,除可引起污染区人员直接中毒外,还可造成间接中毒。
3. 难控性　泄漏一旦发生,有毒气体便在自然环境中不受控制地扩散。
4. 社会反响大　城市一旦发生特大化学事故,势必影响城市的综合功能运转,交通要道被迫管制,居民必须疏散撤离,生活节奏受到破坏,企业生产将停止、打乱或待重建。

## 三、化学事故的处置

对化学事故所采取的应急处置又称为化学救援,主要的形式有三种。

1. 事故单位的自救　这是化学事故发生后最基本、最重要的一种救援形式。事故单位都要迅速采取应急措施,组织自救、互救。设法控制危险源,尽快抢救受伤人员并疏散群众,同时要通报上级机关和友邻单位。
2. 社会性救援　灾害性化学事故使救援工作已非事故单位和事故地区力所能及,必须动员、组织较多的社会力量进行综合性的社会救援。
3. 防化救援　防化救援是充分发挥军队利用防化组织、技术和装备的优势,协助地方有关部门对突发性化学事故实施的救援行动。

# 第二节　化学灾害的原因和形式

## 一、化学灾害的原因

1. 技术因素　一般指人类在化工生产、储存及运输等过程中,违章、失职等引起的化学事故。这类因素是造成灾害性化学事故的最常见、最复杂的原因。
2. 自然因素　与强烈地震、海啸、火山爆发、龙卷风、雷击等自然现象相关的大型化工企业设施破坏后,发生的燃烧、爆炸,有毒有害的化学物质外泄。
3. 战争因素　国家或政治集团之间发生战争,使该地区人类生存环境遭到化学毒剂或有毒化合物污染。

4. 人为因素　人为投毒可分为两类:一类是带有政治色彩的极端分子、恐怖分子或黑社会团体;另一类属愚昧迷信或出于个人利益,矛盾激化,为私利行凶报复。

## 二、化学灾害的毒源

化学灾害的毒源是指能引起事故的化学物质及其生产、储存、运输、使用装置。毒源的存在形式与化学事故的性质、救援方式和效果有直接的联系。

1. 毒源的种类

(1)重点毒物:毒性大、挥发度大、中毒作用迅速的易挥发性气体或挥发性大的液体化学物质,能酿成特大化学事故,是需要重点监控的毒物,称作重点毒物。

(2)军用毒剂:除了沙林、芥子气等毒剂外,有些化合物如氢氰酸、光气等被称为"双用途"的毒剂。

2. 毒源的形式

(1)固定毒源:一般是生产、储存剧毒化学品的工厂,以及输送化学危险品的管道、储罐。

(2)移动毒源:是指处于运动状态的化学品运输设备,如货车运输在装载、卸货、运输途中可能因种种原因发生化学品泄漏。

## 三、化学灾害的形式

酿成化学事故的形式主要有两种。

1. 泄漏型化学事故　由于管道、阀门失灵或运输工具故障,发生有毒气体或挥发性强的有毒液体大量泄漏而造成人员伤害。这类事故特点是中毒人员多,现场死亡人员少。

2. 燃爆型化学事故　由于化学设施燃烧、爆炸,使有毒气体泄漏和爆炸等造成的事故称为燃爆型化学事故。其特点是现场死亡人员多,伤情复杂。

## 四、化学毒源的危害方式

### (一)毒物的状态

同化学战剂一样,化学灾害中的毒物也是通过蒸汽、雾、烟、微粉和液滴五种状态进入人体。

1. 毒气云团　当储存的毒物(如液氯、液氨等)由于火灾、爆炸或管道破裂发生泄漏时,可在瞬间形成浓度很高的毒气云团。毒气云团向下风方向移动,扩散的纵深距离远,覆盖面积大,持续的时间可从数分钟至数十分钟。以液滴形式散布在事故现场毒源周围的有毒物质,而后再经蒸发形成次生云团并污染空气。应急救援的中晚期常受到这种次生毒气云团的威胁。因此,在化学事故应急处置时,必须要有良好的呼吸道或全身的防护措施。

2. 毒物液滴或微粉　地面、物体上的有毒化合物液滴可通过染毒皮肤或挥发为蒸气后毒害人员。由于液态毒物挥发的持续时间较长,救援时常需用化学洗消剂对染毒区先进行消毒。在应急处置时多需要用液体的化学消毒剂实施喷洒消毒,以防止有害粉尘飞扬。救援人员必须做好呼吸道和全身防护。

**(二)危害范围和程度**

危害范围及毒害程度主要取决于离事故中心区域距离的远近。距离越近,毒害程度越重;离事故中心越远,则危害相对较小。

1. 重度危害区　毒源周围附近区域为重度危害区,毒气浓度高,并伴有严重的地面污染。该区域人员中毒伤亡多,工厂设施破坏和污染严重。救援重点是切断毒源,抢救中毒伤员,保护、转移及消除泄漏的液态或粉态毒物。救援力量以专业人员为主,必须携带特殊救援器材和穿戴全身防护器材进行抢险救灾。

2. 中度危害区　在离事故中心区稍远的下风方向,该区较长时间吸入毒气可引起严重中毒,也可发生死亡。该区无防护人员基本失去自我救援能力,需组织专业救援人员和社会救援力量进行救援。个人防护应以过滤式防毒面具为主,抢险时可戴橡皮手套及穿长筒雨鞋进行防护。

3. 轻度危害区　位于离事故中心区较远的下风方向范围。该区毒气浓度较低,边缘区可接近允许标准,长时间在该区的无防护人员可出现轻度中毒症状,离开毒区可能不需特殊治疗就可慢慢恢复。救援工作主要是动员社会力量帮助无防护的居民组织转移、疏散和撤离,控制人员、车辆进入毒区。可采用过滤式防毒面具或自制简易防护器材进行自我防护。

## 第三节　化学灾害的应急处置预案

针对化学灾害,预先制订的应急处置方案简称为救援预案。制订化学灾害应急救援预案的目的是为了保证在发生突发化学灾害后,能以最快的速度和最高的效率,紧张有序地开展医学处置工作,最大限度地减小危害和人员伤亡。因此,它是事故发生后应急处置行动的指南。化学灾害应急处置预案的制订,一般应根据国家《危险化学品事故应急救援预案编制导则》,要在深入调查、缜密分析和科学预测的基础上进行。预案要贯彻预防为主的思想。

### 一、预案的准备

1. 潜在危险度评估　制订救援预案时,首先要对潜在危险度进行评估,即对某单位潜在的危险性进行综合分析。潜在危险度受多种因素的影响,用统计学方法对潜在的危害进行分级处理,根据积分的多少等最后评出所在地区、城市级、区级和厂级的化学危险重点目标单位。

2. 确定危险目标区和重点毒物　在掌握危险源的分布后,可确立重点毒物,划出威胁城市安全的危险目标区。

3. 化学事故的风险和处置能力评估　通过危险目标区、危险源、重点毒物、化学事故可能影响范围,以及危险目标区的人口、地理、气象(风向、风速、气温、大气垂直稳定度等)常年规律等情况的大量调查、分析、综合分级,在计算机中建立数据库。一旦突发化学事故,通过预测软件即可模拟预测出事故的规模,下风方向毒气云团的全剂量值,不同剂量的危害纵深、危害宽度、伤害面积及无防护人员的伤害概率等,为指挥部提供救援决策帮助。

## 二、预案的内容

化学事故应急处置预案要具备科学性和可操作性,能达到迅速处置化学事故的要求。预案内容包括以下几方面。

1. 序言　主要说明预案制订的目的、依据、适用范围、修订和如何执行。

2. 目标区综合信息　要突出显示重点危险目标,综合信息也要包括目标区的地理、交通及周围重要设施信息。还要充分显示周围地区的地形地貌特征,标明重要建筑及人口密度。要特别标出工矿、商业场所等人口密度大的单位和与救援有关的医疗单位、公安和消防单位等的相对位置。

3. 气象、水文数据　包括危险目标区1年内每月的风向、风速频率,气温、地温、大气垂直稳定度,水温、流速、流向、水深及水域面积等资料,这些是计算机对有毒气体(液体)在空气或水中扩散及危害评估不可缺少的重要参数。

4. 毒源情况　包括毒物的种类、数量、流动量及生产、作业设施情况。毒源的毒性资料和主要理化性质。

5. 危害方式　根据有毒化合物的理化性质、毒源种类、强度和毒性,分析确立最可能造成人员中毒和对环境污染的主要中毒途径和危害方式。

6. 人员防护素质及化学救援知识普及程度　人员防护素质直接影响灾害性事故的伤亡人数,防护素质与平时的训练有相当大的关系。

7. 报警　在化学灾害应急救援预案中,必须明确规定报警的程序、方式和对象。报警时的报告词应简单、明确、清楚。报告词应包括事故时间、地点、性质、规模、伤亡情况、已采取措施及事故可能的发展动向。

8. 应急响应　应包括应急顺序、应急系统、应急措施等部分。

## 三、救援指挥和救援队伍

为在突发化学事故时能迅速、有秩序地进行应急救援,减少事故对人民生命安全和财产的损失,必须制定切实可行的城市化学事故应急救援法规,设置权威的指挥机构。化学事故应急救援工作在市政府统一领导下进行,设立市、区(县)化学事故应急救援机构,负责组织、指挥各种救援力量,实施应急救援。在重点目标单位应建立化学事故救援专业队伍,24 h值班并加强专业训练。在地方政府的需求下,军队应派遣人员、装备等参加化学事故应急救援。

## 四、防灾教育

对重点目标区周围的居民,要通过电视网络进行经常性的教育,使居民懂得简单的自救互救知识。进行市、区和厂级的救援演练,一旦发生化学事故,就能做到不慌乱、听指挥、守秩序。只有提高全民对化学事故的防护意识和自救互救能力,才能将化学事故造成的损失降到最低限度。

## 第四节 化学灾害应急处置的卫勤保障

军队是抢险救灾的突击力量,执行国家赋予的抢险救灾任务是军队的重要使命。当突发性化学事故灾害造成众多人员急性中毒、对社会产生较大危害时,应充分发挥军队防化组织、技术和装备的作用,协助地方有关部门消除和控制化学事故产生的后果和影响。军队参加抢险救灾应当在人民政府的统一领导下进行,具体任务由抢险救灾指挥机构赋予,部队的抢险救灾行动由军队负责指挥。

### 一、灾害性化学事故应急处置要点

事故发生后要及时采取措施,尽量减少和消除事故的危害和影响,并迅速呈报军队上级主管部门和当地政府及公安、卫生等部门。做好灾害现场处置中的化学毒气扩散范围监测,防护和救治现场处置人员及中毒的灾民。处理重大化学灾害事故时,要成立专门的现场指挥机构,军队和地方相互协调、支持,必须在有关专业人员指导下进行现场处置。

### 二、灾害救援医疗队

部队卫生工作者不仅要掌握战时对化学武器损伤的防治技术和救治的组织工作,还要熟悉和掌握在和平建设时期突发化学灾害事故损伤的防治技术和救治的组织工作。

1. **医疗队人员的组成** 旅卫生连一般随部队抢险救灾进行卫生救援,可抽组 30~50 人的中型医疗队或 10~15 人的小型医疗队,其人员组成应根据化学灾害的性质而定。医疗队领导应有救灾经验的行政管理干部或技术干部担任。营成立抢救组,以营卫生所人员为主,抽调所属分队战士组成担架队,卫生人员和担架员人数为 1:4 或 1:5。

2. **医疗队的主要任务** 医疗救援队的主要任务是实施现场抢救,并对伤员进行初步的洗消和防护;开设医疗站(所)或临时救灾医院;对伤员实施紧急手术、复苏、早期抗感染和留治、观察治疗;开设伤员中转站,组织伤员分类转送;开展灾区巡回医疗及卫生防病工作;协助恢复或重建灾区医疗机构。

3. **物资装备**
(1)药物、器材配备:要为灾害救援医疗队配备比较充足的装备。①门诊用药通常以供本医疗队最高日伤员通过量的 3~5d 需要量计算;病房药材结合预计展开床位数计算;手术室药材按预计展开手术台数及每个手术台昼夜手术 20~25 人计算。卫生包配备按医疗队医务人员的 50% 计算。②特殊急救药品,如有机磷、氰化物等预防和急救针按 100~200 人准备。③特殊的消毒药品包括个人消毒包、含氯和含碱的消毒剂。
(2)特种医疗和防护器材:包括小型 X 光机、心肺复苏、高压灭菌等医疗器材;防毒面具、局部和全身防毒衣;侦毒器、检水检毒箱等专用侦毒防护器材。
(3)其他常用器材:运输车辆、通信器材、生活保障等器材。

### 三、化学灾害应急救援的现场指挥

1. 各级卫勤领导及时收集灾情，向上级首长及救灾指挥部报告并领受任务。
2. 根据上级首长、救灾指挥部指示，派出化学伤员抢救队。
3. 组织实施化学染毒区的伤员抢救。
4. 通知联勤保障医院或旅卫生连做好接收伤员的准备，必要时对伤员进行洗消。
5. 对灾区和部队的洗消工作实施卫生监督。

### 四、染毒区化学伤员的抢救原则和步骤

1. 染毒区化学伤员的救治原则　本着分组分片、先重后轻、自救互救的原则展开。主要任务是防止继续中毒；尽早使用特效抗毒剂；进行简单而有效的洗消；维持伤员的呼吸、循环功能，采取紧急对症处理措施；尽快撤离染毒区。
2. 染毒区化学伤员救治的步骤
(1) 抢救队进入染毒区后，迅速展开实施现场急救。
(2) 寻找、发现伤员，特别注意在倒塌的建筑、生产设施等下面不易发现的伤员。
(3) 伤员的现场抢救主要是给伤员戴上防毒面具，防止继续中毒，同时注射特效急救针，局部消毒，注意心、肺功能的维持和复苏。
(4) 将伤员搬运出染毒区，到开设在安全地区的伤员临时救护所进行补充救治。
(5) 根据伤情将伤员后送至专科医院进一步治疗。

### 五、救护所化学伤员的处理

1. 化学伤员的分类　化学伤员人数多，中毒症状相似，所以要加强分类工作。要求确定：伤员是否需要洗消；是否需要紧急处置，洗消和处置的先后顺序。在不危及生命的情况下，应先洗消后处置。
2. 化学伤员的救治　救护所应对化学伤员进行彻底洗消，未彻底洗消时应注意不要交叉染毒。救护所应根据伤情的轻重缓急分类处理，处理预案则同化学武器伤。注意根据伤情变化调整治疗方案并确立后送的先后顺序。
3. 化学伤员的洗消　在不危及生命的情况下，应先洗消后处置。洗消时注意以下问题：①在洗消前要对伤员快速分类，确定洗消的先后顺序；②指导伤员进行洗消，洗消要彻底，督促和检查每个伤员使之达到洗消的要求；③护送伤员到达有关组室进行专科处理。

### 六、救护所伤员的后送

经过救护所的补充救治，伤员病情稳定后可分类进行后送。可利用上级医疗部门派来接应伤员的车辆，根据伤情送往军队或地方专科医院进一步治疗。后送时应编组行驶并指定负责人，组织装车时应注意伤员体位和安全行车；随车卫生人员应携带必要的急救药品，随时检

查伤情发展,做好后送途中的护理工作。

（赛 燕）

## 思考题

1. 化学事故应急处置中,现场伤员救治的基本内容有哪些?
2. 如何估计化学泄漏事故中中毒人数?
3. 化学事故应急救援预案编制的基本原则和步骤有哪些?

## 参 考 文 献

[1] 岳茂兴.危险化学品事故急救.北京:化学工业出版社,2005.
[2] 张存位,王慧飞,陈远航,等.化学事故中应急洗消方案的研究.中国安全生产科学技术,2012,8: 103-107.
[3] 赵祥宇,王兴旺,王汉斌.突发群体性化学中毒应急处置模式探讨.职业卫生与应急救援,2016,34: 70-71.
[4] 赵建,丁日高.重大化学灾害事件医学应急救援预案的准备.国际药学研究杂志,2016,43(1):110-113.
[5] 赵进沛,杨会锁.核化突发事件医学救援与应急力量建设.北京:军事医学科学出版社,2015.
[6] 国家突发公共卫生事件总体应急预案,国务院,2006.
[7] 突发事件应急预案管理办法,国务院办公厅,2013.
[8] 危险化学品安全管理条例,中华人民共和国国务院令,第591号,2011.

# 第七篇

# 生物武器损伤防治学

# 第 44 章

# 生物武器概述

【学习目的与要求】
掌握生物武器的概念及伤害特点与影响因素,了解生物战剂的分类、施放方式、技术要求及生物恐怖袭击的特点、流行病学特征。

生物武器(biological weapon)是大规模杀伤性武器之一,它靠散布生物战剂制造"人工瘟疫",使对方军队、居民、牲畜及农作物受到感染发病,从而削弱对方战斗力。生物武器历来是霸权主义国家和恐怖组织青睐的武器,近年来,新的国际斗争形势复杂,政治和军事的发展特点使生物武器和生物威胁问题更加严峻。有效的生物武器防护措施可以控制生物武器攻击力度,从而减少伤害,保障部队战斗力,保存战略要地和军事设施。生物武器损伤防治学是在21世纪特殊的军事斗争形势下发展起来的一门新兴学科,是研究生物战和生物恐怖袭击的损伤特点和防治技术的科学,对保障战争和非战争军事行动的战斗力有重要意义。随着科技水平的不断进步,生物战剂的种类、传染性、致病性、耐药性及施放方法发生了较大变化,生物武器及生物恐怖袭击的破坏将越趋严重,防护更加困难。本章主要介绍生物武器的概念、伤害特点与影响因素等。

## 第一节 生物武器的概念

### 一、生物武器的概念

生物武器是指装有生物战剂及传播媒介的各种施放装置的总称。它和常规武器、化学武器、核武器并称为四大武器系统。

生物武器一般由生物战剂、弹体、施放装置、推进装置、定时装置和爆破装置等组成。例如,用导弹施放生物战剂,就由导弹运载系统、发射装置生物小航弹的导弹战斗部、生物小航弹(生物弹药)、生物战剂等组成导弹生物武器。生物武器的施放装置包括各种炸弹、炮弹、航弹、集束弹,安装在火箭或导弹弹头中的分散装置,以及安装在飞机上的各种布洒器(如航空布洒器、喷雾器)等。如果用巡航导弹施放,则需要定向与定位装置。

由于生物武器的成本较低,有学者将生物武器形容为"廉价原子弹"。1969年联合国化学生物战专家组统计的数据,以当时每平方公里导致50%死亡率的成本来计算,传统武器为2000美元,核武器为800美元,化学武器为600美元,而生物武器仅为1美元。

生物武器攻击是利用致病战剂感染对方人畜或作物,达到杀伤对方人员或影响对方生产生活的军事行动,可以分为战术性攻击和战略性攻击。战术性攻击主要针对武装人员,如在斯大林格勒战役中苏联使用土拉菌;战略性攻击主要针对平民和农业生产部门,如美国布洒橙剂。还有介于两者之间的骚扰性攻击,如美国的炭疽攻击。

## 二、生物恐怖的概念

生物恐怖(biologic terror)是指某些个人或组织利用生物剂,故意对特定目标人群或动、植物发动袭击,从而威胁人类健康、经济发展和社会稳定以达到政治或信仰目的的行为。生物恐怖袭击的目的是造成社会影响、引发恐慌。与传统生物战相同,生物恐怖袭击具有使用简单、便于实施、手段隐蔽、难以防范、杀伤力大、持续时间长等特点,是恐怖组织较理想的袭击方式。但从攻击的目标和目的看,生物恐怖袭击并不强调损害的面积和程度,这与生物战的目的有所区别。军事专家认为,生物恐怖已经成为一种新的战争形式,使生物战的观念发生了根本性的变化。与经典的生物战争相比较,生物恐怖袭击将具有更多使用不成熟的生物战剂、更多使用高科技手段、更多利用攻击对象资源进行破坏的方式等突出的特征。其袭击目标可包括大型公众场所、重要敏感部位、空调系统、大型水体或水源及食品加工场所。生物恐怖常用的手段包括邮寄、人工投放、气溶胶撒布和自杀性传染;其他可能的手段包括如大规模飞机气溶胶撒播、小规模局部喷雾撒播、通过中央空调系统撒播、地铁内散播、攻击动物养殖业、攻击农作物等。

## 三、生物战剂的种类

生物战剂(biological agent)是指在军事行动中用来伤害人、畜或毁坏农作物的致病微生物(包括细菌、病毒、立克次体、衣原体和毒素等)及其所产生的毒素。早期由于主要使用细菌作为生物战剂,称为细菌战剂。生物战剂是构成生物武器杀伤威力的决定因素,致病微生物一旦进入机体(人、牲畜等)便能大量繁殖,导致破坏机体功能、发病甚至死亡。目前可能作为生物战剂的微生物约有160多种。

联合国于2001年将50种生物战剂列入核查清单(表44-1),其中有37种可用于战争,而美国已研制的生物战剂就包括细菌、病毒、毒素、衣原体、立克次体、真菌等6类共47种。目前,美军至少储存有16种生物战剂,其中有炭疽杆菌、土拉杆菌、布鲁杆菌、黄热病毒、委内瑞拉马脑炎病毒、肉毒毒素、葡萄球菌肠毒素、Q热立克次体等8种列装。

1. 按危险性分类

(1)A类:致病性强,布洒后可导致国家安全隐患的病原体。这些病原体容易布洒,可导致人与人间的传播;致死率高,并对卫生系统造成严重影响;可导致社会动荡;需要医疗卫生系统的特殊准备才能应付,包括天花病毒、炭疽芽胞杆菌、鼠疫杆菌、肉毒毒素、土拉杆菌、埃博拉病毒、马尔堡病毒、拉沙热病毒、胡宁病毒等。

## 第44章 生物武器概述

表44-1 2001年列入生物战剂核查清单的战剂

| 类别 | 名称 | 类别 | 名称 |
| --- | --- | --- | --- |
| 病毒 | 克里米亚-刚果出血热病毒 | 原生生物 | 福氏耐格原虫 |
| | 东方马脑炎病毒 | 细菌毒素 | 肉毒毒素 |
| | 埃博拉病毒 | | 产气荚膜梭菌毒素 |
| | 辛农伯病毒 | | 葡萄球菌肠毒素 |
| | 胡宁病毒 | | 志贺毒素 |
| | 拉沙热病毒 | 藻毒素 | 变性毒素 |
| | 马丘波病毒 | | 西加毒素 |
| | 马尔堡病毒 | | 石房蛤素 |
| | 裂谷热病毒 | 真菌毒素 | 单端孢毒素 |
| | 蜱传脑炎病毒 | 植物毒素 | 相思豆毒素 |
| | 重型天花病毒(痘疮病毒) | | 蓖麻毒蛋白 |
| | 委内瑞拉马脑炎病毒 | 动物毒素 | 银环蛇素 |
| | 西方马脑炎病毒 | 动物病原体 | 非洲猪瘟病毒 |
| | 黄热病病毒 | | 非洲马瘟病毒 |
| | 猴痘病毒 | | 蓝舌病病毒 |
| 细菌 | 炭疽芽胞杆菌 | | 口蹄疫病毒 |
| | 羊布鲁菌 | | 牛瘟病毒 |
| | 猪布鲁菌 | 植物病原体 | 咖啡刺盘孢致病变种 |
| | 鼻疽假单胞菌 | | 松座囊菌 |
| | 类鼻疽假单胞菌 | | 解淀粉欧文菌 |
| | 土拉热弗朗西斯菌 | | 烟草霜病菌 |
| | 鼠疫耶尔森菌 | | 茄罗尔斯顿菌 |
| 立克次体 | Q热立克次体 | | 甘蔗斐济病毒 |
| | 普氏立克次体 | | 印度星黑粉菌 |
| | 立氏立克次体 | | 白纹黄单胞菌 |

(2)B类：致病性比A类弱，这些病原体相对容易布洒；发病率中等，致死率不高；需要专业实验室检测与诊断。包括贝氏柯克斯体、布鲁杆菌、类鼻疽伯克霍尔德菌、委内瑞拉马脑炎病毒、东方马脑炎病毒、西方马脑炎病毒、蓖麻毒素、金黄色葡萄球菌肠毒素B、沙门菌、痢疾志贺菌、大肠埃希菌O157:H7、霍乱弧菌、微小隐形孢子菌等。

(3)C类：包括新出现的病原体，可通过生物工程改构后用于大规模施放。这些病原体来源方便；容易生产与布洒；具有潜在的高致病性与致死率；对人类健康影响较大。包括尼帕病毒、汉坦病毒、蜱传出血热病毒、蜱传脑炎病毒、黄热病病毒、多抗药性的结核杆菌等。

2. 按微生物学分类

(1) 病毒类：如天花病毒、各种马脑炎病毒、热病毒等。

(2) 细菌类：主要有炭疽杆菌、鼠疫杆菌、霍乱弧菌等，这是二战前后使用得最多的生物战剂。

(3) 立克次体类：如普氏立克次体、Q 拉立克次体、立氏立克次体等。

(4) 衣原体类：主要有鹦鹉热衣原体。

(5) 真菌类：主要有球孢子菌、组织孔孢浆菌等。

(6) 毒素类：主要有葡萄球菌肠毒素、肉毒杆菌毒素、真菌毒素等。

可能使用的生物战剂及其病死率、施放方式和侵入途径见表 44-2。炭疽杆菌芽胞、鼠疫杆菌、霍乱弧菌、伤寒杆菌为已使用过的战剂；黄热病毒、委内瑞拉马脑炎病毒、Q 热立克次体、炭疽杆菌芽胞、土拉杆菌、布鲁杆菌、肉毒毒素和葡萄球菌肠毒素等 8 种为美军已标准化的战剂。

表 44-2 可能使用的生物战剂及其病死率、施放方式和侵入途径

| 类别 | 战剂名称 | 自然病死率(%) | 战剂性质 | 施放方式 | | 侵入途径 | | |
|---|---|---|---|---|---|---|---|---|
| | | | | 气溶胶 | 节肢动物 | 呼吸道 | 消化道 | 皮肤黏膜 |
| 病毒 | 东方马脑炎病毒 | 50～70 | 致死 | ＋ | ＋ | ＋ | － | ＋ |
| | 西方马脑炎病毒 | 2～15 | 致死 | ＋ | ＋ | ＋ | － | ＋ |
| | 森林脑炎病毒 | 0～30 | 致死 | ＋ | ＋ | ＋ | ＋ | ＋ |
| | 乙型脑炎病毒 | 0～20 | 致死 | ＋ | ＋ | ＋ | － | ＋ |
| | 黄热病病毒 | 4～100 | 致死 | ＋ | ＋ | ＋ | － | ＋ |
| | 天花病毒 | 0～30 | 致死 | ＋ | － | ＋ | ＋ | ＋ |
| | 马尔堡病病毒 | 30～90 | 致死 | ＋ | ＋ | ＋ | ？ | ＋ |
| | 拉沙热病毒 | 30～90 | 致死 | ＋ | ＋ | ＋ | ＋ | － |
| | 委内瑞拉马脑炎病毒 | ＜2 | 失能 | ＋ | ＋ | ＋ | － | ＋ |
| | 齐昆贡雅病病毒 | 0～1 | 失能 | ＋ | ＋ | ＋ | － | ＋ |
| | 登革热病毒 | 0～1 | 失能 | ＋ | ＋ | ＋ | － | ＋ |
| | 李夫特河谷热病毒 | 0～1 | 失能 | ＋ | ＋ | ＋ | － | ＋ |
| 细菌 | 鼠疫杆菌 | 30～100 | 致死 | ＋ | ＋ | ＋ | ＋ | ＋ |
| | 霍乱弧菌 | 10～80 | 致死 | 污染水源 | ＋ | － | ＋ | － |
| | 炭疽杆菌芽胞 | 95～100 | 致死 | ＋ | ＋ | ＋ | ＋ | ＋ |
| | 马鼻疽杆菌 | 95～100 | 致死 | ＋ | － | ＋ | － | ＋ |
| | 类鼻疽杆菌 | 95～100 | 致死 | ＋ | － | ＋ | － | ＋ |
| | 伤寒杆菌 | 4～20 | 致死 | － | － | － | ＋ | － |
| | 土拉杆菌 | 0～60 | 致死或失能 | ＋ | ＋ | ＋ | ＋ | ＋ |
| | 布鲁杆菌 | 2～4 | 失能 | ＋ | － | ＋ | ＋ | ＋ |
| 立克次体 | 斑疹伤寒立克次体 | 10～40 | 致死 | ＋ | ＋ | ＋ | － | ＋ |
| | 落基山斑疹热立克次体 | 10～30 | 致死 | ＋ | ＋ | ＋ | － | ＋ |
| | Q 热立克次体 | 1～4 | 失能 | ＋ | ＋ | ＋ | ＋ | ＋ |

(续 表)

| 类别 | 战剂名称 | 自然病死率(%) | 战剂性质 | 施放方式 | | 侵入途径 | | |
|------|---------|------------|---------|---------|---------|---------|---------|---------|
| | | | | 气溶胶 | 节肢动物 | 呼吸道 | 消化道 | 皮肤黏膜 |
| 衣原体 | 鸟疫衣原体 | 2～40 | 致死 | ＋ | － | ＋ | ＋ | ＋ |
| 真菌 | 球孢子菌 | 0～50 | 失能或致死 | ＋ | － | ＋ | | |
| | 荚膜组织胞浆菌 | 0～50 | 失能或致死 | ＋ | － | ＋ | | |
| 毒素 | 肉毒杆菌毒素 | 50～90 | 致死 | ＋ | － | ＋ | ＋ | |
| | 葡萄球菌肠毒素 | 0～5 | 失能 | ＋ | － | ＋ | | |

(程天民. 军事预防医学. 北京:人民军医出版社,2006.)

3. 按军事效能分类

(1) 致死性战剂:病死率在10%以上,甚至达到50%～90%。如鼠疫杆菌、霍乱弧菌、炭疽杆菌、野兔热杆菌、伤寒杆菌、天花病毒、黄热病毒、东方马脑炎病毒、西方马脑炎病毒、斑疹伤寒立克次体、肉毒杆菌毒素等。

(2) 失能性战剂:使人暂时丧失劳动力和战斗力,一般病死率<2%。如布鲁杆菌、Q热立克次体、委内瑞拉马脑炎病毒、葡萄球菌肠毒素等。

4. 按传染性分类

(1) 传染性战剂:战剂进入机体后不但能大量繁殖引起疾病,而且能不断地向体外排出病原体,感染周围人群,如天花病毒、流感病毒、鼠疫杆菌和霍乱弧菌等。

(2) 非传染性战剂:战剂能使被袭击者发病,丧失战斗力,但病原体不能从体内排出,故对周围人群不构成威胁,如布鲁杆菌、土拉杆菌、肉毒毒素等。

5. 按潜伏期长短分类

(1) 长潜伏期战剂:战剂在进入机体后需要较长时间才能发病,如Q热立克次体潜伏期2～4周,布鲁杆菌潜伏期1～3周。

(2) 短潜伏期战剂:战剂在进入机体后较短时间内就能发病,如流感病毒、霍乱弧菌(1～3d),甚至有几个小时就发病的,如葡萄球菌肠毒素、肉毒毒素等。

6. 按照攻击对象分类 攻击人类的生物战剂、攻击动物的生物战剂和攻击植物的生物战剂。

## 四、基因武器的威胁

基因武器(gene weapon,genetic weapon)是指利用基因工程技术研制的新型生物战剂,又称作第三代生物战剂。基因武器将是现代新概念武器的又一发展方向。基因武器运用先进的遗传工程这一新技术,用类似工程设计的办法,按人们的需要通过基因重组,在一些致病细菌或病毒中接入能对抗普通疫苗或药物的基因,或者在一些本来不会致病的微生物体内接入致病基因而制造成生物武器,尤其合成生物学的发展,可实现人工设计与合成自然界并不存在的生物或病毒等。它能改变非致病微生物的遗传物质,使其产生具有显著抗药性的致病菌,利用人种生化特征上的差异,使这种致病菌只对特定遗传特征的人们产生致病作用,从而有选择地消灭敌方有生力量。

基因武器常见的包括：利用微生物基因修饰生产新的生物战剂、改造构建已知生物战剂、利用基因重组方法制备新的病毒战剂；把自然界中致病力强的基因转移，制造出致病力更强的新战剂；把耐药性基因转移，制造出耐药性更强的新战剂。在人类基因组多样性的研究中，已经发现人种之间确实存在基因的差异，这种差异，很可能被种族主义者和恐怖主义分子所利用。他们可以根据不同种族基因组多样性特点，采用基因工程技术手段，设计、研制出针对某一种族的基因武器，从而对某一种族或国家的安全造成潜在的和巨大的威胁。目前，大量微生物及其毒素基因的克隆和序列测定研究在不断完成，人类基因组计划、基因组多样性计划和微生物基因组计划的实施对基因生物武器的发展具有重要促进作用。从发展趋势来看，基因武器与其他现代化武器比较，除不易防御和被伤害后难治疗等特点以外，还有成本低、易制造、使用方便、杀伤力大等优势，所以应当予以高度重视。

## 第二节　生物战剂施放方式和技术要求

### 一、生物战剂的施放方式

生物战剂的投送系统主要有布洒器、气溶胶发生器、火炮、导弹、飞机等。

早期的生物武器投送主要依靠间谍或受沾染的日用品和食品的布洒。在第二次世界大战中，日军使用空投污染粮食的办法杀伤平民，用食物投毒的方法杀害战俘，731部队用飞机空投陶瓷炸弹施放活体带菌跳蚤。在抗美援朝战争中，美军大量使用陶瓷、纸质等容器空投带菌苍蝇和其他昆虫。

20世纪60年代以后，苏联等国先后发展出气溶胶发生器方式投送。在80年代后，伊拉克等国对投送平台做了大规模的探索——利用导弹、火箭、炮弹、无人机等运载工具进行施放。

在科技发达的现代社会，生物战剂可通过气溶胶、牲畜、植物、信件等多种不同形式施放，主要利用飞机、舰艇携带喷雾装置在空中、海上施放生物战剂气溶胶，或将生物战剂装入炮弹、炸弹、导弹内施放，爆炸后形成生物战剂气溶胶。

气溶胶是分散在气体介质中的微粒，其粒径$0.5\sim5.0\mu m$，具有胶体性质，对光线有散射作用，在空气中不会因重力而沉降。生物气溶胶是把生物战剂做成干粉或液体，喷洒在空气中，形成有害的气雾云团。生物气溶胶所含的成分相当复杂，有的气溶胶甚至含有几十种元素。

由于气溶胶粒子很小，肉眼很难察觉，渗透力强，杀伤范围广，可经呼吸道吸入，对健康造成危害，致死量较其他感染途径小，影响最大的是呼吸系统，会引发多种呼吸系统疾病。一般认为，大于$3\mu m$的气溶胶容易在支气管沉积，小于$3\mu m$的气溶胶容易在肺泡区沉积。

生物战剂气溶胶的施放方式包括线源施放和点源施放。

1. 线源施放　将喷雾器安装在交通工具上进行气溶胶施放，因其施放路径会形成一条线状污染带，称为线源施放。这种手段一般逆风行驶进行施放，感染下风向一定范围内的人群。污染范围取决于风速、风向、气象条件、地形和植被及战剂自身特性等因素。

2. 点源施放　点源施放是将施放装置固定在一定位置进行施放。有的是将生物炸弹投放到一个固定目标后进行施放。

美、俄等国的生物战剂投送系统种类全、数量多,不仅有适合不同发射工具的生物弹头,还有适用于大面积布洒的航空生物战剂喷洒装置,主要作战手段是施放生物战剂气溶胶,可在短时间内造成大面积污染。如美军装备的生物战剂投掷系统主要有生物导弹、生物集束炸弹、生物炸弹、昆虫航弹、飞机气溶胶喷洒箱、飞机干粉喷洒箱、干粉生物航弹等。印度拥有飞机气溶胶喷洒器和生物导弹,具备大面积施放生物战剂的能力。日本长期进行生物炸弹和生物战剂布洒方法的研究,并拥有先进的生物战剂投送能力。

## 二、生物战剂的技术要求

自然界能够引起人、畜和植物致病的微生物种类很多,但是仅有少数可用于生物武器。作为生物战剂使用的致病微生物,必须符合下述条件。

1. 必须能够"武器化" 生物战剂必须经过包装与施放,要求在生产、储存、运输和施放过程中能较稳定地保持其活性,施放时对生物战剂本身影响极小,在环境中稳定性高,能影响和污染的范围广。炭疽芽胞杆菌能够耐受干燥、气温、紫外线辐射等物理因素,在环境中可以存活至少50年,是一个较为理想的生物战剂。

2. 生产容易,成本较低 要想使某种病原体成为生物战剂,通常要求生产设备简易,成本较低,能在短时间内大规模生产。许多细菌可以用现代发酵技术大量生产,病毒也可以用现代病毒培养技术获得大量生产,某些毒素提取工艺成熟,也可大量生产。

3. 致病力要强 理想的生物战剂应具有很强的致病力,感染剂量低,毒性高,潜伏期短,发病率高,能通过不同途径,尤其是通过呼吸道途径感染中毒,或者能借助多种媒介传播流行,在平民中具有高度传染性。

4. 合适大小粒子的气溶胶 生物战剂可以通过呼吸道、消化道、皮肤等多种途径感染,其中呼吸道途径危害最大。理想战剂气溶胶粒子应符合下述条件:①可以随风漂移较长距离。②气溶胶粒子直径 $0.5\sim5\mu m$,容易被污染区人群吸入肺深部。较大的粒子在施放后会很快沉降于地面,即使吸入也会被上呼吸道防御系统排出。

5. 易于布洒 理想战剂应当使用现成的设备(如工业喷雾器)便易于在大气中布洒。①可以安装在飞机、轮船或汽车等交通工具上布洒,或者固定在某个地点进行布洒;②在相对密闭的建筑物内布洒比通风的环境效果更好;③生物战剂最好在干燥状态下施放,利于战剂随风飘散得更远。

6. 敏感与防护问题 理想的生物战剂要求对敌方敏感,而己方有免疫力或具有保护己方军队和居民的有效防护手段。因为战剂施放后会随风飘散,如果在施放后突然风向改变,会使战剂漂向己方,如果己方没有免疫力,会对己方非常不利。

# 第三节 生物武器伤害的特点及其影响因素

## 一、生物武器伤害的特点

1. 面积效应大 武器的面积效应是指单位质量的武器所造成的有效杀伤范围。现代生物武器可将生物战剂分散成气溶胶状,在适当气象条件下可随风飘到较远的地区,杀伤范围可达数百至数千平方千米。由于多数生物武器都是活的微生物,进入人体后可以繁殖,从理论上说,在各种武器中生物武器的面积效应最大。联合国《化学和生物武器及其可能的使用效果》(1969)一书指出,一架 B-52 战略轰炸机所载的核、化学和生物武器对全无防护的人群进行假定的袭击,所造成的有效杀伤面积为:百万吨级的核武器为 300km$^2$,15t 神经性毒剂(化学武器)为 60km$^2$;10t 级生物武器为 100 000 km$^2$。只要把 100kg 的炭疽芽胞经飞机、航弹、鼠携带等方式布洒在一个大城市,就会危及 300 万市民的生命。

2. 致病力强  生物战剂多为烈性传染病的致病微生物,少量的生物战剂即可引起人体发病甚至死亡。在缺乏防护、人员密集、平时卫生条件差的地区,生物战剂所致疾病极易传播、蔓延。如 1g A 型肉毒杆菌毒素可致 800 万人死亡,人只要吸入 0.000 3 mg 的量就可死亡;1g 鸟疫衣原体悬浮液可使 1500 万人感染。各种战剂的性质不同,致病的途径不同,伤害的效果也不一样,有的可造成失能,有的可造成死亡。例如,委内瑞拉马脑炎病毒就是典型的失能性战剂,炭疽芽胞杆菌、鼠疫杆菌和导致埃博拉出血热、马尔堡病和克里米亚-刚果热的病毒都是致死性战剂。不论造成失能或死亡,都将直接影响部队的战斗力。

3. 危害时间长  由于气象、植被、战剂种类和地物等因素的影响,生物战剂气溶胶对地面人、畜的危害时间差异很大。一般说来,白天 2h 左右,夜间和阴天为 8h 左右,散布在水或土壤中的生物战剂危害时间比气溶胶要长。在特定条件下,有些生物战剂病原体可长期存活,不易被侦察发现。如霍乱弧菌在 20℃ 水中能存活 40d 以上,Q 热立克次体在金属、玻璃或木材表面能存活数周。炭疽杆菌芽胞具有很强的生命力,在阴暗潮湿的土壤中能存活数十年,即使已经死亡多年的朽尸,也可能成为传染源。有些生物战剂施放后能被当地的媒介携带传播,有的病原体能在受感染的昆虫、动物体内长期存活,甚至传代。在条件合适时,有些生物战剂的病原体能够扎根形成新疫源地,长期危害环境、动物与人类。如西尼罗河病毒由鸟类带到美国加州后形成疫源地,疫病迅速扩展到美国大部分地区。

4. 具有传染性  生物战剂所致疾病具有较强的传染性,可通过空气、水、食物、污染物体及媒介昆虫等多种途径传播,通过呼吸道、消化道、皮肤创伤及黏膜等部位侵入人体使人感染发病,且多数生物战剂可引起人和人之间的传染,有的生物战剂所致疾病的传染性很强,只要极少数病原体进入人体,就能在体内快速生长繁殖而引发疾病,患者再通过消化道或呼吸道排出体外,二次污染环境或在人与人之间传播。一旦发生病例,特别是人口稠密的大、中城市,若未及时采取有效措施,易在人群中传播流行,迅速蔓延为疫区,甚至导致人员伤亡,造成社会恐慌。例如,历史上流行的流感、霍乱、鼠疫等疾病,能在短时间内传播到其他地区。

5. 生物专一性  生物战剂可以使人、畜和农作物等生物感染致病,并能危及生命,但是对没有生命的其他生活、生产资料及如武器装备、建筑物等没有破坏作用,这一特点在军事上具有重大意义,因为袭击成功后,攻击一方可以立即使用占领区内的一切物资和生产资料。

6. 渗透性  生物战剂气溶胶可以随着空气流动进入一切不密闭的、没有空气过滤设备的工事、车辆、舰艇和建筑内部,造成那里的人员伤亡。

7. 隐蔽性  生物战剂可通过气溶胶、牲畜、植物、信件等多种不同形式释放传播,在施放时一般不会有爆炸声和刺激性气味,生物战剂气溶胶是无色、无味、看不见、摸不着的,不容易发现,人们即使身处充满战剂气溶胶的环境中也无法察觉到所受到的伤害。人肺泡表面积远比人体表面积大,肺泡壁与毛细管壁之间仅隔着 1μm 厚的两层细胞,肺泡中的气溶胶粒子很容易进入血液,故很多生物战剂气溶胶的呼吸道感染剂量远比消化道剂量小。另外,投放的带菌昆虫、动物,也易与当地原有物种相混淆,因此不易及时发现。

8. 时滞性　生物战剂不像物理武器攻击有立时的摧毁效果,也不是化学武器的立即杀伤。从战剂投送到感染人畜,有一定的时间间隔,从感染到大规模的疫情暴发,又有一定的周期,而且各种战剂的时滞周期不同。生物武器攻击的时滞性给对方比较充分的反应时间,只要对方在疫情暴发前发现就可以展开防疫,造成攻击失败。

9. 局限性　生物武器的布洒－感染－发病模式不适合攻击运动目标,本来布洒就不精确,而且感染对方要有浓度和时间上的保证,除暗杀外 20 世纪的生物战没有攻击运动目标的战例。大量非本地种昆虫的不合物候的出现或在某一地域富集,容易暴露。生物武器易受气象、地形等多种自然因素的影响。生物战剂绝大部分为活的微生物,在生产、储存、运输、使用过程中,需要一定的生存环境,生物战剂的作用时间和攻击效果受风速、风向、温度、湿度、降雨、降雪、日光及地貌等条件的影响也很大。如美国在朝鲜空投的昆虫由于低温没有从容器中扩散,从而被杀灭。斯大林格勒战役苏军就是利用严寒中德军免疫力下降,实行细菌战。此外,生物武器使用时难以控制,使用不当可危及使用者本身的安全。1979 年 4 月,苏联斯威尔德洛夫斯克市的微生物与病毒研究基地发生的炭疽泄漏事件,造成 1000 多人死亡。

## 二、生物恐怖袭击事件的特点

1. 易行性　全世界到处都有生物学研究机构和自然资源,可以提供微生物菌株或毒素。许多民用制药厂开展微生物培养工作,生产过程中需要的培养基和发酵罐在市场上很容易买到。掌握生物恐怖剂,只需要小量的菌种即可,在适宜的条件下,可在短时间里大量扩增和繁殖。

2. 隐蔽性　作为恐怖手段,生物恐怖剂不需要复杂的专业外包装,可以冻干或制成胶囊,也可以直接放在瓶子里随身携带和投入使用。使用生物恐怖剂也不需要其他相关的设备和装置,使用后表面一般都没有什么痕迹。

3. 多样性　生物恐怖剂种类多样,目标有人群、动物和植物等,感染途径及施放生物武器的手段和方式也多种多样。生物恐怖剂不但可以抛撒、散布,也可以随手丢弃、置放等,还可以用飞机进行更大规模的施放。

4. 突然性　生物恐怖袭击与其他传统的袭击方式具有很大不同,生物恐怖袭击本身具有突然性,不需要事先进行许多方面的物质准备。

5. 威胁性　生物恐怖袭击可在短时间内造成人群中某种疾病的暴发或流行,导致人员、动物的失能或死亡,即使在事件发生之后能采取快速有效的应急措施减轻其危害,但仍将对人的心理造成长期的巨大伤害,造成全社会大范围的精神恐惧。另外,生物恐怖袭击具有肉眼难以察觉的特点,恐怖分子可利用大众的恐怖心理,制造谣言,有一定的欺骗性,容易造成人群恐慌,导致社会混乱局面。同时,对农作物或牲畜也能造成极大的威胁。

6. 严重性　生物恐怖剂作为武器被使用后,后果非常严重。特别是在人口集中的大城市使用后,将不可避免地造成大规模的原发感染区和二次以上的再感染区,这种感染区随着人员的生活流动而扩散,人们很难不使原发感染区和再感染区继续扩大。

7. 难以侦检和救治　生物恐怖袭击多隐藏在普通的生活中,既无明显原因,又使得普通人没有防备。用于生物恐怖的制剂具有无色、无臭的特点,看不见、摸不着,从感染到发病有一定潜伏期,有些病例在潜伏期内很难发现。尤其是现代生物技术的发展,可以利用基因重组技术改变生物恐怖剂的致病性、抗原性,使得侦检困难,传统的治疗手段将难以生效。

## 三、生物武器和生物恐怖袭击的流行病学特点

生物恐怖袭击是人为地制造的传染病流行过程,其流行病学特点与一般传染病相比较,可能出现下列异常情况。

1. 地区特征异常

(1)罕见或新发传染病的暴发。我国没有黄热病、委内瑞拉马脑炎、裂谷热等传染病,如果发生应视为异常。

(2)在非传染病流行区,短期内突然发生来源不明的传染病暴发或流行,或者出现当地从未发生过的传染病。

(3)媒介昆虫或野生动物在一个地区明显增多。

(4)短期内有大批家畜或野生动物不明原因死亡。

2. 传播途径异常

(1)生物恐怖制剂是气溶胶时,大多经空气传播,当发现大批传播途径异常的传染病时,如突然发生大批非食物中毒引起的肉毒毒素或葡萄球菌肠毒素中毒的病例,说明病人可能是非胃肠道感染,其传播途径异常。

(2)在同一地区的疾病暴发或流行中,发现有多种病原体感染或多条传播途径,并且病情异常严重。

3. 季节性异常

(1)在一般情况下,传染病的发生大多有一定的季节性,如果出现反季节传染病的暴发,说明发病季节异常。如肠胃道传染病高峰多在夏秋季,在冬春季发生霍乱病人,说明季节异常。

(2)在没有特定的媒介昆虫活动的季节或地域发生了虫媒传染病,说明季节异常。

4. 人群特征异常  暴发疾病患者的年龄分布、职业分布、种族分布等异常。如炭疽是接触家畜或畜产品人员的职业病,当在不接触家畜或畜产品人员中发现炭疽患者时,病例数大大超过以往记录,说明职业分布异常。在不同地区出现遗传上相同病原所致传染病。

## 四、生物武器和生物恐怖袭击的影响因素

1. 施放手段的影响  生物战剂的施放可以通过喷雾器、爆炸装置及人为污染食物和水源。一般来说,通过喷雾器、爆炸装置施放的威胁比人为污染食物和水源大。

2. 侵入途径的影响  生物战剂施放后通过呼吸道、消化道、皮肤伤口及黏膜等部位侵入人体,导致疾病发生。其中呼吸道途径影响最大。

(1)呼吸道途径:微生物气溶胶通过呼吸道途径使人、畜感染。这是当代生物战中广泛使用的一种生物战剂施放方法。

(2)消化道途径:人或动物通过食用战剂污染的水或食品而感染发病,只造成局部的点状或线状伤害区。

(3) 皮肤途径:一种是直接穿透皮肤进入人体,通常只能造成个别人员的伤害;另一种是通过媒介昆虫的叮咬将战剂输入人体。

3. 生物战剂的影响　不同生物战剂特性不同,有些战剂潜伏期长,有些潜伏期短,有些导致致死,有些导致失能,有些环境抵抗力强,有些抵抗力弱。因此,战剂的选择是根据不同目的选择的。

4. 气象条件的影响　生物战剂气溶胶施放必须在合适的气象条件下才能达到较好的效果。一般说来,如果要使生物战剂气溶胶在目标区形成大面积覆盖,而且在一定时间内保持有效浓度,必须满足如下条件。

(1) 地面层大气必须稳定:离地面 0.5m 高处的气温低于或等于地面 4m 处的气温,这种状态气象学上称为逆增(inversion)或中性(neutral)。如果 0.5m 处的气温高于 4m 处,下面的热空气就会上升,上面的冷空气下降,形成对流,这种不稳定态称为递减(lapse),生物战剂气溶胶会迅速被稀释,从而不能保持有效浓度。

(2) 有一定的风速:理想的风速是 3~6m/s。风速过小,气溶胶云团不能形成大面积覆盖;而风速过大,则空气与地面摩擦力增大,能够形成许多漩涡,气溶胶可被迅速稀释。

(3) 风向比较稳定:风向稳定时生物战剂气溶胶才容易漂移至攻击目标。如果风向改变,气溶胶云团就会飘离目标。如果施放后,风向突然转为反方向,就有可能危及施放者自己的安全。

(4) 没有强烈的日光:日光中的紫外线对生物战剂有强烈的杀伤作用,因此,施放生物战剂气溶胶以黄昏、黎明、夜晚或阴天效果最大。

(5) 没有降水:雨、雪对生物战剂有明显的清除作用,使气溶胶浓度迅速下降。

5. 社会因素的影响　生物武器攻击是人为制造的传染病流行过程,各种社会因素直接作用于传染病的三个环节,对生物武器的最终效应均有影响。尤其是人民群众对生物战的防护意识和防护水平将直接影响生物武器的最终效应。

6. 地理环境的影响　地形、地面粗糙度和植被均影响生物战剂的施放效果。

(许汝福　蔡同建)

### 思考题

1. 作为生物战剂必须具备哪些条件?
2. 生物武器伤害的特点及其影响因素包括哪些?
3. 生物恐怖事件具有哪些流行病学特点?

### 参 考 文 献

[1] 曹佳.程天民军事预防医学.北京:人民军医出版社,2014.
[2] 杨瑞馥.防生物危害医学.北京:军事医学科学出版社,2008.
[3] 李春明.生物武器袭击及医学防护.解放军健康,2003,5:4-6.
[4] 陈方才,王汉华.生物袭击危害及防护.口岸卫生控制,2007,12(5):24-27.
[5] 刘家发,朱建如.生物恐怖袭击的应急救援策略.公共卫生与预防医学,2005,16(3):39-41.

[6] 徐书显,赵进沛,李秀芹.生物恐怖袭击与医学应对要点.公共卫生与预防医学,2007,18(4):139-140.
[7] 魏晓青,王玉民.生物恐怖的现实威胁与医学对策.军事医学科学院院刊,2008,32(3):281-283.
[8] 王翠娥.生物恐怖威胁特点及医学防御对策.解放军医学杂志,2005,30(1):15-18.
[9] 巴剑波.中国政府防范生物恐怖袭击对策研究.中国行政管理,2006,1:99-103.
[10] 符天保,史波波,冯长启.CBRNE恐怖事件的紧急响应.现代军事,2006,4:61-63.

# 第 45 章

# 常规生物战剂

【学习目的与要求】
了解主要生物战剂在生物战中的可能作用,了解常规生物战剂及其所导致疾病的种类,了解常见生物战剂的致病机制。掌握主要生物学战剂的生物学特性及实验室检测,掌握鼠疫、炭疽、天花等重要生物战剂所致疾病的流行环节和流行病学特点;掌握常见战剂的诊断和治疗方法。

生物战剂(biological agent)是指在军事行动中用来伤害人、畜或毁坏农作物的致病微生物及其所产生的毒素。按微生物学分为病毒、细菌、立克次体、衣原体、真菌和毒素。用于生物战剂的致病微生物的致病力强,易大量增殖;污染面积大,危害时间长;存活时间长,不易发现;传播途径广,难以防护。了解、掌握常规生物战剂的病原学特点、流行病学特征及所致疾病的救治,对做好生物武器的防护具有重要意义。

## 第一节 鼠疫杆菌

鼠疫杆菌(鼠疫耶尔森菌,Y. pestis)属于耶尔森菌属(Yersina),是引起烈性传染病鼠疫(plague)的病原菌,可作为致死性细菌战剂。该菌作为生物战剂的历史悠久,许多国家都存有菌种,并且该菌具有容易培养、生产简便的特点,缺点是储存和施放较为困难,使用的方式有喷洒、释放感染的鼠类和昆虫等。由于鼠疫的疫苗效果至今仍不理想,所以该菌作为生物战剂使用时,作战后果特别不易掌握。鼠疫一旦施放,鼠疫便有可能在当地的啮齿动物中长期流行,不仅给敌方带来很大麻烦,也可能由于啮齿动物的迁徙,把鼠疫传回己方区域,造成己方人员伤亡。

### 一、病原学特点

1. 生物学特性
(1)形态与染色:为两端浓染的卵圆形短杆菌,大小为$(0.5\sim0.8)\mu m\times(1\sim2)\mu m$,革兰染色阴性。一般单个散在,偶尔成双或呈短链。有荚膜,无鞭毛,无芽胞。

(2) 培养特性:兼性厌氧,最适生长温度为27～30℃,最适 pH 为6.9～7.2,普通培养基上生长缓慢。在血平板上培养24～48h 后可形成柔软、黏稠的粗糙型菌落。在肉汤培养基中培养开始呈浑浊,24h 后表现为沉淀生长,48h 后逐渐形成菌膜,稍加摇动菌膜即呈"钟乳石"状下沉,此特征有一定鉴别意义。

(3) 抵抗力:鼠疫杆菌在寒冷、潮湿的条件下,不易死亡,在-30℃仍能存活,于5～10℃条件下尚能生存。可耐直射日光1～4h,在干燥痰和蚤粪中存活数周,在冻尸中能存活4～5个月。但对一般消毒剂、杀菌剂的抵抗力不强。对链霉素、卡那霉素及四环素敏感。

2. 抗原结构

(1) F1(fraction 1)抗原:为荚膜抗原,于37℃培养时产生,具有抗吞噬和活化补体的作用。F1抗原性强,特异性高,相应抗体具有免疫保护作用,但不耐热,100℃、15min 即可灭活。

(2) V/W(virulcnce)抗原:V 抗原是蛋白质,W 抗原为脂蛋白,不能使豚鼠获得保护力,V/W 抗原总是一起产生,与细菌毒力有关,使细菌具有形成肉芽肿损伤和在细胞内存活的能力。

(3) 鼠毒素(murinetoxin,MT):为可溶性蛋白质,外毒素,主要作用是抑制辅酶还原,损害心肌细胞内线粒体呼吸,毒害末梢血管系统及淋巴管内皮细胞,造成血压下降及休克,又可使肝、肾及心肌组织变性、出血、坏死。鼠毒素抗原性强,可制成类毒素。

内毒素与一般革兰阴性杆菌的内毒素性质相同,但毒性较强,耐热,能引起发热、弥散性血管内凝血(DIC)和中毒性休克等。

3. 实验室检测

(1) 标本来源:淋巴结穿刺、痰、血液等,人或动物尸体取肝、脾、肺、肿大的淋巴结和心血管等,陈旧尸体取骨髓。鼠疫杆菌的检验必须严格执行烈性菌管理规则,注意防止气溶胶感染或防蚤叮咬。动物实验应有防护设备,实验用过培养物及器材应及时消毒。

(2) 涂片镜检:取检材涂片,用甲醇或酒精乙醚混合液固定5～10min,然后进行革兰染色或亚甲蓝染色,镜检观察鼠疫杆菌的形态特征。

(3) 分离培养与鉴定:将检材划线接种于普通琼脂平板、甲紫血琼脂平板及厚金格尔(Hottinger)琼脂平板上。28℃孵育48h 后观察菌落特征,挑取可疑菌落,涂片、染色、镜检。必要时,接种厚金格尔斜面和肉汤,做噬菌体裂解、凝集或沉淀试验等进一步鉴定。确诊第一例鼠疫报告时,须做豚鼠皮下或擦皮接种试验。

## 二、流行病学特征

### (一) 传染源

鼠疫传染源主要为啮齿动物和患者。我国作为主要传染源的啮齿动物有达乌利黄鼠、西伯利亚旱獭、天山旱獭、长爪山鼠等50多种,可长期维持鼠疫的自然疫源地。家栖的啮齿动物如褐家鼠、黄胸鼠是将鼠疫传给人的主要传染源。腺鼠疫患者在其淋巴结破溃以前,病原体不能排出体外,传染源作用较小,但转为鼠疫败血症和肺鼠疫时患者是最危险的传染源,因为蚤类吸患者的血后可继续传播给他人,同时,患者咳出带鼠疫杆菌的飞沫可经呼吸道传播给他人。

## (二)传播途径

鼠疫传播途径包括经蚤叮咬、剥食染病动物、污染空气吸入等途径。

"鼠—蚤—人"是人间鼠疫(腺型)的主要传播方式。人鼠疫流行前先有鼠间鼠疫的流行,一般先有野鼠传播给家鼠。家鼠死后,鼠蚤另觅宿主。跳蚤是鼠疫的主要传播媒介。其中寄生于家鼠的开皇客蚤是人类腺鼠疫的主要媒介。蚤类吸受染的血液后,病原体在其前胃中繁殖,形成菌栓,引起消化道阻塞,蚤不能获取食物而处于饥渴状态,于是反复刺咬动物和人;由于反吐病原菌,使被叮咬的人或动物受染。

肺鼠疫患者痰中的病菌可借飞沫和气溶胶,以"人—人"方式传播,造成人鼠疫的大流行。

此外,间接接触也可引起本病的传播,如蚤粪中的病菌可被擦入创口而感染人;污染的食物可经消化道感染人体。最近的研究发现,蜱类也有传播鼠疫的可能性。

## (三)人群易感性

人对鼠疫普遍易感。微量(数个菌)感染即可发病,病后可获得一定免疫力,但是不能抵抗再次大剂量的病原体感染。预防接种可使易感性降低。

## (四)流行特征

1. 流行史及现状　　鼠疫可引发世界性大流行。首次记载的鼠疫大流行发生于6世纪(520—565),起源于中东自然疫源地,流行中心在地中海沿岸。这次大流行导致了东罗马帝国的衰退。第二次大流行发生于14世纪(1346—1665),其起源众说不一。波及亚洲、欧洲、美洲和非洲的许多国家,死亡达千万人以上,这次大流行在医学史上称为"黑死病"。第三次大流行始于19世纪末(1894年),突然暴发,至20世纪30年代达最高峰,共波及亚洲、欧洲、美洲和非洲的60多个国家,死亡也达千万人以上,此次流行传播速度之快、波及地区之广,远远超过前两次大流行。20世纪80年代以来,鼠疫的死灰复燃现象已凸现出来,1980—1997年,非洲、美洲和亚洲有26个国家报道人间鼠疫病例30 069例,其中死亡2478例。由于鼠疫疫源地在世界范围分布,疫源地范围不但未能缩小,反而通道不断扩大,疫情此起彼伏,WHO专家委员会指出,鼠疫随时在局部地区暴发的可能性不能排除。

我国是世界上仅有的几个存在活跃鼠疫疫源地的国家之一。我国鼠疫自然疫源地内的人间鼠疫与前10年比,在1991—2000年也处于上升势头,人间鼠疫550例,其中死亡48例;特别值得提出的是,2000年人间鼠疫呈暴发流行趋势,发病人数达254例,为自1955年以来发病人数最多的一年。近年来鼠疫疫情有所缓解,据国家卫生部统计,2002—2006年我国鼠疫发病人数、病死人数,总体上呈现下降趋势。但是,我国2/3以上省、市、自治区为疫区,自然疫源地多达11类,占地很广。经过大力防控才将人间鼠疫病例维持在目前的散发状态,十分不易。

2. 地区分布　　影响鼠疫生物群落成员的各种因素的长期作用使生物群落的生态、生理、遗传、生存、繁育和种族延续等相互作用而依赖,达成相对的平衡关系——自然疫源地的规律。这种规律促使鼠疫疫情在地理分布、空间结构、流行季节、周期变化、感染方式、传播途径和致病机制等呈现一定特征。其中地域分布特点及严格的自然疫源性是鼠疫疫情的重要特征。

目前,在亚洲、非洲、北美和南美洲的一些国家和地区存在鼠疫的自然疫源地,而且,疫源地范围不断扩大。其中发病较多的是非洲、亚洲和南美地区。我国几乎每年都有人间鼠疫的报道,流行趋势与世界基本相同。我国鼠疫自然疫源地依据景观特征、媒介、病原体、流行特征及空间结构划分可分为 11 类自然疫源地,主要分布于西藏、青海、新疆、内蒙古、东北、云南等地区。根据近年来的调查结果显示,我国鼠疫疫源地的面积在不断扩大,1990 年的面积为 58 万平方千米,2000 年底,面积又增加了 42 万平方千米。我国内蒙古、云南地区的鼠间鼠疫和人间鼠疫一直连绵不断。近几年来,我国的鼠疫病例多出现在黄胸鼠疫源地和喜马拉雅旱獭疫源地。

近年来,人间鼠疫的发生有侵入城市等人口密集区的趋势,且远距离传播的危险增加。如马达加斯加的马拉卡暴发的腺鼠疫,印度的苏拉特暴发的肺鼠疫,我国云南的宜良地区发生的腺鼠疫流行等,均在人口密集的交通要道,并有远距离个案发生。这种流行趋势对人群构成的威胁极大,极易造成非疫源地地区人间鼠疫的传播。

3. 季节分布  由于鼠疫耶尔森菌只在特定的宿主体内发育繁殖,而这些宿主动物的活动与状态均受气候条件的影响,进而使人群的感染、发病呈现明显的季节性。流行季节往往与鼠类活动和鼠蚤繁殖有关。南方多始于春,终于夏,北方则多起于夏秋而延及冬季。肺鼠疫以冬季为多。

鼠疫流行时,一般是鼠间鼠疫在前,人间鼠疫在后;一般鼠间鼠疫在 7、8 月份出现流行高峰,人间腺鼠疫的高峰推迟半个月左右。肺鼠疫多在未受到控制的腺鼠疫流行末期出现,开始于 9、10 月份,入冬后更易发生。

从时间的分布特征来看,近年来的鼠疫还有间隔多年而突发的特点。如云南鼠疫疫源地的动物间疫情自 1982 年间歇 26 年后"死灰复燃",到 2000 年底先后有 44 个县、市发生动物间的鼠疫流行,其中一些县、市波及人间。疫区由开始的滇西,逐步向滇南、滇中、滇东发展,并冲出了云南,向广西和贵州蔓延,使 2000 年中国鼠疫人间病例创出 254 例的疫情报告纪录。

4. 人群分布  与其他自然疫源性疾病一样,以疫源地人群发病为主。鼠疫患者主要分布在与野外环境接触较密切的人群,野外作业人员发病率更高。当部队进入鼠疫疫区时,由于人群整体无免疫力,如果不加强防护,将导致疾病的流行或暴发。

## 三、损伤的救治

### (一)临床表现

1. 腺鼠疫  腺型是鼠疫的基本类型,多见于流行初期,主要表现为严重的急性淋巴结炎。患者骤起寒战、高热及头痛。继而淋巴结肿大,多见于腹股沟(70%),其次为腋下(20%)和颈部(10%),因剧痛而不能活动,拒碰触。约 1/4 患者可有皮肤红斑、丘疹,发展为水疱、脓疱及溃疡,可结黑痂。在受累淋巴结附近的皮肤病变可能是蚤咬接种部位。多数患者 4～5d 后淋巴结破溃而局部症状缓解。如及时治疗,病程度过 1 周可恢复。严重者可于第 3～5 日死于严重毒血症、休克、继发败血症或肺炎。轻型患者有低热,全身毒血症症状轻微或缺如。局部淋巴结肿大疼痛,偶可化脓及破溃,细菌学检查可检出病原菌。

2. 肺鼠疫  肺型是由腺鼠疫血行播散引起的严重并发症,少数为原发性吸入性肺鼠疫。急性起病,除发热及程度不同的全身毒血症症状外,剧烈咳嗽、胸痛、咯血、呼吸急促、发绀,肺底有少许湿啰音及胸膜摩擦音。痰脓性带血,含鼠疫杆菌。X 线胸片示支气管肺炎或融合性实变。体征与病情严重程度不一致是本病特征。如抢救不及时,可出现意识障碍,死于休克及呼吸衰竭。病死率为70%～100%。

3. 败血症鼠疫　菌血症为各型鼠疫所共有。腺鼠疫亦有间歇性菌血症,一次血培养阳性率27%。可由继发菌血症发展为败血症,血液含大量病菌,可由血涂片检出。极少数败血症鼠疫可无明显淋巴结炎和肺炎,称为原发性败血症鼠疫。病人急起高热、寒战或体温不升、谵妄、昏迷、广泛出血,循环和呼吸衰竭,常在2～3d死亡。因发绀和瘀斑,死后皮肤常呈紫色,故有"黑死病"之称。

4. 其他少见类型鼠疫　可因鼠疫杆菌侵入和感染的部位不同而发生皮肤鼠疫、脑膜鼠疫、肠鼠疫、眼鼠疫及扁桃体鼠疫。

### (二)实验室检查

1. 血常规　末梢血白细胞计数多明显升高,可达$(20～30)\times10^9/L$或更高,中性粒细胞亦明显升高,明显核左移,甚至呈类白血病反应。可伴轻至中度贫血及血小板减少。

2. 细菌学检查　细菌学检查为确诊鼠疫感染的依据。大多数患者易于获得细菌学诊断。须送鼠疫专业实验室进行生化鉴定。

3. 血清学检查

(1)反向血凝试验:用反向被动血凝试验可检出标本中的鼠疫杆菌抗原,也可用F1抗原建立被动血凝试验检测特异性F1抗体,急性期及其后间隔2周,2次血清抗体滴度呈4倍以上增高,或单份血清滴度≥1:100有诊断价值。血凝-SPA法、ELISA、放射免疫法的特异性及敏感性也较高。

(2)反向间接血凝抑制试验或ELISA双夹心抗体法:检测特异性抗原,灵敏、快速。

4. 分子生物学检测　主要有DNA探针和聚合酶链反应,快速、敏感和特异,应用较广。

### (三)诊断及鉴别诊断

发病前10d内曾到过鼠疫疫区,或接触过疫源动物、动物制品或鼠疫患者的发热、淋巴结炎病人,或有咳嗽、胸痛、咳血性痰及呼吸困难者,均应怀疑鼠疫。淋巴结炎迅猛发展,附近无皮肤感染病灶,无上行性淋巴管炎,伴有高热和严重毒血症是腺鼠疫的特征;咳血痰、明显的呼吸窘迫却无相应的肺部体征是肺鼠疫的特征;暴发性发病,有广泛出血,2～3d死亡应考虑败血症鼠疫。从淋巴结穿刺液、脓液、血液等标本中检出鼠疫耶尔森菌或血清学、分子生物学检测阳性。

本病须与钩端螺旋体病、炭疽和其他严重的淋巴结炎、肺炎、败血症相鉴别。

### (四)治疗

1. 治疗原则　及时治疗,减少死亡。正确用药,提高疗效,精心护理,促进康复。消毒隔离,防止传播。

2. 严格隔离　病室灭鼠、灭蚤。患者排泄物彻底消毒。医护人员须有严密的自身防护措施。

3. 抗菌治疗　早期足量应用有效抗菌药是治疗鼠疫的关键。传统抗菌治疗包括链霉素、四环素和氯霉素。链霉素是首选药物,病死率可降至5%以下。当前最有效的抗生素为头孢三嗪和环丙沙星,其次是氨苄西林,都比传统的抗鼠疫药物活性要高。单一药物有效,似无联合应用抗菌药物的必要。青霉素和第一代头孢菌素对鼠疫杆菌无效。近来马达加斯加报道分离出抗多种"一线"抗鼠疫杆菌抗生素的菌株,包括链霉素、四环素、氯霉素和磺胺类。故强调菌株的分离及药物敏感试验。

4. 对症支持疗法　补液,降温,输血或血浆。中毒症状严重者加用肾上腺皮质激素静脉滴注。虽可发生 DIC,尚未证明肝素在治疗鼠疫时的效果。淋巴结炎一般无须局部处理,个别液化者可切开引流。

## 第二节　霍乱弧菌

霍乱弧菌($v.\ cholerae$)是引起人类霍乱病的弧菌属细菌。霍乱是古老且流行广泛的烈性传染病之一。霍乱主要通过污染水源或食物传播,也可通过蚊虫等节肢动物传播。已发生过 7 次世界性霍乱大流行,前 6 次均由霍乱弧菌古典生物型引起,1961 年开始的第 7 次大流行由埃尔托生物型引起。霍乱可作为致死性生物战剂。第二次世界大战中的侵华日军和 20 世纪 50 年代的侵朝美军分别在中国战场和朝鲜战场上施放了霍乱弧菌。

### 一、病原学特点

#### (一)生物学特性

1. 形态与染色　霍乱弧菌菌体弯曲如弧形或逗点状,革兰染色阴性。大小为(0.5~0.8)μm×(1.5~3)μm,菌体一端有单生鞭毛,运动活泼。特殊结构有菌毛,无芽胞,有些菌株有荚膜。

2. 培养特性　兼性厌氧,营养要求不高,生长温度范围较广(18~37℃)。经人工培养后,易失去弧形而呈杆状。取霍乱患者米泔水样粪便做活菌悬滴观察,可见细菌运动极为活泼,呈流星穿梭运动。营养要求不高,在 pH 8.8~9.0 的碱性蛋白胨水或平板中生长良好,可作为选择性增殖霍乱弧菌的培养基。

3. 抵抗力　霍乱弧菌对热和消毒剂抵抗力弱,在 55℃ 湿热下 15min 即死亡。耐碱不耐酸。用 0.1% 高锰酸钾处理蔬菜、水果 30min,均可达到消毒的目的。

#### (二)致病物质

1. 霍乱肠毒素　是目前已知的致泻毒素中最为强烈的毒素,是肠毒素的典型代表,该毒素属外毒素,具有很强的抗原性,是由一个 A 亚单位和 5 个相同的 B 亚单位构成的一个热不稳定多聚体蛋白。其中 A 亚单位为毒性单位,B 亚单位为结合单位,毒素与肠黏膜细胞结合后,经一系列的反应,引起肠黏膜细胞分泌功能亢进,使大量体液和电解质进入肠腔而发生剧烈吐泻,由于大量脱水和失盐,可引发代谢性酸中毒,血循环衰竭,甚至休克或死亡。现已能将该毒素高度精制成晶体状,仍能保持极强的生物学活性。

2. 鞭毛、菌毛　霍乱弧菌活泼的鞭毛运动有助于细菌穿过表面黏液层而接近肠壁上皮细胞,菌毛则是细菌定植于小肠的必需因子,只有黏附定植之后才可致病。

### (三) 实验室检测

由于霍乱流行迅速,且在流行期间发病率及死亡率均高,危害极大,因此早期迅速和正确的诊断,对治疗和预防本病的蔓延有重大意义。

1. **直接镜检** 取病人"米泔水样"大便或呕吐物,镜检革兰染色阴性弧菌,悬滴法观察细菌呈穿梭样运动有助于诊断。

2. **细菌分离培养** 可将材料接种至碱性蛋白胨水37℃培养6～8h后,取生长物做形态观察,并转种于碱性平板作分离培养,取可疑菌落作玻片凝集,阳性者再作生化反应及生物型别鉴定试验。

3. **特异性制动试验** 取检材或新鲜碱性蛋白胨水培养物一滴,置于载玻片上,再加霍乱弧菌多价诊断血清,加盖玻片,用暗视野镜观察,3min内运动被抑制的即为阳性,此法优点是快速而特异,操作简便,但必须有数量较多的弧菌才检出。

## 二、流行病学特征

### (一) 传染源

霍乱的传染源是病人和带菌者。霍乱的受染者中均存在相当比例的轻症患者及隐性感染者,其中埃尔托生物型弧菌引起的霍乱尤其如此。埃尔托生物型霍乱轻症及隐性感染者占受染者的93%,其活动自如,易漏诊、误诊,为重要的传染源。埃尔托生物型霍乱的带菌者作为传染源的意义不容忽视。有四种类型的带菌者:潜伏期带菌、恢复期带菌、健康带菌和慢性带菌。潜伏期带菌者在潜伏期末有传染性;恢复期带菌率为92.9%～98.6%,但一般不超过2周,4周以上少见;健康带菌(无症状排菌)的人数少、时间短及排菌量小,接触者的健康带菌率在10%以下,一般不超过10d,个别为20d,排菌量为患者的1/6～1/4;带菌期超过6个月为慢性带菌,一般带菌时间355～385d,最长10年,其占受染者的比例不详。慢性带菌者除本身是重要的传染源外,可能是国外传至国内,甲地传至乙地的"桥梁",为流行间歇的保菌宿主及弧菌越冬"场所",某些疫区长久不得净化可能与此有关。

近年来,不断从水栖软体动物及两栖动物如多种海鱼及淡水鱼、螺、贝类(蛤蚌、牡蛎、蚬等)、蟹、虾、青蛙、蟾蜍分离到埃尔托弧菌;弧菌阳性水加氯消毒转阴后,过一段时间又转为阳性,提示本菌可在水及水生动物之间周转,但目前尚未澄清它们是机械携带或是生物携带。此外,于节肢动物(蟑螂、苍蝇)、家禽、家畜(鸭、犬、猪、牛)亦分离到埃尔托弧菌,其流行病学意义有待进一步阐明。

### (二) 传播途径

霍乱与其他肠道传染病的传播途径相同,病原体可经水、食物、日常生活接触及苍蝇传播。

1. **水是重要的传播媒介** 水易受污染,如洗涤病人衣裤、倾倒吐泻物、经河道运粪等;被污染的水易污染食物、瓜果等,有的地区有饮用生水及用生水漱口、洗刷食具等习惯;水生动物使水中持续存在弧菌及起扩散作用,如下游向上游、主流向支流扩散;埃尔托弧菌在生水中生存时间日益延长,如流行初期分离到的弧菌在河水中最长存活40d;近年分离到的典型菌株在河水中可存活341d,在淤泥中存活时间更长,且在一定条件下(20～30℃,pH 8.0～8.4,有机物充分)于水中可大量繁殖,并持续保持其致病力。

2. 食物所致的暴发流行日益增多,食品为不可忽视的传播媒介　第七次大流行以来,有些国家和地区虽然水管、粪管工作基本解决,仍出现埃尔托型霍乱暴发与流行,如美国不断有因生吃牡蛎,葡萄牙、关岛、吉尔伯特群岛不断有因生吃或半生吃蟹,日本有因婚宴而引起暴发流行的报道。我国亦不例外,有的地区,在一个流行期内因聚餐而发病者竟占全部病例的75.22%。其原因可能与水生动物带菌,水果、蔬菜易被污染,食品管理、烹调不当,在一定条件下弧菌可于食物中繁殖等因素有关。可见,只抓水改、粪管工作,不做好食品卫生管理,是难以控制本病的。

3. 日常生活接触及经苍蝇传播　健康人与患者密切接触可成为续发病例或带菌者,其受染率为 8.40%。此外,存在苍蝇机械携带弧菌传播本病的可能性,疫源地苍蝇带菌率 0.70%~4.40%,其携带时间的长短及在本病传播中所起的作用尚无确实报道。

### (三)人群易感性

人群对本病普遍易感,无年龄、性别、民族等差异。患过本病或经预防接触的人仍有再感染和发病的可能,感染后发病率为 0.22%,二次感染时间平均 18 个月左右,接种后免疫力一般能保持 2~6 个月。

### (四)流行特征

1961 年以前全世界除印尼外,各国发生的霍乱几乎全为古典生物型。1961 年埃尔托生物型霍乱流行以来,古典型霍乱逐渐被埃尔托生物型所取代,不论是在新疫区,还是在恒河下游三角洲的老疫区,均不例外,如我国在 1961 年传入后,印度在 1966 年后,孟加拉国在 1973 年后埃尔托生物型均占绝对优势。因此,下面主要介绍埃尔托生物型霍乱所致的第七次世界性大流行特征。

1. 来势猛、传播快、波及面广、持续时间长
(1)来势猛:每年数十个国家数万至数十万人发病,主要发生在亚非拉发展中国家。
(2)传播快:1961—1973 年波及五大洲。1991 年 1 年时间就扩散到拉美 11 个国家。
(3)波及面广:目前全球有 120 多个国家和地区流行,20 多个国家和地区出现输入性病例,报告患者人数超过 2000 人的国家有 22 个。据不完全统计,全世界累计有 500 万以上的患者。
(4)持续时间长:从 1961 年 5 月开始流行至今在某些国家和地区尚未能控制。

2. 流行形式　老疫区以缓慢的持续性流行为主,"病例散在发生,来源不明,一户一例,一村一例"的情况很普遍;新疫区则以暴发性流行多见。此外,具有远距离传播("跳跃式"传播)的特点。1977—1982 年共有 44 个国家发生远距离传播,说明任何地区输入疫情是随时存在的,应加强国境检疫工作。

3. 流行菌型复杂,病原体易变异　大流行初期几乎都是小川型,20 世纪 70 年代后,无论国内外均以稻叶型占优势。一种新的血清型出现可使人群普遍易感,应引起注意。非致病性弧菌可变为致病性弧菌。近年来,发现已往已明确的无致病性的某些非霍乱弧菌如 O139 株亦可产生肠毒素,而引起类似于霍乱的散发、流行和暴发。1961 年前,埃尔托弧菌可溶解羊红细胞,常利用其溶血性与古典生物型区别。自此次大流行以来,特别是 20 世纪 70 年代后此特

性已完全丧失。以往两个生物型同属海伯尔第Ⅰ群,20世纪70年代以来此见解为实践所打破,如1972年印度加尔各答的一次埃尔托生物型霍乱流行,有11%的菌株不属于海伯尔第Ⅰ群,而为Ⅱ、Ⅲ、Ⅴ、Ⅶ群。20世纪60年代噬菌体型以Ⅰa或Ⅰb居多,70年代则以Ⅰd居多。上述变异给诊断、追查传染源及制造疫苗等带来一定困难,但亦可利用其易变性使之向弱毒、无毒方向变异。

4. 有在新疫区"定居"的倾向　在适宜条件下形成新的地方性疫区。1961年前人们公认印度尼西亚苏拉威西岛为埃尔托生物型霍乱地方性疫区;目前菲律宾、印度、孟加拉国及非洲沿海不少地区我国某些沿海地区逐渐成为埃尔托生物型霍乱地方性疫区。其形成原因目前未彻底阐明。据认为可能与下列因素有关:存在慢性带菌患者,以轻型病例辗转相传,水生动物带菌。但具备上述条件的地区很普遍,却未形成地方性,可见除此以外还有其他原因。已证实水、土理化性质偏盐碱(NaCl:0.1%～0.3%,pH:8.0～9.0)适于弧菌较长期存活于外环境。

5. 不断发现对多种抗生素耐药的菌株　1977年分别在尼日利亚、菲律宾、坦桑尼亚分离到耐多种抗生素的埃尔托弧菌株,这对邻近国家和地区构成极大威胁,乃至全世界都极为关注(可通过远程传播扩散),1980年国内发现耐多西环素(强力霉素)的耐药株,从而使人们认识到不能再将预防性服药作为控制疫情的手段。服药对象应为确诊患者,高度拟诊患者及密切接触者;不能用于预防性投药,更不能推行全民服药,同时经常对本地区所分离的菌株做药物敏感试验。据报道O139霍乱弧菌也对多种抗生素耐药,但国内外报道的耐药谱不完全一致。

6. 地区及季节分布　地理分布仍以沿海为主,但可以向内陆扩散,甚至在山区和干旱沙漠地带发生流行,如西非的撒哈拉大沙漠;尼泊尔、阿富汗等山国及我国的新疆;高原地区报道的病例相对较少,可能与水体污染轻、紫外线照射强和人口密度低等自然、社会因素有关。本病在温带地区有明显的季节性高峰,以7、8、9 3个月发病率最高,但热带、亚热带地区一年四季皆有病例发生,无明显的季节性。

根据几年来对O139霍乱疫情的分析,其流行病学特征如下:①首发时间早,一般集中在3月份。②流行早期病人多。据统计,3-5月份发生的病例占全年发病人数的1/3。③临床分型以重中型居多,占72.22%。④发病者多为成年人。⑤与聚餐史有一定关系,患者中有聚餐史者占44.44%。

## 三、损伤的救治

### (一)临床表现

除少数患者有短暂(1～2d)的前驱症状表现,为头昏、疲倦、腹胀和轻度腹泻外,多为突然起病,病情轻重不一。潜伏期最短者3～6h,最长7d,多数为1～3d。典型病例临床经过分为三期。

1. 泻吐期　大多数病例突起剧烈腹泻,继而呕吐,个别病例先吐后泻。腹泻为无痛性,亦无里急后重。每日大便可自数次至十数次,甚至频频不可计数。大便性质初为黄色稀水便,量多,转而变为米泔水样。少数病例出现血水样便。呕吐为喷射状,次数不多,也渐呈米泔水样,部分病例伴有恶心。体表甚凉,肛温可达37.2～38.5℃。此期持续数小时,多不超过2d。已有O139弧菌侵入血液,引起菌血症/败血症的报道,尚未能排除是否偶然现象。

2. 脱水虚脱期　由于持续而频繁的腹泻和呕吐,病人迅速出现失水和循环衰竭。叮有烦躁不安,表情恐慌,或神志淡漠、表情呆滞及声音嘶哑。口渴、唇干、皮皱,眼球下陷,鼻尖高、颊深凹。手足螺纹皱瘪如洗衣妇女,民间有称"瘪螺痧"者。呼吸短促,脉搏细弱,心音微弱,血压下降甚至测不到。由于电解质的丧失,肌肉兴奋性改变,引起肌痉挛,常见为腹直肌及腓肠肌痉挛,故民间又称为"绞肠痧"及"吊脚痧"。由于低钾可致肌张力减退、肠鸣减弱,心动过速、心律失常。病人可出现少尿、无尿等肾功能障碍。此期持续数小时至3d。

3. 恢复期(反应期)　脱水得到纠正后,患者迅速恢复。吐泻停止,体温、脉搏及血压恢复正常,尿量增多。若虚脱期过长,可出现反应性发热(残余毒素吸收或继发细菌感染引起),少数病人尤其儿童可因高热或过高热而致死。

除此以外还有暴发型霍乱,其特点是起病很急,尚未见泻吐即已死于循环衰竭,故又称"干性霍乱"。

### (二)实验室检查

1. 常规及血生化检查　血浆比重与血细胞比容升高,白细胞可增至$(25\sim60)\times10^9/L$,中性粒细胞及大单核细胞增多,血清钾、钠、氯化物及$CO_2$结合力降低,血尿素氮升高。尿中可出现蛋白、红细胞及管型。

2. 分离培养　病人的呕吐物、排泄物、尸体的小肠及其内容物取样,接种在硫代硫酸盐柠檬酸盐胆盐蔗糖琼脂培养基(TCBS培养基)上,37℃下孵育24 h,霍乱弧菌呈黄色菌落,挑出菌落并用多价O血清直接进行玻片凝集。霍乱弧菌必须用Caw-Blair培养基转移,然后划线到TCBS培养基分离。

3. 血清学实验　血清效价达到1:80以上或有动态升高有诊断价值。

4. 快速检验

(1)凝集:将患者粪便放于5ml含特异性抗霍乱弧菌血清的碱性蛋白胨水中37℃下孵育,可见霍乱弧菌凝块沉在试管底部。

(2)显微镜暗视野检查:可见粪便中霍乱弧菌似流星样运动,可用特异性抗血清抑制。

(3)免疫荧光抗体技术:经蛋白胨水增菌后检查病原体。

### (三)诊断及鉴别诊断

1. 确诊标准　凡有下列(1)、(3)、(4)三项之一者,即可确诊为霍乱。具备第(2)项,可作临床诊断。

(1)凡有腹泻症状,大便培养O1群或O139群霍乱弧菌阳性者。

(2)霍乱流行期间的疫区内,凡有霍乱典型症状,如剧烈腹泻,水样便(清水样、米汤样或血水样),伴有呕吐,迅速出现严重脱水、循环衰竭及肌肉痉挛(特别是腓肠肌),粪便培养O1群和O139群霍乱弧菌阴性,无其他原因可查者。

(3)在流行期间的疫区内有腹泻症状,做双份血清抗体效价测定,如血清凝集试验呈4倍以上或杀弧菌抗体测定呈8倍以上增长者。

(4)在疫源检查中,首次粪便培养检出O1群或O139群霍乱弧菌前后各5d内出现腹泻症状者。

2. 疑似诊断标准

(1)凡有典型临床症状的首发病例,在病原学检查尚未肯定前。

(2)霍乱流行期间有明显接触史(如同餐、同住或护理等),发生泻吐症状而无其他原因可查者。

具有上述二者之一者,诊断为疑似霍乱。

3. 鉴别诊断

(1)非 O1 群霍乱弧菌(O139 弧菌以外的不凝集弧菌)性腹泻:常在近海水域居民中引起轻度腹泻,弧菌的生化反应与霍乱相同,而凝集反应阴性,一般不致严重腹泻,不引起大流行。采用非 O1 群诊断血清可对分离出的弧菌分型。

(2)产肠毒素性大肠埃希菌感染:这种感染在腹泻患者中占相当数量,病原体可产生不耐热及耐热两种肠毒性(LT 及 ST),前者性质与 CT 很相似。临床上也类似霍乱,但一般病程短,病原体形态及生化反应可与霍乱区别开。

(3)急性菌痢:有里急后重、明显腹痛及大便量少,为黏液脓血便,易培养出痢疾杆菌。

(4)细菌性食物中毒:均有明显食物型暴发特点,常先吐后泻伴有腹痛,可以从食物及吐泻物中分离出相应的细菌。其中副溶血弧菌食物中毒主要由海产食物引起,特点是剧烈腹痛与血水便。

(5)胃肠型恶性疟疾:血中可找到疟原虫,大便中无霍乱弧菌检出。

(6)婴幼儿消化不良:无米泔水样大便,有不合理喂养史,大便中查不出霍乱弧菌。

(7)急性化学中毒:常见如砷中毒,多可查到服毒史,腹痛剧烈,血水便中无致病菌。

### (四)治疗

最重要的治疗措施是及时足量的补液以纠正失水、酸中毒与电解质平衡失调,使心肾功能改善。抗菌药有利于减少腹泻量,缩短腹泻期和消灭病原菌。

1. 静脉输液  适用于重症失水而又不能口服者。原则上应遵从损失多少补充多少、损失什么补充什么。量要足够、及时。注意"先盐后糖,先快后慢,纠酸补钙,见尿补钾"的方针。亦即早期快速补充含碱及钾的电解质溶液是首要步骤。

2. 口服补液  口服补液疗法的适应对象是轻度和中度的霍乱患者及经静脉补液纠正休克而情况改善的重症霍乱病人。

3. 抗菌治疗  常用的有效药物是四环素,不能口服者经静脉给药。用量是 300mg 一次服用。常有耐四环素的霍乱菌株,故药物敏感试验对选择抗菌药物是必要的。多西环素和喹诺酮类广谱抗菌药等也有效。

4. 针对发病机制进行治疗  这方面的尝试主要有:①外源性特异性受体 $GM_1$ 制剂及炭剂能与肠腔内游离的肠毒素结合,从而减轻腹泻。②纯化 B 亚单位可用来封闭肠道细胞膜受体 $GM_1$。③阻止 cAMP 的形成,可口服或肌内注射氯丙嗪($1\sim 4mg/kg$),能使重症霍乱患者大便量迅速减少 65%,患者得到镇静、主观感觉改善。小檗碱也是安全有效的抗分泌药物,在孟加拉国用日服 400mg 及 1200mg 的方法,效果良好。

5. 对症治疗  有心功能不全者,给予快速洋地黄制剂(毛花苷 C 4mg 或毒花苷 K 0.25mg 加入葡萄糖中缓慢静脉推注)。肌肉痉挛者可静脉注射 10% 葡萄糖酸钙 $10\sim 20ml$。肾衰竭在纠正脱水后仍不能好转者,可考虑人工肾或腹膜透析。

## 第三节 炭疽杆菌

炭疽杆菌（B. anthracis）属于需氧芽胞杆菌属，能引起羊、牛、马等动物及人类的炭疽病。炭疽病是一种死亡率高的急性传染病，按感染途径可分为皮肤炭疽、肺炭疽和肠道炭疽三型。炭疽杆菌能形成芽胞，可在恶劣环境下有效保护其遗传物质，特别适用于气溶胶施放。因此，当大面积的炭疽污染后极难清除，可给一个国家的经济造成严重的、甚至是永久性的损害。炭疽杆菌的生产、储存和使用技术已被一些国家甚至恐怖组织掌握。2001年10月，恐怖分子在美国利用信件传播炭疽杆菌干粉的犯罪活动，造成了数人死亡和大众心理上的极度恐慌。

### 一、病原学特征

1. 生物学特性

（1）形态与染色：炭疽杆菌菌体粗大，两端平截或凹陷。排列似竹节状，无鞭毛，无动力，革兰染色阳性，本菌在氧气充足，温度适宜（25~30℃）的条件下易形成芽胞。在活体或未经解剖的尸体内，则不能形成芽胞。芽胞呈椭圆形，位于菌体中央，其宽度小于菌体的宽度。在人和动物体内能形成荚膜，在含血清和碳酸氢钠的培养基中，孵育于$CO_2$环境下，也能形成荚膜。形成荚膜是毒性特征。炭疽杆菌受低浓度青霉素作用，菌体可肿大形成圆珠，称为"串珠反应"，为炭疽杆菌特有的反应。

（2）培养特性：本菌需氧或兼性厌氧，在普通培养基中易繁殖。最适温度为37℃，最适pH为7.2~7.4，在琼脂平板培养24h，长成直径2~4mm的粗糙菌落。菌落边缘不整齐，呈卷发状。血平板上，菌落周围无明显溶血。菌落有黏性，用接种针钩取可拉成丝，称为"拉丝"现象。在普通肉汤培养18~24h，管底有絮状沉淀生长。有毒株在碳酸氢钠平板，5% $CO_2$培养下，形成黏液状菌落（有荚膜），而无毒株则为粗糙状菌落。

（3）抵抗力：繁殖体抵抗力不强，易被一般消毒剂杀灭，而芽胞抵抗力强，在干燥的室温环境中可存活数十年，在皮毛中可存活数年。牧场一旦被污染，芽胞可存活数年至数十年。煮沸10min或干热140℃，3h可将芽胞杀死。炭疽芽胞对碘特别敏感，对青霉素、头孢菌素、链霉素、卡那霉素等高度敏感。

2. 抗原结构

（1）荚膜多肽抗原：由D-谷氨酸多肽组成，抗原性单一，具有抗吞噬作用，与细菌毒力有关。若以高效价抗荚膜血清与具荚膜炭疽杆菌作用，在其周边外发生抗体的特异性沉淀反应，镜下可见荚膜肿胀。

（2）菌体多糖抗原：由等分子量的乙酰基葡萄糖胺和D-半乳糖组成，能耐热，与毒力无关。该抗原耐热，在病畜皮毛或腐败脏器中虽经长时间煮沸，仍可与相应抗体发生沉淀反应，称Ascoli热沉淀反应。该抗原特异不高，能与其他需氧芽胞杆菌、肺炎球菌14型及人类A血型物质发生交叉反应。

（3）炭疽毒素：由水肿因子、保护性抗原（因子）及致死因子三种蛋白质组成的复合物，注射给实验动物可出现炭疽病的典型中毒症状。三种成分均具有抗原性，不耐热，是炭疽杆菌致病的物质基础之一。但是致死因子和水肿因子单独作用不会发生生物学活性,都必须与保护性抗原组合后才能引起实验动物的水肿和致死。

3. 实验室检验

(1)标本:根据炭疽类型采取不同标本。皮肤炭疽采集脓液、渗出物;肺炭疽取痰、胸腔渗出液及血液等,肠炭疽的粪便及血液等送检,兽尸禁止解剖,可割取耳朵或舌尖一片送检。

(2)涂片镜检:将标本直接涂片,革兰染色或沙黄荚膜染色镜检,观察形态及荚膜特征,可以初步帮助诊断。

(3)分离培养与鉴定:确诊应进行血平板分离培养,37℃孵育12~15h,钩取可疑菌落,进行青霉素串珠试验、噬菌体裂解试验、碳酸氢钠平板二氧化碳培养、荚膜肿胀试验和小白鼠致病力实验等,与其他需氧芽胞杆菌进行鉴别确定。

## 二、流行病学特征

1. 传染源　炭疽杆菌的自然宿主包括草食性野生动物(象、鹿、羚羊等)和家畜(牛、羊、马、驴和骆驼等),已从欧洲、亚洲、非洲和美洲分离出了Ames、Sterne和Vollum等不同菌株。猪通常呈隐性感染状态。犬、狼等肉食性动物若大量食用病畜肉亦可感染并成为传染源。人类的自然患病一般都是通过接触食草动物感染,人与人之间直接传播可能性不大,但并非绝对没有危险。

鉴于动物在炭疽传播过程中的重要作用,关注动物炭疽病的防治能够为预防控制人间炭疽疫情提供极富价值的信息。

2. 传播途径　皮肤和黏膜,包括食管、胃、肠和肺的上皮都是炭疽菌的入侵门户;眼结膜也是入侵的部位。

动物主要是经消化道感染。草食家畜在牧场上,特别是旱年,草矮,家畜啃食草根,损伤口唇和黏膜,土中含有的芽胞即可由此侵入机体。在雨水多的年份,土壤中的炭疽芽胞经雨水冲刷集中于开放性贮水池从而也可通过饮水感染。圈养的家畜可因吃被炭疽芽胞污染的骨、肉、血粉而感染。昆虫叮咬也可传播。

人类自然感染主要是因为接触污染的动物尸体和皮毛,接触被感染动物污染的土壤,也可因食用加热不充分的病畜肉导致肠炭疽,或吸入带有芽胞的尘埃引起肺炭疽。另一种重要的感染途径就是生物武器袭击,以气溶胶方式散布的炭疽芽胞能够同时大面积污染空气、水源、食物。

3. 人群易感性　炭疽杆菌芽胞因菌株不同对人的致病力可能有差异,但人群对炭疽普遍易感。

以感染途径不同可分为皮肤型、肠型和肺型三种。皮肤型炭疽是通过皮肤损伤而感染的;肠型炭疽是通过胃肠黏膜损伤而致;肺型炭疽是通过吸入炭疽芽胞所致。病程潜伏期一般在12h至12d,平均2~5d。三种类型的炭疽均有可能致死,但如果早期治疗及时,80%皮肤型炭疽能自愈。全世界人炭疽病例中,皮肤型炭疽占95%~99%。

4. 流行特征

(1)时间分布:工业性炭疽和生物武器袭击导致的炭疽并没有严格的季节性,发病的时间主要取决于皮毛进入加工厂的时间、污染程度及进行生物战的时间。农业型炭疽有明显季性,发病率每年的 5 月份开始升高,到 10 月份逐渐降低,其中通常在 7—8 月份出现发病的高峰,此间的发病可占全年发病总数的 82.4%。人间炭疽疫情与家畜的炭疽疫情密切关联,出现畜间的发病或疫情后,人间发病率往往会提高。另外,暴雨、雪灾、干旱等自然灾害也是炭疽高发的主要诱导因素。

(2)地区分布:炭疽流行的地理条件限制不严格,从沿海、岛屿、平原到海拔 4000m 的高山地区均有分布。潮湿多雨的海洋性气候较有利于本病流行,但是在年降雨量较少的高山牧区发病率甚至可能高于海岛和平原,这与此类地区炭疽芽胞对土地的污染程度较为严重有关。

我国的炭疽发病情况山区明显高于沿海,全国由西向东、由南向北可分为高、中、低三类发病地区。高发区为山区,如新疆、西藏、广西、贵州、青海,年均发病率为 0.15/10 万以上,中发区为半山区,如云南、湖南、甘肃、四川、内蒙古,年均发病率 0.03/10 万～0.05/10 万,低发区为平原和沿海地区,如河北、河南、广东、江苏、东北三省,年发病率在 0.03/10 万以下。

(3)人群分布:人群对炭疽普遍易感,在年龄、性别上无明显差异,主要与是否接触及个体的抵抗力有关。但是在职业上有发病的密集人群,农业型主要集中在农民、牧民、饲养员、兽医;工业型主要集中在从事屠宰、肉类加工、皮毛加工行业的工人。

### 三、损伤的救治

1. 临床表现　潜伏期 1～5d,肺炭疽可短至 12h,肠炭疽亦可于 24h 内发病。最长可达 12d。

(1)皮肤炭疽:皮肤炭疽占炭疽病例的 95%～98%。多发生于面、颈、肩及手足等裸露部分。受染后 3～10d(大多 5～7d),在受染处出现约 1cm 的无痛丘疹或斑疹,继成水疱,内含黄色液体,周围组织硬而肿胀。第 3～4 日水肿区中心出血坏死并稍下陷,四周有成群小水疱,水肿区继续扩大;第 5～7 日坏死区破溃形成浅表溃疡,血性分泌物结成黑色干痂,成为炭疽痈,为 1～5cm,周围水肿区 5～20cm 不等,不痛,不化脓,稍有痒感,此为炭疽痈和其他痈的鉴别点。可有局部淋巴结肿大。发热、头痛、不适等全身反应随皮疹发展而加重。以后水肿消退,黑痂在 1～2 周内脱落,留下肉芽组织创面,再过 1～2 周即愈合结疤。少数病例无原发性疱疹而迅速发展成大块状的恶性水肿,水肿处呈透明、柔软、微红或苍白,扩展迅速,可致大片坏死。多在眼睑、颈、大腿及手等皮肤松弛处。全身毒血症明显,重度毒血症者可发展成为败血症而死亡。

(2)肺炭疽:又称"吸入性炭疽",多为原发性,也可继发于皮肤炭疽。可在吸入病菌后 1～5d 发病。起病多急骤,初期表现为轻微的上呼吸道感染症状、低热、倦怠、轻咳和肺部干啰音。数日后病情急剧加重,表现严重呼吸窘迫、咳嗽加重、胸痛、血性痰、发绀、大汗及高热速脉,胸颈部可有皮下水肿,肺部有湿啰音或捻发音。可有大量胸腔血性积液,胸部 X 线摄片除显示肺炎外,典型表现为纵隔增宽。可发生败血症及休克,在 24h 内死亡。本病常继发炭疽脑膜炎,表现为剧烈头痛、呕吐、谵妄及昏迷,有明显脑膜刺激症状。血性脑脊液中易检出炭疽杆菌。多在 2～3h 死亡。

(3)肠炭疽:肠炭疽较少见。感染后常在 2～5d 发病。临床症状不一,可表现为急性肠胃炎,发热,恶心、呕吐,继有较重腹痛、血性腹泻,可有腹水。有时则表现为急腹症,频繁呕吐和腹泻呈血水样,腹胀、腹痛,有腹膜炎体征。常并发败血症休克死亡。

(4) 炭疽杆菌脑膜炎：多继发于伴有败血症的各型炭疽，偶有原发性患者。临床症状有剧烈头痛、呕吐、抽搐及明显脑膜刺激征。脑脊液大多呈血性，压力增高，细胞数增多（>0.1×$10^9$/L）。本型炭疽病情十分凶险，发展极为迅速，常因治疗不及时而死亡。

(5) 败血型炭疽：大多继发于肺炭疽或肠炭疽，少数由皮肤炭疽引起。可表现为全身毒血症症状，如高热、头痛、呕吐、感染性休克、出血和DIC等。

2. 实验室检查

(1) 血常规：白细胞总数大多增高，一般在$(10\sim20)\times10^9$/L，少数可高达$(60\sim80)\times10^9$/L，分类以中性粒细胞为主，明显核左移。

(2) 细菌学检查：由病灶渗液、痰、呕吐物、粪便、血液和脑脊液涂片，做革兰或荚膜染色镜检，可发现典型的呈竹节状革兰阳性大杆菌。上述检材可进行培养或接种于兔、豚鼠或小鼠的皮下组织分离炭疽杆菌。

(3) 血清学检查：传统的血清学试验是用Ascoli热沉淀反应检查污染毛皮或腐败组织中病菌的多糖抗原，灵敏性和特异性都不高。患者血清可用酶联免疫试验或免疫转移吸印试验检测抗原。并可采用荧光抗体检测，特异性或敏感性均较高，常作为快速诊断的方法之一。

3. 诊断及鉴别诊断

(1) 流行病学史：生活在已证实存在炭疽的地区内；在发病前14d内到过已证实存在炭疽的地区；从事过与皮毛等畜产品密切接触的职业或接触病原体；接触过可疑的病、死动物或其残骸，食用过可疑的病、死动物肉类或其制品；在可能被炭疽芽胞杆菌污染的地区从事耕耘或挖掘等操作。

(2) 临床表现：皮肤炭疽根据典型临床表现结合接触史诊断不难，但须与痈、蜂窝织炎及恙虫病的焦痂、兔热病的溃疡等相鉴别。肺炭疽的中毒症状远重于大叶性肺炎，肺部X线检查发现纵隔增宽有助于鉴别，但须注意与肺鼠疫等相鉴别。肠炭疽则易漏诊，因常表现为急腹症或急性胃肠炎，需提高警惕，应与急性菌痢及急腹症等鉴别。中枢神经系统炭疽须与蛛网膜下腔出血相鉴别。

(3) 确诊有赖于病菌的检出和血清学检查，各种分泌物、组织液（包括血液、脑脊液等）和排泄物均应进行细菌涂片检查及培养。对可疑细菌应进行荧光抗体染色法及动物接种实验进一步确定。

4. 治疗 治疗原则：隔离患者，尽早治疗，早期杀灭体内细菌，中和体内毒素，抗平滑肌痉挛，维持呼吸功能，后期防止并发症发生。

(1) 抗菌治疗：病原治疗首选青霉素G，仅发现有极个别炭疽杆菌耐药株。对青霉素过敏者可用氟喹诺酮类或头孢菌素。红霉素或多西环素口服或静脉滴注对单纯性皮肤炭疽亦有效。2001年后，美国CDC推荐将环丙沙星及多西环素作为炭疽治疗的一线药物。

(2) 抗炭疽血清治疗：抗炭疽血清对中和体内毒素、降低持续高热、消除严重水肿、恢复心血管功能有其特殊作用，但动物抗血清有较多不良作用，可采用精制抗血清，或应用人血特异丙种蛋白，有效且无副作用，适用于重症患者。使用前必须先行皮肤过敏试验。

(3) 对症处理：预防和抢救感染性休克和弥散性血管内凝血最为重要。对营养摄取不足或呕吐、腹泻严重者，应给予静脉补液及调整电解质紊乱；对呼吸困难者，应给予坐位，吸痰，保持呼吸道通畅，并及时给氧和呼吸中枢兴奋药；对出血严重者给予适当输血；对头痛、烦躁不安者，给予镇静和镇痛药；对有脑膜刺激症和颅内压增高者，应给脱水药。氢化可的松每天

200~300mg 静脉滴注,对抑制局部水肿的发展和减轻毒血症症状有一定疗效。

(4) 局部病灶处理:对皮肤炭疽的局部病灶除取样做诊断外,切忌挤压和外科手术切开引流,以防止败血症和发生混合感染,肿胀部可用冷敷法消肿。皮肤病灶应保持创面清洁,可用 1∶2000 高锰酸钾溶液洗涤,可用无刺激性软膏。

(李亚斐　袁　帅)

## 思 考 题

1. 常规生物战剂的生物学特性及实验室检测方法有哪些?
2. 炭疽的主要流行病学特点有哪些?
3. 与普通传染病疫情患者相比,救治生物威胁事件感染者时特别应当注意的问题是什么?
4. 在生物威胁事件中进行疾病诊断的依据与普通疫情有什么区别?

## 参 考 文 献

[1] 曹佳. 程天民军事预防医学. 北京:人民军医出版社,2014.
[2] 杜新安. 生物恐怖的应对与处置. 北京:人民军医出版社,2005.
[3] 马文丽. 生物恐怖的危害与预防. 北京:化学工业出版社,2005.
[4] 黄培堂. 生物恐怖防御. 北京:科学出版社,2005.
[5] 王宇明,胡仕琦. 新发感染病. 北京:科学技术文献出版社,2006.
[6] 杜新安,曹务春. 生物恐怖的应对与处置. 北京:人民军医出版社,2005.
[7] Anaraki S, Addiman S, Nixon G, et al. Investigations and Control Measures Following a Case of Inhalation Anthrax in East London in a Drum Maker and Drummer, October 2008. Euro Surveill, 2008, 18: 13 (51). Pii: 19076.
[8] Domingo RM, Haller JS, Gruenthal M. Infant Botulism: Two Recent Cases and Literature Review. J Child Neurol. 2008, 23(11): 1336-1346.
[9] Davis LE, King MK. Wound Botulism from Heroin Skin Popping. Curr Neurol Neurosci Rep, 2008, 8(6): 462-468.

# 第 46 章

# 生物袭击的侦察与预警

【学习目的与要求】

了解流行病学侦察的组织和实施,快速侦检常用设备和技术;掌握现场流行病学侦察的主要内容。

生物袭击除引起人、动物等疾病暴发或流行,造成疾病减员和卫勤保障难度增加外,同时易造成社会和部队成员心理恐慌,引起社会混乱和影响战斗力,及早发现生物袭击,采取相应的防疫和防护措施是减少其影响的主要手段之一。因此一旦发现有生物袭击的可疑迹象,应尽快开展流行病学侦察。流行病学侦察的目的在于及时判断是否遭受了生物袭击,及时预警并提出紧急防护措施,进一步明确病原微生物污染范围(污染区、疫区的判定)、危害时间及具体病原体的种类等,为及时采取预防控制和治疗措施等提供科学的参考依据。

生物袭击的流行病学侦察包括仪器设备侦察和现场流行病学侦察。仪器设备侦察是通过监测、侦察设备和系统,在相当远的距离和较大范围内,实时地察觉生物战剂气溶胶并报警,为防护和紧急应对措施的采取等赢得时间;现场流行病学侦察指专业人员平时和事发时的调查追踪及采样查证,对各种数据信息综合分析,判断事件性质、可能的生物战剂、危害区域及危害程度,并提出和采取针对性措施以控制战剂传播及疾病扩散。生物袭击的流行病学侦察现场技术涉及流行病学侦察的组织、生物袭击预警、污染区/疫区的判定、现场采样、病原体的现场快速检测和鉴定等技术。本章重点介绍流行病学侦察的组织、实施和生物袭击预警装备和技术等,而污染区/疫区的判定、现场采样技术、现场病原体鉴定技术等详见其他章节。

## 第一节 生物袭击流行病学侦察的组织和实施

生物袭击效果除外致病微生物的生物特性,还受病原体覆盖面积、自然环境、气候等多种因素的影响。因此,生物袭击的流行病学侦察内容涉及面广,包括地理、植被、气象、医学昆虫、动物及卫生与疾病情况等;另外,生物袭击时将会对地方与部队同时产生影响,生物袭击的流行病学侦察应按照专业队伍与群众工作相结合的原则,参与侦察的组成人员应包括熟悉临床、检验、防疫、流行病学、卫生学、医学昆虫学、医学动物学及医学微生物学等专业人员,甚至包括军事、后勤等相关人员。由此来看生物袭击的流行病学侦察是一多学科人员共同参与、立足现场调查的工作，必须遵循现场流行病学调查的基本原则，有组织、有领导、有计划地进行。现场调查的组织管理是为了实现调查目的和任务，对调查活动所采取的一系列协调和指导工作，加强行政领导、组建高效的队伍、提供完善的后勤服务和经费支持、协调各相关部门的关系等都是现场调查组织管理的重要内容。

为有效、快速地开展生物袭击流行病学侦察，平时应注意收集敌人研究生物战剂的趋势、武器装备和贮存等方面的情报；同时要掌握国内医学地理、疫情历史和现状的资料，便于增强流行病学侦察的目的性和对比。一旦发现有生物袭击的可疑迹象，应尽快开展流行病学侦察，具体实施步骤可参考图46-1。另外，平时应组建专业队伍，建立针对不同病原体、不同地形/地貌等的侦察预案，并积极开展演练。生物袭击的流行病学侦察演练是生物袭击应急救援演练的重要环节，生物袭击的流行病学侦察演练可参考图46-2。

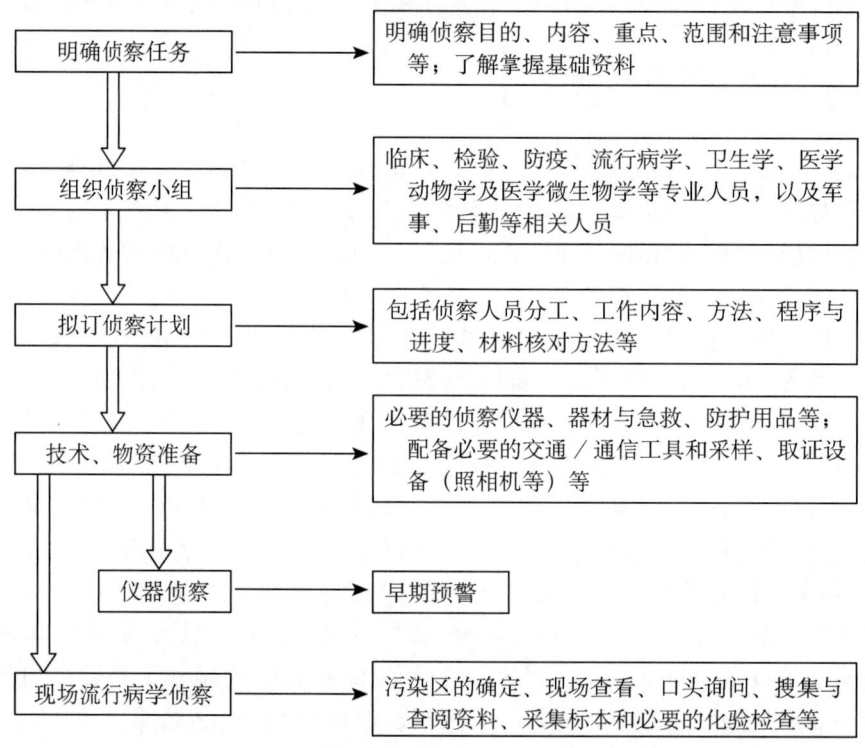

图46-1　生物袭击的组织和实施流程及主要内容

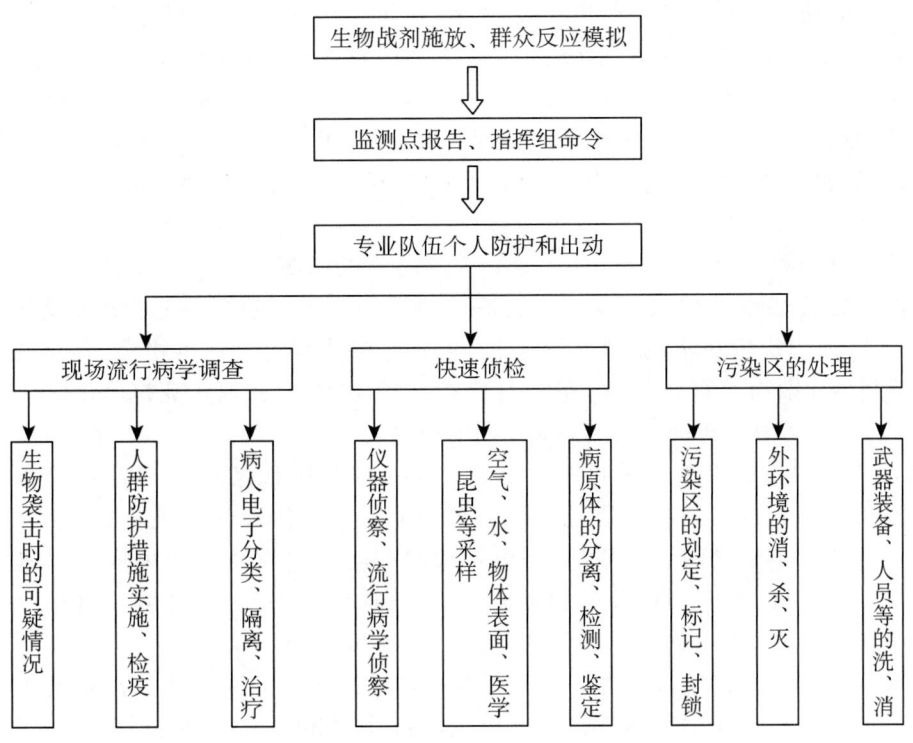

图 46-2　生物袭击的流行病学侦察演练参考步骤和内容

## 第二节　现场生物袭击的仪器监测和预警

现代生物武器攻击的主要方式是在大气中释放生物战剂气溶胶。由于该气溶胶粒子微小,没有特殊的气味和颜色,难以被人的感官所察觉,故能够在不知不觉中通过呼吸进入体内,使大量人群感染。仪器侦察是生物战剂气溶胶侦察的重要手段,它是通过仪器经常地自动监测大气成分,一旦发现生物战剂即发出警报信号,以便早期采取防疫等措施。生物战剂气溶胶散播在成分复杂的大气之中,并通过呼吸进入人体,速度快,感染剂量小。因此,对生物战剂气溶胶侦察仪器的基本要求是:快速、灵敏,具有一定程度的特异性(能鉴别生物战剂气溶胶和正常大气成分)及便于实现自动化。

根据战时卫勤保障的责任与分工,目前国内外已经分别完成一些保证单兵、部队、专业分队和实验室多种层次和水平的制式生物侦察系列仪器和装备(包括试剂和仪器设备)。近年主要在增加检测生物剂种类、提高敏感性和安全性、缩短检测时间等方向不断努力,其主要发展方向是如何利用现代信息技术(如计算机、GPS、GIS 等地理信息技术)、生物学技术(PCR、免疫学、光谱学、质谱)等将多种功能的单项装备组合配置,实现功能配套、效能综合提高,如将侦察、检验、采样、保存与后送装备,气象、导航装备,现场信息数据收集和处理等装备组合,配以专家辅助决策系统,实现侦察和检验、预警和决策自动化。另外,将装备微型化,提高实用性和可操作性,以满足现场侦察的携带和需要。

在生物战剂现场检测报警技术领域,近年来,国外重点开展了生物气溶胶连续监测技术研究,研制出固定式生物气溶胶报警系统、点源式生物源毒剂综合探测系统,基本建立起对生物气溶胶的连续监测和现场快速检测手段。一些发达国家将化学侦察技术拓展到生物检测领域,集中研究能识别生物战剂的探测器,能观察和判断云团的远距离探测器、气溶胶粒子筛选器、以免疫测定为基础的探测器、基因探测器及表面声波传感器等。目前成型的生物战剂检测装备主要有以下3种类型。

1. 综合性生物战剂监测报警设备　综合性生物战剂监测报警设备兼具气溶胶监测和生物特异性检测功能,它集生物气溶胶检测设备、气溶胶粒子采样设备和生物战剂特异性快速检测设备于一体,便于安装在车辆、船舶等平台上,具备自动监测鉴别生物战剂气溶胶的能力。国外比较成熟的主要有美军装备的生物战综合检测系统(BIDS)、斯瑞克核生化侦察车(Stryker NBCRV)、联合生物战剂点源探测系统(JBPDS)等。

2. 生物气溶胶报警设备　是利用生物粒子生命体新陈代谢产物在特定紫外光激发下发出特定波长的荧光进行检测。通过对特定粒径生物离子的荧光特性进行连续检测,可以发现空气中生物粒子浓度的突然增加,当设备检测到空气中生物粒子浓度增加速度超过阈值就会触发报警。例如,Bio200生物报警采样系统(Bio200 BAS)、AP4C-FB型生物和化学侦检仪等。

3. 生物战剂特异性快速检测设备及其配套的采样设备　对采集生物战剂气溶胶样品的现场快速特异性检测,目前较为成熟的是胶体金层析技术和上转发光技术等免疫学方法。例如,由加拿大研制的RAMP生物快速检测系统,配置了炭疽杆菌、天花病毒、蓖麻毒素和肉毒毒素的检测试剂盒。美国艾德文生物战剂检测条可用于对环境中采集的生物样品进行初步排查,一次性检测样品中的鼠疫、蓖麻、炭疽、兔热、肉毒、葡萄球菌肠毒素B共6种生物战剂。

# 第三节　生物袭击时的现场流行病学侦察

现场流行病学侦察,指专业人员平时和事发时的调查追踪采样查证、综合各种数据信息综合分析、判断事件性质、可能的生物剂、危害区域及危害程度,以采取针对性措施控制战剂传播及疾病扩散。平时应注意收集敌人研究生物战剂的趋势、武器装备和贮存等方面的情报;同时要掌握国内医学地理、疫情历史和现状的资料,便于增强流行病学侦察的目的性和对比。

## 一、生物武器攻击时的可疑情况

1. 空情

(1)敌人使用飞机直接喷洒生物战剂气溶胶时,飞机一般飞得比较低,其后有烟雾带。处于该地区的人员或动物,在数分钟至数小时内如果没有发生化学毒剂中毒症状,就应初步怀疑是生物战剂。

(2)施放生物战剂的航弹、集束航弹,炸药量少,爆炸力弱,爆音低沉,闪光小。

2. 地情

(1)生物战剂航弹的弹坑浅小,"弹片"特殊(不一定是金属的,如果是金属弹片,也较人m

薄),在弹坑附近可能遗留下粉末或液滴等。如用气溶胶发生器释放生物战剂,有时可见到特殊的容器。

(2)投掷带毒媒介生物时,可在地面发现昆虫、小动物,且在出现的季节、场所、种类、密度、体态、虫龄等方面常与平时不同。

(3)有时也可能发现异常的杂物,如羽毛等。

3. 疫情　敌人进行生物战的目的,是人为地制造传染病流行,因此疫情发生可能有下列特点。

(1)病种异常:当地突然发生从未有过的传染病,如黄热病、委内瑞拉马脑炎等。

(2)传播途径异常:敌人施放生物战剂气溶胶时,大多经空气传播,当发现大批传播途径异常的传染病时,要提高警惕。如肉毒杆菌毒素中毒,平时是经肠胃道感染的,如怀疑患者是非经口感染时,要引起注意。

(3)季节、职业异常:传染病的发生大多有一定的季节性。肠胃道传染病高峰多在夏秋季,如在冬春季发生霍乱病人,说明季节异常。炭疽是接触家畜或畜产品人员的职业病,当在不接触畜产品或家畜的人员中发现大批炭疽患者,也是异常现象,应引起注意。

(4)在同一地区,发生多种病原体混合感染的传染病。

## 二、现场调查

在得到敌人使用生物武器可疑迹象的报告后,一面上报有关部门,一面立即进行调查。

1. 污染区调查

(1)仔细观察并记录现场的有关情况,鉴定可疑敌投物及其迹象,有条件时应拍照。

(2)初步判定污染区的范围。

(3)询问目击者及附近军民,了解敌人使用生物武器的经过,以及当地的医学昆虫、动物分布和卫生、气象等情况。

(4)了解可能受感染的人数、去向及目前健康状况等。

(5)采集检验标本。

2. 疫情调查

(1)迅速做出临床初步诊断,分析在病种、传播途径、发病季节、职业特点等方面有无异常现象。

(2)调查患者的发病与空情、地情有无关联。

(3)了解疫情发展趋势,调查疫情可能扩散的有关因素,如传染源是否已控制,是否继续污染外环境等,以便及时采取控制疫情的有效措施。

3. 初步判断　调查中收集的资料,应从实际出发,认真加以整理分析,及时写出报告。对空情、地情、疫情材料应逐项核实,既不要放弃任何有意义的线索,也不要被一些现象所迷惑。对全部资料应连贯起来分析,找出各种迹象间的互相联系,再加上检验结果,综合分析,以对敌人是否使用了生物武器做出初步判定。

(林　辉　马翔宇)

## 思 考 题

1. 生物袭击时,流行病学侦察的意义是什么?
2. 简述仪器侦察的意义。
3. 生物袭击现场流行病学侦察的主要内容包括哪些?

## 参 考 文 献

[1] 程天民.程天民军事预防医学.北京:人民军医出版社,2014.
[2] 韩军,许林军.国外生物战剂监测装备发展状况研究.海军医学杂志,2013,34(4):285-287.
[3] 纪军.国外生化反恐检测设备及选择指南.北京:国防工业出版社,2006.
[4] 杜新安,曹务春.生物恐怖的应对与处置.北京:人民军医出版社,2005.
[5] 董世存,宋宏彬,黄留玉.传染病疫情现场应急处置中现代信息技术的应用.预防医学情报杂志,2008,24(8):639-641.

# 第 47 章

# 疫源地划定及控制技术

【学习目的与要求】

了解生物战剂的施放方法对污染区划定的影响;掌握生物战剂污染区和疫区的划定方法,掌握污染区和疫区的处理原则与现场处理措施。

生物战剂需要通过各种方式被施放后,才能发挥其杀伤作用,生物战剂的施放主要有气溶胶施放、媒介生物施放和特务施放三种方式,不同施放方式所造成的危害范围并不相同。这种危害的范围其面积有大有小,持续时间有长有短,疾病流行的强度各异,因而对人的威胁程度并不一致,也就使得所采取的处理措施并不完全相同。

## 第一节 生物战剂污染区和疫区的划定

生物战剂被施放后,致病微生物及其毒素可能存在于施放点及其周围一定范围内的环境中,如空气、水体、土壤中或植被、建筑物等物体表面甚至动植物体内,形成相应范围的污染区域,人或动物进入该区域,就面临致病的风险,这个区域就称为生物战剂污染区(contaminated zone)。当污染区内有人或动物因感染生物战剂而发病,其排出的病原体所能达到的最大范围之内的区域称为疫源地(epidemic focus);当疫源地范围较小,如单个的病房、屋舍、阵地、哨所等,可称为疫点;当疫源地范围较大,如社区、营区、基地、战场,可称为疫区(affected areas)。多数情况下,污染区和疫区相互重叠,对其采取的处理措施也不尽相同。因此,确定污染区和疫区的范围是进行人员防护和疫源地消除的重要前提。

### 一、生物战剂气溶胶污染区

现代生物战剂多以气溶胶形式施放,气溶胶扩散面积较大。根据美军的研究,从距离海岸 3km 的船上向陆地喷洒一条长 3km 的实验微生物气溶胶带,经速度约为 2m/s 的风扩散,在下风向 35km 的地方,人体每分钟仍可吸入数百个气溶胶颗粒,达到许多战剂的最低感染剂量。由于生物战剂自身的性质(如种类、浓度、感染剂量、危害时间),以及环境条件(如风速、风向、气温、湿度和日照)等影响气溶胶分布的各种因素十分复杂,加上敌人施放战剂的具体方法如生物炸弹、喷洒器等各异,使得精确划定生物战剂气溶胶污染区的范围相当困难,在战时,一般均以理想化的条件初步划定一个大致的范围,再根据具体情况进行一定的调整。下面参照美军的做法进行介绍。

### (一)地面点源施放时污染区的划定

1. **地面点源施放** 是指敌人将生物炸弹或者气溶胶发生器投放于一个目标地点,在该地点经爆炸或喷雾而产生的战剂气溶胶分布在一定区域内。由于敌人施放战剂气溶胶有一定规律可循,如一般于无风或微风时顺风向施放,气溶胶的扩散范围从地图上看会呈一种近似椭圆形的分布,并且其各部分的气溶胶浓度并不一致,而是类似地图等高线样的分布(图47-1)。

如果敌人在某个区域内多处施放生物战剂气溶胶,如投掷集束生物炸弹等,就可能会导致该区域较大面积的污染,这种施放方式称为多点源施放。目标区域中各个单点源污染区相互间会有交叉和补充,也可能存在杀伤剂量的间隙,故该区域中战剂浓度采用平均剂量来表示(图47-2)。

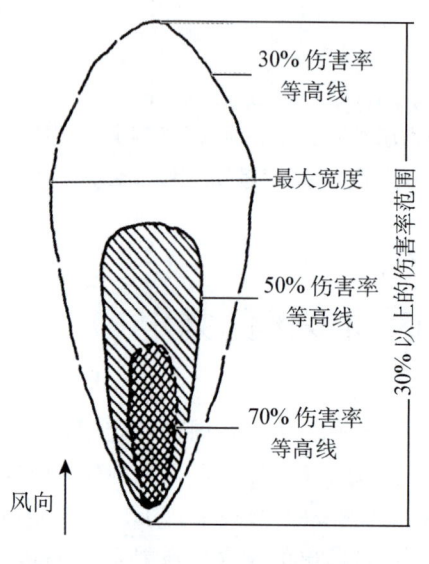

图47-1 单点源施放污染区示意图

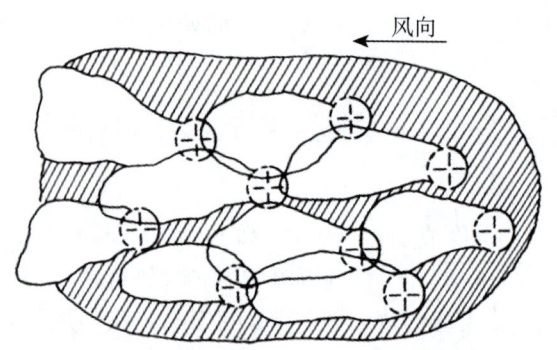

图47-2 多点源施放污染区示意图

2. **点源施放形成的污染区范围的划定** 可采用下列方法①在地图上将施放点(生物炸弹的弹着点或喷雾器的喷洒点)标出;②从施放点沿实际风向或预报风向画一条直线,称为风向线;③以施放点为中心,做一半径为5km(实际距离)的圆,在圆周的两侧分别画一条与风向线平行且同向的切线;在切点(图47-3中A、B两点)处向外侧各引一条斜线,与切线呈20°夹角。

3. **估计战剂气溶胶云团危害持续时间** 该持续时间主要受日光紫外线照射的影响,一般认为白昼晴天为2h,夜晚为8h,清晨、黄昏和白昼阴天略少于夜晚。这只是概略的时间,由于影响因素十分复杂,不可能很精确,但也有一些规律可循,一般来说,细菌芽胞受环境影响小,危害持续时间长;而温度越高,多数微生物存活时间越短。

4. **估计下风向污染纵深** 战剂气溶胶随风扩散而污染的距离可由下列公式计算。

污染纵深(km)＝气溶胶危害持续时间(h)×风速(km/h)×校正系数　　（式47-1）

以施放点为中心,以下风向污染纵深为半径,画一圆弧与上述两条斜线相交(图47-3中C、D两点)。

两段圆弧与两条斜线所围的形状就是点源施放污染区范围。在运用此法划定污染区范围时要注意根据当时当地实际状况(如风向、风速等)进行适当修正。

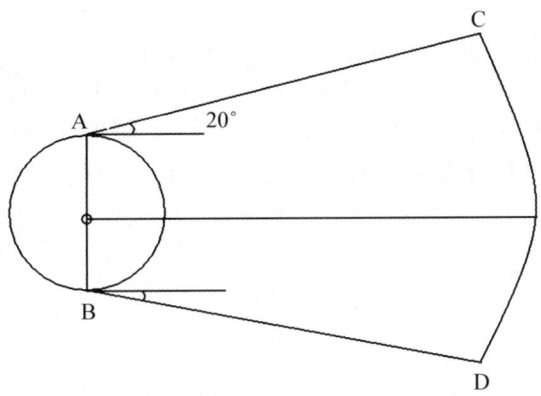

图47-3　点源施放污染区划定示意图

## (二)空中线源施放时污染区的划定

空中线源施放是敌人为了提高生物战剂的杀伤面积而利用飞机等武器在目标区上风向喷洒战剂气溶胶。飞机的飞行方向一般与风向垂直,可达到最大杀伤面积,其形成的污染区平面形状如图47-4所示。

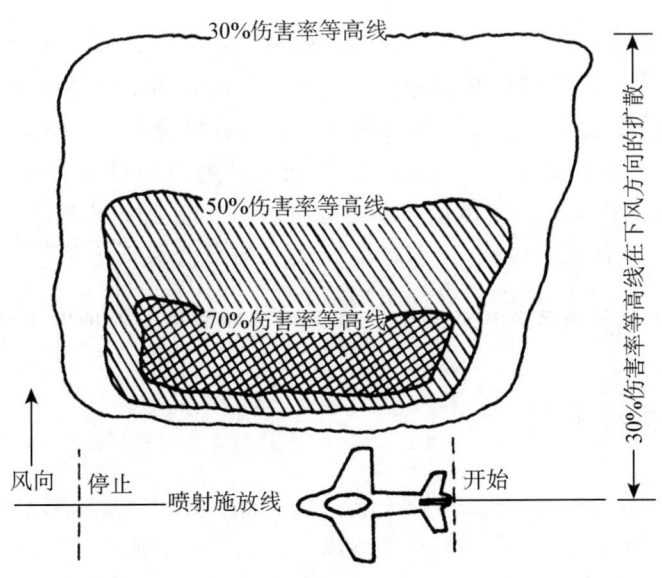

图47-4　空中线源施放污染区示意图

空中线源施放形成的污染区范围的划定可采用下列方法。

1. 在地图上按照敌机的实际飞行线画一线段(根据侦察的结果确定敌机施放生物战剂的航距,若侦察未明,以 100km 航距估计),作为有效飞行线。
2. 沿实际或预报风向画一条直线与上述飞行线相交,作为风向线,一般与飞行线垂直。
3. 从有效飞行线的两端(开始点与结束点,即图 47-5 中 A、B 两点)各做一条斜线,与风向线呈 20°夹角。
4. 估计下风向污染纵深:最远距离相当于点源施放污染距离的 4 倍。

$$污染纵深(km)=气溶胶危害持续时间(h)×风速(km/h)×校正系数×4 \quad (式47-2)$$

5. 通过下风向污染纵深的最远点画一条直线,与飞行线平行,并与两条斜线相交(图 47-5 中 C、D 两点),所形成的类似梯形的范围即作为空中线源施放的污染区。

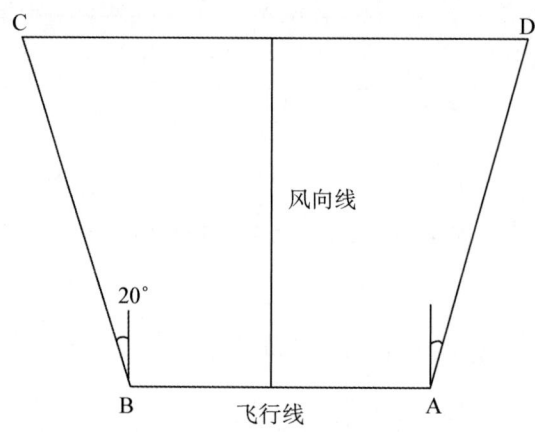

图 47-5  线源施放污染区划定示意图

以上战剂气溶胶污染区的划定方法比较粗略,适合在侦察设备缺乏、获得信息不多的情况下快速划定时使用,尤其适合部队基层和前线使用。现在各国出现各种气溶胶侦察仪,如光电粒子计数器、粒子颜色警报器、XM2 生物战剂气溶胶侦察报警器和 XM2 生物战剂气溶胶自动采样器联合系统、生物气溶胶激光雷达报警器、红外光生物气溶胶侦察仪、Lolf 捕获器和 Gulliver 检测器等,有的侦察仪小型便携或安装在装甲车上,机动性非常好。可以根据气溶胶侦察仪的检测结果来修正污染区范围(以该气溶胶战剂的最低感染剂量或浓度为界),但气溶胶侦察仪也存在不足,其侦察结果的特异性不高,很难区分战剂气溶胶和非战剂气溶胶,且受环境影响大,不适于雾天和空气污染大的时候使用。

## 二、媒介生物污染区

媒介生物的污染范围一般根据该种媒介生物撒布范围及其可能活动到的范围划定。由于多数媒介生物的活动距离有限,故其污染区范围一般比较小,例如,美军在朝鲜投下的带有鼠疫杆菌的人蚤,单个投掷点的人蚤仅分布在 30m×10m 的区域内。媒介生物的活动半径可参考:蚤约 10m,伊蚊 100m/d,库蚊 1km/d,鼠 500m/d。另外,敌投染菌杂物等的污染范围就更局限了。

## 三、人为施放污染区

敌特或恐怖分子可采用多种伪装手段携带生物战剂潜入目标地区,伺机进行投放以造成伤亡。例如,将战剂悬液或粉末投入饮用水水源、城市供水系统、粮油仓库、大型食品和餐饮生产企业等;将战剂粉末通过公共建筑的中央空调管道施放;通过邮件或包裹针对特定人物目标施放战剂粉末(如美国发生的"炭疽邮件"恐怖事件)等。由于此类袭击多针对民用目标,难以防范,战剂一旦被施放,很容易造成人员感染。

如果发生此类袭击,需根据现场实际情况划定污染区。水源被污染,则将水源地(如水库、池塘或河流取水口周围)及其有效供水范围划为污染区;自来水被污染,则从污染点开始其有效供水范围划为污染区;食品被污染,根据该食品供应范围划定污染区,注意在同一地点生产的其他食品也可能受到污染;建筑物空调系统被污染,则整幢建筑都被划为污染区;如果发现装有战剂粉末的邮件,除了邮件拆封点(如办公室、住房等)外,还需追踪邮件传递的环节,如邮件处理中心和邮递员。

## 四、疫区的划定

疫区的划定依据生物战剂所引起疾病的传染源(患者、隐性感染者、携带者和染菌动物)能够传播疾病的危险区域大小,原则上主要考虑传染源的居住地和主要活动区及其密切接触者的活动区域。战剂种类不同,其疫区的范围也有差别,如果是烈性传染病感染,如天花、鼠疫、霍乱、炭疽或经呼吸道传播的 SARS、流感、高致病性禽流感、新型冠状病毒肺炎等,其疫区可划大些,否则,可适当划小些。在划定疫区时,要充分考虑到疾病的传染期这个关键因素,有些疾病在潜伏期或恢复期可有传染性(如天花患者在发病前),凡是传染源在有传染性期间所接触的区域均应划入疫区。

疫区不宜划得过大,以免难以进行彻底处理,既容易出现纰漏,又给居民生活带来严重影响;疫区也不能划得过小,否则会导致疫情继续传播扩散,难以控制。疫区划定的原则是首先要确保疫情不会扩散,同时又要考虑后续处理(如隔离和检疫)的可操作性。

# 第二节 生物战剂污染区和疫区的处理

## 一、污染区和疫区的处理原则

生物战剂污染区和疫区的处理应遵照下列原则。

### (一)依法处理

污染区存在战剂微生物,疫区存在传染源,对区外人员的健康和生命具有严重威胁,必须采取果断的强制性措施来加以控制,这必然会涉及许多人的切身利益,因此,有关机构在执行诸如监测、报告、封锁、隔离和检疫等措施时,要依据国家和军队的相关法律、规定、各种实施办法和预案进行,明确各自的责任和义务。这些相关法规包括传染病防治法、突发公共卫生事件应急条例、中华人民共和国国境卫生检疫法、国内交通卫生检疫条例等。

### (二)科学处理

生物战剂的传染性强,危害大,在处理污染区和疫区时,必须尊重科学,尊重专业人员的意见和建议,所采取的具体措施和操作要严格按照现有的各种技术规范和方案进行,不得随意更改和简化。

### (三)就地处理

污染区和疫区内的人员和物品在没有十分把握的情况下应就地进行隔离、观察和治理,防止病原体被带出而扩大污染范围。若必须转移,则全程必须封闭运输,如采用负压隔离担架和救护车等,确保不会造成二次污染。

### (四)统一指挥,分工协作

生物战剂污染区和疫区往往处于重要城市、港口、交通枢纽、战略要地等,牵涉的地区、部门和对象众多,控制和管理的难度大,必须设立合法而权威的应急处理的统一指挥机构,协调各个有关部门如军队、警察、交通和卫生防疫等分工协作,各司其职,才能保证各项处理措施的顺利实施。

### (五)重点突出,进出有别

对范围较大的污染区和疫区的封锁、隔离和检疫措施,不可能也无必要平均使力,要针对威胁大的重点部位强化管理,如污染区内的战剂投放点及其邻近地区、疫区内的传染病房、集中人群和无免疫人群等。对人员的流动,原则上宽进严出,即尽可能杜绝疫区内的人员外出。若要进入疫区执行任务,须做好防护措施,出来时严格检疫。

### (六)讲求实际,灵活处理

由于生物武器袭击的突发性和结果的不确定性,袭击现场的实际情况复杂多变,影响污染区和疫区划定的因素众多,不可能事先制定一个"万全之策"以应对复杂的现场实际,而须在掌握原则的前提下,根据现场实际情况,灵活运用专业知识进行处理,并根据现场侦察和检测结果随时进行修正和调整。

## 二、污染区和疫区的管控

### (一)污染区封锁

生物战剂污染区原则上需要严密封锁,禁止人员出入,防止感染和传播。针对不同情况进行处理。

1. 次要污染区封锁　若污染区域处于野外、郊区、农村等人口相对较少,战略地位较低的地方,可以考虑进行全面封锁,划定范围后,严禁人员和牲畜进出污染区。可设立警示标志、派出执勤岗哨,封锁通往污染区的所有道路。若是战剂气溶胶空气污染,封锁时间白天2h,夜晚

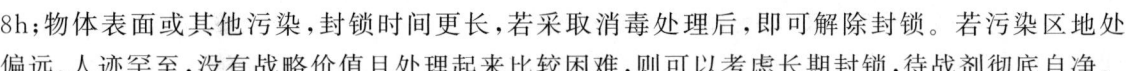

8h;物体表面或其他污染,封锁时间更长,若采取消毒处理后,即可解除封锁。若污染区地处偏远、人迹罕至,没有战略价值且处理起来比较困难,则可以考虑长期封锁,待战剂彻底自净。

2. 重要污染区封锁　若污染区正好处于人口密集、交通枢纽、战略地位重要的地区,只能采取有限的封锁措施。比如在进出通道的控制点建立检疫站,对进出的人员、车辆、物品进行洗消,对人员或牲畜进行免疫接种(已知战剂种类时)。此类污染区的封锁原则上尽可能减少不必要的人员流动,对从污染区内出来的人员,检疫相对更须严格。封锁的时间依据该种战剂所致疾病的最长潜伏期而定,若历经一个完整的最长潜伏期,无感染者出现,可解除封锁,否则,发现病人,即转为疫区处理。

#### (二)疫区隔离

1. 疫区　若有人员感染战剂而发病,即形成疫源地(毒素战剂等无传染性者除外),范围小者称为疫点,可将其划在污染区内某个局限地点,如病人的居室、病房等;若感染者多,范围大者,称为疫区,如社区、街道、村庄、校园、营区等,可将其整体都划入疫区。疫点容易控制,威胁相对较小;而疫区人口多,范围大,隔离起来比较困难。实际操作时,可以将疫区划分为大圈和小圈,或者划分为相对独立的几个小隔离圈,便于控制。

2. 隔离　对患者原则上应当采取就地隔离、就地观察、就地治疗。隔离的目的是防止患者将病原体传播给其他人,杜绝疾病的流行。隔离的期限依据战剂所致疾病的最长传染期,在患者死亡、转院或痊愈出院后,须对疫源地进行终末消毒,才能解除隔离。另外,在隔离期间对患者应给予相应的治疗,并定期进行病原体检测,掌握其传染状况,若连续3次检测结果阴性,可以解除隔离。在隔离治疗期间,还需做好随时消毒措施,例如,患者的分泌物、排泄物要进行无害化处理后才能排放,不得随意丢弃。

根据疾病传染性的强弱和传播途径实现的难易,隔离又分为四级。

(1)严格隔离:对高度接触传染性或高毒性,通过空气或接触传播病原体的患者,如肺鼠疫,应专用单间进行隔离,该病房空气须负压流动,排气通道要安装过滤装置;医护人员进入病房应严格穿戴生物安全防护服(包括生物安全口罩、手套)。

(2)接触隔离:对主要通过接触性传播而传染性和严重性稍差的传染病,如皮肤炭疽,实行接触隔离。即设立一个专用病房,供同一种病原体感染者隔离使用,医护人员进入房间也需做好前述防护措施。

(3)呼吸道隔离:对短距离空气飞沫传播的传染病,如肺炭疽、肺结核等,也需实行同一疾病单独隔离,医护人员必须戴口罩。

(4)肠道隔离:对肠道传染病,粪、口途径传播,如霍乱,可按照病情轻重,病人个人卫生状况分别隔离。若有污染的可能性,也需戴手套、穿防护服。

总之,在处理隔离患者时,必须小心谨慎。在无确切把握的情况下,医护人员及与患者接触者应该严格进行个人防护,时刻保持警惕,严格按照相关的技术标准和操作规范来进行医疗和护理,尤其是接触患者的体液、分泌物和污染物时,必须戴手套,事后严格消毒。

#### (三)检疫

检疫(quarantine)是针对生物战剂病原体的暴露者或传染源的接触者采取的必要限制措施,前者为污染区检疫,后者为疫区检疫,其目的是防止疾病在接触者的潜伏期内传播给他人。

检疫措施包括医学观察、留验、集体检疫和必要的卫生处理。检疫期限为该疾病的最长潜伏期,若在一个最长潜伏期内有人发病,则对病人进行隔离治疗,其余人继续从病人被隔离时开始重新检疫一个最长潜伏期,直至在一个完整的最长潜伏期内没有人发病为止。

医学观察(medical observation):指对接触者每日视诊、测量体温、观察早期症状的出现。

留验(modified quarantine):指在医学观察同时还需限制其行动自由,在指定地点进行留验。

集体检疫(mass quarantine):也称集体留验,用于被检疫的人较多时,如部队的班、排、连队、学校的集体宿舍或同一班级的学生等生活接触比较紧密的人群。在集体检疫时,可以将其按照易感者和有免疫力者局部分开检疫。

### 三、污染区和疫区内侦察及侦察人员的防护

#### (一)污染区和疫区内侦察

为了准确了解污染区和疫区内的战剂气溶胶分布和污染情况,需组织流行病学、检验等专业人员携带必要的仪器设备进入污染区和疫区进行侦察,必要时采集空气、水、食物、物体表面和动物等样本,进行现场检测或后送相关实验室检测,指挥部门根据检测结果与报告对污染区和疫区的划定及处理措施进行调整。发生疫情时,需进行疫情的现场调查,了解疫情的规模和三间分布等特征,掌握密切接触者和易感对象的情况,预测疫情的发展趋势,采取必要的应急处理措施,如隔离和抢救危重病人、开展应急预防接种等。具体方法可参考本书有关章节。

#### (二)侦察人员的防护

进入污染区和疫区执行侦察、采样和检测任务的人员必须做好个人防护,主要是呼吸道和体表防护,措施包括严格穿戴防护服、戴口罩、手套、穿隔离鞋等,有条件者,尽可能穿戴生物安全防护服和戴有过滤装置的防护头罩。执行完任务后从污染区和疫区出来,要严格按照科学、合理、有序的原则在指定地点逐层、逐件脱去防护服,进行人员和装备的洗消,有条件时需沐浴更衣后方可返回。具体方法可参考有关章节。

### 四、疫源地洗消和媒介生物的防制

在封锁、隔离和检疫期间应该加强对生物战剂污染的洗消和媒介生物的防制等卫生防疫措施。

1. 人员的洗消　具体方法参见相关教材。

2. 污染环境的处理　疫源地环境污染的处理因传染病传播途径不同而采取的措施也不相同,一线防疫人员必须注意。肠道传染病由于粪便污染环境,故措施的重点在污染物品及环境的消毒;呼吸道传染病由于通过空气污染环境,其重点在于空气消毒、个人防护(戴口罩)和通风;虫媒传染病处理措施的重点在杀虫;经水传播传染病的措施重点在改善饮水卫生及个人防护。

3. 动物检疫　对人畜共患病来说,还需进行动物检疫。有经济价值的动物如家畜若患病时,可以由兽医部门进行隔离、治疗。疫区的家畜、畜产品或动物原料必须经过检疫才准允外

运。对绝大部分染病的野生动物而无经济价值时,采取杀灭措施(如鼠类)。死于战剂污染的动物尸体应焚烧、深埋。死于炭疽的动物尸体不得解剖,必须就地焚化,被污染的用具必须消毒处理,被污染的土地、草皮消毒后,先将10cm厚的表层土铲除,然后在远离水源及河流的地方深埋。

4. 媒介生物的防制　媒介生物的防制包括杀虫和灭鼠,具体方法参见相关教材。

## 五、生物恐怖袭击的应对措施

生物反恐重在预防,平时要建立完备的应急处理系统防范生物恐怖主义(bioterrorism)。加强生物武器防护知识、防护技术和防护装备的研究与储备,做好反生物恐怖的充分准备。整合疾病预防控制、公共安全、医疗救援和反恐应急等各个相关部门的力量,甚至组建专门的生物反恐队伍,建立预案,协调指挥,加强训练,发生生物恐怖袭击时才能临危不乱,进行应急处理。

对于人员的防护措施与生物战时并无二致。对于类似炭疽恐怖邮件的袭击方式,在邮件分拣与处理中心建立辐照消毒装置成为首选方法。电离辐射对普通物品均具有高效的穿透性,不破坏纸质文件,可以杀灭邮件粉末中的炭疽杆菌芽胞,杀灭剂量要求为25kGy。

(许　斌　邬　娜)

### 思考题

1. 生物战剂污染区和疫区有何区别和联系？其处理措施有何不同？
2. 本章介绍的生物战剂污染区和疫区的划定方法有何优点与不足？
3. 如果某村庄发生禽类间高致病性禽流感疫情,且有人发病,如何划定疫区并处理？
4. 发生炭疽粉末邮件的恐怖袭击事件时应如何处置？

### 参考文献

[1] 程天民.程天民军事预防医学.北京:人民军医出版社,2014.
[2] 陈宁庆.生物武器防护医学.北京:人民军医出版社,1991.
[3] 杜新安,曹务春.生物恐怖的应对与处置.北京:人民军医出版社,2005.
[4] 李劲松.生物损伤医学防护.北京:军事医学科学出版社,2002.
[5] 总后勤部卫生部.核、化、生武器损伤防治学.北京:人民军医出版社,2007.
[6] 闵锐,李雨.外军核、生物、化学武器及激光损伤医学防护指南.上海:第二军医大学出版社,2008.

# 第48章
# 现场洗消技术

【学习目的与要求】
　　了解生物战剂现场洗消的目的、特点和外军洗消设备的种类、性能；掌握现场洗消的原则、常用方法和我军装备的洗消设备的种类及性能，单兵和集体洗消技术，军事装备和环境污染的洗消方法。

　　生物战剂的消毒又称生物战剂的洗消，是指利用物理或化学等方法杀灭和清除污染的生物战剂以达到无害化处理。生物战剂的洗消一般具有下列特点：①情况紧迫；②规模庞大；③地区广阔；④对象众多；⑤条件复杂。因此，开展生物战剂洗消工作应事先确定有关原则，做好组织、训练及药品、器材供应等准备事宜。当发生生物战时，除对污染区加强平时的预防性消毒和对疫区采取相应的消毒措施外，对一切污染对象必须进行适当的洗消处理，以防止疾病的发生与传播。

## 第一节　现场洗消的目的、原则与特点

### 一、现场洗消的目的

**(一)消除或杀灭外环境中的生物战剂**

　　消除或杀灭外环境中的生物战剂是反生物战洗消的主要目的。敌人施放的生物战剂在外环境中如不能及时进行消毒处理，就会使人、畜受染发病，而且大部分的疾病具有传染性。应采取消毒措施，切断传播途径，防止人、畜受染发病，保障军民的身体健康。

**(二)消灭疫源地**

　　当生物战剂引起人、畜发病时，应尽快消灭疫源地，防止传染病的扩散、流行。疫源地消毒的目的是消除或杀灭传染源排出的病原体。疫源地消毒主要包括随时消毒和终末消毒，随时消毒是指传染源存在时，及时将其排出的病原体给予消除或杀灭；终末消毒是指当传染源离开

疫源地(如转移或死亡)后,对住所进行最后一次消毒。

## 二、现场洗消的原则

当反生物战现场洗消全面铺开时,需要耗费大量的人力、物力和时间。一般认为,现场洗消能达到保证人员继续执行任务或能恢复军队战斗力和后勤保障工作即可。因此,反生物战的现场洗消应遵循下列原则。

### (一)封锁自净和重点洗消相结合

生物战剂在自然条件下逐渐自行无害化称为自净。当具有重要军事和经济意义,以及与人员生活、活动相关的地区受到生物战剂攻击时,应立即进行洗消处理。对无重要军事意义或人员可暂时不进入的地区,可实行警戒或封锁,待其自然净化。有资料表明,室外的大多数生物战剂经过风、雨和日光的作用可在24h内死亡,在阳光照射不到且温度较低的地方,污染可存在数天。

### (二)正确把握洗消时机

1. 当发现敌人有使用生物战剂可疑迹象,但又没有确定施放方式时,对非必须进入的地区可采取暂时封锁措施,一般不进行消毒。

2. 当初步判定敌人已施放生物战剂时,应于战斗结束后对受到污染的人员进行局部卫生处理和医学观察,并暂时封锁可疑污染地区。对于可疑的生物弹弹坑或生物战剂容器,在采样后应立即进行消毒处理,对其他可疑对象采样,经检验证实后再进行消毒处理。

3. 经流行病学调查和微生物学检验已证实敌人施放了生物战剂,如果在24h以内,污染区人员应进行局部卫生处理,情况允许时应组织污染区人员进行全面的卫生处理,并对环境和物品进行消毒。如果超过24h,可根据检验结果,对污染人员进行全面卫生处理,并对污染环境和物品进行消毒处理。

4. 已确定施放方式为敌投带有生物战剂的昆虫、动物、杂物时,结合杀虫、灭鼠等措施,对现场进行消毒处理。

### (三)分级洗消

在清除生物战剂污染时应进行全面、彻底的洗消,但实际上难以做到,因此,各国都采用分级洗消处理。例如,美军将洗消分为三级,第一级是指个人对本人及本人的武器、装备进行洗消,洗消后应使个人足以继续执行任务;第二级是指在本单位受过训练人员的指导下,用本单位器材进行消毒,以保障完成本单位的任务;第三级是指本单位不能完成,必须由受过专门训练和具有特殊装备的部队进行消毒。指挥员可根据本部队的情况,决定进行哪一级消毒。苏军将洗消分为局部处理和全部处理两级,局部处理是在不停止战斗任务的情况下实施,主要用个人消毒包中的药物消除暴露部位、服装、武器和装备上沾染的生物战剂;全部处理则在完成战斗任务后实施,包括对人员的全部卫生处理及对武器、装备、服装的彻底洗消,直至达到安全要求为止。

### (四)合理安排洗消顺序

通常情况下,应先重点后一般,先近后远,先室内后室外,先污染区中心后污染区外围,先人员后装备,先消毒生物弹坑、毒虫、毒物,以及与人、畜直接接触的物品(食物、水等)。

在战斗情况下,先消毒武器、装备、重要军事建筑、指挥通信机关和交通要道。室外一般不进行空气消毒,待其自净,必要时对有限空间和被污染的坑道、工事、战壕、地下室和指挥所等可进行空气和表面消毒。

### (五)划定洗消范围

在反生物战洗消中,洗消的范围往往小于污染范围。洗消的重点应放在污染严重并具有军事或经济意义的地区、人员、装备与物品。洗消地域的大小、处理对象的多少等应根据污染现场的实际情况确定。洗消范围尽可能按照微生物学检验与流行病学调查结果划定。如果条件不具备,可参考下列情况划定。

1. 气象条件　敌人施放生物战剂气溶胶时,如当时风速大,无阻挡物,战剂很快被稀释,这样表面污染轻微,可不消毒;如风速小,处于迎风的表面及易于滞留气溶胶的地区需要进行消毒;如当时遇有强大上升气流,可适当缩小消毒范围。在平原地区,如风速较大(8m/s以上),一般污染较轻,可不作为消毒重点。下过暴雨或中雨后,地面形成流水,生物战剂已被冲刷之处可不消毒。经日光直接暴晒8h后的地点可不作重点消毒对象。

2. 污染情况　生物弹的弹着点及周围地区(上风向与侧风向 50~100m,下风向 300~500m)应作为消毒重点,弹着点周围遇有大型建筑物、树林、高山等可适当缩小消毒范围。当敌人投掷昆虫、动物或杂物时,一般可只消毒昆虫、动物及杂物降落或停留的局部地区。但若敌人施放炭疽杆菌芽胞,则受污染地区须反复进行消毒。

3. 地区的重要性　对具有重要军事意义的地区应尽快洗消,其他地区可封锁,待其自净。

### (六)正确选择消毒药物

一般来说,细菌芽胞和真菌须采用高效消毒药物进行处理,细菌繁殖体和病毒则可用常用消毒药物进行洗消。如果战剂尚未查明,重点地区原则上应按芽胞的消毒方法进行处理。

选择消毒药物时,应根据具体情况,注意就地取材,以高效、快速、广谱、效果不受或少受各种因素影响、对人畜毒性低、对物品损坏少、使用方便且价格低廉为原则。使用时应注意当时的环境温度和湿度,选择合理的药物浓度和剂量并须维持一定消毒时间。

### (七)安全操作

洗消时严格遵守安全操作守则。当进入污染区进行洗消作业时,应穿戴防护器材(如防毒面具、防护服、防毒手套及靴套),要特别注意保护呼吸道。消毒时工作人员应处于被消毒对象的上风向,避免扬起灰尘,尽可能避免与污染物品直接接触,洗消工作结束后应进行全面卫生处理,用过的器材应彻底消毒。

## 三、现场洗消的特点

### (一)生物战剂种类常不明确

当初步判定敌人可能使用生物武器后,由于目前尚缺乏理想的快速检验方法,洗消工作往往需在战剂种类未明情况下立即进行。

### (二)生物战剂抵抗力较强

生物战剂对外环境往往都有较强的抵抗力。为了增强抵抗力,有时还使用保护剂,或人工加入抗性基因,甚至采用微包囊技术。因此,常规洗消方法往往难以消毒彻底。

### (三)消毒对象复杂

通常,生物战剂是以气溶胶方式散布的,它可污染各种物品,故消毒对象非常复杂,包括人员、牲畜、空气、物体表面、水源、食物、武器、运输工具和地面等。

### (四)消毒面积广、工作量大

生物战剂气溶胶污染面积大,特别是有风时,污染范围不易很快划定,因此,现场洗消需花费大量的人力、物力,工作量很大。

# 第二节　常用现场洗消方法及注意事项

## 一、常见现场洗消方法

### (一)物理洗消法

1. 自净　利用通风、日晒、雨淋等自然条件,使生物战剂自行散失或死亡,达到自净。

2. 水洗消

(1)人员可用淋浴方式清洗身体,每人耗水量不少于 50L,冲洗 10~15min,可去除污染的生物战剂 90% 左右,如结合用肥皂搓洗,消除率可达 99% 以上。

(2)军马、军犬如单纯用水冲洗,每匹马耗水量需 100~150L,冲洗时切勿将水灌入马耳。冬季最好在室内用温水进行。

(3)车辆和坦克等被污染时,如果没有适宜的消毒剂,可直接用水冲洗。冲洗最好用洗消车上的喷枪或摩托洗消器进行。喷枪喷出水柱的压力在 $2\sim3kg/cm^2$,冲洗受染表面 2~3 遍,可去除大部分生物战剂。

3. 铲除　适用于污染的土质地面和雪层,通常多用在开辟污染区道路,铲除土质厚度地面约 4cm 左右,雪 10~20cm。铲除时,可用推土机或铁锹,作业尽量从上风方向开始。

4. 掩埋　对液体及固体污染源可采用封闭掩埋的方法,但掩埋必须添加大量的漂白粉。

5. 火烧　污染的草地可点燃表面杂草进行消毒,但这只能杀灭沾染在草叶上的微生物,地面仍不能得到较好的消毒。必要时可在地面浇以汽油或煤油,待吸入土层后点燃焚烧。使用火烧法消毒地面时,一定要注意防止引起火灾。

物理洗消法的优点是处置便利,容易实施。

**(二)化学洗消法**

化学洗消法是利用化学消毒剂杀灭生物战剂的方法,它消毒比较彻底,但常需借助器材装备实施,且洗消药剂消耗量较大,成本较高。在实际洗消中,化学洗消法与物理洗消法一般同时采用。为使化学洗消法能有效地发挥作用,洗消剂的选择须符合洗消速度快、效果好、用量少、价格便宜、对人员及设备腐蚀伤害小等原则。

1. 喷洒　喷洒包括喷洒药液和药粉等,主要用于环境消毒。喷洒药液时可用洗消车、洒水车或改装的清洁车进行,也可使用各型喷洒农药的器械,甚至还可用扫帚、刷子等沾洒药液来消毒。喷洒药粉可不需要水源,但在空气潮湿(相对湿度>80%)或有露水时效果较好。喷洒工具可使用各型农业喷粉器,对于面积较小的地区,没有喷粉器械,可用铁锹扬洒。

2. 熏蒸　主要用于密闭房间、大批小型武器、技术装备及服装与装具等的消毒。常用的熏蒸消毒剂有环氧乙烷、甲醛和过氧乙酸等。

3. 气溶胶喷雾　采用气溶胶喷雾器将消毒剂雾化成粒径<50μm的气溶胶,均匀分散于被消毒的空间及物体表面,以杀死微生物。气溶胶喷雾消毒效率高,效果好,省药、省水、省时、省力,药液挥发快,杀菌效果也不受湿度影响,适合于对空气和表面的消毒处理。

4. 擦拭　主要用于局部暴露的皮肤、局部表面、个人器材及有外包装的食物消毒。对于局部暴露的皮肤,可用布块沾以消毒药物擦抹污染部位。擦拭时,应有次序地自上而下进行,以防遗漏和再次污染。对于油漆面、木器家具等光滑表面可用消毒液擦拭。没有条件使用药物时,可通过打扫和擦拭去除沉着在物体表面的生物战剂。在打扫时,防止生物战剂被扬起,再次悬浮于空气中,最好使用湿性处理,例如,用湿扫帚扫地,用湿拖把擦地,用湿抹布擦拭物品等。大型武器和技术装备被生物战剂污染后,可使用药液进行擦拭,消毒后应尽快将沾附的药物冲洗干净,金属部分擦干,涂油防锈。有外包装的食物可用消毒液仔细擦拭消毒外表面即可。

5. 浸泡　主要用于棉织品和污染严重的毛织品等消毒。浸泡消毒时,可根据战剂种类选用1%漂白粉活性溶液浸泡1～2h;0.3%过氧乙酸溶液、5%甲酚溶液或1%氢氧化钠溶液浸泡30min以上。使用药物浸泡,消毒后应尽快用清水漂洗,以免被腐蚀。对于金属物品,需选择无腐蚀性的药物,浸泡消毒后应将药物洗净,必要时应涂油以防生锈。

对于穿着橡胶防化服人员的洗消,可选用消毒池浸洗法。消毒池为一塑料水池,深1m,内盛0.6m消毒液,池口与地面平齐。消毒时,污染人员不脱防化服,进入池内浸泡1～5min。浸泡时,用毛巾沾药液周身擦拭,以使药物能较好地作用到防化服表面各处。对于芽胞类战剂可用1%次氯酸钙溶液浸泡。

## 二、现场洗消器材

现有洗消器材从使用上可分为喷洒洗消装置、淋浴设备及便携式洗消器三大类。

### (一)喷洒洗消装置

1. 背负式机动弥雾喷粉机　背负式机动弥雾喷粉机由机架、汽油发动机、鼓风机、油箱、药液桶、药粉箱和喷管组成,靠鼓风机旋转产生出高速气流喷洒,具有喷雾、喷粉等功能,用于营区或野外消毒、杀虫。

2. 背负式超低容量喷雾机　在背负式机动喷雾喷粉机的喷管上加一转盘式超低容量喷头,通过高速气流的作用,喷头将浓度较高的药液雾化成细小均匀的雾粒,在大气中扩散后形成雾面,随着气流、涡流及重力作用飘送、沉降至物面上,主要用于污染区草丛、林木、植物等场所的杀虫。

3. 机载超低容量喷雾装置　由雾化头、输液管道、压缩空气管、支架和药箱5部分组成。配装在"运五"飞机机翼下使用的75型转笼式超低容量喷雾装置,具有功效高、效果好、费用低、不用水等优点,是用于大面积快速杀灭蚊、蝇等害虫,迅速扑灭传染源的新型高效器械。

4. 喷洒消毒车　该车装配有装料桶、泵及传动系统、导管、开关及气动系统、测量仪表及液位指示装置、喷洒胶管绞盘、喷枪、喷刷及喷头、联络及照明装置、车厢、后厢及工具附件等。主要用于地面、道路消毒和武器、技术装备的消毒和消除沾染。

5. 喷气涡轮消毒车　是一种高效、快速的新式消毒器材,主要由喷气涡轮发动机、油箱、水箱、加热器、料桶、控制室和汽车底盘组成。具有洗消效果好、速度快、不受季节影响及可施放烟幕等特点。主要用于坦克、车辆等大型装备和地面、道路的快速消毒。

6. WCD2000型防疫车　是我军新研制的一种主要用于消毒和杀虫的专业车辆。该车装备有超低容量喷雾机、车载常量喷雾机、背负式喷雾机和烟雾机等。可用于室内外的消毒和卫生杀虫,每小时处理面积不少于10万$m^2$。

### (二)淋浴设备

制式或简易的人员体表清洗消毒装备已经成系列,包括洗消车、淋浴车、洗消帐篷和轻便消毒装备,以及配套的污水收集和处理装置。洗消帐篷由供水系统、洗澡、更衣等帐篷组成。

### (三)便携式洗消器

便携式洗消器包括个人用的喷雾剂型、集体消毒用的小型罐装型等多种包装和型号,适用于多种场所和情况的洗消。

1. ABC-M11便携式消毒器　容积为1.26L的M11由1个钢制圆罐、喷头和1个小液氮罐组成,可重复灌装。它可喷出1.8~2.4m远的距离,覆盖12.5$m^2$范围。M11常用于机动车辆(包括坦克、机舱等)的表面和内部及重要场所地表消毒。

2. ABC-M12A1动力驱动洗消装置　M12A1主要由三部分构成,泵单元、500加仑水箱单元(每小时500加仑)和液体燃料热水器。M12A1具有多用途,除作为人员淋浴、设备与地面的洗消外,还可用于很多目的,如溶解冰块、用水或泡沫灭火、泵水运水等。M12A1通过其2个橡皮管,每分钟能泵出50加仑的消毒液,完整的淋浴部件提供25个淋浴头。M12A1通常安装在5t卡车上,便于战术机动,但也能拆装后空运。该系统已经被USMC和M17系列轻便洗消装置替换。

3. M13便携式消毒装置　人员可携带的M13包括1个车辆存放托架、1个可预装流体的容器(内有 14L DS2 消毒液),1 个可接刷头的泵手柄等,流体容器和刷头都是可卸的。它配有不同喷头,可以调整喷雾粒子大小,可喷射 1.8~2.4cm 的距离,一次消毒面积为 111.5 m$^2$,用于坦克等装备的表面和内部及场所消毒。

4. M17 轻型洗消系统　是一种可移动、重量轻,由驱动泵、水箱加热器和喷头组合箱、软管等组成的系统,可装在机动车上。该系统配一附件箱,内有橡皮管、喷洗手柄、人员淋浴器材,并有一个可折叠的大水袋。该系统可用于洗消作业,能够吸取任何来源的水,并可控制水温。

5. M21/M22 模块化洗消系统　美军准备用该系统替代目前的洗消方法或装置,以减少作业时间和劳动强度。该系统由 M21 洗消泵与刷头模块和 M22 高压热水模块构成。当安装在拖车上时,M22 可递送 DS2 或战场易得到的液体洗涤剂,并能直接从地面容器中吸取洗涤剂。M22 能够以 5gpm(加仑/分)的速度供应热水到 3000psi(磅/平方英寸)。另外,它可利用天然水源和自来水,可调节压力、温度和流速。各模块可安装在拖车上进行操作,机动性能好。因此,该系统具有效率更高、用水量更少、装配时间更短、劳动强度更低等特点。

### 三、现场洗消注意事项

1. 作业人员必须熟知生物战剂的危害及所用洗消剂的性能、毒性和影响消毒效果的诸多因素,尽量采取综合处理措施。在战剂种类未确定前须进行消毒时,应按抗力最强的芽胞类战剂消毒方法处理。

2. 洗消区的工作人员应正确穿戴防护器材,如防毒面具、防护服、防护靴和防护手套等,无条件时也应穿着防疫衣、长筒胶靴、戴橡胶手套和过滤性能好的口罩。湿式作业时,胸前应有塑料或橡胶围裙。特别注意保护呼吸道。

3. 作业时应处于被消毒对象的上风方向,尽可能避免直接接触生物战剂污染的表面。操作时应避免扬起灰尘或使洗消液四处飞溅。

4. 污染的擦布应丢在规定的箱、袋内,待作业完毕后一起掩埋或焚毁。如需要,须消毒洗净后再用。

5. 洗消区内的人员、器材、装备等必须经过彻底洗消处理后才能进入清洁区。利用价值不大的物品应焚毁或深埋。作业完毕,应对场地、器材、装备和人员彻底洗消后才能撤收。必要时,作业人员还可服用抗菌药物预防发病。

6. 作业场应有值班军医,并备有急救药物。洗消区内禁止饮水、进食、吸烟。

## 第三节　单兵洗消技术

单兵洗消分为局部卫生处理与全面卫生处理两种。局部卫生处理由单兵自己或相互进行,全面卫生处理则在指挥员统一组织下,撤出污染区后进行。

## 一、局部卫生处理

局部卫生处理是在不离开战斗岗位的情况下,由战士自己或相互进行洗消,主要消毒暴露部位的皮肤、个人器材及所用的装具。单兵应用的消毒装备包括:①M291皮肤消毒盒,每份有6个消毒包,内装的无纺布浸透一种有吸附性的活性多聚物消毒剂,可快速清除、杀灭皮肤表面的生物战剂;②M295消毒盒,内装的消毒剂是一种吸附性粉末,能够快速清除、杀灭物体表面的生物战剂。

暴露皮肤还可用布块沾以皮肤可以耐受浓度的消毒液进行擦拭。常用的消毒液有0.5%过氧乙酸、1.0%三合二、0.5%苯扎溴铵及0.5%氯己定等。在无消毒剂情况下可用肥皂水冲洗,无冲洗条件的还可用干毛巾擦拭,用干毛巾擦拭也可去除60%~80%污染的生物战剂。

局部卫生处理时应注意以下几个问题:① 有次序地自上而下进行擦拭,防止遗漏和再次污染;② 干擦时,应顺一个方向擦,擦一遍后换一块布,或将擦过的布块污染面折叠起来,用清洁面再擦。擦过的布块不能乱丢,应收集到塑料袋中;③ 如用水冲洗,应该用清洁水,禁止使用污水。

## 二、全面卫生处理

通常在划定的洗消场进行,洗消程序如下。

### (一)准备室

自污染区来的人员在进行全面洗消前先进此室,其中洗鞋池可杀灭和除去足底的生物战剂。

### (二)着装、装具的消毒

人员进入着装、装具消毒室,对着装表面与随身所带装具进行消毒,以减少行走或脱卸时对环境的污染。污染轻微的经喷雾消毒处理即可,污染严重的则应送服装装具洗消场经再次消毒后才得穿用。

穿着橡胶防化服的人员可采用消毒池浸洗法进行洗消。消毒池通常为一塑料水池或由瓷砖制成,深1m,内盛0.6m深的消毒液,消毒池口与地面平齐。消毒池内洗消时,污染人员不脱防化服,池内浸泡1~5min。两人协作,用浸有消毒液的毛巾按顺序自上而下、从前到后、从左往右相互擦洗,使药物能充分作用到防护服的表面各处。浸泡消毒时应注意颈部、腋下和裤裆等处的消毒。消毒至规定时间后,用清水将药液冲洗干净。对于细菌芽胞类战剂可用1%次氯酸钙溶液浸洗。

### (三)脱衣洗消

脱衣时,先摘防毒面具,再脱防护服,然后进入淋浴室用淋浴方式清洗身体。先洗头、面、颈部2~3次,再由上至下洗涤全身。每人耗水量不少于50L,用清水冲洗10~15min可除去90%的污染生物战剂,如用肥皂搓洗,再用清水冲洗,消除率可达99%以上。

来自污染区的人员如未穿戴防毒面具和防护服,不可直接进入淋浴室洗消,可先用消毒液喷或刷抹外层衣服,然后脱去衣服、帽子、口罩,再到淋浴室洗消。应注意对暴露皮肤和头发的洗消,防止带菌的冲洗液进入眼、鼻、口内。

不要在浴池、浴盆或死水塘中进行洗消。手指甲过长要剪掉,肉中污垢要仔细洗去。有伤口的人员应注意防止伤口进水,清洗后要重新包扎。

呼吸道防护不好的人员可使用 0.02% 过氧乙酸、0.3% 过氧化氢、3% 硼酸或 0.05% 氯己定等溶液含漱。眼睛防护不好的人员可用 3% 硼酸、0.02% 高锰酸钾或 0.02% 苯扎溴铵等溶液洗眼,用 0.02% 过氧乙酸或 0.05% 氯己定溶液滴眼也可达到一定的消毒作用。

淋浴完毕后进入更衣室,换好清洁衣后进入清洁区。常用洗消剂见表 48-1。

表 48-1 生物战剂常用洗消剂

| 药物名称 | 使用浓度(%) | | | 杀灭战剂种类 |
| --- | --- | --- | --- | --- |
| | 着装表面* | 皮肤** | 其他表面*** | |
| 次氯酸钙 | 0.6 | 0.6 | 3~6 | 各种战剂 |
| 二氯异氰尿酸钠 | 0.8 | 0.8 | 5~10 | 各种战剂 |
| 三合二 | 0.9 | 0.9 | 5~10 | 各种战剂 |
| 漂白粉 | 2.0 | 2.0 | 10~20 | 各种战剂 |
| 过氧乙酸 | 0.5 | 0.5 | 1 | 各种战剂 |
| 碘酊 | — | 2 | 2 | 各种战剂 |
| 乙醇 | — | 65~75 | 65~75 | 细菌繁殖体与病毒 |
| 季铵盐类洗涤剂 | 0.5 | 0.1~0.5 | 0.5 | 细菌繁殖体、病毒、毒素 |
| 高锰酸钾 | — | 0.1 | 1 | 细菌繁殖体、病毒、毒素 |
| 甲酚溶液 | 2.0 | 1~2 | 3~5 | 细菌繁殖体、病毒、毒素 |
| 氢氧化钠 | — | — | 1 | 肉毒杆菌 |

注:*.为人体耐受浓度并非杀菌最佳浓度:喷雾处理按每人用 300~400ml 药量,作用 30min;**.为人体可耐受浓度而非杀菌最佳浓度:擦拭或搓洗 1~2min 即可;***.为喷雾、擦拭或浸泡后作用 30~60min

## 第四节　集体洗消技术

### 一、洗消场地的选择

洗消场地的选择对作业能否顺利进行具有重要意义,选择时应注意下列事项。

1. 靠近水源,能满足用水量。
2. 设在下风向,安全警戒线内不应有居民点或无关部队。
3. 位置应建在交通方便处,有专门的行车道路,便于清洗人员集中。
4. 面积大,便于调度来往的洗消人员和车辆。
5. 场地坚实,不至于因冲洗作业后泥泞难行。
6. 能就地妥善处理污物、污水,排出的污水不流经附近的居民点。

7. 便于实施警戒与事后的封锁,能较好伪装并可对洗消人员提供战术保护。
8. 严冬季节应尽量选在背风向阳处,酷暑季节应在遮荫处。
9. 寒冷季节人员洗消时应有取暖设备。

## 二、洗消站的种类

### (一)人员洗消站

人员洗消站是供人员脱去污染服装、装具并进行个人洗消、给予急救处理及发放干净服装的地方。人员洗消站设有洗鞋池、着装表面消毒处、脱衣室、淋浴间、更衣室、厕所及洗消后人员集结处。

脱衣室、淋浴间和更衣室一般由3个帐篷(或房间)联结组成。淋浴间周围应挖排水沟与渗水坑。淋浴设备为人员全面洗消的主要设备。美军装备的M-1型热水器是一种盘管式加热装置,它以汽油、煤油或柴油为燃料,每小时可将2300L水加热至38℃以上。另一种为XM-17型轻便洗消器,可将水加热后进行淋浴,还可兼用于喷液洗消。英军装备的是一种集装箱式装置,脱衣、淋浴、穿衣均在一个6.0m×2.1m×2.6m的集装箱内进行。另外一种为铝结构塑料折叠式淋浴装置与充气帐篷淋浴洗消站,该洗消场所宽敞,通过人数较多。法军装备的F-2型野外淋浴装置有2间淋浴室,每间4个喷头,每小时供水3600L。我军装备的ML-O-200型淋浴车车厢可临时向两侧及后方伸展,形成各有5~6$m^2$面积的脱衣、淋浴、穿衣间。

### (二)服装洗消站

服装洗消站应尽量靠近人员洗消站,便于传递物品。该站应设煮沸消毒、化学消毒(熏蒸消毒应有专门的密闭房间或帐篷)、清洗作业点及晒衣场、仓库等。

甲醛、环氧乙烷、过氧乙酸熏蒸是一种比较好的消毒方法,适合于各种服装、装具及精密仪器的消毒。

1. 环氧乙烷　野战条件下可使用简易密闭容器进行环氧乙烷熏蒸消毒,常用简易方法见下表48-2。当空气中的环氧乙烷浓度达到3%时,一旦遇到火花,即可引起爆炸,使用时应采取防爆措施。

表48-2　环氧乙烷简易容器法

| 方法 | 容器 | 温度(℃) | 用药量(g/L) | 作用时间(h) |
| --- | --- | --- | --- | --- |
| 保温瓶加热法 | 聚乙烯袋与保温瓶 | 40~50 | 0.9 | 16 |
| 丁基橡胶袋法 | 丁基橡胶袋 | 20 | 2.5 | 2 |
| 塑料袋法 | 聚氯乙烯袋 | 15 | 1.4 | 16 |
| 塑料帐篷法 | 聚氯乙烯膜帐篷 | 18 | 0.7 | 24 |

2. 甲醛　应在特制密闭的熏蒸柜或塑料帐篷中进行熏蒸处理。产生甲醛气体的方法有:①喷雾法:采用细粒子喷雾器将甲醛溶液喷洒使其蒸发汽化(30ml/$m^3$,作用16h);②煮沸甲醛溶液法:用量一般为18ml/$m^3$,相对湿度保持在70%~90%;③氧化法:利用氧化剂高锰酸钾、氯制剂等与甲醛溶液或多聚甲醛发生化学反应,使甲醛汽化。

3. 过氧乙酸  可采用气溶胶喷雾器喷洒,浓度为 2%,8ml/m³,在温度为 18℃ 时,作用 30min;也可采用加热蒸发,用量为 1~3g/m³,20℃ 条件下作用 60~90min。

4. 加热  用加热蒸发可加快消毒剂汽化,缩短消毒时间。加热可用物理或化学方法,前者可用酒精灯、电炉等,后者则利用化学药物反应产生热量。

5. 其他  当不具备熏蒸消毒条件时,对不同质量的服装、装具可选用其他消毒方法。例如,棉织品可使用煮沸、流通蒸汽、压力蒸汽法进行消毒。还可用浸泡消毒,根据战剂种类可选用 1% 漂白粉溶液浸泡 1~2h,0.3% 过氧乙酸溶液、5% 甲酚溶液或 1% 氢氧化钠浸泡 30min 以上。使用药物浸泡消毒后应尽快用清水漂洗,以免棉织品受腐蚀。在没有消毒药物时,用肥皂搓、刷后再用流水搓、洗亦可达到一定的消毒作用。如有热水,消毒效果更好。棉衣、棉被可用消毒剂进行喷洒消毒,以湿润为宜,然后折叠放置一定时间(根据消毒剂的种类、浓度而定)后,再晾晒直至干燥和气味消除。使用药物以气味较小,易于挥发或刺激性不大者为宜。有条件的可在消毒后进行拆洗。污染严重的毛织品可按棉织品的消毒方法处理,若污染轻微,只在其表面喷洒消毒液即可,处理后用清水将药液漂洗干净。皮毛制品可按棉衣、棉被的消毒方法进行。皮革制品可用消毒液擦抹后用清水冲洗干净,亦可直接用肥皂、清水刷洗。合成纤维织品与塑料、橡胶制品可用消毒液浸泡、喷洒,亦可用肥皂刷洗,搓洗后用清水冲洗,使用药物与棉织品相同,橡胶制品还可用热力消毒。金属制品可煮沸或用消毒液擦拭、浸泡、喷洒,使用的药物应是无腐蚀性的,消毒后应将药物洗净,必要时应涂油以防生锈。没有消毒剂时,用肥皂、清水刷洗亦可。

### (三)武器装备洗消站

武器装备洗消站是处理大型武器、装备和车辆的场所,应设武器装备洗消、精密器材消毒与熏蒸消毒等作业点。武器装备洗消作业点应修建洗消台,洗消台略高于地面,铺以石子,台周围挖以排水沟,以便冲洗后的污水排入渗水坑内。洗消区应设有随行人员洗消点。

## 三、洗消的实施

1. 作业前,部队到达洗消站,身上佩戴符号标志的作业人员协助部队指挥员将待洗人员、武器、技术装备引至相应的洗消场地。

2. 作业中,作业指挥员应与部队指挥员密切配合,维持好作业秩序,掌握洗消时间,检查洗消质量,及时处理出现的问题。洗消应按顺序进行,防止漏消和重复。洗消的物品都应事先做好标记,以便消毒后无差错地归还原主。

3. 作业结束后,要对场地进行安全处理,包括消毒地面、掩埋沟坑、树立标志,以便日后进行复查。

## 第五节  军事装备洗消技术

污染的军事装备洗消也分为局部洗消与全面洗消两种:①局部洗消是指在遭受生物武器袭击或通过污染区后及时进行的临时简易处理,其目的在于减少污染武器及技术装备上的生物战剂对使用人员的危害,一般多利用就便器材对操作人员必须接触部位进行洗消。为能及时开展有效的局部洗消,对大型武器与车辆多配以制式轻便洗消器材,如装有洗刷小工具与消毒药品的洗消盆,或装有消毒液的自动喷雾钢瓶等。②全面洗消是指在条件允许的情况下,到洗消站进行的最后消毒处理,其目的是彻底去除污染生物战剂。

## 一、大批小型武器及技术装备的洗消

大批小型武器及技术装备可采用熏蒸消毒处理。环氧乙烷穿透力强,损坏小,对武器、技术装备,尤其是对电子和光学器材是一种比较好的消毒方法。过氧乙酸与含氯消毒剂腐蚀性强,不宜用于消毒武器与技术装备的金属部分。

## 二、大型武器和技术装备的洗消

大型武器和技术装备可采用药液喷洒或擦拭的方法进行洗消。但车辆、坦克等通过污染区时,一般是车外比车内污染重,车后半部比前半部污染重,靠近车轮处和车底部比其他部位污染重,应根据对象的污染情况,确定重点洗消部位。

在没有适宜的消毒药物时可直接用水冲洗,最好用洗消车上的喷枪或摩托洗消器冲洗。使用喷枪冲洗时,水压需 $2\sim3kg/cm^2$,将污染表面冲洗 $2\sim3$ 遍,可除去大部分生物战剂。冲洗时,喷枪口与污染表面距离应在 $2\sim3m$。喷枪与物体表面的角度为 $30°\sim60°$。距离过近或角度过大,水容易向四处飞溅,造成人员受污染和使污染表面扩大;距离过远或角度过小,使水柱冲力减小,会影响冲洗效果。根据军事装备的外形,选用点、线、面冲洗。点冲洗时,快压快松喷枪手柄,使水柱短促有力。线冲洗时,水柱以 $60\sim80cm/s$ 的速度均匀平稳移动。面冲洗时,按"线冲洗"方法有序地自上而下移动线位,移动时适当交错,避免出现空隙。提高水温可增强洗消效果,用高速热气流冲洗效果更佳。如不具备消毒、冲洗条件时,可用刷子、肥皂刷洗,同时用水冲,也可去除大部分污染的生物战剂。冲洗后,应及时将军事装备的金属部分擦干,涂油防锈。

## 三、舰船的洗消

当舰船受到生物战剂污染时,除立即使用防护器材进行个人和集体防护外,舰船在可能的情况下应迅速驶离污染区或占领上风泊位,以减少污染。同时应对全舰进行洗消。洗消顺序由舰首到舰尾,从上风到下风,先上层后下层,先甲板后两舷,先舱外后舱内,甲板先内后外。

大型水面舰艇可采用分段洗消。洗消药剂可用三合二,病毒类战剂可用 2.5% 三合二水溶液,细菌类战剂可用 1.0% 的三合二水溶液,芽胞战剂可用 5% 三合二水溶液,用量一般为 $500\sim800ml/m^2$。舱内可用 0.5% 过氧乙酸、3% 漂白粉上清液或 0.8% 二氯异氰尿酸钠溶液喷洒或擦拭消毒,处理 $30\sim60min$,然后用清水擦拭。

对上甲板暴露存放的食物,污染严重的以销毁为宜,有外包装的可用 1%～5% 三合二水溶液擦拭 $2\sim3$ 次,放置 30min 后用水洗涤,去掉包装。无包装而污染轻者除去污染表面。餐、饮具清洗后加热煮沸 $3\sim60min$。蔬菜、水果和餐、饮具也可用 1% 三合二溶液浸泡 15～

30min,或用0.1%高锰酸钾溶液浸泡15～30min,然后用水冲洗。

各种航海和光学仪器可用2%碱性戊二醛溶液擦拭。污染的外壳可用75%乙醇、2%碘酊、0.5%过氧乙酸或3%漂白粉上清液擦拭30～60min后用清水擦净。

污染的服装可用环氧乙烷熏蒸消毒,或通过煮沸和高压消毒,但此类消毒一般在舰船返航后由岸上防疫机构协助进行。

人体洗消应在全舰洗消完毕后进行,未经洗消的舱面暴露人员不得进入舱内。舰员在脱下经过消毒的防护服后应在洗消淋浴间进行个人洗消。

## 第六节　环境净化技术

### 一、饮水消毒

在污染区内必须饮用无污染水,如无此类水,应尽量选择大的流动水源,取水经消毒后饮用。

**(一)煮沸**

对小量水可进行煮沸消毒15min。

**(二)混凝、过滤、氯化**

混凝、过滤、氯化主要用于化学、生物、放射性战剂混合污染的水处理,通常先用混凝剂沉淀,然后加含氯消毒剂消毒,再经活性炭吸附余氯后过滤。处理步骤:①就地取表层5cm以下土(20g/L,用以吸附放射性战剂)与次氯酸钙(按有效氯计算,400mg/L)一起放入水中,搅拌15min;②加入活性炭(3g/L)、磷酸钙(2g/L)与6801型浑水澄清剂(0.2g/L),沿同一方向搅拌5min,沉淀3min后经特制布袋过滤。

**(三)对生物战剂污染水的处理**

对仅受生物战剂污染的水煮沸15min即可,无条件煮沸时,可用化学消毒剂处理,如含次氯酸钙、活性炭、磷酸钙与6801型浑水澄清剂(由聚丙烯酰胺与明矾组成)的"三防净水袋",每份药物可处理50L水。若没有"三防净水袋",可加其他含氯消毒剂。被细菌芽胞类战剂污染的水需用超氯法消毒处理,按300mg/L给药,作用30min。对非芽胞类战剂污染的水,加氯量一般为8～16mg/L,作用30min。现有的饮水消毒片,每升水加1片(含漂白粉精4mg),消毒30min,可杀灭水中的非芽胞菌。当氯浓度较高时,消毒后可用活性炭末(3g/L)吸附余氯,再混凝、过滤,以除去余氯臭味。如有少量余氯臭味,亦可用硫代硫酸钠或亚硫酸钠脱氯。

目前,美、英、法等国军队均配有较完善的大、中、小型系列野战净水装备。较先进的美军反渗透净水单元集混凝、氯化、过滤与反渗透处理于一体,既可消除水中的化学、生物、放射性战剂的污染,又可用于海水淡化。

## 二、食物和餐具消毒

污染严重的少量食物以销毁为宜,需要消毒的食物与餐具可按下列情况分别处理。

### (一)有外包装的食物

密封在罐头、瓶子、塑料袋等包装的食物一般只需彻底消毒外包装的表面即可,如果外包装是耐水浸的可直接浸于消毒液中,如不耐水浸的可用消毒液反复擦拭2~3次,放置0.5~1h后用清水洗净,再去掉包装。根据战剂的种类,可选用2%~10%漂白粉或1%~5%三合二液、0.1%过氧乙酸等消毒剂。

### (二)无外包装、能加热的食物

无外包装、能加热的食物如被生物战剂严重污染应销毁,对污染不严重的食物尽量用加热法消毒,能洗的先洗净再煮沸,一般需处理30min以上。

### (三)蔬菜、水果

被芽胞类战剂污染的可用0.2%过氧乙酸、1%二氯异氰尿酸钠溶液浸泡30min,对非芽胞类战剂污染的可用0.1%高锰酸钾溶液浸泡30min,然后用清水冲洗干净。蔬菜煮熟,水果去皮后再吃。

### (四)大批的粮草与食物

污染的大批粮草与食品消毒前不得挪动。消毒时根据包装情况最好采用过氧乙酸喷洒或熏蒸法处理。如果条件不具备,可暂时封存以待战剂自然消亡。不论是用药物消毒还是留待自净,都必须由专门机构检验合格后才得动用。

### (五)餐具

被生物战剂污染的餐具最好用热力法消毒,清洗后煮沸15min以上。不能加热的可用含表面活性剂的含氯消毒剂溶液(含有效氯2500mg/L)浸泡30min以上。

## 三、房屋消毒

遭受生物战剂气溶胶袭击时,房屋不但空气被污染,而且表面也沉降了许多生物战剂,消毒时除了空气的消毒外,对污染表面的消毒也十分重要。

### (一)室外表面

通常不必消毒。经过风、雨和日光的作用后,大多数生物战剂可在1~2d死去。如需消毒处理,可根据战剂种类选用次氯酸钙(5%~10%)、三合二(5%~10%)、漂白粉(10%~20%)或氢氧化钠(1%)等溶液喷洒。喷洒时,用药量约为200ml/m$^2$,根据墙壁吸水能力酌情增减,作用时间一般为30~60min。

## (二)室内表面

**1. 熏蒸消毒** 对能严密关闭的房间可用熏蒸法消毒。为加快消毒剂汽化,缩短消毒时间,采用加热熏蒸法更好。

甲醛与过氧乙酸杀菌效果虽好,但蒸发时需专门热源与容器,使用不便,处理大量污染房舍较难。使用过氧乙酸时,将过氧乙酸稀释成3%～5%的水溶液,放于耐热、耐腐蚀的器皿中,置于热源上加热蒸发,产生的蒸汽能有效地杀灭空气中的各种微生物,同时可杀灭室内各种表面的微生物。用量可按 $4g/m^3$ 计算,一般熏蒸 2h 即可,相对湿度以 60%～80% 效果为好。

酸氯烟熏消毒剂与醛氯合剂在蒸发时不需专门热源与容器,适用于大量污染房舍的消毒。这两种熏蒸消毒剂点燃后只发烟不出现明火,使用安全,适用于地下坑道、住室、车厢内的消毒处理。

**2. 喷雾消毒** 用消毒液进行气溶胶喷雾是消毒室内表面的一种较好方法。该法适用于处理密闭性不好的房间。使用时,可直接喷向污染表面。根据污染战剂的种类,可选用过氧乙酸、过氧化氢、含氯消毒剂等。我国研制的消毒杀虫车配有专用于室内表面的气溶胶喷雾器。

**3. 擦拭消毒** 对油漆墙面、木器家具等光滑表面可用消毒剂擦拭。消毒液可用1%过氧乙酸、5%季铵盐类、5%甲酚溶液等,作用 30～60min。如果没有药物消毒条件,可用打扫、擦拭的方法去除沉着于物体表面的生物战剂,但处理过程中应防止生物战剂扬起,产生再生性气溶胶。应该用湿扫帚扫地,用湿拖把拖地,用湿抹布擦拭物品等。

## (三)室内空气

室内空气消毒必须与室内表面消毒结合进行。单独处理空气,由于污染的表面可不断产生再生性气溶胶,难以彻底。

**1. 自然通风** 当室外空气中生物战剂消失后,打开门窗通风。对密不通风场所可用人工通风或消毒剂熏蒸、喷湿降尘法处理。

**2. 消毒剂消毒** 用消毒剂对室内熏蒸或进行室内表面喷湿消毒时,空气中悬浮的生物战剂也随之被杀灭。

## 四、室外地面消毒

当受到生物战剂气溶胶袭击时,由于污染面积广,难以将污染表面都进行消毒,对大部分地区可实行封锁,待其自净,必要时对局部地区或通道进行消毒。消毒可用药物处理、铲除与火烧等法。

### (一)喷洒药液

常用0.5%～10%的次氯酸钙、三合二、二氯异氰尿酸钠等含氯消毒剂,$1000ml/m^3$ 左右,作用 15min～16h,可杀灭各种生物战剂。对肉毒杆菌毒素,可喷洒1%氢氧化钠溶液。喷洒时可用洗消车,亦可用洒水车或改装的清洁车。对较宽的路面,可用两辆车同时喷洒,喷洒间距应有 0.5m 的重叠,以防漏喷。对于小面积或车辆无法通行的地区,可使用各型喷洒农药的器械。

### (二) 喷洒药粉

当空气中相对湿度＞80%或有露水时,喷洒消毒药粉效果较好。如用三合二、次氯酸钙、二氯异氰尿酸钠,当浓度为 10~50g/m² 时,作用 2~24h,可杀灭各类生物战剂。使用各型农药喷粉器喷粉,最好逆风操作,风速在 2m/s 以下。

### (三) 铲除处理

可用推土机或各种铲除工具铲除表面污染的土层 4~8cm,或污染雪层 4~20cm,铲除的土或雪应就地妥善掩埋。作业时尽量从上风向开始。

### (四) 火烧处理

污染的草地可点燃杂草,焚烧草叶上的生物战剂,污染的地面必要时可浇汽油或煤油,待其吸入土层后点燃焚烧。

## 五、敌投昆虫与其他媒介物的消毒

对敌人投放的昆虫、动物和其他的杂物,尽量集中浇以汽油、煤油或杂草焚烧,或将坑底与坑内昆虫表面喷洒漂白粉或其他含氯消毒剂干粉后,掩埋于 1m 深的地下。对能飞善跳的昆虫、小动物,则可用各种喷雾器喷洒杀虫剂进行捕杀。对于敌投杂物,收集后按敌投昆虫处理方法焚烧或掩埋。

## 六、生物弹与弹坑的消毒

生物弹的残骸或碎片可采取就地焚烧,或用 10%~20% 漂白粉溶液或 1% 过氧乙酸喷洒后掩埋。条件许可时可在指挥员统一组织下运至专设的洗消站,由专业人员协助进行全面洗消。

弹坑可按室外地面消毒法进行处理,然后填平。

(许 斌)

### 思考题

1. 若初步判断敌人对我方进行了炭疽战剂的袭击,其现场洗消的目的、原则和特点是什么?
2. 若初步判断敌人对我方进行了炭疽战剂的袭击,对人员个体、武器装备、阵地如何进行洗消?
3. 洗消站有哪些类型?各有什么不同?
4. 生物战剂污染区内,水源和媒介生物如何处理?

## 参 考 文 献

[1] 张文福．医学消毒学．北京：军事医学科学出版社，2002．
[2] 陈宁庆．生物武器防护医学．北京：人民军医出版社，1991．
[3] 薛广波．实用消毒学．北京：人民军医出版社，1986．
[4] 杨瑞馥．防生物危害医学．北京：军事医学科学出版社，2008．
[5] 钱万红，王忠灿，吴光华．消毒杀虫灭鼠技术．北京：人民卫生出版社，2008．

# 第 49 章

# 生物武器防护技术与装备

> 【学习目的与要求】
> 掌握生物武器的个人及集体防护技术；了解个人呼吸道防护用品、个人体表防护用品、集体防护的具体措施、生物战伤亡人员的一般处理方法。

## 第一节 概 述

目前，生物武器是国际上明确禁止使用的攻击手段。但在敌人没有公开声明不遵守这个公约前，应进行各种政治斗争防止其在战场上使用生物武器。即使用各种手段摧毁敌军已有的生物武器设备，同时做好个体和集体的防护措施，是平时应对生物恐怖袭击和战时敌军生物武器施放的重要方式。总之，生物武器的防护要坚持防护与政治、军事斗争结合，军、民防护相结合，专业技术保障和群众性卫生防护运动结合的原则，以应对平、战时各种紧急情况。生物武器防护的基本原则如下。

### 一、防护与政治、军事斗争结合

《禁止生物武器公约》是国际裁军领域的重要条约，于 1975 年 3 月 26 日生效，公约要求全面禁止和彻底销毁包括生物武器在内的一切大规模杀伤性武器，目前有 162 个国家成为签约国。但是，仍有许多国家借防范生物恐怖袭击为由，研究生物武器，国际上一些国家研制和生产生物武器的能力不断提高；国际恐怖组织多数具备制造化生恐怖袭击的能力和制造生物恐怖袭击的计划，生物恐怖袭击事件也在不断增多。但应利用《公约》进行各种政治斗争，防止其在战场上使用生物武器。在军事斗争中，使用军事手段摧毁敌人生物武器工厂，破坏敌人生物武器的研发与生产；使用军事手段摧毁敌人的发射阵地和运载工具，使敌人不能使用生物武器进行袭击。

## 二、军民防护相结合

生物武器有较强的致病性和传染性,前方和后方、军队和居民、人员和牲畜都可能受到袭击,发病后又可能互相传播,军民任何一方受到感染或发病,都可能引起互相传染和流行。因此,防护工作要做到军队与地方相结合,军民兼顾;军队与防化、工程等有关勤务部门密切配合,共同防护。

## 三、专业技术保障和群众性卫生防护运动相结合

生物武器防护是一项科学性、技术性很强的工作,如生物战剂的检验,污染区的判定,传染病的诊治和预防,都需要有较高的专业技术知识并组织不同的专业机构实施。同时,生物战剂的污染范围广,传播途径多,危害时间长,预防和消除袭击后果都需要大量的人力物力,只靠少数卫生人员和其他专业人员很难完成任务,必须广泛发动群众,开展群众性的卫生防护运动。在群众性的卫生防护活动中又需要有专业人员进行技术指导。

## 四、生物武器与核、化武器防护相结合

核、化、生武器的防护措施许多是相同的,核、化学武器共同防护的工程设施、个人防护器材和洗消车辆等,也同样可用于生物武器的防护。另外,生物武器的防护不同于一般防疫工作,它是战斗保障的内容之一,涉及作战指挥、政治斗争、情报侦察、军事训练、工程设施、物资供应和行政管理等各个方面,只靠平时组织防疫工作的办法是不够的,必须在合成军队首长的领导下组织实施。

生物武器防护的基本内容包括生物战剂的侦察与报警、现场病原体快速检验与鉴定、生物战剂污染区和疫区的划定与现场处置、现场洗消与环境净化、生物战伤亡人员的处理、个人及集体防护等,本章重点阐述个人及集体防护技术。

# 第二节 个人防护技术与装备

## 一、个人呼吸道防护用品

1. **防毒面具** 防毒面具是用来保护呼吸器官、眼睛及面部免受毒剂、放射性微粒和气溶胶直接伤害的一种防护器材,依其结构和防毒原理分过滤式和隔绝式两种。隔绝式防毒面具主要有氧气呼吸器和自给式空气呼吸器,可使呼吸器官完全与外界空气隔绝,利用面具内的储氧瓶或产氧装置产生的氧气供人呼吸。过滤式防毒面具的型号较多,其中滤毒罐起过滤剂或气溶胶的作用,内部结构分两层,即防毒炭层和滤烟层。防毒炭层是用优质活性炭再浸以铜、铬、银金属氧化物,通过物理吸附和化学吸着滤除毒剂蒸气;过滤式防毒面具是广泛使用的一类防毒器材。

2. **防生口罩** 口罩用过氯乙烯高效滤材制作,对空气中的微生物有很好的滤除效果。口

罩呈圆形,周边装有松紧带,中央有塑料支架,鼻梁处加有铝片。使用时,先将松紧带抽紧打结,使口罩隆起呈半圆形。戴好后,按捏铝片使之贴紧鼻梁,并将下端拉到颌下,使四周边缘与皮肤密合。口罩遇水滤效降低,因此不宜用水或消毒液浸泡洗涤。被生物战剂污染时,可用环氧乙烷消毒后再使用。在不具备上述消毒条件时,使用后应予以焚毁。

3. **防疫口罩** 取长100cm、宽50cm的纱布一块,中央铺以25cm×15cm大小、1.5cm厚的脱脂棉垫,将上下边的纱布折过来包住棉花作为口罩主体,再把纱布从左右两端剪开到棉层边缘作为口罩带。戴口罩时,把上面的带子系在头后部,下面的带子从两侧向上系在头顶,以防从面颊部漏气,可自制简易的防疫口罩。目前,市售防疫口罩种类繁多,其中纳米抗菌防疫口罩抗菌效果较好。该口罩除了有普通口罩的隔离作用外,还具有双向过滤的特点,既抑杀空气中附着在口罩上的细菌等微生物的作用,又防止人自身呼出物的二次污染。

4. **毛巾口罩** 将毛巾的两边剪开,成为4条带子,然后将毛巾折成5层,形成一个口罩,按防疫口罩的方法戴用,亦有较好的效果。新毛巾较旧毛巾的滤效好。必要时,可用三角巾或急救包中的纱布棉花制作简易口罩,效果与毛巾口罩相似。

5. **市售的防尘口罩和医用口罩** 亦可滤除一部分空气中的生物战剂。医用口罩主要分两大类,医用纱布口罩和医用无纺布口罩。医用纱布口罩采用医用脱脂纱布缝制而成,国家对医用脱脂纱布的经纬密度、酸碱度、吸水性和荧光物质等指标有严格的规定。同样,对医用纺布也有相应标准要求,特别要求对人体无刺激,无过敏反应,出厂时还要进行消毒处理。口罩在防止传染疾病方面作用有限,除了到疫区、医院、与高密度人群近距离接触可以考虑戴口罩外,一般生产和工作没有必要戴口罩。

在缺乏上述各种器材的紧急情况下,用手帕或其他纺织品捂住口鼻亦有一定的防护作用。

## 二、人体表面防护用品

1. 目前我军装备的橡胶连身式或两截式防毒衣,防护效果可靠,洗消方便。外军使用的防护衣种类繁多,但基本防护指标是一致的。防护服穿着必须规范,应相互检查妥当,如穿鼠疫防护服的先后顺序为:穿内隔离衣裤→戴白帽子和小口罩→扎三角头巾→穿防蚤袜→穿高统雨靴→穿反背衣→戴大口罩→戴手套→戴护目风镜,然后在防护服上可喷以消毒及杀虫药液,脱卸时也可再喷药液,脱卸后如有可能最好采用3‰硼砂溶液漱口以防止受染。防护服脱卸时应将污染面朝里并及时浸泡消毒。不能浸泡的可用消毒液擦拭,否则应及时更换。

2. 防疫服为布料连身式服装,有较好的防护效果。防疫服结实耐用,抗撕裂及磨损。采用特殊涂层复合材料,在具有高抗水基液体性的同时具有高透气透水蒸气的性能,材料轻盈、柔软,对皮肤无刺激性。并具有一定的耐表面活化剂、洗涤剂、酸碱腐蚀性能,可重复使用。

3. 紧急情况下不具备上述服装时,可扎紧袖口和裤脚,将上衣塞入裤腰(或外扎腰带),颈部用毛巾围好,戴手套,也有一定防护作用。外穿雨衣或披雨布、塑料布等衣物,防护效果更好。为防止生物战剂经眼结膜侵入,可戴装备的或自制的防毒眼镜。

4. 保护性预防措施及注意事项。针对不同传播途径的病原体,采取的隔离方式有所不同。一般来讲,生物武器要对人群达到有效杀伤效应,决定了其多以呼吸道传播和消化道传播为主要传播途径。针对不同类型的污染物及传播途径,所采取的保护性措施和方法不同,具体见表49-1。

表 49-1　保护性预防措施及注意事项

| 预防类型 | 具体措施与方法 |
| --- | --- |
| 污染物、排泄物、分泌物和渗出物 | 常规洗手、戴手套<br>传染性排泄物：更换手套、更衣，并进行消毒处理<br>口腔分泌物：戴口罩，并采取与排泄物相同的方式进行消毒处理<br>眼分泌物：需要时，可采用双层袋技术和污染物焚烧<br>渗出物和敷料：双层污物袋密封、消毒、灭菌或焚烧<br>新近污染的物品：双层污物袋密封、消毒、灭菌或焚烧 |
| 血液 | 注射器针头：在排空注射器时避免产生气泡<br>污染物品：双层污物袋密封、焚化或高压蒸汽消毒 |
| 肠道隔离 | 单人房间：采用隔离盥洗室<br>传染性排泄物：更换手套和衣服，必要时并进行消毒处理<br>新近污染物品：双层污物袋密封、消毒、灭菌或焚烧<br>禁止无关人员探访 |
| 呼吸道隔离 | 单人房间：负压环境（排风扇），最好有一前室<br>处理病人后：手套、帽子及工作服脱下并消毒处理<br>鼻咽分泌物：消毒处理<br>新近污染物品：双层污物袋密封、消毒、灭菌或焚烧<br>禁止无关人员探访 |
| 严格隔离 | 单人房间：配有前室和污水槽，气流通过负压和排风过滤控制（高效微粒空气 HEPA 过滤器）；有微生物屏障作用的特殊设备<br>进出人员：穿戴一次性防护衣服、全面式或半面式微生物口罩，或正压隔离帽式呼吸器，或塑料薄膜床式隔离器（Trexler's 帐篷型）<br>传染性排泄物：污水净化处理，排泄物、渗出物和血液消毒处理<br>新近污染物品：双层污物袋密封、消毒、灭菌或焚烧<br>终末消毒：死亡、治愈或转移病人后对其物品进行彻底消毒处理<br>医务人员监测<br>禁止无关人员探访 |

# 第三节　集体防护技术与装备

## 一、构筑防护工事

　　构筑具有三防能力的集体防护工事，是部队得到可靠防护的重要措施之一。具有防御生物战剂气溶胶能力的工事，应装备有能滤除空气中生物战剂的高效过滤通风系统与人员洗消设备。隐蔽人员一般应在敌人攻击前进入工事。已被生物战剂污染的人员，应经洗消后才可进入。所构筑三防工事的要求：结构坚固，抗压抗击能力强，覆盖厚度至少 1m 以上；工事要密闭，除设有密闭门外，通风排烟等各种穿墙线管和下水道均应密封，确保外界生物气溶胶不进入工事;出入口要隐蔽、坚固,要求出入口有2个以上,设在建筑物倒塌半径以外;三防设施要齐全,以确保三防效果良好。

在没有上述防御工事时,需在当地坚守岗位的人员可利用一般的防御工事或房舍、帐篷等。但隐蔽人员仍须进行个人防护,并将出入口尽量封严,关闭门窗,以减少生物战剂气溶胶的侵入。部队乘火车或汽车通过污染区时,除做好个人防护外,还应紧闭车辆或封严覆盖的篷布,尽快通过。

## 二、利用地形、地物进行防护

当没有良好的集体防御工事,而战斗条件又允许时,可利用地形、地物进行防护。

1. 迅速将部队带到生物战剂气溶胶云团或污染区的上风向。
2. 黄昏、夜晚、黎明或阴天,地面空气低于上层空气温度或与之相同,垂直气流稳定,生物战剂气溶胶云团多贴地面移动,此时宜到高处隐蔽。
3. 树林可阻留部分生物战剂,因此宜到树林下风向处。生物战剂气溶胶在林内不易扩散,滞留较久,不要停留在林内。

利用地形、地物防护的效果是相对的,所以还要做好个人防护措施。

## 三、粮食、食物与水源的防护

1. 大批的粮食与食物应存放在封闭严密的仓库内,必要时还须用生物战剂气溶胶不易穿透的材料,如塑料薄膜、布单或毡布等覆盖。
2. 少量的粮食与食物可存放在密闭的箱、盒内,以及塑料袋、厚纸袋或其他密闭容器内。
3. 水井与贮水器皿应加盖,必要时加锁。
4. 在受到生物武器袭击后,应先将盛装粮食、食物、水的容器表面和覆盖物及井盖表面消毒,然后再开启使用。

## 四、对敌投昆虫的防护

1. 及时捕杀  当发现大量可疑昆虫或与季节不符的昆虫时,应及时组织人员进行捕杀。捕杀措施有用杀虫剂进行药物杀灭和人工捕杀两种方法。
2. 机械防护  防疫服、防蚊帽等均可用于个人防护。为了防止昆虫钻入衣服,可将袖口、裤脚扎紧,上衣塞入裤腰(或扎腰带),颈部围以毛巾。对于蜱的防护,还要经常检查,将爬在衣服上的蜱及时除去。
3. 涂抹驱避剂  目前使用的驱避剂有避蚊胺(N,N-二乙基间甲苯甲酰胺,代号523-1)、驱蚊灵与邻苯二甲酸二甲酯等。使用时,将药涂在暴露皮肤上,可防止吸血昆虫的叮咬。每次用药3~5ml,勿使其进入眼内。切勿全身涂药,以免用量过多引起中毒。

避蚊胺与驱蚊灵的效果要比邻苯二甲酸二甲酯为好,涂抹一次一般可维持4~6h,短的亦可维持1~2h。

将药涂在衣服的裤脚、袖口和领口处,可防止蜱通过上述部位爬到衣服里面。

4. 使用驱蚊网　驱蚊网是用棉线网(60/2×21/2 支纱)浸以避蚊胺与 801 醇酸树脂等量混合液制成的。平均每 1 克重的网,浸吸 2g 混合液。

此外,亦可用聚醋酸乙烯(1 份)、5％聚乙烯醇(2 份)与避蚊胺(2 份)混合液,浸泡棉线网制成。其中避蚊胺亦可选用其他驱避剂代替。

棉线网的网孔约为 0.6cm 见方,这样大小的网孔,浸药后,防虫效果较好,且对视线影响不大。个人防护用网的大小为 70cm 见方,用时覆盖在头、颈部即可防虫叮咬。集体防护网的大小随需要而定,用时挂于门、窗口,可防蚊虫侵入。

驱蚊网浸药一次,可有 20～30d 的防护效果。日久失效后,再次浸药,可重复使用。

## 五、免疫防护

预防接种是预防控制传染病和生物战剂攻击的一项有效的重要措施。现在,我们已有一些针对生物战剂所致疾病的疫苗和抗血清。

### (一)接种时机

1. 平时根据国家卫生部门规定和部队驻地流行病学情况,做好主要传染病的预防接种,如霍乱疫苗和伤寒、副伤寒甲乙三联疫苗及破伤风类毒素等的接种。

2. 战时针对敌人可能使用的生物战剂,如炭疽杆菌、鼠疫杆菌、黄热病毒及肉毒杆菌毒素等,做好相应的基础免疫接种。

3. 遭受敌人生物武器攻击后,如敌人使用的战剂属于我方已进行过基础免疫的,污染区或疫区中的人员仍需要进行加强免疫,以迅速提高人体免疫能力。

### (二)接种方法

皮肤划痕法和皮下注射法使用较为普遍。为了适应大量人群的疫苗接种,皮下接种可用无针头注射器进行。这种方法操作简便,速度快,由 2～3 人组成接种小组,每小时可注射 600～800 人。

此外,气雾免疫法也是一种简便、快速、无痛的接种方法,而且对某些微生物的气溶胶攻击有较好的保护作用。它适用于鼠疫、布鲁杆菌病、野兔热、炭疽、流感、麻疹等活疫苗和一些类毒素的接种。但此法剂量不易控制,有时不良反应发生率较高。

### (三)注意事项

1. 严格遵守产品说明书的规定。
2. 接种前必须进行健康检查并测量体温,以排除有禁忌证者。
3. 严格执行消毒和无菌操作。
4. 接种后 2d 内不宜做剧烈的体力劳动。
5. 在遭受核武器袭击后,不宜立即进行活疫苗接种。

## 六、药物预防

**(一)药物预防的对象**

在初步确定敌人已进行生物战,并判明污染区及疫区之后,在进行侦察、检验、消毒、杀虫、灭鼠、预防接种的同时,可开展药物预防。药物预防的对象应包括下列人员。

1. 与生物战剂有密切接触的人员。
2. 已吞入或吸入生物战剂或接触、吞食被生物战剂污染的物品、食物及水的人员。
3. 被带有生物战剂昆虫叮咬过的人员。
4. 曾医治、护理及照顾过受生物战剂袭击而发病或死亡的人员。
5. 根据需要必须留在污染区或疫区工作的人员。

**(二)药物预防的一些原则**

1. 针对性　服用一种抗致病微生物的药物,不能杀灭或抑制所有已侵入人体的致病微生物,也不能预防所有生物战剂所引起的种种传染病时,选择预防药物要有针对性。在紧急情况下,一般选用广谱抗菌药物进行预防。
2. 时效性　药物预防的有效期不应拖得很长,通常在3～5d有效,不宜超过7～10d。如果延长服药期或不规则地继续服药,可能引起生物战剂产生抗药性或耐药性,从而影响预防效果;长期服药还可能引起不良副作用。
3. 注意有无抗药性或耐药性　在对敌人生物战剂进行检验的时候,应争取做药物敏感试验。药物预防时,选用生物战剂对其既没有抗药性,又没有耐药性的药物最好。
4. 掌握用药剂量　药物预防实际上是一种预防性治疗,所用剂量一般需要接近于治疗用的剂量,用量太小不易产生预防效果。
5. 注意用药对象的全身免疫状态　一般预防用药对象的防御系统有干扰时,如患某些急性白血病、丙种球蛋白缺乏症、艾滋病等,化学治疗难以奏效,药物预防也没有效果。
6. 考虑药物预防的重点　在药物不足的情况下,首先应考虑留在污染区或疫区作战或执行任务的部队,以及当地的儿童及老年人服用。

总之,在进行群众性药物预防时,由于费用大,可能有毒性反应或产生抗药性及双重感染等,必须在医师的指导和监督下,有组织、有计划地进行,对用药的种类、剂量、反应及效果,应做详细的记录。

**(三)药物预防时的注意事项**

1. 掌握用药方式及剂量　为了合理用药,在生物战剂已侵入人体而尚未被检出时,应对疫区易感人群及高风险人群给予广谱抗菌药物,如多西环素或青霉素和链霉素配伍用以预防各种革兰阳性或阴性细菌的感染。为了节省药物、减少投药次数及获得长期预防的效果,可使用长效磺胺,如复方磺胺甲噁唑等。
2. 注意药物的不良反应　不良反应主要有以下几种。

(1)过敏反应:有些人对青霉素、链霉素或头孢霉素等过敏,接触该药物后(滴眼、口服或注射),可引起荨麻疹、血管神经性水肿、发热等,重者可导致休克,引起死亡。药物前应询问有无药物过敏史，注射青霉素前需做皮内试验。

（2）直接毒性：过量及长期服用磺胺药及氯霉素可损伤造血系统及其功能，严重者可引起再生障碍性贫血。四环素可引起幼儿牙齿黄染等不良反应。

（3）双重感染：长期服用抗菌药物后，可抑制口腔及肠道内的正常菌丛，从而使原来不致病的条件菌如真菌等繁殖，引起双重感染如念珠菌腹泻及口腔糜烂等。

（4）抗药性：长期使用四环素及磺胺类，可使得作为生物战剂的致病微生物产生抗药性。

（5）药理性配伍禁忌证：如磺胺类可使口服降糖药及肝素从血清蛋白变位而引起毒性。还要考虑药物代谢及排泄所引起的问题，如夏天出汗多，服用磺胺类时须同时服用小苏打并多饮水，以防磺胺类结晶滞留于肾小管中，阻塞排尿以致引起血尿。主要生物战剂所致疾病的药物和疫苗预防方法见表49-2。

表49-2　主要生物战剂所致疾病的药物和疫苗预防

| 病名 | 药物 | 用法 | 成人剂量 | 用药时间 |
|---|---|---|---|---|
| 鼠疫 | 链霉素 | 肌内注射 | 每日30mg/kg | 3～7d |
|  | 四环素 | 口服 | 每日4次，500mg | 7d |
|  | 多西环素 | 口服 | 每日2次，100mg | 7d |
|  | 环丙沙星 | 口服 | 每日2次，500mg | 7d |
|  | 磺胺嘧啶 | 口服 | 每日4次，4g；每日2次，2g | 第1天；第2～4天 |
| 炭疽 | 四环素 | 口服 | 每日4次，2g | 5～6d |
|  | 青霉素 | 肌内注射 | 每日160万U，2次 | 5～6d |
|  | 氯霉素 | 口服 | 每日4次，0.5g | 5～6d |
|  | 环丙沙星 | 口服 | 每日2次，500mg，并开始接种疫苗 | 4周 |
|  | 多西环素 | 口服 | 每日2次，200mg，并开始接种疫苗 | 4周 |
|  | 炭疽疫苗 | 皮上划痕 | 按说明书接种 |  |
|  | 诺氟沙星 | 口服 | 每日2次，400mg | 3-5d |
|  | 口服补液 | 口服 | 口服补液盐溶于1000ml水中，每小时750ml | 根据脱水程度补液 |
| 霍乱 | 四环素 | 口服 | 每日4次，1g | 5d |
|  | 多西环素 | 口服 | 每日2次，200mg | 第1天 |
|  |  |  | 每日2次，100mg | 第2～4天 |
|  | 呋喃唑酮 | 口服 | 每日2次，200mg | 4d |
| 天花 | 天花疫苗 | 皮上划痕 | 按说明书接种 |  |
| 其他病毒病 | 干扰素 | 静脉注射 | 实验研究对有些病毒病有效，但临床使用剂量需摸索和按具体情况而定 |  |
|  | 免疫血清 | 静脉注射 | 实验研究部分病毒病有效，但临床使用剂量需摸索和按具体情况而定 |  |
|  | 出血热疫苗 | 肌内注射 | 按说明书接种 |  |
| 肉毒中毒 | A、B型肉毒抗毒素 | 肌内注射 | 各5万U |  |

## 第四节 生物战剂损伤人员的一般处置方法

对生物战剂所致的患者,一方面要及时积极治疗,另一方面要防止周围环境的污染,因此需要采取多方面的措施。

### 一、隔离

由于不同生物战剂的传染性和传播途径不同,对隔离的要求也不同。另外,在野战条件下,医疗措施受军事行动、物质和人力条件,以及技术水平等的限制,要尽量可能节约人力物力。因此,可根据不同情况,确定是否需要隔离,使既达到防止传染的目的,又不增加过多的工作。表49-3 中列出部分生物战剂引起的传染病应采取的隔离类型和时间。此外,对类鼻疽患者要立即隔离,对鸟疫病人应隔离,住单人病房,护理者应戴口罩,出入病房时要洗手,被分泌物污染的物件要消毒。对东部马脑炎、西部马脑炎、森林脑炎、委内瑞拉马脑炎、裂谷热、黄热病、登革热、斑疹伤寒、落基山斑疹热等虫媒传染病不需要隔离,但应采取防制媒介昆虫的措施。毒素中毒患者不需要隔离。各种具体隔离措施如下。

表 49-3 部分战剂所致传染病的隔离要求

| 病名 | 隔离类型 | 隔离时间 |
| --- | --- | --- |
| 鼠疫 | | |
| 　腺型 | 伤口和皮肤隔离 | 至培养阴性 |
| 　肺型 | 严格隔离 | 至培养阴性 |
| 炭疽 | | |
| 　皮肤型 | 分泌物隔离 | 至培养阴性 |
| 　吸入型 | 严格隔离 | 整个病程 |
| 类鼻疽 | | |
| 　肺型 | 分泌物隔离 | 整个病程 |
| 　肺外型有排脓窦 | 伤口和皮肤隔离 | 整个病程 |
| 　肺外型无排脓窦 | 不需隔离 | — |
| 布鲁杆菌病 | | |
| 　排脓病变 | 不需隔离 | — |
| 　其他 | 不需隔离 | — |
| 霍乱 | 分泌物隔离 | 整个病程 |
| Q热 | 分泌物隔离 | 整个病程 |
| 鸟疫 | 严格隔离 | 整个病程 |
| 天花 | 严格隔离 | 整个病程 |

(续　表)

| 病名 | 隔离类型 | 隔离时间 |
|---|---|---|
| 虫媒脑炎 | 严格隔离 | 整个病程 |
| 马尔堡出血热 | 严格隔离 | 整个病程 |
| 埃博拉出血热 | 严格隔离 | 整个病程 |
| 拉沙热 | 严格隔离 | 整个病程 |
| 球孢子菌病 |  |  |
| 　肺型 | 分泌物隔离 | 整个病程 |
| 　排脓病变 | 不需隔离 | — |

### (一)严格隔离措施

用于预防所有通过接触传染的和空气传染的高度传染性疾病。患者住单人病房，也可将同一种患者安排在同一病室中。可能时要开空调，房门应关闭，病室最好连接一外间，要有洗手设备。所有进入病房的人员都必须穿隔离衣，戴口罩、手套。出入病室时均需要用消毒皂或清洁剂洗手。患者用过的物品（医疗器械、床上用品、餐具等）须包裹后送去消毒，并尽可能用一次性使用产品。对尿粪等排泄物须进行消毒。

马尔堡病毒、埃博拉病毒和拉沙热病毒由于有高度传染性和致死性，目前尚无有效的预防方法，因此需要更严格的隔离。除上述严格隔离措施外，在有条件的情况下，需要将患者放在负压塑料隔离罩中隔离。这是一种透明聚乙烯塑料罩，可以将病床和患者一起罩住，隔离罩有自己的供气源和安全气阀。患者所有的临床检查、给药等都在隔离罩中进行。同时，隔离罩应放在一个很安全的有隔离设施的病房中，以防在处理污染物时发生安全上的意外。病室中应备有处理污物的设备。在没有这种隔离罩的情况下，至少必须执行严格隔离措施。

### (二)肠道隔离措施

用以预防直接或间接接触患者粪便而传染的疾病。同类患者可几个人合住一间病室。接触患者的工作人员出入病室时必须用肥皂或清洁剂洗手，患者在大便后也必须洗手。所有接触患者或排泄物的人均须穿隔离服，戴手套，不需要戴口罩。粪便用漂白粉消毒，防蝇。

### (三)伤口和皮肤隔离措施

用以预防直接接触伤口和严重污染物品而引起的传染。患者最好住单人病室。与感染的伤口有直接接触的人应穿隔离服。除换药外，不需要戴口罩。出入病室时需要用肥皂或清洁剂洗手。直接接触感染部位的人必须戴手套。换药时要用两副手套，除去脏敷料时戴一副，换新敷料时戴另一副，换手套时应洗手。

### (四)分泌物隔离措施

防止直接接触病人伤口或口腔分泌物而受到传染。医护人员和患者在处理伤口敷料、伤口分泌物及口腔分泌物前须戴乳胶手套，后须洗手，其他方面与处理非传染患者一样。在野战条件下,传染病患者应就地隔离,还是后送,取决于军事行动、技术条件、病情轻重等多种因素。如果军事行动和技术条件允许,应就地隔离。这样既可避免传染病沿后送路线传播,又可减少运输给患者增加的不良影响。如就地隔离治疗有困难,后送时要尽可能缩短运输路程。对轻患者和可疑患者尽可能留在当地或附近有条件的医院中隔离、观察、治疗,以减轻运输工具的负担,减少传染病的传播和提高归队率。

## 二、感染后预防性治疗

人在受到生物战剂感染后到发病之间有一段潜伏期(表49-4),如果在此时给予预防性治疗,可防止部分人员发病,或减轻病情。

表 49-4 生物战剂所致传染病的潜伏期

| 病名 | 潜伏期 | 病名 | 潜伏期 |
| --- | --- | --- | --- |
| 鼠疫 | 2~6d | 黄热病 | 3~6d |
| 霍乱 | 数小时至 6d(2~3d) | 天花 | 7~17d |
| 炭疽 | 数小时至 5d | 东部马脑炎 | 5~15d |
| 类鼻疽 | 2~5d | 西部马脑炎 | 5~15d |
| 野兔热 | 2~10d | 委内瑞拉马脑炎 | 2~6d |
| 布鲁杆菌病 | 5~60d | 森林脑炎 | 7~14d |
| 肉毒中毒 | 数小时至 10d | 裂谷热 | 3~7d |
| 葡萄球菌肠毒素中毒 | 0.5~7h | 登革热 | 3~15d(5~6d) |
| Q 热 | 2~10 周 | 马尔堡出血热 | 3~9d |
| 落基山斑疹热 | 3~14d | 埃博拉出血热 | 2~21d(7~16d) |
| 流行性斑疹伤寒 | 1~2 周 | 拉沙热 | 6~21d(7~10d) |
| 鸟疫 | 4~15d | 球孢子菌病 | 1~4 周 |

由于处于潜伏期的感染者还没有发病,难以确切判定这种病例,因此,应该将受到生物战剂攻击者、在污染区内停留较久者和与患者接触者都作为这种情况来处理。预防性治疗可根据不同情况采用药物预防、主动免疫、被动免疫或上述措施的联合应用。

### (一)药物预防

用药在预防治疗中最有使用意义。特别是抗生素,因为一般医疗单位都有装备,易于很快使用,对某些传染病有特效,作用迅速,某些抗生素作用谱也广,副作用一般不大。因此,不仅在病原体已确定的情况下可进行有针对性的预防,即使在病原体还没有鉴定的情况下,也可使用广谱抗生素(如四环素)预防。细菌和立克次体引起的传染病可用抗生素做预防性治疗,如果病原体已鉴定,宜使用敏感治疗的抗生素。

对于病毒病,只有天花已确证用美替沙腙(甲吲噻腙)作预防性治疗有效。对于接触者,此药的预防效果比种痘好。本药口服给药,每日 2 次,每次 3g,相隔 12h。三氮唑核用于预防拉沙热可能有效,可考虑使用。干扰素对森林脑炎和黄热病病毒血症有一定的预防作用。

### (二)主动免疫

疫苗接种在预防性治疗中的作用很有限。一方面是可能的生物战剂引起的传染病中,只有一部分有疫苗,而疫苗在感染后使用的效果,又取决于潜伏期与接种产生免疫时间的关系。只有当潜伏期长而感染后早期接种时,才来得及在发病前产生免疫力而起防止或减轻发病作用。在潜伏期进行免疫接种可能还有副作用,可能引起过敏反应,甚至可能缩短潜伏期,使疾病症状比平常更严重。

### (三)被动免疫

由于在可能的生物战剂所致的传染病中,除一部分由细菌、立克次体引起的可用药物进行预防性治疗外,许多疾病还没有特效药,因此,应用抗体制剂进行被动免疫有一定的作用。如肉毒中毒后出现症状前,可用1/2治疗剂量的抗毒素做预防性治疗。对于接触天花已有1周以上、用种痘和药物预防已来不及的人,可用牛痘免疫球蛋白预防。

## 三、伤亡人员污染物的处理

在处理伤亡人员尸体及污染物时,必须意识到二次传播的可能。对病亡者尸体或者疑似亡者尸体必须采取隔离措施。防止尸体对停留环境、贮存环境、运输工具的污染。密切接触传染病亡者尸体人员,必须按严格隔离要求做好全面防护。

### (一)尸体处理

对亡者尸体或疑似亡者尸体立即用含有效氯3000mg/L的消毒剂或0.5%过氧乙酸消毒剂棉纱堵塞腔道,并且用浸有同样浓度消毒剂双层被单包裹尸体,放入不透水塑料袋内密封。在执行明确的消毒措施之前,因生物战死亡尸体必须掩埋。掩埋的时间必须保证自然化学和微生物的分解过程,以减少或消除毒素、病毒和非孢子细菌的后续危险。目前的事实表明,形成孢子的细菌污染物只有完全焚烧才能可靠地消毒。各级医院必须严格按照统一要求,负责告知亡者亲属有关遗体处置的要求,如实填写死亡证明书和死亡原因。有条件时卫生部门可配合指定地点进行火化,而无条件时则可就地焚烧、深埋。对查验、保存的组织和器官必须进行严格处理,防止病原体的污染、扩散。

### (二)污染物处理及防护工作

当释放生物战剂气溶胶时,既可造成人员伤亡,又可造成环境和物品等广泛污染。针对生物武器所致的伤亡人员污染物及污染环境,可通过洗消的措施进行处理。生物战剂的洗消即指用理化方法杀灭或清除污染的生物战剂以达到无害化处理。当发生生物武器攻击时,除对污染区加强平时的预防性消毒和对疫区采取相应的消毒措施外,对一切污染对象必须进行适当的洗消处理,以防止疾病的发生与传播。参加伤亡人员污染物及尸体处理的工作人员必须按严格隔离要求做好个人防护:穿防护服、靴子、戴帽子、防护镜、有效的口罩或头套,穿防水隔离衣、戴双层手套。如果需要进行尸体解剖,解剖台面和地面用3000mg/L有效氯消毒剂或

0.5%过氧乙酸冲刷。房间用 3000mg/L 有效氯消毒剂或 0.5%过氧乙酸气溶胶喷雾消毒,密闭 60 min。解剖器械用 2%戊二醛消毒剂浸泡 10 h。对储运尸体或疑似尸体的容器、运输工具,使用后立即用 3000mg/L 有效氯消毒剂或 0.5%过氧乙酸气溶胶喷雾消毒,作用 60 min。污水、污物、解剖废弃物必须加强管理,进行消毒处理,防止污染水源和环境。

(张 耀 向 颖)

## 思考题

1. 对生物战剂袭击的主要防护措施有哪些?
2. 生物武器防护原则有哪些?

## 参 考 文 献

[1] 程天民.程天民军事预防医学.北京:人民军医出版社,2014.
[2] 马文丽,郑文岭.生物恐怖的危害与预防.北京:化学工业出版社,2005.
[3] 王宇明,胡仕琦.新发感染病.北京:科学技术文献出版社,2006.
[4] 杜新安,曹务春.生物恐怖的应对与处置.北京:人民军医出版社,2005.